Ehm · Tauchen noch sicherer

EHM
TAUCHEN NOCH SICHERER

Tauchmedizin für Freizeittaucher, Berufstaucher und Ärzte

11. überarbeitete und erweiterte Neuauflage

pietsch

Impressum

Einbandgestaltung: Luis dos Santos
Bildnachweis: s. S. 417.

ISBN 978-3-613-50675-6

1. Auflage 2012

Dieses Buch ist eine vollständig überarbeitete und aktualisierte Neuauflage der 2007 unter dem gleichen Titel im Verlag Müller Rüschlikon erschienenen 10. Auflage. Die erste Auflage erschien 1974.

Sie finden uns im Internet unter:
www.pietsch-verlag.de

Lektorat: Angela Saur
Innengestaltung: Tebitron GmbH, 70839 Gerlingen
Druck und Bindung: LEGO s.p.A., 36100 Vicenza
Printed in Italy

Inhalt

Vorwort zur 11. Auflage 10
Die Autoren 12

1. Sicherheit beim Tauchen 14
1.1 Die persönlichen Voraussetzungen 14
1.2 Allgemeine Sicherheitsvorkehrungen 15
1.3 Planung und Durchführung des Tauchgangs 16
1.4 Tauche nie allein 16
1.5 Besondere Tauchgänge 17
1.6 Verhalten bei Unfällen 17

2 Allgemeines 18
2.1 Körperliches Training und Alter 18
2.2 Altersgrenzen für das Tauchen: Kinder und Senioren 19
2.3 Tauchen und der Unterschied der Geschlechter 21
2.4 Sport und Ernährung 24
2.5 Medikamente und Tauchen 25
2.6 Chronische Erkrankungen 27
2.7 Alkohol 29
2.8 Rauchen 30
2.9 Reisekrankheiten 31
2.10 Touristikkrankheiten 32
2.11 Impfungen 33
2.12 Flugreisen 34

3 Tauchpsychologie 37
3.1 Ein Persönlichkeitsmodell 37
3.2 Ein psychoanalytisches Entwicklungsmodell 39
3.2.1 Weitere Stufen der kindlichen Entwicklung . 40
3.2.2 Entwicklungsstufen des Tauchers 40
3.3 Vier Charaktertypen 41
3.3.1 Nähe 41
3.3.2 Distanz 42
3.3.3 Ordnung 43
3.3.4 Veränderung 43
3.3.5 Die Balance der Eigenschaften 44
3.4 Tauchen und Psyche 45
3.4.1 Die Ursachenkette 46
3.4.2 Die ANZ-Studie 46
3.5 Stress 47
3.6 Angst 47
3.6.1 Angst und Tauchen 48
3.6.2 Angstauslösende Faktoren der UW-Situation49
3.6.3 Ängste des Anfängers 49
3.6.4 Beobachtungen des Tauchlehrers 49
3.6.5 Umgang des Tauchlehrers mit Angstsituationen 50
3.6.6 Im Wasser 51
3.6.7 Stereotypes Verhalten 51
3.6.8 Weitere Anzeichen für Anspannung 52
3.6.9 Dunkelheit 53
3.6.10 Tauchen in einem Wrack oder einer Höhle ... 54
3.6.11 Faktor Strömung 54
3.6.12 Faktor Kälte 54
3.6.13 Zusätzliche Angstfaktoren 55
3.7 Motivation zum Tauchen 55
3.8 Tauchen und Gruppendynamik 57
3.9 Der Tauchunfall 59
3.10 Lösungs- und Trainingsmöglichkeiten 60
3.10.1 Entspannungstraining 60
3.10.2 Austausch über gefährliche Situationen 60
3.10.3 Stresstraining 61
3.11 Abschluss 61

4 Tauchausrüstung 63
4.1 Die Grund- oder ABC-Ausrüstung 63
4.1.1 Schnorchel 63
4.1.2 Masken 64
4.1.3 Flossen 65
4.2 Die zusätzliche Ausrüstung für das Tauchen im Freigewässer und Gerätetauchen 66
4.2.1 Tauchanzüge 66
4.2.2 Tariermittel 67
4.3 Autonome Tauchgeräte 68
4.3.1 Druckgastauchgeräte (DTG) 68
4.3.2 Druckgasflaschen und Ventile 69
4.3.3 Atemregler 70
4.3.4 Nitrox und andere Atemgase 71
4.3.5 Kreislauftauchgeräte 72
4.4 Weiteres Tauchzubehör 77
4.4.1 Tauchcomputer 77
4.4.2 Uhr und Tiefenmesser 77
4.4.3 Tauchtabelle 77
4.4.4 Unterwasser-Manometer 78
4.4.5 Weiteres Tauchzubehör 78

4.5 Ausrüstungen für den Wettkampfsport 78
4.5.1 Modifizierte ABC-Ausrüstung 78
4.5.2 Modifikationen am Atemgerät 79

5 Physikalische Grundlagen des Tauchens 80

5.1 Wassertiefe und Druck 80
5.2 Ein einfaches Modell für Gase 83
5.2.1 Das Gesetz von Boyle-Mariotte 85
5.2.2 Die Gesetze von Amonton und Gay-Lussac ... 87
5.2.3 Angaben für Gasmengen 88
5.2.4 Das Gesetz von Dalton 88
5.2.5 Die Besonderheiten des Wasserdampfes 88
5.2.6 Das Gesetz von Henry 90
5.3 Joule-Thomson-Effekt 92
5.4 Wärmetransport in Gasen und Flüssigkeiten 93
5.5 Das Gesetz von Archimedes 94
5.6 Licht unter Wasser 96
5.7 Schall unter Wasser 98

6 Anatomische und physiologische Grundlagen 100

6.1 Allgemeine physiologische Prinzipien 100
6.2 Systeme der Sauerstoffaufnahme 101
6.3 Aufbau der Lunge und Mechanik der Atmung ... 101
6.4 Das Wesentliche über den Gasaustausch 105
6.5 Der Gasaustausch in den Alveolen 105
6.6 Herz und Kreislauf, die Transportorgane für den Sauerstoff 109
6.7 Arterien, Venen und Blutdruck 111
6.8 Der Schockzustand 112
6.9 Stoffwechsel und Energieumsatz 113
6.10 Einflüsse von Hormonen und Nerven 114

7 Physiologie und Pathophysiologie des Tauchens 116

7.1 Hydrostatische Druckwirkungen 116
7.2 Immersionseffekte 118
7.3 Sauerstoffmangel bei vermindertem Luftdruck ... 122
7.4 Atmung und Gasaustausch beim Tauchen 123
7.4.1 Allgemeine Auswirkungen 123
7.4.2 Die Kraft der Einatemmuskulatur 124
7.5 Steuerung der Atmung 126
7.5.1 Grundprinzipien 126
7.5.2 Die Apnoe 126
7.5.3 Tauchen in Apnoe 127
7.5.4 Hypoxie beim Schnorcheltauchen 135
7.5.5 Hyperventilation und Schwimmbad-Blackout 137
7.5.6 Lungenfüllung und Sauerstoffausnutzung beim Drucklufttauchen 141
7.5.7 Essoufflement 142
7.6. Energiebedarf beim Schwimmen und Tauchen 144
7.7 Sehen unter Wasser 144
7.8 Hören unter Wasser 148
7.9 Das Tauchen der Amas 149
7.10 Tauchende Säugetiere 150
7.11 Bei tauchenden Tieren gibt es keine Dekompressionsunfälle 152
7.12 Tauchende Tiere aus zoologischer Sicht 154
7.12.1 Reptilien 154
7.12.2 Tauchende Vögel 155
7.12.3 Tauchende Säugetiere 155

8 Differenzdruckauswirkungen 158

8.1 Unterteilung der Druckwirkungen in drei Phasen 158
8.2 Luftgefüllte Körperhöhlen 159
8.3 Barotrauma der Lunge 160
8.4 Schröpfkopfwirkung oder Squeeze 160
8.5 Barotrauma der Nasennebenhöhlen 162
8.6 Barotrauma des Mittelohrs 165
8.7 Barotrauma des Innenohrs 169
8.8 Erscheinungen im Gehörgang 173
8.9 Hörstörungen bei Tauchern 174
8.10. Funktion der Tube 174
8.11 Die einzelnen Methoden des Druckausgleichs ... 176
8.11.1 Verwendung von Ohrenstöpseln 179
8.12 Laryngocelen 180
8.13 Die übrigen luftgefüllten Körperhöhlen 180

9 Atemgase unter Überdruck 182

9.1 Der Sauerstoff 182
9.1.1 Sauerstoffmangel beim Tauchen 182
9.1.2 Sauerstoff unter erhöhtem Druck 182
9.1.3 Lungenschädigungen 183
9.1.4 Krampfanfälle 184
9.1.5 Sauerstoffüberdruck beim Tauchen 185
9.1.6 Die Verhütung und Behandlung von Sauerstoffvergiftungen 187
9.1.7 Die Ursache der Sauerstoffgiftigkeit 187
9.1.8Der Sauerstoff in der Medizin und in künstlichen Atemgemischen 189
9.2 Kohlendioxid 189
9.2.1 Die Wirkung eines vermehrten Kohlendioxidangebots 190

9.2.2 Die Toleranz für die Hyperkapnie beim Tauchen ... 191
9.2.3 Kohlendioxid unter erhöhtem Druck ... 191
9.2.4 Ursache und Behandlung der Kohlendioxidvergiftung ... 192
9.2.5 Tiefenrausch und Kohlendioxid ... 192
9.3 Stickstoff ... 192
9.3.1 Symptome des Tiefenrauschs ... 192
9.3.2 Vermeidung der Tiefenrauschgefahren ... 193
9.3.3 Hypothesen über die Ursachen des Tiefenrauschs ... 194
9.3.4 Die Inertgase als Ursache des Tiefenrauschs ... 194
9.3.5 Der Narkoseeffekt der Inertgase ... 195
9.4 Kohlenmonoxid ... 197
9.5 Übersicht der Symptome der einzelnen Gase beim Tauchen ... 197

10 Dekompression ... 199

10.1 Inertgasverteilung im Organismus ... 199
10.1.1 Henry'sches Gesetz ... 199
10.1.2 Der Stickstoff im Organismus bei Druckveränderungen ... 200
10.2 Kinetik der Sättigung und Entsättigung ... 201
10.2.1 Gastransport im Organismus ... 201
10.2.2 Die unterschiedlich schnelle Sättigung der Gewebe ... 202
10.2.3 Der Vorgang der Entsättigung ... 203
10.2.4 Halbsättigungszeit ... 203
10.2.5 Toleranz gegenüber Inertgasübersättigung ... 205
10.3 Dekompressionstabellen ... 205
10.3.1 Historische Entwicklung ... 205
10.3.2 Vergleich von Dekompressionstabellen ... 208
10.3.3 Biostatistische Bewertung ... 210
10.4 Dekompressionspraxis ... 211
10.4.1 Tauchprofil und Tabellenbenutzung ... 211
10.4.2 Mehrfaches Tauchen am Tag ... 215
10.4.3 Tauchen in Bergseen ... 216
10.4.4 Fliegen nach Tauchgängen ... 216
10.4.5 Nachgeholte Dekompression ... 217
10.5 Dekompressionscomputer ... 217
10.6 Entstehung von Gasblasen ... 218

11 Pathologie der Dekompression ... 222

11.1 Dekompressionkrankheit ... 222
11.1.1 Historischer Überblick ... 222
11.1.2 Ätiologie ... 223
11.1.3 Komplikationen der Dekompressionskrankheit ... 224
11.1.4 Co-Faktoren ... 227
11.1.5 Klinische Symptomatik der Dekompressionskrankheit ... 227
11.1.6 Chronische Formen ... 230
11.1.7 Zeitverlauf der Erkrankung ... 231
11.1.8 Dekompressionssymptome nach Apnoetauchen ... 231
11.2 Lungenüberdruckunfall ... 233
11.2.1 Begriffsbestimmung und Entstehung ... 233
11.2.2 Symptome eines Lungenüberdruckunfalls 233
11.2.3 Arterielle Gasembolie ... 235
11.2.4 Ursachen des Lungenüberdruckunfalls ... 236
11.2.5 Verhütung von Lungenüberdruckunfällen 239
11.3 Behandlung der Dekompressionserkrankungen 239
11.3.1 Behandlungsprinzipien ... 240
11.3.2 Rekompressionsbehandlung ... 242
11.3.3 Nasse Rekompression ... 244
11.3.4 Durchführung der Behandlung ... 244
11.3.5 Rekompression in der Einpersonendruckkammer ... 245
11.3.6 Behandlungsprotokolle ... 245

12 Sporttauchen zwischen Breiten- und Leistungssport ... 248

12.1 Breitensportliche Perspektive des Sporttauchens 248
12.2 Sporttauchen als Leistungs- und Wettkampfsport ... 249
12.3 Trainingshinweise für das Sporttauchen ... 252
12.3.1 Training der Verhaltenweisen und Fertigkeiten im Sporttauchen ... 253
12.3.2 Aerobes Ausdauertraining ... 253
12.3.3 Training der Apnoezeit ... 256
12.3.4 Ausgleichstraining und Empfehlungen zur allgemeinen gymnastischen Ausbildung ... 257
12.4 Tauchen als Sport für Kinder und Jugendliche .. 258
12.5 Sporttauchen mit eingeschränkter Leistungsfähigkeit ... 261
12.6 Sporttauchen als therapeutische Maßnahme ... 262

13 Tieftauchen und Tauchen mit Mischgas ... 264

13.1 Zusammensetzung von Atemgemischen ... 264
13.2 Nitroxtauchen ... 266
13.3 Mischgaskreislaufgeräte ... 268
13.4 Sättigungstauchen ... 270
13.5 Physiologie des Tieftauchens ... 271

13.5.1 Sprachliche Verständigung 272
13.5.2 Das Temperaturproblem 272
13.5.3 HPNS – die Reaktion des Nervensystems auf hohe Drücke 273
13.5.4 Gasdichte und Atmung 275
13.5.5 Überblick 276
13.6 Wasserstoff als Atemgas 276
13.7 Industrielles Tieftauchen 278

14 Wärmehaushalt 281

14.1 Wärme und Wärmehaushalt 281
14.2 Wärmeproduktion und Wärmeabgabe 281
14.2.1 Unterschiede der Geschlechter 282
14.3 Kern und Schale bei der Wärmeregulierung 283
14.4 Die zentrale Temperaturregulation 284
14.5 Wärmestauungen und Hitzschlag 287
14.6 Sonnenbrand 288
14.7 Auskühlung im Wasser 289
14.8 Die Phasen der Unterkühlung 290
14.9 Behandlung der Unterkühlung 290
14.10 Erfrierungen 291
14.11 Erkältungskrankheiten 292
14.12 Kälteeinfluss und Kälteadaptation beim Tauchen 292
14.13 Kälteschutz beim Tauchen 293
14.14 Verschiedene Kältewirkungen 295

15 Langzeiteffekte beim Tauchen 297

15.1 Mögliche Langzeitschäden 297
15.2 Erwiesene Langzeitschäden 300
15.2.1 Schädigungen am Nervensystem 300
15.2.2 Die aseptische Knochennekrose 300
15.2.3 Ursache der aseptischen Knochennekrose 300
15.2.4 Häufigkeit und Verteilung 301
15.2.5 Diagnose, Behandlung und Verhütung 302
15.2.6 Hörschädigung 302
15.3 Zusammenfassung 302

16 Verletzungen und Vergiftungen durch Meerestiere 304

16.1 Haie 305
16.2 Muränen und Barrakudas 307
16.3 Nesseltiere 308
16.3.1 Hinweise zur Behandlung von Nesselvergiftungen 310
16.3.2 Feuerkorallen 310
16.3.3 Seefarne 311
16.3.4 Portugiesische Galeere 311
16.3.5 Leuchtqualle 312
16.3.6 Würfelqualle 313
16.3.7 Blumentiere 314
16.4 Kegelschnecken 315
16.5 Kopffüßer 317
16.5.1 Blauring-Kraken 318
16.6 Borstenwürmer 319
16.7 Dornenkronenseestern 320
16.8 Seeigel 321
16.8.1 Lederseeigel 322
16.8.2 Giftzangen-Seeigel 322
16.9 Stachelrochen 323
16.10 Petermännchen 325
16.11 Feuerfische 328
16.12 Drachenköpfe 330
16.13 Steinfische 331
16.14 Seeschlangen 333

17 Infektionen beim Schwimmen und Tauchen 338

17.1 Äußere Infektionen 338
17.2 Infektionen der inneren Organe 340

18 Tauchunfälle, Statistiken, Ursachen, ungeklärte und seltene Tauchunfälle 342

18.1 Statistischer Überblick 342
18.2 Unfallursachen nach der Statistik 344
18.3 Der »Faktor Mensch« als Unfallursache 346
18.4 Stress-Syndrom als Unfallursache 347
18.5 Schlussfolgerungen 348
18.6 Problematik der Beurteilung von Tauchunfällen 348
18.7 Ungeklärte und seltene Tauchunfälle 349
18.8 Zusammenfassung 350

19 Ertrinken, Beinah-Ertrinken und Badetod 351

19.1 Ertrinken im Meer und im Süßwasser 352
19.2 Der Vorgang des Ertrinkens 353
19.3 Nachweis des Ertrinkungstodes 354
19.4 Das Beinah-Ertrinken 354
19.4.1 Ertrinken und Beinah-Ertrinken bei Tauchern 355
19.5 Salzwasseraspirationssyndrom 355
19.6 Der Badetod oder Wasserschock 356
19.7 Vom Tod im Wasser 358

20 Taucherrettung, Erste Hilfe und Wiederbelebung 360
20.1 Sinn und Notwendigkeit 360
20.1.1 Notruf 360
20.2 Rettung aus dem Wasser 361
20.2.1 Abbruch des Tauchgangs 361
20.2.2 Transport an der Wasseroberfläche 361
20.2.3 Lagerung von verunglückten Tauchern 362
20.3 Basismaßnahmen der Erstversorgung 363
20.3.1 Ablauf der Schritte für die Basismaßnahmen beim Erwachsenen 364
20.3.2 Stabile Seitenlage 371
20.3.3 Reanimation mit zwei Helfern, Reanimation von Kindern 371
20.3.4 Sonderfall Ersticken 372
20.3.5. Wann soll Hilfe geholt werden? 373
20.3.6 Sicherheitsaspekte für die Helfer 374
20.4 Sauerstoffgabe während der Ersten Hilfe 374
20.5 Automatische Externe Defibrillation 374
20.6 Hilfsmittel für die Atemspende 375
20.7 Notfallkoffer für Taucher 376
20.8 Dokumentation von Tauchunfällen 376

21 Behandlung von Tauchunfällen 378
21.1 Erste Hilfe am Unfallort, normobarer Sauerstoff 378
21.2 Rettungskette und Transport 378
21.3 Rekompressionstherapie, Hyperbare Oxygenation 379
21.4 Begleitende medikamentöse Therapie 382
21.5 Verzögerter Therapiebeginn 385
21.6 »Nasse Rekompression« (»In-water recompression«) 385
21.7 Nachsorge/Rehabilitation 386
21. 8 Sekundärtransport/Repatriierung 387

22 Tauchtauglichkeitsuntersuchung 388
22.1 Sinn und Notwendigkeit 388
22.2 Grundsätzliches und die Besonderheiten 388
22.3 Rechtliche Lage 389
22.4 Wer soll Tauglichkeitsuntersuchungen durchführen? 390
22.5 Untersuchungsurteile, Nachuntersuchung, Selbstverantwortlichkeit 391
22.6 Die Untersuchung 392
22.6.1 Vorgeschichte 392
22.6.2 Offenes Foramen ovale 392
22.7 Tauchen mit Einschränkungen 397

23 Hyperbare Oxygenation 399
23.1 Definition 399
23.2 Kurzer Abriss zur Geschichte der HBO 399
23.3 Physikalische Grundlagen 400
23.4 Physiologische Grundlagen 400
23.5 Risiken und Nebenwirkungen 403
23.6 Anwendungsgebiete/Indikationen 405
23.7 Hyperbare Oxygenation beim Tauchunfall 408

Anhang 410

Glossar 410

Anschriften der Autoren und Co-Autoren 415

Übersichtswerke 416

Bildnachweis 417

Stichwortverzeichnis 421

GTÜM-/ÖGTH-Untersuchungsbogen 427

Vorwort zur 11. Auflage

Am 27. April 2011 verstarb Dr. O. F. Ehm im Alter von 91 Jahren in seinem Haus in Heidelberg. Damit war ihm nicht mehr vergönnt, was er noch in seinen letzten Lebensmonaten auf den Weg gebracht hat: das Erscheinen der 11. Auflage *seines* Buches zu erleben. Die entscheidenden Weichen für eine grundlegende Überarbeitung hat er noch selbst gestellt. So konnte ein neuer Koautor gewonnen werden: Michael Pavlović, der die psychologischen Aspekte neu beleuchten soll. Ein weiterer Wunsch war die Überarbeitung der Grafiken. Hier gilt der Dank Jessica Koschate für ihre tatkräftige und engagierte Unterstützung. Noch bis wenige Wochen vor seinem Tode war O. F. Ehm mit der Vorbereitung der elften Auflage beschäftigt, bis ihn ein wiederholter Krankenhausaufenthalt zum Abbruch seiner Arbeit zwang. Auf dieser Grundlage können die Herausgeber und Autoren dieser Auflage hoffen, die Ideen und Ansätze im Sinne von Oskar Ehm fortzusetzen zu können.

Die deutschsprachige Tauchmedizin verliert mit O. F. Ehm einen prominenten Vertreter, der über ein halbes Jahrhundert wesentliche Impulse für unsere immer noch junge Wissenschaft gegeben hat. Seine Ideen und sein Wirken haben Generationen von Taucherärzten geprägt; darüber hinaus hat er in erheblichem Umfang auch die tauchmedizinische Ausbildung von Tauchlehrern und interessierten Tauchern beeinflusst.
Grundlage für diesen Einfluss war *sein* Buch, der EHM. Die erste Ausgabe erschien 1965, zunächst in Kooperation mit dem damaligen Marineoberstabsarzt Klaus Seemann, unter dem Titel »Sicher tauchen«. Der Text vermittelte in unnachahmlichem Erzählstil die wesentlichen Themen der Tauchmedizin, deren Kenntnis für den sicheren Unterwasseraufenthalt unerlässlich ist. Erschienen in der Reihe »Müllers Tauchsportbücher«, war das vordringliche Ziel eine allgemeinverständliche Darstellung der gesicherten Fakten und ihrer physiologisch-medizinischen sowie technischen Hintergründe ohne Verzicht auf wissenschaftliche Genauigkeit – eben ein »Leitfaden der Tauchmedizin für Sporttaucher, Berufstaucher und Ärzte«.
Bei Neuauflage im Jahre 1974 – nun ohne Seemann, der sich aufgrund seiner beruflichen Entwicklung primär auf das militärische und gewerbliche Tauchen konzentrierte – lautete der Titel des Buches dann »Tauchen – noch sicherer«; es wurde mit wechselnden Koautoren bis zur mittlerweile elften Auflage immer wieder überarbeitet und neu aufgelegt, um den jeweils neuesten Kenntnisstand zu berücksichtigen, ohne die ursprüngliche Zielsetzung aus dem Blick zu verlieren. Der EHM war insofern niemals nur Fachbuch, sondern immer auch spannende Lektüre.

Die tauchmedizinischen Aktivitäten waren dabei immer nebenberuflicher Art; O. F. Ehm war seit 1961 als Internist in eigener Praxis in Heidelberg niedergelassenen. Die ihm vorrangig wichtige publizistische Tätigkeit war eng verwoben mit Gremienarbeit und Mitwirkung in wissenschaftlichen Fachgesellschaften. Nach ersten Kontakten mit dem Sporttauchen in Frankreich und Italien wurde er ab 1957 in verschiedenen Tauchclubs als Gründungsmitglied und Präsident tätig, war von 1960 bis 1968 Verbandsarzt des VDST und ab 1967 Mitglied der medizinischen Kommission der CMAS, deren Präsident er von 1980 bis 1983 war. Er wurde im Gründungsjahr 1973 Mitglied der EUBS, 1974 der UHMS, war Gründungs- und Vorstandsmitglied der GTÜM und 1990 bis 1993 ihr Präsident.

Neben allen genannten »trockenen« Aktivitäten war er aber auch ein leidenschaftlicher Sporttaucher, der praktisch alle interessanten Tauchgebiete der Welt bereist hat. Er trainierte bis ins hohe Alter in seinem Verein und stand dabei seinen um Jahrzehnte jüngeren Kollegen um nichts nach. Diese persönliche Erfahrung floss auch in seine Tätigkeit als zunächst Vorsitzender, später Ehrenvorsitzender des Tauchtauglichkeits-Ausschusses der GTÜM ein: Mit steigendem Alter konnte er guten Gewissens die Altergrenzen für das Sporttauchen immer weiter ausdehnen ...

Seine publizistische Tätigkeit im Dienst der Tauchmedizin lässt sich auf seine exzellenten französischen Sprachkenntnisse zurückführen, die durch seine französischstämmige Ehefrau weiter gefördert wurden. Während die einschlägige Literatur bis in die 1960er Jahre im deutschen Sprachraum noch ein Mauerblümchendasein fristete, gab es in Frankreich schon eine Reihe von hervorragenden Wissenschaftlern und Ärzten, die inspiriert durch Cousteau und die Beziehung zum Mittelmeer frühzeitig die neu entstehenden Unterwasseraktivitäten zum Anlass nahmen, auch begleitende wissenschaftliche Untersuchungen anzustellen und reichhaltig zu publizieren. Diese Voraussetzungen und die Notwendigkeit, den deutschsprachigen Tauchern die erforderlichen Kenntnisse zu vermitteln, führte ab 1961 zu mehreren Artikeln in der Zeitschrift *Neptun* und schließlich zur Abfassung dieses Buches, gefolgt von vielen Zeitschriftenartikeln und Memoranden sowie zwei weiteren Büchern. Nach Gründung der GTÜM konzentrierte sich seine publizistische Arbeit vorwiegend auf die Gestaltung des *Caisson*, für dessen Redaktion er bis 1994 mit verantwortlich zeichnete.

Obwohl seine Arbeiten überwiegend in deutscher Sprache abgefasst waren, genoss er auch im internationalen Geschehen hohes Ansehen. Sein Lebenswerk wurde von der UHMS mit dem Charles W. Shilling Award geehrt, der ihm 2001 verliehen wurde. Für seine Verdienste im tauchsportlichen Bereich erhielt er 2010 die Goldene Ehrennadel des VDST.

O. F. Ehm war für uns ein guter Freund, hervorragender Kollege und nicht zuletzt auch Mentor, der unseren eigenen Weg in die Tauchmedizin entscheidend mitbestimmt hat. Wir sind dankbar für sein Vertrauen, dieses Werk weiterführen zu dürfen und werden uns nach Kräften bemühen, seine Ideen weiter zu pflegen.

Jürgen Wenzel   Uwe Hoffmann

Die Autoren

Dr. med. *O. F. Ehm* (1919–2011) war Internist in Heidelberg. In Taucherkreisen ist er einerseits als Autor der bisherigen zehn Auflagen und weiterer Publikationen (s. Bibliographie), andererseits durch seine Tätigkeit in tauchmedizinischen Verbänden bekannt. 1960–68 war er Verbandsarzt des Verbands Deutscher Sporttaucher (VDST), seit 1967 im Vorstand der Medizinischen Kommission des Internationalen Tauchsportverbands CMAS, die er von 1980–83 präsidierte. Er gehört zu den Gründungsmitgliedern der 1983 ins Leben gerufenen Gesellschaft für Tauch- und Überdruckmedizin (GTÜM), die ihn 1990 zu ihrem Präsidenten wählte. Seit ihren Anfängen war er Mitglied der EUBS und der UHMS, Taucherarzt GTÜM und nach wie vor aktiver Sporttaucher. Am 16. Juni 2001 wurde ihm von der weltgrößten tauchmedizinischen Gesellschaft, der Undersea and Hyperbaric Medical Society in den USA die »Charles W. Shilling-Auszeichnung« verliehen, die jährlich für herausragende Beiträge in der Ausbildung der Tauchergemeinde und der Praxis der Tauchmedizin vergeben wird. Eine Medaille für die Verdienste um die Tauchmedizin wurde ihm 2007 von der GTÜM verliehen.

Dr. rer. nat. *Matthias Bergbauer*, Diplom-Biologe, war nach der Promotion wissenschaftlicher Mitarbeiter am Lehrstuhl für Mikrobielle Ökologie der Technischen Universität Berlin. Sein Forschungsgebiet umfasste ökologische Fragestellungen in aquatischen und marinen Lebensräumen. Er taucht seit 1980, ist CMAS Tauchlehrer***, Nitrox- und Rebreather-Instrukteur.
Er nutzt das Tauchen auch für die Forschung und arbeitete an meeresbiologischen Stationen im Südpazifik, Australien, den USA, im Roten Meer und im Mittelmeer. Seit einigen Jahren ist er journalistisch tätig. Er veröffentlichte mehrere Tauchsport-Fachbücher, u.a. »Was lebt im Mittelmeer?« und »Giftige und gefährliche Meerestiere« und ist Chefredakteur des Tauchmagazins *Silent World*.

Dr. med. *Günter Frey* ist Facharzt für Anästhesiologie (seit 1979), Intensivtherapie und Notfallmedizin. Bis 2011 war er am Bundeswehrkrankenhaus Ulm in der Abteilung für Anästhesiologie und Intensivmedizin tätig. Er war von 1974 bis 1979 als Rettungstaucher der DLRG tätig. 1979 erfolgte die tauchmedizinische Ausbildung am SchiffMedInst. Von 1979 bis 2011 war er verantwortlicher Oberarzt für die Überdruckkammer auf der Intensivstation des Bundeswehrkrankenhauses Ulm. Er ist Mitglied der Gesellschaft für Tauch- und Überdruckmedizin (GTÜM), der Undersea and Hyperbaric Medical Society (UHMS), European Underwater and Baromedical Society (EUBS), European Committee for Hyperbaric Medicine (ECHM) und des Executive Board des ECHM. Als Autor arbeitete er an verschiedenen deutsch- und englischsprachigen Lehrbüchern und Fachbeiträgen zur Intensiv- und Hyperbarmedizin mit. Seit 1994 Medical Operations Director und Senior Medical Advisor beim Bandos Hyperbaric Treatment Center, Bandos, Malediven.

Dr. Sportwiss. *Uwe Hoffmann* studierte Sportwissenschaften und Mathematik und arbeitet seit 1980 am Institut für Physiologie und Anatomie der Deutschen Sporthochschule Köln (DSHS). 1984 schloss er seine Promotion ab und arbeitet seitdem an leistungsdiagnostischen und spiroergometrischen Verfahren unter besonderen Bedingungen. Seit 1988 ist er für das Sportlehrgebiet Sporttauchen an der DSHS verantwortlich. Als Tauchlehrer arbeitet er seit 1991 in verschiedenen Gremien des VDST. Innerhalb der GTÜM engagierte er sich durch die Mitarbeit im Ausschuss Tauchtauglichkeit bis 2000. Als Autor veröffentlichte er verschiedene Bücher und Beiträge zur tauchpraktischen Ausbildung und zum Tauchtraining. Hierbei stand auch die Problematik der Tauchausbildung mit Kindern im Mittelpunkt.

Dr. med. *Peter HJ Müller* ist Facharzt für Anästhesiologie und Intensivmedizin und arbeitet als OP-Manager am Universitätsspital in Basel/ Schweiz. Nach dem Studium der Medizin an der Universität Heidelberg erfolgte ab 1987 die Ausbildung zum Taucherarzt der Bundesmarine während seiner Tätigkeit als Schiffsarzt auf dem Zerstörer Hessen. Anschließend Facharztausbildung an den Universitätskliniken Marburg und Mannheim. Von 1996 bis 2005 war er als Anästhesist und Hyperbarmediziner an diversen Kliniken in Europa tätig. Seit 1996 hat er die GTÜM-Anerkennung »Tauch- und Überdruckmedizin« und ist seit 1997 GTÜM-Ausbilder für alle Kurse in Tauch- und Überdruckmedizin. Für die GTÜM e.V. war er von 1994 bis 2005 im Ausschuss »Tauglichkeiten« und von 1997 bis 2005 im Ausschuss »Tauchmedizin« tätig. Seit 2011 ist er Vize-Präsident im Vorstand der GTÜM.
Für die European Underwater and Baromedical Society (EUBS) gibt er seit 1999 den Newsletter und seit 2000 das »European Journal of Underwater and Hyperbaric Medicine« (EJUHM) heraus. 2008 wurde das EJUHM mit dem SPUMSJournal fusioniert und wird von Dr. Müller als European Editor seitdem als »Diving & Hyperbaric Medicine Journal« herausgegeben. Für die Undersea and Hyperbaric Medical Society (UHMS) in diversen Gremien präsent, war er von 2000 bis 2001 Vize-Präsident der UHMS. Er ist CMAS*-Tauchlehrer seit 1995 und war von 1993 bis 2001 als Landesverbandsarzt des Badischen Tauchsportverbandes e.V. in der Aus- und Weiterbildung von Tauchern aktiv.
Er ist auch weiterhin für diverse Tauch- und hyperbarmedizinische Organisationen im In- und Ausland beratend tätig.

Michael Pavlović studierte Medizin in Freiburg und Ulm. Er ist Facharzt für Psychotherapeutische Medizin und Facharzt für Psychiatrie und Psychotherapie und absolvierte bis 1992 die Weiterbildung zum Psychoanalytiker in Stuttgart. Seit 1990 ist er in eigener Praxis als Psychoanalytiker, Gruppenanalytiker, Supervisor und Organisationsberater tätig. Darüber hinaus bildet er als Dozent und Lehrtherapeut angehende Psychoanalytiker und Psychotherapeuten aus.
Er taucht seit 1974, ist seit 1981 CMAS Tauchlehrer***, PATD Instructor Trainer Technical Nitrox, Rebreather- und Trimix-Taucher. Mitglied und Taucherarzt der GTÜM, zeitweise Mitarbeit im Ausschuss Tauchtauglichkeit und Mitautor des Tauchtauglichkeitsmanuals der GTÜM.
Seit den 70er Jahren ist er an den psychischen Hintergründen beim Entstehen von Tauchunfällen interessierte und veröffentlichte zahlreiche Beiträge (nicht nur) zu diesem Thema. Bis 2000 war er Redaktionsbeirat im DIVEMASTER.

Prof. Dr. rer. nat. *Jürgen Wenzel* hat nach Promotion in Physikalischer Chemie zusätzlich ein Medizinstudium mit Approbation 1983 absolviert und war von 1977–84 wissenschaftlicher Mitarbeiter am Lehrstuhl für Physikalische Chemie II der Ruhruniversität Bochum. 1984–85 folgte klinische Tätigkeit. Seit 1985 ist er Mitarbeiter am Institut für Luft- und Raumfahrtmedizin des Deutschen Zentrums für Luft- und Raumfahrt (DLR) in Köln-Porz als Leiter der Arbeitsgruppe Tauchmedizin, die inzwischen unter der Bezeichnung »Baromedizin« auch Probleme aus dem Luft- und Raumfahrtbereich bearbeitet. Er war Vorstandsmitglied der GTÜM und der EUBS (European Underwater and Baromedical Society, Präsident von 1994–1997). 1996 wurde ihm von der TU Berlin ein Lehrauftrag für das Fach »Flugmedizin« erteilt, 2005 wurde er zum Honorar-Professor ernannt.

1. Sicherheit beim Tauchen

(von O. F. Ehm)

1.1 Die persönlichen Voraussetzungen

Wer sich zum Tauchen entschließt und sich damit in ein uns zunächst fremdes Lebenselement begeben will, geht aus freien Stücken ein Risiko ein. Die Risiken beim Tauchen sind sicher nicht größer als die beim Bergsteigen oder beim Sportfliegen. Als vernünftiger Mensch wird man dennoch bestrebt sein, sie auf ein Mindestmaß zu beschränken. Die Voraussetzungen für das Tauchen, besonders für das Freizeittauchen, können in drei Forderungen zusammengefasst werden:

1. **Vertrautheit mit der Technik des Tauchens;**
2. **Grundkenntnisse über das Verhalten des menschlichen Organismus in den veränderten Umgebungsverhältnissen;**
3. **ein funktionstüchtiger Organismus sowie psychische Ausgeglichenheit.**

Diese Bedingungen konfrontieren den Taucher mit der Verantwortung gegenüber sich selbst. Die Technik des Tauchens und die physikalischen und physiologischen Grundkenntnisse über die veränderten Umweltbedingungen lassen sich heute leicht in Tauchclubs oder Tauchschulen erwerben. Bei der dritten Forderung wird allzu oft und zu leicht vergessen, dass der menschliche Körper das wesentliche Instrument beim Tauchen ist. Dieses Instrument, das für die verschiedensten Aufgaben konstruiert ist, stellt einen sehr komplexen Apparat dar, der nicht nur einem Alterungsprozess, sondern auch laufenden biologischen Einflüssen unterworfen ist. Bei jedem technischen Apparat wird die Sicherheit der Funktion vom Hersteller garantiert und von technischen Überwachungsorganen kontrolliert, wobei natürlich unvorhersehbare Mängel oder ein technisches Versagen vom Hersteller auch nicht ausgeschlossen werden können. Für die Funktion seines Organismus aber ist der Taucher allein verantwortlich. Wenn er ihm die gleiche Sorgfalt entgegenbringt wie seinem Tauchgerät, dann hat er die wichtigste Sicherheitsmaßnahme für das Tauchen erfüllt. Das ist der Sinn der ärztlichen Tauglichkeitsuntersuchung, auf die im Kap. 22 näher eingegangen wird.

Aber auch der leistungsfähigste Organismus hat, ganz abgesehen von seinen Unberechenbarkeiten, seine Grenzen. Man spricht zu Unrecht von einem »Unfall«, wenn ein Taucher mit Druckluft 100 m tief taucht und dort einem Tiefenrausch oder einer Sauerstoffvergiftung erliegt. Hier handelt es sich nicht mehr um einen Unfall, sondern um ein voraussehbares Versagen eines Organismus, dessen Funktionsgrenzen überschritten wurden. Wenn ein 42-jähriger Taucher in 2 m Wassertiefe tot aufgefunden wurde und die Sektion einen hochgradigen Verschluss der Herzkranzarterien ergab, dann handelt es sich ebenfalls nicht um einen Tauchunfall. Dieser Tod im Wasser ist einer fehlenden oder unzureichenden ärztlichen Untersuchung vor dem Tauchen zuzuschreiben.

In den früheren Auflagen wurde ein »gesunder, funktionsfähiger« Organismus sowie eine psychische Ausgeglichenheit verlangt. Das Wort »gesund« wurde eliminiert, nachdem sich in der Praxis erwiesen hat, dass mit gewissen Krankheiten, allgemein als Behinderung bezeichnet, auch getaucht werden kann. Das gilt nicht nur für die anteilsmäßig größten Volkskrankheiten wie Diabetes, Bluthochdruck oder Asthma, sondern auch für viele gesundheitliche Einschränkungen. Die Einschätzung, ob trotz Krankheit risikoarm getaucht werden kann, ist im Kap. 22 »Tauchtauglichkeitsuntersuchung« teilweise beschrieben. Weitere Hinweise sind über die Internetseite der Gesellschaft für Tauch- und

Überdruckmedizin e.V. *(www.gtuem.org)* erhältlich.
In der dritten Forderung wird psychische Ausgeglichenheit verlangt. In den folgenden Kapiteln wird immer wieder darauf hingewiesen werden, wie sehr psychische Momente Einfluss auf körperliche Vorgänge nehmen können. Angst, Aufregungen und seelische Spannungen rufen eine Umstellung der vegetativen Regulationsvorgänge hervor, die Atmung, Herz und Kreislauf, Blutzusammensetzung und Muskeltonus beeinflussen. Sie wirken sich auch auf die Reaktionsfähigkeit des Nervensystems aus (s. Kap. 3).
Allen Kreaturen, den Menschen wie den Tieren, ist eine **Existenzangst** gemeinsam. Diese Existenzangst ist eine natürliche Reaktionsform auf äußere Gefahren. Das Tier verhält sich in der Angstsituation nach seinem Instinkt in spezifisch festgelegten Verhaltensschemata. Der Mensch ist in seiner Verhaltensweise bei Gefahrensituationen nicht festgelegt; er kann wählen, kann sich entscheiden. Hierin liegt einerseits die Möglichkeit, mit der Angst fertig zu werden, was man als echten Mut bezeichnet. Die andere Möglichkeit ist die lähmende Verwirrung, die **Panik**, die zu widersinnigen und gefährdenden Verhaltensweisen führt (s. Kap. 3).
Das Wasser ist und bleibt für den Menschen, genauso wie der Luftraum, ein fremdes Element. Aber der Mensch ist das anpassungsfähigste aller Wesen. Beim Schwimmenlernen verliert sich die anfängliche Angst mit dem zunehmenden Sicherheitsgefühl. Beim Tauchen ändert sich mit dem zunehmenden Sicherheitsgefühl oft und besonders bei jungen Menschen, vergleichbar mit der steigenden Selbstsicherheit beim jungen Autofahrer, die Verhaltensweise. An die Stelle der Angst als einer normalen Reaktionsform zum Selbstschutz tritt nicht selten das Ignorieren oder Unterschätzen der Gefahr, die zum Leichtsinn und zur Leichtfertigkeit führen. Besser wäre dann der Mut zum Aufgeben. Kommt nun beim Tauchen in der oft nicht überschaubaren Weite des Raums und im Dunkel der Tiefe eine unvorhergesehene Situation hinzu, so wird es beim Unerfahrenen und beim Leichtfertigen, die beide zu Fehleinschätzungen der Gefahren neigen, zu einer Panikstimmung kommen. Nach einer australischen Beobachtung (G. Davis) entstehen 80% aller tödlichen Unfälle beim Tauchen durch Panik. Auch nach einer Unfallstatistik der Royal Navy werden 80% aller Tauchunfälle durch Unvorsichtigkeit, also durch menschliches Versagen, verursacht. Diesem Versagen liegen in den meisten Fällen mangelnde Ausbildung, Leichtsinn, Unkenntnis oder bewusstes Ignorieren der Gefahren und Panik zugrunde (s. Kap. 3).
Bei Berufstauchern und bei den Tauchern der Marine sind ernste Zwischenfälle selten. Überwachungs- und Sicherheitsmaßnahmen sind hier am besten gewährleistet. Das gewerbliche Tauchen unterliegt den Richtlinien der Unfallverhütungsvorschriften der Berufsgenossenschaft. Für die Marine gelten eigene Sicherheitsbestimmungen. Der Geltungsbereich dieser Vorgaben soll hier nicht berührt werden; die folgenden Hinweise beziehen sich also nur auf das Freizeittauchen.

1.2 Allgemeine Sicherheitsvorkehrungen

Die Sicherheitsmaßnahmen bei einem Tauchgang betreffen zunächst den Ort des Tauchens und die Verhältnisse unter Wasser. Talsperren und Gewässer mit technischen Anlagen oder Kabeln bilden unüberschaubare Gefährdungen. Auskunft über starke Strömungen Einleitungen von Abwässern oder andere Gefahren sollte man am besten von den örtlichen zuständigen Stellen einholen. Liegt die Wassertemperatur unter 21 °C, so sollte man nicht ohne ausreichenden Kälteschutz tauchen.
Zum Gerätetauchen ist die Beherrschung der **Technik des Schnorcheltauchens** die beste Voraussetzung, weil hierbei gelernt wird, kontrolliert mit angehaltenem Atem zu handeln. Denn beim Versagen des Apparates spielt das taucherische Können, verbunden mit Gelassenheit, die entscheidende Rolle. Die Sicherheit beginnt mit der Auswahl und Pflege des

Gerätes. Sauerstoffgeräte gehören nur in die Hand speziell ausgebildeter Taucher. Bei Drucklufttauchgeräten müssen die Druckgasflaschen den Sicherheitsbestimmungen des jeweiligen Landes entsprechen; ihre Füllung darf nur aus einwandfreier gereinigter Luft bestehen und Reserveschaltungen oder eine Warnvorrichtung müssen das Ende der Luftfüllung anzeigen.

Das Atemgerät sollte mit Sicherheitsverschlüssen ausgestattet sein, die es ermöglichen, das Gerät notfalls rasch und mühelos abzulegen. Dies ermöglicht im Notfall schnellere Hilfe, um den Verunglückten ins Boot oder an Land zu bringen und dort die notwendigen Maßnahmen durchzuführen. Vor Anlegen eines Gerätes prüft man den Luftvorrat durch Druckkontrolle mit einem Prüfdruckmanometer, die Dichtigkeit der Flaschenventile und Anschlüsse, das einwandfreie Funktionieren des Lungenautomaten und die Stellung der Reserveschaltung.
Auftrieb und Gewicht des Tauchers werden durch Bleigewichte und die Tarierweste ausbalanciert (s. Kap. 4.2.2). Das Blei, ob am Gürtel oder anderswo befestigt, muss so angelegt sein, dass es notfalls zuerst abgeworfen werden kann. Wird ein Nasstauchanzug getragen, so ist es wegen seiner Volumenänderung je nach Tauchtiefe unbedingt ratsam, die dadurch entstehenden Auftriebsdifferenzen durch eine Rettungs- oder Sicherheitsweste auszugleichen (s. Kap. 4.2.2.2).

1.3 Planung und Durchführung des Tauchgangs

Sind bei einem Tauchgang **Dekompressionszeiten** zu erwarten, so sollte man einen Tauchplan aufstellen, der die Austauchzeiten und -stufen vorher errechnet und festlegt, allgemein üblich und sehr zu empfehlen ist ein Sicherheitsstopp in 3 m Tiefe von etwa 3 min Dauer. Um die **Austauchstufen** mühelos und in der richtigen Tiefe einzuhalten, genügen die gebräuchlichen Tiefenmesser meist nicht. Man muss vielmehr für ein Haltetau sorgen, das am zweckmäßigsten mit Markierungen der zutreffenden Wassertiefe versehen ist (z. B. ein Grundtau mit Boje, ein gewichtsbeschwertes Stufentau oder das Ankertau eines Bootes). Einfacher ist heute für Planung und Durchführung der allgemein üblich gewordene Tauchcomputer. Ein Reservegerät sollte unter Wasser erreichbar sein, in 3 m Tiefe vom Boot ausgehend befestigt. Sollte z. B. der Luftvorrat eines Gerätes vorzeitig erschöpft sein, kann sich der Taucher hier versorgen, womit ein dekompressionsloser Notaufstieg zu vermeiden wäre. Darüber hinaus gehört ein **O_2-Atemgerät** an der Oberfläche, z. B. auf dem Tauchboot zur obligaten Erste-Hilfe-Versorgung. Ist keine Druckkammer am Tauchort, so soll man wenigstens über den Standort der nächsten Druckkammer und die gegebenen Transportmöglichkeiten informiert sein. Wird mehr als einmal innerhalb von zwölf Stunden oder in Bergseen getaucht, so sind die entsprechenden besonderen **Austauchvorschriften** (s. Kap. 10.4.3) zu berücksichtigen. Die Tauchtiefe ist in manchen Tauchgebieten, z. B. den Malediven, behördlich auf 30 m festgesetzt.

1.4 Tauche nie allein

Für die Sicherheit unter Wasser gilt der Grundsatz: »Tauche nie allein!« In unvorhergesehenen und meist unübersehbaren Situationen wie z. B. bei Festhaken des Gerätes in einem Wrack, einer Höhle oder einem Fischnetz, Versagen des Geräts oder des Organismus kann sich der Taucher meist nicht alleine helfen. Jeder Taucher einer Gruppe ist auf den anderen angewiesen. Die Führung und Verantwortung für die Gruppe soll der Erfahrenste übernehmen. Er muss auch dafür sorgen, dass die Verbindung untereinander nie verloren geht. Die gegenseitige Verständigung in der »Welt des Schweigens« erfolgt durch die **Zeichensprache**, deren wichtigste Zeichen international festgelegt sind und jedem bekannt sein müssen. Eventuelle zusätzliche Verständigungszeichen sind vor dem Tauchen zu verabreden. Von einigen versierten und erfahrenen Tauchern wird manchmal für Alleintauchgänge plädiert, unter anderem mit der Begründung, dass es für erfahrene Taucher risikoloser sein kann, alleine statt mit einem unbekannten, unsicheren Begleiter zu tauchen. Dies kann vor allem für Extremtauchgänge zutreffend sein. Mit dem normalen Freizeittauchen hat dies nichts mehr zu tun und sollte nur für Ausnahmefälle gelten.

1.5 Besondere Tauchgänge

In Gewässern mit schlechten Sichtverhältnissen, starken Strömungen oder anderen ungünstigen Bedingungen sind besondere Sicherungsmaßnahmen notwendig. So wird z. B. bei eingeschränkter Sichtweite die Sicherung zweier Tauchpartner durch eine Verbindungsleine von ca. 1,5 m Länge (sogenannte Buddyline) empfohlen. Besonders schwierige Bedingungen liegen immer dann vor, wenn die Rückkehr zur Wasseroberfläche auf direktem Wege nicht möglich ist, wie z. B. unter Eis, in Höhlen oder Wracks, möglicherweise in Kombination mit größeren Tauchtiefen und/oder langen Dekompressionszeiten, die den Einsatz von speziellen Atemgemischen erfordern (Technical Diving; s. Kap. 13). Für erfahrene Sporttaucher werden von den Tauchsportorganisationen Spezialkurse angeboten, die in die besonderen Sicherungsmaßnahmen einführen. Damit können einfachere Objekte erkundet werden. Größere Höhlen oder Wracks erfordern eine wesentlich umfassendere Sicherung; hier sei auf die Empfehlungen einschlägiger Fachgesellschaften verwiesen, z. B. *www.nsscds.com* für das Höhlentauchen. Beim Eistauchen ist nach deutschen Richtlinien die Sicherung durch einen erfahrenen Tauchwart von der Wasseroberfläche aus erforderlich.

Alle Sicherheitsmaßnahmen sind unauflöslich an den Menschen gebunden. Er trifft sie und muss sie gewährleisten. Wenn der Mensch seine Entscheidungsfähigkeit durch Alkohol oder bestimmte Medikamente einengt, stellt dies eine Gefährdung dar. Die Sicherheit beim Tauchen ist auch dann in Frage gestellt, wenn man, gleich aus welchen Gründen, ein Unbehagen oder eine unbestimmbare Abneigung vor dem Tauchgang verspürt, aber dennoch taucht.

1.6 Verhalten bei Unfällen

Eine Garantie gegen Unfälle gibt es beim Tauchen nicht. Unfälle haben meist ein gerichtliches Nachspiel. Neben den erforderlichen Hilfeleistungen sollte man deshalb daran denken, den Unfallhergang durch Zeugen, Lageskizzen und Fotoaufnahmen und durch die Sicherstellung eventuellen Beweismaterials (Tauchausrüstung) über Zeugen festzuhalten.

Die unberechenbaren Risiken beim Tauchen sind verhältnismäßig gering. Die meisten Gefahren liegen beim Menschen selbst und Unfälle beim Tauchen lassen sich fast immer vermeiden, wenn die erforderlichen Sicherheitsmaßnahmen beachtet werden und die durch die andersartige Umgebung, den menschlichen Körper und das Gerät gegebenen Grenzen erkannt und respektiert werden (s. Kap. 18, Tauchunfälle).

In den letzten Jahren haben sich **Hotlines** bewährt, die tauchmedizinische Beratungen und in Notfällen das nötige Management praktisch weltweit zur Verfügung stellen (s. Kap. 18.2). Auch innerhalb Deutschlands kann so schneller fachlich qualifizierte Hilfe bereitgestellt werden. Neben der seit 1980 in den USA gegründeten und weltweit bewährten Taucherrettungsorganisation DAN (Divers Alert Network) sind in Deutschland andere Anbieter aufgetreten bzw. es bieten Tauchorganisationen einen entsprechenden Service. Beispielhaft sei hier die Hotline des VDST genannt. Die Details über den Leistungsumfang sind über die entsprechenden Organisationen zu erhalten.

2 Allgemeines
(von O. F. Ehm und J. Wenzel)

2.1 Körperliches Training und Alter

Der menschliche Körper ist für die Aktivität konstruiert. Die Bewegungsarmut ist eine der Haupttodesursachen in den Industrieländern. Sie führt neben anderen Zivilisationskrankheiten hauptsächlich zu Herz- und Kreislauferkrankungen. Der Ruheblutdruck bei Alterssportlern liegt niedriger als bei der Durchschnittsbevölkerung, was den besonderen Wert des Sports im Alter belegt. Die aktiven Ruderer von Oxford und Cambridge haben eine durchschnittlich fünf Jahre höhere Lebenserwartung als die Normalbevölkerung. Der Sport verliert seine für den Kreislauf günstigen Auswirkungen, wenn er nur auf die Zeit der Jugend beschränkt bleibt. Nur ein regelmäßiges Training wirkt sich lebensverlängernd aus. Nach eingehenden Studien von E. Jokl besteht kein Zweifel, dass trainierte alte Leute leistungsfähiger sind als untrainierte junge. Durch Training kann man sich auch im Alter von 60 Jahren noch die gleiche maximale Sauerstoffaufnahmefähigkeit erhalten wie ein untrainierter Mann von 25 Jahren (s. Abb. 2-1).

Körperliches Training verlangsamt den Rückgang der Kondition (umfassend Kraft, Ausdauer, Schnelligkeit und Flexibilität), der üblicherweise im Alter auftritt, und bremst auch die sonst häufig auftretende Übergewichtigkeit. Körperliches Training schützt weiter vor einer Anzahl von Erkrankungen, die man bisher für eine natürliche Folge des Alterungs-

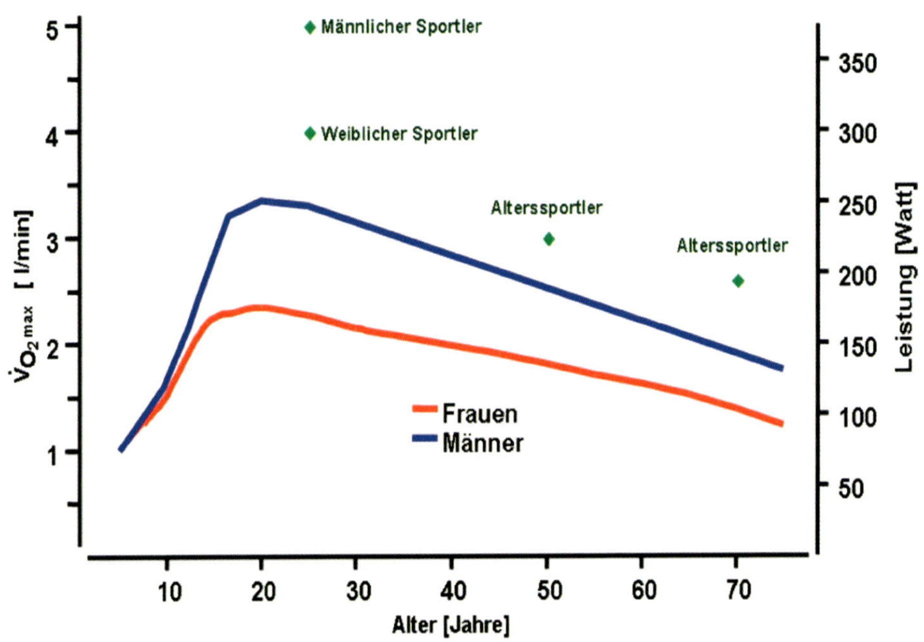

Abb. 2-1: Maximales O_2-Aufnahmevermögen untrainierter Männer und Frauen im Verlauf des Lebens. Zum Vergleich einige Werte von Sportlern.

vorgangs hielt. Clarence De Mar, ein Amerikaner, genannt Mister Marathon, nahm im Lauf von 50 Jahren an über 1000 Langstreckenläufen und an 100 echten Marathonläufen teil. Bei seinem letzten Marathonlauf im Alter von 66 Jahren kam er noch auf den 78. Platz bei insgesamt 133 Teilnehmern. Er starb im Alter von 70 Jahren an einem Dickdarmkrebs. Bei der Sektion fand man nicht nur sein Herz in ausgezeichnetem Zustand; die Herzkranzgefäße waren auch sehr viel weiter als die eines gleichaltrigen Mannes. Zwei frühere Weltrekordschwimmer, Arne Borg und Johnny Weißmüller, schwammen mit 50 Jahren 100 m in 60 sec. Bei den Amas, einer inzwischen »aussterbenden« Population fernöstlicher Freitaucherinnen (s. auch Kap. 7.9), liegt die höchste Leistungsfähigkeit im Tauchen zwischen dem 36. und 46. Lebensjahr.

Nach derzeitigem Kenntnisstand senkt ein übermäßiges Training nicht zwingend das Risiko, einen Herzinfarkt zu erleiden; optimal sind eher moderate, regelmäßige sportliche Aktivitäten (s. auch Kap. 12). Dagegen ergibt Training keine vermehrten Abwehrkräfte gegenüber bösartigen Tumoren und infektiösen Krankheiten. Die Empfänglichkeit gegenüber Infektionskrankheiten ist also bei Sportlern nicht geringer als bei Nichtsportlern.

2.2 Altersgrenzen für das Tauchen: Kinder und Senioren

Eine Altersbegrenzung aus medizinischen Gründen gibt es im Prinzip nicht. Die obere Altersgrenze wird durch die körperliche Leistungsfähigkeit gegeben. Für Heranwachsende hat sich im Laufe der letzten Jahre die Altersgrenze ständig nach unten verschoben. Die großen Verbände wie RSTC oder CMAS akzeptieren ein Mindestalter von acht Jahren für die ersten Ausbildungsschritte mit einem Atemgerät. Zwischen dem 6. und 8. Lebensjahr werden Schnorchelbrevets angeboten. Im Bereich des VDST können – in Analogie zum Ausbildungssystem der Erwachsenen – in drei Ausbildungsstufen bis zum 14. Lebensjahr Junior-Brevets abgelegt werden, die durch Spezialausbildungen ergänzt werden. Nach vollendetem 14. Lebensjahr können die Jugendlichen die unterste Brevetstufe der Erwachsenen ablegen. Ab dem 18. Lebensjahr kann dann die höchste Ausbildungsstufe der Erwachsenen bei der CMAS erreicht werden. Im Wettkampfsport ist Kindern allerdings erst ab dem 12. Lebensjahr die Teilnahme an Disziplinen mit Atemgerät erlaubt.

Auf Veranlassung der Commission médicale der CMAS wurde von K. Razvodovski in Moskau über zwei Jahre eine groß angelegte Studie nach modernen sportmedizinischen Kriterien an 100 ausgesuchten Jugendlichen im Alter von 10 bis 18 Jahren durchgeführt. Nach den 1979 veröffentlichten Ergebnissen war kein nachteiliger Effekt auf die körperliche Entwicklung nachzuweisen. Die positiven Auswirkungen auf das Herz-Kreislauf-System ließen sogar eine höhere Trainingsbelastung zu.

Dieser sehr fundierten Studie lag aber nur ein Trainingsprogramm in Schwimmbädern zugrunde. Somit gibt die Studie in erster Linie Auskünfte über körperliche Einflüsse durch Flossenschwimmen und Streckentauchen, entsprechend den Wettkampfdisziplinen der CMAS.

Schnorcheltauchen wird von Kindern meist spielerisch, sozusagen von selbst, gelernt. Die Kinder bewegen sich dabei auch im Allgemeinen innerhalb der ihnen gegebenen Grenzen. Ehrgeizige Tauchereltern können aber oft dem Drängen ihrer Kinder zu Tauchversuchen mit dem Druckluftgerät genauso wenig widerstehen wie diese selbst. Der steigenden Nachfrage für ein Kindertauchen sind verschiedene Tauchverbände mit einer Ausbildung für Kinder und Jugendliche seit Jahren entgegengekommen. Im Allgemeinen wird dabei vorausgesetzt, dass eine gute Schwimmleistung, ein Vertrautsein mit dem Wasser, ein ausreichendes Training mit der ABC-Ausrüstung und im Apnoetauchen vorliegen. Dieses Training muss auch den regelmäßigen **Druckausgleich** im Mittelohr einschließen, was besonders bei Kindern ein Problem sein kann (s. Kap. 8.6).

Für ein Tauchen in offenen Gewässern sollten jedenfalls schwimmbadähnliche Bedingungen verlangt werden, vor allem was die Sicht, die Temperaturverhältnisse und die Tiefe des Tauchterrains betrifft. Unter diesen Voraussetzungen bestehen nach heutiger Ansicht keine begründeten ärztlichen Bedenken gegen derartige Eingewöhnungstauchgänge im Freigewässer ab dem 8. Lebensjahr. In jedem Fall sollten eine regelrechte **ärztliche Tauchtauglichkeitsbescheinigung** und natürlich das Einverständnis der Erziehungsberechtigten vorliegen.
Bedenken gegen das Tauchen mit Kindern bestehen nicht nur wegen der körperlichen Belastung durch nicht kindergerechte Druckgasflaschen, sondern auch wegen fehlender geistiger und psychischer Reife. Von Mebane wurde 1993 gefordert, dass ein jugendlicher Taucher ein voll kompetenter Taucher sein müsse, der nicht mehr von seiner Begleitung »abhängig« ist. Als Nachweis seiner geistigen Reife sei zu verlangen, dass er die Grundregeln des Tauchens mit Druckgasflaschen beherrscht, einen Tauchgang planen und mit Austauchtabellen umgehen kann. Diese Forderungen gründen sich auf wissenschaftlich-theoretischen Überlegungen, die inzwischen von der Tauchpraxis in amerikanischen und einigen europäischen Ländern durch vernünftige, praktikable Maßnahmen mit durchdachten Ausbildungsstrukturen überholt sind. Wesentlich für das Tauchen mit Kindern ist die kompetente Begleitung Erwachsener, die damit auch rein rechtlich die Verantwortung tragen.
Dem gelegentlichen Einwurf von medizinischer Seite, dass eine mögliche verzögerte Gasentbindung in den Wachstumszonen der Gelenke bei Kindern nicht sicher geklärt ist, kann entgegengehalten werden, dass eine **Tauchtiefe von 10 m** bei eingeschränkter Dauer mit Kindern nicht überschritten werden soll; Wiederholungstauchgänge sollten grundsätzlich unterbleiben. Bei Einhaltung der genannten Spielregeln besteht keine substantielle Gefahr für das Auftreten von Dekompressionserscheinungen.
Die Kriterien einer körperlichen und geistigen Reife sind weitgehend prüfbar. Eine **psychische Reife**, die einen gewissen Grad an Ausgewogenheit und Verantwortungsbewusstsein garantieren soll, ist, vergleichsweise für das Autofahren, bei einem 14-Jährigen in der Regel nicht gegeben.
Die psychischen Eigenheiten von Heranwachsenden sind gekennzeichnet durch ein mehr gefühlsbetontes Handeln und unzureichende Selbstkontrolle, die dazu verleiten, die Kräfte nicht einteilen zu können, spontan und unüberlegt zu handeln, und oft auch ein gewisses Draufgängertum. Wenn nun Tauchprüfungen nach den Richtlinien zum Deutschen Tauchabzeichen (DTSA) in den Ein- bis Drei-Sterne-Stufen entsprechend den CMAS-Stufen zwischen dem 14. und 18. Lebensjahr abgelegt werden können, sollte dies meines Erachtens nicht dazu berechtigen, dass beispielsweise zwei Jugendliche alleine einen Tauchgang im Bodensee unternehmen. In Mitteleuropa gilt als Altersgrenze für die Wahlberechtigung, den Wehrdienst und die Kraftfahrzeugfahrerlaubnis im Allgemeinen das 18. Lebensjahr. Auch für selbstständige Tauchgänge im Freigewässer sollte diese Altersgrenze maßgebend sein. Bis zum 18. Lebensjahr sollte das Tauchen nur in einer Gruppe möglich sein, die von wenigstens zwei erwachsenen qualifizierten Tauchern geführt wird.

Mit Kindern zwischen dem 8. und 14. Lebensjahr sollten Tauchgänge nicht tiefer als 10 m Wassertiefe durchgeführt werden.

Für ein Tauchen **jenseits des 40. Lebensjahres** ist eine jährliche Tauglichkeitsuntersuchung erforderlich. Da mit steigendem Alter auch bestimmte Krankheiten, insbesondere die Arteriosklerose, einschließlich die der Herzkranzgefäße, zunehmen, muss die Untersuchung diese Gesichtspunkte berücksichtigen. Die körperliche und geistige Leistungsfähigkeit muss der eines gesunden Altersgleichen entsprechen.
Vorwiegende Veränderungen bei einem normalen Alterungsprozess:

- das Herz und der Kreislauf mit einer Arteriosklerose

- Gelenkveränderungen im Sinne einer Arthrose
- Nachlassen der Muskelkraft
- Nachlassen der Sauerstoffaufnahme über den Respirationstrakt
- Alterssichtigkeit
- evtl. ein Altersdiabetes

Die maximale Sauerstoffaufnahme (s. auch Kap. 12) nimmt ungefähr um 1% pro Lebensjahr ab. Das kann hauptsächlich mit der Abnahme der maximalen Herzfrequenz erklärt werden. Die Arterien verlieren mit dem Alter an Elastizität. Der Blutdruck steigt damit an und kann somit zu einer Vergrößerung des linken Herzens führen. Die Herzfrequenz bei Belastung, z. B. am Fahrradergometer, nimmt um 3,2% pro Lebensdekade ab. An den Lungen nimmt die Elastizität ab und das Bindegewebe zu. Daraus resultiert eine Zunahme des Atemwiderstandes. Die Vitalkapazität geht um 30–50% zurück, das Restvolumen wird größer und ist in einem Alter von 70 Jahren um 40–50% höher. Daraus resultiert eine Kurzatmigkeit schon bei geringer Arbeitsleistung. Die Muskelkraft erreicht ihr Maximum in der dritten Lebensdekade, sie bleibt bis zum 60. Lebensjahr gleich, um dann um 10–15% pro Dekade abzunehmen.

Diese Durchschnittsermittlungen lassen außer Acht, dass es beträchtliche individuelle Unterschiede gibt, die in jedem Fall bei einer Tauchtauglichkeitsuntersuchung berücksichtigt werden sollen. Eine einfache praktische Einschätzung der Leistungsfähigkeit ergibt sich, wenn ein Taucher trainiert oder untrainiert 1000 m in weniger als 30 min oder 200 m in weniger als 5 min ohne Hilfsmittel schwimmen kann.

Unter den verschiedenen Versuchen, das Altern möglichst weit hinauszuschieben, wird häufig auch »Recreational Diving«, also Freizeittauchen, als eine Möglichkeit propagiert. Es besteht kein Zweifel, dass durch Ausgleichssport und gesunde Ernährung die Lebensqualität verbessert wird. Der normale, zwangsläufig ablaufende Alterungsprozess lässt sich leider bis heute mit keinem Mittel aufschieben. Wenn die durchschnittliche Lebenserwartung der Menschen in den Industrieländern heute viel höher liegt als jemals zuvor in der Menschengeschichte, ist dies zum Großteil der Eindämmung und Bekämpfung von Infektionskrankheiten, einer besseren Hygiene und dem Fortschreiten der Chirurgie mit Organverpflanzungen etc. zu verdanken.

Weder durch eine gesunde Lebensweise noch durch Zufuhr von Hormonen, Vitaminen oder Medikamenten mit einem so genannten antioxidativen Effekt zur Reduzierung von Sauerstoffradikalen lässt sich der Alterungsprozess aufhalten. Diese freien Radikale werden für eine Reihe von Schäden und für das Altern verantwortlich gemacht. Tatsächlich sind die Nebenwirkungen von Hormonen oft schädlicher als das in Aussicht gestellte Hinausschieben des Alters.

Der Alterungsvorgang aller Lebewesen ist zu komplex und zu viele Gene und biologische Vorgänge spielen dabei eine Rolle, als dass heute ein wirklich wirksames Anti-Aging-Programm existierte, entgegen aller immer wieder auch von Forschern entwickelten Möglichkeiten.

Das biologische Altern lässt sich bis heute durch keinerlei Mittel verschieben oder aufhalten. Die Lebensqualität mit einem gewissen Fitnessgefühl lässt sich dagegen sicher durch sportliche Tätigkeiten günstig beeinflussen.

2.3 Tauchen und der Unterschied der Geschlechter

Die Auffassungen über die sportliche Leistungsfähigkeit der **Frau** haben sich in den letzten Jahrzehnten grundlegend gewandelt. Auch die medizinischen Kenntnisse hierüber haben sich damit stark erweitert. Die Anzahl der Olympiateilnehmerinnen ist von 1912 bis 1972 auf das 40fache gestiegen. 1968 in Tokio waren 12%, 1972 in München 20% der Teilnehmer Frauen; 2008 schließlich lag die Frauenquote unter 10.900 Teilnehmenden bei 42,2%. Bei den olympischen Spielen 1924 war die Leistung der Männer im 400-m-Freistilschwimmen um 16% besser als die der Frauen, 1972 war sie es nur noch um 7% und 1970 schwammen Frauen schneller als Männer im Jahre 1950 (Edmonds et al., 1992). Katja Schuhmacher, 33 Jahre, gewann im August 2002 den Ironman Germany-Titel in Frankfurt. Sie brauchte für 3,8 km Schwimmen, 180 km Radfahren und den Marathonlauf (42,195 km) 9 h, 15 min und lag damit nur um weniger als eine Stunde hinter dem männlichen Gewinner.

Im Vergleich zum männlichen Geschlecht liegen die Höhen sportlicher Spitzenleistungen bei Frauen niedriger, da sie weniger an Kraft und Schnelligkeit zu leisten vermögen und eine niedrigere Arbeitsleistung und Ausdauer erbringen. Trainierte Männer haben mehr Muskelmasse (40% des gesamten Körpergewichts) im Vergleich zu trainierten Frauen mit 23% Muskelmasse. Beim Tauchen gegen starke Strömungen kann dies bedeuten, dass Taucherinnen schneller ermüden als Männer, weil sie mit einem relativ höheren Krafteinsatz arbeiten müssen.

Frauen haben bekanntlich einen größeren Körperfettanteil, was ja die charakteristisch weiblichen Formen ausmacht, im Gegensatz zu dem eckigen, muskulösen männlichen Körper. Eine untrainierte 20 Jahre alte Frau hat etwa 25% Körperfett, eine trainierte 10–15%. Ein trainierter Mann bringt es nur auf 7–10% Fettanteil. Die weibliche Fettverteilung hat aber den Vorteil einer besseren Isolierung gegen Kälte im Wasser. Dazu kommt, dass Frauen, weil sie im Allgemeinen kleiner und schmäler sind als Männer, weniger Energie benötigen. Das heißt, sie haben einen geringeren Grundumsatz, verbrauchen weniger Sauerstoff und produzieren weniger Kohlendioxid. Das könnte für das Tauchen bedeuten, dass sie weniger Atemluft benötigten und mit kleineren Druckgasflaschen auskämen und somit auch weniger Gewicht zu tragen hätten.

Die **Menstruation** (Periodenblutung) bringt keine wesentliche Einschränkung der Leistungsfähigkeit im Sport, abgesehen von geringfügigen Schwankungen der Leistungsbreite in dieser Zeit. Mit Hilfe von Tampons ist auch während der Periode Schwimmen und Tauchen möglich und ungefährlich. Die weit verbreitete Furcht, durch Blutspuren könnten Haie angelockt werden, ist unbegründet. Nach Statistiken über Haiangriffe muss eher das Gegenteil angenommen werden. Frauen sind weniger Haiangriffen ausgesetzt als Männer. So gibt es sogar eine Hypothese, die annimmt, dass das hämolysierte (nicht gerinnende) Blut der Menstruation eher abschreckend auf Haie wirke und nicht das Gegenteil. Frauen sind auch nicht, wie fälschlich einmal behauptet wurde, anfälliger für eine **Dekompressionskrankheit**. Nach Untersuchungen an weiblichem Personal der amerikanischen Luftwaffe in Unterdruckkammern wurde angenommen, dass für Frauen in der ersten Phase der Menstruation möglicherweise ein größeres Risiko für eine Dekompressionskrankheit bestünde. Einen sicheren Hinweis, dass die Neigung zu Dekompressionskrankheiten bei Frauen größer sei, gibt es aber nicht. Ein eventuell zusätzlicher Sicherheitsstopp in den ersten Tagen der Menstruation ist anzuraten. Für orale Antikonzeptiva, »die Pille«, gibt es ebenso wenig Hinweise, dass es unter ihrer Anwendung eine größere Anfälligkeit für eine Dekompressionskrankheit gebe.

Frauen, die physisch und psychisch in der Zeit der Periode unter **Depressivität,** Angst, Angespanntheit oder Muskelkrämpfen leiden, sollten in dieser Zeit nicht tauchen. In der Stressbeantwortung zeigen sich experimentell keine grundlegenden Unterschiede zwischen Männern und Frauen. Psychische Reaktionsweisen von weiblichen Tauchern unterscheiden sich ebenfalls nicht von denen der Männer.

Brustimplantate aus Silikon können unter erhöhtem Umgebungsdruck Gase speichern, die sich beim Auftauchen ausdehnen. Im für Sporttaucher üblichen Tiefen- und Zeitbereich kommt es gewöhnlich nicht zum Zerreißen der Implantate. Dennoch wurde über eine Taucherin berichtet, bei der es nach einem Tauchgang in 30 m Tiefe zur Explosion des

Silikonimplantates mit Rippenbrüchen kam (Diver Magazine, 1994).

Die Fortpflanzungsfähigkeit der Frau wird durch Sport nicht nachteilig beeinflusst. Mit der **Schwangerschaft** kommt es allerdings zur Umstellung des gesamten weiblichen Organismus. Sie ist schon für sich eine funktionelle Höchstleistung. So sollte mit Eintritt der Schwangerschaft, spätestens ab dem 3. Monat, ein Leistungstraining nach sportärztlicher Beratung eingeschränkt werden. Sportliche Betätigungen, vor allem das Schwimmen, haben aber mit Sicherheit keinen nachteiligen Einfluss auf die Schwangerschaft, den Geburtsablauf und die Stillperiode. Für Tauchenthusiastinnen, denen eine neunmonatige Tauchpause zu schwer fällt, bietet sich das Apnoetauchen an, bei dem eine Gefährdung für die Leibesfrucht nicht gegeben ist, wie es auch die Praxis der Amas zeigt (s. Kap. 7.9).

Bei der Verwendung von Atemgeräten hingegen ist mit zunehmender Tauchtiefe und -dauer auch die Gefahr der Gasblasenbildung beim Auftauchen gegeben. Da beim Fötus die Lungen noch nicht in Funktion sind, können Gasblasen, die in seinen Blutkreislauf gelangen, nicht durch sie abgefiltert werden. In zahlreichen Tierversuchen konnten nach experimentellen simulierten Tauchversuchen Gasbläschen in den Muttertieren und den Föten nachgewiesen werden. Die Ergebnisse waren aber dennoch nicht einhellig. So wurden je nach Tierart Gasbläschen bei den Muttertieren, nicht aber bei den Föten festgestellt. Auch kam es oft nur nach langen Expositionszeiten und -tiefen zu Missbildungen bei den Föten. Es ist möglich, dass der Mutterkuchen, die Plazenta, über die die Leibesfrucht mit Blut versorgt wird, eine schützende Funktion übernimmt, die je nach Tierart verschieden ist. Jedenfalls können aus Tierversuchen keine bindenden Schlüsse auf eventuelle Fruchtschäden beim Menschen gezogen werden.

Die Amas, die in Japan und auch in Korea seit einigen Jahren Druckluftgeräte verwenden, tauchen während der ganzen Schwangerschaft. Bisher wurde bekannt, dass durch diese Abkehr vom Jahrhunderte ausgeübten Apnoetauchen das Geburtsgewicht der Kinder geringer geworden ist als bei der Normalbevölkerung, was mit dem größeren Energieaufwand durch das Tauchen in Zusammenhang gebracht wurde. Gesicherte Daten über eventuelle Missbildungen liegen noch nicht vor. Die Amas tauchen im Allgemeinen aber in geringen Tiefen.

Nach Befragungen von Sporttaucherinnen, die in der Schwangerschaft getaucht hatten, ist die Missbildungsrate höher als bei der Normalbevölkerung und zwar umso mehr, je tiefer getaucht wurde. Einige Autoren (Bakkevig et al., EUBS 1989) sind der Meinung, dass eine Fruchtschädigung durch einen erhöhten Stickstoff- und Sauerstoffdruck wahrscheinlich sehr gering ist, wenn nicht tiefer als 10 m getaucht wird.

Zu den teils widersprüchlichen Meinungen zur Frage, ob eine Frau in der Schwangerschaft tauchen soll, haben Caroline Fife und William Fife, zwei hervorragende Kenner der Sachlage, 1994 eine zusammenfassende Stellungnahme gegeben, der wir uns voll anschließen. Sie kommen zwar zu dem Schluss, dass es bisher nicht gesichert ist, dass durch das Tauchen der Mütter in der Schwangerschaft Fruchtschäden entstehen. Wahrscheinlich besteht aber für den Fötus durch übertretende Gasblasen ein größeres Risiko als für die tauchende Mutter. Experimentelle Grundlagen zur Erstellung von sicheren Tauchtabellen für schwangere Frauen gibt es nicht. Das Risiko für den Fötus ist nach dekompressionspflichtigen Tauchgängen und wahrscheinlich auch bei fortgeschrittener Schwangerschaft höher. Es sollte Taucherinnen aber nicht zu einem Schwangerschaftsabbruch geraten werden nur aufgrund der Tatsache, dass eine Schwangerschaft erst nach dem Tauchen festgestellt wurde. So lange keine gegenteiligen Untersuchungsergebnisse vorliegen, muss Frauen bei bestehender oder vermuteter Schwangerschaft vom Tauchen abgeraten werden, genauso wie ihnen empfohlen wird, nicht zu rauchen und keinen Alkohol zu trinken, Röntgenstrahlen und andere schädigende Umwelteinflüsse zu meiden, die für den Fötus ein Risiko bedeuten. Wie die Erfahrung von über 100 Behandlungen mit hyperbarer Sauerstofftherapie von schwangeren Frauen mit Kohlenmonoxidvergiftungen gezeigt hat, entsteht durch eine Rekompressionsbehandlung im Falle einer Dekompressionskrankheit einer Taucherin keine Gefahr für den Fötus.

2.4 Sport und Ernährung

Alle Lebewesen, auch die Pflanzenwelt, benötigen Energie, die sie im Allgemeinen aus ihrer Umwelt beziehen. Für die Nahrungsaufnahme gilt das Prinzip: Iss, was dir schmeckt und was die Umwelt dir bietet. Um zu überleben bedarf es eines Systems, das vor Schadstoffen bewahrt und hilft, das Richtige auszuwählen. Mit einem höchst komplizierten »Organsystem«, dem Geschmackssinn, wird dies reguliert. Eine wesentliche Rolle fällt dabei auch dem Geruchssinn zu. Er ist bei den Tieren hoch entwickelt, hat aber beim heutigen Menschen vieles von seiner Sensitivität eingebüßt; die Rezeptoren bestehen zwar noch, sind aber teilweise stillgelegt worden.
Der Geschmack selbst wird von Geschmackspapillen auf der Zunge wahrgenommen. Sie können fünf Qualitäten wahrnehmen: süß, sauer, bitter, salzig sowie Wohlgeschmack. Diese fünf Eigenschaften sind vermischbar. Die Rezeptoren für das ganze System sind auch noch im Magen und Darm nachweisbar. Während in der Natur das Gleichgewicht von Nahrungsangebot und -nachfrage im Sinne einer gerade ausreichenden Versorgung einzelner Spezies geregelt wird, hat sich in der Entwicklung des Menschen durch den Gebrauch von Werkzeugen mit Beginn der Steinzeit erstmals die Möglichkeit ergeben, das Eiweiß von erlegten Tieren in größeren Mengen verzehren zu können. Überdies stand durch den Ackerbau bald auch reichlich Pflanzennahrung zur Verfügung, sodass allmählich aus einer gerade ausreichenden Versorgung spätestens mit Einführung industrieller Methoden in der Neuzeit ein deutliches Überangebot an schmackhafter, energiereicher Nahrung bei explodierender Bevölkerungsgröße resultierte. Bei gleichzeitig abnehmenden physischen Leistungsanforderungen ergibt sich in den sogenannten Industrieländern das Problem der Übergewichtigkeit und des Diabetes mit allen ihren Folgen, während in den Entwicklungsländern ein großer Anteil der Menschheit zu wenig Nahrungsmittel zur Verfügung hat. Eine wichtige Rolle zur Bekämpfung der Überernährung wird in der sportlichen Betätigung gesehen, um einen adäquaten Energieumsatz zu erreichen.
Zu allen Zeiten hat die Frage der Ernährung des Sporttreibenden eine große Rolle gespielt. Die Ansichten hierüber wechselten je nach der jeweiligen Zeitströmung oder den persönlichen Erfahrungen der Sportler. In jedem Fall kann durch eine optimale und gezielte Ernährung das Leistungsstreben des Sportlers ganz erheblich unterstützt, aber das Training nicht ersetzt werden. Beide Komponenten sollten in einem sinnvollen Gleichgewicht stehen: Körperliche Leistung ist grundsätzlich mit erhöhtem Energieumsatz verbunden, andererseits müssen Aufbau- und Reparaturprozesse durchgeführt werden, um als mittelfristigen Trainingserfolg eine Verbesserung der muskulären Leistungsfähigkeit zu erreichen.
Wir wissen heute, dass als Hauptenergielieferanten für vermehrte körperliche Leistung Kohlenhydrate und Fett am besten geeignet sind. Eiweiß wird bei körperlicher Arbeit nur in Ausnahmesituationen, z. B. bei längeren Hungerperioden, zum Energiestoffwechsel herangezogen. Der Körper ist aber auf eine ständige Eiweißzufuhr angewiesen, da im gesamten Organismus für Ersatz- und Umbauprozesse, wie z. B. zum Muskelaufbau bei Krafttraining, Eiweiß benötigt wird. Um den täglichen Eiweißbedarf zu decken, ist beim Erwachsenen je kg Körpergewicht etwa 1 g Eiweiß nötig, bei Kindern etwas mehr. Bei einer Eiweißaufnahme unter 0,8 g/kg Körpergewicht zeigt sich kein Krafttrainingseffekt mehr. Durch vermehrte Eiweißaufnahme bis zu 2,0 g/kg Körpergewicht lässt sich die Trainingswirkung steigern. Ein Muskelzuwachs erfolgt allerdings nicht ohne gleichzeitiges Trainieren.

Den höchsten biologischen Wert hat eine Mischkost, in der tierisches und pflanzliches Eiweiß vorkommt. Dabei sind auch sämtliche Mineralstoffe enthalten. Eine Leistungssteigerung durch vermehrte Zufuhr eines **Vitamins** ist bisher nicht nachgewiesen. Ein Vitaminmangel würde sich bei normaler Kost erst nach acht Tagen völlig fehlender Vitaminzufuhr bemerkbar machen. Ein Vitaminmangel verschlechtert das Leistungsvermögen. Heute besteht bei einer normalen Kost diese Gefahr nicht. Der Taucher wird seine Nahrung nach seinem Hunger- bzw. Sättigungsgefühl richten. Die Zusammensetzung einer Mahlzeit richtet er vorwiegend nach seinen Essgewohnheiten.

Die Arbeit der **Verdauung** stellt eine Allgemeinbelastung des Organismus dar und die Müdigkeit oder verminderte Leistungsfähigkeit nach dem Essen ist ein normaler physiologischer Vorgang. Baden oder Tauchen im Anschluss an eine Mahlzeit bedeutet also eine zusätzliche Arbeit, die über die Grenzen der Belastbarkeit des Organismus gehen kann, besonders, wenn man die Einwirkung von Temperatur und Wasser berücksichtigt (s. Kap. 14.14).

Bei stärkeren Flüssigkeitsverlusten, z. B. durch Schwitzen, müssen Wasser und die verloren gegangenen Elektrolyte ersetzt werden. Der Verlust der Elektrolyte lässt sich durch übliche Mineralwässer ebenso gut beheben wie mit den seit einigen Jahren besonders empfohlenen Elektrolytgetränken.

Beim Tauchen kann es durch verschiedene Umstände wie beispielsweise durch Hitze oder Anstrengung bei der Vorbereitung des Tauchgangs und auch unter Wasser zu einem Flüssigkeitsverlust kommen. Dieser erfolgt größtenteils über die Nieren durch die Immersion (s. Kap. 7.2). Der häufig angeführte Wasserverlust durch die Anfeuchtung der trockenen Atemluft aus dem Drucklufttauchgerät spielt dagegen keine große Rolle; auf 2000 l Luft (Inhalt einer normalen Tauchflasche) ergibt sich bei Normaldruck eine Wassermenge von ca. 100 ml, die mit steigender Tauchtiefe abnimmt. Wird diese Luftmenge auf 40 m Tiefe veratmet, so müssen aus den oberen Atemwegen dazu nur noch 20 ml Wasser bereitgestellt werden (das damit verbundene Trockenheitsgefühl ist natürlich trotzdem unangenehm!). Erschwerend kommt hinzu, dass man diesen Flüssigkeitsverlust unter Wasser nur unter Schwierigkeiten ersetzen kann. Daher kann es während des Tauchganges und unmittelbar danach zu einem Flüssigkeitsmangel kommen. Eine solche, wenn auch leichte Dehydration verringert die Durchblutung der Gewebe und damit die Stickstoffabgabe beim Auf- und nach dem Austauchen. An Land oder auf dem Boot empfiehlt sich bei gleichzeitiger Auskühlung ein heißer Tee, sonst Mineralwasser.

2.5 Medikamente und Tauchen

Da sich heute im Tauchsport der Personenkreis erheblich erweitert hat, wird es mehr und mehr Taucher geben, die auf Medikamente eingestellt sind. Aber auch von sonst Gesunden werden Medikamente vorübergehend benötigt, sei es gegen Touristikkrankheiten wie Malaria, sei es wegen eines Durchfalls oder einer Befindlichkeitsstörung wie Kopf- oder Rückenschmerzen. Alle Medikamente, die eine Wirkung haben, zeigen auch unerwünschte Nebenwirkungen. Diese sind im Allgemeinen ausreichend bekannt. Weniger oder gar nicht ist dagegen bekannt, wie sich Medikamente unter erhöhtem Druck und beim Tauchen auswirken. Ihr Einfluss auf das menschliche Verhalten unter erhöhtem Druck ist anfangs aus mehr hypothetischen Überlegungen heraus überschätzt worden. Die Praxis hat gezeigt, dass nur ganz wenige Arzneimittel ihre Wirkung bzw. Nebenwirkung im üblichen Tauchbereich ändern. Erst bei Tauchtiefen von 200–300 m ist in experimentellen Versuchen an Tieren eine veränderte Wirkungsweise beobachtet worden.

Aber auch praktische Erfahrungen aus einer zehnjährigen Beobachtungszeit an 163 englischen Tauchern auf Bohrinseln, die meist in größeren Tiefen Arbeiten verrichteten, haben gezeigt, dass Aspirin, die Schmerzmittel Paracetamol, Ibuprofen und Fortral, weiter Codein und Diazepam (Valium) sowie magensäurebindende Mittel (Antacida) unbedenklich sind. Im »Tauchtauglichkeitsmanual« (s. Literatur) werden vier Medikamentengruppen aufgeführt, für die eventuelle Kontraindikationen bestehen.

A) Herz- und Kreislaufmedikamente:
   Blutdruckmittel, gefäßerweiternde Mittel, harntreibende Mittel, Digitalispräparate, Bronchospasmolytika (Asthmamittel), Nikotin, u. a.
   Für diese besteht eine relative Kontraindikation, d. h. gegen ein Tauchen ist nichts einzuwenden, wenn ihre Verträglichkeit gut ist und eine eventuelle Einschränkung der Leistungsfähigkeit nach Meinung des Taucherarztes mit dem Tauchen vereinbar ist.

B) Diese Gruppe betrifft: Antikoagulantien, Aggregationshemmer (wie Aspirin in kleinen Dosen, Antirheumatika ohne Cortison).

C) In diese Gruppe fallen: Hormone, Antikonzeptiva (Pille), Stereoide, H_2-Blocker, Antidiabetika und Antibiotika.

Für die beiden Gruppen B und C bestehen ebenfalls keine Kontraindikationen. Das heißt, die Mittel stellen keine Gefahr dar, die durch das Tauchen verursacht wird. Aber auch hier müssen die Medikamente im Zusammenhang mit der Erkrankung gesehen werden, gegen die sie als Dauermedikation eingenommen werden. So kann z. B. Tetracyclin, ein Antibiotikum, wegen einer Akne genommen werden. Weder durch die Akne noch durch das Antibiotikum besteht eine Gefährdung durch das Tauchen. Wird aber dieses Medikament wegen einer akuten Bronchitis genommen, ist das eine absolute Kontraindikation, weil es wegen der entzündlichen Einengung in den Atemwegen zu einem »Air-Trapping« kommen kann.

D) Für diese Gruppe besteht eine absolute Kontraindikation. Sie betrifft: Psychopharmaka, Tranquilizer (Beruhigungsmittel), Neuroleptika (antipsychotische Substanzen), Antidepressiva, Hypnotika (Schlafmittel), Psychostimulantien (Substanzen mit anregender und meist auch suchterzeugender Wirkung), zentral wirkende Analgetika (Schmerzmittel, die über das Gehirn wirken), sedierende Antihistaminika (antiallergische Mittel), Antiemetika (brechreizstillende Mittel) und Alkohol.

Medikamente mit gewisser Einschränkung:
Antihistaminika sind häufig angewendete Mittel unter anderem gegen Heuschnupfen etc. Sie gehen alle mit einer vermehrten Müdigkeit einher und sind deshalb beim Tauchen nicht geeignet. Neuere Mittel wie Loratadin und Faxotenadine (Telfast) haben diesen Nachteil nicht.
H2-Blocker wie Cimetidin, Ramitidin, Famotidin reduzieren die Salzsäureproduktion im Magen. Sie werden bei Magengeschwüren und Refluxkrankheiten gegeben und können eine Schläfrigkeit verursachen. Die neueren Protonenpumpenhemmer wie Omeprazol, Pantoprazol und andere haben eine bessere Langzeitwirkung und verursachen keine Schläfrigkeit.
Aber auch für die Gruppe D können Ausnahmen gelten. Bei einer leichten depressiven Erkrankung sollte eine Behandlung, die keine sedierende Wirkung hat, nicht für eine Tauchzeit unterbrochen werden. Auch muss ein mildes Schlafmittel, das am Vorabend aus besonderen Gründen und gelegentlich genommen wird, nicht einen Tauchgang am anderen Tag verhindern.
Dass sich ein Tauchen unter **Drogeneinfluss** verbietet, muss wohl nicht besonders betont werden. Nach einem Bericht eines amtlichen Leichenbeschauers (Coroner) in Südkalifornien standen 20% aller tödlichen Tauchunfälle mit Drogenmissbrauch in Zusammenhang (Chris Lowry, in Edmonds).
Generell ist zu sagen, dass Wirkungen und Nebenwirkungen von allen Medikamenten individuell sehr unterschiedlich sein können. Eine voraussehbare Ab- oder Eingrenzung ist bisher nicht für jedes Individuum möglich, wird aber von der Forschung angestrebt. Eine Nebenwirkung eines Medikaments, die zu einem Unbehagen oder auch zu einer Verunsicherung führt, sollte Anlass geben, von

einem Tauchgang zurückzutreten. Die oben angeführten Richtlinien sind keine starren Regelungen. Wegen der großen Unterschiedlichkeit jedes Einzelfalles müssen sie von einem Taucherarzt eingeschätzt werden.

2.6 Chronische Erkrankungen

Zu den häufigsten chronischen Erkrankungen, für die Tauchen ein Risiko sein kann, gehören Bluthochdruck, Diabetes und Asthma. Nur auf diese sei hier in ihrer Beziehung zum Tauchen näher eingegangen.

Eine **Hypertonie**, ein erhöhter Blutdruck, bildet vorwiegend durch ihre Folgeerscheinung eine Gefährdung beim Tauchen.

Es sind dies:

- eine vermehrte Belastung des Herzens, die bis zum Herzinfarkt führen kann;
- eine Veränderung der Gefäße, des arteriellen Systems mit den möglichen Folgen eines Schlaganfalls;
- eine Nierenschädigung sowie
- Verschlüsse peripherer Gefäße.

Kommen weitere sog. Risikofaktoren wie Diabetes, zu hohes Cholesterin, Rauchen und Übergewicht hinzu, vergrößert sich insgesamt das Risiko für Herz- und Kreislaufschäden.

Im »Tauchtauglichkeitmanual« werden die **Risikostufen** in drei Grade eingeteilt:

- Grad I: Blutdruckwerte zwischen 140–169 für den oberen Wert und 90–99 für den unteren Wert bilden ein niedriges Risiko, d. h. im Laufe von 10 Jahren treten voraussichtlich weniger als 15% Herzkreislaufereignisse auf.
- Grad II: Blutdruckwerte zwischen 160–179 und/oder 100–109. Bei dieser mittleren Konstellation beträgt die Risikoerwartung 15–20%, hinsichtlich der erforderlichen Leistungsreserven für das Tauchen ein vielleicht gerade noch vertretbarer Wert.
- Grad III: Bei Blutdruckwerten höher als 180 mmHg und/oder höher als 110 mmHg für den unteren Wert ist das Risiko für ein Tauchen hoch, bei noch hinzukommenden Risikofaktoren viel zu hoch.

Unter einer Behandlung mit blutdrucksenkenden Mitteln und einer Verlaufsbeobachtung von mindestens drei Monaten sollte der Blutdruck normale Werte aufweisen. Die obere Grenze, ohne weitere Risikofaktoren, liegt bei 150/95 mmHg, sonst bei 140/90 mmHg (WHO/ISH 1999). Eine Belastung am Fahrradergometer gibt präzisere Auskünfte über das Blutdruckverhalten als momentan gemessene Werte. Zur Behandlung des Blutdrucks gibt es heute sehr wirksame Medikamente, die auch bei Berücksichtigung ihrer Nebenwirkungen mit dem Tauchen vereinbar sind. So werden Thiazide, ein gleichzeitig harntreibendes Mittel, auf die Dauer gut vertragen. Ebenso die ACE-Hemmer oder besser ihre neuere Form, die A1-Blocker. Betarezeptorenblocker gehen mit einer Einschränkung der körperlichen Leistungsfähigkeit einher. Calcium-Antagonisten sind ebenfalls vertretbar. Wie immer ist die individuelle Ansprechbarkeit und Verträglichkeit entscheidend.

Über den **Diabetes** gab es bei einer Konferenz über Tauchtauglichkeiten 1994 in Edinburgh sehr kontroverse Meinungen. Die Mehrzahl der Teilnehmer lehnte eine Tauchtauglichkeit für Diabetiker ab. Inzwischen hat es zwar keine grundlegend neue Möglichkeiten für die Behandlung eines Diabetes gegeben. Die Gefahr einer hypoglykämischen Reaktion, einer Unterzuckerung mit einem Koma unter Wasser und anschließendem Ertrinken besteht nach wie vor. Aber durch eine disziplinierte Einstellung des Zuckerhaushaltes wird ein solches Risiko minimiert. Das ist ein Ergebnis kontrollierter Studien über Taucher mit Diabetes. Die heutigen Diabetikerprogramme fordern eine strenge Selbstkontrolle des Stoffwechselhaushaltes mit selbsttätigen Blutzuckerkontrollen, Einhaltung der Diät und die Berücksichtigung der vorgesehenen körperlichen Belastungen beim Tauchen. Besonders beim insulinabhängigen Diabetes vom Typ I, der in der Jugend auftritt und auf einem absoluten Insulinmangel beruht, treten solche Bewusstlosigkeiten auch im normalen Leben auf, dann aber ohne die Gefahr des Ertrinkens.

Beim Diabetes II, früher auch Alters- oder Erwachsenendiabetes genannt, der diätetisch und mit Tabletten (Sulfonylharnstoff und/ oder Metformin) behandelt wird und der primär nicht insulinabhängig ist, besteht unter Umständen auch die Gefahr eines Blutzuckerabfalls, wenn z. B. nicht genügend Kohlenhydrate aufgenommen wurden. Plötzliche Todesfälle bei Tauchern mit Diabetes II sind aber fast immer durch die begleitenden Folgeerkrankungen in dieser Gruppe wie z. B. eine Arteriosklerose der Herzkranzgefäße bedingt. Sowohl Insulin als auch Tabletten für den Diabetes werden durch den erhöhten Umgebungsdruck beim Tauchen in ihrer Wirkung nicht beeinflusst. Wissenschaftliche Studien haben auch ergeben, dass das Tauchen mit Diabetes keine Verschlechterung der Langzeitschäden dieser Krankheit nach sich zieht.

Für Diabetiker, die sich an die Richtlinien halten, besteht kein größeres Risiko durch das Tauchen als für gesunde Vergleichspersonen. Die Frage, ob Diabetiker auch Tauchlehrer werden können, wird zumindest in England noch diskutiert. Im **Manual Tauchtauglichkeit** 2001 (s. Übersichtswerke) wird ein Sicherheitsplan für diabetische Taucher wiedergegeben, der über die oben erwähnten Vorschläge hinaus Folgendes empfiehlt:

- regelmäßige Tauchpraxis;
- genügend Flüssigkeitszufuhr vor dem Tauchgang – 2 l in 2 h;
- vor dem Tauchgang mit erhöhtem Blutzucker >160 mg/dl unter Wasser;
- Tauchtiefe maximal 30 m und nur Nullzeittauchgänge;
- Glukosepaste und Glukagon abgepackt zur Anwendung unter Wasser;
- über Diabetes informierter Partner, der hilfefähig ist;
- Blutzuckermessungen 60, 30 und 0 Minuten vor sowie unmittelbar nach dem Tauchgang, weiter 12–15 Stunden danach;
- Diabetiker-Logbuch führen.

Tauchen mit Diabetes ist möglich, bedarf aber der besonderen ärztlichen Unterweisung.

Die dritthäufigste Erkrankung bei Menschen, die den Wunsch haben zu tauchen, ist das **Asthma**. Die Meinung aller Taucherärzte über eine Tauchtauglichkeit mit Asthma ist ebenfalls sehr kontrovers. Asthma ist eine episodische Erkrankung. Es gehört mit 10–12% zu den häufigsten chronischen Erkrankungen im Kindesalter. Bei den meisten verschwindet es aber im Erwachsenenalter. Eine krankhafte Übererregbarkeit der Bronchialschleimhäute, die allen Formen des Asthma gemeinsam ist, führt, meist anfallsweise, zu einem krankhaften Verschluss in den tieferen Atemwegen, wodurch es zu einem Air-Trapping kommen kann (s. Abb. 6-7). Als ein Symptom dieser »gefangenen Luft« wird ein Hin- und Herpendeln der Atemluft in der Ausatemphase bei örtlicher Verengung der Bronchialwege bezeichnet.

Es ist ohne weiteres verständlich, dass es bei solchen Zuständen in der Aufstiegsphase des Tauchens, wenn das Luftvolumen zunimmt und dann eingeschlossen ist, zu einem Lungenüberdruckunfall kommen kann (s. Kap. 11.2). Dieses ist auch der Hauptgrund, warum von vielen Tauchmedizinern, so auch von einer Arbeitsgruppe der angesehenen Undersea and Hyperbaric Medical Society 1987 die Auffassung vertreten wird: »Asthma ist ohne Berücksichtigung der Ursache eine Kontraindikation für das Tauchen. Und das sowohl für den Neubeginn als auch für ein Fortsetzen des Tauchens.« Diese Begründung ist jedoch einem nicht geringen Teil der asthmakranken Taucher schwer verständlich zu machen. Sie wenden oft ein, dass es ihnen unter Wasser viel besser gehe und bisher nichts passiert sei.

1990 haben zwei englische Taucherärzte 104 Taucher (91 Männer und 13 Frauen) mit Asthma befragt. Sie hatten durchschnittlich eine Tauchpraxis von sechs Jahren und insgesamt 12.864 Tauchgänge. Trotz der Belastung für ein Asthmaleiden, dem Einatmen trockener, kalter Atemluft, wie sie das Druckluftgerät liefert, und den Anstrengungen unter Wasser war es nach ihren Angaben nie zu Asthmaanfällen gekommen. 96 der Befragten verwendeten inhalative Asthmamittel. Diesen ermutigenden Ergebnissen ist allerdings kein sicherer statistischer Stellenwert beizumessen. Andererseits gibt es aber auch keine zuverlässige Statistik über den Anteil von Asthmatikern unter Tauchern. Die Zahlen schwanken zwischen 1,9% und 5%. Die Häufigkeit des Asthmas in einer Bevölkerung der Industriegesellschaften liegt bei 3–4%. Eine ähnliche, aber wissenschaftlich fundiertere Fragebogenaktion führten K. Tetzlaff und C. M. Muth im Jahre 2003 durch (Sport. Med. 2004, 25: 1–4. Georg-Thieme-Verlag Stuttgart). Von 226 (70,2%) männlichen und 96 (29,8%) weiblichen Tauchern aus den deutschsprachigen Ländern Österreich, Schweiz und Deutschland im Alter von 13 bis 62, die insgesamt 17.386 Tauchgänge, etwa 200 Tauchgänge in acht Jahren hinter sich hatten, nahmen 42,4% Medikamente, 27,3% auch prophylaktisch. Es wurden bei *keinem der Befragten* ein Fall von Barotrauma oder über einen ernstlichen Tauchunfall berichtet.

Der Anteil an tödlichen Tauchunfällen ist ebenfalls schwer zu erfassen. Er wird zwar auf 7% in der DAN-Statistik 1998 und auf 9% von Edmonds für Australien geschätzt. Ein Asthma als Todesursache wurde dabei immer angenommen, wenn in der Vorgeschichte ein Asthmaleiden erwähnt worden war. Beweise hierfür durch Autopsien sind dagegen sehr selten. Wenn auch Beobachtungen der letzten Jahre bestätigen, dass es sehr selten zu Asthmaanfällen unter Wasser kommt, so muss doch bei längerem Bestehen des Leidens damit gerechnet werden, dass sich Stellen mit einem »Air-Trapping« gebildet haben oder beim Tauchen entstehen.

Während die meisten englischen und amerikanischen Taucherärzte Asthma für eine absolute Kontraindikation halten, ist die Auffassung von schweizerischen, österreichischen und deutschen Lungen- und Taucherärzten etwas flexibler. Laut dem »Tauchtauglichkeitsmanual«, das von den drei medizinischen Gesellschaften dieser Länder herausgegeben wurde, kann einem Tauchen zugestimmt werden, wenn eine normale Lungenfunktion und kein Expositionsrisiko (z. B. Pollen) besteht. Zur Vorbeugung ist auch beim Tauchen die Inhalation eines Beta-2-Stimulators gestattet. Analog zum Diabetiker soll der Taucher seine Lungenfunktion mit einer Peakflow-Messung vor dem Tauchgang überprüfen. A.A. Bühlmann, ein Schweizer Lungenmediziner und weltbekannter Tauchwissenschaftler, hat darüber hinaus gefordert, dass ein Asthmatiker gezeigt haben muss, dass er mit seiner Krankheit umzugehen weiß, die Risikofaktoren kennt und vermeidet. Nur wer auch bereit und in der Lage ist, genügend Selbstverantwortung zu übernehmen, sollte mit seiner Einschränkung tauchen.

Bei Asthma muss in jedem Fall eine spezifische Lungenfunktionsprüfung und taucherärztliche Beurteilung vorausgehen, um jemandem zu einem risikoarmen Tauchen raten zu können.

Mit einer **akuten Bronchitis** kann man nicht tauchen, erst wieder gut zwei Wochen nach ihrer völligen Abheilung. Bei einer **chronischen Bronchitis**, die in das Krankheitsbild der chronisch obstruktiven Lungenerkrankung gehört, besteht eine absolute Kontraindikation. Das ist der Fall, wenn dauerhaft eine Lungenfunktionsstörung besteht, u. a. mit einem Ein-Sekundenwert unter 80% der EGKS-Norm.

2.7 Alkohol

Wie im Straßenverkehr spielt der Alkohol auch bei Tauchunfällen keine geringe Rolle. Er wird rasch im Magen resorbiert und erscheint innerhalb weniger Minuten im Blut. Seine Aufnahme wird beeinflusst durch seinen Verdünnungsgrad und den Füllungszustand des Magens. Infolge Gewöhnung können zwar die äußeren Anzeichen von Trunkenheit nur schwach erkennbar sein, aber schon nach Dosen von 10 bis 20 g Alkohol (= 1/2 l Bier, 1/4 l Wein oder zwei Glas Sekt) erfolgt eine Erregung des Atemzentrums, eine mäßige

Blutdrucksteigerung und eine Erweiterung der Hautgefäße.

Die akute Gefahr des Alkohols liegt in seiner psychischen Wirkung. Durch eine meist eintretende Euphorie wird die Selbstkritik geschwächt, die eigene Leistungsfähigkeit deutlich überschätzt, Aufgaben oder Anforderungen scheinen leichter durchführbar. Nachgewiesenermaßen werden aber die körperlichen und geistigen Leistungen schlechter, auch die so genannte Schrecksekunde wird verlängert. Die notwendige Kritikfähigkeit und eine ständige Wachheit für alle beim Tauchen möglichen Gefahren sind unter Alkoholeinfluss nicht mehr gegeben. Insbesondere die Wirkungen des Tiefenrauschs werden durch einen erhöhten Blutalkoholgehalt gesteigert; auch die Anfälligkeit gegenüber der Caissonkrankheit kann durch die unter Alkoholeinfluss veränderte Durchblutung gesteigert sein. Da der Abbau des Alkohols im Körper verhältnismäßig langsam vor sich geht, sollte die Tauchpause entsprechend der genossenen Alkoholmenge ausreichend lang sein.

In einer australischen Statistik über 100 tödliche Tauchunfälle der Jahre 1980 bis 1989 hatten 50% der Taucher am Vorabend Alkohol getrunken (van Laak, 1990).

Untersuchungen an Piloten haben schon bei einem Alkoholblutspiegel von 0,4 Promille signifikante Leistungsminderungen ergeben. Leider wird Alkohol auch immer wieder, wenn auch höchst verstohlen, als Beruhigungsmittel zur Beseitigung von Angst benutzt oder auch als Mittel gegen Kälteeinwirkungen.

Immer wieder finden sich auch Alkoholabhängige unter den Tauchinteressenten; für diesen Personenkreis ist das Risiko aus den dargelegten Gründen erheblich erhöht.

2.8 Rauchen

Die Wirkungen des Nikotins sind sehr komplex. Auf das unwillkürliche Nervensystem wirkt es stimulierend und in höheren Dosen lähmend. Klinisch nachgewiesen ist sein nachteiliger Effekt auf die Blutgefäße, besonders auf die Herzkranzgefäße. Die Zahl der koronaren Herzerkrankungen ist bei Rauchern etwa doppelt so hoch wie bei Nichtrauchern.

Schädigende Wirkungen auf die Atmungsorgane entstehen vor allem beim inhalativen Zigarettenrauchen. Sie werden verursacht von mehr als 10.000 verschiedenen Substanzen und großen Mengen einatmungsfähiger Staubpartikel im Zigarettenrauch. In vielen Tierexperimenten ist nachgewiesen, dass es bei chronischer Exposition zu emphysemartigen Veränderungen der Lunge, zu einer Fibrose der Bronchialwände, einer Hypertrophie der bronchialen Schleimdrüsen, zu einer Lähmung der Flimmertätigkeit des »Haar-Besatzes« der Bronchialschleimhaut und zur Hemmung antibakterieller Mechanismen kommt. Bei ca. 15 bis 20% der Raucher führen diese Schädigungen zur Entwicklung einer **chronisch obstruktiven Atemwegserkrankung** mit einem schnelleren Abbau der Leistungsfähigkeit der Lungen.

Akut kommt es nach dem Rauchen zu einer Erhöhung der Atemwiderstände, weshalb wenigstens eine Stunde vor einem Tauchgang nicht mehr geraucht werden sollte. Bei kontrollierten Notaufstiegen im Tauchtopf der Bundesmarine in Neustadt in den Jahren 1981 bis 1985 waren bei Lungenüberdruckunfällen in 73% der Fälle Raucher betroffen (Faeseke, 1990).

Am gefährlichsten sind bekanntlich die krebserregenden Substanzen im Tabakrauch, insbesondere das 3,4-Benzpyren. Von den Rauchern sterben etwa elfmal so viele an **Lungenkrebs** wie unter Nichtrauchern.

Eine Entwöhnung vom Rauchen ist mühsam. Die Tabakabhängigkeit hat eine doppelte Wirkung. Der körperliche Effekt wird durch einen »Kick« erzeugt, der Stress abbauen hilft, beruhigt und die Konzentration erhöht, aber schon nach wenigen Stunden in Entzugserscheinungen umkippt, oft verbunden mit einer unstillbaren Gier nach einer Zigarette. Der psychische Effekt ist dann ein erlerntes Verhalten, das eine Belohung im Rauchen sieht.

Mit einer Nikotin-Ersatztherapie, mit Nikotinpflastern, Nikotinkaugummi oder Nasenspray werden die Entzugserscheinungen gemildert. Ohne Änderung der Verhaltensweise gelingt allerdings keine rückfallfreie Entwöhnung.

Rauchen erhöht das Risiko eines Zwischenfalls beim Tauchen.

2.9 Reisekrankheiten

Unter dem Begriff Reisekrankheiten werden die See-, Luft- und Autokrankheiten zusammengefasst.

Es handelt sich dabei um Störungen im Gleichgewichtsorgan, die durch eine ungewohnte Reizung der Sinneszellen in den Bogengängen hervorgerufen werden. Durch scheinbar widersprüchliche Informationen wird das System der Gleichgewichtsregulierung überfordert. 80 bis 90% der Menschen können – natürlich abhängig von der Stärke der auslösenden Momente – reisekrank werden.

Bis zum 2. Lebensjahr treten Reisekrankheiten, auch als **Kinetosen** bezeichnet, selten auf. Danach nimmt die Häufigkeit bis etwa zum 13. Lebensjahr zu, um bis zum Alter von 21 Jahren wieder rasch abzunehmen. Nach dem 50. Lebensjahr sind sie selten. Frauen sind im Allgemeinen empfindlicher als Männer (Großmann, K., 1985).

Durch Gewöhnung ist eine große Unempfindlichkeit der Gleichgewichtsorgane zu erreichen, wie dies die Beispiele von Seeleuten, Piloten, Eiskunstläufern und Balletttänzern zeigen.

Auf Segelyachten treten Kinetosen seltener auf als auf Motorschiffen, da die Rollbewegungen des Schiffes gedämpft sind. Die rezeptiven Wahrnehmungsstörungen als auslösende Ursachen lassen sich oft überbrücken, wenn von dem Betroffenen auf einem Schiff das Ruder übernommen wird. Die notwendige Konzentration und die ständige visuelle Ablenkung zur Erfassung des Horizonts können so die Seekrankheit verhindern (Seifert, 1987).

Die geläufigsten Mittel enthalten Antihistaminika, wie Dramamine, Vomex A, Novamina und Peremesin. Eine wesentliche Nebenwirkung dabei ist eine mehr oder weniger starke Müdigkeit und die Tendenz, Tiefenrauschwirkungen zu verstärken. Frei von Nebenwirkungen, wenn auch nicht in allen Fällen gleich wirksam, sind die Vitamin-B6-Präparate (Hexobion und Benadon).

Alle diese Mittel helfen aber nur, wenn sie etwa eine Stunde vor Auftreten der Erscheinungen eingenommen werden. Gute Erfahrungen liegen für eine neue Art der Anwendung, den Scopolamin-Hautpflastern (Scopoderm TTS), vor. Ihre Wirkung setzt nach 30 bis 60 Minuten ein und hält über vier bis sechs Stunden an. Wegen individuell unterschiedlicher Reaktionsweisen sollte dieses Mittel aber längere Zeit vor dem Tauchen ausprobiert werden. Pennefather, Australien, allerdings hält wegen seiner Nebenwirkungen dieses Mittel für mit dem Tauchen nicht vereinbar. Neuerdings wird Cinnarizin, ein zentral durchblutungsförderndes Mittel, als wirksam und gut verträglich empfohlen.

Völlig ohne Nebenwirkungen ist ein als »sea band« bezeichnetes Produkt aus Amerika. Es besteht aus einem 2,5 cm breiten, elastischen Acrylband, das an beiden Handgelenken getragen wird. An der Innenseite ist ein Plastikknopf angebracht. Das Band wird so platziert, dass der Knopf zwischen den beiden zur Hand verlaufenden Handsehnen drückt. Dort liegt ein in der Akupressur bekannter Punkt, der Nei-Kuan-Punkt, der die Entstehung von Übelkeit kontrollieren soll. Das Band ist von der amerikanischen Arzneimittelbehörde zugelassen. Dieses »sea band« ist in jeder Apotheke erhältlich. Leider hat es seit seiner breiteren Anwendung in den letzten Jahren, die großen Erwartungen nicht erfüllt und ist nur in etwa 10% der Fälle wirksam.

Bei bestehender Seekrankheit ist vom Tauchen abzuraten, wiewohl mit Aufhören der Schlingerbewegungen Brechreiz und Übelkeit unter Wasser meist nachlassen.

Bei ausgeprägten Symptomen empfahl Seifert 1987, mit dem Tauchen für 36 Stunden auszusetzen.

2.10 Touristikkrankheiten

Zu den heute gefährlichsten und häufigsten Infektionskrankheiten, die im Ferntourismus erworben werden können und gegen die es keine Schutzimpfungen gibt, gehören die **Malaria** und **AIDS**. Zwar ist eine Ansteckung mit AIDS auch in Europa möglich, die Verbreitung dieser Krankheit ist aber in Afrika und in Asien sehr viel häufiger als bei uns.

Die Malaria führt durch eine ihrer Formen, die Malaria tropica, nicht selten zum Tod. Ihre Verbreitung nimmt zu und leider auch die Resistenz gegen die zur Vorbeugung und Behandlung angewandten Medikamente. Bei den weniger gefährlichen Formen, der Malaria tertiana und der Malaria quartana, besteht bisher keine Resistenz gegenüber Resochin (Chloroquin). Über die aktuelle Verbreitung der Malaria tropica geben die Gesundheitsämter und Tropeninstitute Auskunft und auch über die zurzeit am besten zu verwendenden Medikamente. Diese Mittel müssen im Allgemeinen zweimal in der Woche und zwei Wochen vor Reisebeginn sowie noch vier Wochen nach Rückkehr genommen werden. Wichtig sind die vorbeugenden Maßnahmen gegen den Stich der Anophelesmücke, die die Malariaparasiten von Mensch zu Mensch überträgt und die meist nur nachts sticht. Das beste Mittel ist immer noch das Moskitonetz, möglichst imprägniert mit Mücken abweisenden Stoffen (Repellents) oder mit Insektiziden.

Zur Vorbeugung und Behandlung der weiter zunehmenden Malaria tropica gibt es seit 15 Jahren das Präparat Lariam mit insgesamt 22 Mio. Verordnungen. Wegen seiner möglichen Nebenwirkungen besonders im zentralnervösen System mit Sehstörungen, Zittern, Tinnitus etc. und weil im Straßenverkehr, beim Führen von Maschinen etc. Störungen nicht ausgeschlossen sind, ist seine Verwendung in der Bundeswehr für Taucher und fliegendes Personal verboten.

Von Experten wird deshalb heute die Vorbeugung der Malaria mit Lariam auf Hochrisikogebiete beschränkt, um sich dann auf eine Stand-by-Prophylaxe zu stützen. Darunter versteht man eine vorsorgliche Mitnahme von Tabletten, die im Zweifelsfall mit einer Dosierung für die Behandlung – nicht als Vorbeugung – eingenommen wird. Unter dieser Behandlung muss allerdings für wenigstens drei Wochen mit dem Tauchen ausgesetzt werden und nach den Empfehlungen der GTÜM noch bis zu zwei Monaten nach der Erkrankung.

Zur Prophylaxe wird von Lariam zwei bis drei Wochen vor der Reise in das Malariagebiet und bis vier Wochen nach der Ausreise eine Tablette pro Woche eingenommen. Wer das Mittel an Land gut vertragen hat, braucht auch im Wasser nichts zu fürchten.

Als Alternative dieses zweischneidigen Mittels gibt es heute Malarone, das nach bisherigen Beobachtungen nicht die Nebenwirkungen von Lariam hat. Die Kosten einer Behandlung mit Malarone sind aber im Vergleich zu Lariam dreifach höher.

Zur Prophylaxe besteht noch die Möglichkeit, täglich eine Tablette Doxycyclin 100 mg, ein bekanntes Antibiotikum bis zu vier Wochen nach der Ausreise zu nehmen. Vereinzelt führt dieses Präparat zu einer erheblichen Sensibilisierung gegenüber Sonneneinwirkung, wogegen man sich aber schützen kann.

Die GTÜM hat diese Empfehlung zur Vorbeugung und Behandlung der Malaria mit Lariam im Mai 2002 herausgegeben und sie wie folgt zusammengefasst: Wenn eine Prophylaxe mit Lariam erfolgen muss, soll vier Wochen vor der Tauchreise damit begonnen werden. Wenn keine Nebenwirkungen auftreten, sind auch keine unter Wasser wahrscheinlich. Bei Auftreten der geringsten Nebenwirkungen besteht konsequentes Tauchverbot. Auch bei einer Behandlung mit Lariam, also bei eingetretener Malaria, besteht grundsätzliches Tauchverbot. Nach Ausheilung ist ein Sicherheitsabstand bis zu zwei Monaten bis zur Wiederaufnahme des Tauchens einzuhalten.

Die zahlenmäßig häufigste Erkrankung ist die so genannte Reisediarrhöe, die **Durchfallerkrankung**. Je nach Reiseland liegt die Häufigkeit zwischen 30 und 60% der eingereisten Personen. Unser Darm ist normalerweise in

überwiegender Zahl mit Escherichia coli besiedelt, Keime, mit denen wir in Symbiose leben. Von diesen weltweit verbreiteten Bakterien gibt es über 250 verschiedene Varianten. Es ist wahrscheinlich, dass die leichteren Durchfallerkrankungen in anderen Ländern dadurch auftreten, dass für den Eingereisten ungewohnte Coli-Formen mit der Nahrung aufgenommen werden, mit denen Einheimische normal leben. Im Allgemeinen klingen solche Durchfälle auch in einigen Tagen ohne besondere Behandlung ab. Da aber auch gefährlichere Erreger wie Salmonellen, Dysenteriebakterien (Ruhr), Cholera, um nur einige zu nennen, in tropischen Ländern mit oft weniger ausgeprägter Hygiene verbreitet sind, sollte die Empfehlung der WHO (Weltgesundheitsorganisation) »cook it, boil it, peel it or forget it« als Vorbeugungsmaßnahme unbedingt beachtet werden, also nur Nahrungsmittel zu sich zu nehmen, die durchgebraten, gekocht oder geschält werden können.
Die wichtigste Behandlungsmaßnahme besteht in Flüssigkeitsersatz. Dabei müssen auch Mineralien ersetzt werden, z. B. durch Zugabe von Elotrans zu sauberem oder abgekochtem Wasser. Notfalls ersetzt auch Coca Cola den Wasserverlust. Bei unkomplizierten Durchfällen, d.h. nicht blutigen und ohne Fieber, hat sich Imodium (Loperamid), eine Tablette nach jedem Durchfallstuhl, weltweit bewährt. Der Einsatz von Antibiotika sollte in der Regel dem Arzt am Ort vorbehalten bleiben. Zu einer ersten Selbstmedikation eignet sich am besten ein Cotrimoxazol- oder Tetroxoprim-Präparat (Eusaprim, Sterinor). Als vorbeugende Maßnahme kann Tannacomp, zweimal eine Tablette, genommen werden. Antibiotika sollten hierzu nicht zum Einsatz kommen.

2.11 Impfungen

Die Wirksamkeit von Impfungen wird eindrucksvoll durch die Pockenimpfung belegt, für die es noch bis vor zwei Jahrzehnten einen gesetzlichen Impfzwang gab. Heute gelten die **Pocken** als ausgerottet. Schutzimpfungen haben sich damit erübrigt.

Die **Kinderlähmung**, Poliomyelitis, ist in Europa durch die Impfungen weitgehend zurückgedrängt worden. In subtropischen und tropischen Ländern ist sie dagegen noch weiter unverändert häufig. Für Reisen in diese Länder besteht bei fehlendem oder unzureichendem Impfschutz deshalb ein erhöhtes Infektionsrisiko. Wenn die Grundimpfung gegen Poliomyelitis unvollständig war, ist eine Auffrischung des Impfschutzes durch eine Injektion unbedingt zu empfehlen.
Unbedingt wichtig ist auch eine Immunisierung gegen den Wundstarrkrampf oder **Tetanus**. Die Infektionsgefahr ist in der ganzen Welt gegeben. Die Erkrankung ist zwar nicht häufig, aber sie führt in 30 bis 50% zum – meist qualvollen – Tod. Tetanusbazillen finden sich hauptsächlich in Staub und Erde und für den Taucher besteht eine besondere Gefährdung, da er oft barfuß läuft. Jede, auch die geringste Verletzung der Haut kann das Eindringen von Tetanusbazillen ermöglichen. Der einzige wirksame Schutz ist die aktive Immunisierung gegen Tetanus.
Sie wird durch eine zweimalige Impfung von 0,5 ml Tetanus-Antitoxin (Tetanol) erreicht, der ein Jahr später eine Auffrischimpfung folgen soll. Danach besteht eine Immunität für etwa zehn Jahre. Weitere Auffrischimpfungen geben einen lebenslänglichen Schutz.
Die Ansteckungsgefahr mit **Hepatitis A**, einer infektiösen Gelbsucht, die im Gegensatz zu den anderen Hepatitiden, B, C und D über die Nahrung übertragen wird, nimmt von den nördlichen europäischen Ländern nach Süden hin durch virushaltige Lebensmittel und Getränke zu. Einen weitgehenden Schutz gibt eine Injektion mit Havrix. Twinrix als Injektion schützt gleichzeitig auch gegen Hepatitis B.
Auf weitere eventuell erforderliche Schutzimpfungen wird von den Reiseunternehmen hingewiesen. Sie werden vor allem für Gelbfieber, Cholera und Typhus verlangt und richten sich nach dem jeweiligen Einreiseland. Das **Gelbfieber**, eine oft schwer verlaufende Virusinfektion, die durch eine Stechmücke übertragen wird, ist in Afrika beiderseits des Äquators und

im tropischen Südamerika und Panama verbreitet. Der einzige Schutz ist die einmalige Impfung. Sie muss von hierzu berechtigten Stellen durchgeführt werden und sollte bis 14 Tage vor der Reise ausgeführt sein.

Cholera ist in Südasien endemisch verbreitet. Für den Erreger, das Vibrio cholerae, ist der Mensch die einzige Infektionsquelle. Übertragen wird die Cholera durch Wasser und Lebensmittel; sie ist gekennzeichnet durch Brechdurchfälle und Wasserverluste mit Austrocknung, die in 50% der Fälle zum Tode führen. Die Schutzimpfung, die nur sechs Monate vorhält, wird durch drei Injektionen in Abständen von acht Tagen durchgeführt.

Typhus und die leichteren Formen des Paratyphus werden durch Salmonellen übertragen, die vor allem in kleinen Säugetieren und Geflügel ihr Reservoir haben. Salmonellen sind auf der ganzen Welt verbreitet, gehäuft aber in Gegenden mit mangelnder Wasser- und Wohnhygiene, wo es unter Katastrophenumständen schnell zu Seuchen kommen kann. Gelegentlich können auch Menschen, die einen Typhus überstanden haben und weiter Salmonellen ausscheiden (Dauerausscheider), zur Infektionsquelle werden. Gut verträglich ist die heute übliche orale Impfung mit Typhoral L. Eine Kapsel wird an je drei aufeinander folgenden Tagen genommen.

Für manche Länder sind Gelbfieber- und Cholera-Impfungen obligat vorgeschrieben. Diese Vorschriften werden jährlich von der WHO für die einzelnen Länder veröffentlicht und richten sich nach Seuchenlage in den jeweiligen Ziel-, Transit- oder Rückkehrländern. Die Reisebüros sind darüber informiert. So kann beispielsweise auch eine Pestschutzimpfung gefordert werden. Ein Schutz gegen Tetanus, Hepatitis, Polio und Typhus durch entsprechende Impfungen bleibt dagegen dem Einzelnen überlassen.

2.12 Flugreisen

Mehr und mehr werden auch von europäischen Touristen und Tauchern Reisen mit dem Flugzeug unternommen. Mit dem Fliegen unterliegen die normalen physiologischen Vorgänge im Wesentlichen zwei Änderungen: der Reduzierung des atmosphärischen Druckes und der Zeitzonenverschiebung.

Mit steigender Höhe nehmen der Luftdruck und Sauerstoffpartialdruck kontinuierlich ab. Bei modernen Verkehrsflugzeugen wird aus technischen Gründen der atmosphärische Normaldruck in den Kabinen nicht beibehalten, sondern um ca. 25% gesenkt. Änderungen dieses Druckwechsels machen sich beim Start und der Landung bemerkbar. Ihre Auswirkungen auf die luftgefüllten Körperhöhlen, hier das Mittelohr und die Nasennebenhöhlen, dem Taucher geläufig, können bei Passagieren mit Druckausgleichsstörungen, gleich welcher Art, zu Barotraumen führen (s. Kap. 7). Außerdem kann es durch den reduzierten Kabineninnendruck zur Dekompressionserkrankung kommen, wenn zu kurzfristig nach einem Tauchgang die Reise angetreten wird (s. Kap. 10.4.4).

Mit steigender Höhe geht mit dem abnehmenden Luftdruck in den Kabinen auch der Sauerstoffpartialdruck zurück. Um den resultierenden Sauerstoffmangel zu vermeiden, muss der Druck im Innenraum des Flugzeuges entsprechend einer Höhe von maximal 2500 m, üblicherweise 2100–2300 m (Luftdruck 786–766 mbar) gehalten werden. Der Sauerstoffpartialdruck liegt hier bei 160 mbar (213 mbar in Meereshöhe). In den Alveolen, u. a. nach Abzug der Wasserdampfsättigung (s. Kap. 6.5), besteht damit nur noch ein Druck von 88 mbar Sauerstoff. Ein O_2-Partialdruck von 80 mbar genügt aber, um ein Diffusionsgefälle aufrecht zu erhalten, das noch eine Sauerstoffsättigung des Hämoglobins über 90% gewährleistet. Die Höhe des Kabineninnendrucks ist je nach Flugzeugart und Flughöhe verschieden, ein Druck entsprechend einer Höhe von 2500 m darf jedoch nach international geltenden Regeln nicht unterschritten werden.

Während Gesunde diese Sauerstoffreduzierung ohne Beeinträchtigung vertragen, kann sie für Herz-, Kreislauf- und Lungenkranke mit

schon begrenzter Sauerstoffaufnahmefähigkeit ein Problem werden.
Eine weitere Änderung, bedingt durch die große Flughöhe, ist die trockene Luft in den Flugzeuginnenräumen. Der Feuchtigkeitsgehalt in den oberen Luftschichten der Erde ist minimal. Die Außentemperatur liegt in Reiseflughöhe zwischen –50 und –70 °C (Normatmosphäre: –56,5 °C). Die in das Flugzeug einströmende Luft wird vorübergehend stark erwärmt, anschließend auf etwa 20 °C abgekühlt. Die relative Luftfeuchtigkeit geht zunächst gegen null und bleibt im Allgemeinen – nach Mischung mit der feuchteren Kabinenluft – unter 15%. Die untere Behaglichkeitsgrenze liegt aber mindestens bei 30% Luftfeuchte.
Die geringe Luftfeuchtigkeit führt zur Austrocknung der Schleimhäute und zu einem Wasserverlust über die Atemluft. Es soll deshalb vor und während des Fluges ausreichend getrunken werden. Bei empfindlichen Augen kommt es zu Augenbrennen. Hier kann künstliche Tränenflüssigkeit (Liquifilm®) hilfreich sein.
Eine andere Störung des Wasserhaushalts ist durch geringe Bewegungsmöglichkeiten und das dauernde Sitzen auf meist engem Raum gegeben. Der venöse Rückfluss aus den unteren Extremitäten wird durch die Muskeltätigkeit der Beine, die so genannte Muskelpumpe, bewirkt. Bei Langstreckenflügen kommt es mehr oder weniger zu – oft kaum merkbaren – Wasseransammlungen in den Unterschenkeln. Bei älteren Passagieren, aber auch Personen mit Krampfadern oder Venenschwächen, macht sich dies besonders bemerkbar. Durch die Stase der Blutzirkulation kann es zu Thrombosen und nicht selten noch Tage nach dem Flug zu Embolien, meist zur bedrohlichen Lungenembolie, kommen. Personen, die zu Ödemen in den Beinen neigen, sollten unbedingt vor einer Reise Kompressionsstrümpfe anziehen. Unter der Bezeichnung »**Touristenklasse-** oder **Economy Class-Syndrom**« sind diese Erscheinungen auch durch die Medien bekannt geworden. In dieser Flugklasse sind die Bewegungsmöglichkeiten, besonders für die Beine, bekanntlich sehr gering.

Als »**Jetlag**« bekannt sind die Störungen des Tag-Nacht-Rhythmus durch die Zeitverschiebungen. Unsere »innere Uhr« hat für die Schlaf-Wach-Periodik einen Rhythmus von rund 25 Stunden. Durch Zeitgeber der Umwelt, wie Helligkeit bei Tag und Dunkelheit bei Nacht, wird dieser Rhythmus auf 24 Stunden synchronisiert. Bei transmeridianen Langzeitflügen über eine Zeitzonenverschiebung von mehr als vier Stunden wird dieser Rhythmus fühlbar gestört.
Das betrifft nicht nur den Schlaf-Wach-Rhythmus, sondern äußert sich auch in Änderungen fast aller vegetativen Funktionen, z. B. der Körpertemperatur, der Herzfrequenz, der Hormonproduktion und insgesamt der Leistungsfähigkeit. Man spricht von Desynchronisation oder einem Flugsyndrom (Jetlag). Nach Überschreiten von mehr als sechs Zeitzonen wird für ein Wiedereinpendeln des Rhythmus, die Resynchronisation aller vegetativen Funktionen, bei Ostflügen 30 bis 50% mehr Zeit benötigt – etwa neun bis zwölf Tage – als bei Flügen nach Westen, wofür sechs bis zehn Tage gebraucht werden.
Bei den meisten Fluggesellschaften finden Flüge nach Osten nachts und Westflüge bei Tage statt. Auf dem Weg nach Osten wird daher die Nacht im Flugzeug sehr kurz, und zusätzlich zur Rhythmusverschiebung entsteht ein Schlafdefizit durch eine durchwachte Nacht, wenn man sich unmittelbar dem Tagesrhythmus des Zielorts anpassen will. Auf dem Weg nach Westen dagegen erlebt man einen sehr langen Tag, und wenn man erst bei Einbruch der Dunkelheit am Zielort zu Bett geht, hilft die Müdigkeit nach der langen Wachperiode zunächst, jetlag-bedingte Schlafstörungen auszugleichen. Eine Möglichkeit, dem Jetlag vorzubeugen, besteht darin, bei Flügen nach Westen einige Tage vorher später schlafen zu gehen und morgens später aufzustehen, und umgekehrt bei Ostflügen früher aufzustehen und sich früher schlafen zu legen (und während des Fluges so viel wie möglich zu schlafen): Die erwartete Zeitverschiebung wird so – zumindest teilweise – schon am Abflugort vorweggenommen. Im Gegensatz

zu transmeridianen Flügen führen Nord-Süd-Flüge zu keinem Leistungsdefizit. Besser als Schlafmittel oder das immer wieder propagierte Rhythmushormon Melatonin zum Ausgleich der Zeitverschiebungen sind Entspannungsübungen, wie das autogene Training.

Insulinpflichtige Diabetiker müssen ihre Insulininjektionen der Zeitverschiebung anpassen. Hierüber finden sich z. B. im Internet detaillierte Angaben *(www.diabetiker-hannover.de/diab_hannover/diab_reisen.htm)*.

Ähnliches gilt für Ovulationshemmer (Pille), es sei denn, es werden Präparate mit 36-Stunden-Wirkung verwendet.

Weiterführende Literatur

Fife, C. E. and W. P. Fife: *Should pregnant women Scuba Dive? A review of the literature.* Journal of Travel Medicine, 10, 1, 1994, S. 160-167.

Olshansky, S. Jay; Leonard Hayflick u. Bruse A. Canes: *Die Mär vom Jungbrunnen,* Spektrum der Wissenschaft 08.08.2002, S. 68-71, Heidelberg.

Schwarz, Thomas; Schellong, Sebastian M.; Schwarz, Stefan: *Thromboserisiko nach Langstreckenflügen,* Deutsches Ärzteblatt 102, 2005

3 Tauchpsychologie
(von Michael Pavlović)

Der Beginn des Sporttauchens reicht zurück in die Mitte des 20. Jahrhunderts zu Pionieren wie Hans Hass und Jacques Cousteau, die ausgehend von den uralten Traditionen des Apnoetauchens und dem aktuellen Entwicklungsstand des militärischen und kommerziellen Tauchens mit ihren schillernden Erlebnisberichten das breite Publikum auf die unbekannte (und gefährliche!) Welt unter Wasser aufmerksam machten. Demzufolge waren es zunächst die »furchtlosen Abenteurer-Typen«, die diesem Ruf folgten und sich Schritt für Schritt die Kenntnisse und Ausrüstung erarbeiteten, um für die »Schrecken der Tiefe« gewappnet zu sein. In diesem Umfeld war naturgemäß wenig Platz für ängstliche Männer oder gar für Frauen; dementsprechend standen auch technische Fragen im Mittelpunkt der Tauchliteratur und der Tauchausbildung. Diese nahmen auch bei den Prüfungen der unterschiedlichen Tauchsportverbände eine zentrale Position ein. Je mehr sich das Tauchen aber entwickelte, desto wichtiger wurden die medizinischen Zusammenhänge rund um das Tauchen. An der Entwicklung hatten die ersten Auflagen dieses Buches einen entscheidenden Anteil, das ab der zweiten Hälfte der siebziger Jahre sicher zum Standard-Ausbildungswerk des angehenden Tauchlehrers wurde. Es wurde immer deutlicher wahrgenommen, dass nicht die Geräte tauchten, sondern die Menschen und dass es seltener die Geräte waren, die versagten und die Grenzen des Tauchens bestimmten, sondern dass die menschliche Physiologie viel eher der begrenzende Faktor bei der Ausübung des Tauchsports war. Wiederum dauerte es einige Zeit, bis auch erkannt wurde, dass nicht nur die physiologischen Gegebenheiten wichtig und beachtenswert sind, sondern dass auch die Psyche des Tauchers ein wichtiger Faktor ist, der zum Gelingen eines Tauchvorhabens oder zum Entstehen eines Unfalls beiträgt.

Inzwischen ist Tauchen zu einem Breitensport geworden, der Menschen ganz unterschiedlichen Charakters anzieht, die auch auf sehr verschiedene Art und mit unterschiedlicher Motivation oder Intensität ihrem Hobby nachgehen. Gleichzeitig werden Themen wie Angst, Panik, Selbstüberschätzung oder Risikoverhalten offener angesprochen und diskutiert. Psychische Faktoren spielen beim Entstehen von Tauchunfällen eine Rolle. Oft sind sie das entscheidende Glied in einer Kette, an deren Ende dann eine körperliche Störung wie eine Dekompressionserkrankung oder ein Lungenriss steht. Um was für Mechanismen geht es hier und wie lassen sich diese besser verstehen?

3.1 Ein Persönlichkeitsmodell

Will man verstehen, was Menschen in ihrem Verhalten motiviert, reicht es nicht aus, sich einzelne Eigenschaften isoliert anzuschauen. So wie der Körper des Menschen ein komplexes System ineinandergreifender Regelkreise ist, sind auch die inneren psychischen Zusammenhänge kompliziert, entstehen aus einem Gemisch aus ererbten Anlagen und erworbenen Eigenschaften und formen so den oft undurchschaubaren Charakter eines Menschen. Diese psychische Seite ist zu allem Überfluss auch noch mit der körperlichen eng verflochten.

Hier ein kurzes Beispiel: Die Fähigkeit eines Tauchers, die Luft anzuhalten, ist stark abhängig von seinem Trainingszustand. Für die Auslösung des Atemreizes ist der CO_2-Partialdruck im Blut verantwortlich. Die Fähigkeit, den Atem anzuhalten, kann trainiert werden, sowohl langfristig als auch kurzfristig. Das heißt, man wird am Beginn einer Apnoe-Übungseinheit nicht so lange die Luft anhalten können wie am Ende. Verstellt wird quasi der Sollwert, ab dem ein Luftholen nicht mehr aufgeschoben werden kann. Entspannungsübungen, großer Ehrgeiz und andere psychische Faktoren haben aber einen mindestens ebenso großen Einfluss auf die erreichbare Apnoe-Zeit. Ob die psychischen oder die physiologischen Faktoren in einer Situation im Vordergrund stehen, lässt sich oft kaum beurteilen. Bekannt ist allerdings, dass es immer wieder Menschen gelingt, den Atemreiz bis zum Eintritt der Bewusstlosigkeit zu unterdrücken, insbesondere, aber nicht nur in Wettkampfsituationen (s. Kap. 7.5.5).

Angesichts dieser Zusammenhänge, die sowohl Chancen eröffnen als auch Gefahren in sich bergen, erscheint es wichtig, sich mit der Psyche des Menschen zu befassen, um die besonderen psychischen Gegebenheiten des Tauchens (und des Tauchers) besser verstehen zu können. Es soll daher einleitend zunächst das Thema der **Ich-Entwicklung** und Persönlichkeit betrachtet werden und wie diese Faktoren sich beim Tauchen auswirken.

Die menschliche Psyche ist etwas sehr Kompliziertes. Sie entsteht aus dem Zusammenspiel von ererbten Anlagen und der Umwelt, in der wir aufwachsen, deren wichtigster Teil in der frühen Entwicklung die Mutter, die Eltern, das unmittelbare familiäre Umfeld sind. Die Vorstellung, durch den wissenden Blick von außen ein exaktes Bild von dem Innenleben eines Menschen gewinnen zu können, ist unrealistisch.

Das heißt natürlich nicht, dass man sich dann gar nicht auf den Weg zu machen braucht. Man sollte sich nur bewusst sein, das man immer nur ein vereinfachtes, vergröbertes und durch den eigenen Blickwinkel verändertes Bild eines anderen Menschen erhalten kann. Eigene Theorien und Vorannahmen fließen in das Bild mit ein, zum Beispiel auch durch die Art, wie das Beobachtete interpretiert und gewertet wird und dadurch, welche Hintergrundannahmen diesen Interpretationen zu Grunde liegen.

Der Mensch wird von verschiedenen Grundbedürfnissen geleitet: Zum einen ist er ein soziales Wesen. Er ist von Geburt an, eigentlich in gewissem Sinne sogar schon davor, in Beziehungen. Er wird geleitet von dem Wunsch nach Liebe, Geborgenheit, Zuwendung, Nähe. Zum anderen ist er aber auch ein autonomes Wesen. Neben der Notwendigkeit, in Beziehungen eingebettet zu sein, gibt es auch immer das Bedürfnis nach Eigenständigkeit. »Der Starke ist am mächtigsten allein.« So lässt Friedrich Schiller seinen Wilhelm Tell sagen. Distanz zu anderen ist ein hervorstechendes Merkmal dieser Haltung. Statt Emotionen zu zeigen, bleibt er eher sachlich und vernünftig.

Der Mensch ist aber auch ein Wesen, das sich nach Ordnung und Struktur sehnt, Verlässlichkeit und Berechenbarkeit. Er strebt Dauerhaftigkeit an. Dies wird zum Beispiel in einem Satz illustriert, der die Schwächen der antiautoritären Erziehung karikaturistisch aufnimmt: »Papa, müssen wir heute wieder machen, was wir wollen?« Traditionen sind diesen Menschen wichtig, Pflichtbewusstsein selbstverständlich. Die Bedeutsamkeit von Ritualen können wir schon beim Spiel mit kleinen Kindern beobachten.

Schließlich ist der Mensch aber auch noch schöpferisch und kreativ. Er ist auf der Suche nach dem Unbekannten, begeisterungsfähig und neugierig. »Jedem Anfang wohnt ein Zauber inne«, schreibt Herrmann Hesse. Der Wunsch nach Veränderung, Spontaneität und Wechsel beherrscht sein Leben.

Diese vier Strebungen finden sich in jedem Menschen, allerdings in unterschiedlicher Zusammensetzung. Und je nach der individuellen Gewichtung ergeben sich ganz unterschiedliche Charaktere.

Die menschliche Entwicklung erfordert die Fähigkeit, lernen zu können. Hier ist nicht der Erwerb von Wissen gemeint, sondern die Möglichkeit, sich in neuen Situationen zurechtzufinden. Die komplexen sozialen Situationen, in die Menschen geraten, lassen sich mit einem festgelegten Instinktrepertoire nicht bewältigen. Dieses wäre zu unflexibel. Und gerade beim

Tauchen haben wir natürlich sehr viel zu lernen. Selbst dort, wo wir mit unseren Instinkten als Landwesen noch zurechtkommen, werden diese uns in der fremden Welt unter Wasser oft nicht weiterhelfen.
Daraus ergeben sich Fragen: Wie gut können wir lernen? Wie gut können wir Neues und Unbekanntes aufnehmen und in unser bestehendes Denken integrieren? Wann gelingt dies nicht mehr und was geschieht dann?

3.2 Ein psychoanalytisches Entwicklungsmodell

Nach der Geburt wird das Baby mit einer Welt konfrontiert, die ihm zunächst äußerst bedrohlich erscheint, weil sie völlig unverständlich ist. Neun Monate lang ist es im Bauch der Mutter herangewachsen, schwebte in einer wassergefüllten Blase, wurde über die Nabelschnur ständig mit Nahrung versorgt und musste sich auch nicht um die Entfernung von Ausscheidungen kümmern. Aus dieser stabilen, in gewisser Weise auch relativ reizarmen Welt wird es bei der Geburt hinausgeworfen.
Was geschieht, wenn ein Baby aufwacht und Hunger verspürt? Es beginnt in einer Weise zu schreien, die es für einen Erwachsenen fast unmöglich macht, nicht zu reagieren. Man erkennt, wie sehr das Baby jede Störung seines Gleichgewichts als absolut vernichtend erlebt. Es hat keine Sprache und kann das, was in ihm vorgeht, niemand anderem in Worten mitteilen, aber auch für sich selbst noch nicht verstehen. Alles ist neu und kann nicht in bereits bestehende Vorerfahrungen eingeordnet werden.
Kommt das Baby aber in Kontakt mit der Brustwarze, so weiß es aufgrund einer angeborenen Vorstellung, dass es an dieser saugen muss, um von dem schrecklichen Gefühl, das es in sich spürt, befreit zu werden. Das Baby ist in dieser Lebensphase vollständig abhängig von der Mutter oder einer Pflegeperson, die bereit ist, diese Stelle einzunehmen. Diese muss immer wieder versuchen, die Bedürfnisse des Babys und die Bedeutung seiner Mitteilungen zu erahnen, zu verstehen und zu befriedigen. Es ist ja nicht immer Hunger, der zum Schreien führt. Diese Einfühlung kann natürlich nie vollständig gelingen. Oft ist es auch nicht sofort möglich, für Abhilfe zu sorgen. Durch diese Frustrationen oder Mangelsituationen entsteht für das Baby die Notwendigkeit und der Anreiz, sich zu entwickeln. Es wird mit der Zeit lernen, sich besser verständlich zu machen. Es wird aber auch lernen, dass die Mutter auf sein Schreien hin kommen wird, dass aus dem unerträglich schlechten Gefühl ein gutes Gefühl der Sättigung werden wird. So entsteht im Baby mit der Zeit das innere Bild einer guten Mutter, das dem Baby helfen kann, die Zeit zwischen dem Wahrnehmen des Hungergefühls und der Fütterung zu überbrücken. Es wird lernen, den Mangel, die Frustration für eine immer längere Zeit auszuhalten.
Dadurch, dass die Ängste des Babys (z. B. Hunger, Dunkelheit, Alleinsein, Kälte, Bauchweh) von der Mutter verstanden und benannt werden und dass entsprechend darauf reagiert wird, wird ein Wachstumsprozess in Gang gesetzt, der mit der Zeit dazu führt, dass Irritationen durch das Kind selber erkannt und verstanden werden können.
Das Kind entwickelt ein »Wahrnehmungsorgan« für Gefühlsveränderungen, die in seinem Inneren ablaufen. So, wie das Ohr dazu dient, Geräusche in der Außenwelt wahrzunehmen und sie nach innen zu melden, damit auf diese Wahrnehmung reagiert werden kann, so dient das sich entwickelnde Ich dazu, innere Zustände z. B. von Angst wahrzunehmen. Sobald diese Empfindung benannt werden kann, kann untersucht werden, mit welchem inneren oder äußeren Ereignis diese Angst in Verbindung steht. Wenn es gelingt, Zusammenhänge herzustellen, was die Angst auslöst, lassen sich Möglichkeiten entwickeln, wie dieser Angst zu begegnen ist.
Wird das Baby häufig mit ängstigenden Wahrnehmungen überflutet, ohne dass die Mutter helfen kann, indem sie das Baby beruhigt, so wird dieses auf Neues oder Unbekanntes eher mit Angst und Panik als mit Neugier und In-

teresse reagieren. Es entsteht eine unbefriedigende Situation, die auch später Lernen durch Machen neuer Erfahrungen behindern wird. Diese Situation kann auf zwei Arten entstehen. Einmal dadurch, dass ein Baby schwer zu verstehen oder zu befriedigen ist. Die Fähigkeit, Frustrationen und Ängste zu ertragen ist teilweise angeboren und nicht bei jedem Baby gleich. Die andere Möglichkeit ist, dass die Mutter nicht gut in der Lage ist, sich auf das Baby einzustellen. Es können also angeborene wie auch in der Umwelt bedingte Faktoren diesen Entwicklungsprozess fördern oder erschweren.

Diese über das Baby gemachten Aussagen gelten, wenngleich etwas modifiziert, auch für den Erwachsenen. Bei jeder neuen Aufgabe, mit der wir konfrontiert werden, muss für eine gewisse Zeit eine ähnliche Verunsicherung und Angst wieder ausgehalten werden, damit neue Lösungen gefunden werden können. So natürlich auch beim Tauchen. Dies gilt für den Anfänger, der sein erstes Schnuppertauchen absolviert ebenso wie für den Experten, der zum ersten Mal einen Tauchgang in einer Höhle unternimmt. Je nach Konstitution und in Abhängigkeit davon, wie die Entwicklung eines Menschen verlaufen ist, wird auf die Herausforderung einer unbekannten Situation mehr mit Neugier oder Angst reagiert.

3.2.1 Weitere Stufen der kindlichen Entwicklung

Mit dem Älterwerden des kleinen Kindes entsteht der Wunsch nach Selbstständigkeit und Autonomie. Gleichzeitig wird durch die dabei erlebte Getrenntheit die Angst aufs Neue belebt.

Das Vorschulkind erlebt, dass die Eltern eine Beziehung miteinander haben, aus der es selbst ausgeschlossen ist, was wiederum neue Ängste, aber auch Entwicklungschancen eröffnet.

Es sind immer Veränderungen, die eine Erweiterung der Möglichkeiten und gleichzeitig ein Infragestellen des bisher Erreichten bedeuten. Erickson beschreibt diese Stufen der Entwicklung als Krisen, die jeweils die Bewältigung eines für diese Lebensphase typischen Konfliktes ermöglichen und notwendig machen. In der Pubertät geht es beispielsweise um die Verarbeitung der mit ihr verbundenen körperlichen Veränderungen, die Entdeckung der eigenen sexuellen Bedürfnisse. In der Adoleszenz wird die Gruppe der Gleichaltrigen, die Peer Group und die Orientierung in dieser wichtig. Das Erwachsenwerden setzt neue Autonomieprozesse in Gang. Es gilt, das eigene Leben verantwortungsvoll in die Hand zu nehmen. Mit dem Eingehen partnerschaftlicher Beziehungen wird eine andere Person mit eigenen Bedürfnissen wichtig. Es ist eine Zweierbeziehung, allerdings auf einer anderen Ebene als die Beziehung zwischen Mutter und Baby. Die Fähigkeit zur Partnerschaft ist Voraussetzung für das Erreichen der Fähigkeit zur Elternschaft. Dann wird aus der Zweierbeziehung wieder eine Dreierbeziehung, allerdings eine, in der die gemeinsame Sorge für das Kind und damit der Verzicht auf die Exklusivität der Zweisamkeit entscheidend ist. Während das Kind seine Entwicklungsphasen durchläuft, ändert sich auch die Rolle der Eltern. Schließlich geht es um das Loslassen des Kindes, das seinen eigenen Weg geht. Dieses Loslassenkönnen setzt sich fort in der Notwendigkeit, sich auf das Alter einzustellen, von der eigenen Jugend, der Kraft, den nicht verwirklichten Plänen Abschied zu nehmen. Und schließlich geht es um den Abschied vom Leben und das Akzeptieren des eigenen Todes. Dies ist natürlich nur ein ganz grober Überblick über die menschlichen Entwicklungsstufen.

3.2.2 Entwicklungsstufen des Tauchers

Analog zu der obigen Beschreibung lassen sich auch Stufen der Entwicklung in einem »Taucherleben« darstellen.

In der ersten Phase geht es um das Erlernen des Tauchens, um das Aneignen des theoretischen Wissens und der praktischen Fertigkeiten. Es gilt, die Angst vor dem fremden Element zu überwinden, dem Tauchlehrer, den Gerätschaften und schließlich sich selber zu vertrauen. Dabei muss auch die Abhängigkeit vom Lehrer ertragen werden, der vielleicht jünger ist, dem man sich in Alltag überlegen fühlen würde, der hier aber Autorität hat. Nur wenn jemand bereit und in der Lage ist, einen anderen Menschen in seiner Rolle als Lehrer anzuerkennen, kann er auch erfolgreich von ihm lernen. Wer hingegen meint, schon alles wissen zu müssen, wird schon auf dieser Entwicklungsstufe in Schwierigkeiten geraten.

Sind diese ersten Hürden genommen, befindet man sich in der Position des abhängigen Mit-Tauchers. Man weiß so viel, dass man sich nicht ständig in Gefahr bringt, ist aber noch weit davon entfernt, eigenverantwortlich tauchen zu können. Für manche, für die das Tauchen ein eher randständiges Hobby unter vielen ist, mag hier die Entwicklung bereits enden.

Andere Taucher werden den Wunsch nach mehr Eigenständigkeit haben und ihr Lernen fortsetzen wollen. Dabei ist das Ziel, die Verantwortung für das Tauchen selbst zu übernehmen. Außerdem besteht der Wunsch, anspruchsvollere Tauchgänge durchführen zu können. Dieser Entwicklungsstufe kann ein ganzes Taucherleben ausfüllen und zu immer weiteren Spezialisierungen und der Entwicklung der eigenen Fertigkeiten führen, zum Wracktauchen, Höhlentauchen oder zur Unterwasserfotografie.

Einige Taucher werden an einem Punkt ihrer Entwicklung den Wunsch verspüren, etwas von dem Erlernten weiterzugeben. In dieser Phase, in der Rolle des Tauchlehrers, werden Fähigkeiten analog zu denen der Elternschaft benötigt. Die Möglichkeit, eigene Wünsche hinten anzustellen, Rücksicht zu nehmen, auf manche Tauchgänge zu verzichten, weil die dem Taucher anvertrauten Tauchschüler diese nicht bewältigen könnten. Dies ist insbesondere wichtig bei der Ausbildung von Kindern, da diese mehr noch als Erwachsene von ihrem Lehrer abhängig sind und die Risiken des Tauchens nicht wirklich abschätzen können.

Schließlich kommt auch für den Taucher eine Phase des Loslassens. Irgendwann geht es nicht mehr um das Erwerben neuer Fähigkeiten und die Erweiterung der taucherischen Möglichkeiten, sondern um das Akzeptieren des Nachlassens der Kräfte mit zunehmendem Alter. Hier ist die Entwicklungsaufgabe, nicht an den alten Gewohnheiten festzuhalten sondern anzuerkennen, dass taucherische Aufgaben, die man im Alter von 35 Jahren gut bewältigen konnte, im Alter von 65 Jahren vielleicht eine gefährliche Überforderung bedeuten könnten. Gerade für sehr erfahrene und aktive Taucher stellt diese Entwicklungsaufgabe bisweilen ein ziemliches Problem dar. So wie es für junge Menschen schwierig sein kann, zu akzeptieren, dass man noch nicht alles kann oder darf, was man will, ist es für ältere Menschen manchmal schwer auszuhalten, dass man Dinge nicht mehr tun kann, die früher keine Probleme bereiteten.

3.3 Vier Charaktertypen

Die eingangs erwähnten vier Grundbestrebungen menschlicher Bedürfnisse sollen nun im Folgenden weiter erläutert werden. Diese verschiedenen Grundtypen existieren nicht in Reinform, sondern es sind in jedem Menschen immer auch Teile anderer Charaktertypen beigemischt. Der Charakter eines Menschen entsteht auf der Grundlage ererbter Anlagen und im Laufe der oben beschriebenen kindlichen Entwicklung als Antwort auf die sich bietenden Entwicklungsbedingungen. Er beinhaltet verschiedene Grundmuster des Erlebens und Verhaltens. Er ist normalerweise ich-synton, das heißt, jeder hält seinen Charakter für gegeben und man leidet normalerweise nicht an seinen Charaktereigenschaften. (Allerdings leiden möglicherweise andere darunter!)

3.3.1 Nähe

Der Mensch ist ein soziales Wesen. Er ist auf der Suche nach vertrauten, emotional bedeutsamen Kontakten, möchte lieben und geliebt werden. Er wird geleitet von dem Wunsch nach Geborgenheit und Zuwendung.

Nähe-Menschen sind einfühlsam. Sie können von eigenen Wünschen absehen und sich um andere kümmern. Der andere steht sozusagen im Mittelpunkt ihres Denkens, nicht sie selbst. Soziales Verhalten ist ihnen häufig selbstverständlich. Dies beinhaltet auch die Bereitschaft zum Verzicht, Friedfertigkeit und Selbstlosigkeit. Sie wünschen sich Harmonie, können daher oft gut zwischen gegensätzlichen Interessen oder Ansichten vermitteln. Über Fehler von anderen können sie oft großzügig hinwegsehen. Sie passen sich an die Wünsche des anderen an, die sie sehr gut erspüren können. Sie können gut eine mütterlich-fürsorgliche Haltung einnehmen, helfen, dienen, pflegen.

Bei ihrer Fähigkeit, sich in den anderen einzufühlen und ihm die Wünsche von den Augen abzulesen, kann es leicht geschehen, dass die eigenen Wünsche und Bedürfnisse auf der Strecke bleiben. Sie haben Angst, den anderen zu verärgern, weil sie ihn dadurch verlieren könnten und müssen so versuchen, Konflikten aus dem Weg zu gehen. Nähe-Menschen können schlecht oder gar nicht nein sagen. So werden sie abhängig oder versuchen, den anderen von sich abhängig oder sich selbst unentbehrlich zu machen. Dies bringt sie in die Gefahr, ausgenutzt zu werden, was sie dann lange vor sich selbst verleugnen. Spannungen müssen vermieden werden, Auseinandersetzungen wird um des lieben Friedens willen aus dem Weg gegangen. Dies führt dazu, dass bei den Nähe-Menschen das kritische Urteilsvermögen häufig unterentwickelt ist. Trennung wird sehr leicht mit Einsamkeit und Verlassensein gleichgesetzt. Die Verlustangst, die Angst, den anderen zu verlieren oder seine Liebe zu verlieren ist die größte Angst des Nähe-Menschen.

Folgerungen: In einer Tauchgruppe stellen Nähe-Menschen ihre eigenen Bedürfnisse in den Hintergrund. Sie nehmen Rücksicht auf Schwächere und können sich gut um Anfänger kümmern, ohne dabei die Angst zu haben, etwas zu verpassen. Als Mittaucher stellen sie keine Ansprüche, drängen sich nicht in die bessere Fotoposition, verlieren nicht mutwillig ihren Tauchpartner. Als Tauchlehrer sind sie geduldig und einfühlsam, können gut auf ängstliche Tauchschüler eingehen und ihnen helfen, ihre Angst zu überwinden.

Gleichzeitig wird es ihnen aber schwer fallen, unpopuläre Entscheidungen zu treffen, z. B. einen Tauchgang gegen den Willen des Partners abzubrechen, obwohl dies aus Sicherheitsgründen nötig wäre. Auch eine Prüfung als ungenügend zu bewerten, wird ihnen schwer fallen.

3.3.2 Distanz

Das hervorstechende Merkmal ist der Wunsch, ein eigenständiges Individuum zu sein. Abgrenzung, Freiheit und Unabhängigkeit sind die zentralen Werte dieser Menschen. Statt Emotionen zu zeigen bleibt er eher sachlich und vernünftig, Intellekt ist wichtiger als Emotion.

Der **Distanz-**Mensch fühlt sich auf niemanden angewiesen, er kann gut allein existieren. Das macht ihn unabhängig und kritisch im Denken, ermöglicht eine gute Beobachtungsgabe und fördert die Fähigkeit, selbständig seine eigenen Schlüsse zu ziehen. Er kann sich gut abgrenzen, weiß genau was er will und kann gut nein sagen. Distanz-Menschen lassen sich in Sachthemen nicht von Beziehungsfragen oder Emotionen leiten. Das macht sie zu guten Theoretikern. Sie sind Einzelgänger, die unter ihrem Alleinsein die meiste Zeit nicht leiden und daher auch nicht dadurch in ihrer Arbeit behindert werden. Da sie nicht von Gruppenmeinungen abhängig sind und nicht die Bestätigung durch andere suchen, können sie sich gut gegen Mehrheiten stellen, sind fähig zu Zivilcourage.

Distanz-Menschen sind eher kontaktarm. Ihre Sensibilität für Unausgesprochenes kann sie sehr empfindlich und misstrauisch machen. Sie hören das Gras wachsen (das nicht immer wirklich wächst!) und beziehen Dinge leicht auf sich. Häufig sind sie selbstbezogen, machen sich und ihre Denkweise zum Maß der Dinge. Sie wirken oft kalt, abweisend und unpersönlich oder ihre Haltung wird als aggressiv wahrgenommen.

Abhängigkeit muss um fast jeden Preis vermieden werden. Emotionale Bindungen machen Angst. Das, was der Distanz-Mensch als seine unverzichtbare Unabhängigkeit ansieht, muss auf jeden Fall gewahrt bleiben.

Folgerungen: Distanz-Menschen sind unbestechliche Prüfer. Sie haben wenig Verständnis dafür, wenn jemand etwas anders macht als sie oder mit etwas Schwierigkeiten hat, das ihnen leicht fällt. Das macht sie zu eher ungeduldigen Lehrern, die ihre Tauchschüler leicht überfordern, ohne es zu merken. Sie reagieren empfindlich auf kritische Rückmeldungen, die sie sehr sensibel aufnehmen, während sie gleichzeitig relativ unempfindlich sind für die Angstsignale ihres Tauchpartners.
Goeters beschreibt in seiner Arbeit zur Persönlichkeitsstruktur von Forschungstauchern Unabhängigkeit, ausgeprägten Individualismus und Nonkonformismus als charakteristische Eigenschaften. Er fand häufigere Konflikte mit Autoritäten in ihrer Biographie. Die von ihm gefundenen Persönlichkeitsmerkmale entstünden nicht durch das Tauchen, sondern bestanden bereits, bevor die Untersuchungspersonen das Tauchen erlernten. Er folgert, dass diese Menschen weniger den Kontakt mit anderen suchen, sondern die Auseinandersetzung mit dem fremden Element.

3.3.3 Ordnung

Menschen, die sich in erster Linie nach Ordnung und Struktur sehnen, brauchen für ihre innere Sicherheit Verlässlichkeit und Berechenbarkeit. Sie lieben das Dauerhafte, schnelle Veränderungen machen ihnen Angst. Sie streben nach langfristiger Sicherheit.
Die Stärken dieser Menschen sind Pflichtbewusstsein und ein hohes Verantwortungsgefühl. Sie sind genau und gehen ihre Aufgaben methodisch an. Dabei sind sie nicht leicht zu ermüden, sie bleiben auf einem einmal gewählten Weg, auch wenn er Durststrecken beinhaltet. So gehören Pünktlichkeit, Sparsamkeit, Genauigkeit zu den Tugenden der **Ordnungs-**Menschen. Man kann ihnen vertrauen. Liebgewordene Gewohnheiten werden oft ein Leben lang beibehalten. Sie bleiben auf dem Platz, an den sie gestellt werden, erfüllen ihre Aufgabe in einer Hierarchie zum Wohle des Ganzen. Sie sind auch gute Zuarbeiter in einem Team, wenn es darum geht, langwierige Themen gewissenhaft abzuarbeiten.
Die Übersteigerung dieser Eigenschaften kann aber leicht zum Problem werden: aus Sparsamkeit wird Geiz, aus Ordnungsliebe Pedanterie und aus Verlässlichkeit dann Sturheit. Der Wahlspruch »keine Experimente« bringt die Angst vor Unvorhergesehenem und dem Wandel zum Ausdruck. Aus dem Wunsch, Traditionen zu bewahren, kann ein Bekämpfen des Neuen, Unbekannten werden. Festhängend an Details verlieren sie leicht den Blick fürs Ganze, so wirken sie stur und unflexibel und wegen ihrer Angst vor neuen Ideen oft spießig.

Folgerungen: Bei einem Ordnungs-Menschen hat jeder Ausrüstungsgegenstand einen festen Platz, die Atemregler sind gewartet und die Tauchausrüstung stets gründlich mit Frischwasser gespült. Er ist Meister der Checklisten und der Redundanz. Beim Briefing wird kein Aspekt vergessen. Er ist die ideale Besetzung für den Posten des Gerätewarts in einem Tauchclub. Sollte allerdings etwas Neues eingeführt werden, stehen langwierige Diskussionen an. Warum sollte man sich nach zwei Jahrzehnten des Tauchens mit Luft plötzlich mit so etwas wie Nitrox (s. Kap. 4.3.4) auseinandersetzen? Der Ordnungs-Mensch war der Letzte, der seine Tauchertarierweste gegen ein Tarierjacket getauscht hat und die alten Prüfungsbedingungen sind immer besser als die neu herausgegebenen.

3.3.4 Veränderung

Menschen, die bevorzugt diese Tendenz leben, sind ständig auf der Suche. Das Neue ist das Aufregende, die Phantasie weist den Weg. Es lockt der Reiz des Unbekannten. Genuss ist ein wichtiger Lebensbestandteil. *Carpe Diem* ist das Lebensmotto.
Veränderungs-Menschen sind spontan und unkonventionell. Sie können kreativ und innovativ sein, überraschende Lösungen für

Probleme finden. Sie haben ein Gespür für neue Trends und Entwicklungen und können diese auch kreieren. Sie können auch andere begeistern und mitreißen. Sie haben das Zeug zum charismatischen Vordenker.
Alles, was Dauerhaftigkeit, Durchhaltevermögen oder Verbindlichkeit verlangt, fällt den Veränderungs-Menschen schwer. Sie sind leicht ablenkbar, das Neue verliert schnell seinen Reiz, es fehlt ihnen an Kontinuität. Sie können schlecht mit Einschränkungen umgehen. Mit den Folgen ihrer Handlungen wollen sie nichts zu tun haben, wenn es darum geht, für etwas Verantwortung zu übernehmen. Veränderungs-Menschen sind immer unschuldig. Schuld hat das System, haben die anderen, die unvorhersehbaren Umstände. Sie können auch gut bagatellisieren: Einmal ist keinmal.

Folgerungen: Dass Veränderungs-Menschen zum Tauchen finden, ist angesichts ihres Charakters nicht erstaunlich. Laut Goeters ist Abenteuerlust ein weiteres von ihm bei den untersuchten Forschungstauchern gefundenes Persönlichkeitsmerkmal. Für manche wird das Tauchen ein kurzes Intermezzo zwischen Segeln und Golf bleiben, aber auch die, die dabei bleiben, werden keinen Stillstand erleben. Es reizen das neue Tauchgebiet, aber auch der nächste Spezialkurs, die neue Technik, die Herausforderung. Sie sind mitreißende Tauchpartner und inspirierende Tauchlehrer, denen immer wieder was Neues einfällt. Ist das Wrack besonders schön, kann der Tauchgang schon einmal tiefer gehen oder länger dauern als geplant. Das Gefährliche an der Situation wird verleugnet oder bagatellisiert und wenn etwas passiert, dann hat der Veränderungs-Mensch nicht einen zu hohen Luftverbrauch, sondern die Basis hat das Presslufttauchgerät schlampig gefüllt. Und überhaupt, was soll's, die Wechselatmung hat doch geklappt.

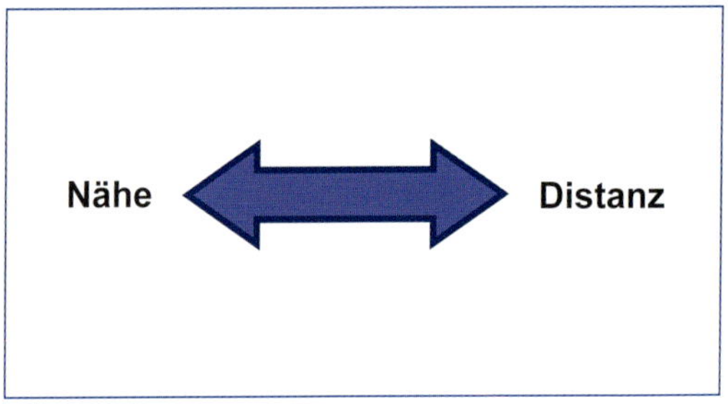

Abb. 3-1

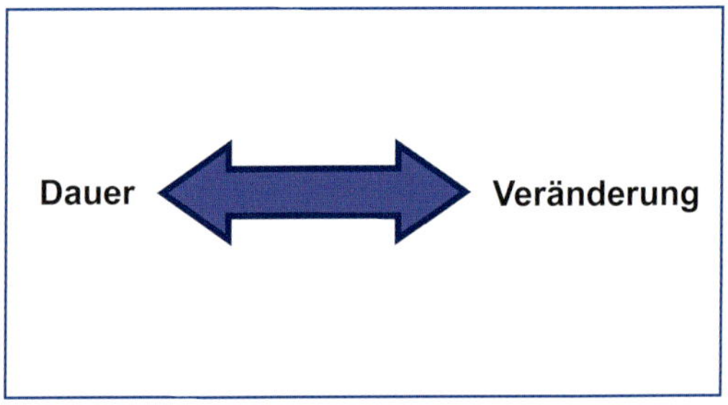

Abb. 3-2: Zwei gleichartige Gegensatzpaare stellen die Eigenschaften Nähe und Distanz sowie Dauer und Veränderung dar.

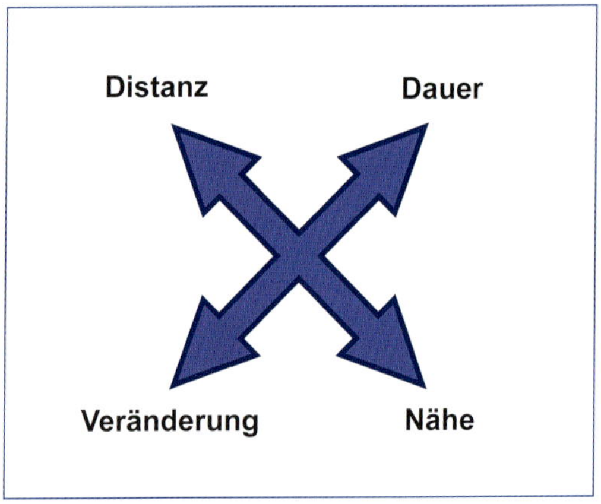

Abb. 3-3: Diese beiden Pfeile lassen sich zu einem Koordinatensystem zusammenfügen, innerhalb dessen sich der Bereich beschreiben lässt, in dem ein Mensch mit seinen Eigenschaften angesiedelt ist.

3.3.5 Die Balance der Eigenschaften

Alle hier genannten Eigenschaften sind in jedem Menschen vorhanden, allerdings in ganz unterschiedlichen Mischungsverhältnissen. Zusätzlich kompliziert wird die Beurteilung dadurch, dass verschiedene Lebenssituationen manche Eigenschaften fördern, andere eher hemmen. Wir können die Eigenschaft Nähe als einen Pol verstehen, Distanz ist der entsprechende Gegenpol.

Komplementär dazu gibt es ein Gebiet, das dem Menschen besonders wenig vertraut ist. Es umfasst die Eigenschaften, die fremd und suspekt sind und für die man im eigenen Leben nur wenig Platz gefunden hat. Dies ist das ungelebte, nicht entwickelte Potential einer Person. C. G. Jung spricht in diesem Zusammenhang von der Schattenpersönlichkeit. Es ist nicht selten, dass gerade die sich aus diesen Unterschieden ergebenden Gegensätze die Grundlage für die Wahl von Freunden und Partnern bilden. Das Andere, Fremde übt eine große Faszination aus, auch deshalb, weil Menschen die Dysbalance in sich zumindest unbewusst spüren und es eine tiefe Hoffnung darauf gibt, »vollständig« zu werden. Das Problem ist allerdings, dass das Fremde eben auch Angst macht, weil es das eigene So-Sein durch seine bloße Existenz in Frage stellt. Dadurch entsteht die Tendenz, das Fremde zu bekämpfen, es anzugleichen. Und das legt den Grundstein für viele Konflikte im Zusammenleben der Menschen.

Je extremer sich jemand aus dem gedachten Nullpunkt des Kreuzes mit seinen Eigenschaften hinausbewegt, desto weniger ist sein Schatten integriert. Je weniger man diesen unintegrierten Teil von sich kennt, umso größer ist die Gefahr, mit Menschen, die diesen Schatten leben, in Konflikte und Teufelskreise zu geraten. Diese entstehen dann, wenn zwei Menschen gegenseitig versuchen, sich aneinander anzugleichen, nicht durch ein Hinrücken zur Mitte, sondern durch verstärkte Polarisierung, als wolle man den anderen zu sicher herüberziehen. Die logische Antwort des Anderen ist natürlich eine Bewegung in die Gegenrichtung. Wenn ein Taucher, genervt durch die Gründlichkeit seines Tauchpartners, diesen in seiner Tauchgangsvorbereitung zu drängeln beginnt, wird der andere diesem Angriff auf seine Eigenart vielleicht mit ein paar neuen Checklisten begegnen. Will der ordentliche Basisleiter seinen fähigen, aber oft zu spontan reagierenden Tauchlehrer durch klare Vorschriften endlich dazu bringen, mit den Gästen ein klareres Briefing vor dem Tauchgang durchzuführen, wird dieser sich noch weniger um die Vorgaben kümmern.

3.4 Tauchen und Psyche

Ausgehend von der oben beschriebenen Entwicklung des Menschen und den entstandenen unterschiedlichen Charakteren lässt sich leicht verstehen, dass Menschen beim Tauchen ganz Unterschiedliches erleben. Sie werden auch mit ganz verschiedenen Aspekten des Tauchens ihre Probleme haben. Viele Menschen werden sich aufgrund ihrer Persönlichkeit für das Tauchen nicht interessieren oder eher ängstliche und abwehrende Empfindungen haben. Andere werden nicht nur keine Angst haben, sondern darüber hinaus den erforderlichen Respekt vor dem fremden Medium vermissen lassen. Es geht aber nicht einfach darum, etwas richtig oder falsch zu machen, sondern es geht um zentrale Fragen der Tauchsicherheit. Sowohl die Technik als auch die Physik und insbesondere die Physiologie setzen unseren Vorhaben Grenzen, wenn es darum geht, taucherische Erfahrungen zu sammeln oder die Grenzen unserer Erfahrungen zu erweitern. Dass immer wieder Tauchgänge stattfinden, die sich außerhalb der eben genannten Grenzen bewegen und die in der Folge oft zu Problemen und Unfällen führen, hat zentral mit psychischen Gegebenheiten zu tun, die sich aus den obigen Beschreibungen ableiten lassen.

Zum sicheren Tauchen gehört unter anderem neben dem Beherrschen der entsprechenden Fertigkeiten und dem Sammeln von Erfahrung die Fähigkeit, Situationen und sich selbst richtig einschätzen zu können. Wenn also ein auf den Malediven ausgebildeter Taucher, nachdem er alle dortigen Schwierigkeiten gut gemeistert hat, in Deutschland in den Bodensee steigt, so begibt er sich in eine Gefahrensituation, aus der er vielleicht nicht mehr heil herauskommt, wenn er nicht vorher lernt, sich auf die anderen Bedingungen einzustellen.

Das unvorbereitete sich Einlassen auf eine neue Situation geschieht aufgrund einer fehlerhaften Selbsteinschätzung und/oder aufgrund einer falschen Einschätzung der Situation, die den Taucher bei diesem Tauchgang erwarten wird. Entgegen jeglicher Vernunft passieren solche Dinge immer wieder.

3.4.1 Die Ursachenkette

Wie kann es geschehen, dass ein Tauchgang in eine Angstsituation mündet, aus der eine nicht mehr beherrschbare Panik wird? Für gewöhnlich handelt es sich um Überforderungssituationen, die sich die Beteiligten aber nicht eingestehen können. Dies führt dazu, dass Warnzeichen übersehen werden, der Taucher sich selbst überschätzt und schließlich in eine Situation gerät, in der auch kleinste Irritationen fatale Folgen haben können.

Bei einem Tauchgang, der mit einem Unfall endet, besteht ein Missverhältnis zwischen einem während des Tauchgangs entstandenen Problem und den Fähigkeiten der beteiligten Taucher, dieses angemessen zu lösen. Es führen nicht Strömung, schlechte Sicht oder ein vereisender Atemregler zu einem Unfall. Solche Umstände werden erst gefährlich, wenn durch mangelnde Erfahrung der Taucher oder ungenaue Tauchgangsvorbereitung die auftretenden Probleme nicht gelöst werden können.

Nicht nur beim Tauchen, in der Unfallforschung allgemein spielt sogenanntes menschliches Versagen eine zentrale Rolle. Seit Jahrzehnten ist auf Grund von Unfalluntersuchungen bekannt, dass es für den größten Teil der Tauchunfälle verantwortlich ist. Was dies im Einzelnen bedeutet, soll im Folgenden genauer betrachtet werden. Bekannt ist auch aus der Analyse von Unfällen, dass es meist nicht ein Faktor allein ist, der zum Unfall führt. Es lässt sich immer eine **Ursachenkette** rekonstruieren. Erst an deren Endpunkt steht dann der tatsächliche Unfall. Häufig spielen in dieser Kette psychische Faktoren eine entscheidende Rolle.

3.4.2 Die ANZ-Studie

Zu diesem Thema haben Karl Edmonds und Douglas Walker bereits 1990 eine wichtige Arbeit vorgelegt. Sie untersuchten über einhundert tödliche Tauchunfälle aus den Jahren 1980 bis 1989, die sich im Bereich Australien und Neuseeland (**A**ustralia **N**ew **Z**ealand) ereigneten. Dabei wurde versucht, alle erhältlichen Informationen – Obduktionen, Befragung der Tauchpartner, Zeugenaussagen, usw. – in diese Untersuchung mit einzubeziehen. Da bei einem Tod im Wasser häufig Ertrinken die Todesursache ist, hilft die Diagnose allein nicht viel weiter, wenn man mehr über die Unglücksursachen erfahren möchte. Das Fazit der Untersuchung ist sehr aufschlussreich und lässt sich wie folgt zusammenfassen: In der Regel sind an jedem Tauchunfall mehrere Faktoren beteiligt. Nahezu immer liegen die für den Unfall entscheidenden Faktoren im Bereich des sogenannten menschlichen Versagens. Folgende Ergebnisse der Untersuchung erscheinen besonders wichtig:

50% der verunglückten Taucher hatten keine oder wenig Taucherfahrung.

9% der Verunfallten tauchten, obwohl sie bei der tauchsportärztlichen Untersuchung als untauglich zurückgewiesen worden waren.

In einem Drittel der Fälle versagte das Buddy-System: Es wurde entweder allein getaucht oder die Taucher trennten sich unter Wasser. Dies häufig sogar, **nachdem** das Problem aufgetreten war, das schließlich zum tödlichen Unfall führte.

In 56% der Fälle begann die Ursachenkette damit, dass das Atemgas verbraucht war. Häufig wurde offenbar das Risiko, unter Wasser keine Luft mehr zu haben, bewusst eingegangen.

In 39% der Fälle war Panik beteiligt.

In 28% der Fälle lag eine gravierende körperliche Erschöpfung vor. Der Trainingszustand der Taucher stand also im krassen Missverhältnis zum durchgeführten Tauchgang.

40% der Taucher waren deutlich überbleit. In fast keinem Fall wurde während der Unfallsituation das mitgeführte Blei abgeworfen. Hinzu kamen Fehlbedienungen der Rettungsweste oder des Jackets.

Die Untersuchung kommt zu dem Ergebnis, dass dem »Faktor Mensch« beim Entstehen tödlicher Tauchunfälle die zentrale Bedeutung zukommt. Folgende Punkte sind zum »Faktor Mensch« zu nennen:

- Überschätzen der eigenen Fähigkeiten.
- Mangelndes Problembewusstsein.
- Mangelnde körperliche Leistungsfähigkeit.
- Unzureichende Ausbildung.

3.5 Stress

Was ist Stress? Was bedeutet dieser Begriff, der häufig im Zusammenhang mit Panik und gefährlichen Situationen beim Tauchen auftaucht? Stress ist eine Bezeichnung für eine hohe physische oder psychische Belastung. Diese entsteht durch ein Ungleichgewicht zwischen einem belastenden Erlebnis oder Ereignis und den Möglichkeiten eines Individuums, hierauf angemessen zu reagieren.

So wie es sich beim psychologischen Stress um eine psychische Belastung handelt, liegt beim physiologischen Stress eine physische Belastung vor. So löst Hunger Stress aus oder Verbrennungen führen zum sogenannten Verbrennungsstress, einer als lebensgefährliche Begleiterscheinung gefürchteten Stoffwechselentgleisung.

Äußere oder innere Faktoren, die zu Stress führen, lösen beim Menschen physiologische und psychologische Veränderungen aus. Physiologische Faktoren sind beispielsweise Schwitzen, Zittern oder Umstellungen des Hormonhaushalts. Psychologische Faktoren sind Veränderungen der Gefühlslage, Veränderung der Wahrnehmung und der Fähigkeit, aufgenommene Wahrnehmungen weiterzuverarbeiten.

Anders ausgedrückt ist Stress ein Zustand, in dem das Umgehen mit Unbekanntem und darüber hinaus auch bereits das Einsetzen vorhandener Fähigkeiten deutlich erschwert ist. Die Möglichkeit, sich etwas Unbekanntem auszusetzen und dabei neue Erfahrungen zu machen und diese auch noch zu verarbeiten, ist vermindert oder gar nicht mehr vorhanden. Wenn wir den Menschen in der oben beschriebenen Weise als ein Wesen verstehen wollen, das einerseits um ein inneres Gleichgewicht bemüht ist, andererseits aber auch bestrebt ist, den ihm zur Verfügung stehenden Raum durch die Integration neuer Erfahrungen zu erweitern, so ist Stress eine »Erfahrung«, die nicht mehr adäquat integriert werden kann. Viele Faktoren bestimmen, ob eine Situation als stressauslösend erlebt wird. Während es für einen Tauchlehrer ein Vergnügen sein kann, in eine Höhle hineinzutauchen, ist es für den unvorbereiteten Anfänger sicher in den meisten Fällen eine ausgesprochene Stresssituation.

Die Frage also, welche Anforderung für einen Taucher zum Stress wird, ist abhängig von:

- dem allgemeinen Trainingszustand;
- der taucherischen Erfahrung;
- intrapsychischen Faktoren, wie z. B. der generellen Angstbereitschaft;
- eventuellen problematischen oder traumatisierenden Vorerfahrungen;
- sozialen Faktoren wie Gruppendruck, der Angst, sich lächerlich zu machen oder beschämt zu werden;
- der Stresstoleranz einer Person, also der Fähigkeit, Stress ertragen zu können und auch unter Belastung noch möglichst lange zu sinnvollen Handlungen fähig zu sein.

3.6 Angst

Angst und der Umgang mit Ängsten ist ein wichtiges Thema bei der Betrachtung von Tauchzwischenfällen. Da Angst (im Gegensatz zu Furcht) mit Unbekanntem zu tun hat, leuchtet ein, dass dem Anfänger unter Wasser viel mehr Dinge Angst machen werden als dem erfahrenen Taucher. Schließlich bedeutet für den Anfänger jeder noch so unspektakulär verlaufende Tauchgang die Begegnung mit einer Vielzahl unbekannter Dinge. Die Fähigkeit, sich auf Ängste einzustellen und sie in sich aushalten zu können, ist von Mensch zu Mensch und bei demselben Menschen in verschiedenen Situationen unterschiedlich.

Diese Unterschiede, die der erfahrene Taucher an seinem Partner und teilweise auch an sich selbst beobachten kann, lassen sich erklären mit der persönlichen Situation und der Persönlichkeitsstruktur des Tauchers und mit der Gruppensituation, die sich in der Tauchgruppe entwickelt. Sie sind weiterhin abhängig von den besonderen Umständen eines bestimmten Tauchgangs, seines Schwierigkeitsgrads, ob besondere Aufgaben zu erfüllen sind oder ob Zwischenfälle auftreten.

3.6.1 Angst und Tauchen

Nicht jeder Mensch wird Taucher. Die besondere Situation des Aufenthaltes unter Wasser, die Abhängigkeit von Geräten für so etwas Basales wie die Atemfunktion ist für manche Menschen zu beängstigend. Von manchen wird auch das Eingehülltsein durch das Wasser als Eingesperrtsein erlebt oder das Gefühl der Schwerelosigkeit im Wasser wird mit Fallen assoziiert oder löst Schwindel aus. All dies kann Menschen vom Tauchen abhalten.
Andere Menschen sind insgesamt ängstlicher und neigen zu mehr Befürchtungen, wenn sie mit etwas Unbekanntem konfrontiert werden. Wieder andere haben wenig Selbstvertrauen, nur eine geringe Angsttoleranz oder wenig Neugier gegenüber dem Unbekannten. Dies ist solange unproblematisch, bis gerade solche Menschen sich das Tauchen als Sportart auswählen, manchmal gerade weil es für sie beängstigend ist und sie in Situationen geraten, in denen sie starke Angstgefühle erleben. Man kann das Tauchen als eine Art Trainingsfeld gegen Angstbereitschaft begreifen und hoffen, dann im Leben weniger Angst haben zu müssen, wenn es gelingt, die Angst beim Tauchen zu meistern. Solche inneren Zusammenhänge sind für gewöhnlich nicht bewusst, sonst könnte darüber gesprochen werden und man könnte sich darauf einstellen. Wenn jemand seine Angst aus Gründen, die mit dem Selbstwertgefühl zusammenhängen, verdrängen muss, besteht aber die Gefahr, dass auftauchende Angstsignale solange nicht wahrgenommen werden, bis jemand sich so tief in eine angstauslösende Situation hineinmanövriert hat, dass er direkt in einen Zustand der Panik geraten kann, es also längst zu spät ist für eine angemessene, durch das Angstsignal ausgelöste Reaktion.
Dies lässt sich manchmal beobachten, wenn ein Taucher sich scheinbar völlig cool in eine problematische Tauchsituation hineinbegibt. Plötzlich, wenn eine für ihn selbst und auch für den Beobachter nicht vorhersehbare Grenze überschritten wird, verfällt er ohne Vorwarnung in Panik und ist zu keiner vernünftigen Handlung mehr fähig. Damit ist scheinbar aus dem Nichts heraus eine lebensgefährliche Situation entstanden.
Eine andere Gruppe von Menschen findet zum Tauchsport (oder zu einer der anderen sogenannten Risikosportarten), um sich und ihrer Umgebung zu beweisen, wie angstfrei sie sind. Allein das Bedürfnis, seine besondere Furchtlosigkeit unter Beweis zu stellen, kann als Indiz für in der Tiefe sitzende, aber aus dem Bewusstsein verdrängte Ängste gelten. Auch bei diesen Menschen besteht die Gefahr, dass sie Angst nicht als ein Signal in sich wahrnehmen können und so leichter in Paniksituationen geraten, wenn die sich selbst zugemutete Überforderung ein bestimmtes Maß übersteigt.
Wieder andere entscheiden sich nicht wirklich selbst. Da Tauchen ein viel Zeit konsumierendes Hobby darstellt, liegt es für den Partner eines Tauchers nahe, es ebenfalls ausüben zu wollen, um mehr Zeit mit dem Partner gemeinsam verbringen zu können. Oft übt der tauchende Partner auch einen nicht unerheblichen Druck aus.
Diese Art von Fremdmotivation stellt eine nicht zu unterschätzende Gefahr dar, die umso größer wird, je weniger der im Tauchen erfahrenere Teil des Paares bereit oder in der Lage ist, auf den unerfahreneren und vielleicht ängstlichen Partner Rücksicht zu nehmen.
Wir können uns in neuen, unbekannten Situationen so verhalten, dass wir über sie nachdenken und auftretende Ängste wahrnehmen und zu modifizieren versuchen. Wenn wir dazu nicht in der Lage sind, müssen wir versuchen, den Ängsten auszuweichen, indem wir die angstauslösende Situation nicht aufsuchen. Schließlich können wir die Angst dadurch zu vermeiden trachten, dass wir das Neue, Unbekannte ignorieren, die Angst in uns selbst übersehen, so tun, als sei dies gar keine neue, vielleicht gefährliche Situation. Wofür wir uns entscheiden, wird zwar stark von unserer Persönlichkeit beeinflusst, ist aber nicht ein für alle Mal und für alle neuen Situationen festgelegt. In jeder uns unbekannten Situation stehen wir erneut vor einer Entscheidung.

3.6.2 Angstauslösende Faktoren der UW-Situation

Im Folgenden sollen exemplarisch Tauchsituationen beschrieben werden, die beängstigend werden können. Es geht dabei um die potentiell angstauslösenden Faktoren, die wir beim Tauchen antreffen können. Die Wirkung hängt davon ab, was ein bestimmter »angstauslösender Faktor« in der inneren Welt des jeweiligen Menschen bedeutet. Wer in der Dunkelheit bereits an Land ängstlich ist, wird auch beim Nachttauchgang schneller Probleme kriegen.

*Angst leitet sich ab vom lateinischen **angere**, das neben den Bedeutungen ängstigen, beunruhigen, quälen auch die Bedeutung zusammenschnüren, würgen, ersticken hat. Seit alters her ist also »Angst haben« eng verknüpft mit der Vorstellung, keine Luft mehr zu bekommen. Daraus folgt: Wo getaucht wird, ist die Angst nicht weit. Denn während der Taucher beim Schnorcheln unter Wasser gegen seinen Atemreiz ankämpfen muss und die Angst, nicht genug Luft zu bekommen, präsent ist, ist beim Gerätetauchen zumindest die Befürchtung, die Luft könnte ausgehen, vorhanden.*

3.6.3 Ängste des Anfängers

Ein Mensch, der zum ersten Mal eine Tauchermaske auf das Gesicht setzt, die mehr oder weniger drückt, das Gesichtsfeld einengt und die Nasenatmung unterbindet, wird eine Anspannung erleben. Gibt man ihm jetzt noch ein Stück Kunststoffschlauch in den Mund, das den Atemwiderstand und das Totraumvolumen des Atemwegstraktes vergrößert und zieht ihm dann Flossen an die Füße, die die Bewegungsmöglichkeiten über Wasser drastisch verschlechtern, so hat man tatsächlich eine neue und zunächst äußerst unkomfortable Situation geschaffen, die geradezu dafür prädestiniert ist, Ängste auszulösen. Bringt man diesen Menschen jetzt ins Wasser, so ist er zusätzlich damit konfrontiert, dass die Maske, die ihm ermöglichen soll, unter Wasser besser sehen zu können, sich immer wieder ungewollt mit Wasser füllt und die Sichtscheibe beschlägt. Ebenso füllt sich der Schnorchel, durch den er zu atmen versucht, bei jeder falschen Kopfbewegung mit Wasser. Gegenüber all diesen Unbequemlichkeiten, die einen ja wahrlich nicht dazu ermuntern, Taucher werden zu wollen, steht die Faszination, plötzlich all das sehen zu können, was bisher unter der Wasseroberfläche verborgen geblieben war. Aus den das Gehen behindernden Flossen werden mit etwas Übung wichtige Hilfsmittel, mit denen sich der Neuling bald schnell und gewandt im Wasser bewegen kann. Dabei erlebt er ein Gefühl der Schwerelosigkeit. Durch den Schnorchel atmend muss er den Kopf nicht aus dem Wasser strecken. Er braucht also für dieses Gefühl keine Schwimmarbeit zu leisten. All diese positiven Erlebnisse stellen sich allerdings erst dann ein, wenn es gelungen ist, die anfänglichen Ängste zu überwinden und wenn sich durch ausreichendes Training ein Gefühl der Sicherheit in diesem fremden Medium eingestellt hat.

Eine ähnliche Anspannung, wie sie der Tauchneuling während der ersten Schnorchelübungen erlebte, wird der Tauchlehrer bei einem inzwischen einigermaßen sicheren Schnorcheltaucher erneut beobachten können, wenn dieser sich an das Gerätetauchen macht. Neue Ausrüstungsgegenstände – Tauchgerät mit Atemregler, Jackett, Anzug, zusätzliche Instrumente – werden in das Training eingeführt und der Umgang mit ihnen muss gemeistert werden. Und selbstverständlich ist der erste Abstieg im Freigewässer, der erste tiefere Tauchgang, der erste Nachttauchgang immer wieder ein Auslöser von Anspannung und möglicher Angst.

3.6.4 Beobachtungen des Tauchlehrers

Woran kann der erfahrene Taucher oder Tauchlehrer erkennen, dass sein Tauchpartner oder Schüler in Anspannung gerät, Angst verspürt? Nicht immer wird dieser solche Gefühle mitteilen, weil er sich nicht schwach zeigen will, aber auch, weil er vielleicht befürchtet, dass dann der Tauchgang abgebrochen wird.

Es ist also Sache des erfahrenen Tauchers oder Tauchlehrers, erste, auch versteckte Signale zu bemerken und richtig zu deuten. Nur dann wird er in der Lage sein, rechtzeitig vorbeugend und helfend einzugreifen. Gute Beobachtungsgabe und Erfahrung in der Ausbildung helfen, Probleme schon frühzeitig zu erkennen, im günstigsten Fall noch bevor sie auftreten.

Schon bei der Art, wie jemand sich auf den Tauchgang vorbereitet, kann ein aufmerksamer Beobachter viel erkennen. Wenn ein Taucher, der eigentlich mit seiner Ausrüstung einigermaßen vertraut ist, plötzlich Schwierigkeiten hat, den Atemregler an die Pressluftflasche zu schrauben, seinen Neopren-Anzug anzuziehen oder das Jackett an der Flasche zu befestigen, so sind dies Alarmzeichen, die auf eine innere Anspannung hinweisen. Aber auch eine übertrieben ordentliche Vorbereitung der Ausrüstung vor dem Zusammenbau oder im Gegenteil ständiges Abgelenktsein und Beschäftigung mit anderen Dingen, Vergessen von Ausrüstungsgegenständen oder Zuspätkommen können Hinweise geben.

Humor ist etwas, mit dem sich Spannung auflösen lässt. Ein kleiner Witz im richtigen Moment erzählt, kann manchmal Wunder wirken und eine angespannte Situation entkrampfen. Wenn aber jemand ausgesprochen albernes Verhalten an den Tag legt, kann auch dies ein warnender Hinweis sein.

Wichtig ist alles, was vom üblichen Verhalten des Tauchers abweicht. War jemand während eines ganzen Tauchkurses ständig albern und redselig, so sollte dessen plötzliche Einsilbigkeit bei der ersten Bootsausfahrt zu erhöhter Aufmerksamkeit anregen.

Im Zentrum steht oft die Angst zu versagen. Ebenso wichtig aber ist die Angst, dass vielleicht das Versagen von anderen bemerkt werden könnte und dass daraus eine beschämende Situation entsteht. Angst beschämt zu werden ist nicht nur sehr belastend, es liegt in der Natur dieser Angst, dass es nicht möglich ist, sie anderen mitzuteilen. Denn es ist ja gerade der fantasierte verachtungsvolle Blick des anderen, der gefürchtet wird. Dies führt dazu, dass man mit seinen Ängsten allein bleibt. Man versucht solange wie möglich, »alleine damit fertig zu werden«. Oft bis es zu spät ist. Die Beschämung ist im Übrigen nicht unbedingt davon abhängig, dass ein anderer die Angst oder das Versagen bemerkt. Es reicht, diese Ängste selbst zu registrieren, die eigene »Unfähigkeit« zur Kenntnis nehmen zu müssen, um diese Beeinträchtigung des Selbstwertgefühls zu spüren. Hinzukommen kann die manchmal konkrete, manchmal aber auch ganz diffuse Angst, sich bei dem Tauchgang eine Verletzung zuzuziehen oder einen Unfall zu erleiden. Diese kann vergrößert sein, wenn jemand schon einmal einen (Beinahe)-Unfall erlitten hat oder Zeuge eines Tauchzwischenfalls wurde.

3.6.5 Umgang des Tauchlehrers mit Angstsituationen

Welche Möglichkeiten stehen dem erfahrenen Taucher oder Tauchlehrer zur Verfügung, helfend und unterstützend auf die Ängste seines Tauchpartners einzugehen?

Jeder erfahrene Taucher war, das sollte nicht vergessen werden, selbst einmal Anfänger. Er hatte Angst vor oder war überfordert mit Dingen, die ihm inzwischen selbstverständlich erscheinen. Wer dies im Kopf behält, dem wird es leichter fallen, sich in einen Tauchneuling einzufühlen und für Unsicherheit Verständnis zu haben. Da Angst und Anspannung mit Unbekanntem zu tun haben, ist es hilfreich, einen Anfänger, so gut es geht, mit der unvertrauten Situation bekannt zu machen. So ist es beispielsweise vor dem ersten Bootstauchgang wichtig, über alles Neue möglichst umfassende Informationen zu geben.

Das ist zum Beispiel:

- Verhalten auf dem Boot;
- Umgang mit der Ausrüstung an Bord;
- Verhalten in eventuellen Notsituationen;
- notwendige Vorbereitungen zum Tauchgang;
- angefahrener Tauchgrund;
- dort eventuelle Besonderheiten der Unterwasserwelt;
- Einteilung der Tauchgruppen;

- Nochmalige Erklärung der Besonderheiten, wie von Bord gegangen wird (z. B. Sprünge, die selbstverständlich vorher geübt wurden).

Diese Liste ließe sich erheblich erweitern. Andere Listen könnten für andere Tauchsituationen wie Nachttauchen, Wracktauchen, usw. aufgestellt werden. Gemeinsam ist all diesen Bemühungen, dass aus einer unbekannten Situation eine so weit wie möglich bekannte Situation werden soll. Und dies geschieht aus zwei Gründen. Zum einen ist es tatsächlich wichtig, diese Informationen zu vermitteln, damit sich der Tauchneuling in der unbekannten Situation richtig verhalten kann. Zum anderen geht es darum, der Angst entgegenzuwirken, die entsteht, wenn jemand mit einer unbekannten Aufgabe konfrontiert wird. Den bevorstehenden Ablauf genau zu beschreiben hilft, die Anspannung zu senken. Eine detaillierte Erklärung des Tauchplatzes wiederum hat nicht nur organisatorische Bedeutung. Die Aufmerksamkeit wird von dem Beängstigenden weg und hin zum positiven Erlebnisaspekt des Tauchgangs gelenkt. Entscheidend ist, dass all dies mit großer Ruhe geschieht. Ein eiliges Briefing, eine Tauchplatzbeschreibung während des Zusammenbaus der Ausrüstung wird genau den gegenteiligen Effekt haben. Ein Taucher, der sich gedrängt fühlt, schneller fertig zu werden, wird mit erhöhter Anspannung reagieren.

3.6.6 Im Wasser

Mit dem Sprung ins Wasser ist der Taucher dann wirklich in dem fremden Element. Die neue Umgebung fordert die Aufmerksamkeit auf eine Weise, die die Wahrnehmungsmöglichkeiten für innere Vorgänge ziemlich einschränkt.

An welchem Verhalten lassen sich beginnende Anspannung oder Angst ablesen? Die Wasseroberfläche wird vom Anfänger gegenüber der Tiefe als ein sicherer Ort erlebt. Noch sicherer ist selbstverständlich das Boot. Wenn ein Taucher also gleich nach dem Abtauchen wieder zur Wasseroberfläche strebt und an Bord zurückkehrt, beispielsweise weil er seinen Schnorchel vergessen hat, kann dies ein Hinweis auf eine unbewusste oder nicht eingestandene Angst sein. Sie lässt ihn etwas tun, etwas vergessen. Das ermöglicht ihm, das Wasser wieder zu verlassen. Ebenso ist ein übermäßig langes Verbleiben an der Wasseroberfläche, Schwierigkeiten beim Abtauchen oder eine ständige Orientierung zur Wasseroberfläche oder zum Boot hin zu bewerten. Dieses Verhalten sollte immer als Anzeichen für Anspannung oder Angst gesehen werden. Der Taucher versucht damit, Kontakt zu etwas vermeintlich Sicherheit Gebendem aufrecht zu erhalten, statt sich auf das Unterwasser-Erlebnis einzulassen oder durch Kommunikation den Kontakt mit dem Tauchpartner aufrecht zu erhalten. Dieser könnte im Ernstfall ja tatsächlich Sicherheit und Hilfe zur Verfügung stellen.

Wenn jemand sich auf Grund seiner inneren Anspannung nicht dem tragenden Element Wasser überlassen kann, können wir beobachten, wie an der Wasseroberfläche mit großem Kraftaufwand Kopf und Teile des Oberkörpers aus dem Wasser herausgestreckt werden. Dieser Kraftaufwand ist umso größer, je schwerer die Ausrüstung des Tauchers ist. Da ja bekanntermaßen das Mitnehmen von viel Blei ein typisches Anfängerverhalten ist, hat dieser auch besonders zu strampeln. Mit zunehmender Erfahrung entwickelt der Taucher eine andere Atem- und Bewegungstechnik, dann sinkt auch sein Bleibedarf. Auch das »Überbleien« ist ein Anzeichen für vermehrte Anspannung.

3.6.7 Stereotypes Verhalten

Bei einem Taucher, der unter Stress steht, lässt sich beobachten, wie eingefahrene Handlungen einen situationsangepassten Umgang mit Problemen ersetzen.

Beispiele: Ein Taucher schaut in sehr kurzen Abständen immer wieder auf seinen Druckmesser. Ein anderer Taucher führt alle paar Sekunden einen Druckausgleich durch. Er bläst ständig seine Maske aus, lässt Luft in sein Jackett und nach wenigen Sekunden wieder Luft heraus. Natürlich sollte der Luftvorrat kontrolliert werden, eine vollgelaufene Maske muss ausgeblasen werden, zur Herstellung des hydrostatischen Gleichgewichts wird das Jackett zum Tarieren benötigt. Auch der Druckausgleich darf nicht vergessen werden. Werden diese Handlungen aber in kurzer Folge immer wieder ausgeführt, so ist dies ein Anzeichen dafür, dass der Taucher versucht, durch Einsatz von in diesem Moment gar nicht nötigen Techniken mit einem ganz anderen Problem fertig zu werden, für das er keine Lösungsmöglichkeiten hat: der Angst! Also bemüht er sich (vergeblich!), des Problems mit Hilfe bekannter Handlungen Herr zu werden. Da der Flaschendruck-Check nicht dazu geeignet ist, die unbewusste Angst, keine Luft mehr zu bekommen, zu besänftigen, muss diese Handlung ständig wiederholt werden. Für einen Moment ist man dann oberflächlich beruhigt, aber die Anspannung kehrt sofort zurück und der Blick auf das UW-Manometer wird wieder notwendig. Dass eine derartige Handlung nichts nützt, ist klar. Hinzu kommt aber, dass sie sogar schädlich ist, weil sie die Problemlösungsfähigkeiten zusätzlich herabsetzt. Sie bindet nämlich Aufmerksamkeit, die für das frühzeitige Erkennen von tatsächlichen Schwierigkeiten dringend gebraucht würde.

Folgt man diesem Gedanken, so wird nachvollziehbar, dass Taucher ebenso in Gefahr sind, auf äußere Gefahren mit stereotypem Verhalten zu reagieren und dabei wirkliche Problemlösungsmöglichkeiten zu übersehen. Ein einleuchtendes Beispiel hierfür ist der Notaufstieg zur Wasseroberfläche. In aller Regel ist dieser wesentlich gefährlicher, als sich zum Partner hin zu orientieren, aber die Wasseroberfläche verheißt Luft und Sicherheit. In einem solchen Moment ist für keinen weiteren Gedanken mehr Platz. Das erklärt auch, dass bei einem solchen Aufstieg praktisch nie der Bleigurt abgeworfen wird.

3.6.8 Weitere Anzeichen für Anspannung

Dass ein Taucher in Anspannung gerät, sieht man auch an einem sich verändernden Bewegungsmuster. Der anfänglich koordinierte Flossenschwimmstil wird zunehmend unkoordiniert und damit auch weniger effektiv. Statt langsamer Flossenschläge mit hoher Amplitude lassen sich schnelle, kurze Flossenschläge beobachten, die nur wenig Vortrieb erzeugen, dafür aber sehr anstrengen. Plötzliche Veränderungen der Schwimmgeschwindigkeit sind ebenso ein Hinweis auf Anspannung wie zusätzliche Schwimmbewegungen mit den Armen.

Auch eine Veränderung des Atemrhythmus – aus langen tiefen Atemzügen wird eine unregelmäßige schnelle Atmung – ist ein solches Alarmzeichen. Angst und Atmung hängen eng zusammen. Die Angst, nicht genügend Luft zu bekommen kann beim Taucher dazu führen, dass er nicht richtig ausatmet, insbesondere dann, wenn durch Anstrengung oder Aufregung bereits eine Atemnot eingetreten ist. Das Gefühl von Atemnot ist übrigens auch eines, das sehr stark von psychischen Komponenten abhängt. Jemand kann rein subjektiv einen großen Lufthunger haben. Trotz noch weitgehend normaler Atemgaswerte hat er dann das Gefühl, kurz vor dem Ersticken zu stehen. Dies ist eine Folge der Anspannung in der ungewohnten Situation unter Wasser. Begünstigend wirkt auch der erhöhte Atemwiderstand durch den Atemregler, durch vermehrte Atemarbeit infolge eines beengenden Tauchanzugs oder auch durch die erhöhte Viskosität der Atemluft in größeren Wassertiefen. Es besteht die Gefahr, dass ein Teufelskreis in Gang gesetzt wird, bei dem die Atemmittellage immer mehr in Richtung Einatmung verschoben wird. Der Taucher atmet aus einer prall gefüllten Lunge zu wenig aus und es gelangt daher beim Einatmen auch nur wenig neue Luft in die Lungen. Dies erhöht wiederum den Lufthunger. Die Atmung wird schneller und dabei immer flacher. Da jetzt tatsächlich immer weniger Luft ausgetauscht wird, haben wir einen relativ gesehen immer größer werdenden Anteil an Pendelluft. Damit nimmt der Sauerstoffgehalt in der Lunge ab, dafür aber der Anteil des Kohlendioxids zu, was zu einer Verstärkung des Atemreizes führt. So wird aus einem subjektiven Gefühl von Lufthunger eine tatsächliche Atemnot, die, wenn dieser Teufelskreis nicht unterbrochen wird, fatale Folgen haben kann. Der hier beschriebene Mechanismus ist ein psychische Faktoren einbeziehender Erklärungsversuch des Begriffs Essoufflement, zu Deutsch »außer Atem kommen«, Kurzatmigkeit. Der Begriff kommt aus dem Französischen. Er wurde zunächst für eine Atemnot als Folge der Ermüdung der Atemmuskulatur verwandt. Inzwischen ist man sich einig, dass es sich um ein komplexeres Störungsbild handelt, in dem auch psychische Faktoren einen großen Stellenwert haben. Zum Thema Essoufflement siehe auch Kap. 7.5.7.

Die Atmung ist auch deshalb ein kritischer Faktor, weil Taucher ja lernen müssen, ihre Atmung umzustellen. Unter Wasser ist ein Atmen durch die Nase nicht möglich. Auch atmen viele Taucher unter Wasser mit einem anderen Rhythmus:

Über Wasser atmen wir:

Einatmen – Ausatmen – Pause – Einatmen.

Unter Wasser wird daraus:

Einatmen – Pause – Ausatmen – Einatmen – Pause.

Diese stellt ein zusätzliches Problem dar, da insbesondere Anfänger dazu neigen, ihre Lunge viel zu sehr mit Luft zu füllen und daher auch so viel Blei benötigen.

Wichtig: *Immer dann, wenn ein Taucher beginnt, sich von der Unterwasserwelt oder vom Partner weg hin zur Wasseroberfläche zu orientieren, ist Gefahr im Verzug.*

Je größer die Angst und je geringer das Vertrauen, die im Moment auftretenden Probleme unter Wasser mit Hilfe des Partners lösen zu können, desto größer ist die Gefahr, dass ein Taucher in Panik zur Wasseroberfläche hochschießen wird. Jede Veränderung der Schwimmlage von der Horizontalen zur Vertikalen, häufige Blicke zur Wasseroberfläche, Hantieren mit dem Lufteinlassknopf des Tarierjackets oder Festklammern am Inflatorschlauch können wichtige Hinweise auf eine solche Orientierung zur Wasseroberfläche sein.

Tauchunfälle, Angst und Panik sind nicht nur Themen für Anfänger. Es geht beim Tauchen immer wieder um das Meistern unbekannter Situationen. Es ist nötig, Erfahrungen zu sammeln, um adäquat mit neuen Aufgaben umgehen können und sich wieder sicher fühlen zu können. Auf einige dieser Faktoren, die einen Tauchgang erschweren und angstauslösend sein können, soll im Folgenden eingegangen werden.

3.6.9 Dunkelheit

Die erschwerte Orientierungsmöglichkeit unter Wasser setzt unsere Angstbereitschaft bereits herauf. So ist eigentlich klar, dass das Tauchen bei Nacht in einer ganz besonderen Weise die Angsttoleranz auf die Probe stellt. Jeder, der seinen ersten Nachttauchgang absolviert und jeder, der einen relativ unerfahrenen Taucher bei seinem ersten Nachttauchgang begleitet, wird dies bestätigen können.

Warum macht die Dunkelheit Angst? Der Taucher begegnet hier einem Atavismus, einer aus Urzeiten stammenden Angst, die die Menschen von ihren Vorfahren geerbt haben. Einer übermächtigen Natur und wilden Tieren ausgeliefert saßen sie in ihren Höhlen. Das Verlöschen des Feuers konnte eine den ganzen Clan bedrohende Katastrophe bedeuten.

Psychologisch gesehen erscheint die Dunkelheit als Abwesenheit einer wahrnehmbaren Umwelt, deren Leere als Projektionsfläche für Phantasien wirkt. Dorthin, wo Menschen nichts wahrnehmen, projizieren sie innere Bilder, um aus dem Unbekannten etwas Bekanntes zu machen. Dabei bestimmt der Affekt, der die unbekannte Situation begleitet, was projiziert wird. Die freudig gespannte Erwartung auf die Lottozahlen kann sich mit dem Wunsch füllen, dass die eigenen Zahlen gezogen werden. Phantasien, was man mit dem vielen Geld anfangen könnte, machen sich breit. Beherrscht eher ein ängstliches Gefühl die Stimmung, so werden eher ängstigende Bilder auftauchen.

Dieser Bilder müssen nicht unbedingt realistisch sein. Der unbemerkt heranschwimmende Hai, eine von unerfahrenen Tauchern häufiger geäußerte Befürchtung, ist beim Nachttauchgang sicher ein sehr untergeordnetes Problem. Die Angst vor ihm ist unrealistisch und verdeckt andere, tiefer liegende Ängste. Dies ist ein Mechanismus, mit dem es dem Menschen gelingt, sein Inneres von unerträglichen Gefühlen zu entlasten. In diesem Falle allerdings um den Preis, dass die Umwelt durch die Projektionen immer mehr aufgeladen wird und die Angst einen auf diese Art wieder einzuholen droht. Ähnlich wie Dunkelheit können auch schlechte Sichtverhältnisse unter Wasser (durch Trübung) wirken. Noch stärker allerdings wirkt die Dunkelheit, wenn zum Beispiel der Faktor der Beengung hinzukommt.

3.6.10 Tauchen in einem Wrack oder einer Höhle

Bei Tauchgängen in Wracks oder Höhlen sind wir zusätzlich mit der Angst konfrontiert, eingeschlossen zu sein. Es kommt hinzu, dass der Tauchgang nicht zu einem beliebigen Zeitpunkt durch einen direkten Aufstieg zur Wasseroberfläche beendet werden kann. Manche Menschen befällt bereits bei dem Versuch, mit einer Taucherbrille einen Blick in die Welt unter Wasser zu werfen, ein unheimliches Beklemmungsgefühl, so dass sie sofort wieder an die Wasseroberfläche zurückkehren. Klingt dieses Gefühl nicht ab, wird die betreffende Person nie auf die Idee kommen, den Tauchsport ausüben zu wollen. Ein ähnliches Gefühl werden manche Taucher erleben, wenn sie aufgefordert werden, in eine Höhle hineinzutauchen. Die Befürchtung, in der Falle zu sitzen, begünstigt das Auftreten einer Panikreaktion. Dies ist im Begriff des »Open Water Divers« ja auch enthalten: Es sollen nur Tauchgänge durchgeführt werden, bei denen der Aufstieg zur Wasseroberfläche jederzeit möglich ist. Es bedarf zusätzlicher gesammelter Erfahrungen und erworbener Fertigkeiten, Tauchgänge durchzuführen, bei denen sich über dem Taucher nicht einfach offenes Wasser befindet. In diesem Sinne ist auch bereits ein dekompressionspflichtiger Tauchgang kein Open-Water-Tauchgang mehr, denn auch hier ist ein direkter Aufstieg nicht mehr möglich, wenn auch die verhindernde »Decke« nur eine virtuelle ist. Da dieses virtuelle Hindernis nicht die gleiche Art von Beklemmungen auslöst, wird das damit verbundene Risiko allerdings leichtfertiger eingegangen.

3.6.11 Faktor Strömung

Das Auftreten von Strömungen bringt nicht nur das Gefahrenmoment mit sich, dass man den Tauchgang nicht dort wird beenden können, wo man es möchte. Es konfrontiert den Taucher auch auf drastische Weise mit der Tatsache, dass er sich auf ein Spiel mit Kräften eingelassen hat, denen er objektiv nicht gewachsen ist. Dies kann Gefühle von Hilflosigkeit oder Ausgeliefertsein hervorrufen und auf diesem Weg zu erheblich größeren Ängsten führen, als in der Situation angemessenen wäre. Die Unfähigkeit, sich einer Situation zu überlassen, die man nicht kontrollieren kann, kann den Taucher dazu bringen, erfolglos gegen eine Strömung anzukämpfen. Erhöhter Luft- und Kraftverbrauch kann so aus einer zunächst eher harmlosen Situation eine lebensgefährliche Angelegenheit machen. Längeres Schwimmen gegen die Strömung bringt auch einen Taucher mit guter Kondition schnell in einen Zustand der Erschöpfung. In einer derartigen Situation können sonst leicht zu meisternde zusätzliche Störungen im Sinne der Ursachenkette zu unlösbaren Schwierigkeiten werden. Es ist wichtig, nachzudenken und angemessen zu handeln, statt blindlings gegen die Strömung anzukämpfen, die sich nicht nur auf die physischen, sondern auch auf die psychischen Kräfte auswirkt.

3.6.12 Faktor Kälte

Eine niedrige Wassertemperatur führt zum Absinken der peripheren Körpertemperatur und zu einer Zentralisierung des Blutkreislaufes. Dies löst vermehrten Harndrang aus. Kälte nimmt dem Taucher Energie und Kraft, fügt Schmerzen zu, lässt ihn innerlich langsam erstarren. Dies nicht nur in Bezug auf seine körperlichen Fähigkeiten, sondern auch in Bezug auf seine Aufmerksamkeit und seine seelischen Reaktionen. Es stellt sich eine zunehmende Gleichgültigkeit ein. Selbst in tropischen Gewässern kühlt der menschliche Körper ohne entsprechenden Kälteschutz mit der Zeit aus. Viel extremer ist es selbstverständlich im heimischen Süßwasser. Hier treten auch mit optimalem Kälteschutz früher oder später die verschiedenen Stadien der Unterkühlung auf, wenn der Tauchgang nicht vorher beendet wird.

Nicht nur Anfänger neigen in ihrem Enthusiasmus für das Sporttauchen dazu, bis in die Unterkühlung »hineinzutauchen«. Es kommt zum Kältezittern. Dieses entsteht durch schnelle kleinste Bewegungen der Skelettmuskulatur. Dadurch soll dem Körper Wärme, die als Abfallprodukt der »Muskelarbeit« entsteht, bereitgestellt werden. Gleichzeitig werden über diesen Mechanismus aber auch sehr schnell die Energiereserven des Körpers aufgebraucht. Es kommt also zu einer Erschöpfung, ähnlich wie beim Schwimmen gegen die Strömung. Da die Selbstwahrnehmungsfähigkeit des Tauchers durch die Kälte herabgesetzt ist, wird diese Erschöpfung auch nicht so leicht wahrgenommen. Anders als beim angestrengten Schwimmen gegen die Strömung wird das Zittern nicht als kräftezehrende »Arbeit« erlebt.

Die meisten Tauchlehrer in unseren Breiten gehen mit Trockentauchanzügen ins Wasser, was für ihre Tauchschüler, zumal wenn es Anfänger sind, oft nicht gilt. Hier ist es wichtig, dass der Tauchlehrer, dem selber in seinem Anzug noch mollig warm ist, daran denkt, dass sein Tauchschüler bereits dabei ist, auszukühlen.

3.6.13 Zusätzliche Angstfaktoren

Die innere Einstellung bei einem Tauchgang, den jemand zu seinem Vergnügen unternimmt, ist eine andere als wenn es gilt, eine Aufgabe zu erfüllen. Wenn nach einem verlorenen Gegenstand gesucht wird, der den Taucher vielleicht viel Geld gekostet hat oder für dessen Auffindung ihn eine größere Belohnung erwartet. Schlimmer noch, wenn der Tauchgang das Ziel hat, einen verunfallten Taucher zu bergen. Eine andere besondere Situation ist der Prüfungstauchgang. Der Prüfling hat ja während des Tauchgangs eine Aufgabe zu erfüllen. Davon, wie gut er dies macht, hängt es ab, ob er die Prüfung bestehen wird oder nicht. Versagensangst tritt auf. Je nachdem, was sich innerlich für den Prüfling mit dem Bestehen der Prüfung oder mit dem Durchfallen verbindet, kann diese Angst panikartige Ausmaße annehmen. Diese Liste ließe sich mühelos um weitere Beispiele ergänzen. Das Gemeinsame an all diesen Situationen ist, dass einerseits ein tatsächlich gefährlicher oder schwieriger Umstand vorliegt, dem beim Tauchgang durch Vorbereitung, Training und entsprechendes Verhalten beim Tauchen Rechnung getragen werden muss, dass auf der anderen Seite aber jeder Mensch eine bestimmte Persönlichkeit mitbringt, die ganz individuell auf diese äußeren Bedingungen reagiert. Das Ausmaß der Bedrohung hängt also nicht nur von den äußeren Faktoren ab, sondern auch von den inneren Faktoren, die wesentlich entscheiden, wie sehr sich jemand in einer bestimmten Situation bedroht fühlt, weil diese durch innere Bilder und Einstellungen angereichert wird. So kann für den einen die Suche nach einem toten Taucher weniger belastend sein als für einen anderen die Aussicht, bei der Kompassübung durchzufallen.

3.7 Motivation zum Tauchen

Was motiviert Menschen, den Tauchsport auszuüben? Zum einen ist da der Reiz des Unbekannten, die Möglichkeit, Orte aufzusuchen, die den meisten Menschen verschlossen bleiben. Voraussetzung dafür ist, dass man in der Lage ist, sich den oben beschriebenen Ängsten zu stellen. Dafür kann er sich als kompetent und fähig erleben. Das stärkt das Selbstwertgefühl. Zum anderen ermöglicht dieses Eintauchen in die Unterwasserwelt die Begegnung mit einer ganz anderen Art von Natur, die fasziniert, manchmal auch erschreckt, und die viele nur aus dem Fernsehen oder aus Büchern kennen.

Eine der häufigsten von Nichttauchern gestellten Fragen ist, wie tief ein Sporttaucher denn tauchen könne. Es ist ein immer noch verbreiteter, aber fataler Irrtum, taucherische Fähigkeiten an den erreichten Tauchtiefen messen zu wollen. So wie manche Bergsteiger auf immer höhere Berge steigen wollen, glauben manche Taucher, immer tiefer tauchen zu müssen. Nun bedarf es aber keiner besonderen Fähigkeiten, an einer Steilwand die Luft aus dem Jackett zu lassen und in die Tiefe zu sinken. Auf diese Weise lassen sich ohne viel Aufwand beeindruckende Rekorde aufstellen. Taucherische Fertigkeiten sind erst für den Wiederaufstieg erforderlich. Dieser Umstand ist für eine nicht geringe Anzahl von Tauchunfällen verantwortlich. Leider geraten Taucher immer wieder in einen gefährlichen Wettstreit darüber, wer die tieferen Tauchgänge vorzuweisen hat, und dies passiert nicht nur bei relativen Neulingen.

Beispiel: *Zwei Tauchlehrerpärchen lernen sich im Urlaub auf Bonaire kennen. Abends tauschen sie sich in der Hotelbar über ihre Tageserlebnisse aus. Und jeden Abend fallen die berichteten Tauchtiefen etwas extremer aus. Dieser nicht erklärte Wettstreit endet erst, als das eine Paar die 100-Meter-Marke überschreitet. Hier schaltet sich einer der Computer aus. Der Aufstieg ohne exakte Dekompressionsinformationen und die damit verbundene, erst jetzt auftretende Angst vor einem Unfall lässt die Beteiligten kritisch über ihr Verhalten nachdenken und den unsinnigen Wettkampf beenden.*

Problematisch ist eine Betonung des Leistungsaspekts des Tauchens, denn auch wenn die erreichten Tauchtiefen als Maß für die Leistung ungeeignet sind, ist diese Art der »Verwechslung« weit verbreitet. Durch das zunehmende Interesse am Technischen Tauchen gewinnt der Leistungsaspekt im Übrigen wieder mehr an Bedeutung, häufig auf eine für die Tauchsicherheit nicht förderliche Art. Gerade in diesem Bereich, in dem Technik und Machbarkeit sehr betont werden, sollte den psychischen Aspekten und der Motivation, bestimmte Tauchgänge durchführen zu wollen, besonders viel Aufmerksamkeit gewidmet werden.

Ein wichtiges Mittel zur Unfallprävention liegt in der Beeinflussung der Tauchmotivation. Statt des Leistungsaspektes sollte der Erlebnisaspekt, das Genießen der Natur unter Wasser in den Vordergrund gerückt werden. Das Naturerlebnis ist umso nachhaltiger, je mehr der Taucher von der Unterwasserwelt versteht. Biologisches Wissen und Kenntnisse über ökologische Zusammenhänge, zu wissen, was das für Tiere sind, die einem unter Wasser begegnen, all dies fördert die Umorientierung. Es ist eine Fähigkeit, die gut getarnten Fische in ihrer Umgebung überhaupt auszumachen. Gelingt dies nicht, ist oft der weitere Abstieg mit der Hoffnung verbunden, endlich eine aufregende Begegnung zu haben. Dabei wird dann in eine Zone hineingetaucht, in der das Tauchen immer gefährlicher wird, während es meist immer weniger zu sehen gibt. Dem erfahrenen Taucher kommt hier die Aufgabe zu, den »Forscherdrang« des Neulings weg von der Tiefe und hin zu den Schönheiten der Unterwasserwelt zu lenken, die sich auch in moderaten Tiefen entdecken lassen.

Ähnlich problematisch wie die Motivation, sich beim Tauchen seine eigene Großartigkeit beweisen zu müssen, ist, wenn der Entschluss, das Tauchen zu erlernen, ausschließlich fremdmotiviert ist. Der Ehepartner, die Eltern, die Freundin tauchen, da muss man doch auch tauchen wollen. Oft ist in einem Tauchurlaub nicht viel Platz für andere Aktivitäten. Möchte also der nicht tauchende Ehemann Zeit mit seiner Frau verbringen, so bleibt ihm nichts anderes übrig, als selbst zum Taucher zu werden, ob er will oder nicht. Der Versuch, etwas zu erlernen, an dem man nur wenig Spaß hat, vor dem man aber umso mehr Angst hat, erzeugt eine schwierige Situation. Damit es gelingen kann, muss die Angst so gut es geht unterdrückt werden. Wichtige Signale werden so nicht wahrgenommen, bis es vielleicht zu spät ist und eine Panik unausweichlich. Besonders problematisch ist es, wenn der tauchende Partner die Ausbildung selbst übernimmt. Insbesondere Paare, die schon länger zusammen sind, neigen dazu, ihre Konflikte mit unter Wasser zu nehmen. Dies ist für die Lernsituation äußerst kontraproduktiv. Zu viel falsche Rücksichtnahme – ich will dem Partner nicht den Spaß verderben – und zu wenig echte Rücksichtnahme auf die Schwächen des Partners können sich hier auf unheilvolle Art ergänzen.

3.8 Tauchen und Gruppendynamik

Ein wichtiger Grundsatz im Sporttauchen lautet: Tauche nie allein. Tauchen ist aber nicht nur ein Partnersport, sondern auch eine Gruppenaktivität. Deshalb ist es wichtig, sich auch einige Gedanken darüber zu machen, welche Dynamiken in Gruppen entstehen und wie diese verstanden werden können.

In einer Gruppe existieren immer zwei unterschiedliche Strömungen nebeneinander. Eine Gruppe kommt zusammen, um eine bestimmte Aufgabe zu erfüllen. Dies kann ein einzelner Tauchgang sein oder eine längere Urlaubsausfahrt. Eine besondere Situation ist ein Prüfungsseminar oder eine Tauchsafari, bei der noch die spezielle Dynamik des gemeinsamen Bordlebens hinzukommt.

Neben den bewussten Bestrebungen, die gestellte Aufgabe erfolgreich zu meistern, gibt es aber auch eine zweite, unbewusste Ebene in der Gruppe. Auf dieser sind die in der Gruppe existierenden Ängste und Spannungen bestimmend. Angst vor dem Tauchen an sich, vor den besonderen Schwierigkeiten des gerade anstehenden Tauchgangs, aber auch die Angst, nicht die erhoffte Anerkennung zu finden, Erwartungen nicht gerecht zu werden, eine Prüfung nicht zu bestehen, all dies sammelt sich quasi in der Gruppe an und bestimmt ihr Klima.

Ebenfalls wichtig für das Gruppenklima ist, wie diese geführt wird. In einer Tauchgruppe ist normalerweise der erfahrenste Taucher der Leiter der Gruppe. Wird auf einer Basis getaucht, werden die Leitungsstrukturen von dieser vorgegeben. Eine Gruppe zu führen heißt nicht, immer voraus zu schwimmen und zu sagen, was gemacht wird.

Eine wichtige Aufgabe guter Leitungsfunktion ist es, dafür zu sorgen, dass zugewiesene Aufgaben erfüllt werden. Die führende Person hat dafür Hilfe und Unterstützung bereitzustellen und die Arbeit auch zu kontrollieren. Es geht darum, Verantwortung wahrzunehmen und zu delegieren, die anderen Gruppenmitglieder zu fördern und gegebenenfalls auch zu fordern.

Es gibt unterschiedliche Arten zu führen und die Persönlichkeit des Menschen, der in Leitungsfunktion ist, spielt eine wichtige Rolle dabei, welchen Führungsstil dieser Mensch entwickelt. Führungsstile sind auch kulturellen Einflüssen und dem jeweiligen Zeitgeist unterworfen.

In der Gruppendynamik unterscheiden wir verschiedene Führungsstile, darunter den autoritären Stil, den Laissez-faire-Stil und den demokratischen oder kooperativen Stil.

Der **autoritäre Führungsstil** zeichnet sich dadurch aus, dass einer der Boss ist, der sagt, wo es langgeht und der auch im Besitz des ganzen Wissens ist oder dies zumindest glaubt. Einer trifft die Entscheidungen und erwartet, dass seine Anweisungen befolgt werden. Die hierarchische Struktur ist damit klar, die Geführten können sich darauf verlassen, dass ihnen gesagt wird, was zu tun ist. In einer autoritär geführten Tauchgruppe ist immer klar, wer was tun darf und was nicht. Der Chef weiß, was für alle richtig ist.

Beim **Laissez-faire-Führungsstil** handelt es sich eigentlich gar nicht um Führung. Der Führende verhält sich eher passiv und macht wenige oder keine Vorgaben. Damit besteht zwar die Möglichkeit, sich mit seinen eigenen Bedürfnissen voll zu entfalten, es erfolgt aber auch da keine Begrenzung, wo diese dringend nötig wäre. Hier macht der Guide zwar Vorschläge und erklärt die Regeln, unternimmt aber nichts, dass diese auch eingehalten werden. Es gibt schon eine Tiefenbegrenzung und die Verpflichtung, keine dekompressionspflichtigen Tauchgänge zu machen. Wenn sich niemand daran hält, wird dies von ihm aber nicht thematisiert.

Der **demokratische oder kooperative Führungsstil** schließlich schließt die Mitsprache der Geführten ein, ohne dass dabei die Verantwortung, gegebenenfalls auch eine unpopuläre Entscheidung treffen zu müssen, gescheut wird. In einer kooperativ geführten Tauchgruppe wird sich der Leiter bemühen, die Interessen aller zu berücksichtigen, wird Verantwortung wann immer es geht auch delegieren. Ist aber eine Entscheidung zu treffen, beispielsweise dass ein Tauchgang aus Sicherheitsgründen abgebrochen werden muss oder gar nicht erst begonnen werden kann, so wird der Leiter an dieser Stelle seine Rolle auch unmissverständlich ausüben.

Das Komplementäre zur Führung ist die Gefolgschaft. Für das Funktionieren einer Gruppe ist es ebenso wichtig, sich in eine Gruppe einordnen zu können, die einem zugedachte Rolle zu übernehmen und die Autorität der Leitungsperson anzuerkennen. Entscheidend ist das gelungene Zusammenspiel von Führung und Gefolgschaft.

Beispiel: *Ein junger Tauchguide ist mit einer Gruppe erfahrener Taucher – jeder hat mehr als 1000 Tauchgänge und schon einige Safaris im Roten Meer mitgemacht – auf einem Safariboot im Roten Meer unterwegs. Was für eine Dynamik wird wohl entstehen, wenn dieser Guide versucht, seine Führerschaft in der Gruppe mit Durchführung eines Checktauchgangs inklusive Maskeausblasen durchzusetzen? Einige seiner Tauchgäste tauchen schon so viele Jahre, wie er alt ist. Wie wird sich wohl die Stimmung an Bord entwickeln, wenn er am Ende jedes Tauchgangs die Tauchcomputer darauf kontrolliert, ob die Tiefenbegrenzungen eingehalten wurden? Wie andererseits wird die Gruppe wohl reagieren, wenn dieser Tauchguide stattdessen versucht, bei erkennbarer Wertschätzung der Erfahrung seiner Gäste auf die Notwendigkeit der Einhaltung der gesetzlichen Bestimmungen hinzuweisen?*

Fühlt sich ein Mensch in seiner Führungsrolle unsicher, besteht die Gefahr, dass er versuchen wird, seinen Führungsanspruch mit autoritären Mitteln durchzusetzen. Andererseits provoziert eine Gruppe einen autoritären Führungsstil, wenn sie nicht bereit ist, den Führungsanspruch ihres Leiters anzuerkennen.

Neben der Führungsrolle gibt es in einer Gruppe für den erfahrenen Taucher die Rolle des Spezialisten. Dieser stellt sein Wissen und seine Fertigkeiten der Gruppe zur Verfügung, ohne die Führungsrolle zu beanspruchen.

Eine sehr unangenehme Rolle in einer Gruppe ist die des Sündenbocks oder Außenseiters. Gerade weil jeder vermeiden möchte, in diese Position hineinzugeraten und daher erleichtert ist, wenn es einen anderen trifft, wird diese Rolle in einer Gruppe, die über einen längeren Zeitraum zusammen ist, häufig recht schnell besetzt. Meist ist es eine Eigenschaft oder Verhaltensweise, oft recht willkürlich ausgewählt, die ein Gruppenmitglied von den anderen unterscheidet, die zur Ausgrenzung führt. Dies kann die merkwürdige Ausrüstung sein, die besondere Schweigsamkeit oder das große Redebedürfnis. Eine gut funktionierende Gruppe erkennt man daran, dass sie in sich viel Unterschiedlichkeit ertragen kann und für ihr eigenes Gleichgewicht weder ein Gruppenmitglied ausschließen muss, noch für den eigenen Zusammenhalt auf die Entwertung einer anderen Gruppe angewiesen ist. Um dies zu erreichen ist es nicht nötig, dass sich die Mitglieder einer Tauchgruppe vorher schon gut kennen. Sie müssen sich auch nicht auf Anhieb sympathisch sein. Viel wichtiger ist die Fähigkeit der einzelnen Teilnehmer, von der passgenauen Erfüllung der eigenen Bedürfnisse zugunsten eines für alle hinreichend gelungenen Gruppenerlebnisses absehen zu können.

Eine gute Übernahme der Führungsrolle zeigt sich daran, inwieweit der Gruppenleiter in der Lage ist, ein Gruppenklima des Miteinander zu fördern. Dies gelingt am besten mit einem kooperativen Führungsstil und dann, wenn der Leiter selbst gut in der Lage ist, diese Rücksichtnahme in der Art, wie er seine Rolle ausfüllt, vorzuleben. Bei Tauchlehrerprüfungen ist es deshalb wichtig, neben den Einzelleistungen der Prüflinge auch ihr Verhalten in der Gruppe zu beobachten und gegebenenfalls auch in die Bewertung mit einzubeziehen. Auch wenn die praktischen Fertigkeiten und die Fähigkeit, auch in Drucksituationen noch gut zu »funktionieren« wichtig sind, sollten den Gruppenleiterfähigkeiten mehr Bedeutung beigemessen werden. Wird der Leistungsaspekt in puncto körperliche Fitness und theoretisches Fachwissen zu sehr in den Vordergrund geschoben, besteht die Gefahr, dass eine Selektion in Richtung des Charakters der oben beschriebenen Forschungstaucher stattfindet.

3.9 Der Tauchunfall

Panik, mangelnde Achtsamkeit, Selbstüberschätzung sind wie bereits beschrieben wichtige Faktoren in der Ursachenkette zum Tauchunfall. Es gibt aber nicht nur den Panikaufstieg mit dramatischen Folgen. Manchmal treten Symptome einer Dekompressionserkrankung auch am Ende eines Tauchgangs ohne besondere Vorkommnisse auf. Besonders beim beliebten Non-Limit-Tauchen, bei dem über Tage viele Wiederholungstauchgänge gemacht werden, geschieht dies immer wieder. Man ist es gewohnt, sich auf die Anzeigen des Tauchcomputers zu verlassen und die präzisen Angaben des Gerätes suggerieren eine so nicht wirklich gegebene Sicherheit. Je tiefer jemand in die Materie der Dekompression einsteigt, desto mehr wird ihm bewusst werden, was an diesem Thema alles noch unklar ist. Die Folge dieses falschen Gefühls von Sicherheit ist eine gefährliche Tendenz, auftauchende Symptome zu bagatellisieren oder komplett zu verleugnen. Man denkt, dass jemand, der ein DCS erleidet, etwas falsch gemacht haben muss und selber schuld sei. Die Angst vor Vorwürfen und Beschämung lässt den Taucher dann seine Symptome verschweigen.

Beispiel: *Auf einer Tauchbasis auf den Malediven führt ein Tauchguide seit zehn Tagen ohne Pause täglich drei bis vier Tauchgänge durch. Am elften Tag kommt es nach dem Nachmittagstauchgang zu Schmerzen in den unteren Extremitäten. Der Basisleiter erklärt nach einem Blick auf den Computer seines Guide, dass dies keinesfalls ein DCS sein könne. Eher seien es die Bandscheiben. Schließlich lässt er ihn Sauerstoff atmen und gibt ihm den nächsten Tag frei. Eine Druckkammerbehandlung sei überflüssig. Und auf keinen Fall dürfe er ein Wort davon verlauten lassen. Die Gäste der Tauchbasis könnten unnötig Angst bekommen.*

Weil niemand einen Fehler zugeben mag, sind natürlich auch die Unfallangaben der Beteiligten mit Vorsicht zu genießen. Erst wenn bei einem schweren Unfall offizielle Untersuchungen stattfinden, Computer und Pressluftgeräte beschlagnahmt werden, sind wirklich verlässliche Informationen zu erwarten.
Ein schwerer Tauchunfall, selbst erlitten oder auch »nur« miterlebt, führt auch zu einer psychischen Traumatisierung. Die Folgen können sehr unterschiedlich ausfallen. Manche Menschen werden nach einer solchen Erfahrung aufhören zu tauchen. Andere werden feststellen, dass sie früher Angst bekommen, sich weniger zutrauen. Gar keine Veränderung an sich wahrzunehmen kann auch bedeuten, dass jemand sich nicht zugestehen kann, dass er unter einer erhöhten inneren Anspannung steht, was eine zusätzliche Gefährdung mit sich bringen kann. Manchmal ändert ein Taucher auch nach einer traumatisierenden Erfahrung sein Tauchverhalten, ohne dass ihm der Zusammenhang mit dem durchlebten Ereignis bewusst ist.

Beispiel: *Ein erfahrener Taucher nimmt als Sicherungstaucher an einem Apnoe-Rekordversuch teil. Es werden Tiefen von über 80 m aufgesucht und es wird mit Trimix getaucht (zu Trimix s. Kap. 4). Aufgrund einer Fahrlässigkeit des zu sichernden Apnoe-Tauchers erleidet einer der anderen Sicherungstaucher einen schweren Dekompressionsunfall. Er überlebt, wird aber dauerhaft geschädigt bleiben. Erst einige Jahre später fällt dem Taucher auf,* *dass er selbst bald darauf »aus Zeitmangel« das Trimixtauchen praktisch eingestellt hat, während er vor dem Unfall gerade dabei gewesen war, seine Tauchaktivitäten gänzlich in den TEC-Bereich zu verschieben.*

Manchmal sind die Folgen eines Unfalls auf eine Weise traumatisierend, dass es zu deutlichen Einschränkungen der taucherischen Fähigkeiten kommen kann. Wenn die Probleme darüber hinausgehen und zu Einschränkungen im Alltag führen, kann auch eine psychotherapeutische Behandlung unumgänglich werden. Die Ausnahmesituation eines Tauchzwischenfalls kann auch zu einem heilsamen Schrecken führen, der nachdenklich macht und aufmerksamer werden lässt und der auf lange Sicht vor Schlimmerem bewahrt.

3.10 Lösungs- und Trainingsmöglichkeiten

Das wichtigste Mittel gegen Stress, Angst und Panik ist Ruhe. Je weniger Aufregung die Vorbereitung und Durchführung eines Tauchgangs begleitet, desto geringer ist die Gefahr, dass die entstehende Unruhe zu bedrohlichen Konsequenzen führt.
Wichtig ist eine offene Kommunikation innerhalb der Tauchgruppe. Wenn es möglich ist, freimütig über Bedenken gegenüber der Tauchgangsplanung, über Gefühle von Anspannung oder über Befürchtungen zu sprechen, wenn keine Energie dafür verbraucht werden muss, Ängste zu verbergen, steht mehr Kapazität für die Lösung von auftretenden Problemen zur Verfügung. Werden Tauchgänge durchgeführt, bei denen die Fähigkeiten der beteiligten Taucher deutlich über dem Schwierigkeitsgrad des Tauchgangs liegen, sind unvorhersehbare Ereignisse zwar nicht ausgeschlossen, aber höchstwahrscheinlich gut beherrschbar. Das heißt auch: Je besser die Wassergewöhnung der Taucher, je größer ihre körperliche Leistungsfähigkeit, je besser geschult die taucherischen Fertigkeiten, desto sicherer ist das Tauchen und desto geringer ist die Gefahr für Angst, Panik oder einen Tauchzwischenfall.
Um einen solchen Zustand zu erreichen, ist es wichtig, dass diese Fähigkeiten, das Vertrautsein mit dem Wasser und die Fitness entsprechend trainiert werden. Taucherische Erfahrung erwirbt man natürlich am besten beim Tauchen. Neben den dabei quasi automatisch gemachten Erfahrungen ist es hilfreich, wenn Notfallprozeduren regelmäßig während der Tauchgänge geübt werden. Es kostet nur einen Bruchteil der Tauchzeit, die Wechselatmung oder das Zudrehen des Flaschenventils zu üben, schafft aber Zutrauen in die eigenen Fähigkeiten, vermittelt ein Gefühl vermehrter Sicherheit und beugt so Angst und Panik vor.
Darüber hinaus ist es aber auch möglich, ein gezieltes Training gegen Anspannung, Angst und Panik zu entwickeln. Dieses besteht aus drei Komponenten:

1. Entspannungstraining
2. Austausch über gefährliche Situationen
3. Stresstraining

3.10.1 Entspannungstraining

Es gibt verschiedene Methoden der Entspannung. Zu den bekanntesten zählen Yoga, Progressive Muskelentspannung (PMR) und Autogenes Training (AT). Diese hier zu beschreiben, würde den Rahmen dieses Kapitels sprengen. Für alle diese Methoden gilt gleichermaßen, dass sie alle, will man sie in einer Angstsituation erfolgreich einsetzen, vorher erlernt und intensiv geübt werden müssen. Da Entspannungstraining ein wichtiger Aspekt des Apnoetauchens ist, finden sich gute Beispiele hierfür in dem Buch »Apnoetauchen. Grundlagen, Trainingstipps, Praxis« von Dagmar Andres-Brümmer.

3.10.2 Austausch über gefährliche Situationen

Wird unter Tauchern über Unfälle oder problematische Situationen gesprochen, so geschieht dies meist entweder beim abendlichen Deko-Bier in Form von Heldenerzählungen oder es wird besserwisserisch über die Fehler von anderen, deren Dummheit, deren Leichtsinn, deren Unfälle geredet. Um aus dem Austausch über schwierige Tauchsituationen einen Nutzen ziehen zu können ist es aber nötig, offen und selbstkritisch über eigene Fehler zu reden. Ein solcher Austausch, der beispielsweise bei einem Seminar über Tauchsicherheit einen Platz haben könnte, bedarf einer entsprechenden Gesprächsleitung. Es muss eine Atmosphäre geschaffen werden, in der die Teilnehmer sich wirklich darauf einlassen, sich mit eigenen Fehlern einzubringen und auseinanderzusetzen. Dies wird gefördert durch einen Gesprächsleiter, der seinerseits dazu bereit ist, über eigene Schwierigkeiten und Ängste zu reden. Anderenfalls entsteht das übliche, besserwisserische Gerede über die Fehler und Unfälle der anderen.

3.10.3 Stresstraining

Kälte, schlechte Sicht, der versperrte Weg zur Oberfläche, Tarierprobleme, Luftnot und die Verantwortung für Mittaucher sind Stressfaktoren, die geeignet sind, die Fähigkeit jedes Tauchers bis an ihre Grenzen zu belasten, manchmal auch über diese hinaus. Ein Taucher ist umso besser, je mehr er in der Lage ist, in problematischen Situationen überlegt und effektiv zu handeln. Will man diese Fähigkeit trainieren, so müssen Situationen geschaffen werden, in denen eine Kombination dieser Stressfaktoren den Trainierenden an die Grenzen seiner Fähigkeiten bringt. Dies geschieht am besten nicht in einem Wrack in 40 m Tiefe, sondern in kontrollierter Umgebung, etwa in einem Pool oder in schwimmbadähnlicher Umgebung. Das Lösen von Aufgaben unter Wechselatmung, dabei die Notwendigkeit, einen Auftrieb zu kompensieren und gleichzeitig mit einem schlecht arbeitenden Atemregler zurechtzukommen, stellt eine solche Art von Training dar. Partnerübungen, bei denen einer der Partner mit abgedunkelter Maske taucht, so dass der andere zusätzlich die Aufgabe hat, sich um einen hilflosen Partner zu kümmern, bringen den zusätzlichen Stress eines Gruppenleiters mit ins Spiel. Durch kontinuierliche Steigerung der Anforderungen lassen sich so für jeden Übungsteilnehmer Grenzerfahrungen produzieren. Auf diese Art lassen sich die persönlichen Grenzen nicht nur testen, sondern auch durch Übung erweitern.
Aus einem »Paniktraining« heraus sollte natürlich nicht die Aufforderung zu immer risikoreicheren Tauchgängen entstehen. Deshalb ist für diese Art von Seminaren die Kombination der drei Elemente Stress, Entspannung und Reflexion so wichtig.

3.11 Abschluss

Ziel dieses Kapitels war, dem Leser einige grundlegende Informationen zum Thema Tauchen und Psyche zur Verfügung zu stellen. Ausgehend von dem Gedanken, dass jeder Mensch im Laufe seines Lebens eine psychische Entwicklung durchmacht und seine Persönlichkeit als Taucher mit unter Wasser nimmt, gibt es auch eine psychische Entwicklung im Laufe eines Taucherlebens. Da psychische Faktoren die zentrale Rolle beim Entstehen von Tauchunfällen spielen, liegt in der Beschäftigung mit dem Thema auch eine wichtige Möglichkeit zur Prävention. Auftauchende Ängste so zu beherrschen, dass sie nicht in Panik münden, ist ein wichtiges Entwicklungsziel, ebenso die Fähigkeit, andere so zu unterstützen, dass aus Angst keine Panik entsteht. Wichtig ist, dass auf unterschiedliche Fähigkeiten und Schwierigkeiten eingegangen wird. Eine Tauchgruppe funktioniert umso besser, je mehr es in ihr gelingt, unterschiedliche Menschen zu integrieren. Je mehr das Tauchen darauf ausgerichtet wird, die Erlebnisse unter Wasser zu genießen und je weniger darauf, Rekorde zu erzielen und Beweise für die eigene Großartigkeit zu liefern, desto sicherer und unfallärmer wird sich das Tauchen letztlich gestalten lassen. Auch die beste Vorbereitung des Tauchers und des Tauchgangs wird nie eine Garantie dafür bieten können, dass keine gefährliche Situation auftreten wird. Aber je mehr Wissen der Taucher über die Gegebenheiten unter Wasser, über seine Gerätschaften, seinen Körper und seine Psyche besitzt, desto besser ist er auf

das Unvorhergesehene vorbereitet. Je größer die körperliche Fitness, die taucherischen Fertigkeiten und die seelische Ausgeglichenheit, desto größer wird auch das Repertoire an Lösungsmöglichkeiten sein.
Oberstes Gebot ist es, in einer Gefahrensituation so zu reagieren, dass in ihr keine nicht mehr beherrschbare Panik entsteht. Jede Situation erfordert da ihre ganz individuelle Reaktion. Dennoch gibt es eine grundlegende Vorgehensweise, die am Ende dieses Kapitels noch einmal zusammengefasst dargestellt werden soll:
Stopp – Abbrechen aller gerade stattfindenden Aktivitäten.
Atmung sicherstellen – Ist die Luftversorgung für alle gesichert? Umsteigen auf die alternative Luftversorgung, Wechselatmung, etc. Atmen!
Nachdenken – Was ist los? Welche Gefahr besteht? Welche Lösungsmöglichkeiten stehen zur Verfügung? Das Nachdenken kann einen Moment dauern oder auch einige Minuten in Anspruch nehmen, je nach anstehendem Problem.
Handeln – Dies erfolgt schließlich besonnen, aber ohne jede weitere Verzögerung.

Literaturverzeichnis

Inkl. ergänzender und weiterführender Literatur

Andres-Brümmer, Dagmar (2008): *Apnoetauchen: Grundlagen, Trainingstipps, Praxis.* Delius Klasing, Bielefeld.

Balint, Michael (1972): *Angstlust und Regression.* Rowohlt Verlag, Reinbek.

Bion, Wilfried (1990): *Lernen durch Erfahrung.* Suhrkamp Verlag, Frankfurt a.M.

Edmonds, C.; Walker, D. (1989): *Scuba Diving Fatalties in Australia and New Zealand.* SPUMS Journal Vol. 19, No. 3 July-September.

Erikson, E: (1973): *Identität und Lebenszyklus.* Suhrkamp TB, Berlin.

Goeters, K. (1978): *Persönlichkeitsstruktur von Forschungstauchern.* DFLR-FB 78-11. Bonn.

van Laak, Ulrich (1993): *Tödliche Zwischenfälle beim Tauchen – Zur Problematik der korrekten Beurteilung.* DIVEMASTER [4/93] S. 31–34

Liedloff, Jean (1989): *Auf der Suche nach dem verlorenen Glück.* C. H. Beck, Stuttgart.

Mentzos, S. (2000): *Neurotische Konfliktverarbeitung.* Fischer TB, Frankfurt.

Pavlović, Michael (1996): *Angst und Panik beim Tauchen.* SPORTTAUCHER [5/96]

Pavlović, Michael (1996): *Angst und Panik beim Tauchen. Teil 2,* SPORTTAUCHER [6/96]

Pavlović, Michael (1993) *Die Psyche des Tauchers,* DIVEMASTER [2/93], S. 33–42

Pavlović, Michael (1993) *Die Psyche des Tauchers: Praktische Aspekte der Ausbildung,* DIVEMASTER [3-93], S. 43–48

Pavlović, Michael (1994) *Psychopathologie des Tauchens und des Tauchunfalls.* In Oehmichen, van Laak, Püschel, Birkholz, *Der Tauchunfall – Erscheinungsform – Diagnose – Vorbeugung.* Schmidt Römhild Verlag, Lübeck.

Pavlović, Michael (1995) *Psychologische Faktoren beim Tauchen.* In H. J. Roggenbach, *Tauchmedizinische Fortbildung 3.* Verlag Stephanie Naglschmid, Stuttgart.

Pavlović, Michael (1998) *Tauchen und Psyche. Tauchen Lernen III – Vom Fortgeschrittenen zum Tauchlehrer.* Verlag W. Kohlhammer, Stuttgart.

Palmer, Rob (1995) *An Introduction to Technical Diving. Underwater World Publications,* Teddingten UK.

Riemann, F. (1961) *Grundformen der Angst.* Ernst Reinhard Verlag, München.

4 Tauchausrüstung
(von U. Hoffmann und M. Hahn)

In diesem Kapitel sollen kurz Hilfsmittel beschrieben werden, die zum Tauchen benötigt werden bzw. die den Aufenthalt unter Wasser ermöglichen. Dies in erster Linie, um die Zusammenhänge mit den übrigen Gegebenheiten besser verständlich zu machen. Weitere technische Details liegen nicht im Rahmen dieses Buches und sind der entsprechenden Literatur zu entnehmen. In den folgenden Abschnitten werden die typischen Ausrüstungsteile dargestellt, am Ende des Kapitels finden sich Beschreibungen einiger Geräte, wie sie im Wettkampfsport eingesetzt werden.

4.1 Die Grund- oder ABC-Ausrüstung

Die Grund- oder ABC-Ausrüstung – **Schnorchel**, **Maske** und **Flossen** – wird einerseits zum Schnorcheltauchen ohne Atemgerät genutzt, andererseits gehört sie zur Tauchausrüstung mit Atemgerät. Das Schnorcheltauchen hat seinen Wert zur einfachen Naturerkundung mit kurzen Apnoephasen, kann aber auch zum spezifischen taucherischen Training bis hin zum sportlichen Wettkampf eingesetzt werden. Für die meisten Geräte existieren normative Vorgaben, z. B. als CE-Norm.

4.1.1 Schnorchel

Den biologischen Vorbildern der Wale und Delphine folgend, kann durch den Schnorchel geatmet werden, ohne für die Atmung den Kopf aus dem Wasser heben zu müssen. Es ist daher möglich, an der Oberfläche schwimmend die Unterwasserwelt ständig im Auge zu behalten. Zudem braucht keine Energie aufgewendet werden, um den Kopf über Wasser zu halten. Der Schnorchel ist zwar kein Tauchgerät, erleichtert aber neben dem Schwimmen an der Wasseroberfläche auch das Schnorchel- bzw. Apnoetauchen.

Physiologische Grenzen (Länge, Volumen, Querschnitt, Strömungswiderstand)
Ein Schnorchel sollte lang genug sein, um einem an der Oberfläche mit Gerät schwimmenden Taucher Atmung zu ermöglichen, ohne dass er jedes Mal den Kopf aus dem Wasser heben muss. Ein in Bauchlage schwimmender Gerätetaucher wird durch sein Atemgerät gut 10 cm tief unter die Wasseroberfläche gedrückt. Ohne Schnorchel wäre dieses Schwimmen sehr ermüdend. Ein physiologisch gerade noch verträglicher Abstand vom Mundstück des Schnorchels bis zu seiner oberen Öffnung (**hydrostatische Länge**) von 35 cm erlaubt auch mit Gerät und bei Wellengang eine hinreichend ruhige Atmung. Bei Kindern darf dieser Abstand nur 30 cm betragen.
Versucht man, mit einem verlängerten Schnorchel tiefer unter Wasser zu atmen, so kann in der Lunge ein gefährlicher Unterdruck (s. Kap. 7.4.2 ff.) entstehen. Die Folge ist rasche Bewusstlosigkeit im Wasser und damit Lebensgefahr. Auch ohne tiefer eingetauchtes Schwimmen würde ein längerer Schnorchel den Strömungswiderstand und damit unnützerweise die Atemarbeit erhöhen.

Der Schnorchel vergrößert auch den **physiologischen Totraum** (s. Kap. 6.4), was ein Kriterium für den begrenzten Durchmesser darstellt. Mit dem Schnorchelvolumen wird auch das Volumen gesteigert, das zunächst nach einer Ausatmung wieder eingeatmet werden muss, bis Frischluft in die Lungen gelangt. Dadurch wird die Atmung uneffektiv und der Körper steigert die Ventilation aufgrund der erhöhten CO_2-Konzentration im arteriellen Blut (s. Kap. 7.5). Obwohl hierbei keine unmittelbare Lebensgefahr besteht, führt dies zu einer unnötig hohen Ventilation, besonders wenn nicht intensiv gearbeitet wird. Ein weiterer Nachteil eines unnötig erhöhten

Volumens ist die Schwierigkeit, ein solches Volumen auszublasen, wenn der Schnorchel, wie beim Abtauchen in Apnoe, voll Wasser gelaufen ist.
Um den Strömungswiderstand und das Volumen klein zu halten, sollte der tatsächliche Luftweg im Schnorchel möglichst nicht wesentlich länger als die oben angegebene Länge sein. Ein vom Mundstück direkt **seitlich abgehendes Rohr**, das in sanftem Bogen um die Backe führt, ist optimal. Der Luftweg soll generell möglichst ohne scharfe Knicke verlaufen. Faltenschläuche als Verbindungsstück zwischen Schnorchelrohr und Mundstück halten zwar Kräfte auf das Rohr vom Mundstück fern, führen aber zu Wirbelbildung im Luftstrom und neigen beim schnellen Schwimmen zum Flattern oder Abknicken.
Der Normwert für den **Schnorcheldurchmesser** liegt bei 18 bis 25 mm bei Erwachsenen bzw. 15 bis 18 mm bei Kindern. Damit ist ein sinnvoller Kompromiss zwischen einem geringen Atemwiderstand und einer nachteiligen Volumenvergrößerung gegeben.
Das **Mundstück** sollte bequemes Festhalten zwischen Lippen und Zähnen ermöglichen und aus weichem Material bestehen.
Eine grelle Farbe, zumindest am oberen Ende, erleichtert das Erkennen eines Schnorchlers im Wasser. Da der Schnorchel auch beim Tauchen mit Atemgerät mitgeführt wird, ist es wichtig, dass er vor Verlieren gesichert werden kann.
Sinnvoll können Überdruckventile am tiefsten Punkt des Schnorchels sein. Dadurch wird das Ausblasen des Schnorchels an der Wasseroberfläche erleichtert, da der Exspirationsdruck zum Ausblasen nicht so hoch sein muss. Allerdings haben diese Ventile den Nachteil, dass sie undicht werden können und dann der Taucher Wasser mitaspiriert. Die Vermeidung eines hohen Exspirationsdruckes ist durchaus ratsam, da dieser gerade nach längeren Apnoezeiten zum Blackout führen kann. Eine richtige Schnorcheltechnik, bei der das Ausblasen des Schnorchels kurz vor Erreichen der Wasseroberfläche beginnt, macht den Vorteil des Ausblasventils überfällig.
Aufwendige Schnorchelkonstruktionen, wie z. B. mit Ballventilen an der oberen Öffnung, die ein Volllaufen des Schnorchels beim Tauchen vermeiden sollen, sind selbst für Anfänger überflüssig.

4.1.2 Masken

Scharfes Sehen unter Wasser ist nur möglich, wenn sich vor dem Auge Luft befindet (s. Kap. 7.7). Die Maske stellt eine ebene Grenzfläche zwischen dem Wasser und dem Raum vor unseren Augen her, so dass unter Wasser wie in ein Aquarium gesehen wird. Leider ist das Gesichtsfeld erheblich eingeschränkt. Dies ist sowohl durch den **Maskenkörper** als auch durch die geringere Beweglichkeit des Kopfes (Tauchanzug, Atemschlauch) viel stärker eingeschränkt, als subjektiv empfunden wird. Umso wichtiger ist es deshalb, beim Kauf einer Maske auf ein möglichst großes Gesichtsfeld zu achten.
Speziell für Schnorcheltaucher sollte der Innenraum der Maske möglichst klein sein, da sie ja beim Tauchen den Luftbedarf für den Druckausgleich in der Maske aus ihrer Lunge bestreiten müssen. Wird bei zunehmendem Außendruck der relative Unterdruck in der Maske nicht ausgeglichen, kommt es zum Barotrauma der Augen (s. Kap. 8.4). Schwimmbrillen, die nur die Augen bedecken, sind wegen der Unmöglichkeit dieses Druckausgleichs zum Tauchen nicht brauchbar und können schon bei geringer Tiefe (ab 1 m) zu Barotraumen führen.
Ein Druckausgleich im Mittelohr ist durch die in Tauchmasken eingebauten **Nasenerker** möglich. Dieser soll auch mit Handschuhe gut zugänglich sein. Masken mit angebautem Schnorchel sind für das Tauchen aufgrund des großen Totraums ungeeignet.
Der Maskenkörper muss dicht auf dem Gesicht des Trägers sitzen, ohne zu drücken. Bewährt haben sich vergrößerte Auslageflächen am Maskenrand und relativ weiches Silikon als Material für den Maskenkörper. Bei der Anprobe muss die Maske ohne angelegtes Kopfband durch leichtes Ansaugen am Gesicht gehalten werden können. Kopfbandschnallen, die eine rasche, unkomplizierte

Verstellung des **Kopfbandes** erlauben, sind vorteilhaft, insbesondere wenn die Maske sowohl zum Tauchen mit Kopfhaube wie auch zum Training im Hallenbad benutzt wird.
Die **Scheibe** muss aus Sicherheitsglas bestehen, damit bei einem Schlag auf die Scheibe keine Splitter das Augenlicht gefährden. Die Masken unterscheiden sich generell durch ein- oder zweiteilige Scheiben. Sofern eine Korrektur der Sehschärfe durch Brillengläser erfolgen muss (s. Kap. 7.7), ist beim Kauf darauf zu achten, dass die Maske dafür geeignet ist. Zur Integration der Gläser gibt es verschiedene Varianten, wie z. B. das Einkleben von Korrekturgläsern oder den Einschliff der Korrektur in das Maskenglas. Im letzteren Fall sind Masken, die geteilte Scheiben haben, besser geeignet. Dies setzt natürlich voraus, dass die Scheiben auswechselbar sind. In jedem Fall ist die Beratung durch einen Optiker zu empfehlen.
Berufstaucher verwenden meist Vollgesichtsmasken, die auch den Mund umschließen und nicht nur Sprechen (Telefon), sondern auch bei Bewusstlosigkeit noch Atmung erlauben. Andererseits ist mit Vollgesichtsmasken eine Wechselatmung (d. h. Atmung zweier Taucher aus einem Tauchgerät) nur sehr schwer möglich. Um das Pendelatemvolumen und damit die CO_2-Ansammlung niedrig zu halten, sind oft Mund und Nase durch eine eigene Maske vom Totraum der Vollgesichtsmaske abgeschottet. Auch für Sporttaucher sind Vollgesichtsmasken empfohlen, wenn – z. B. mit Kreislaufgeräten – in sehr kaltem Wasser getaucht wird. Allerdings erfordern diese ein besonderes Training für den Fall, dass die Maske während des Tauchgangs undicht wird.

4.1.3 Flossen

Mit Hilfe von Flossen ist die Fortbewegung im Wasser wesentlich erleichtert. Die von den Muskeln entwickelte Kraft kann effizient in Vortriebskraft umgesetzt werden. Flossen mit abgewinkeltem Blatt verlängern den Fuß in der Achse des Beines. Dadurch wird ohne zu starkes Beugen der Knie (= schlechter Wirkungsgrad) erreicht, dass die Schubkraft ungefähr in Richtung der Körperlängsachse erzeugt werden kann.
Die Kraftübertragung beim Einsatz der Flossen ist hydrodynamisch relativ kompliziert und findet ihren Niederschlag in fantasiereichen Varianten der angebotenen Flossen. Die **Fläche**, die **Länge**, die **Elastizität** und die **Form** des Flossenblattes sind zu beachten. Die Wahl der Flossen richtet sich nach dem Einsatzzweck und der Leistungsfähigkeit des Tauchers. So sind für das Filmen unter Wasser, wo ruhige Bewegungen und außerdem hohe Beweglichkeit gefordert sind, andere Flossen günstiger als bei einem Tauchgang gegen starke Strömung. Bei der Auswahl ist auch die individuelle Leistungsfähigkeit – Muskelkraft und Ausdauerleistungsfähigkeit der beteiligten Muskeln – des Nutzers zu berücksichtigen.
Flossen mit geschlossenem **Fußteil** sind für das Schnorcheln üblich und schützen im flachen Sand auch vor Seeigelstacheln und scharfen Steinen, wenn der Schnorchler sich hinstellen muss. Wesentlich für den Gebrauchswert einer Flosse ist auch ihr einwandfreier Sitz am Fuß. Der Fußteil darf nicht zu viel Spiel haben und andererseits keinerlei Druckstellen ergeben. Schon eine anfangs kaum spürbare Druck- oder Scheuerstelle am Knöchel oder an den Zehen kann nach einer halben Stunde Schwimmen unerträglich werden.
Gerätetaucher, insbesondere wenn sie dicke Füßlinge tragen, schätzen Fersenbandflossen, die sich leicht an- und ausziehen lassen. Modelle, bei denen sich die Fersenbänder am Fuß nachspannen und auch mit Handschuhen und klammen Fingern ausklinken lassen, sind vorteilhaft. Andere Lösungen der Fersenbänder bestehen aus Edelstahlfedern.

Die ABC-Ausrüstung, bestehend aus Flossen, Masken und Schnorchel, ermöglicht den ersten Einblick ins Wasser. Dabei sind verschiedene Anforderungen zu beachten, die Ausrüstungsteile müssen nach individuellen Bedürfnissen ausgewählt werden.

4.2 Die zusätzliche Ausrüstung für das Tauchen im Freigewässer und Gerätetauchen

4.2.1 Tauchanzüge

Der ungeschützte Aufenthalt im und unter Wasser ist für Menschen selbst in tropischen Gewässern ohne das Risiko der Auskühlung nur für sehr begrenzte Zeit möglich (s. Kap. 14.14). Nicht nur Berufs-, auch Sporttaucher tauchen weltweit und zu jeder Jahreszeit. Dies erfordert je nach Situation, d. h. Wassertemperatur, Tauchdauer, körperlichen Voraussetzungen und Nebenbedingungen, z. B. der nicht immer bestehenden Möglichkeit, den Tauchgang bei Frieren abzubrechen, angepasste Kälteschutzbekleidung. Da alle Anzüge Auftrieb entwickeln, wird je nach Auswahl des Anzuges die Mitnahme von **Ballast** (Blei) erforderlich.

4.2.1.1 Nasstauchanzüge

Diese Anzüge bestehen aus synthetischem Schaumgummi in Dicken zwischen 3 mm und 7 mm. Einteilige und zweiteilige Anzüge (**Hose** und **Jacke**), **Füßlinge**, **Kopfhaube** und **Handschuhe** werden in verschiedenen Stärken, Materialqualitäten und Ausstattungen angeboten. Wie der Name schon sagt, ist der Taucher in diesen Anzügen nicht wasserdicht eingeschlossen. Zwischen Haut und dem hoch elastischen **Neoprenmaterial** dringt eine je nach Passform sehr dünne Wasserschicht, deren Austausch durch eng anliegende Manschetten an Hand- und Fußgelenken und am Gesicht minimal ist. So besonders abgedichtete Anzüge mit wasserdichten Reißverschlüssen werden als Halb-Trockentauchanzüge angeboten.

Die Wärmeabgabe durch **Konvektion** ist damit weitgehend unterdrückt (s. auch Kap. 5.4). Die im Neopren eingeschlossenen Gasbläschen verleihen dem Material eine recht geringe Wärmeleitung, die allerdings wegen der **Kompression** mit der Tiefe, d. h. genau dort, wo das Wasser üblicherweise kälter ist, leider zunimmt. Zusätzliche Kaschierungen haben einen weiteren Einfluss auf die Isolationswirkung, die aber nur schwer objektiv zu überprüfen ist.

Für kälteres Wasser, längere oder häufige Tauchgänge haben sich Kombinationen aus Hosen mit Schulterträgern und Jacken mit angeschnittener Kopfhaube bewährt. Es ist auch zu bedenken, dass die üblichen Reißverschlüsse sowohl Kältebrücken als auch Stellen des Wasseraustausches sein können. Bei Handschuhen und Füßlingen hilft reichliche Materialdicke wenig, wenn bei zu knappem Sitz die periphere Durchblutung behindert und damit Frieren provoziert wird.

4.2.1.2 Trockentauchanzüge

Trockentauchanzüge schließen durch **Dichtmanschetten** an Hals und Handgelenken fast den ganzen Körper wasserdicht ein. Bei Berufstauchern mit starrem Helm bleibt auch der Kopf trocken, was besonders bei Einsätzen in kontaminiertem Wasser nötig ist. Im Sporttauchen haben sich die **Konstantvolumenanzüge** durchgesetzt. Über einen zweiten Inflatoranschluss kann Luft in den Anzug eingelassen werden, um den Volumenverlust beim Abtauchen auszugleichen. Über ein Ablassventil, das auch als Überdruckventil fungiert, kann dann beim Auftauchen die Luft wieder abgelassen werden. Hierdurch ist auch die Tarierung über den Anzug möglich (s. Kap. 5.5).

Zwei Materialtypen lassen sich grob unterscheiden:

- Anzüge aus beschichtetem, wasserdichtem Gewebe, das häufig noch mit zusätzlichen Schutzschichten gegen mechanische Beschädigungen ausgestattet ist (sog. Trilaminat). Unter diesen Anzügen muss isolierende Unterwäsche getragen werden;
- Anzüge aus Neopren, das selbst auch schon eine isolierende Wirkung hat. Zusätzlich kann dann noch weitere isolierende Kleidung getragen werden. Allerdings verlieren diese Anzüge wie auch die Nasstauchanzüge mit zunehmender Tiefe an Materialdicke und damit an Isolierwirkung.

Diese Anzüge haben meistens integrierte Fußteile und schließen an den Handgelenken und am Hals wasserdicht ab. Zusätzlich muss der Taucher also Handschuhe und eine Kopfhaube tragen. Allerdings werden auch hier verschiedene Varianten angeboten. Ein- und Ausstieg erfolgt durch Öffnungen, die durch wasser- und gasdichte Reißverschlüsse verschlossen werden. Für den wasserdichten Abschluss der Hände stehen Handschuhe zur Verfügung, die an den Trockentauchanzug angeschlossen werden können. Die Wasserdichtigkeit wird mit weiteren Einschränkungen in der Feinmotorik eingekauft.
Die Handhabung von Trockentauchanzügen erfordert eine besondere Einweisung, die in jedem Fall sorgfältig und unter einfachen Bedingungen durchgeführt werden sollte. Besonders die Tarierung erfordert eine zusätzliche Routine, denn einerseits kann das Gasvolumen sich im Anzug verlagern und so zu einer Veränderung des Volumenmittelpunktes führen (s. Kap. 5.5), andererseits ist der parallele Gebrauch der Tarierhilfe (s. Kap. 4.2.2.2) zu üben.

4.2.2 Tariermittel

Tariermittel haben die Funktion, wechselnde Auftriebsbedingungen auszugleichen (s. Kap. 5.5), die passive Rückkehr zur Wasseroberfläche zu ermöglichen und den Taucher an der Wasseroberfläche bei Bedarf zu stabilisieren. In diesem Sinne können die Ballastsysteme, bestehend aus den Gewichten und den entsprechenden Tragesystemen, und die Auftriebssysteme, entweder als Tarierjacket oder als traditionelle Tauchertarierweste, angewendet werden.

4.2.2.1 Ballast

Der zusätzliche Ballast ist notwendig, um den voluminösen Kälteschutz auszugleichen. Dies ist unabhängig davon, um welche Art des Kälteschutzes es sich handelt. In jedem Fall wird Luft genutzt und dadurch erfährt der Körper erheblichen Auftrieb, der ein Abtauchen erschwert oder gar unmöglich macht. Als Ballast wird Blei in verschiedenen Variationen verwendet: als massive Bleistücke oder als Bleischrot an einem Gewichtsgürtel oder in besonderen Taschen oder Befestigungsvorrichtungen am Tarierjacket. Eine Ummantelung soll verhindern, dass Blei in die Umwelt gelangt. Die Bleimenge wird so gewählt, dass der Taucher kurz unterhalb der Wasseroberfläche auch bei niedrigem Flaschendruck tariert ist. Ballast in Form kleinerer Gewichte wird auch eingesetzt, um dem Taucher eine horizontale Position auch unter Wasser leicht zu ermöglichen.
Mit dem Abtauchen verlieren insbesondere die Neoprenanzüge mit dem steigenden Umgebungsdruck an Volumen. Damit reduziert sich die Auftriebswirkung und der Taucher ist nicht mehr tariert. Ein Ausgleich erfolgt über das Tarierjacket bzw. die Tauchertarierweste.
Wesentliches Merkmal für alle Ballastsysteme ist die Möglichkeit eines schnellen Abwurfes im Falle eines Notfalles. Die korrekte Wahl der Ballastmenge muss auch sicherstellen, dass der Taucher die notwendigen Stopps (s. Kap. 10) beim Aufstieg einhalten kann. Da das Gewicht des Tauchers mit seiner Ausrüstung durch den Gasverbrauch während des Tauchgangs abnimmt, richtet sich die Wahl der Ballastmenge nach dem Gewicht der Ausrüstung bei fast leerer Druckgasflasche und dem Volumen in ca. 3 m Tiefe (s. auch Kap. 5.5).

4.2.2.2 Tarierhilfen: Tauchertarierwesten, Tarierjackets

Um den zunehmenden Abtrieb, der durch Kompression des Neoprens entsteht, auszugleichen, wurden zunächst Tauchertarierwesten entwickelt, die als Rettungs- und Tarierwesten zum festen Bestandteil der Ausrüstung wurden. Über eine zusätzliche Druckgasflasche oder eine Mundaufblasvorrichtung war der Sporttaucher in der Lage, zusätzlich Volumen im Auftriebskörper zu erzeugen und so in jeder Tiefe einen tarierten Zustand einzustellen. Dosiertes Ablassen ermöglicht die nötige Volumenreduktion während des Aufstiegs. Gleichzeitig wurden die Westen so konstruiert, dass sie den Taucher an der Wasseroberfläche in eine ohnmachtssichere Lage bringen. Die Westen sind in den Rettungsorganisationen immer noch von Bedeutung.

Die weitere Entwicklung brachte die Anschlussmöglichkeit eines **Inflators**, über den Druckgas des Atemgerätes von der ersten Stufe des Atemreglers (s. Kap. 4.3.3) zum dosierten Aufblasen des Auftriebskörpers genutzt werden kann, und ein **Schnellablassventil**, das ein unkontrolliertes Aufschießen zur Wasseroberfläche verhindern soll.
Eine weitere Entwicklung besteht in der Kombination der Auftriebsfunktion der Weste mit der Trageeinrichtung der Druckgasflasche zum Tarierjacket, die in verschiedenen Variationen inzwischen fast ausschließlich im Sporttauchen verwendet werden. Die Funktionalität der Jackets wird immer weiter entwickelt. Die Verteilung des Gases wurde durch die Form des Auftriebskörpers optimiert, Befestigungsvorrichtungen für den Ballast, diverse Ösen und Taschen als Aufbewahrungsmöglichkeit für verschiedene Zubehörteile sind in verschiedenen Modellen integriert. Um mehrere Gasbehälter möglichst bequem mitführen zu können, den Taucher weiterhin in einer horizontalen Lage zu halten und die Bewegungsfreiheit nicht unnötig einzuschränken, mussten die Jackets weiter optimiert werden. Sogenannte Wings sind hier beispielhaft zu nennen. Auch die Bedienungselemente des Inflators werden in einigen Modellen weiter vereinfacht.
Das Tarierjacket (Passform, Volumen des Auftriebskörpers) muss individuell passend zu den anthropometrischen Größen ausgewählt werden. Eine ohnmachtssichere Lage an der Wasseroberfläche ist nicht oder nur bedingt gegeben und muss bei Bedarf geprüft werden.
Der Umgang mit der Tarierhilfe birgt ein großes Risiko: Der unsachgemäße Einsatz kann Ursache für einen **unkontrollierten Aufstieg** sein und damit einen Dekompressionsunfall auslösen. Schon aus diesem Grunde sollte der Taucher sorgfältig mit der Handhabung dieses Systems ausgebildet werden und regelmäßig damit üben. Ein weiterer Grund ist die Fähigkeit, unter Wasser einen schwebenden Zustand einzunehmen und damit Schäden an der Umwelt und eigene Verletzungen durch Kontakt mit der Unterwasserwelt zu vermeiden.

Ein Kälteschutz ist fast in allen Tauchgewässern notwendig. Dieser wird ergänzt durch entsprechende Tariermittel, die es dem Taucher ermöglichen, in jeder Tiefe den Schwebezustand einzustellen oder passiven Auftrieb zu erzeugen.

4.3 Autonome Tauchgeräte

4.3.1 Druckgastauchgeräte (DTG)

Das heute weltweit von Sporttauchern, Tauchlehrern sowie tauchenden Biologen, Archäologen, Geologen und etlichen Berufstauchern verwendete Druckgastauchgerät ist erst durch die von den Franzosen Cousteau und Gagnan im Jahre 1940 entwickelte serienreife atemgesteuerte Dosiereinrichtung, den Lungenautomaten, ermöglicht worden. Heutige DTG bestehen aus einer oder mehreren Druckgasflaschen mit Ventil(en), einem Tarierjacket und mindestens einem Atemregler, der mindestens einen Lungenautomaten enthält. In kaltem Wasser werden zwei getrennte Atemregler mit je einem Lungenautomaten eingesetzt, die über separate Ventile unabhängig voneinander an die Flasche angeschlossen sind. In wärmeren Gewässern reicht ein Atemregler mit zwei angeschlossenen Lungenautomaten.
Als Atemgas wird in der Regel Luft verwendet; in manchen Fällen kommen auch besondere Atemgasmischungen zum Einsatz, insbesondere sog. **Nitrox-**Mischungen (s. Kap. 4.3.4). Häufig wird für das DTG auch die englischsprachige Abkürzung SCUBA verwendet: **S**elf-**C**ontained **U**nderwater **B**reathing **A**pparatus.
Kennzeichnend für diese Geräte ist ihre relativ einfache Handhabung. Da Druckluft, ggf. durch transportable Kompressoren, praktisch überall erhältlich ist, haben sich die DTG gegenüber den historisch früheren autonomen Kreislaufgeräten (s. Kap. 4.3.5) durchgesetzt.
Unbefriedigend bleibt der proportional zum Umgebungsdruck [= (0,1 x Tiefe (in m) + 1) bar] zunehmende Verbrauch, da der CO_2-Partialdruck im Körper die entscheidende Regulationsgröße ist. Das führt dazu, dass z. B. in 30 m Tiefe nur noch ca. 1% des mitgeführ-

ten Gases physiologisch genutzt wird (s. Kap. 4.3.4). Immerhin erlaubt die wohl häufigste Ausstattung mit einer 10-l-Druckgasflasche, auf 200 bar gefüllt, bei einem für geübte Sporttaucher normalen Atemzeitvolumen (AZV) von 15 l min^{-1} und einer mittleren Tauchtiefe von 15 m eine Gebrauchsdauer von 40 min, bis der Reservedruck von 50 bar erreicht ist. Für extreme Tauchvorhaben von vielen Stunden Dauer in Höhlensystemen werden u. U. DTG mit vier Flaschen à 20 l mitgeführt. DTG sind persönliche Schutzausrüstungen (PSA) der Kategorie III im Sinne der Richtlinien 89/656/EWG des Europarates und müssen von dafür zertifizierten, unabhängigen Prüfstellen auf Einhaltung der für PSA gültigen Sicherheitsvorschriften geprüft sein. Für solche PSA existierende Normen werden dabei von den Prüfstellen als Beschreibung des »Standes der (Sicherheits-)Technik« herangezogen. Für Tauchgeräte ist dies die Euro-Norm EN 250. In ihr stehen Anforderungen und dazu Prüfvorschriften, die die Risiken für den Benutzer so klein wie technisch möglich halten sollen. Wesentliche dieser Anforderungen sind physiologisch bedingt (Details s. Kap. 4.3.3).
Selbstverständlich lässt die Abschätzung von Gebrauchsrisiken durchaus Ermessensspielräume offen. Die Forderungen in der EN 250 sind oft Kompromisse zwischen technisch möglichen Maximallösungen, die aber z. T. wegen hoher Kosten und/oder hohem Wartungsbedarf ihre Vorteile nur in der Hand von Berufstauchern entfalten könnten, und dem Bestreben, Geräte für Sporttaucher möglichst kostengünstig anzubieten. Der ursprüngliche Zweck der oben genannten EU-Richtlinie war ja Arbeitsschutz. Berufstaucher benutzen fast nur Geräte, deren Bestandteile (Flaschenpaket, Atemregler, Tragegestell) vom Hersteller gebrauchsfertig montiert geliefert werden. Über 99% der Benutzer autonomer DTG sind aber Sporttaucher, die fast immer ihre Geräte aus Flaschen, Atemreglern und Tragevorrichtung bzw. Tarierjackets, die üblicherweise von verschiedenen Herstellern stammen, erst am Tauchort zusammensetzen. Dies und die in Details zwischen Berufs- und Sporttauchern sehr unterschiedlichen Betriebsbedingungen (Berufstaucher tauchen fast immer angeseilt, allein und bei sehr geringer Sicht, Sporttaucher tauchen kaum je angeseilt, allein und kaum bei sehr geringer Sicht) haben die Formulierung der Norm für DTG nicht gerade erleichtert.

4.3.2 Druckgasflaschen und Ventile

Die gebräuchlichsten DTG haben eine Druckgasflasche von 10, 12 oder 15 l Innenvolumen und 200 bar (selten 300 bar) Nennfülldruck. Doppelflaschengeräte enthalten zwei Druckgasflaschen mit je 7, 8 oder 10 l Volumen. Druckgasflaschen und ihre Ventile müssen als Baugruppe sowohl der europäischen Druckgeräterichtlinie 97/23/EG als auch der für den Einsatz derartiger Geräte seit 2003 maßgeblichen Betriebssicherheitsverordnung (BetrSichV) entsprechen. Darüber hinaus sind verschiedene Normen, z.B. zur farblichen Kennzeichnung der Flaschen (DIN EN 1089-3), zu beachten. In der BetrSichV ist sind auch die Fristen und Umfang der regelmäßigen Prüfung geregelt.

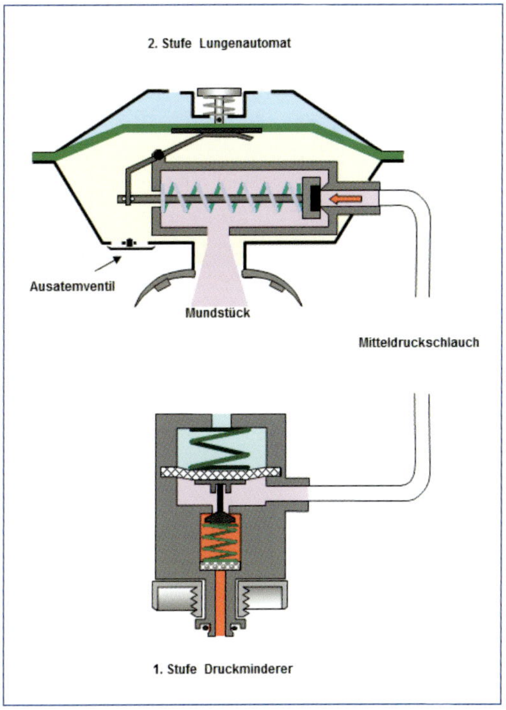

Abb. 4-1: Zweistufiger Einschlauchatemregler

4.3.3 Atemregler

Atemregler bestehen heute aus einem **Druckminderer** (auch »1. Stufe« genannt) und dem oben erwähnten **Lungenautomaten** (sog. »2. Stufe«) (siehe Abb. 4-1). Im Druckminderer sorgt ein federbelastetes Ventil dafür, dass an den Mitteldruckabgängen ständig Atemgas mit – je nach Typ – ca. 5 bis 15 bar konstantem Überdruck über dem jeweiligen Umgebungsdruck angeboten wird. Konstruktive Kniffe erlauben, den Mitteldruck nahezu unabhängig vom Flaschendruck und von dem geforderten Luftmengenstrom konstant zu halten. Von diesem Mitteldruck wird der Lungenautomat gespeist. Diese atemgesteuerte Dosiereinrichtung enthält ein Ventil, das bei einem schwachen Unterdruck der Einatmung öffnet. Der Lungenautomat liefert genauso lange Luft, wie der Taucher einatmet, d. h. solange er im Lungenautomaten einen Unterdruck aufrechterhält. Die ausgeatmete Luft strömt durch ein Ausatemventil ins Wasser ab und wird durch einen **Blasenabweiser** – so gut es geht – aus dem Sichtbereich des Tauchers gehalten.

Bei der heute üblichen Einschlauch-Bauweise wird der Druckminderer am Flaschenventil angeschlossen und ist über einen Mitteldruckschlauch mit dem Lungenautomaten vor dem Mund des Tauchers verbunden. Durch den erheblich geringeren Speisedruck wurden noch geringere Einatemwiderstände (und Herstellungskosten!) ohne allzu kleine Präzisionsbauteile und mit kleineren Fühlmembranen für den Einatemunterdruck möglich. Diese Vorteile wurden allerdings erkauft mit lärmenden Luftblasen nahe an Ohren und Augen der Taucher. Mindestanforderungen an

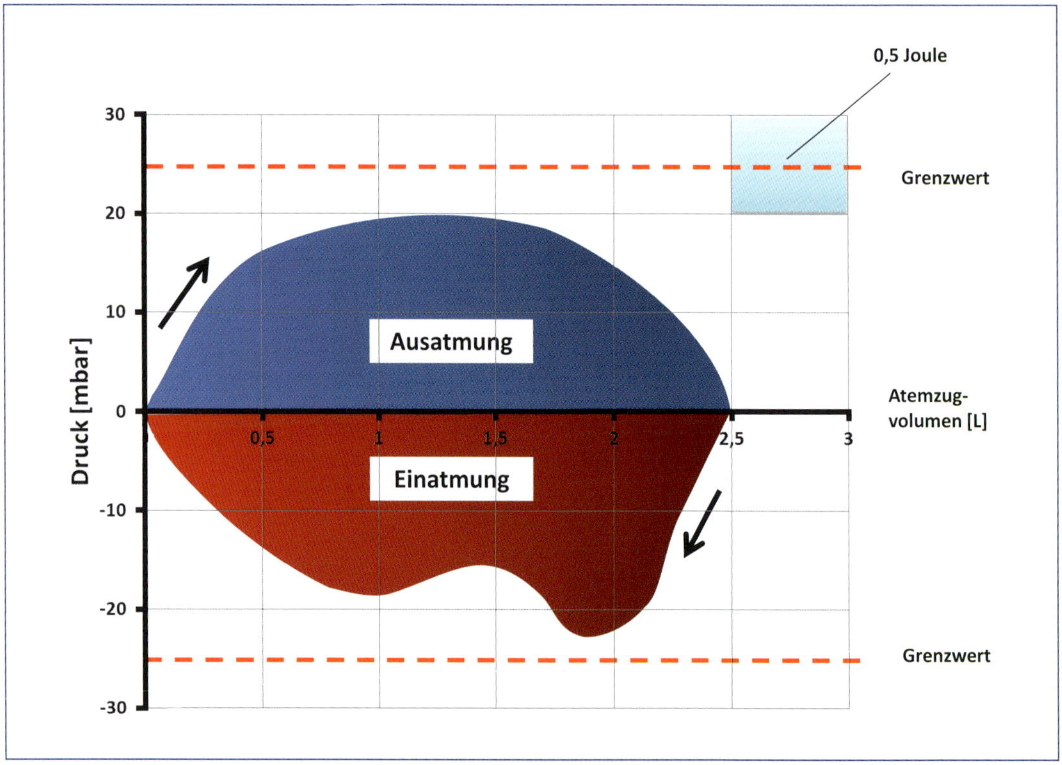

Abb. 4-2: Druck-Volumen-Diagramm zur Bestimmung der Atemarbeit. Einatemvorgang (untere Kurve) und Ausatemvorgang (obere Kurve) werden in einem Diagramm dargestellt, sodass die umschlossene Fläche ein Maß für die Arbeit pro Atemzyklus ist. Der Verlauf ist durch die beiden Pfeile gekennzeichnet. Für das dargestellte Atemzugvolumen von 2,5 l sind nach EN250 für Ein- und Ausatmung insgesamt 7,5 Joule (hier: 15 Kästchen) und Grenzwerte von ± 25 mbar erlaubt.

Atemregler sind in der Euronorm EN 250 enthalten: Die von der menschlichen Lunge am Atemregler zu leistende Atemarbeit – als Fläche der Druck-Volumenkurve während eines Atemzyklus gemessen (s. Abb. 4-2) – darf 3 J l^{-1} nicht überschreiten, wobei durch positiven Einatemüberdruck verursachte negative Arbeitsbeträge nicht abgezogen werden dürfen.
Darüber hinaus dürfen Höchstwerte von 25 mbar für die Ein- und Ausatemdrücke nicht überschritten werden. Dies wird bei einem Umgebungsdruck von 6 bar (entsprechend 50 m Tiefe) und einem simulierten AZV von 62,5 l min^{-1} geprüft.
Bemerkenswert ist auch die Prüfung des Verhaltens in kaltem Wasser (≤ 10 °C). Für kaltwassertaugliche Geräte muss die Einhaltung der oben genannten Grenzwerte auch in Wasser von 4 °C bei 6 bar Umgebungsdruck und einem simulierten AZV von 62,5 l min^{-1} für 5 min gewährleistet sein. Dabei darf die Funktion nicht durch eventuelle Eisbildung beeinträchtigt werden, obgleich ja Bauteile des Druckminderers dem umgebenden Wasserdruck ausgesetzt sein müssen und ihn die durch den Joule-Thomson-Effekt (s. Kap. 5.3) weit unter 0 °C abgekühlte Luft durchströmt.

4.3.4 Nitrox und andere Atemgase

Für den Menschen können N_2-Partialdrücke (PN_2) schon ab ca. 3 bar zu ersten Narkoseerscheinungen führen. Bei einem PN_2 über ca. 4 bar ist mit erheblichen narkotischen Risiken zu rechnen. Daher gelten für das Tauchen mit Druckluft im Binnengewässer 30 m und im Meer 40 m als Sicherheitsgrenze (vgl. Abb. 4-3). Ab einem O_2-Partialdruck (PO_2) von 1,4 bar, unter günstigen Bedingungen erst über 1,6 bar, ist mit einer ZNS-toxischen Wirkung zu rechnen. Bei Druckluft werden diese Grenzen zwar erst ab einer Tauchtiefe von 57 m bzw. 66 m erreicht, bei den Nitrox-Gemischen mit erhöhtem O_2-Anteil im Atemgas wird die Tiefengrenze für den PO_2 jedoch früher erreicht als die Grenze für PN_2. Andererseits muss mindestens ein PO_2 von ca. 0,16 bar (entspricht 2200 m Höhe) angeboten werden, um hypoxische Symptome zu vermeiden. Schließlich beruhen alle bei längerem Aufenthalt in der Tiefe entstehenden Dekom-

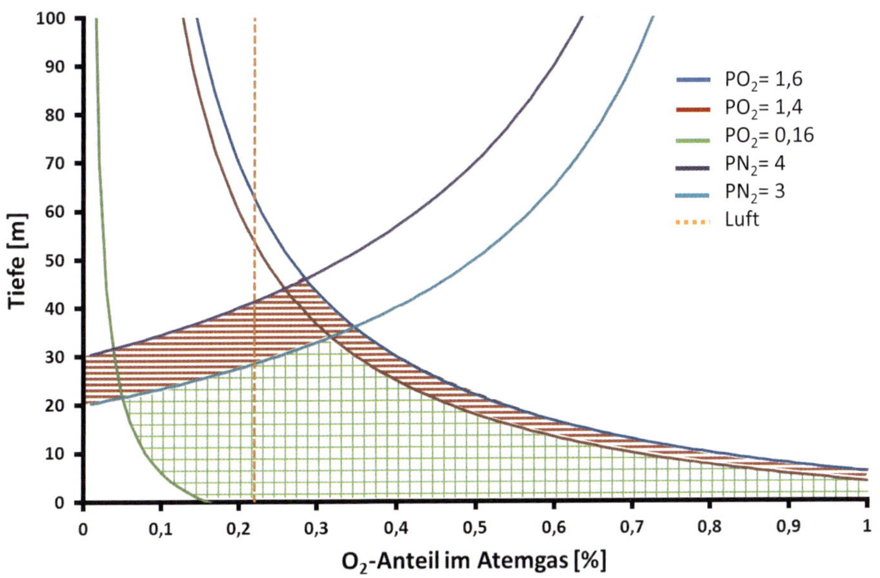

Abb. 4-3: Physiologisch mögliche Tauchtiefen als Funktion des O_2-Anteils im Atemgas.

pressionsforderungen auf dem zur Atmung angebotenen Partialdruck von Inertgas, üblicherweise N_2 und/oder He. Je nach geplanter Tauchtiefe können andere Gasgemische als Luft die oben aufgeführten Risiken z. T. erheblich vermindern, meistens jedoch nicht ohne jeweils neue Gefahren ins Spiel zu bringen.
Nennenswerte Verbreitung hat das Tauchen mit O_2-N_2-Mischungen (pauschal mit **Nitrox** bezeichnet) mit gegenüber Luft erhöhtem O_2-Gehalt gefunden: Wird Nitrox mit 32% O_2/68% N_2 (NOAA I) oder mit 36% O_2/64% N_2 (NOAA II) geatmet, darf zwar, um PO_2-Werte über 1,6 bar zu vermeiden, nicht tiefer als 40 m bzw. 34 m getaucht werden, aber die für die Dekompressionsberechnung maßgebende Equivalent Air Depth (EAD) (s. auch Kap. 13.2) beträgt nur 33 m bzw. 26 m! Diese Gemische haben zusätzlich den Vorteil, dass sie, zumindest in den USA und allen Ländern mit vergleichbaren Druckgasvorschriften, in für Druckluft zugelassenen Tauchgeräten verwendet werden dürfen. Liegen die O_2-Gehalte von Atemgasmischungen über 40%, müssen alle Ventile und Atemregler sauerstofftauglich sein, d. h. dass die verwendeten Materialien auch unter Druck nicht mit O_2 reagieren und dass keine brennbaren Verunreinigungen vorhanden sind. Das erfordert insbesondere die Verwendung spezieller Dichtungen und dass alle mit dem Gemisch in Kontakt kommenden Teile öl- und fettfrei betriebsfähig und montiert sein müssen.
In verschiedenen Situationen der Berufstaucherei, aber auch in einer Weiterentwicklung der Sporttauchens, dem »**Technical Diving**«, werden größere Tauchtiefen als 40 m angestrebt. Für Tauchgänge in große Tiefen (mehr als 40 m) wird zur Begrenzung der N_2-Narkose so viel He zugemischt, dass der PN_2 ca. 4 bar nicht überschreitet. Da hier drei Gase, nämlich O_2, N_2 und He im Gemisch vorliegen, werden derartige Gemische als Trimix bezeichnet. Außerdem wird der O_2-Anteil so klein gehalten, dass bei der Maximaltiefe der PO_2 nicht über 1,6 bar steigt. Für Tauchgänge bis 100 m ergeben diese Forderungen ein Gemisch von 15% O_2, 36% N_2 und 49% He. Der Gehalt von 15% O_2 stellt an der Oberfläche den oben geforderten minimalen PO_2 von 0,16 bar nicht ganz zur Verfügung, dazu müsste erst auf 70 cm abgetaucht werden. Tatsächlich wird aus Atemreglern mit entsprechend langen Schläuchen bis ca. 6 m Tiefe reiner O_2 geatmet und dann erst das Gemisch. Nach der Rückkehr wird ebenfalls ab 6 m O_2 geatmet, um die Dekompression möglichst abzukürzen. Das Beispiel zeigt aber, dass für noch größere Tiefen für Ab- und Aufstieg andere Gemische (»travel mix«) als für den Aufenthalt in der Tiefe (»bottom mix«) geboten sind. Dies erfordert Mehrflaschengeräte, die allerdings – wegen des in großen Tiefen enormen Gasverbrauchs – ohnehin vonnöten sind. Der Wechsel der Gemische in den Tiefen, außerhalb derer physiologisch bedingte Gefahren auftreten können, stellt außerordentliche Ansprüche an Ausbildung und Erfahrung der Taucher wie auch an die Sorgfalt der Planung solcher Tauchgänge. Fehler im Gasmanagement haben bis in die letzte Zeit auch sehr erfahrenen Extremtauchern das Leben gekostet (s. auch Kap. 13).

4.3.5 Kreislauftauchgeräte

4.3.5.1 Geschlossener Kreislauf

Bei den bisher beschriebenen Tauchgeräten wird alles eingeatmete Gas ins Wasser entlassen. Selbst unter Atmosphärendruck werden aber von jedem Atemzug physiologisch nur ca. 4% benötigt, d. h. der Gasverbrauch ist selbst bei Tauchtiefe 0 m schon über 20mal höher als der physiologische Bedarf.
Die historisch ersten autonomen »Tauchgeräte« waren frei von diesem Nachteil: U-Boot-Tauchretter bieten als Atemgas reinen O_2 und haben einen ganz geschlossenen Kreislauf. Ein Atembeutel, auch Gegenlunge genannt, wird mit O_2 aus einer relativ kleinen Vorratsflasche gefüllt. Der Taucher atmet über einen Faltenschlauch aus dem Atembeutel ein, atmet drei Atemzüge durch die Nase wieder aus, um den restlichen N_2 aus dem Kreislauf zu »spülen«, füllt den Atembeutel mit O_2 nach und atmet dann nur noch durch den Mund. Die Ausatemluft wird ventilgesteuert durch einen zweiten Faltenschlauch in einen

Kanister mit Atemkalk geleitet, der das CO_2 aus der Ausatemluft absorbiert. Der nicht verbrauchte O_2 strömt aus dem Kanister wieder in den Atembeutel. Merkt der Taucher, dass der Atembeutel bei tiefem Einatmen zusammenklappt, d. h. leer ist, lässt er neuen O_2 aus der Flasche einströmen. Solche Geräte sind außer als U-Boot-Tauchretter, wo ihre geringe Größe und die gleichzeitige Funktion des Atembeutels als Auftriebshilfe wesentlich sind, auch für Kampfschwimmer in Gebrauch. Hierfür sind vor allem das Fehlen einer verräterischen Blasenspur und der vergleichsweise geringe Gasbedarf selbst bei sehr langen Einsätzen entscheidend. Selbstverständlich sind die letzteren Geräte mit einer Konstantdosierung ausgerüstet, die nur bei hohem Bedarf mit einer Zusatzdosierung per Knopfdruck ergänzt werden muss. Noch komfortablere Geräte enthalten ein Ventil, ähnlich einem Lungenautomaten, welches bei Leerwerden des Atembeutels anspricht und nachfüllt. Je nach Häufigkeit dieses Bedarfs kann sogar eine parallele Konstantdosierung automatisch angepasst werden.
Trotz der geschilderten erheblichen Vorteile gegenüber Druckgastauchgeräten bestehen bei den mit reinem O_2 arbeitenden Kreislaufgeräten zwei die Anwendung im Zivilbereich weitgehend ausschließende Nachteile:

1. Wegen der für Taucher geltenden Verträglichkeitsgrenze von 1,6 bar PO_2 ist die maximale Tiefe auf 6 m begrenzt. Als Symptome der O_2-Intoxikation treten u. U. ohne warnende Vorzeichen Krampfanfälle auf, die ohne Vollgesichtsmaske zum Verlust des Mundstücks führen können. Deshalb müssen die angegebenen Tiefengrenzen sehr strikt eingehalten werden (s. Kap. 9, Abb. 9-3).
2. Allein das Vergessen des oben erwähnten »Spülens« genügt, um nach Verbrauch des meisten O_2 im Beutel fast nur noch N_2 übrig zu lassen. Die dadurch verursachte Hypoxie führt ohne Warnung oder Schmerzen zur Bewusstlosigkeit, die unter Wasser normalerweise tödlich endet.

Im vorstehenden Kapitel über Mischgasgeräte wurde erklärt, dass die physiologischen Grenzen für die Atemgasbedürfnisse des Menschen zuweilen – je nach Tiefe – nur mit verschiedenen Gasmischungen erfüllbar sind. Dort wurde vorausgesetzt, dass diese Mischungen fertig in Druckgasflaschen mitgeführt werden. So genannte »selbstmischende« Kreislaufgeräte halten – unabhängig von der Tiefe – einen voreingestellten PO_2 konstant. Sensoren messen den PO_2 im Atembeutel und veranlassen eine Zumischung über elektronisch gesteuerte Ventile, wenn die untere Toleranz erreicht ist. Weiterhin kann über druckabhängige Schalter ab einer bestimmten Tiefe die beim Abtauchen notwendige Volumenerhaltung im Atembeutel durch Helium-Zumischung erfolgen. Will man beim Auftauchen – um Dekompressionszeit zu sparen – das He wieder entfernen, kann dies nur durch »Spülen« mit heliumfreiem Gas erreicht werden. Danach wird das Gas nachgefüllt, welches die Dekompression bestmöglich abkürzt, meist Nitrox, ggf. reiner O_2. Auch wenn diese Arbeitsweise nicht übermäßig verwickelt klingt, ist doch in der Praxis der Aufwand sehr hoch. Insbesondere der Umstand, dass irgendein Versagen, seien es O_2- oder Drucksensoren, Elektronik oder Magnetventile, für den Benutzer sofort Lebensgefahr bedeutet, zwingt zu etlicher Redundanz im Aufbau und zu erheblichem Wartungsaufwand mit entsprechenden Kosten. Auch wird – wegen des geringen Verbrauchs und daher kleinen Vorrats – jeder unvorhersehbare Gasverlust, ob durch Lecks, starke Tiefenwechsel während des Tauchgangs oder auch nur das Ausblasen einer gefluteten Maske in großer Tiefe zum Problem. Bisher sind selbstmischende Kreislaufgeräte nur vereinzelt zivil verwendet worden (s. auch Kap. 13).

4.3.5.2 Halb geschlossener Kreislauf

Sicherer und mit erheblich geringerem Aufwand als durch Steuerung mittels PO_2-Sensoren lässt sich eine Hypoxie vermeiden durch eine konstante Dosierung, die unabhängig vom O_2-Verbrauch ($\dot{V}_{O_2}$) des Benutzers und der Tauchtiefe (T) einen bestimmten Mengenstrom ($\dot{V}_S$) (d. h. Gasmenge pro Zeiteinheit) eines O_2-Inertgas-Gemisches in den Atembeutel einspeist.

In solchen halb geschlossenen Kreislaufgeräten (Abb. 4-4) stellt sich der O_2-Anteil im Atembeutel (F_{iO_2}) im Gleichgewicht ein als Quotient der Differenzen aus pro Minute eingespeistem O_2 (d. h. $\dot{V}_S$ mal dem Sauerstoffanteil (F_{S,O_2}) des Gemisches) minus $\dot{V}_{O_2}$ zur Differenz der insgesamt eingespeisten Menge $\dot{V}_S$ minus dem gesamten Gasverbrauch, der aber auch nur $\dot{V}_{O_2}$ ist, da ja das Inertgas nicht verbraucht wird. Die Aussage des letzten Satzes lässt sich übersichtlicher als Formel schreiben:

Formel (1)

$$F_{iO_2} = \frac{\dot{V}_S \cdot F_{S,O_2} - \dot{V}_{O_2}}{\dot{V}_S - \dot{V}_{O_2}}$$

Selbstverständlich muss $\dot{V}_S$ so bemessen sein, dass die zufließende Sauerstoffmenge des Gemisches auch beim größten anzunehmenden O_2-Verbrauch ($\dot{V}_{O_{2max}}$) den physiologisch minimal erforderlichen $PO_{2_{min}}$ von 0,16 bar bereitstellt. Da ja – wie oben erklärt – nicht der PO_2 selbst geregelt werden kann, darf der

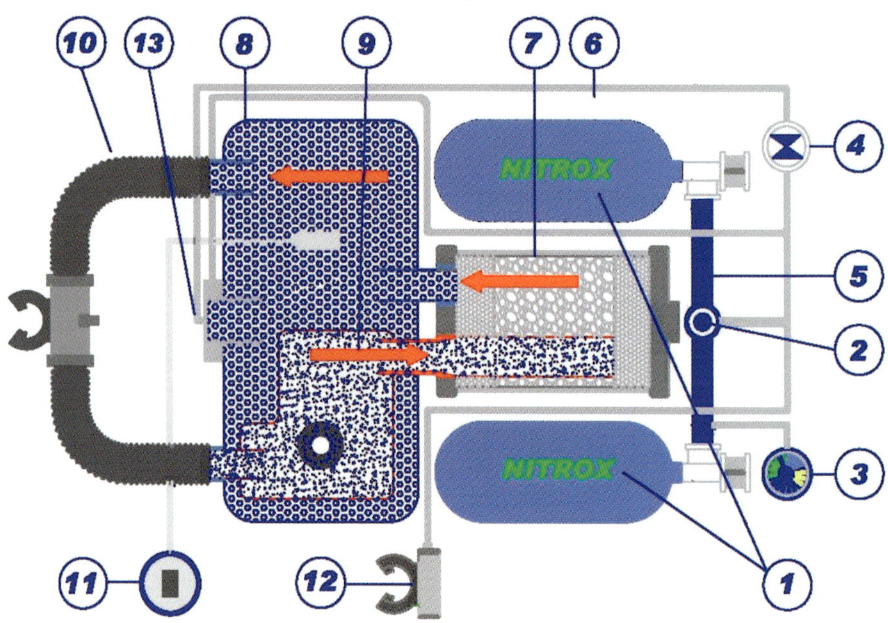

Nr	Bezeichnung
1.	Nitroxflaschen
2.	Druckminderer
3.	Druckanzeige
4.	Flowdüse
5.	HD-Verbindung

Nr	Bezeichnung
6.	MD-Verbindung
7.	Kalkbehälter
8.	Einatembeutel
9.	Ausatembeutel mit Überdruckventil

Nr	Bezeichnung
10.	Atemschlauch
11.	Oxyscan 100
12.	Octopus
13.	ADV-Bypassventil

Abb. 4-4: Halb geschlossenes Kreislaufgerät mit Fertiggasversorgung.

Sauerstoffanteil des eingeatmeten Gasgemisches (F_{iO2}) den Wert F_{iO_2min} = 0.16 (d. h. 16%) auch bei $\dot{V}_{O_2max}$ nicht unterschreiten. Dann ist an der Meeresoberfläche PO_{2min} eingehalten und schon in 3 m Tiefe ist der PO_2 der atmosphärischen Luft von 0,21 bar erreicht.

Ein PO_2 von 0,16 bar herrscht in 2200 m Höhe (s. Kap. 2.12). Auch ohne Adaptionszeit sind hier alle gesunden, resp. tauchtauglichen Menschen voll handlungsfähig. Bei PO_2 = 0,16 bar im Atemangebot ist die Sauerstoffsättigung des Hämoglobins noch über 91% gegenüber 97% bei PO_2 = 0,21 bar. Eine realistische Annahme für den maximalen Sauerstoffverbrauch ist $\dot{V}_{O_2max}$ = 2,5 bar l min^{-1}. Das entspricht einem Atemzeitvolumen von 62,5 l min^{-1} – dem maximalen Testwert für Atemregler nach EN 250 – und einer Arbeitsleistung von ca. 175 W. Bei extremer Anstrengung sind auch Verbrauche über 2,5 bar l min^{-1} möglich, sie sind aber immer gekoppelt mit einem entsprechend hohen Atemzeitvolumen, welche eine Frischgas-Zumischung unter Umgehung der Konstantdosierung auslöst (s. u.).

Eine Umstellung der Formel 1 erlaubt die Berechnung der Minimaldosierung ($\dot{V}_{S,min}$) als Funktion des maximal angenommenen O_2-Verbrauchs ($\dot{V}_{O_2max}$) und dem minimal erforderlichen O_2-Anteil (F_{iO_2min}):

Formel (2)

$$\dot{V}_{S,min} = \frac{\dot{V}_{O_2max} \cdot (1 - F_{iO2min})}{F_{S,O2} - F_{iO2min}}$$

Mit den oben erklärten Grenzwerten ergibt sich für Meereshöhe eine Minimaldosierung für jedes durch sein $F_{S,O2}$ gekennzeichnetes Gemisch.

Wegen unvermeidlicher Toleranzen (s. u.) werden Hersteller die Dosierungen im Allgemeinen etwas höher, z. B. 120% der Minimalwerte aus Gl. 2, wählen. Bei der Umrechnung der Gasmengen in Volumina wurde die im Tauchsport übliche Konvention 1,2 Gramm Luft = 1 bar l (bar-Liter) benutzt. Dies ist auch für die hier gemeinten N_2-O_2-Gemische Nitrox und eine Temperatur von 18 °C genau genug erfüllt. In den Formeln sind die mit $\dot{V}$ bezeichneten Größen Gasmengenströme, hier bar l min^{-1}.

Die Wahl des Gemisches hängt von der Art der geplanten Tauchgänge ab: Größere Tiefen erfordern sauerstoffarme Gemische und damit relativ hohe Dosierungen, die Vorteile der halboffenen Kreislaufgeräte sind hierbei am geringsten. Sauerstoffreiche Gemische erlauben sehr kleine Dosierungen mit einem Gasverbrauch, der schon nahe der Oberfläche erheblich unter dem für offene Systeme liegt, mit Maximaltiefen bis 30 m, z. B. für geräusch- und blasenarme Ausflüge am Korallenriff.

Für eine gegebene Paarung von Gemisch und Dosierung lässt sich nun mittels der Formel 1 der O_2-Anteil im Atemgas allein als Funktion des Sauerstoffverbrauchs berechnen:

Ist der Verbrauch sehr klein, nähert sich F_{iO_2} immer mehr dem eingespeisten Sauerstoffanteil F_{S,O_2}. Nur bei erheblichem Verbrauch, also starker Anstrengung, ist F_{iO_2} deutlich kleiner als F_{S,O_2}. Dieses Verhalten der halboffenen Kreislaufgeräte ist insofern vorteilhaft, als die Empfindlichkeit für die Sauerstoffvergiftung des Zentralen Nervensystems (ZNS) mit Arbeitsleistung (und entsprechend höherer CO_2-Produktion) stark zunimmt. Gerade dann aber wird der Sauerstoffanteil im Atemgas und damit auch der PO_2 geringer. Allerdings darf dieser Effekt nicht überschätzt werden, da er nur bei Dosierungen eingreift, die wenig über der Minimaldosierung liegen.

Das in Gleichung 1 beschriebene Gleichgewicht stellt sich wegen des Vorrats im Atembeutel nicht sofort, sondern immer mit einer gewissen Verzögerung ein. Fällt z. B. die Konstantdosierung ganz aus, so dauert es – je nach Gemisch – zwischen 1,5 und 5 min, bis im Atembeutel der in der Nähe der Oberfläche kritische Sauerstoffanteil von 16% unterschritten wird. Da für das Bewusstsein nicht der Anteil F_{iO_2}, sondern der Partialdruck PO_2 maßgebend ist, bleibt auf Tiefe immer noch Zeit für einen Aufstieg bzw. Umstieg auf ein Notsystem (»bail-out«), sofern dieser sofort nach Minderung oder Ausfall der Dosierung begonnen wird. Die Beispiele im Tabellenteil sind für ein Atemkreislaufvolumen von 10 Litern und einen Sauerstoffverbrauch von 1 bar l min^{-1} berechnet.

Umgekehrt wie der wünschenswerte Abfall des PO_2 bei Arbeitsleistung verhält sich leider der für die Null- und Dekompressionszeiten maßgebende Partialdruck des Stickstoffs (PN_2): Es gilt

Formel (3)

$$P_{N2} = (1 - F_{iO2}) \cdot P_{bar}$$

(p_{bar}: Umgebungsdruck). Eine Steigerung der Arbeitsleistung erhöht sowohl den PN_2 im Atemgas wie auch – über die gesteigerte Durchblutung – den Einstrom gelösten Stickstoffs in die Muskulatur. Zur Näherung kann davon ausgegangen werden, dass F_{iO2} ca. 80% des Gemischwertes F_{S,O_2} erreicht. Daraus resultieren veränderte Vorschriften für die Dekompression, auf die in Kap. 13.2 weiter eingegangen wird.
Die oben erwähnte Konstantdosierung wird ermöglicht durch die Tatsache, dass der Mengenstrom eines Gases durch eine Düse nur noch vom Druck der Speisung abhängt, wenn das Gas mit Schallgeschwindigkeit ausströmt. Dazu muss bei den hier betrachteten N_2-O_2-Gemischen der Speisungsdruck mindestens 1,9-mal so groß wie der Umgebungsdruck sein. Für Nitrox ist die Tauchtiefe entweder durch Inertgasnarkose oder durch Sauerstoffvergiftung begrenzt. Für einen maximalen Umgebungsdruck von 8 bar, entsprechend 70 m Tiefe, muss die Düse mit mindestens 15 bar gespeist werden. Dies besorgt ein Druckminderer, der den Druck der Vorratsflasche konstant (d. h. nicht um den Umgebungsdruck erhöht, wie beim Atemregler eines Druckgasgerätes) auf diesen Mitteldruck herabsetzt. Hierbei verlassen pro mm Querschnittsfläche ca. 3000 bar l min^{-1} Gas die Düse. Für Dosierungen von 60 bar l min^{-1} werden demnach Düsendurchmesser von ca. 45–85 µm benötigt. Temperaturabhängigkeit der Schallgeschwindigkeit und der Gasdichte, Toleranz der Düsendurchmesser und Abhängigkeit des Mitteldrucks vom Druck der Vorratsflasche(n) sowie die begrenzte Genauigkeit der Gasmischungen bedingen Abweichung vom Dosier-Sollwert in der Größenordnung von Prozenten. Beim Abtauchen reicht die Dosierung normalerweise nicht aus, die Kompression des Atembeutels rasch genug auszugleichen, um ihn genügend gefüllt zu halten. Deshalb speist eine Dosiereinrichtung (vergleichbar dem Lungenautomaten eines Atemreglers) unter Umgehung der Düse zusätzlich Atemgas in den Atembeutel, sobald darin ein schwacher relativer Unterdruck entsteht. Der Ansprechdruck dieses Automaten ist so niedrig eingestellt, dass auch bei sehr heftiger Atmung (z. B. bei O_2-Verbrauchswerten über 2,5 bar l min^{-1}) der strömungsbedingte Druckabfall im Atemkalkbehälter eine Zumischung von Frischgas auslöst. Wie beim Tauchen mit Mischgasen im offenen System werden auch hier einige wenige Standardgemische verwendet, um die erforderlichen Parameter tabellarisch erfassen zu können.
Das Atemgas im Kreislauftauchgerät ist nicht kalt und trocken, wie beim offenen Druckgasgerät, sondern warm und feucht. Bei Atmung aus einem DTG werden bei einem Atemzeitvolumen von 18 l min^{-1} in 30 m Tiefe in kaltem Wasser dem Körper allein ca. 32 W zur Aufwärmung der Luft und zu ihrer Sättigung mit Wasserdampf zentral, d. h. unter Umgehung der Kältesensoren, entzogen.

Die chemische Reaktion des Kohlendioxids (CO_2) mit dem Atemkalk:
Nassphase:
1. $CO_2 + H_2O \rightleftharpoons H_2CO_3$
2. $H_2CO_3 + 2\ NaOH \rightleftharpoons Na_2CO_3 + 2\ H_2O$

Trockenphase:
3. $Na_2CO_3 + Ca(OH)_2 \rightleftharpoons CaCO_3 + 2\ NaOH$

summarisch $CO_2 + Ca(OH)_2 \rightleftharpoons CaCO_3 + H_2O$

durch die schließlich aus CO_2 und gelöschtem Kalk ($Ca(OH)_2$) durch Vermittlung von Ätznatron (NaOH) gewöhnlicher Kalk ($CaCO_3$) und

Wasser wird, erzeugt vorteilhafterweise auch Wärme. Durch eine isolierende Bauweise des Atemkalkbehälters wird diese Wärmeenergie soweit möglich im Atemgas erhalten.
Obwohl der Atemkalk weniger als 4% NaOH enthält und deshalb auch nicht als Gefahrgut gilt, entsteht bei Flutung des Behälters verdünnte Natronlauge. Trotz geschickter Gestaltung der Atembeutel (Wasserfallen) bleibt ein gewisses Risiko, dass der Benutzer nach einem Wassereinbruch in den Atemkalkbehälter Lauge in den Mund bekommt.
Damit die chemischen Reaktionen in den wenigen Sekunden der Atemzüge ergiebig genug ablaufen, muss die Grenzfläche zwischen den als Reaktionspartnern beteiligten Gasen, Flüssigkeiten und Festkörpern ausreichend groß sein. Feinere Körnung des Atemkalks vergrößert zwar die Oberfläche pro Kilogramm, aber auch den Strömungswiderstand. Um erträgliche Atemwiderstände einzuhalten, müsste bei feinerer Körnung der Kalkbehälter in Strömungsrichtung mehr Querschnitt erhalten. Bei einem breiten, entsprechend kurzen Behälter wiederum ist die Gefahr der »Kanalbildung« in der Kalkschüttung und die wärmeableitende Oberfläche größer. Insgesamt werden die Maße des Behälters auf die vom Hersteller vorgesehene Kalksorte abgestimmt, um beste Kalkausnutzung, kleine wärmeableitende Oberfläche, geringe Gefahr der Kanalbildung und niedrige Atemwiderstände im Gebrauch gleichzeitig zu erreichen.

Als autonome Tauchgeräte stehen verschiedene Gerätetypen zur Verfügung, wobei das Druckgastauchgerät am verbreitetsten ist. Je höher der technische Standard dieser Geräte, umso größer müssen die erforderlichen theoretischen Kenntnisse und taucherischen Fertigkeiten sein.

4.4 Weiteres Tauchzubehör

4.4.1 Tauchcomputer

Modernes Sporttauchen ist ohne einen Tauchcomputer kaum noch denkbar. In der Grundfunktion ersetzt er die Kombination von Uhr, Tiefenmesser und Tauchtabelle (siehe unten), weitere Funktionen können sehr stark mit der Ausstattung variieren. Die Grundfunktion liefert die Simulation der Stickstoffaufnahme und -abgabe entsprechend dem fortlaufend gemessenen Tauchprofil (s. Kap. 10), woraus die Vorgaben für den Aufstieg abgeleitet werden. Je nach Computertyp werden die Rest-Nullzeit und/oder die Zeit für den Aufstieg und die einzuhaltenden Stufen angezeigt. In verschiedenen Modellen wird auch die Temperatur, der aktuelle Flaschendruck und die geschätzte verbleibende Zeit für den Luftvorrat angezeigt sowie die Zeitreserven zur Vermeidung einer O_2-Vergiftung. Neueste Modelle erfassen auch die Herzfrequenz. Dabei werden die zusätzlichen Informationen auch genutzt, um die Dekompressionsvorgaben anzupassen.

4.4.2 Uhr und Tiefenmesser

Die Zeitmessung für den Aufenthalt unter Wasser, die Dauer des Aufstiegs und das Einhalten der notwendigen Stopps wird mit einer Taucheruhr, die für den Unterwassereinsatz geeignet ist, und dem Tiefenmesser ermöglicht. Tiefenmesser sind Manometer für den Wasserdruck. Sie sind als mechanische und elektronische Systeme auf dem Markt. Für den Taucher ist die gute Ablesbarkeit dieser und auch der folgenden Instrumente bei Dunkelheit wichtig.
Inzwischen werden Taucheruhren angeboten, die gleichzeitig die Tiefe messen oder gar einen Kompass enthalten. Ähnlich wie bei der Entwicklung von der Tauchertarierweste zum Tarierjacket ist der Trend zur Multifunktionalität festzustellen.

4.4.3 Tauchtabelle

Zur Bestimmung des richtigen Aufstiegsverhaltens nach einem Aufenthalt in der Tiefe ist es nötig, eine Tauchtabelle mitzuführen. Aus der Zeit- und Tiefenmessung kann dann unter Annahme eines rechteckigen Tauchprofils die sichere Rückkehr zur Wasseroberfläche durchgeführt werden. Diese Tabelle sollte auch mitgeführt werden, wenn ein Tauchcomputer eingesetzt wird. Besondere Tauchbedingungen wie z. B. Kälte oder schwere Arbeit werden u. U. nicht vom Tauchcomputer hinreichend simuliert, sodass die Tabelle zusätzliche Informationen für die Dekompression geben kann. Mit Uhr und Tiefenmesser zusammen ist dies eine Kombination, die im Falle eines Ausfalles des Tauchcomputers eine sichere Dekompression ermöglicht. Es ist darauf zu achten, dass es sich um eine Tabelle handelt, die die aktuellen Entwicklungen berücksichtigt. Grundsätzliche Hinweise zu den Tauchtabellen finden sich in Kap. 10.

4.4.4 Unterwasser-Manometer

Selbstverständliches Zubehör ist heutzutage die Druckanzeige für die Druckgasflasche durch ein Unterwasser-Manometer (UW-Manometer, auch »Finimeter« genannt). Hiermit kann der Taucher jederzeit den Flaschendruck kontrollieren und frühzeitig erkennen, wenn der Gasvorrat zur Neige geht. Im Sporttauchen wird dies als einzige Warneinrichtung genutzt, während in der professionellen Taucherei noch weitere Warneinrichtungen wie z. B. die früher übliche Reserveschaltung verwendet werden. Diese Reserveschaltung signalisiert durch erhöhten Atemwiderstand das Erreichen eines Reservedruckes. Als Reservedruck wird üblicherweise der Druck von 50 bar bezeichnet, der auf dem UW-Manometer besonders markiert ist.

4.4.5 Weiteres Tauchzubehör

Die Palette weiterer Zubehörteile ist vielfältig, ihre Verwendung hängt u. a. auch vom Tauchgebiet und der Qualität des geplanten Tauchganges ab. Der konventionelle Kompass zur Orientierung unter Wasser findet heute sein elektronisches Pendant bis hin zum Ultraschallpeilgerät, das Entfernung und Richtung zum Ausgangspunkt präzise angibt. Sicherungsbojen, Tauchermesser, Wärmekissen – die Palette ließe sich erheblich erweitern. Es sei hier auf einschlägige Gerätekataloge und die Empfehlungen der Tauchausbildungsorganisationen, aber auch auf entsprechende CE-Normen für die Ausbildung verwiesen.

4.5 Ausrüstungen für den Wettkampfsport

Neben dem Tauchen zur Unterwassererkundung bzw. Arbeiten unter Wasser haben sich Wettkampfsportarten entwickelt. Die Verbindung Tauchen und Wettkampf lässt sich sogar im Programm der Olympischen Spiele 1912 nachweisen. In den meisten Fällen lassen sich jedoch diese modernen Wettkampfformen aus dem Vorbereitungstraining für das Freigewässertauchen ableiten. Neben dem Wettschwimmen mit Flossen im Schwimmbad und im Freigewässer haben sich das Orientierungstauchen und Unterwasserspiele, Unterwasser-Hockey und -Rugby entwickelt. Auch Apnoetauchdisziplinen – Tief-, Zeit- und Streckentauchen (s. auch Kap. 7.5.3) – müssen zu den Wettkampfdisziplinen gerechnet werden. Im Rettungsschwimmsport haben sich Wettkämpfe entwickelt, bei denen die ABC-Ausrüstung oder zumindest die Flossen eingesetzt werden.
Es liegt in der Natur der Sache, dass für diese Wettkämpfe besondere Ausrüstungen entwickelt werden. Die verschiedenen Disziplinen des Wettkampfsports erfordern zusätzliches Sportgerät. Angefangen bei den Körben und dem salzwassergefüllten Ball beim Unterwasser-Rugby, der Kombination aus Kompass und einem Streckenmesssystem beim Orientierungstauchen bis hin zu den Gerätschaften beim Apnoetieftauchen werden auch die in den vorhergehenden Kapiteln beschriebenen Geräte modifiziert eingesetzt, um eine Leistungsoptimierung zu erreichen, und entsprechen zum Teil nicht den üblichen Normen.

4.5.1 Modifizierte ABC-Ausrüstung

Zum Wettschwimmen ist es günstig, den Strömungswiderstand der Tauchmaske und Brille zu optimieren. Daraus resultiert ein Schnorchel, der in der Mitte vor dem Kopf getragen wird und durch ein besonderes Kopfband gehalten wird. Durchmesser und Länge sind gegenüber der Norm vergrößert. Dies ist wegen der extrem hohen Ventilation bei der sportlichen Belastung nicht problematisch. Der kritische Abstand zur Wasseroberfläche ist dadurch aber nicht erhöht. Beim Unterwasser-Rugby haben sich handelsübliche kurze, einfache Schnorchel durchgesetzt.

Beim Flossenschwimmen und Streckentauchen wird häufig die Maske durch eine eng anliegende Brille ersetzt. Werden Masken eingesetzt, so sind sie starr und für normale Tauchgänge nicht geeignet. Diese Modifikation wird möglich, weil diese wettkampfsportlichen Disziplinen nur in geringen Tauchtiefen stattfinden. Beim Tieftauchen werden Maskenmodelle verwendet, die sich durch ein besonders geringes Maskenvolumen auszeichnen und so nur geringe Gasvolumina zum Druckausgleich erfordern.

Beim Einsatz von Flossen hat sich gezeigt, dass die Delfinbeinschlagbewegung, bei der beide Beine parallel arbeiten und große Muskeln des Körpers zur Vortriebserzeugung mit eingesetzt werden können, am effektivsten ist. Konsequenterweise haben sich daraus Monoflossen entwickelt. Dazu wurden Flossenblätter aus Glasfasermaterial entwickelt, die eine hohe Elastizität aufweisen und gewichtsoptimiert sind. Wie auch bei den handelsüblichen Stereoflossen wird hier immer wieder an einer Optimierung des Flossenblattes gearbeitet, um die Muskelkraft möglichst effizient in Vortrieb umzusetzen. Im Gegensatz zu Flossen, die für übliche Tauchgänge bequem und für geringe wie auch hohe Krafteinsätze optimiert sein müssen und daher meistens einen Kompromiss darstellen, steht bei der Entwicklung der Rennflossen nur die optimal zu erreichende Geschwindigkeit im Mittelpunkt. Allerdings muss erwähnt werden, dass durchaus auch Stereoflossen im Sinne der Geschwindigkeitsoptimierung entwickelt werden und auch im Wettkampfsport, z. B. beim Rettungsschwimmen oder beim Apnoetieftauchen, eingesetzt werden.

4.5.2 Modifikationen am Atemgerät

Sofern Wettkämpfe mit Atemgerät stattfinden, wird dieses vor dem Körper gehalten, um strömungsgünstig tauchen zu können. Tragevorrichtungen oder gar Tarierjackets finden keine Anwendung, da diese einen hohen Frontalwiderstand haben. Die Größe der Druckgasflasche richtet sich nach der Strecke und dem Luftbedarf der Athleten, Nitrox-Gemische dürfen nicht verwendet werden.

Wie auch die Druckgasflasche weicht der Atemregler kaum von der konventionellen Ausrüstung ab. Allerdings muss er die hohe Lieferleistung erfüllen, andererseits darf der Staudruck vor dem Mund bei hoher Geschwindigkeit nicht die Luftdusche auslösen. Hier haben sich Lungenautomaten bewährt, deren Membran parallel zur Schwimmrichtung liegt. Die Widerstandseinstellungen am Automaten und die Schlauchlänge werden individuell angepasst.

5 Physikalische Grundlagen des Tauchens

(von U. Hoffmann und M. Hahn)

Der Aufenthalt unter Wasser stellt für den menschlichen Organismus zwei Besonderheiten dar:

- Ohne Verbindung zur Wasseroberfläche oder technische Hilfsmittel kann er nur kurzfristig – durch Atemanhalten – überleben.
- Die höhere Dichte des Wassers als umgebendes Medium hat Konsequenzen für das Gewicht des Tauchers und die auf den Körper wirkenden Gase.

Gerade der letzte Punkt führt zu entscheidenden physiologischen Veränderungen, die beim Tauchen berücksichtigt werden müssen. Das Verständnis grundlegender physikalischer Gesetzmäßigkeiten ist daher unumgänglich. Im Mittelpunkt stehen hierbei die Bedeutung des Drucks und dessen Wirkung auf Gase.

5.1 Wassertiefe und Druck

Druck (P) ist definiert als die **Kraft** – gemessen in Newton (N) –, die **pro Fläche** – z. B. angegeben in m² – wirkt. Aus den Einheiten Newton und m² lässt sich die Maßeinheit **Pascal** (Pa) für Druck ableiten:

$$1\ \text{Pa} = \frac{1\,\text{N}}{1\,\text{m}^2}$$

Verteilt man ca. 102 g Sand – das entspricht in etwa der Gewichtskraft 1 N – über 1 m², so wird auf dieser Fläche ein Druck von 1 Pa ausgeübt. 1 Pa ist somit ein relativ geringer Druck.

Im täglichen Leben treten wesentlich höhere Drücke auf. Daher haben sich die Maßeinheiten hPa (1 hPa = 100 Pa), kPa (1 kPa = 1000 Pa), oder **bar** (1 bar = 100.000 Pa) durchgesetzt. Traditionell werden, z. B. im medizinischen Bereich, noch ältere Maßeinheiten verwendet. Tab. 1 gibt die Umrechnung zwischen den häufig verwendeten Einheiten wieder.

Der durch Flüssigkeiten oder Gase ausgeübte Druck kann, wie in Abb. 5-1A dargestellt, durch einen Stapel von Gewichten veranschaulicht werden. Je mehr Gewichtsstücke übereinander gestapelt werden, umso größer wird der Druck, der an der Basis der Säule wirkt. Die Gewichtsstücke entsprechen dabei den Flüssigkeits- bzw. Gasmolekülen.

Zwischen Gasen und Flüssigkeiten besteht jedoch ein wichtiger Unterschied: **Gase sind kompressibel**, d. h. sie verändern mit dem Druck ihre Dichte (Definition für Dichte: Masse pro Volumen). Dies ist gleichbedeutend mit der Aussage, dass Gase mit dem Druck ihr Volumen ändern, worauf später noch eingegangen wird (s. Kap. 5.2.1). Die Kompressibilität von Gasen hat zur Folge, dass die Luft auf Meereshöhe dichter »gepackt« ist als in

	bar	at	atm	mmHg	fsw	psi
bar	1	1,0197162	0,9869233	750,062	32,568467	14,50377
at (= kp cm⁻²)	0,980665	1	0,9678411	735,55955	31,938757	14,22335
atm	1,01325	1,0332274	1	760	33	14,69595
mmHg (= Torr)	$1{,}333224 \cdot 10^{-3}$	$1{,}3595092 \cdot 10^{-3}$	$1{,}315789 \cdot 10^{-3}$	1	$4{,}3421052 \cdot 10^{-2}$	$1{,}933677 \cdot 10^{-2}$
fsw	$3{,}07045 \cdot 10^{-2}$	$3{,}1309922 \cdot 10^{-2}$	0,030	23,03	1	0,445332
psi (= lb in⁻²)	$6{,}894757 \cdot 10^{-2}$	$7{,}0306918 \cdot 10^{-2}$	$6{,}804596 \cdot 10^{-2}$	51,714933	2,2455168	1

Tabelle 1: Übersicht über verwendete Druckeinheiten und deren Umrechnung. Die Einheit »bar« wird im Tauchen am häufigsten verwendet.

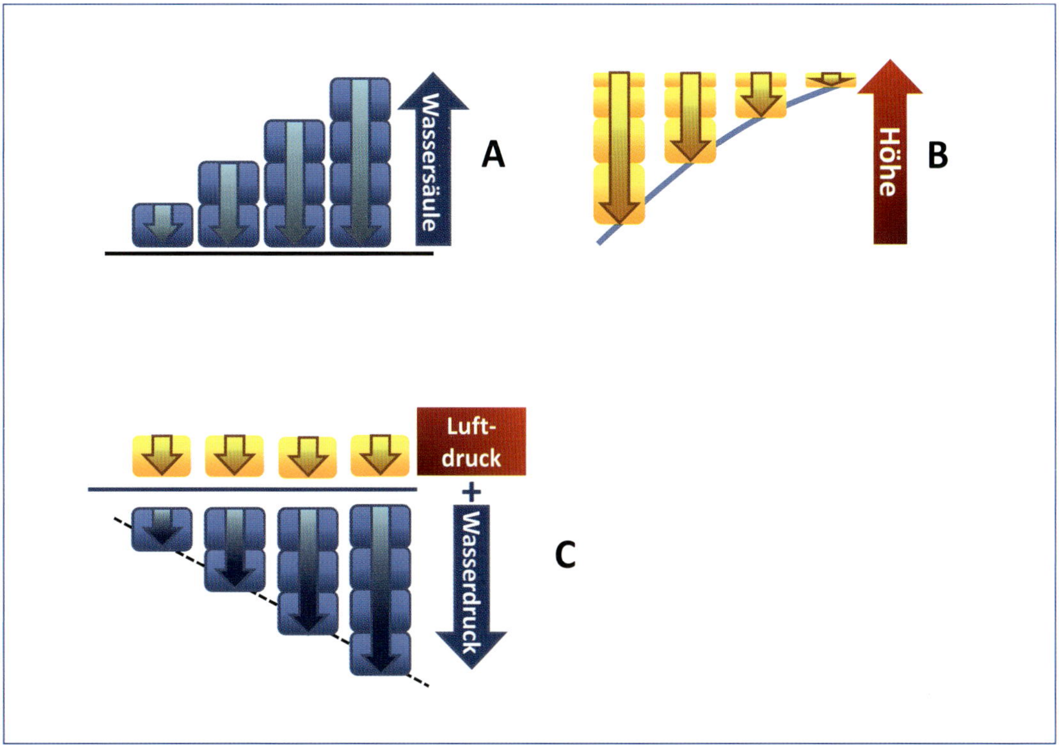

Abb. 5-1: Druck dargestellt als Stapel von Gewichten.
A: Je mehr Gewichte über der gleichen Fläche gestapelt werden, umso höher ist der Druck.
B: Der Luftdruck: Auf Meereshöhe ist die Luft dichter; untere Luftschichten haben einen größeren Anteil am Druck. Mit der Höhe nimmt der Druck überproportional ab.
C: Der Umgebungsdruck in der Tiefe ist die Summe von Luft- und Wasserdruck.

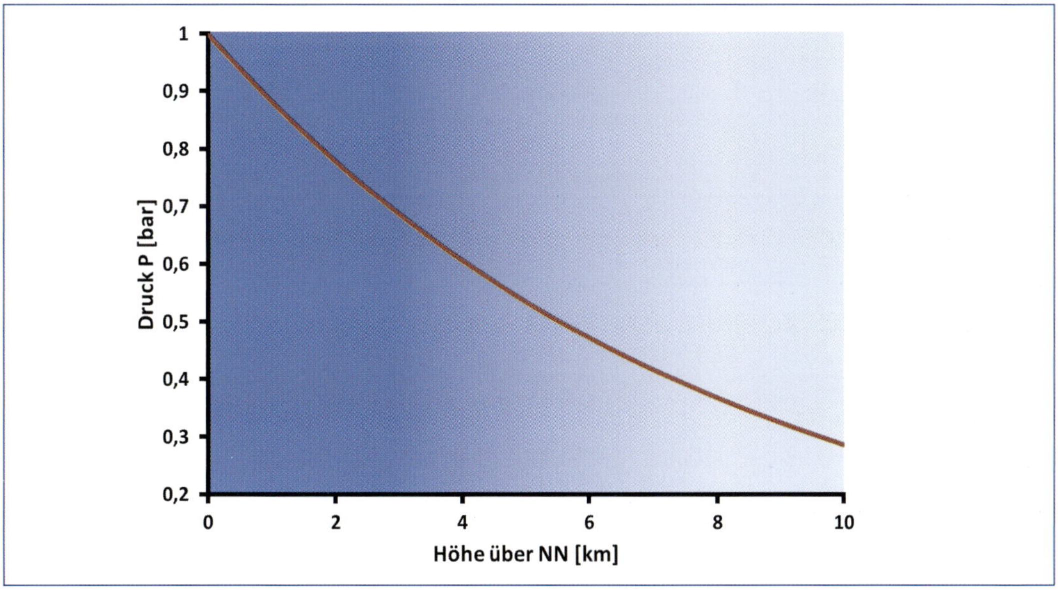

Abb. 5-2: Die Beziehung zwischen Luftdruck und geografischer Höhe.

der Höhe. Die unteren Luftschichten werden durch das Gewicht der darüber liegenden zusammengedrückt. In der grafischen Darstellung zeigt die Beziehung zwischen Druck und **geografischer Höhe** daher einen kurvenförmigen Verlauf (s. Abb. 5-1 B und 5-2).
Die genaue mathematische Beschreibung dieses Zusammenhanges lautet:

$$h\ P_{Luft} = e^{-\frac{1}{8} Höhe\ [km]}$$

Für die Höhen, wo Tauchplätze liegen, kann folgende vereinfachte Gleichung als Faustregel genutzt werden:

(1) $P_{Luft} = 1\ [bar] - Höhe\ [km] \cdot 0,1$

Nach dieser Gleichung ergibt sich z. B. für eine Höhe von 2000 m ein Luftdruck von 0,8 bar.

Im Gegensatz zu Gasen sind **Flüssigkeiten inkompressibel**, d. h. das Volumen bleibt bei jedem Druck gleich. Bei zunehmender Wassertiefe erhöht sich der Druck daher proportional. Aufgrund kleiner Dichteunterschiede zwischen Salz- und Süßwasser (Dichte von Süßwasser: 1,0 kg l^{-1}, Dichte von Salzwasser zwischen 1,02 und 1,04 kg l^{-1} bei 4 °C), zeigt die Druck-Tiefe-Beziehung kleine Unterschiede, die allerdings beim Tauchen vernachlässigt werden können. Als Faustformel gilt für den **Wasserdruck**:

(2) $P_{H_2O}[bar] = Tiefe\ [m] \cdot 0,1$

Um den Umgebungsdruck im Wasser zu ermitteln, müssen Luft- und Wasserdruck addiert werden (s. auch Abb. 5-1C):

(3) $P_{bar}[bar] = P_{Luft}[bar] + P_{H_2O}[bar]$

Tabelle 2 zeigt den Umgebungsdruck in verschiedenen Tauchtiefen bei unterschiedlichen geografischen Höhen. So beträgt z. B. der Umgebungsdruck in 10 m Tiefe im Meer 2 bar; als Summe von 1 bar Luftdruck und 1 bar Wasserdruck. In einem See, der sich auf 2000 m Höhe befindet, herrscht dagegen in einer Tiefe von 10 m ein Umgebungsdruck von nur 1,8 bar; als Summe von 0,8 bar Luftdruck und 1 bar Wasserdruck.
Für das Tauchen ist die in der Tabelle 2 angegebene relative Änderung des Umgebungsdruckes ebenfalls von großem Interesse. Der Druck im Meer ist in einer Tiefe von 10 m doppelt so hoch (200%) wie an der Oberfläche. In einem See, der sich in 2000 m Höhe befindet, ist der Druck in 10 m Wassertiefe bereits auf das 2,25-fache (225%) erhöht. Die relative Druckänderung im Wasser ist also bei niedrigem Luftdruck viel größer. Ein anderer wichtiger Aspekt sind die relativen Druckänderungen beim Auftauchen. Ein Auftauchvorgang von 20 m auf 10 m Tiefe im Meer führt zu einer Druckreduktion um ca. 33%. Beim weiteren Auftauchvorgang von 10 m bis zur Wasseroberfläche wird der Druck um weitere 50%, von 2 bar auf 1 bar, reduziert. Bei einem gleichen Auftauchvorgang in einem Bergsee (2000 m Höhe) sind

Tiefe	Meereshöhe		1000 m über Meereshöhe		2000 m über Meereshöhe	
	Absoluter Druck	Relativer Druck*	Absoluter Druck	Relativer Druck*	Absoluter Druck	Relativer Druck*
0 m	1 bar	100%	0,9 bar	100%	0,8 bar	100%
5 m	1,5 bar	150%	1,4 bar	156%	1,3 bar	163%
10 m	2,0 bar	200%	1,9 bar	211%	1,8 bar	225%
20 m	3,0 bar	300%	2,9 bar	322%	2,8 bar	350%
30 m	4,0 bar	400%	3,9 bar	433%	3,8 bar	475%
40 m	5,0 bar	500%	4,9 bar	544%	4,8 bar	600%

Tabelle 2: Der Umgebungsdruck in verschiedenen Tauchtiefen in Abhängigkeit von der geografischen Höhe (*: relativer Druck bezogen auf die Wasseroberfläche).

die prozentualen Druckreduktionen größer. Beim Auftauchen von 20 m auf 10 m wird der Druck um ca. 36% und von 10 m bis zur Wasseroberfläche um fast 56% reduziert. Diese unterschiedlichen relativen Änderungen beim Auftauchen haben ganz erhebliche Konsequenzen für alle Dekompressionsvorgänge (s. Kap. 10).

Unter einem anderen Aspekt ist das Modell, das in Abb. 5-2 dargestellt wurde, unzutreffend und vielleicht irreführend: Der Druck in Flüssigkeiten und Gasen wirkt nicht nur in einer Richtung, sondern in alle Richtungen mit dem gleichen Betrag. Ein Körper, der z. B. in Wasser eingetaucht ist, erfährt den Druck also von allen Seiten gleichermaßen (s. auch Kap. 7.1).

Für das physiologische Verständnis der Wirkung von Druck ist es notwendig, nochmals auf Eigenschaften der unterschiedlichen Stoffe – Gase, Flüssigkeiten und feste Stoffe – einzugehen. Wie oben bereits angesprochen sind Flüssigkeiten sowie feste Stoffe im Gegensatz zu Gasen nicht kompressibel. Sie können ihr Volumen also nicht ändern, d. h. der Druck der näheren Umgebung wird unvermittelt angenommen.

Wird auf eine Flüssigkeit Druck ausgeübt, die in Verbindung mit einem Bereich geringeren Drucks steht, dann kommt es zu einem Flüssigkeitsstrom vom Ort des höheren zum Ort des niedereren Drucks. Ein typisches Beispiel eines durch Druck induzierten Flüssigkeitsstroms ist das Kreislaufsystem im menschlichen Körper. Das Blut fließt hier vom arteriellen System – mit hohem Druck – über das venöse System – mit geringem Druck – zum Herzen zurück. Feste Stoffe können höchstens noch mit Verformungen auf Druckeinwirkungen reagieren. Gase hingegen nehmen nur dann den Druck der Umgebung an, wenn das Volumen entsprechend angepasst wird, wie im folgenden Kapitel erläutert wird.

Zusammenfassend gilt:
Der Umgebungsdruck steigt mit der Tauchtiefe und ergibt sich aus Luftdruck und Wasserdruck:

$$P_{Umgebung}\,[bar] = P_{Luft}\,[bar] + Tiefe\,[m] \cdot 0{,}1$$

- *Der Druck im Wasser wirkt auf den Körper von allen Seiten.*
- *Die relativen Druckänderungen sind umso größer, je näher die Wasseroberfläche ist.*
- *Die relativen Druckänderungen sind in Bergseen größer als im Meer.*

5.2 Ein einfaches Modell für Gase

Um das Verhalten von Gasen zu verstehen, ist eine theoretische Betrachtung hilfreich. Aus diesen theoretischen Vorüberlegungen lassen sich dann die Gasgesetze ableiten, die für die Tauchpraxis von wesentlicher Bedeutung sind. Kommt es zu Druck- und Temperaturänderungen, so gelten für Gase besondere Gesetzmäßigkeiten. Für das grundlegende Verständnis wird hierbei außer Acht gelassen, ob es sich um ein reines Gas oder ein Gasgemisch wie z. B. Luft handelt. Gas kann als lose Ansammlung von Gasmolekülen verstanden werden, die sich frei in dem ihnen verfügbaren Raum bewegen. Die Anzahl der Moleküle ist die Gasmenge. Die Bewegungsrichtung der Moleküle ist zufällig und wird durch Kollision mit anderen Molekülen oder angrenzenden Oberflächen geändert.

Die Geschwindigkeit, mit der sich die Moleküle in dem Raum bewegen, hängt von der Temperatur ab: Je höher die Temperatur ist, umso schneller bewegen sich die Moleküle. Sinkt die Temperatur, so wird die Eigenbewegung der Moleküle langsamer, bis sich schließlich die Moleküle formieren: Das Gas wird flüssig.

Treffen die Moleküle auf eine Oberfläche, z. B. eine Behälterwand oder Flüssigkeitsoberfläche, so üben sie Druck – Kraft pro Fläche – aus. Je mehr Moleküle in einem Raum enthalten sind und je schneller diese sich bewegen, umso größer ist die Anzahl der Kollisionen mit der Oberfläche und damit der Druck auf die Oberfläche. Wird der Bewegungsraum für eine Menge von Molekülen eingeengt, dann erhöht sich zwangsläufig auch die Zahl der Kollisionen mit der Oberfläche. Der Druck steigt an.

Die Erhöhung der Temperatur, die mit einer schnelleren Bewegung der Moleküle verbunden ist, hat ebenfalls zur Folge, dass die Moleküle häufiger auf angrenzende Oberflächen stoßen. Wie auch bei der Volumenreduktion heißt das, dass die Kraft auf diese Oberfläche größer wird, der Druck also ansteigt.

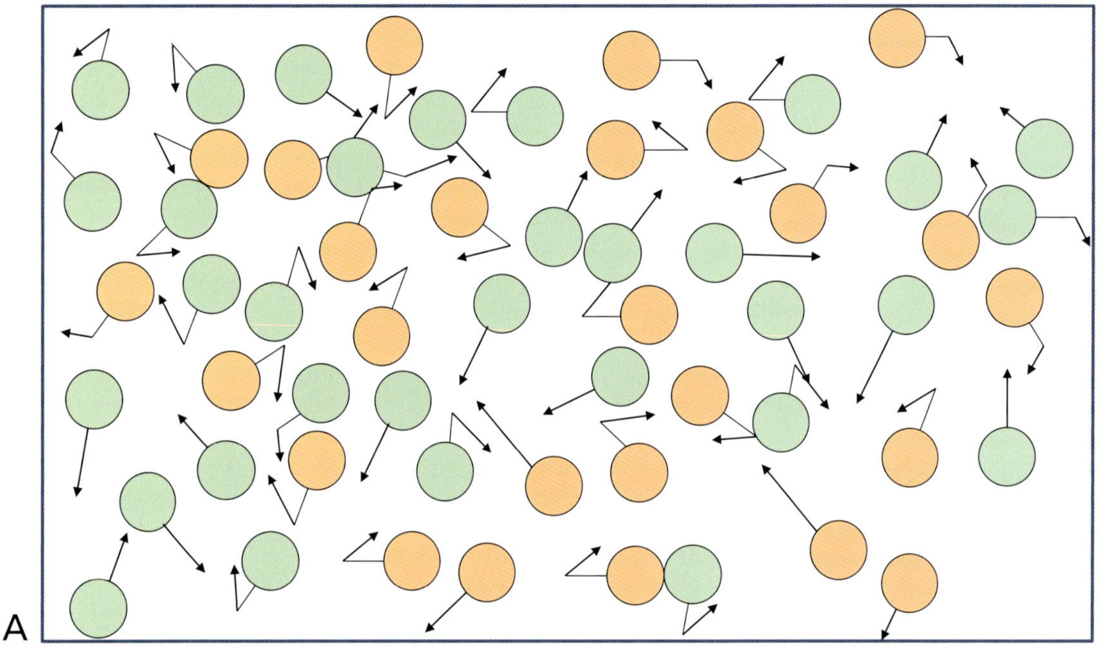

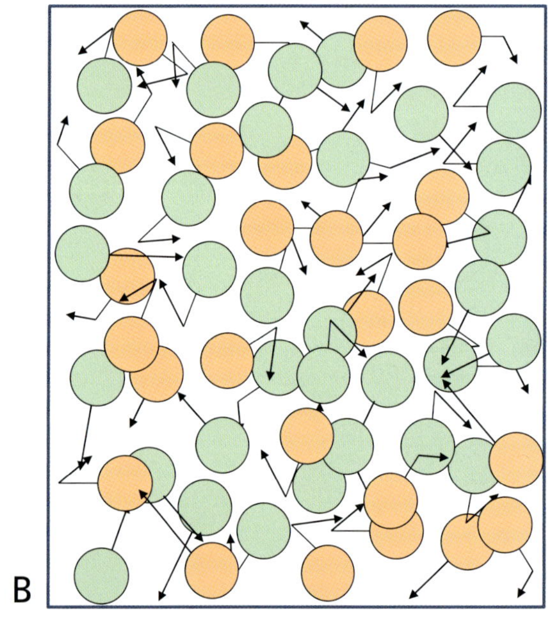

Abb. 5-3: Ein einfaches Modell des Gases.

A: Die Gasmoleküle bewegen sich frei im Raum. Die Bewegungsgeschwindigkeit hängt von der Temperatur ab und der Gasdruck entsteht durch den Aufprall auf die Oberfläche.

B: Die gleiche Anzahl von Molekülen wie bei A in einem halb so großen Raum.

Mathematisch lassen sich die aufgeführten Eigenschaften in der allgemeinen Gasgleichung formulieren:

(4) $n \cdot R \cdot T = P \cdot V$

(n: Anzahl der Moleküle, R: allgemeine Gaskonstante, T: Temperatur in Kelvin, P: Druck, V: Volumen).

Diese Gleichung gilt für »ideale Gase«. Die idealen Gase gibt es nur als theoretisches Modell, denn es wird vorausgesetzt, dass die Moleküle keine Anziehungskräfte (Van-der-Waals'sche Kräfte) aufeinander ausüben. Solche Kräfte sind aber immer vorhanden, nur spielen sie über weite Druckbereiche keine Rolle. Sind die Moleküle jedoch zu dicht gepackt, dann entwickeln sie untereinander stärkere Anziehungskräfte, die nicht mehr vernachlässigt werden können. Wenn solche Anziehungskräfte auftreten, ergeben sich Abweichungen zu dem in Gleichung 4 formulierten Gesetz. Glücklicherweise ist der Bereich, in dem die Gase beim Tauchen genutzt werden, noch hinreichend vom Übergang zur Flüssigkeit entfernt. Lediglich für Tauchflaschen sind bei Fülldrücken über 200 bar die Einschränkungen zu berücksichtigen (s. Kap. 5.2.1).
Für die im Folgenden dargestellten Gesetze wird angenommen, dass die idealen Gasbedingungen vorliegen, was der taucherischen Praxis auch weitgehend entspricht.

Zusammenfassung:

- *Gas kann als lose Ansammlung von Molekülen verstanden werden, die sich in einem Volumen frei bewegen.*
- *Druck entsteht durch Kollision der Gasmoleküle mit der Oberfläche.*
- *Eine Einengung des Volumens führt zu einer Erhöhung des Drucks.*
- *Eine Temperaturerhöhung führt zu einer Erhöhung der Bewegungsgeschwindigkeit der Moleküle und damit zu einer Erhöhung des Drucks.*

5.2.1 Das Gesetz von Boyle-Mariotte

Eine nähere, vereinfachte mathematische Beschreibung für den Zusammenhang von Druck-, Volumen- und Temperaturänderungen ist notwendig, um die physikalischen Vorgänge beim Tauchen besser zu verstehen und auch kalkulierbar zu machen. Die Überlegungen werden in den Gesetzen von Boyle-Mariotte, Gay-Lussac und Amonton zusammengefasst.
Befindet sich in einem abgeschlossenen, gasgefüllten Hohlraum eine bestimmte Anzahl von Molekülen (n) und ist die Temperatur T des Gases konstant, dann sind n, R (allgemeine Gaskonstante) und T in der Gleichung (4) konstante Größen. Die Gleichung kann somit wie folgt vereinfacht werden:

(5) $n \cdot R \cdot T = P \cdot V = \text{const.}$

Unter den o. a. Bedingungen kann $p \cdot V$ – Druck mal Volumen angegeben in »Bar-Liter« – auch als Maß für die Gasmenge – also die Zahl der Moleküle – verstanden werden. Diese quantitative Beziehung zwischen Druck und Volumen ist bekannt als das Gesetz von Boyle-Mariotte, das in der folgenden Variante häufig Anwendung beim Tauchen findet:

(6) $P_1 \cdot V_1 = P_2 \cdot V_2$

Anschaulich beschreibt das Gesetz den in Abb. 5-3 dargestellten Umstand. Mit der Verringerung des Volumens erhöht sich der Druck, bei einer Volumenvergrößerung fällt der Druck. P_1 und V_1 geben in der Gleichung (6) den Druck und das Volumen für einen Ausgangszustand (z. B. dargestellt durch Abb. 5-3A) und P_2 und V_2 den Druck und das Volumen nach der Zustandsänderung an (dargestellt durch Abb. 5-3B).
Das Gesetz von Boyle-Mariotte hat entscheidende Bedeutung für technische und physiologische Aspekte beim Tauchen. Im physiologischen Bereich ist nicht so sehr die rechnerische Anwendung gefordert, sondern mehr die qualitative Aussage über die Druck-

Volumen-Beziehung in einem physiologischen Hohlraum, wie ihn z. B. die Lunge darstellt, oder einem Hohlraum am Körper, wie es z. B. beim Maskeninnenraum der Fall ist. Soll der Druck in einem gasgefüllten Volumen geändert werden, so muss das Volumen oder die Gasmenge verändert werden. Bleiben das Volumen und die Gasmenge gleich, dann erfolgt keine Druckänderung. Es entsteht u. U. eine gefährliche Druckdifferenz zum umgebenden Gewebe. Solche Druckdifferenzen zu verhindern, ist das Ziel aller Maßnahmen für einen Druckausgleich in Hohlräumen. Kann diese Druckdifferenz im oder am Körper nicht verhindert werden, entsteht ein Barotrauma (s. Kap. 8).

In der technischen Anwendung spielt das Gesetz von Boyle-Mariotte z. B. bei der Kalkulation des Atemgasvorrates eine Rolle:

Wird ein 10-Liter-Gerät (V_1) mit 200 bar (P_1) gefüllt, dann kann das jeweilige Volumen (V_2) in Abhängigkeit vom Umgebungsdruck (P_2) berechnet werden:

(7) $$V_2 = \frac{P_1 \cdot V_1}{P_2}$$

An der Wasseroberfläche (P_2 = 1 bar) beträgt das Volumen also 2000 l.

Im Zusammenhang mit dem Fülldruck von Druckgasbehältern kann auch ein Beispiel für die Grenzen der allgemeinen Gasgleichung (Gleichung 4) beschrieben werden:

Wird ein 10-Liter-Gerät (V_1) mit 300 bar (P_1) befüllt, dann wären nach Gleichung (7) bei 1 bar 3000 l zu erwarten. Hier ist die Gasdichte offenbar schon so groß, dass die Annahmen für ein ideales Gas nicht mehr gegeben sind und damit die allgemeine Gasgleichung ihre Gültigkeit verliert. Real befinden sich nur ca. 2700 l Luft bezogen auf einen Druck von 1 bar in dem Behälter.

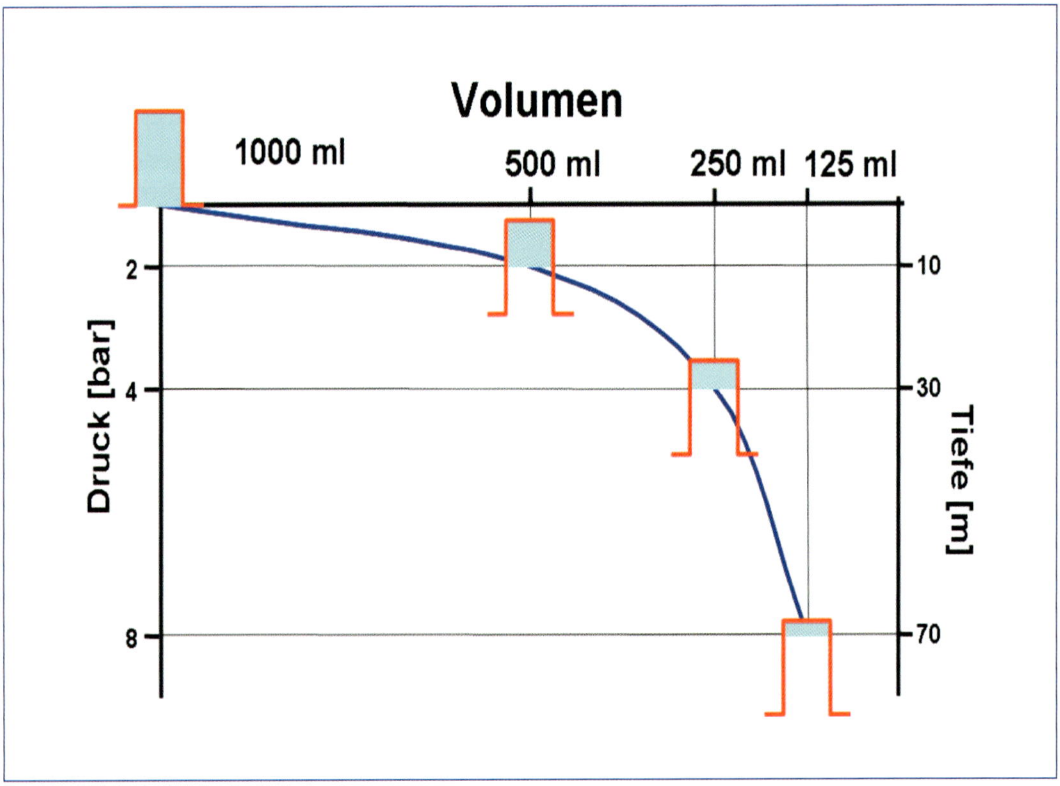

Abb. 5-4: Zusammenhang zwischen Druck und Volumen.

Eine andere, hauptsächlich qualitative Bedeutung hat die Beziehung zwischen Druck und Volumen auf das Tarieren unter Wasser: Da das Volumen des Kälteschutzes, der hauptsächlich aus Luft besteht, mit der Tauchtiefe abnimmt, muss nach dem Archimedischen Gesetz (s. Kap. 5.5) auch der Auftrieb abnehmen.

Zusammenfassung:

- *Mit der Druckänderung kommt es in gasgefüllten Hohlräumen bei gleichbleibender Gasmenge zu Volumenänderungen.*
- *Es gilt:* $P_1 \cdot V_1 = P_2 \cdot V_2$
- *Verändert sich der Druck in der Umgebung und können weder Volumen noch Gasmenge verändert werden, dann entsteht eine Druckdifferenz.*

5.2.2 Die Gesetze von Amonton und Gay-Lussac

Die Betrachtung der Druck-Volumen-Beziehung mit Hilfe des Gesetzes von Boyle-Mariotte setzt eine konstante Temperatur voraus. Ändert sich die Temperatur einer eingeschlossenen Gasmenge, so ändert sich entweder der Druck, mathematisch beschrieben durch das Gesetz von Amonton, oder das Volumen, beschrieben durch das Gesetz von Gay-Lussac. Auch diese beiden Gesetze können aus der allgemeinen Gasgleichung abgeleitet werden. Wie schon bei der Einführung der allgemeinen Gasgleichung erwähnt, wird die Temperatur in Kelvin (K) angegeben. Die Umrechnung von der üblichen Einheit Grad Celsius (°C) auf Kelvin ist einfach:

$$K = °C + 273$$
$$°C = K - 273$$

Wenn man das in Kap. 5.2 eingeführte Modell und die Aussage, dass Temperatur die Geschwindigkeit der Gasmoleküle beeinflusst, wieder aufnimmt, dann ist mit 0 K = –273 °C genau die Temperatur gegeben, bei der sich die Gasmoleküle nicht mehr bewegen.

Ist eine Gasmenge in einem festen Behälter, z. B. einer Druckgasflasche eingeschlossen, dann führt eine Temperaturänderung zu einer Druckänderung. Für die Berechnung der Druckänderung muss, wie schon zur Berechnung der Druck-Volumen-Beziehung, die Gleichung (4) umgestellt werden: Da n, R und V als konstant angesehen werden, gilt:

(8) $$\mathbf{constant} = \frac{\mathbf{P}}{\mathbf{T}}$$

Daraus lässt sich das für die Praxis wichtige Gesetz von Amonton ableiten:

(9) $$\mathbf{P_2 = P_1 \cdot \frac{T_2}{T_1}}$$

Aus dieser Gleichung kann für die Praxis einerseits die Gefährlichkeit einer Temperaturerhöhung des Druckgasbehälters abgeleitet werden, andererseits lässt sich so der Druckverlust errechnen, der sich beim Abkühlen des Behälters ergibt. Eine Druckänderung kann schon durch das Abkühlen des Druckgasbehälters beim Tauchen im kalten Gewässer erfolgen oder aber auch aus der Tatsache folgen, dass sich Gase bei der Kompression erwärmen (s. Kap. 5.3). So hat ein Gasbehälter, der in der Sonne liegt und 320 K (47 °C) warm ist und dabei einen Druck von 200 bar hat, in einem Gewässer mit 290 K (17 °C) nur noch einen Druck von etwa 181 bar. Andererseits kann die Erwärmung eines Gasbehälters, der bei 300 K (27 °C) einen Druck von 200 bar hat, auf 373 K (100 °C) zu einem Druck von 250 bar führen. Erst bei wesentlich höheren Temperaturen, die z. B. bei einem Brand erreicht werden können, könnte durch die Temperaturerhöhung der Berstdruck des Gasbehälters erreicht werden, der in der Regel beim doppelten zulässigen Fülldruck liegt.

Das Gesetz von Gay-Lussac beschreibt die Situation für ein variables Volumen und konstanten Druck:

(10) $$V_1 = V_2 \cdot \frac{T_2}{T_1}$$

In der Anwendung beim Tauchen hat dieses Gesetz allerdings kaum eine Bedeutung.

5.2.3 Angaben für Gasmengen

In den Abschnitten 5.2.1 und 5.2.2 wurde der Zusammenhang von Temperatur, Druck und Volumen beschrieben. Für physiologische Beschreibungen spielen Gasvolumina und Gasmengen häufig eine wesentliche Rolle. Zur Vergleichbarkeit von Gasmengen, z. B. bei der O_2-Aufnahme oder CO_2-Abgabe ist es daher sinnvoll, diese auf gleiche Druck- und Temperaturbedingungen umzurechnen. Statt von einer relativ abstrakten Anzahl von Molekülen (n) kann somit vom Gasvolumen gesprochen werden. Als Referenzbedingungen gelten im Allgemeinen 0 °C und 1,01 bar eines trockenen Gases **(STPD**: **s**tandard **t**emperature, **p**ressure, **d**ry). Für physiologische Gasvolumina, z. B. Atemvolumina, werden die Körpertemperatur, der jeweilige Umgebungsdruck und eine vollständige Wasserdampfsättigung (s. Kap. 5.2.5) angenommen. Diese Bedingungen werden als **BTPS**-Bedingungen bezeichnet (**b**ody **t**emperature, ambient **p**ressure, water **s**aturated).

Zusammenfassung:
- *Mit der Temperaturänderung kommt es in gasgefüllten Hohlräumen zu Volumen- oder Druckänderungen.*
- *Mit steigendem Druck sinkt das Volumen.*
- *Angaben für Gasmengen und -volumina werden immer auf einen definierten Druck, eine definierte Temperatur und eine definierte Wasserdampfsättigung bezogen.*

5.2.4 Das Gesetz von Dalton

Nahezu reine, d. h. aus nur einer Gasart bestehende Gase sind nur durch technische Verfahren herstellbar. Die Regel sind Gasgemische. Durch die Eigenbewegung der Gasmoleküle verteilen sich die verschiedenen Gasarten zufällig in dem Volumen, das sie ausfüllen. Es kommt zu einer gleichmäßigen Durchmischung der Gase. Auch bei Zugaben reiner Gase verteilen sich diese wiederum selbstständig in dem Volumen (Diffusion von Gasen).

Eine weitere Eigenschaft der Gasgemische lässt sich ebenfalls aus dem einfachen Modell ableiten, das in Kap. 5.2 eingeführt wurde: Der Gasdruck eines Gasgemisches lässt sich aus dem jeweiligen Druck der im Gasgemisch enthaltenen Gasarten berechnen. Jede Gasart übt einen Partialdruck (Teildruck) entsprechend ihres Anteiles am Gasgemisch aus.

Im Modell kann dies mit der Anzahl der Kollisionen einer Gasart mit der Oberfläche erklärt werden. Der Anteil eines Gases an der Gesamtzahl der Kollisionen muss dem Anteil des Gases im Gemisch entsprechen. Damit ist auch der Partialdruck anteilig vom Gesamtdruck zu ermitteln. Andererseits folgt hieraus, dass die Summe aller Partialdrücke wiederum den Gesamtdruck ergibt.

Als Formel ist die folgende Version des Gesetzes von Dalton in der Physiologie hilfreich:

$$(11) \qquad P_{gas} = F_{gas} \cdot P_{gesamt}$$

Dabei ist p_{gas} der Partialdruck des betreffenden Gases, F_{gas} der prozentuale Volumenanteil des Gases im Gemisch (fraktioneller Anteil) und P_{gesamt} der Umgebungsdruck (Beispiele siehe Tab. 3).

Tabelle 3 zeigt die Beziehung von Tiefe und O_2-/N_2-Partialdruck in verschiedenen Gasgemischen bei einem Luftdruck von 1 bar:

Zusammenfassung:
- *Der Partialdruck eines Gases ergibt sich aus dem fraktionellen Volumenanteil und dem Gesamtdruck:*

$$P_{gas} = F_{gas} \cdot P_{gesamt}$$

5.2.5 Die Besonderheiten des Wasserdampfes

Wasser in gasförmiger Form, also Wasserdampf, hat besondere Eigenschaften. Im Unterschied zu den »normalen« Gasen ist der maximal erreiche Partialdruck des Wasserdampfes im Gasgemisch – die Wasserdampfsättigung – von der Temperatur abhängig (s. Abb. 5-5). Bis zum Erreichen des maximalen Wasserdampf-Partialdruckes kann Wasserdampf als ideales Gas betrachtet werden.

	Luft (21% O_2, 78% N_2)		32% O_2, 68% N_2		50% O_2, 50% N_2	
Tiefe [m]	P_{O_2} [bar]	P_{N_2} [bar]	P_{O_2} [bar]	P_{N_2} [bar]	P_{O_2} [bar]	P_{N_2} [bar]
0	0,21	0,78	0,32	0,68	0,5	0,5
5	0,315	1,17	0,48	1,02	0,75	0,75
10	0,42	1,56	0,64	1,36	1	1
20	0,63	2,34	0,96	2,04	1,5	1,5
30	0,84	3,12	1,28	2,72	2	2
40	1,05	3,9	1,6	3,4	2,5	2,5

Tabelle 3 zeigt die Beziehung von Tiefe und O_2-/N_2-Partialdruck in verschiedenen Luftgemischen bei einem Luftdruck von 1 bar.

Somit sind auch alle bisher angeführten Kalkulationen zulässig.

Unter physiologischen Bedingungen enthält ein Gasgemisch fast immer einen Anteil Wasserdampf. Wird einem wasserdampfgesättigten Gasgemisch weiter Wasserdampf zugeführt, so schlägt sich dieser Wasserdampf in Form von Wasserdampftröpfchen nieder, d. h. der Wasserdampf kondensiert. Der Niederschlag tritt ebenfalls auf, wenn warmes, mit Wasserdampf beladenes Gas, z. B. beim Vorbeiströmen an einer kalten Metalloberfläche, abkühlt. Da mit der Abkühlung der maximal mögliche Wasserdampf-Partialdruck sinkt, könnte der aktuelle Wasserdampfpartialdruck diesen überschreiten und es kommt dann zum Wasserniederschlag. Ein typisches Beispiel ist das Anhauchen einer

Abb. 5-5: Zusammenhang zwischen Temperatur und Wasserdampf.

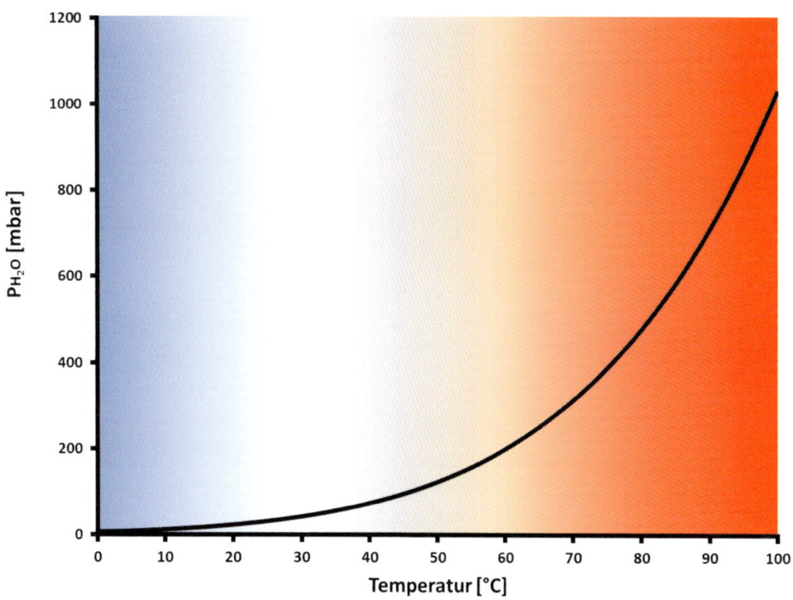

kalten Glasscheibe, wobei sich feinste Wassertröpfchen an der Glasoberfläche absetzen. Die Ausatemluft ist bei der Körpertemperatur von etwa 37 °C maximal mit Wasserdampf gesättigt, sodass bei der Abkühlung der Ausatemluft Wasserdampf kondensiert.

Unter technischen Anwendungsaspekten spielt Wasserdampf zunächst beim Befüllen der Druckgasbehälter eine Rolle: Da der maximale Partialdruck nicht überschritten wird, kondensiert der Wasserdampf beim Kompressionsvorgang. Wird der Wasserniederschlag nicht entfernt, gelangt dieser in den Gasbehälter und führt hier u. U. zur Kondensation. Ebenfalls eine Rolle spielt der Wasserdampf bei der Funktionstüchtigkeit der Atemregler: Beim Ablassen von Gas aus einem Druckgasbehälter kühlt das entweichende Gas ab (s. Kap. 5.3). Wenn sich Wasserdampf im System befindet, kann sich dieser niederschlagen und u. U. die Funktionsfähigkeit des Reglers beeinträchtigen.

Die Angabe des Wasserdampfgehaltes erfolgt meistens in Prozent vom jeweiligen maximalen Partialdruck bei der gegebenen Temperatur als relative Luftfeuchtigkeit.

Zusammenfassung:
Wasserdampf weist ein besonderes Verhalten als Gas auf:
- *Die Gasgesetze sind nur unter besonderen Bedingungen anwendbar.*
- *Wasserdampf kann nur bis zu einem Maximaldruck ansteigen, der von der Temperatur abhängt (Wasserdampfsättigung).*

5.2.6 Das Gesetz von Henry

Der Partialdruck ist insbesondere wichtig für das Verständnis der **physikalischen Lösungsvorgänge** von Gasen in Flüssigkeiten sowie ihrer physiologischen Wirkungen. Die physiologische Wirkung entwickeln die Gase aber erst nach Aufnahme in den Körper. Der entscheidende Vorgang ist die physikalische Lösung – die Aufnahme von Gasen in Flüssig-

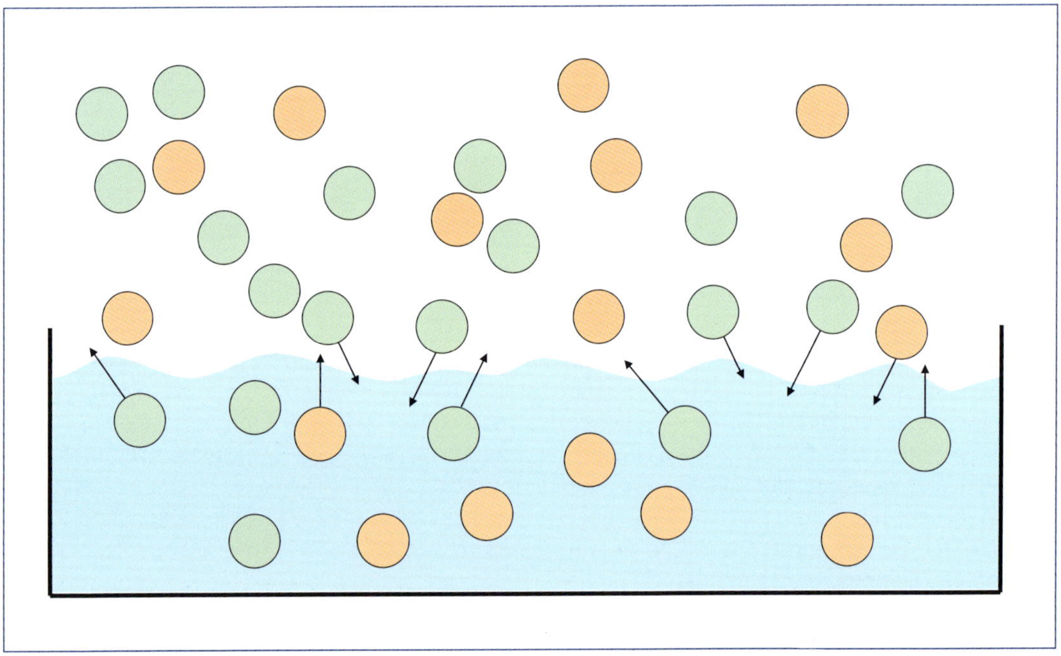

Abb. 5-6: Gasmoleküle können aufgrund ihrer Eigenbewegung beim Auftreffen auf die Flüssigkeitsoberfläche in die Flüssigkeit gelangen und sich dort lösen. Andererseits können Moleküle aus der Flüssigkeit entweichen. Das Gesetz von Henry beschreibt den Zustand, bei dem die Anzahl der ein- und austretenden Moleküle gleich groß ist.

keiten –, auf die im Folgenden eingegangen werden soll. Im Körper findet dieser Übergang hauptsächlich in der Lunge statt. Von hier aus verteilt sich das gelöste Gas. Das Gesetz von Henry liefert dabei die mathematische Beschreibung für die maximal mögliche Konzentration in der Flüssigkeit.

Die physikalische Lösung stellt keine chemische Reaktion dar. Weder die Flüssigkeit noch das Gas werden chemisch verändert. Reagieren die Gase mit Stoffen in der Flüssigkeit, so spricht man von einer chemischen Bindung. Ein typisches Beispiel für eine solche Bindung ist der Sauerstofftransport im Blut, wo der zunächst im Blutplasma physikalisch gelöste Sauerstoff mit Hämoglobin reagiert und so chemisch gebunden wird. Die physikalische Lösung kann so als Voraussetzung für die chemische Bindung des Sauerstoffs angesehen werden.

Der Partialdruck, verstanden als Häufigkeit der Kollisionen der Gasmoleküle mit der Flüssigkeitsoberfläche, ist entscheidend für die Gasmenge, die sich in der Flüssigkeit löst (vgl. Abb. 5-6). Die Moleküle, die nicht von der Flüssigkeitsoberfläche abprallen, sondern in die Flüssigkeit eindringen, werden »physikalisch gelöst«. Da sich die Gasmoleküle relativ frei bewegen können, verteilen sie sich in der Flüssigkeit (**Diffusion**). Gleichzeitig findet aber auch ein umgekehrter Vorgang statt, d. h. einige Gasmoleküle verlassen wieder die Flüssigkeit. So entsteht ein ständiger Austausch zwischen dem gasgefüllten Raum über der Flüssigkeit und der Flüssigkeit, bis sich ein Konzentrationsgleichgewicht einstellt.

Ein anschauliches Beispiel, das aber wenig mit den physiologischen Problemen beim Tauchen zu tun hat, stellt das CO_2 im Sprudelwasser oder Sekt dar: Je höher der CO_2-Partialdruck in dem gasgefüllten Raum ist, umso mehr CO_2 wird im Wasser gelöst. Diese Überlegungen sind im Zusammenhang mit dem Tauchen für das Verständnis der Stickstoffaufnahme, -abgabe und der Dekompressionsvorgänge (s. Kap. 10) wichtig.

Aus dieser anschaulichen Beschreibung der Lösungsvorgänge kann auf das Gesetz von Henry geschlossen werden. Das Gesetz beschreibt den Zusammenhang zwischen dem Partialdruck im gasgefüllten Raum über einer Flüssigkeit und der Konzentration des physikalisch gelösten Gases in der Flüssigkeit. Je höher der Partialdruck des Gases (P_{Gas}), umso höher ist die Konzentration. In einer Formel zusammengefasst ergibt sich:

$$C_{Gas} = \alpha_{(Temp,\ Gas,\ Flüssigkeit)} \cdot P_{Gas} \qquad (12)$$

$\alpha_{(Temp,\ Gas,\ Flüssigkeit)}$ ist der Löslichkeitskoeffizient, der von der Flüssigkeitstemperatur, der Gas- und der Flüssigkeitsart abhängt. C_{Gas} ist die Konzentration des Gases in der Flüssigkeit. In der grafischen Darstellung (Abb. 5-7) stellt $\alpha_{(Temp,\ Gas,\ Flüssigkeit)}$ die Steigung der Geraden dar. Je höher die Löslichkeit ist, umso größer ist $\alpha_{(Temp,\ Gas,\ Flüssigkeit)}$ und umso steiler ist die Gerade im Diagramm. Mit sinkender Löslichkeit verringert sich $\alpha_{(Temp,\ Gas,\ Flüssigkeit)}$ und die Gerade verläuft flacher.

Gase lösen sich also in unterschiedlichen Flüssigkeiten unterschiedlich gut. Der Temperatureinfluss weicht von der Löslichkeit fester Stoffe in Flüssigkeiten ab. Bei Gasen fällt $\alpha_{(Temp,\ Gas,\ Flüssigkeit)}$ mit steigender Temperatur.

Der Temperatureinfluss auf $\alpha_{(Temp,\ Gas,\ Flüssigkeit)}$ kann wiederum durch das Beispiel CO_2 im Wasser oder im Sekt verdeutlich werden: Kaltes Sprudelwasser sprudelt nicht so gut im Gegensatz zu warmem, das regelrecht explodieren kann.

Das anschauliche Modell liefert auch hierfür eine plausible Erklärung: Mit der Temperatur steigt die Bewegungsgeschwindigkeit der Gasmoleküle, die sich in der Flüssigkeit befinden. Ihnen gelingt es immer häufiger zu entweichen, wodurch die Konzentration in der Flüssigkeit fällt.

Die in Gleichung (12) beschriebene Beziehung kann auch in umgekehrter Richtung interpretiert werden: Jede Gaskonzentration in einer Flüssigkeit kann einen entsprechenden Partialdruck erzeugen. Anders ausgedrückt: Das gelöste Gas entwickelt einen Druck, aus der Flüssigkeit zu entweichen, der sich aus der Konzentration in der Flüssigkeit ergibt. Der

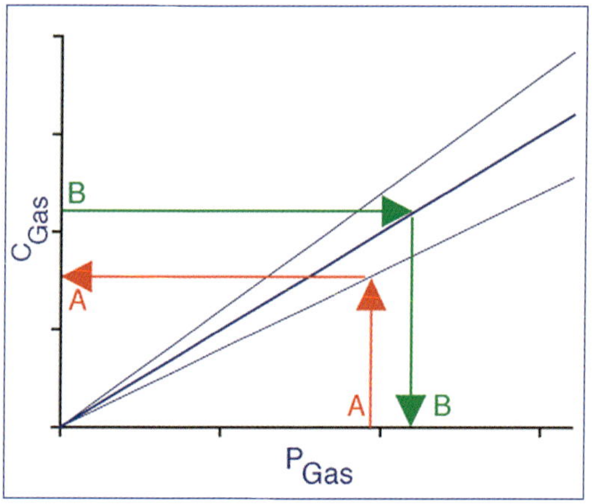

Abb. 5-7: Die Beziehung zwischen dem Partialdruck eines Gases und der Konzentration in der Flüssigkeit. Ausgehend von einer mittleren Löslichkeit (mittlere Gerade) zeigt die obere Gerade die Beziehung bei erhöhter Löslichkeit und die untere Gerade die erniedrigte Löslichkeit. Die Richtung A stellt die Beziehung im Gleichgewichtszustand dar. Die Richtung B gibt an, mit welchem Druck das Gas aus der Flüssigkeit bei einer gegebenen Konzentration entweicht.

Druck, mit dem das Gas aus der Flüssigkeit entweicht, ist unabhängig vom Umgebungsdruck, denn mit der Veränderung des Umgebungsdrucks verändert sich nicht die Konzentration des Gases in der Flüssigkeit. Erst wenn zusätzliche Moleküle in Lösung gehen, steigt die Konzentration.

Das Gesetz von Henry beschreibt nur den Gleichgewichtszustand. Verändert sich der Partialdruck im gasgefüllten Raum, beginnt ein Anpassungsprozess, dessen Endzustand durch die entsprechende Lösung der Gleichung (12) beschrieben wird. Der Weg bis zu diesem Endzustand erfolgt durch passive Diffusion, die ausschließlich auf die Eigenbewegung der Moleküle in der Flüssigkeit zurückzuführen ist und durch aktive Transportprozesse (Konvektion), z. B. durch Blutstrom und Atmung, beschleunigt wird. Die Diffusion würde erst allmählich zu einer gleichmäßigen Konzentration führen und wäre nur ausreichend, wenn die Transportstrecken sehr klein sind. Auf die praktische Relevanz des Gesetzes von Henry wird besonders im Kap. 10 eingegangen.

Zusammenfassung:
- *Gase können in Flüssigkeiten physikalisch gelöst werden.*
- *Je kälter die Flüssigkeit ist, umso mehr Gas kann gelöst werden.*
- *Die maximale Gaskonzentration in einer Flüssigkeit hängt vom Partialdruck des Gases ab.*
- *In einer Flüssigkeit gelöstes Gas entwickelt einen Druck, mit dem es aus der Flüssigkeit entweicht.*

5.3 Joule-Thomson-Effekt

Ein weiteres Gesetz spielt besonders zum Verständnis der Funktionsweise der Atemgeräte eine Rolle: der Joule-Thomson-Effekt. Bei der Kompression von Gasen entsteht Wärme, bei der Dekompression kühlt sich das Gas und damit die Umgebung ab. Dieser Effekt kann durch die Anziehungskräfte der Moleküle untereinander erklärt werden: Bei der Kompression setzen die Anziehungskräfte Energie frei, was zur Erwärmung führt, eine Beobachtung, die man z. B. beim Befüllen einer Druckgasflasche machen kann. Beim Ablassen des Gases wird gegen die Anziehungskräfte gearbeitet, da die Moleküle sich voneinander entfernen. Die Energie dazu wird aus der Umgebung abgezogen, was sich in einer Abkühlung am Ventil bemerkbar macht. Die Abkühlung kann erheblich sein und kann durch Eisbildung am Ventil oder am Atemregler (»Vereisung«) zu technischen Problemen und unkontrolliertem Abströmen von Atemgas führen (s. Kap. 4.3.3).

Physiologische Bedeutung haben diese Phänomene höchstens in der Tatsache, dass das Gas aus einem Atemgerät kühler als die Umgebungstemperatur sein kann und dies einen Kältereiz der Atemwege darstellen könnte.

Zusammenfassung:
- *Mit der Druckzunahme eines Gases wird Wärmeenergie an die Umgebung abgegeben.*
- *Durch Druckabnahme wird der Umgebung Wärmeenergie entzogen, die bei einem Atemgerät bei ungünstigen Bedingungen zur Vereisung führen kann.*

5.4 Wärmetransport in Gasen und Flüssigkeiten

Der Wärmetransport in Gasen und Flüssigkeiten ist prinzipiell vergleichbar: In beiden Fällen kann einerseits Wärme als kinetische Energie von Molekül zu Molekül weitergereicht werden (Wärmeleitung/Konduktion), andererseits können Gase und Flüssigkeiten aktiv in Bewegung gesetzt und so ein verstärkter Wärmetransport bewirkt werden. Hier spricht man von Konvektion. Der Wärmestrom findet immer vom Ort der höheren zum Ort der niedrigeren Temperatur statt. Eine warme Oberfläche gibt z. B. Wärme an das umströmende kältere Wasser ab. Die Wärmeabgabe ist umso größer, je größer die Temperaturdifferenz zwischen Wasser und Oberfläche ist (s. Abb. 5-8). Der Wärmestrom verläuft in umgekehrter Richtung, wenn die Oberfläche kühler ist als das umströmende Wasser.

Da die Moleküle der Gase weit lockerer angeordnet sind als die in Flüssigkeiten, sind in Gasen die konduktiven Prozesse wesentlich schwächer. Ruhendes, nicht strömendes Gas ist daher ein sehr guter Wärmeisolator. Diese Tatsache wird auch bei der Herstellung des Kälteschutzes genutzt. So ist die Isolationswirkung von Neopren z. B. im Wesentlichen auf die eingeschlossenen Gasblasen zurückzuführen.

Ein weiteres Kriterium für den Wärmetransport ist die Wärmekapazität, also die Energie, die notwendig ist, um ein definiertes Volumen auf eine bestimmte Temperatur zu erwärmen. Wasser hat einen vergleichsweise hohen Kapazitätswert. Strömendes Wasser verbindet quasi ideal Leitungs- und Kapazitätseigenschaften und ist daher ein besonders gutes Transportmittel für Wärme, was z. B. in der Hausheizung genutzt wird.

Ein weiterer Vorgang spielt beim Wärmetransport eine Rolle: Der Übergang einer Flüssig-

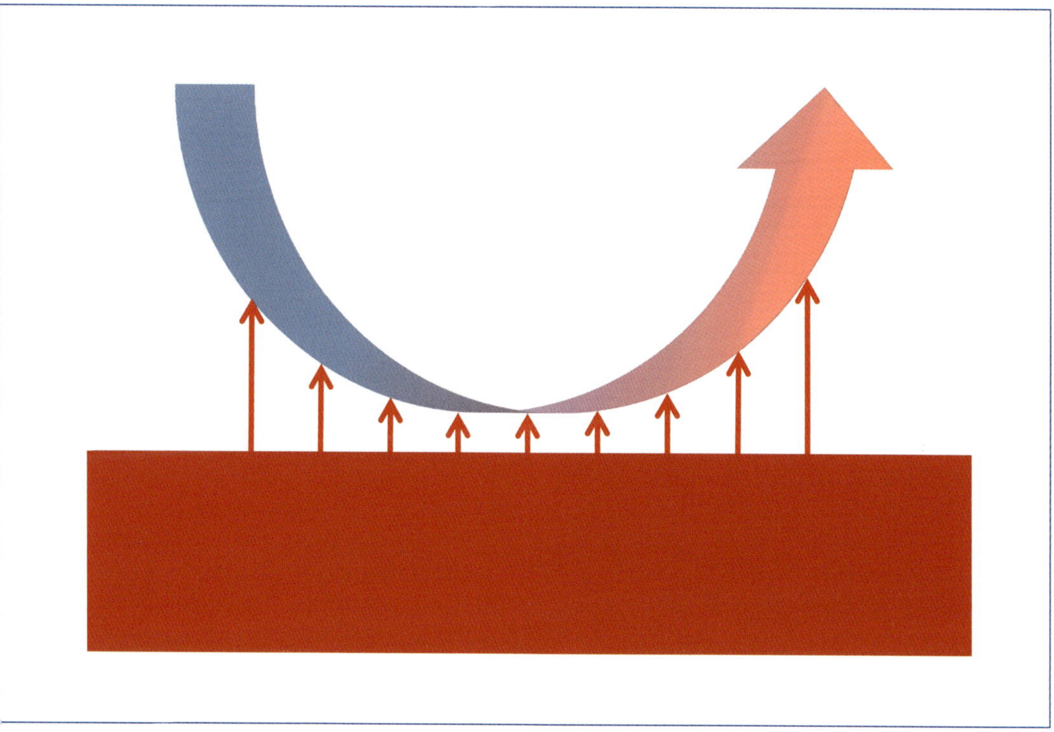

Abb. 5-8: Prinzip der Wärmeabgabe durch Konvektion: Der Pfeil symbolisiert das strömende Wasser, das Rechteck die warme Oberfläche. Die senkrechten Pfeile stellen den Wärmestrom dar, der mit zunehmender Erwärmung des Wassers abnimmt (blau: niedrige Temperatur, rot: hohe Temperatur).

keit in den gasförmigen Zustand – die Verdunstung – führt zu einem Wärmeverlust in der Umgebung, z. B. beim Verdunsten von Wasser durch die Schweißabgabe auf der Hautoberfläche (s. Kap. 14.2). Beim Verdunsten kommt es also zu einem Wärmeverlust, der allerdings dadurch begrenzt wird, dass mit Erreichen der Wasserdampfsättigung die Verdunstung stoppt. Fließt trockeneres, nicht wasserdampfgesättigtes Gas nach, verdunstet wiederum Wasser und es erfolgt eine weitere Abkühlung.

Zur Vollständigkeit muss noch der Vorgang des Wärmetransportes genannt werden: die Strahlung. Wärmeaustausch durch Strahlung findet zwischen festen Körpern statt und setzt wie auch bei der Wärmeleitung Temperaturunterschiede voraus. Je größer der Temperaturunterschied zwischen den Körpern ist, umso größer ist der Wärmestrom. Die Wärmestrahlung hat unter Wasser praktisch keine Bedeutung, wohl aber beim Aufenthalt außerhalb des Wassers oder an der Wasseroberfläche. So ist die Strahlungswärme, die von der Sonne auf den Körper eines Tauchers übertragen wird, erheblich und wird durch die Farbe des verwandten Kälteschutzes u. U. noch verstärkt. Andererseits verhindert dieser Kälteschutz die Wärmeabgabe, da der produzierte Schweiß nicht verdunstet und somit keine Kühlung erfolgt. Die weitere physiologische Bedeutung ist in Kap. 14 dargestellt.

Zusammenfassung:

- *Wärmetransport findet als passive Wärmeleitung (Konduktion), aktive Wärmeleitung (Konvektion) und Strahlung statt und verläuft immer vom Ort der höheren zum Ort der niedrigeren Temperatur.*
- *Durch Verdunstung wird die Oberfläche abgekühlt.*

5.5 Das Gesetz von Archimedes

Durch das Eintauchen ins Wasser werden Körper scheinbar leichter. Dabei wirkt die Auftriebskraft der Gewichtskraft entgegen. Die Auftriebskraft entspricht nach dem Gesetz von Archimedes der Gewichtskraft der verdrängten Flüssigkeit, die durch das eingetauchte Volumen bestimmt wird. Im Wasser können sich daher drei Zustände einstellen (vgl. Abb. 5-9):

- Sinken oder Abtrieb, wenn das Körpergewicht größer ist als das Gewicht des verdrängten Wassers;
- Schweben, wenn das Körpergewicht dem Gewicht des verdrängten Wassers entspricht;
- Auftrieb oder Schwimmen an der Oberfläche, wenn das Körpergewicht kleiner ist als das Gewicht des verdrängten Wassers.

Das Gesetz wird dem Naturphilosophen Archimedes (287–212 v. Chr.) zugerechnet, der es der Legende nach bei einem Bade entdeckte. Mit dem Ausruf »Heureka« (altgriechisch: »Ich habe es gefunden«) soll er vor lauter Freude nackt durch die Straßen gelaufen sein. Die Entdeckung dürfte zu dieser Zeit sehr wertvoll gewesen sein, ließ sich doch damit schnell die Reinheit von Gold überprüfen.

Das Körpergewicht und -volumen eines Tauchers bezieht sich dabei auf den menschlichen Körper und die gesamte Ausrüstung. Durch Hinzunahme von Ballast wird der Auftrieb des Kälteschutzanzuges derart ausgeglichen, dass sich im Oberflächenbereich ein Schwebezustand einstellt oder der Taucher einen ganz leichten Abtrieb besitzt. Das Schweben ist nicht mit einem Zustand der Schwerelosigkeit zu verwechseln, bei dem keine Kräfte auf den Körper wirken. Im Wasser besteht ein Kräftegleichgewicht für den Körper als Ganzes. So wirkt z. B. in einem U-Boot die Schwerkraft auf alle Objekte, während in einem Raumschiff dies nicht der Fall ist, weil hier Schwerelosigkeit herrscht.

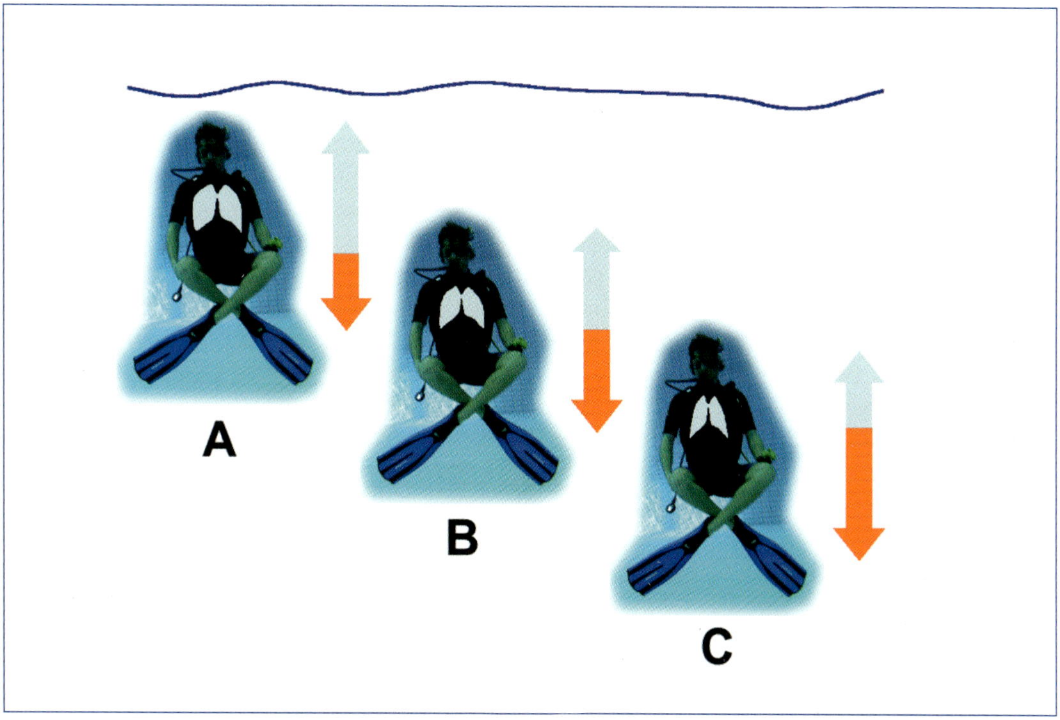

Abb. 5-9: Das Gesetz von Archimedes am Beispiel der Atmung: Ausgehend von einem Schwebezustand bei mittlerer Einatmung (B), Auftrieb nach Einatmung (A) und Abtrieb nach Ausatmung (C).

Das Gesetz von Archimedes hat einige Konsequenzen für das Tauchen. Der Sporttaucher strebt bei einer Exkursion die meiste Zeit einen austarierten Zustand an. In diesem Zustand muss er keine Arbeit leisten, um die Tiefe zu halten. Allerdings verändern sich das Gewicht und das Volumen des Tauchers während des Tauchganges: Das Leeren des Atemgerätes von 100 bar in einer 10-Liter-Druckluftflasche entspricht einer Gewichtsabnahme von ca. 10 N (das entspricht etwa der Masse von 1 kg), wobei das Volumen des Tauchers jedoch unverändert bleibt. Andererseits wird das Volumen des Kälteschutzes des Tauchers beim Abstieg in die Tiefe durch den erhöhten Wasserdruck vermindert und beim Aufstieg wieder vergrößert.

Der Taucher kann während des Tauchganges durch Ein- bzw. Ausatmung oder durch Zu- bzw. Ablassen von Luft in seine Auftriebshilfe (Jacket) sein Volumen und damit die wirkende Auftriebskraft verändern. Während die Atmung sich nur zu einer Feintarierung eignet, ist der routinierte Umgang mit der Tarierhilfe entscheidend für die Sicherheit beim Tauchen, da hiermit eine erhebliche Auftriebskraft erzeugt bzw. sehr schnell reduziert werden kann. Die Kunst des Tarierens besteht darin, während des Abstieges das Volumen so dosiert zu reduzieren, dass der Taucher mit einer kontrollierten Geschwindigkeit absinkt, während des Tauchens den Gleichgewichtszustand einstellt und beim Auftauchen so dosiert einen Auftrieb durch Volumenzunahme erzeugt, dass er kontrolliert aufsteigt. Der Taucher muss also beim Abstieg dosiert Gas in seine Auftriebshilfe lassen, um die Kompression des Kälteschutzes auszugleichen und beim Aufstieg zur Kompensation der Gasausdehnung dosiert Gas aus der Auftriebshilfe abgeben.

Ein weiterer mechanischer Aspekt ist mit dem Gesetz von Archimedes verbunden: Die Angriffspunkte der Gewichts- und Auftriebskraft können voneinander abweichen (Abb. 5-10).

Die Auftriebskraft setzt am Volumenmittelpunkt an, während die Gewichtskraft am Körperschwerpunkt angreift. Liegen nun beide Punkte nicht in einer Linie übereinander, entsteht ein Drehmoment, vergleichbar mit einer Waage, die nicht im Gleichgewicht ist. Für die Praxis hat dies entscheidende Konsequenzen bei der Wahl der optimalen Ballastmenge, deren Positionierung am Körper und dem Schnitt des Jackets. Liegen Volumenmittelpunkt und Körperschwerpunkt des Tauchers einschließlich seiner Gerätschaft zu weit auseinander, dann kann der Taucher nicht die für die Fortbewegung optimale horizontale Lage einnehmen. Die Folge ist ein hoher Luftverbrauch aufgrund einer unökonomischen Fortbewegung.

Zusammenfassung:

- *Das Gewicht eines eingetauchten Körpers ist die Differenz zwischen dem Gewicht des verdrängten Flüssigkeitsvolumens und der Gewichtskraft des Körpers außerhalb des Wassers.*
- *Der Taucher ist bestrebt, ein neutrales Gewicht im Wasser zu haben (austarierter Zustand).*
- *Gewichts- und Auftriebskraft greifen an unterschiedlichen Punkten an und können so zu einer Lageänderung im Wasser führen.*

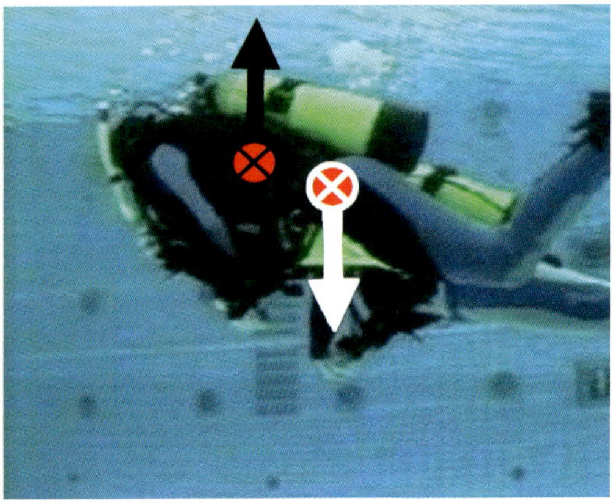

Abb. 5-10: Liegen die Angriffspunkte von Gewichtskraft (rechter Punkt) und Auftriebskraft (linker Punkt) nicht senkrecht übereinander, entsteht ein Drehmoment und der Taucher kann keine optimale horizontale Lage einnehmen.

5.6 Licht unter Wasser

Licht als elektromagnetische Welle hat unter Wasser eine andere Ausbreitung als in Luft. So nimmt die Ausbreitungsgeschwindigkeit des Lichtes unter Wasser ab. **Absorption**, **Streuung**, **Lichtbrechung** und **Reflexion** sind die Effekte, die die Wahrnehmung unter Wasser verändern.

Reines Wasser absorbiert und streut Licht. Durch Absorption wird Licht einfach geschluckt, während durch Streuung Licht in alle Richtungen von der ursprünglichen Strahlungsrichtung abgelenkt wird. Die Streuung wird u. U. noch durch Schwebeteilchen im Wasser verstärkt. Zudem reduzieren sie die Sichtweiten erheblich. Beide Effekte – Streuung und Absorption – zusammen führen zu einer wahrnehmbaren Schwächung der Lichtintensität. Unterschiedliche Wellenlängen des Lichtes, die man als unterschiedliche Farben wahrnimmt, werden unterschiedlich stark geschwächt. Wie Tabelle 4 und Abb. 5-11 zeigen, absorbiert Wasser blaues Licht mit einer Wellenlänge von 500 nm am schwächsten. Dagegen wird rotes Licht besonders stark absorbiert. Der subjektive Eindruck unter Wasser ist eine zunehmend blaugraue Welt, je tiefer der Taucher kommt. Für die Filterwirkung ist die zurückgelegte Strecke des Lichtes durch das Wasser entscheidend. Kommt das Licht von der Wasseroberfläche, so ist die gesamte Wegstrecke Wasseroberfläche – Objekt – Auge entscheidend (Abb. 5-12). Es ist dabei unerheblich, ob das reflektierte Licht vom Objekt einen Weg parallel, in einem Winkel oder senkrecht zur Oberfläche zurücklegt. Der Verlust der Farbintensität ist also nicht ein Effekt der Wassertiefe, er macht sich jedoch mit zunehmender Wassertiefe deutlicher bemerkbar.

Ob eine Farbe unter Wasser noch als solche wahrgenommen wird, hängt auch von der Lichtstärke ab. Die Filterwirkung des Wassers kann aber auch durch gelöste Farbstoffe im Wasser, wie z. B. in bräunlichen Moorseen, geänderte Absorptionseigenschaften haben.

Um die Farbenpracht unter Wasser genießen zu können, muss eine künstliche Lichtquelle

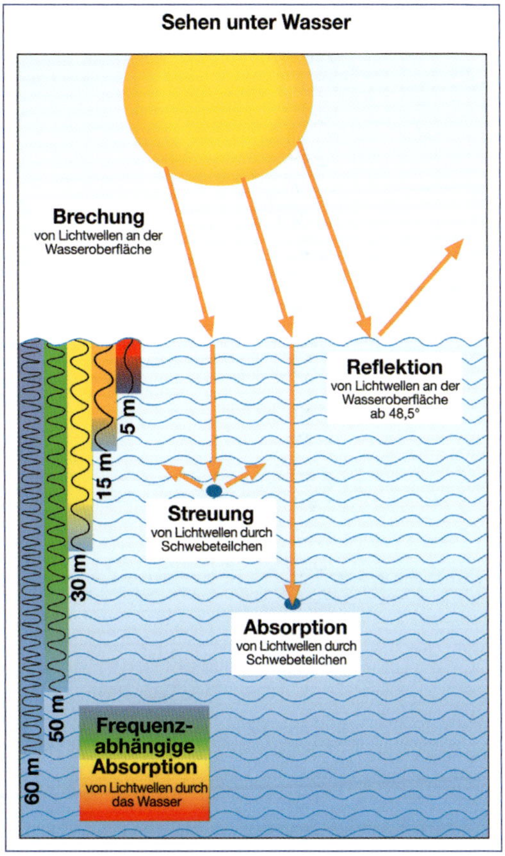

Abb. 5-11: Lichtreflexion, -streuung und Farbabsorption.

eingesetzt werden. Dieses Licht wird zwar ebenfalls gefiltert, jedoch muss nur die Strecke durch das Wasser (Lichtquelle – Objekt – Auge) kalkuliert werden (Abb. 5-12).

Lichtbrechung tritt immer beim Übertritt von der Luft ins Wasser und umgekehrt auf. Der Lichtstrahl wird dabei beim Übertritt vom optisch dünneren – Luft – in das optisch dichtere Medium – Wasser – zum Lot hin gebrochen. In umgekehrter Richtung erfolgt eine Brechung weg vom Lot. Da die optischen Dichten von Wasser und Luft etwa im Verhältnis von **4 : 3** stehen, werden Objekte durch die Maske unter Wasser in ihrer Größe um ein Drittel überschätzt und Entfernungen um ein Viertel unterschätzt. Der Effekt der Brechung ist auch für das scharfe Sehen von herausragender Bedeutung (s. Kap. 7.7).

Die Brechung kann aber nur zustande kommen, wenn das Licht auch wirklich in das Wasser übertritt. Trifft das Licht mit einem Winkel von mehr als etwa 49° gegenüber der Senkrechten auf, so wird es reflektiert und bleibt im jeweiligen Medium. Das Licht dringt in diesem Falle nicht in das Wasser ein und das im Wasser erzeugte Licht wird ebenfalls an der Oberfläche ins Wasser zurück reflektiert.

Farbe	Wellenlänge in nm	Schwächung auf die Hälfte in mm	Ursache durch Streuung in %	Ursache durch Absorption in %
Violett	400	8,7	45	55
Blau	450	17,3	56	44
Blau	500	18,2	39	61
Grün	550	14,7	21	79
Gelb	600	3,5	4	96
Orange	650	2,2	2	98
Rot	700	1,2	1	99

Tabelle 4: Abschwächung verschiedenfarbigen Lichts bei der Passage durch Wasser

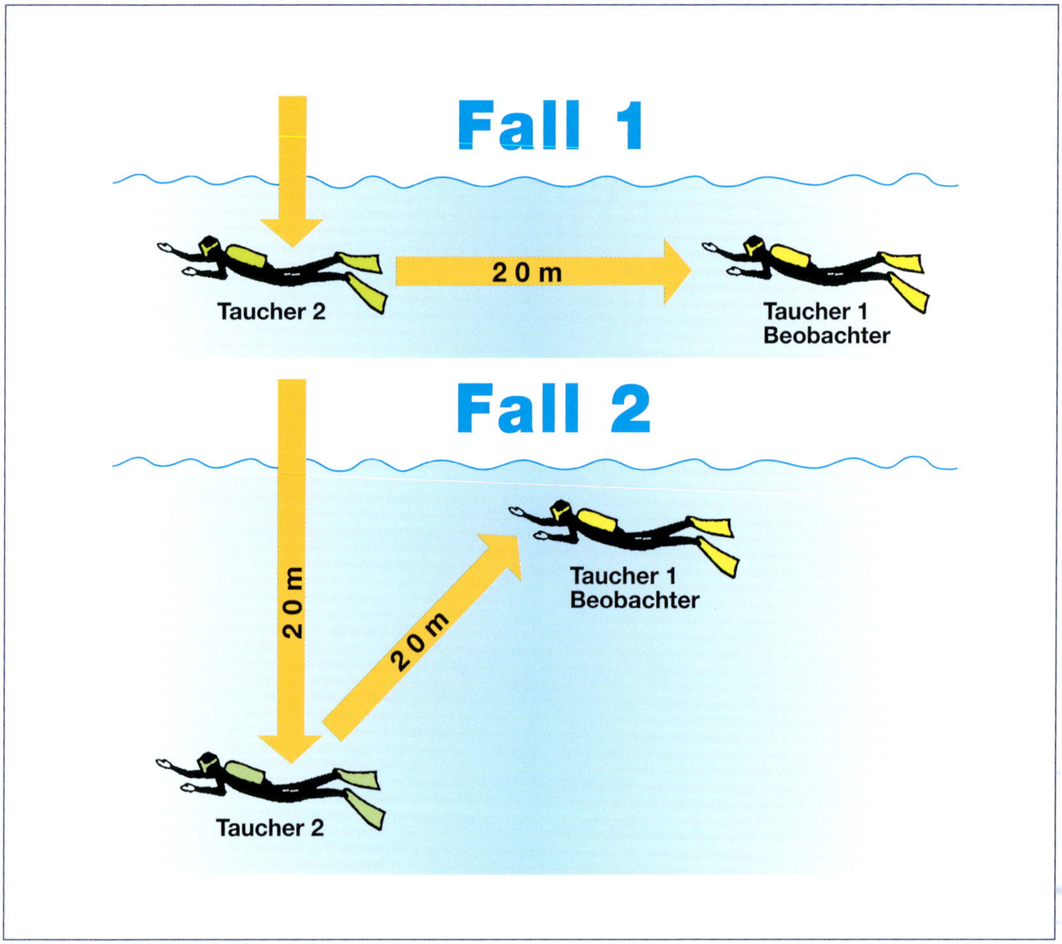

Abb. 5-12: Wegstrecke des Lichts unter Wasser.

Zusammenfassung:

- *Wasser absorbiert in besonderem Maße rotes Licht.*
- *Licht wird beim Übertritt von Luft ins Wasser gebrochen. Daher kommt es beim Entfernungs- bzw. Größensehen zu einem Verhältnis 4 : 3.*

5.7 Schall unter Wasser

Auch für die **Schallausbreitung** gelten unter Wasser besondere Gesetzmäßigkeiten. Im Gegensatz zu den Lichtwellen werden Schallwellen unter Wasser schneller geleitet: In der Luft liegt die Schallgeschwindigkeit bei etwa 332 $m \cdot s^{-1}$, im Wasser bei 1450 $m \cdot s^{-1}$. Auch die Schallausbreitung ist unter Wasser erheblich besser, was für die Wahrnehmung erhebliche Konsequenzen hat: Richtungen können kaum identifiziert (s. Kap. 7) und die Entfernung einer Schallquelle schlecht eingeschätzt werden. Außerdem reflektieren Objekte zusätzlich den Schall und vermindern die akustische Wahrnehmung.

Die Grenzfläche zwischen Wasser und Luft wirkt fast vollständig als **Reflexionsfläche**. Aufgrund dessen können sich Schallwellen aus der Luft kaum in das Wasser hinein ausbreiten und umgekehrt. Um Schall im Wasser zu erzeugen, müssen die Schallquellen direkt mit dem Wasser verbunden sein. Wird z. B. Metall unter Wasser angeschlagen, so ist dies hervorragend zu hören. Schall, der mit der Stimme erzeugt wird, ist nur bedingt wahrnehmbar, da die Schwingungen der Stimmbänder im luftgefüllten Teil der Atemwege den Schall erzeugen und hier wieder die Grenzfläche Luft-Wasser zu überwinden ist.

Zusammenfassung:
- *Schall breitet sich im Wasser schneller aus und wird weniger stark absorbiert.*
- *Die Schallübertragung an Grenzflächen Luft/Wasser ist sehr schlecht.*

6 Anatomische und physiologische Grundlagen

(von O. F. Ehm und J. Wenzel)

6.1 Allgemeine physiologische Prinzipien

Unser Körper besteht aus Billionen kleinster Zellen. Diese Zellen benötigen zum Leben und zur Funktion Energie. Das Brennmaterial hierfür wird aus der Nahrung entnommen und hauptsächlich mithilfe des Sauerstoffs verbrannt oder oxidiert. Dabei entstehen Kohlendioxid, Wasser, Wärme und weitere nicht mehr verwendbare Endprodukte. Mit diesen Funktionen im menschlichen oder tierischen Körper befasst sich die **Physiologie**. Im Gegensatz zu den einzelligen Lebewesen sind hier komplexe Systeme wie Atmung, Kreislauf und Verdauungssystem erforderlich, um die einzelnen Zellen zu versorgen.

Die Hülle der Zelle ist eine semipermeable Membran, d. h. sie ist für bestimmte Stoffe durchlässig. Durch aktive Pumpen in dieser Zellmembran kann die Zelle die Konzentration von Stoffen und Ionen im Inneren verändern. Sie ist dadurch in der Lage, lebenswichtige Stoffe anzureichern und zu verwerten. Darüber hinaus entsteht durch die unterschiedlichen Konzentrationen der Ionen über der Zellmembran ein elektrisches Potenzial, das bis zu 50–100 mV erreichen kann. Viele Zellen, insbesondere die Nervenzellen, benötigen dieses Potenzial zur Reiz- und Signalübertragung. Die physiologischen Grundprinzipien der Einzeller im Weltmeer gelten auch für höher organisierte Lebewesen, also auch für den Menschen.

Ein fundamentaler Prozess des Lebens ist der Transport eines Stoffes durch Diffusion. Wenn die Konzentration eines Stoffes am Ausgangsort höher ist als am Zielort, besteht ein Konzentrationsgefälle. Ein Stoff, so zum Beispiel der Sauerstoff, wandert (diffundiert) so vom Ort des höheren zum Ort des niedrigeren Drucks. In Luft geht dieser Prozess rasch, in Flüssigkeit weniger schnell und in Körpergeweben besonders langsam vor sich. Weiter spielen die Diffusionsstrecke und die Diffusionsfläche eine Rolle (siehe auch Fick'sche Diffusionskonstante, Kap. 23.4).

Während bei den Einzellern im Meer durch die umgebende Flüssigkeit die Diffusionsfläche groß und die Strecke kurz ist, reicht sie bei den Vielzellern über weitere Strecken zum Transport nicht mehr aus. Bei den höher entwickelten Lebewesen ist im Laufe der Evolution bis hinauf zum Menschen ein gewaltiger Aufwand an Regelmechanismen entwickelt worden, die die Aufgabe des Weltmeeres übernahmen, nämlich den Raum um die Zelle mit Sauerstoff, Nährsubstanz und Mineralien zu versorgen und Stoffwechselabbauprodukte wie Kohlendioxid und Säuren abzutransportieren. Diese Funktion des Weltmeeres übernahm das Blut. Der Verdauungskanal wurde entwickelt, um Nahrung aufzunehmen und aufzubereiten, das Harnsystem zur Ausscheidung von Wasser und Stoffwechselabfällen und die Atmungsorgane zur Aufnahme des Sauerstoffs und zur Abgabe des Kohlendioxids. Das Herz wurde als Umwälzpumpe entwickelt und der Kreislauf bekam die Funktion eines Transportsystems.

Um den Lebensprozess unseres Körperzellverbandes aufrechtzuerhalten, sind die Funktionen der einzelnen Organsysteme aufeinander abgestimmt und sie werden über chemische Stoffe (Fermente, Hormone) und über das Nervensystem willentlich oder unwillkürlich reguliert.

6.2 Systeme der Sauerstoffaufnahme

Beim Tauchen ist in erster Linie die Funktion der Sauerstoffaufnahme verändert. Wenn wir uns die einzelnen Phasen der Sauerstoffversorgung unseres Organismus ansehen, wird uns klar, mit welchen vorwiegend daran beteiligten Systemen wir uns näher befassen müssen.

Wie das Schema in Abb. 6-1 erkennen lässt, wird zunächst Sauerstoff in Form von Frischluft der Lunge zugeführt. In der Lunge tritt der Sauerstoff der Atemluft in das Blut über. Das Blut besorgt den Weitertransport des Sauerstoffs in die Gewebe. Hier wird der Sauerstoff an die Gewebsflüssigkeit abgegeben.

Die letzte Phase kann man als innere Atmung bezeichnen, im Gegensatz zur äußeren Atmung, dem Übertritt des Sauerstoffs von der Lunge ins Blut. Der Sauerstoff ist für die Verbrennungsvorgänge in der Zelle unentbehrlich. Hierbei entsteht Kohlendioxid, das auf dem umgekehrten Wege der Lunge zugeführt wird, um nach außen abgegeben zu werden.

6.3 Aufbau der Lunge und Mechanik der Atmung

An dem ganzen Vorgang der Sauerstoffversorgung sind also die Atmungsorgane, das Blut und das Herz-Kreislaufsystem beteiligt. Zum Verständnis ihrer Funktion müssen wir uns zunächst mit dem Aufbau dieser Organe, ihrer Anatomie, beschäftigen. Das eigentliche Atmungsorgan besteht aus den beiden Lungenflügeln, den Bronchien und den oberen Luftwegen. Die Lungen kann man sich als einen

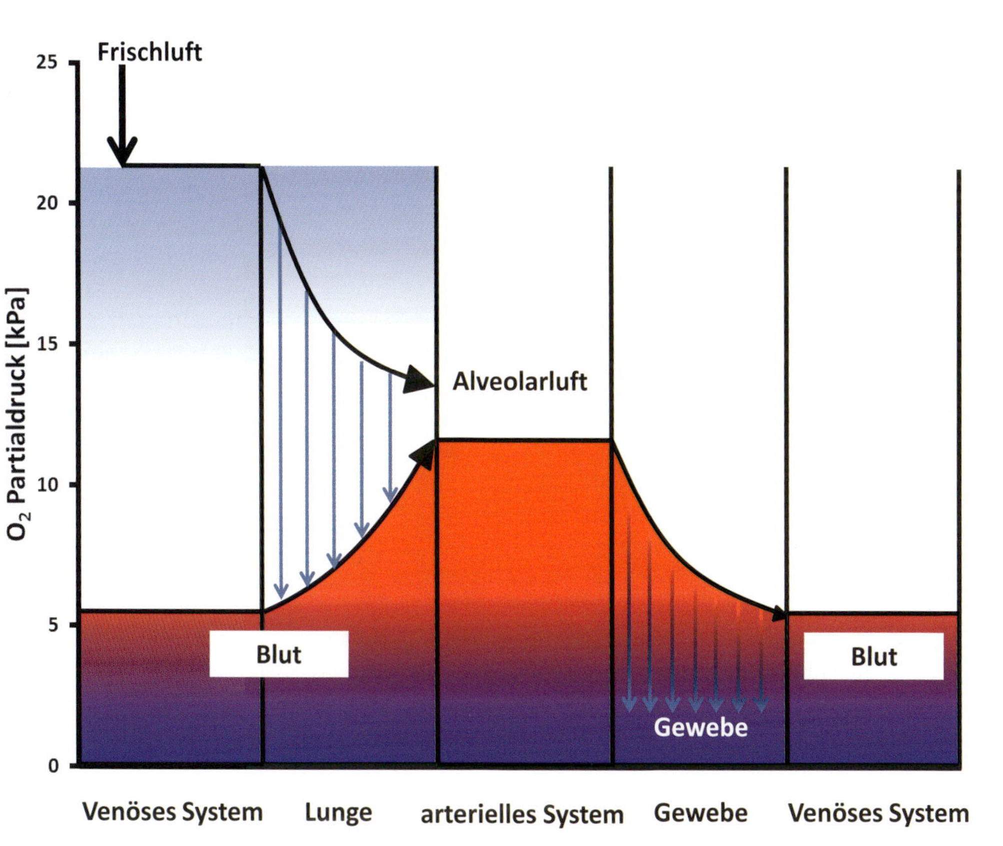

Abb. 6-1: Schema des Diffusionsvorganges in Lunge und Gewebe.

großen Schwamm vorstellen, wobei die Hohlräume von Millionen kleiner Lungenbläschen, den Alveolen, gebildet werden. Zwischen den Alveolen liegen elastisches und Bindegewebe sowie Blutgefäße. Alle Alveolen stehen über das Bronchialsystem mit der Außenwelt in Verbindung. Sie sind mit den Blättern eines weit verzweigten Baumes zu vergleichen. Die Hauptbronchien der beiden Lungenflügel münden in die Luftröhre oder Trachea. Diese schließt nach oben mit der Stimmritze im Kehlkopf ab. Daran schließen sich die oberen Luftwege mit dem Nasen-Rachen-Raum und der Mundhöhle an. Die oberen Luftwege sind im Kap. 8 näher beschrieben. Die Lungen liegen im Brustkorb. Dieser wird von den Rippen gebildet, die gelenkartig mit der Brustwirbelsäule verbunden sind und vorne am Brustbein ansetzen. Dieser knöcherne Korb kann durch Muskeln in den Zwischenrippenräumen seinen fassförmigen Raum vergrößern oder verkleinern.

Nach unten, gegen den Bauchraum zu, wird der Brustkorb durch den wichtigsten Atemmuskel, das Zwerchfell, abgeschlossen. Diese kuppelförmige Muskelschicht tritt durch Anspannung nach unten und vergrößert so weiter den Brustkorb, in dem die Lungen eingespannt liegen. Die Innenflächen des Brustkorbs und die Oberflächen der Lungen sind mit dem Rippenfell oder der Pleura ausgekleidet. Der hermetisch geschlossene Raum zwischen diesen beiden Pleurablättern ist mit einer dünnen Flüssigkeitsschicht ausgefüllt. Erweitert sich nun bei der Einatmung der Brustkorb, so entsteht in dem Flüssigkeitsspalt ein Unterdruck. Das Lungengewebe folgt diesem Sog und entfaltet sich, d. h. die Lungenbläs-

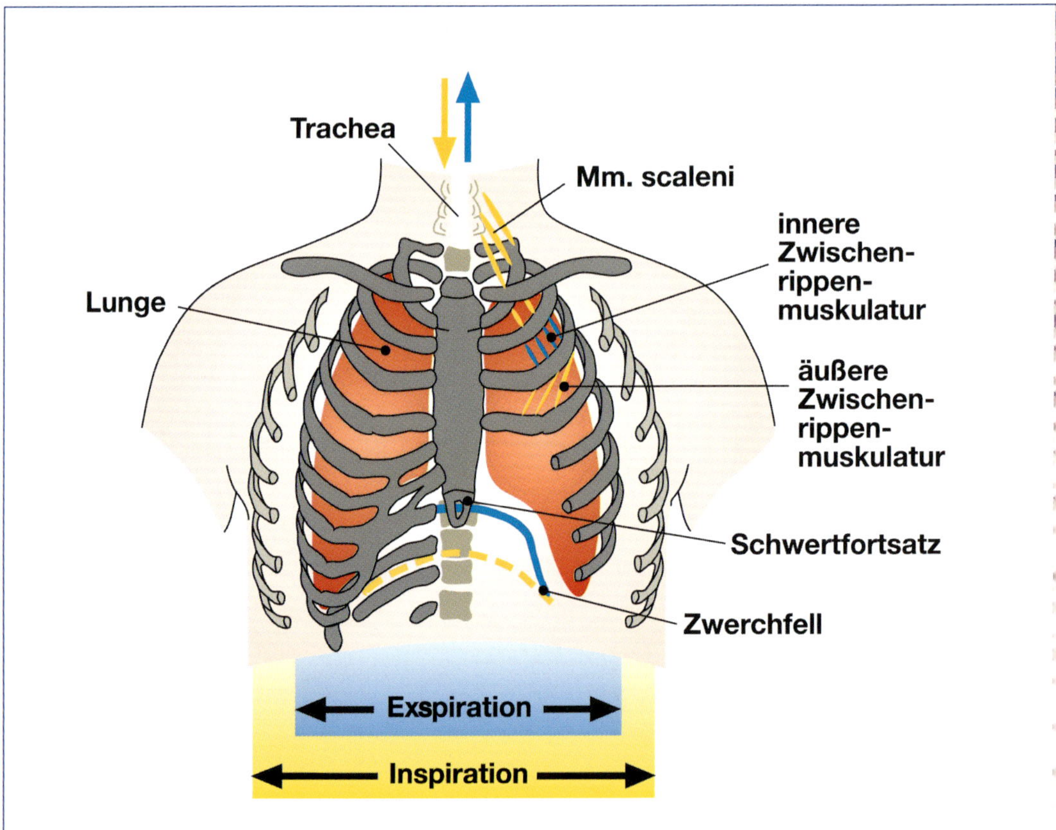

Abb. 6-2: Der Brustkorb und die Zwischenrippenmuskeln bei der Ein- und Ausatmung

chen erweitern sich. Mit dieser Erweiterung saugen sie Luft über das Bronchialsystem an. Die beiden Lungenhälften bilden zwei in sich abgeschlossene Räume. Durch seine elastischen Fasern hat das Lungengewebe die Tendenz, sich zusammenzuziehen. Würde, wie dies bei Verletzungen des Brustkorbs der Fall ist, Luft in den Pleuraspalt eindringen, müsste die Lunge zusammenschrumpfen. Das Eindringen von Luft in den Brustkorb (Thorax) nennt man einen Pneumothorax. Er kann z. B. bei einem Lungenüberdruckunfall entstehen, wenn Lungenbläschen an der Oberfläche der Lunge zerreißen und Luft in den Pleuraspalt eindringt (s. Abb. 6-3).

Bei einer Verletzung der Brustwand, einem offenen Pneumothorax, entfällt mit Eindringen von Luft in den Pleuraraum der Unterdruck und der Lungenflügel fällt zusammen. Beim Ventilpneumothorax kann die mit jedem Atemzug eindringende Luft nicht mehr entweichen. Der dadurch entstehende Überdruck im Pleuraraum der kranken Seite, komprimiert den gesunden Lungenflügel und behindert eine Herzfüllung.

Der Druck im Pleuraspalt beträgt in Ruhe und bei der Ausatmung –3 mbar, bei der Einatmung vergrößert er sich auf –6 mbar. Wir können uns den Atmungsvorgang wie die Arbeit eines Blasebalgs vorstellen. Allerdings wird nur die Einatmung durch aktive Muskelarbeit bewirkt. Bei der Ausatmung sorgen die elastischen Kräfte des Brustkorbs und der Lungen für eine Rückkehr in die Ausgangsstellung. Nur bei extremer Ausatmung oder beim Husten werden zusätzlich die Bauchmuskeln herangezogen. Bei sehr tiefer Einatmung wird der Brustkorb darüber hinaus noch durch den Einsatz der Halsmuskulatur vergrößert. Den Vorgang der Atemluftbewegung oder Belüftung der Lunge nennt man Ventilation.

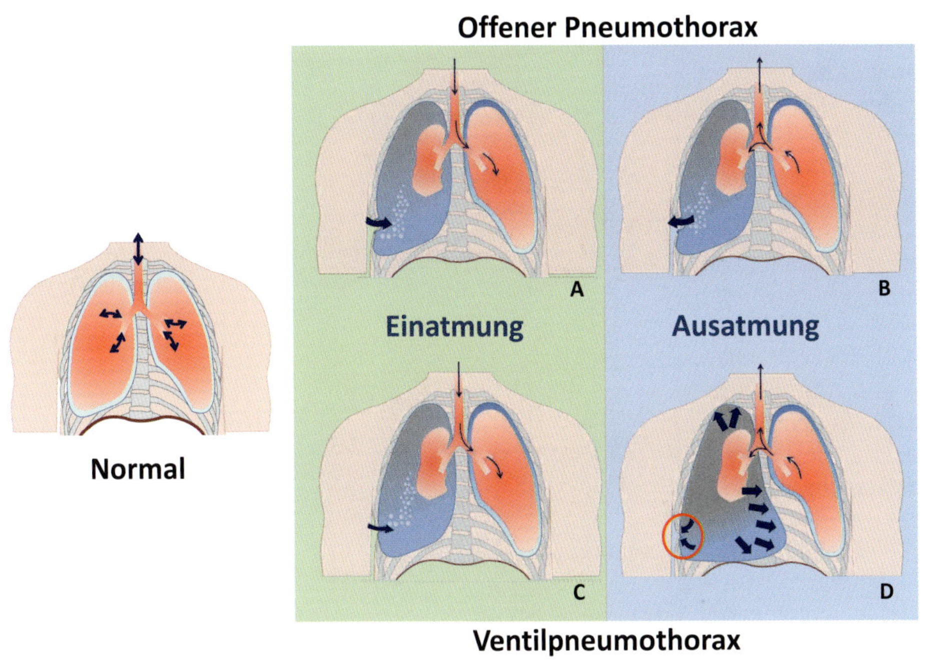

Abb. 6-3: Pneumothorax

Um die Atemluft zu bewegen, muss ein Druckgefälle hergestellt werden, d. h. um Luft in die Lungen aufzunehmen, muss in ihnen ein niedrigerer Druck herrschen als in der umgebenden Atmosphäre, und bei der Ausatmung muss der Druck in den Lungenbläschen höher sein als außen. Bei der Einatmung liegt denn auch der Druck in der Lunge 2 mbar unter dem Außendruck. Bei der Ausatmung steigt er auf plus 6 mbar an. Die Atemarbeit, die zur Ventilation notwendig ist, ist das Produkt aus Druckdifferenz und Volumen (s. auch Kap. 4.3.3). Der Druck muss die elastischen Widerstände des Brustkorbs und der Lunge, die Reibungswiderstände der Luft in den Atemwegen und die der Gewebe überwinden. Die elastischen Widerstände, die normalerweise nur bei der Einatmung zu überwinden sind, bleiben auch bei vermehrter Atmung die gleichen.

Veränderlich aber sind die Widerstände, die sich aus der Gasströmung in den Atemwegen ergeben. Die Größe dieses Strömungswiderstandes ist abhängig von der Beschaffenheit der Atemwege (krankhafte Veränderungen bei Bronchitis, Asthma oder alten Narben), der Strömungsgeschwindigkeit, der Dichte und Viskosität des bewegten Gasvolumens und der Strömungsart (laminare oder turbulente Strömung). Diese Strömungswiderstände nehmen einmal bei vermehrter Atmung und damit bei größerem Volumen zu, aber auch wenn das Atemgas dichter wird, wie das ja mit zunehmender Tauchtiefe der Fall ist. Die Atemarbeitsleistung, die in Ruhe an der Wasseroberfläche etwa 0,065 W ausmacht, kann bei schwerer körperlicher Arbeit bis 1,4 W betragen.

In Ruhe und bei normaler Atmung beanspruchen wir nur einen geringen Teil unseres Ventilationsvermögens. Das Atemzugvolumen, also das Volumen, das bei jedem Atemzug gewechselt wird, beträgt in Ruhe nur etwa

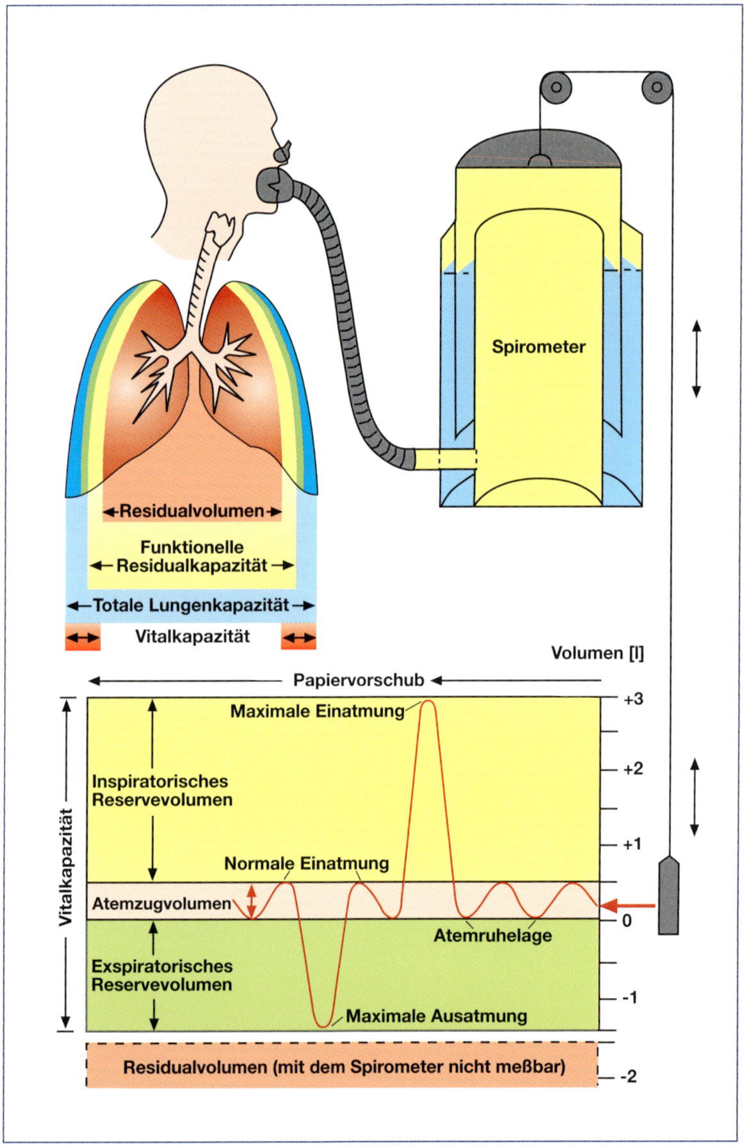

Abb. 6-4 Lungenvolumina und ihre Messung.

500 ml (1 l = 1000 Milliliter oder ml). Wir atmen dabei etwa zwölf Mal in der Minute. Aus dieser Frequenz und dem Zugvolumen ergibt sich das Atemminutenvolumen, das somit 6000 ml beträgt. Bei Arbeit werden sowohl das Zugvolumen als auch die Frequenz erhöht. Die Reserven, die noch für die Ein- und Ausatmung bleiben, werden voll beansprucht, wenn wir maximal ein- und ausatmen. Das gibt dann unsere Vitalkapazität. Sie ist abhängig von Alter, Geschlecht, Größe und Gewicht des Einzelnen. Die Normwerte, für die es Tabellen und Formeln gibt, liegen zwischen 3000 und 6000 ml min^{-1}. Nach dem dreißigsten Lebensjahr nimmt die Vitalkapazität durch Nachlassen der Elastizität der Lunge und der Beweglichkeit des Brustkorbes langsam ab. Sie ist auch eingeschränkt bei allen Erkrankungen der Lunge. Durch Training, z. B. durch Schwimmen und Schnorchel- und Apnoetauchen, lässt sie sich beim jungen Menschen bis um 14% des Ausgangswertes steigern.

Auch nach maximaler Ausatmung verbleibt immer noch ein Rest Luft in der Lunge, die wir als Restluft oder als Residualluft bezeichnen. Sie beträgt noch etwa 1200 ml, Vitalkapazität und Residualluft zusammen ergeben die Totalkapazität. Das Verhältnis des Residualvolumens zur Totalkapazität soll normal 30% nicht übersteigen. Sein Anteil ist wesentlich vom Alter und von krankhaften Lungenveränderungen abhängig. Bei 15- bis 25-Jährigen beträgt er etwa 19% der Vitalkapazität, bei 66- bis 75-Jährigen 30,8%. Beim Apnoetauchen spielt das Residualvolumen für die erreichbare Tiefe eine wesentliche Rolle (s. Kap. 7.5.3).

6.4 Das Wesentliche über den Gasaustausch

Die Atemarbeit mit dem Zweck der Ventilation hat die Aufgabe, den Alveolen genügend Frischluft und damit Sauerstoff zuzuführen. In den Alveolen, und nur hier, findet der Gasaustausch statt. Ein weit verzweigtes Blutgefäßnetz, das um den Alveolarraum liegt, gestattet den Übertritt des Sauerstoffs in das Blut. Die Zellen unserer Haut, die zwar direkt mit der Außenluft Kontakt haben, sind hierzu nicht befähigt und über die Haut findet praktisch kein Gasaustausch statt. Zwischen dem Eintritt der Atemluft und den Alveolen liegt noch eine Strecke, die am Gasaustausch keinen Anteil hat und deshalb als Totraum bezeichnet wird.

Der Totraum besteht aus dem Nasen-, Mund-, Rachen- und Bronchialraum, der etwa ein Drittel der Einatemluft aufnimmt. Dieser Raum hat die Aufgabe, die eingeatmete Luft zu reinigen, zu erwärmen und anzufeuchten. Das Volumen dieses Totraums beträgt mit einem Drittel des Atemruhevolumens etwa 170 ml. So gelangen also nur zwei Drittel der Einatemluft zum Gasaustausch in die Alveolen. Schon bei Verwendung eines Schnorchels wird dieser Totraum um das Volumen des Schnorchels vergrößert. Verwendet man nun noch überlange Schnorchel oder gar Masken mit eingebautem Schnorchel, so wird dieser Totraum unnötig vergrößert. Die Pendelluft, die beim Ein- und Ausatmen in diesem Raum entsteht, verringert natürlich den Anteil der Frischluft. Ein Schnorchel sollte deshalb höchstens ein Volumen von 150 ml haben. Um diesen durch den Schnorchel künstlich verlängerten Totraum zu kompensieren, muss der Taucher, vor allem aber der Flossenschwimmer, sein Atemzugvolumen erhöhen, d. h. er muss pro Atemzug mehr Luft ventilieren. Auch bei Lungenautomaten kann sich, besonders bei den älteren einstufigen Modellen mit Faltenschläuchen, eine Vergrößerung des Totraums ergeben (s. Kap. 4.11).

6.5 Der Gasaustausch in den Alveolen

Aus Zeichnung 6-5 und Schema 6-6 lassen sich der Aufbau und die Funktion der Lungenalveolen erkennen. Um die Lungenbläschen liegt ein Netz von Gefäßen. Dies ist die Endstrombahn mit den Kapillaren oder Haargefäßen, in denen das Blut von den Arterien herankommt und durch die Venen zum Herzen zurückfließt. Die Alveole ist innen mit einer dünnen Membran ausgekleidet. Durch diese diffundiert die Atemluft nach rein physikalischen Prinzipien, d. h. die Gase wandern durch die Membran vom Ort des höheren Drucks zum Ort des niedereren Drucks (s. Kap. 5). Die atmosphärische Luftzusammensetzung stellt sich folgendermaßen dar:

Stickstoff	= N_2: 79,02% (einschließlich der Edelgase)
Sauerstoff	= O_2: 20,95%
Kohlendioxid	= CO_2: 0,03%

Bei der Einatmung geht O_2 in das Kapillarblut über, und CO_2 diffundiert aus dem Blut in den Alveolarraum. Die Ausatemluft enthält an der Wasseroberfläche noch etwa 16% O_2 und 4% CO_2, der Rest sind Stickstoff und Edelgase plus Wasserdampf.

Für die physiologische Wirkung verschiedener Bestandteile des Atemgases ist nicht deren prozentualer Anteil, sondern der sogenannte Partialdruck maßgebend. Beträgt

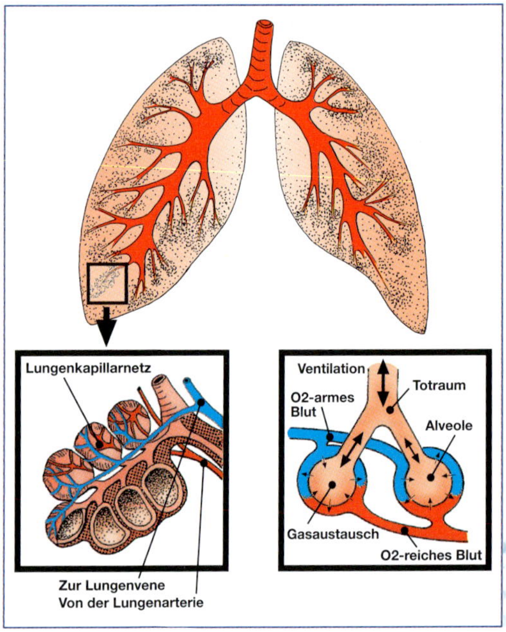

Abb. 6-5: Aufbau der Alveolen und Schema des Gasaustausches in den Lungenbläschen.

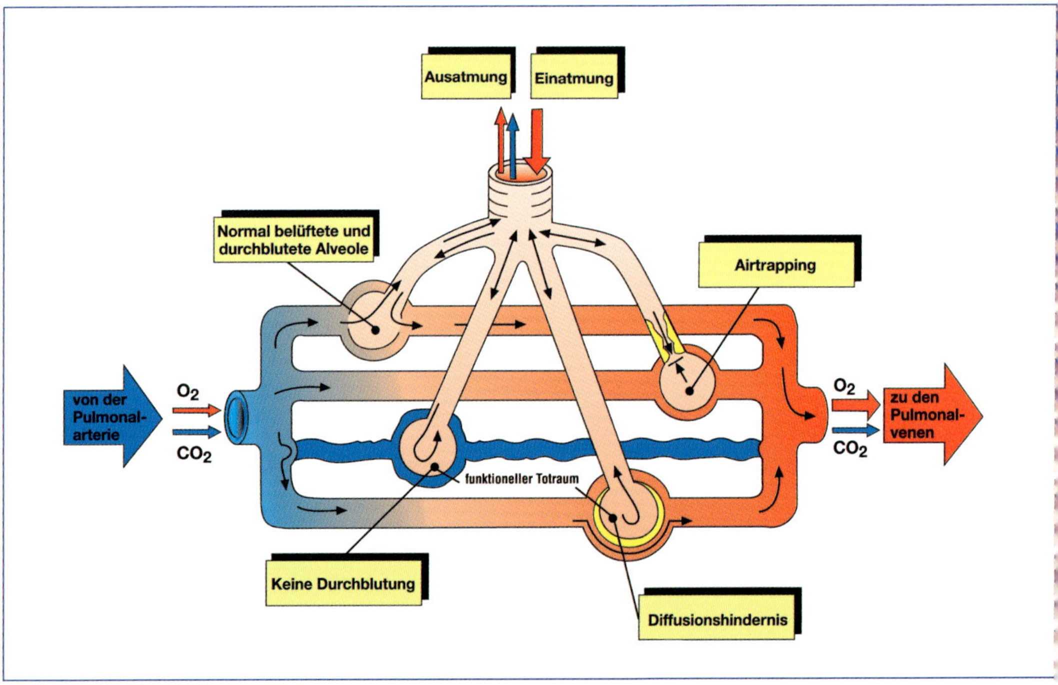

Abb. 6-6: Verteilungsstörungen in der Lunge.

z. B. der atmosphärische Luftdruck 1,013 bar, so haben die 20,95% O_2-Gehalt den Partialdruck von 20,95% · 1,013 bar = 0,2095 · 1013 mbar = 212 mbar. Die Luft besteht aber nicht nur aus den bisher betrachteten Gasen, sondern auch aus einem wechselnden Anteil von Wasserdampf. In der Lunge ist er allerdings als konstant anzusehen, da die Temperatur hier ja konstant ist und praktisch, wegen der dortigen Feuchtigkeit, eine Wasserdampfsättigung besteht, d. h. der Partialdruck des Wasserdampfes ist gleich seinem Dampfdruck bei 37 °C, nämlich 62,7 mbar. Damit verringert sich der oben genannte, auf trockene Luft bezogene relative Anteil des O_2 und der Partialdruck PO_2 in den oberen Atemwegen berechnet sich zu (1013 mbar – 63 mbar) · 0,2095 = 199 mbar.

In Abb. 6-6 sind außer der normalen Funktion der Lunge (oberer Teil des Schemas) auch verschiedene Störungen dargestellt (die unteren drei Ebenen). Bestehen Diffusionshindernisse (unten; z. B. Lungenödem, Sauerstoffintoxikation etc.) oder eine gestörte Durchblutung (2. Ebene von unten; z. B. Lungeninfarkt), ist der Gasaustausch gestört. Beim Air-Trapping (2. Ebene von oben) ist vorwiegend die Exspiration der Alveole behindert. Bei rascher Druckminderung (Notaufstieg) kann es hier durch den verzögerten Abstrom zur Überdehnung und zum Einreißen der Alveole kommen (s. Kap. 11.2.2).

Bei Atmung unter normobaren Bedingungen fällt in den Alveolen aber der O_2-Druck durch die Vermischung mit der dort noch vorhandenen sauerstoffärmeren Restluft (rechnerisch) weiter auf etwa 140 mbar ab. Ein Partialdruck von 140 mbar Sauerstoff in den Lungenbläschen steht einem Druck von 53 mbar im Kapillarblut jenseits der Alveolarmembran gegenüber. Dieses Druckgefälle gleicht sich nun weitgehend aus, so dass am Ende im sauerstoffgeladenen Blut in der Arterie ein Druck von 127 mbar und in der Alveole ein Druck von 133 mbar besteht, der auch in der Ausatemluft gemessen werden kann; damit werden pro Atemzug ca. 25 ml Sauerstoff extrahiert, bei 12 Atemzügen pro Minute also 300 ml aufgenommen (unter Ruhebedingungen). Das Kohlendioxid diffundiert in umgekehrter Richtung, also vom Kapillarblut mit einem Druck von 61 mbar in den Alveolarraum, in dem nur ein Druck von etwa 53 mbar CO_2 besteht. Voraussetzung für diesen Diffusionsvorgang sind gesunde Alveolen.

Wenn wir diesen Diffusionsvorgang nach dem Henryschen Gesetz berechnen, würde nur 0,3 ml O_2 in 100 ml Blut hineindiffundieren. Das Blut vermag aber ca. 70mal mehr O_2 zu binden als etwa Wasser. Diese Fähigkeit beruht auf der chemischen O_2-Bindungskapazität des Blutes und sie hängt vom Hämoglobingehalt des Blutes ab.

Hämoglobin ist der rote Blutfarbstoff, der in allen roten Blutkörperchen enthalten ist. Das Hämoglobin enthält Eisen und an dieses Eisen wird Sauerstoff lose gebunden. Man spricht

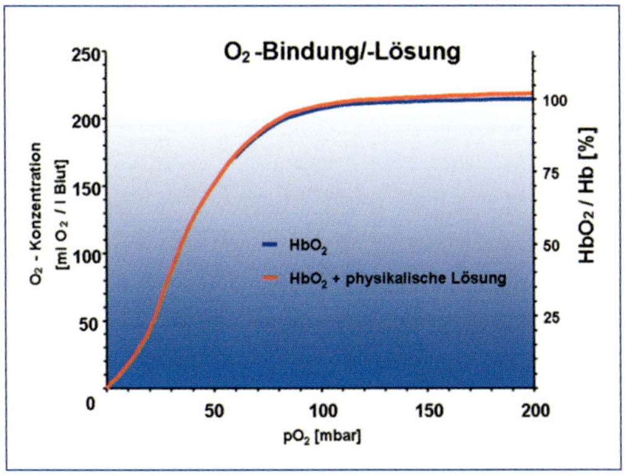

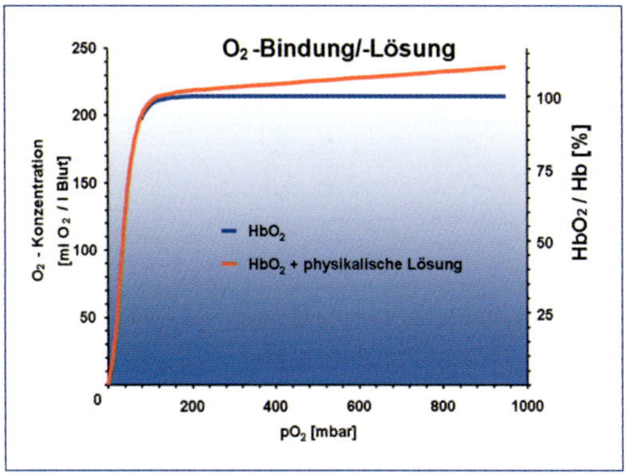

Abb. 6-7: O_2-Bindungskurve mit und ohne physikalisch gelöstem Sauerstoff. Links: Normoxischer Bereich bis 200 mbar, rechts: O_2-Bindung bis 1000 mbar.

von einer **Oxygenation** des Hämoglobins und nicht von einer Oxidation, da keine Wertigkeitsänderung des Eisens eintritt. Kohlenmonoxid, das unter anderem im Leuchtgas enthalten ist, lagert sich mit etwa 250mal größerer Affinität an das Hämoglobin an. Im Fall einer schweren Kohlenmonoxidvergiftung wäre das ganze Hämoglobin blockiert und stünde für eine O_2-Bindung nicht mehr zur Verfügung. Um einem Vergifteten mit totaler Blockierung des Hämoglobins genügend O_2 anzubieten, müsste man ihn unter einen Druck von 3 bar reinen Sauerstoffs setzen. Erst unter diesen Bedingungen löst sich so viel O_2 im Blut, wie normalerweise unter Ruhebedingungen benötigt wird.

Von den roten Blutkörperchen oder Erythrozyten hat der Erwachsene normalerweise ca. 5 Millionen im mm³ Blut, bei einem Gesamtvolumen von 5 bis 6 Liter. 100 ml Blut enthalten 14,5 g Hämoglobin bei der Frau und 16 g beim Mann. Ein Gramm Hämoglobin bindet 1,34 ml O_2, sodass in 100 ml Blut ca. 18 bis 22 ml O_2 gebunden sind.

Der Zusammenhang zwischen alveolarem O_2-Partialdruck und der O_2-Bindung des Hämoglobins wird in Abb. 6-7 durch die sog. O_2-Bindungskurve veranschaulicht. Bereits ein alvoelarer O_2-Druck von 133 mbar (Luftatmung, normobar) reicht aus, um das Hämoglobin zu 96–98% mit O_2 zu sättigen, wegen der S-Form der Kurve reicht andererseits auch eine relative geringe O_2-Sättigung des Hämoglobins, um im Gewebe einen hinreichenden Diffusionsdruck zur Abgabe zu entwickeln. So beträgt der gemischt-venöse Druck noch etwa 50 mbar bei einer O_2-Sättigung von ca. 70%.

Das Blut transportiert den Sauerstoff in alle Gewebe. Dort vollzieht sich der Gasaustausch oder die innere Atmung nach dem gleichen Prinzip. Der Sauerstoff diffundiert von dem Ort des höheren Drucks, der bis in die Endstrombahn von 127 mbar bis auf 53 mbar absinkt, zu dem Ort des niedereren Drucks in den Zellen mit etwa 16 bis 37 mbar. Von der Gewebsflüssigkeit nimmt nun das Blut CO_2 auf. In der Zelle wird, wie schon mehrfach erwähnt, Sauerstoff zur Oxidation gebraucht, und beim Stoffwechsel der Zelle entstehen unter anderem Kohlendioxid und Wasser. Je höher der Stoffwechsel einer Zelle ist, wie z. B. bei vermehrter Arbeit, umso größer ist auch der Anfall an CO_2 und somit auch dessen Partialdruck im venösen Blut, der auf 60–80 mbar ansteigen kann. Nach seinem Übertritt in das Blut wird der größte Teil des Kohlendioxids zu Kohlensäure (H_2CO_3) und lagert sich an das Hämoglobin an. Nur ca. 6,5% des Kohlendioxids bleiben physikalisch gelöst.

Das Schema 6-8 zeigt in einfacher Form das Prinzip des Diffusionsvorgangs.

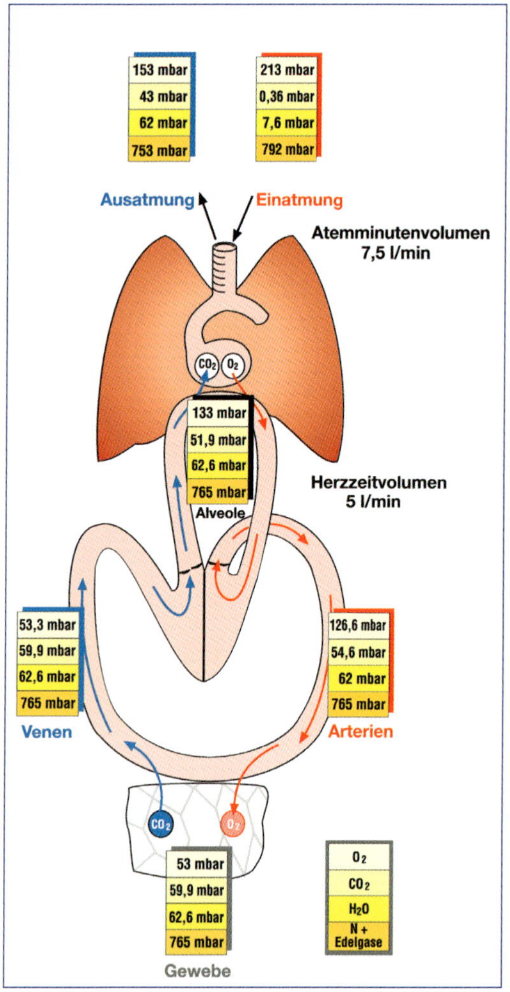

Abb. 6-8: Gasdiffusion bei der Atmung. Die Partialdrücke der einzelnen Gase auf ihrem Weg von der Außenluft bis zum Gewebe und zurück.

Durch den Anfall an Kohlensäure würde sich das **Säure-Basen-Gleichgewicht** im Blut zur sauren Seite hin verschieben, bestünde nicht eine Reihe von Puffersystemen, die dafür sorgen, dass die Reaktion des Blutes möglichst konstant auf einem pH-Wert von 7,2 im venösen Blut gehalten wird. Im Kapillarblut der Alveolen löst sich das CO_2 wieder aus einer Säurebindung und diffundiert zum Ort des niedrigeren Drucks, dem Alveolarraum. Im venösen Blut beträgt der Kohlendioxiddruck etwa 60 mbar, im Alveolarraum dagegen nur 53 mbar. Daraus ist abzuleiten, dass dem CO_2 die dominierende Rolle bei der Atemregulation zukommt und durch einen überhöhten PO_2 nicht wesentlich abgeschwächt werden kann. Die Folge ist eine reduzierte Ausschöpfung der Atemluft mit steigender Tauchtiefe.

Die Atmung dient der Aufnahme von Sauerstoff zur Unterhaltung des Energiestoffwechsels und der Ausscheidung von Kohlendioxid als einem der Endprodukte. Als Nebeneffekt ergibt sich die Steuerung des Säure-Basen-Haushalts über die Kontrolle des Kohlendioxid-Spiegels im Organismus.

6.6 Herz und Kreislauf, die Transportorgane für den Sauerstoff

Das in den Lungen mit Sauerstoff aufgeladene und kohlendioxidarme Blut gelangt über die Lungenvenen in den linken Vorhof des Herzens, von dort in die linke Kammer, die die stärkste Muskelwandung des Herzens hat. Von hier wird das Blut über die große Körperschlagader, die Aorta, in den großen Kreislauf gepumpt, bis in das Kapillarbett der Peripherie, d. h. bis in die feinsten Haargefäße jedes Organs und jeder Körperstelle. Über die Venen, die sich im Bauch- und Brustraum zu den großen und unteren Hohlvenen vereinigen, wird das Blut aus den Haargefäßen der Gewebe wieder gesammelt. Es gelangt dann in den Vorhof des rechten Herzens und von dort in die rechte Herzkammer. Die rechte Herzkammer pumpt das Blut in den **kleinen oder Lungenkreislauf**. Mit Sauerstoff aufgeladen, erreicht es nun den linken Vorhof und von dort die linke Herzkammer. Der Kreislauf von der linken Kammer bis zum rechten Vorhof wird **großer Kreislauf oder Körperkreislauf** genannt. Durch ventilartige Klappen zwischen den Vorhöfen und Kammern wird die Strömungsrichtung des Blutes gesichert. Durch das rhythmische Zusammenziehen des Hohlmuskels wird das Blut gleichzeitig aus dem rechten Herzen in die Lungen und aus dem linken Herzen in den Körperkreislauf gepumpt. Das geschieht in Ruhe 60 bis 80 Mal pro Minute. Bei starker Anstrengung kann die Herzfrequenz bis auf 180 Schläge pro Minute und mehr ansteigen. Die Umlaufgeschwindigkeit des Blutes, also z. B. die eines roten Blutkörperchens durch den gesamten Kreislauf, beträgt dabei im Mittel nur 20 sec. Die linke Kammer wirft in Ruhe 70 ml Blut pro Herzschlag – das ist das Schlagvolumen – aus. Wird durch vermehrte Arbeit eine raschere Umwälzung des Blutes erforderlich, so kann einmal die Herzschlagfrequenz gesteigert werden. Ein Herz in gutem Trainingszustand wird aber zunächst das Schlagvolumen erhöhen. Wie bei einer alten Dorfpumpe ist die Förderleistung dabei ergiebiger und ökonomischer, als wenn das Herz rasch und mit kleinen Schlägen pumpen würde. Man kann den Trainingszustand seines eigenen Herzens leicht dadurch kontrollieren, dass man die Pulsfrequenz bei einer öfter wiederholten, genau bestimmten Leistung vergleicht.

Die beiden Organsysteme, die Lunge und das Herz-Kreislaufsystem, die die Versorgung des Organismus mit O_2 und die Elimination von CO_2 gewährleisten, müssen für ihr Zusammenspiel koordiniert sein. Hierfür gibt es eine Reihe von Regelsystemen, die in übergeordneten Zentren im Gehirn koordiniert werden. Wird bei vermehrter Arbeit der Bedarf an Sauerstoff größer und der Anfall an CO_2 höher, müssen die Leistungen beider Systeme, der Atmung und des Herz-Kreislaufsystems, erhöht werden. Gibt es in einem der Systeme ei-

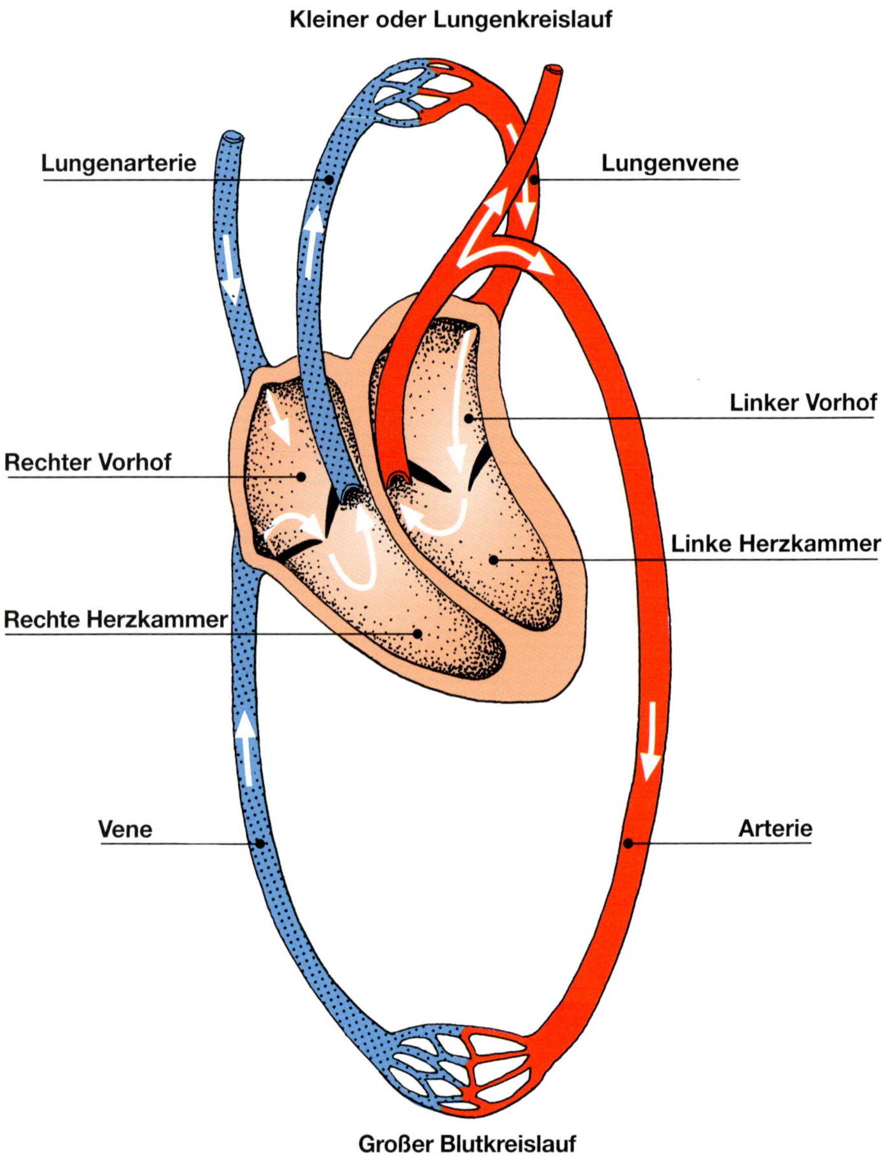

Abb. 6-9: Schema des Herzens, des großen und kleinen Kreislaufs

nen Defekt, so kann eine volle Leistung nicht mehr erbracht werden. Kann die Lunge bei Erkrankungen oder Narben nicht genügend belüftet werden, so wird nicht genügend Sauerstoff aufgenommen. Wenn die Herz- oder Kreislaufleistung unzureichend ist, kann der Sauerstoff nicht schnell genug transportiert werden. Bei einer Blutarmut, also wenn zu wenig rote Blutkörperchen und damit zu wenig Hämoglobin für den Transport zur Verfügung stehen, ist ebenfalls eine volle Leistung des Organismus nicht mehr möglich.

6.7 Arterien, Venen und Blutdruck

Der Kreislauf ist ein geschlossenes System von Röhren mit dem Herzen als Pumpe. Alle Gefäße, die das Blut vom Herzen in die Peripherie leiten, nennt man Arterien; alle, die es zum Herzen hinführen, heißen Venen. Dazwischen liegt ein Kapillarnetz, ein weit verzweigtes Haargefäßbett, das die Organe feinmaschig durchzieht, um sie mit Blut zu versorgen. Eines der Kapillarnetze haben wir schon in den Lungenalveolen kennen gelernt.

Im Gegensatz zu den Venen stehen die Arterien unter einem beträchtlichen Druck. Ihre Wandungen sind deshalb aus mehreren Schichten aufgebaut: Eine wird aus elastischen Fasern, eine andere durch eine Muskelschicht gebildet. Die Arterien können dadurch Druckschwankungen abfangen und durch die Muskelschicht ihren Durchmesser vergrößern oder verkleinern. Wenn sich das Herz zusammenzieht und Blut auswirft – man nennt diese Phase der Kontraktion die Systole –, so steigt der Druck in den großen Arterien. Der Druck dieses Momentes entspricht dem systolischen, dem oberen Blutdruckwert. Nach Beendigung der Systole, wenn die Herzkammern das Schlagvolumen ausgeworfen haben, schließen sich die Herzklappen, um ein Zurückfließen des Blutes in das Herz zu verhindern. Die daran anschließende Phase, in der sich das Herz erneut mit Blut füllt, nennt man die Diastole. In dieser Zeit muss der Druck in den Arterien wieder absinken. Der Wert, der in diesem Moment gemessen wird, ist der diastolische Druck. Der Blutdruck unterliegt also einem dauernden Druckwechsel, der von der Pumpleistung des Herzens, vom Füllungszustand des Kreislaufs und der Spannung der Arterienwände abhängt. Der Druckwechsel in den Arterien vollzieht sich entsprechend der Schlagfrequenz des Herzens 60 bis 80 Mal in der Minute. Der Blutdruck lässt sich praktisch zur gleichen Zeit messen und beträgt im Durchschnitt beim jungen Menschen 120 mmHg (160 mbar) für den systolischen und 80 mmHg (107 mbar) für den diastolischen Druck. Die Notierung lautet dann: 120/80 mmHg (160/107 mbar). Der Puls, den wir gewöhnlich an der Beugeseite des Handgelenks auf der Seite des Daumens tasten, lässt uns den Füllungszustand der Gefäße und die Druckwelle fühlen, die über den Arterienschlauch hinweg läuft. Jede Druckwelle entspricht einem Herzschlag, und die Herzfrequenz kann damit gezählt werden.

Auch der Blutdruck wird über Regelsysteme kontrolliert und eingestellt. Einer der Rezeptoren, der Carotis-Sinusknoten, ein Pressorezeptor, liegt an der Abzweigung der Kopfarterien oberhalb des Schlüsselbeins. Er hilft mit, besonders nach Lagewechsel, den Blutdruck auf die jeweils erforderliche Höhe einzustellen. Eine Störung der Blutdruckeinstellung, die sehr komplexer Natur sein kann, führt zu einem **Bluthochdruck**. Durch einen erhöhten Blutdruck kommt es auf die Dauer zu Veränderungen der Arterienwände im Sinne einer Arteriosklerose und es besteht die Gefahr, dass eines Tages ein Verschluss einer Kranzarterie (Herzinfarkt) auftritt oder ein kleines Gefäß im Gehirn reißt. Das führt dann zum Schlaganfall. Auch muss bei erhöhtem Blutdruck das Herz dauernd gegen einen vermehrten Druck arbeiten, ohne dass dabei seine Leistungsfähigkeit verbessert wird. Im Gegensatz zum Leistungssport, bei dem das Herz ebenfalls vermehrt arbeitet, wird beim Bluthochdruck die Durchblutung des Herzens nicht verbessert. Es kommt damit früher oder später durch eine Herzmuskelschwäche zu einer unzureichenden Herzleistung. Durch das Tauchen wird der Blutdruck leicht erhöht.

Ein dauernd erniedrigter Blutdruck mit Krankheitswert ist selten. Häufiger gibt es aber, besonders bei jungen Menschen mit vegetativer Labilität, eine Fehleinstellung des Kreislaufs, die sich vor allem nach längerem Stehen auf einer Stelle, aber auch bei Aufregungen und Angstzuständen bemerkbar macht. Die Blutdruckeinstellung ist bei ihnen sehr labil. Sie wechselt zwischen überschießend erhöhten Werten und einem vorübergehenden Absinken des Blutdrucks. Wird dabei das Gehirn, das am empfindlichsten auf eine Minderdurchblutung reagiert, unzureichend durchblutet, kommt es zu einer Bewusstlosigkeit. Der Betroffene kollabiert, d. h. er bricht zusammen. Die einfachste Form eines solchen Kollapses ist die Ohnmacht. Durch das Umsinken des Ohnmächtigen erreicht den nun tiefer liegenden Kopf wieder mehr Blut und das Bewusstsein setzt nach kurzer Zeit wieder ein, die Blässe der Haut verschwindet, der Puls ist wieder tastbar. Durch Hochheben der Beine – sog. Taschenmesserposition – kann man den Rückfluss des Blutes zum Gehirn begünstigen.

Das Herz-Kreislauf-System stellt das zentrale Transportmittel des Körpers dar. Neben den für den Energiestoffwechsel wichtigen Gasen Sauerstoff und Kohlendioxid werden auch alle für den Baustoffwechsel erforderlichen Nahrungsinhaltsstoffe sowie deren Stoffwechselendprodukte an ihren jeweiligen Bestimmungsort gebracht.

6.8 Der Schockzustand

Tauchunfälle sind fast immer von mehr oder weniger ausgeprägten Schockzuständen begleitet. Der Organismus versucht dabei, eine lebensbedrohliche Störung zu kompensieren. Diese besteht in einer akuten Störung der **Mikrozirkulation** (einer Durchblutungsstörung in der Endstrombahn des Gefäßsystems) lebenswichtiger Organe, die durch Sauerstoffmangel zu schweren Organveränderungen führt.

Für das Verständnis des Wesentlichen des sehr komplexen Schockgeschehens und für die Aufgaben der ersten Hilfe spielt es keine Rolle, ob die Störung der Mikrozirkulation primär durch eine akute Abnahme der Förderleistung des Herzens, wie beim Herzinfarkt, oder durch ein vermindertes venöses Blutangebot an ein gesundes Herz durch Blutverlust verursacht wird.

Sowohl der Kreislaufvolumenmangel als auch die akute Schädigung im Herzmuskel haben einen Rückgang des Herzvolumens zur Folge. Störungen der Mikrozirkulation und Verminderung des Herzzeitvolumens sind also die wesentlichen Momente des Schockgeschehens.

Im Schock versucht der Organismus zunächst, die Leistungsfähigkeit des Herzens durch Steigerung der Kontraktionskraft und der Frequenz zu verbessern: Der Puls ist rasch, mehr als 100 Schläge/min. Durch Kontraktionen der kleinen Venen wird der Rückstrom des Blutes zum Herzen gesteigert: Die Haut wird blass.

Reicht dies nicht aus, das Herzzeitvolumen genügend zu vergrößern, kommt es zu einer Aktivierung der Sympathicusnerven am Herzen und den Gefäßen über eine gesteigerte Ausschüttung von Nebennierenhormonen (s. Kap. 6.10).

Dies führt unter anderem zu einer Engerstellung der Arteriolen (kleinen Arterien) besonders in der Peripherie. Diese Drosselung der Peripherie dient der vorrangigen Durchblutung der lebenswichtigen Organe, des Herzens und Gehirns (sog. Kreislaufzentralisation): Die Haut wird kalt und feucht. Der Betroffene wird unruhig und friert.

Diesen Zustand kann der Organismus nur eine gewisse Zeit durchhalten (sog. **kompensierter Schock**). Durch den Sauerstoffmangel im Gewebe kommt es wegen der unzureichenden Verbrennung zur Anhäufung von sauren Stoffwechselendprodukten, besonders von Milchsäure. Diese Übersäuerung (metabolische Acidose) bewirkt eine Weiterstellung der Arteriolen. Die Kreislaufzentralisation bricht zusammen, der Blutdruck sinkt rasch ab. Der Puls ist jetzt flach und leicht unterdrückbar (sog. **Stadium der Dekompensation**). Durch Sauerstoffmangel im Gehirn kommt es schließlich zur Bewusstlosigkeit, zum Atemstillstand und zum Tod.

Die allen Schockformen gemeinsame Störung der Mikrozirkulation kann am besten durch eine Verringerung des – absoluten oder relativen – Volumenmangels beeinflusst werden. Sie wird durch Zufuhr von Blut (Transfusion) oder kolloidalen Plasmaexpander bzw. kristalloiden Lösungen – Ringer oder Kochsalz – (In-

fusion) bewirkt (s. Kap. 11.3.2 und Kap. 20, »Erste Hilfe«).
Der Schockzustand ist einen lebensgefährliche Entgleisung im Zusammenspiel der Atmung mit dem Herz-Kreislauf-System. Er muss umgehend behandelt werden, bevor irreversible Schäden eintreten.

6.9 Stoffwechsel und Energieumsatz

Den Stoffaustausch, den jeder Organismus mit einer Umgebung dauernd vollzieht, nennt man Stoffwechsel. Er dient der Freisetzung von Energie innerhalb des Organismus, ohne die ein Leben nicht möglich ist. Energie wird gebraucht für die Bewegung des Muskels, z. B. des Herzens, des Darms und des Skeletts, für die Atmung und die Erregbarkeit von Nervengewebe.
Von den verschiedenen Energieformen wird vom Körper vorwiegend chemische Energie in Form der Nahrungsstoffe aufgenommen. Wie ein Stauwerk die mechanische Energie des fallenden Wassers in elektrische Energie verwandelt, die im Haushalt wieder beim Kochen in Wärmeenergie umgewandelt wird, so wird auch im Körper aus der zugeführten Nahrung vorwiegend Wärmeenergie gebildet. Energiereiche Nahrungsstoffe werden in energiearme Verbindungen wie Harnstoff und Kohlendioxid abgebaut, die wiederum vom Körper mit dem Harn und der Atemluft abgegeben werden. Da bei dieser Energieumwandlung Wärme entsteht, sagt man, die Nahrungsstoffe werden verbrannt. Die dabei erzeugte Wärmeenergie entspricht einem physikalischen Brennwert, den man messen kann. Die Nahrungsgrundstoffe, Kohlenhydrate, Eiweiß und Fett, haben einen unterschiedlichen Energiegehalt.
Die Einheit für Wärme und Energie wird heute in Joule (J) angegeben und nicht mehr in Kalorien. 4,185 J entsprechen einer 1 cal (Kalorie), 1 kcal = 4185 J = 4,185 kJ. Als Hauptenergielieferanten dienen uns Kohlenhydrate und Fette. Eiweiß spielt für die Energiegewinnung nur in Extremsituationen eine Rolle und kann für die weitere Betrachtung des Energiestoffwechsels vernachlässigt werden.
Indirekt lässt sich der Brennwert der einzelnen Nahrungsstoffe aus der zur »Verbrennung« (Oxidation) notwendigen Aufnahme des Sauerstoffs und der Abgabe des Kohlendioxids bestimmen. Nach dem Verhältnis des abgegebenen Kohlendioxids zur aufgenommenen O_2-Menge, dem respiratorischen Quotienten, ist er für Kohlenhydrate 1, d. h. es fällt genauso viel CO_2 an, wie O_2 verbraucht wird. Für Fette beträgt er 0,7. In Ruhe, d. h. ohne jede Arbeit, benötigt ein 70 kg schwerer Mann rund 8400 kJ (etwa 2000 kcal) an Energie. Zwischen dem 14. und 18. Lebensjahr und in der Schwangerschaft und Stillperiode ist der Energiebedarf am höchsten. Er nimmt mit zunehmendem Alter ab. Je nach verlangter Arbeit ist zu dem Ruhebedarf eine zusätzliche Aufnahme von 1700 bis ca. 10.500 kJ notwendig. Über den Energieverbrauch beim Leistungssport s. Kap. 12.
Ein Gleichgewicht besteht dann, wenn Energielieferung und -verbrauch sich die Waage halten. Wird mehr Arbeit geleistet, als O_2 aufgenommen werden kann – bei einem Leistungssportler maximal 5 l in der Minute –, so steigt die Sauerstoffschuld und mit ihr die Milchsäureanhäufung in Blut und Muskulatur. Diese Übersäuerung macht sich als der so genannte »tote Punkt« bemerkbar. Atemnot, Muskelschmerzen und Herzklopfen treten auf. Durch Training lässt sich der tote Punkt weitgehend ausschalten (s. Kap. 6.10).
Bei der Muskelarbeit wird in erster Linie Traubenzucker, der als Glykogen in der Muskulatur und Leber gespeichert ist, als Energielieferant gebraucht. Bei plötzlich einsetzender Arbeitsleistung wird aber zunächst das Mehr an Energie zum großen Teil ohne Sauerstoff freigesetzt. Man nennt dies die anaerobe Phase (übersetzt: Phase ohne Luft). Dabei bleibt die Milchsäure unverbrannt liegen. Sie muss, sobald Atmung und Kreislauf angekurbelt sind und wieder genügend O_2 zur Verfügung steht, zu CO_2 und H_2O abgebaut werden. Die anaerobe Phase führt zu einer Sauerstoffschuld, die maximal 12 bis 15 l O_2 betragen kann. Ein

Sprinter in der Leichtathletik bestreitet also eine Strecke von 100 oder auch 200 m weitgehend anaerob. Nach dieser Leistung muss er eine Zeit lang durch vermehrte Atmung Sauerstoff aufnehmen, um die Sauerstoffschuld abzutragen, aber auch um vermehrt CO_2 abzugeben und so der Übersäuerung entgegenzuwirken. Wird eine Arbeit über einen längeren Zeitraum fortgesetzt, so muss die Energiebeschaffung im Wesentlichen über die vermehrte Sauerstoffaufnahme gedeckt werden. Es beginnt die aerobe Phase, die Energielieferung mit Sauerstoff. Gelingt dies nicht, so wird die Leistung dann wegen der Übersäuerung abgebrochen.

Für Eiweiß hat der Organismus einen Mindestbedarf von 0,5 g/kg Körpergewicht. Dieser Eiweißmindestbedarf soll etwa zur Hälfte aus tierischem Eiweiß (Fleisch, Fisch, Milch, Eier) gedeckt werden, weil pflanzliches Eiweiß zu wenig essenzielle (notwendige) Aminosäuren enthält.

Für die volle Leistungsfähigkeit beim Tauchen ist ein gesundes Gleichgewicht zwischen Ernährung und körperlicher Aktivität erforderlich. Insbesondere die heute weit verbreitete Übergewichtigkeit stellt einen häufig unterschätzten Risikofaktor dar.

6.10 Einflüsse von Hormonen und Nerven

Alle bisher besprochenen Funktionen des Kreislaufs und der Atmung unterliegen hormonellen und nervösen Einflüssen. Hormone sind Botenstoffe, Informationsüberträger, die von bestimmten Organen, wie z. B. der Hypophyse (Hirnanhangdrüse), der Schilddrüse, dem Inselorgan der Bauchspeicheldrüse oder den Nebennieren gebildet werden. Durch

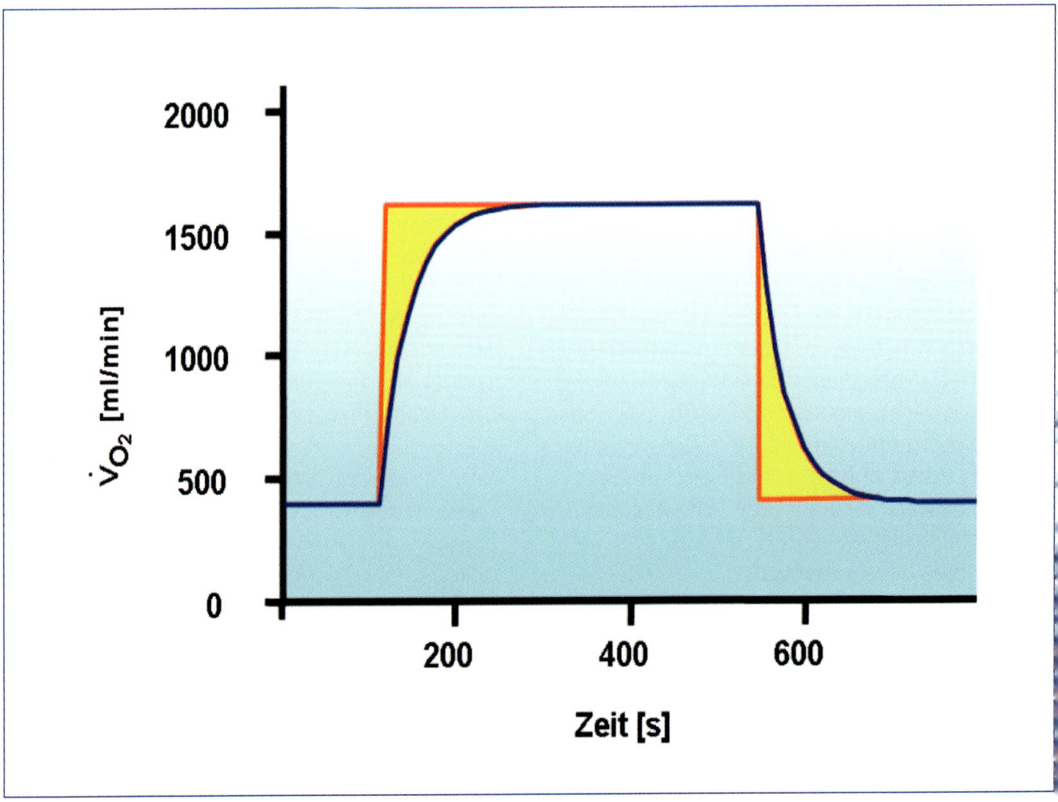

Abb. 6-10: Arbeitsleistung mit anfänglichem Eingehen einer Sauerstoffschuld.

Mitwirkung des Insulins aus der Bauchspeicheldrüse werden u. a. die Kohlenhydrate der Nahrung als Glukose bzw. Glykogen im Muskel und in der Leber deponiert, weiter fördert Insulin auch die Glukoseverbrennung. Ein Zuckerkranker kann den Zucker nicht verwerten. Er muss Insulin durch tägliche Injektionen zuführen oder Tabletten einnehmen, die die Insulinproduktion in der Bauchspeicheldrüse anregen. Ist ein Zuckerkranker nicht richtig »eingestellt« – wenn er z. B. mehr Insulin zuführt, als er verbraucht –, kommt es zu einer Hypoglykämie, das ist ein zu niedriger Blutzuckergehalt. Eine ausgeprägte Hypoglykämie führt zum Koma, zur Bewusstlosigkeit. Ein Abfall des Blutzuckers entsteht auch nach schweren körperlichen Anstrengungen, wenn der Glukosevorrat im Körper erschöpft ist. Zusammenbrüche von Hochleistungssportlern beruhen meistens auf einer Hypoglykämie. Solche bedrohliche Zusammenbrüche, die oft mit dem »toten Punkt« parallel laufen, können durch die Hormone des Nebennieren-Hypophysen-Systems überwunden werden. Wie bei allen Stresssituationen wird in solchen Fällen vermehrt Nebennierenhormon, vor allem Adrenalin, ausgeschüttet. Dieses ist u. a. das Hormon der Notfallsituation, das alle lebenswichtigen Funktionen aktivieren kann. Dazu gehört auch die Mobilisierung von neuen Glykogenreserven. Ausgelöst wird diese Aktivierung mehr durch psychische als durch physische Momente. Die Überwindung des »toten Punktes«, auch als »second wind« bezeichnet, lässt einen abgesunkenen Blutzuckerwert wieder ansteigen. Dieses »second-wind-Phänomen« ist ein komplexes Geschehen, das durch äußerste Willensanstrengung in Gang gesetzt werden kann. Der Vorgang ist ein frappierendes Beispiel dafür, dass viele der komplizierten Regelsysteme unserer körperlichen Funktionen, die des Kreislaufs, der Atmung und des Stoffwechsels, von der Psyche her entscheidend beeinflusst werden können. Das hat für das Tauchen eine weitreichende Bedeutung. Wie wir es schon für das nervöse Atemsyndrom kennen gelernt haben, wird auch ohne körperliche Erfordernis Adrenalin vermehrt bei Angstzuständen ausgeschüttet und dadurch der Organismus in eine Stresssituation gebracht (s. Kap. 7.5.7).

Der Stress im ursprünglichen Sinne des Wiener Arztes Hans Selye ist die Antwort des Organismus auf verschiedene Reize, auch Stressoren genannt. Das unspezifische Antwortmuster soll den Organismus für eine physische Aktivität wie Kampf oder Flucht vorbereiten. Eine typische Stresssituation vollzieht sich bei einer Begegnung von Hund und Katze. In der heutigen Industriegesellschaft spielen vor allem emotionale und vegetative Stressoren die Hauptrolle.

Das Stressverhalten, im Stammhirn koordiniert, ist grundsätzlich geschlechtsspezifisch angelegt, d. h. durch die zyklische Hormonproduktion bei der Frau ist die Ausgangslage eine andere als beim Mann, der eine gleichmäßige Hormonproduktion hat. Eine Gewöhnung an Stressoren, z. B. Fluglärm, ohne Störungen oder Schädigungen ist möglich. Entscheidend für das Stressverhalten ist es, ob ein Reiz als positiv oder negativ empfunden wird. Dominierend über die Reaktion des Stammhirns sind also die höheren Hirnzentren.

Beim Tauchen begeben wir uns in ein für unsere Struktur fremdes Element. Die Anpassung an die körperlichen, auch vegetativen Umstellungen der Atmung, Wärmeregulation, der Fortbewegung usw. wird durch Training erreicht. Genauso wesentlich ist aber die Anpassung an die emotionalen Stressoren, die ungewohnte Umgebung, Angst vor der Tiefe und dem Dunkeln usw. Ist die Anpassung unvollständig, kommt es zu Unfällen (s. Kap. 18, »Tauchunfälle«).

Psychische Faktoren spielen für die Entstehung von Tauchunfällen eine ebenso wichtige Rolle wie medizinische Tauglichkeitskriterien. Eine ausgeglichene Psyche und körperliche Gesundheit sind wichtige Voraussetzungen für sicheres Tauchen.

7 Physiologie und Pathophysiologie des Tauchens

(von O. F. Ehm und J. Wenzel)

7.1 Hydrostatische Druckwirkungen

In Meereshöhe lastet durch den Luftdruck von 1 atm = 1,013 bar eine Kraft von ca. 180 kN auf unserem Körper, berechnet auf eine Körperoberfläche von 1,80 m^2 bei einem Menschen von 70 kg Masse und 170 cm Größe. In 10 m Wassertiefe ist diese Kraft verdoppelt und beträgt schon 360 kN, in 90 m Tiefe sogar 1800 kN. So imposant diese Zahlen auch aussehen, so dürfen sie doch nicht dazu verführen, sich die Kraft von 180 kN bei normalem atmosphärischem Druck wie die Kraft einer Last auf unseren Schultern vorzustellen. Diese Druckkräfte wirken von allen Seiten gleich und werden nicht als Belastung empfunden. Dies gilt z. B. auch für einen Überdruck in 60 m Wassertiefe, der ebenso wenig als Druck empfunden wird. Die Druckzunahme beim Tauchen wirkt sich auch rein mechanisch auf unseren Körper nicht aus. Der Mensch ist als flüssigkeitsgefüllter Zellverband ebenso wie Flüssigkeiten weitgehend inkompressibel.

Ein **Tieftauchen** wird für den Menschen und auch für andere Lungenatmer vornehmlich durch die Atemgase begrenzt, auf die sie angewiesen sind. Experimentelle Untersuchungen über die rein hydrostatische Druckwirkung auf Lungenatmer sind dadurch erschwert, dass die Gase der Atemluft ja unter dem gleichen Umgebungsdruck stehen müssen und die Funktionen der Zellen dann auch durch diesen erhöhten Gasdruck beeinflusst werden. So wurden die ersten Untersuchungen erhöhter hydrostatischer Druckwirkungen auch an Organteilen, wie von dem deutschen Physiologen U. Ebbecke (1914), und mit Einzellern oder kiemenatmenden Kleintieren durchgeführt.

Auswirkungen des hydrostatischen Druckes sind bei der Kompression, beim Aufenthalt unter erhöhtem Druck und bei der Dekompression verschieden. Bei Versuchen mit der Garnelenart *Marinogammarus marinus* kam es zu einer Erregbarkeitssteigerung der Bewegungen bis 50 bar, die von Perioden mit Krämpfen unterbrochen wurden, bei fast normaler Aktivität. Mit langsam steigernder Kompression kam es zu keiner Übererregbarkeit mehr, aber ab 85 bar zu vermehrten Krämpfen. Bei 100 bar Druck machte das Tier noch einen offensichtlich gesunden Eindruck über einige Tage und eine normale Atmung über die Kiemen schien möglich. Erst bei einem Druck von 200 bar hörten die Bewegungen auf, kehrten aber bei der Dekompression in wenigen Minuten wieder zurück. Bei kurzfristiger Druckerhöhung bis 500 bar war diese Erholungsphase sehr viel länger. Diese Übererregbarkeit, die nach Dekompression wieder zurückgeht, ist bei allen Tieren mit einem zentralen Nervensystem nachweisbar, wenn auch nach Tierart sehr verschieden. Krämpfe oder Spasmen treten zwischen 50 und 100 bar auf. Auf eine anfängliche Hyperaktivität folgen Krämpfe, die in einen Zustand der Unbeweglichkeit übergehen – Hinweise für das **High Pressure Neurological Syndrome** (HPNS; s. Kap. 13.5.3), das mit Zittern und Krämpfen einhergeht.

Diese Druckwirkungen sind auch bei lungenatmenden Tieren nachweisbar, wenn die nachteiligen Effekte der Gase unter erhöhtem Druck weitgehend ausgeschaltet werden können. Das ist möglich, wenn anstatt Luft inkompressible Flüssigkeiten geatmet werden.

Mäuse als Fische

Seit 1961 führte J. A. Kylstra in Holland und in Amerika Versuche durch, bei denen er Säugetiere Flüssigkeit anstatt Luft atmen ließ. Er ging davon aus, dass alle luftatmenden Tiere, einschließlich des Menschen, sich einmal aus wasseratmenden Tieren entwickelt haben, und dass die Lungen auch wieder als Kiemen funktionieren könnten. In der kleinsten Einheit der Lunge, der Alveole, besteht die Trennwand aus einer semipermeablen Membran, auf deren einer Seite sich Flüssigkeit, nämlich das Blut, und auf der anderen Seite, im Innenraum der Alveole, Luft befindet.

Ein Lungenatmer ertrinkt zum einen, weil eingeströmtes Süßwasser nicht dem Salzgehalt des Blutes entspricht und so in das Blut hinein diffundiert, oder, wenn es sich um Meerwasser handelt, weil Flüssigkeit aus dem Blut in die Alveole tritt, zum anderen aber Wasser 44-mal weniger Sauerstoff enthält als Luft unter gleichem Druck und die Diffusion von O_2 und CO_2 mehr als 5000-mal langsamer verläuft als unter gleichen Bedingungen in der Luft.

In Meereshöhe enthält die Luft ca. 200 ml Sauerstoff pro Liter, im Wasser unter dem gleichen Druck sind dagegen nur 7 ml O_2 pro Liter gelöst. Diese Menge Sauerstoff entspricht einer Höhe von 23.000 m in der Luft, wo kein Lungenatmer mehr leben könnte.

Nach dem Henry'schen Gesetz ist der Gasgehalt einer Flüssigkeit direkt proportional zum Partialdruck des Gases an der Flüssigkeitsoberfläche. Bei einem Luftdruck von 8 bar enthält eine Flüssigkeit etwa die gleiche Anzahl O_2-Moleküle wie das gleiche Volumen Luft in Meereshöhe. Kylstra nahm nun für seine Versuche eine isotonische Salzlösung einer Flüssigkeit, die in ihrer Salzzusammensetzung der des Blutes entspricht, und setzte diese unter einen Überdruck von 8 bar. In diese isotonische Salzlösung, die unter einem Druck von 8 bar genügend Sauerstoff enthielt, setzte er Mäuse. Unter Atemzügen entleerten die Lungen ihre Luft und füllten sich mit Wasser. Die Mäuse »ertranken« aber nicht, sondern sie atmeten Wasser ein und aus wie vorher Luft. Gleiche Versuche wurden auch mit Hunden gemacht. Das Wasser in den Lungen wurde dank seiner isotonischen Zusammensetzung ohne weiteres vertragen, und die O_2-Versorgung der Tiere war gewährleistet.

Schwierigkeiten ergaben sich jedoch für die CO_2-Abgabe. Wasser ist 800-mal dichter als Luft. Durch diese höhere Dichte der »Atemflüssigkeit« ist die Atemarbeit natürlich schwerer. Ein junger gesunder Taucher, der 200 l Luft in der Minute ventilieren kann, könnte nur 5 l Wasser in der gleichen Zeit atmen. Die Kohlendioxidabgabe war also bei den Versuchstieren durch eine verminderte Ventilation erschwert und reduziert. Sie konnte aber durch synthetische Flüssigkeiten (Fluorocarbon + Puffer), die 3-mal mehr CO_2 und 30-mal mehr O_2 zu lösen vermögen als Wasser, verbessert werden. Nach Überlegungen Kylstras bei weiteren Forschungen über »künstliche Kiemen« wäre es theoretisch möglich, auch Menschen auf diese Weise tauchen zu lassen. Allerdings müsste ein entsprechendes System in die Lungenarterien eingepflanzt werden und ein derartiger Unterwassermensch müsste dann immer unter Wasser leben.

Fasst man die Druckwirkungen, die sich auch bei lungenatmenden Tieren bestätigt fanden, zusammen, so machen sie sich zuerst am Nervensystem bemerkbar. Der Sinn scheint darin zu liegen, dass damit den aquatischen Lebewesen eine Grenze für eine erreichbare Tiefe vermittelt wird.

Von praktischem Interesse für das Tauchen sind Auswirkungen bis zu Drücken von 100 bar. Piccard sah in 9835 m Tiefe im Marianengraben aus seiner Tauchkugel »Trieste« noch einen Fisch. Offenbar ist also, was bis dahin nicht geglaubt wurde, noch ein Leben in derartiger Tiefe möglich. Seither haben vielfältige Forschungen Leben in diesen Tiefen bestätigt, nicht nur für niedere Tiere wie Bakterien, die selbst in heißen Quellen der Tiefsee zu leben vermögen. Die Forschung wird sich also weiter für die grundlegenden Zusammenhänge des Lebens unter derartigem Druck interessieren. Für das Tauchen bis zu 1000 m Tiefe sind wir vorerst auf vorsichtige empirische Erfahrungen angewiesen.

Von größerem praktischem Interesse sind die physiologischen Veränderungen, die schon dann eintreten, wenn wir ins Wasser gehen, wie beim Schwimmen, in gewissem Grade auch in der Badewanne. Man nennt dieses Eintauchen ins Wasser **Immersion**.

7.2 Immersionseffekte

Mit dem Eintauchen ins Wasser – im Prinzip aber auch genauso in andere Flüssigkeiten – kommt es zu einer Reihe von physiologischen Änderungen in unserem Organismus. In vorderster Linie stehen die Anpassungsauswirkungen unseres Kreislaufsystems. Aber auch die Temperatureinflüsse, die Gewichtsveränderungen, die Auswirkung auf die Sinnesorgane, die Änderungen der Sauerstoffaufnahme, ob beim Apnoe- oder Gerätetauchen und schließlich auch der Tauchreflex sind direkte Auswirkungen der Immersion.

Ein Effekt der Immersion ist uns vom Archimedischen Gesetz her bekannt. Unser Körper erfährt im Wasser einen Auftrieb, der dem von ihm verdrängten Wassergewicht entspricht. Den größten Auftrieb erfährt dabei der Brustkorb, wegen seines durch die Lungenluft leichteren spezifischen Gewichtes; unsere Gliedmaßen sind durch den Auftrieb fast gewichtslos.

Die wesentlichste Veränderung jedoch erfährt unser Kreislauf durch eine Blutumverteilung. Aufgrund der Schwerkraft ist beim stehenden Menschen in den Beinen mehr Blut enthalten als in den oberen Körperpartien. In den dehnbaren Beinvenen befinden sich etwa 400 bis 800 ml Blut. Die Wirkung der Schwerkraft auf den Kreislauf können wir sehr einfach an den Venen unseres Handrückens beobachten. Hängt die Hand nach unten, sind die Venen stärker gefüllt und gut sichtbar. Heben wir die Hand über die Horizontale, sind die Venen kaum noch erkennbar. Die vermehrte Füllung unserer Beinvenen verringert sich weitgehend, wenn wir uns hinlegen. Die Schwerkraft wirkt sich jetzt auf alle Körperregionen gleich stark aus. Zu einer **Blutumverlagerung** kommt es auch nach Aufhebung der Gravitation im Zustand der Schwerelosigkeit bei der Raumfahrt.

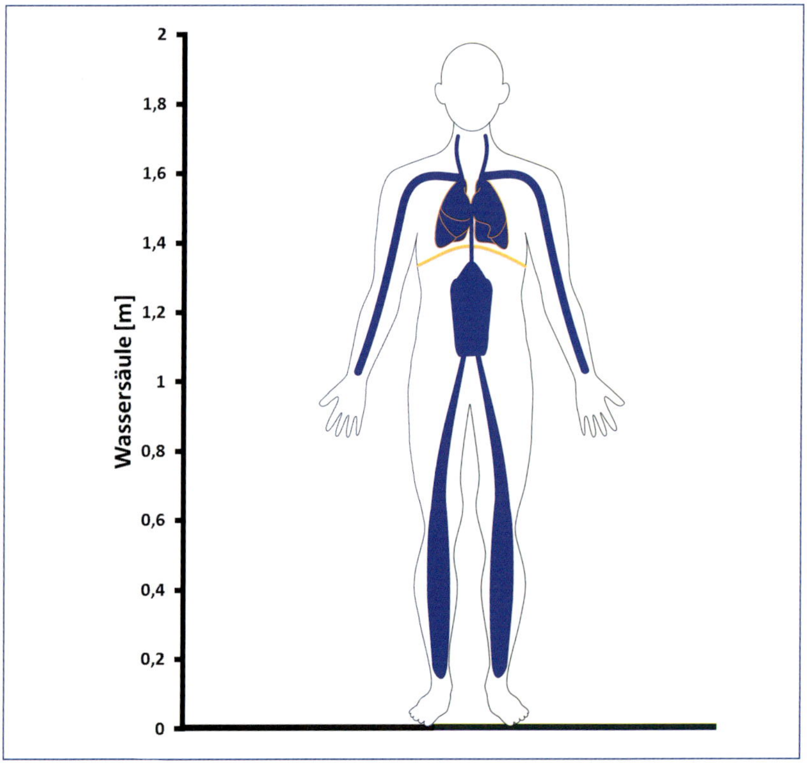

Abb. 7-1 A

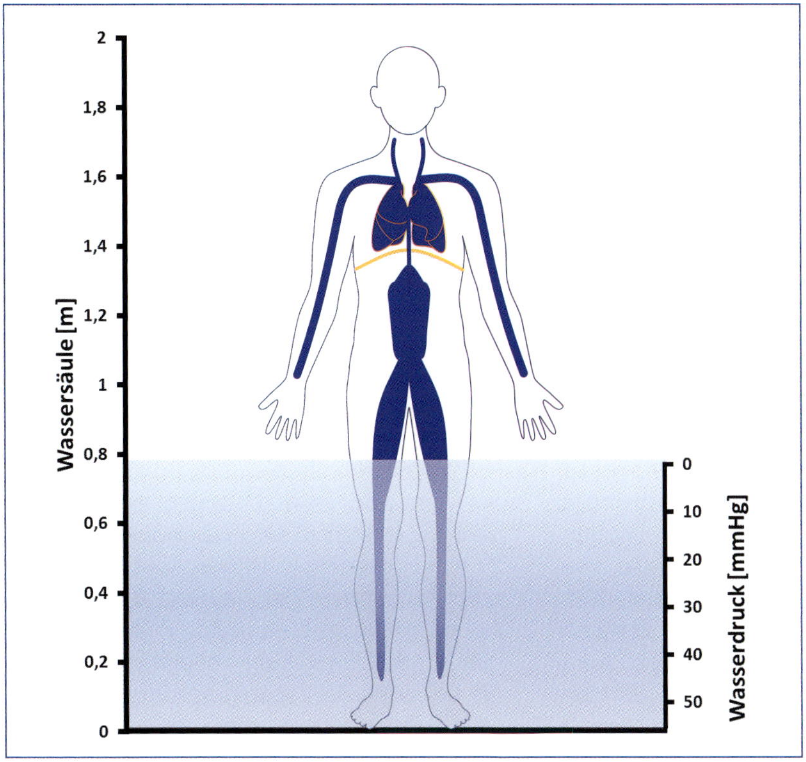

Abb. 7-1 B

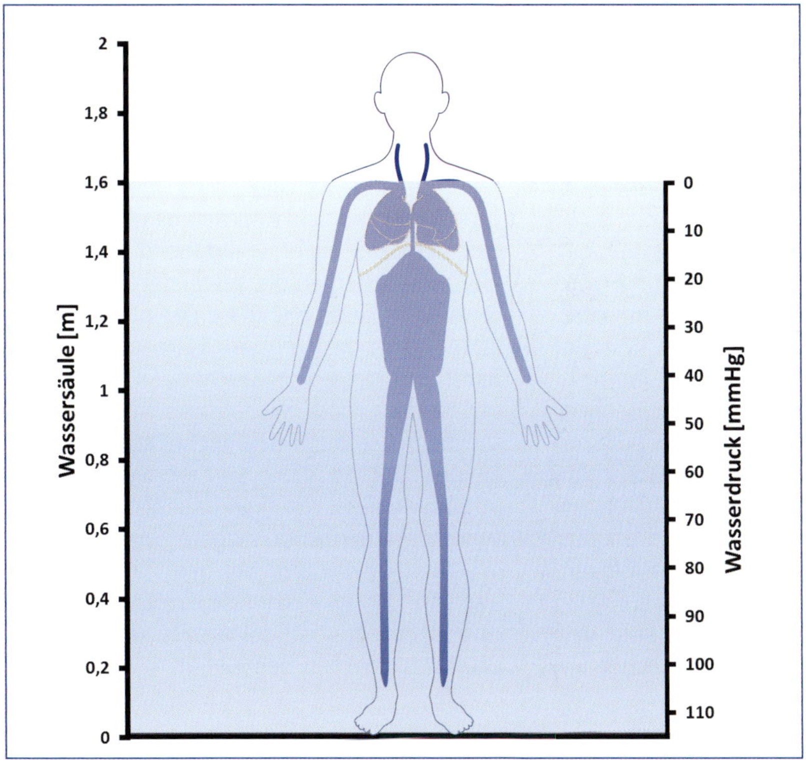

Abb. 7-1 C

Abb. 7-1: Schema der Blutumverlagerung bei Immersion. A zeigt die Blutverteilung und Druckverhältnisse im Thoraxraum eines Menschen im Stehen; B bei einer Immersion bis zu den Oberschenkeln; C bei einer Immersion bis zum Hals. Das Blutvolumen aus den Beinvenen wird zunehmend Richtung Thorax verlagert.

Seit den 1970er-Jahren wurden diese Auswirkungen eingehender untersucht, unter anderem um Auswirkungen auf den Organismus im Zustand der Schwerelosigkeit zu studieren. Um die Studien zu vereinfachen, musste man nicht den ganzen Körper unter Wasser setzen. Die Veränderungen, die es zu beobachten gilt, sind im Wesentlichen die gleichen, wenn der Körper bis zum Hals eingetaucht wird, was im Angloamerikanischen als »head-out water immersion« bezeichnet wird. Durch die Immersion wird die Gravitation nicht aufgehoben, aber die physiologischen Kreislaufveränderungen im Wasser entsprechen im Prinzip weitgehend denen einer Schwerelosigkeit im Weltraum. Der erhöhte Umgebungsdruck drückt die elastischen Venen der unteren Gliedmaßen zusammen und presst das vermehrte Blutvolumen heraus. Das bedeutet, dass sich 400–800 ml Blut mit dem venösen Blutstrom in den Brustkorb verlagern. Man nennt den Thoraxraum auch das zentrale Blutdepot, in dem sich schon normalerweise 30% des ganzen Blutvolumens befindet.

Die Blutumverlagerung in den Thoraxraum und die Verschiebung des Zwerchfells nach oben sind die wesentlichen Veränderungen, die auch dem Menschen erlauben, in Apnoe bis zu Tiefen um 100 Meter und mehr zu tauchen.

Für Laien ist es oft schwer vorstellbar, dass bei der Immersion fast 1 Liter Blut in den Brustkorb verschoben werden kann, ohne dass dabei die Lungenalveolen voll laufen. Wie aus Abb. 7-2 zu ersehen ist, findet die Blutumverlagerung nur in die die Alveolen umgebenden Blutgefäße statt. Nur bei exzessiver äußerer Druckerhöhung, wie beim Apnoe-Tieftauchen über die klassisch-physiologischen Grenzen hinaus entsprechend Abb. 7-2 a und b kann es zum Einströmen von Blut oder Flüssigkeit in die Lungenalveolen gleich einem Lungenödem kommen. Bei der Immersion liegt der Sinn und Zweck darin, einem Unterdruck im Brustkorb entgegen zu wirken, da Flüssigkeiten ja weitgehend inkompressibel sind.

Durch diese Blutumverlagerung bei der Schwerelosigkeit und bei der Immersion wird das Blutvolumenregelungssystem falsch informiert. Die Reizung der Fühler erfolgt nicht durch eine reelle Zunahme des Blutvolumens, sondern nur durch eine Flüssigkeitsverlagerung. Die erheblichen physiologischen Umstellungen, die sich dabei ergeben, wurden zuerst von Gauer und Henry beschrieben. Der nach ihnen benannte Gauer-Henry-Reflex besagt, dass die Dehnung des Thoraxraums durch die Flüssigkeitsverlagerung von Blut und Plasma Rezeptoren am Herz und an den Lungen aktiviert, die dann über Nerven und Hormone gesteuert zu einer vermehrten Urinproduktion führen, offenbar mit dem Ziel, das Herz zu entlasten. An diesem Prozess sind eine Reihe von Vorgängen beteiligt. Unter anderem wird durch die Dehnung des rechten Vorhofs im Herzen eine Substanz freigesetzt, die als artrionatriuretisches Peptid – Atripetid – bezeichnet wird, was heißt, dass über das Atrium (Vorhof) Natrium als Kochsalzbestandteil über den Harn ausgeschieden wird. Weitere Regelkreise reagieren rein mechanisch auf den höheren Druck.

Die zusätzliche Arbeit des Herzens durch das Mehrangebot von Blut wird über eine Vergrößerung des Schlagvolumens geleistet. Die Herzfrequenz bleibt weitgehend gleich. Für Gesunde bedeuten die geschilderten Immersionseffekte keine merkbare Beeinträchtigung, außer einer vermehrten Harnausscheidung beim und nach dem Tauchen. Es ist so auch verständlich, dass ein häufiges Ab- und Auftauchen, wie beim Schnorcheltauchen, nach einiger Zeit zu einer vermehrten Harnausscheidung führt, weniger dagegen beim Flossenschwimmen über längere Strecken auch in kalten Gewässern. Mit dem Tauchen geht also ein Flüssigkeitsverlust einher, der, wenn er ausgeprägter ist, seinerseits eine Dekompressionskrankheit begünstigt.

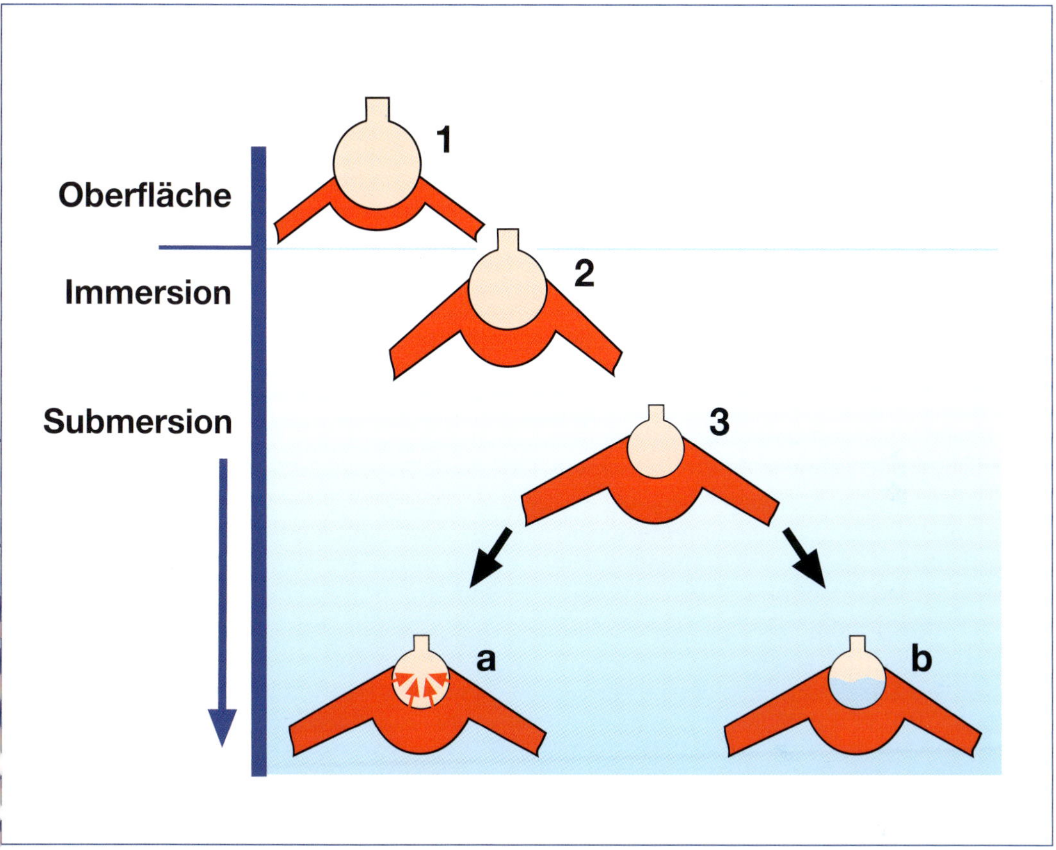

Abb. 7-2: Schematische Darstellung des »bloodshift«: Bei der Immersion werden die Alveolen entsprechend dem Boyle-Mariotte-Gesetz mit zunehmender Tiefe kleiner. Die Blutfülle in den umgebenden Gefäßen wird entsprechend größer (3 in der Abb.). Erst bei a und b in der Abbildung, d. h. wenn zu tief getaucht wird, ist der Unterdruck in den Alveolen nicht mehr ausgeglichen und Blut oder Flüssigkeit dringen zum weiteren Ausgleich in die Alveolen. Damit wäre auch die Grenze der Tieftauchmöglichkeit überschritten.

Die Immersion löst eine erhöhte Nierentätigkeit mit vermehrter Harnausscheidung aus. Das führt zu einer Flüssigkeitsverschiebung aus den Körperzellen und eventuell zu einem Elektrolytmangel. Als Konsequenz sollte schon zwei Stunden vor dem Tauchen ausreichend Flüssigkeit (500–700 ml) getrunken werden. Auch nach dem Tauchen und zwischen mehreren Tauchgängen soll der Flüssigkeitsverlust mit gesüßtem Tee oder Mineralwasser ausgeglichen werden.

Ein weiterer Effekt der fußwärtigen Immersion ist die Verschiebung des Zwerchfells nach oben und beim Apnoetauchen mit Zunahme des Außendruck seine Verkleinerung des Brustkorbs (s. Kap. 7.5.3). Wenn auch die Totalkapazität der Lunge leicht um 3 bis 9% abnimmt und die funktionelle Residualkapazität um 30 bis 60% zurückgeht, der Atemwiderstand dadurch steigt, sind die Ventilation und der Gasaustausch dennoch nicht wesentlich gestört.

7.3 Sauerstoffmangel bei vermindertem Luftdruck

Dem Menschen sind wie keiner anderen Kreatur die Möglichkeiten gegeben, seinen Lebensraum zu verlassen, sei es mit alpinen Hochtouren, Fliegen oder Raumfahrt, sei es mit Apnoe- oder Drucklufttauchen oder Tieftauchen mit Mischgas. Ähnliche physiologische Verhaltensweisen bei der Raumfahrt und dem Tauchen wurden im Abschnitt über Immersionseffekte (Kap. 7.2) angesprochen. Da auch ein Sauerstoffmangel beim Tauchen nicht selten eine wesentliche Rolle spielt, sei hier die **Hypoxie** bei verminderten Druckverhältnissen wie beim Bergsteigen besprochen.

Unter Hypoxie (hypo = unter, unterhalb) wird eine zu geringe Sauerstoffversorgung, unter **Anoxie** (an = völlig unzureichend) eine fehlende O_2-Versorgung der Zelle verstanden. Eine Hyperoxie (hyper = oberhalb, übermäßig) bedeutet ein Zuviel, ein Überangebot an O_2, wie in Kap. 9.1.5 besprochen.

Die Sauerstoffaufnahme ist im Wesentlichen vom O_2-Partialdruck abhängig. Dieser nimmt mit Verminderung des Luftdrucks bei steigender Höhe ab, in 5500 m beträgt der Luftdruck noch die Hälfte des Normaldrucks, der O_2-Druck geht von 212 mbar (in Meereshöhe) auf 106 mbar zurück. Sinkt der O_2-Druck in der Alveole unter 35 mmHg = 47 mbar, kommt es zu Störungen der Hirnfunktion durch eine Hypoxie. Ein solcher Alveolardruckwert würde bei normaler Atmung in 4000 m Höhe erreicht. Der Mangel an O_2 löst aber jetzt eine Mehratmung aus, womit der O_2-Druck in der Alveole höher gehalten werden kann. Damit ist noch eine Höhe von etwa 7000 m zu erreichen, bevor es schon nach kurzer Einwirkungszeit zu kritischen Auswirkungen einer Hypoxie kommt. Auch bei Atmung von reinem Sauerstoff wäre eine Höhe von 14.500–15.000 m die absolute Grenze. Die Besteigung des Mount Everest (8868 m) ohne Atemgerät durch Reinhold Messner (1975) bleibt eine extreme Einzelleistung.

Eine langsame Senkung des Sauerstoffdruckes ab einer Höhe von 1500 m bis zu einer Höhe von 4000 m geht mit einer Reihe von Umstellungs- und Anpassungsreaktionen einher, die als normale **Höhenanpassungen** bezeichnet werden. Bis zu einer Höhe von 5000 m ist auch ein ständiger Aufenthalt möglich (Einheimische am Titicaca-See, 3854 m).

Eine normale Höhenanpassung dauert je nach Anfälligkeit bis zu sieben Tagen, für extreme Höhen bis zu mehreren Wochen. Bei raschem Aufstieg steigt mit zunehmender Höhe die Gefahr einer Höhenkrankheit, entweder in Form einer akuten Bergkrankheit (AMS, Acute Mountain Sickness) oder eines akuten Lungenödems (HAPE, High Altitude Pulmonary Edema). Beide Erkrankungen treten oft unabhängig voneinander auf.

Bei der akuten Bergkrankheit stellen sich 6–12 Stunden nach Beginn des Höhenaufenthalts Kopfschmerzen, Appetitlosigkeit oder Übelkeit, Erbrechen, Schwindel, Schlafstörungen und periphere Ödeme ein. Die Beschwerden verschwinden in der Regel nach ein bis zwei Tagen, wenn nicht weiter aufgestiegen wird. Wird aber trotz Beschwerden höher gestiegen, gehen diese Erscheinungen in ein Hirnödem (HACE, High Altitude Cerebral Edema) mit Bewusstseinsstörungen über, dem rasch ein Koma mit tödlichem Ausgang folgen kann.

Ein Höhenlungenödem beginnt, meist in der Nacht, mit trockenem Husten, Atemnot bei Anstrengungen, die später auch in Ruhe auftritt. Es kann dann zu blutigem oder schaumigem Auswurf oder zu hechelnder Atmung kommen. Gelegentlich tritt Fieber bis 39 °C auf. Weiter kann es zu Gangstörungen, Schlaflosigkeit und sogar zu einem Koma kommen, Anzeichen eines zusätzlich auftretenden Hirnödems. Kann der Betroffene nicht baldigst in geringere Höhen gebracht werden, was den Umständen nach vor allem nachts oft nicht möglich ist, kann es zum Hirnödem und zum Tod kommen.

Unter den 8000 Trekkingtouristen, die jährlich in Nepal in Höhen zwischen 3000 und 5000 m wandern, kommt es immer wieder zu Todes- oder Beinahetodesfällen durch diese Höhenkrankheiten. Die Erscheinungen treten nicht am ersten oder zweiten, sondern am dritten und vierten Tag der Höhenanpassung auf. Junge Bergsteiger mit 20 Jahren sind 14-mal häufiger betroffen als ältere Personen. Wenn Bergsteiger, die einmal ein Höhenlungenödem hatten, innerhalb von 24 Stunden auf 4550 m steigen, erleiden 60% von ihnen ein zweites Mal ein Lungenödem. Unter den gleichen Bedingungen tritt es sonst in 10% der Fälle auf.

Vermeiden lassen sich die Höhenkrankheiten am besten durch einen langsamen Aufstieg, wenn ab 2500 m nicht mehr als 300 m Höhenunterschied pro Tag bewältigt werden. Medikamentös ist Adalat (Nifedipin) 3 x 20 mg sowohl zur Vorbeugung als auch zur Behandlung des Lungenödems erfolgreich. Zur schnelleren Anpassung und damit auch Vorbeugung der akuten Bergkrankheit im Zuge einer Höhenadaptation hat sich Diamox (Acetazolamid) 250–500 mg pro Tag 12–24 Stunden vor dem Aufstieg bewährt.

Das Zustandekommen der Höhenkrankheiten ist bislang pathophysiologisch nicht geklärt. Beim Höhenlungenödem hat eine überschießende Druckzunahme in den Lungenarterien eine zentrale Bedeutung. Neuere Untersuchungen von P. Bärtsch und Mitarb. bestätigen, dass bei empfänglichen Personen über eine Druckerhöhung in den Lungenarterien eine veränderte Permeabilität (Durchlässigkeit) der alveolären Kapillaren zu einem Lungenödem führt, das keine entzündliche Ursache hat (ein ähnlicher Mechanismus wird auch für das Hirnödem angenommen). Es ist möglich, dass eine besondere Veranlagung das Entstehen begünstigt und dass für sein Zustandekommen Parallelen zu dem kälteausgelösten Lungenödem bei Tauchern bestehen (s. Kap. 14.14 und Ehm, O. F, 1995, Seite 34).

7.4 Atmung und Gasaustausch beim Tauchen

7.4.1 Allgemeine Auswirkungen

Beim Tauchen sind die Druckverhältnisse umgekehrt wie beim Aufstieg in die Höhe. Der Druck steigt aber beim Tauchen in sehr viel rascherem Ausmaß an, als er mit der Höhe abnimmt. In beiden Fällen sind sowohl ein Zuviel als auch ein Zuwenig des Sauerstoffpartialdruckes von erheblicher Auswirkung.

Der Gasaustausch bleibt auch bei zunehmendem Umgebungsdruck im Prinzip gleich wie unter atmosphärischem Druck, d. h. O_2 diffundiert entsprechend seinem Druckgradienten ins Gewebe und CO_2 in umgekehrter Richtung. Mit steigendem Partialdruck der einzelnen Gase unserer Atemluft nimmt auch die Anzahl der diffundierenden Gasmoleküle im Organismus zu. Insbesondere führt die Aufnahme von Stickstoff in alle Bereiche unseres Körpers zu den Problemen der Dekompressionskrankheit (s. Kap. 10) oder zur Inertgasnarkose (s. Kap. 9). Der Sauerstoff entfaltet bei Partialdrücken ab 0,5 bar in Abhängigkeit von der Einwirkungszeit eine toxische Wirkung. Sauerstoffaufnahme und Kohlendioxidabgabe sind in erster Näherung druckunabhängig, sodass bei steigendem Druck und gleichem CO_2-Druck in der Ausatemluft der CO_2-Anteil sinkt (z. B. 2,5% bei 10 m Tauchtiefe im Vergleich zu 5% bei Normaldruck). Die zunehmende physikalische Lösung des Sauerstoffs im Blutplasma macht man sich therapeutisch in der HBO-Behandlung (s. Kap. 23.6) z. B. bei der Kohlenmonoxidvergiftung zunutze.

Mit zunehmendem Druck erhöht sich auch die Dichte der Gase. Die normalerweise **laminare, wirbelfreie Strömung** in den Atemwegen geht mit zunehmender Gasdichte in eine **turbulente Strömung** über. Dadurch erhöht sich der Gesamtströmungswiderstand und erschwert die Atemarbeit. Kann ein genügendes Atemzeitvolumen nicht mehr aufrecht erhalten werden, ist die Abgabe von CO_2 eingeschränkt. Die dadurch bedingte Kohlendioxidanreicherung wurde früher von einigen

Autoren für den Tiefenrausch verantwortlich gemacht (s. Kap. 9.3).
Die Erschwerung der Atemarbeit durch die zunehmende Dichte der Atemluft war ein Grund, um bei Tieftauchversuchen **Helium** anstelle von Stickstoff zu verwenden. Die Abb. 7-3 zeigt die Beziehung zwischen Atemleistung und Atemzeitvolumen bei Atmung von Druckluft und mit einem Helium-Sauerstoff-Gemisch.
Um beispielsweise ein Atemzeitvolumen von 160 l min^{-1} aufrechtzuerhalten, ist bei Druckluft eine Atemleistung von 7,4 W erforderlich, für 200 l min^{-1} bereits eine von 14,7 W. Helium (He) hat dagegen eine etwa siebenmal geringere Dichte als Stickstoff; für ein Minutenvolumen von 200 l ist daher bei einem Sauerstoff-Helium-Gemisch nur eine Atemleistung von 5,7 W erforderlich.

7.4.2 Die Kraft der Einatemmuskulatur

Als Immersion wird das Eintauchen des Körpers bis zum Hals bezeichnet, im Englischen bekannt als »head-out immersion«. Ist der Kopf und damit die Atemöffnungen unter Wasser, handelt es sich um Tauchen.
Robert Stigler, ein junger Assistent am Physiologischen Institut in Wien, machte 1910 Versuche, um die Kraft unserer Einatemmuskulatur genauer zu messen. In der Militärschwimmschule in Wien ließ er Versuchspersonen über zwei Schläuche, jeweils für die Ein- und Ausatmung, verbunden mit einem Zweiwegeventil, in verschiedenen Wassertiefen Luft von der Oberfläche atmen.
Wurden die Versuche in vertikaler Stellung ausgeführt, war es noch möglich, bei einer Stirnhöhe von 90 cm für kurze Zeit zu atmen. Bei dem Versuch in senkrechter Position mit

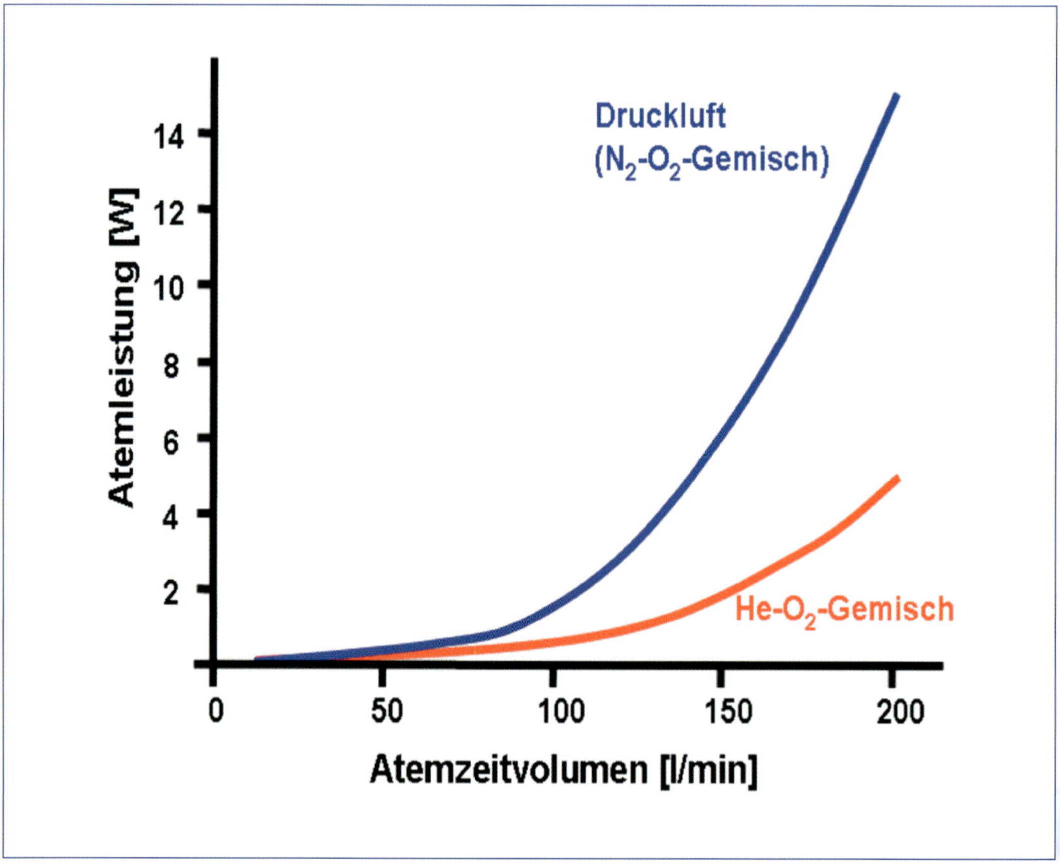

Abb. 7-3: Bei einem Helium-Gemisch ist die Atemleistung geringer als bei Druckluft.

Kopf nach unten und Höhe der Stirn in 160 cm Wassertiefe konnten nur 3 sec geatmet werden. Die größte Tiefe mit 192 cm konnte in horizontaler Lage unter diesen Bedingungen überstanden werden. 4 sec lang konnte elf Mal eingeatmet werden. Stigler selbst blieb in der gleichen Stellung bei 2 m Wassertiefe unter äußerster Anstrengung 18 sec lang unter Wasser. Er hatte das Gefühl erdrückt zu werden und zog die Notleine, über die er nach oben gebracht wurde. Hier stellte man einen unregelmäßigen Puls von über 200 Schlägen pro Minute fest. Da außer einer starken Erschöpfung auch eine Herzerweiterung festgestellt wurde, musste er auf ärztliches Anraten sieben Wochen lang das Bett hüten.

Bei seinen vorangegangenen Versuchen hatte er festgestellt, dass es in einer Wassertiefe von mehr als 1 m nur kurze Zeit möglich war, Luft unter atmosphärischem Druck zu atmen. In späteren Untersuchungen hat man einen Druck von 0,112 bar entsprechend 112 cm Wassertiefe als den Maximaldruck ermittelt, den die Einatemmuskulatur noch zu leisten vermag.

Für die Praxis des Tauchens lehren uns die Versuche Stiglers, dass es nicht möglich ist, mit einem **verlängerten Schnorchel** zu tauchen. Konstruktionen nach diesem Prinzip, wie sie in manchen historischen Darstellungen zu finden sind, entsprangen einer zu einfachen Vorstellung vom Tauchen, bei der die Wünsche nie der Wirklichkeit entsprochen haben. Die mangelnde Kraft unserer Atemmuskulatur, Luft unter atmosphärischem Druck gegen einen relativ geringen Überdruck von mehr als 0,112 bar anzusaugen, ist das eine Faktum. Eine ausreichende Atmung und damit O_2-Versorgung des Organismus ist über diesen Druck hinaus nicht möglich. Bei den Versuchspersonen waren die einzelnen Atemzüge klein und flach. Der Anlass, die Notleine zu betätigen, wurde durch einen Sauerstoffmangel, eine **Hypoxie**, gegeben. Weiter begünstigt wurde die mangelnde Sauerstoffversorgung durch den vergrößerten **Totraum**, der sich aus dem zusätzlichen Volumen des Rohres zur Wasseroberfläche ergab. Eine Verminderung der CO_2-Abgabe kam wegen der Kürze der Zeit unter Wasser und wegen der gesonderten Abgabe durch einen Ausatemschlauch nicht zum Tragen.

Ein weiterer Effekt bei diesen Experimenten resultiert aus der Druckdifferenz, die einen **relativen Unterdruck** im Brustkorb schuf. Durch diesen Unterdruck wurde der Immersionseffekt (s. Kap. 7.2) einer Blutumverlagerung von den Beinen in den Brustkorb noch verstärkt. Schon die kurze Zeitspanne von 18 Sekunden beim Selbstversuch Stiglers, in 2 m Wassertiefe durch den verlängerten Schnorchel zu atmen, führte zu einem vermehrten Bluteinstrom in das Unterdruckgebiet Brustraum. Der überwachende Arzt nahm eine Herzerweiterung an und erklärte damit die Beschleunigung der Herztätigkeit auf 200 Schläge/min. als Versuch des Herzens, die übermäßige Füllung zu bewältigen. Es ist aber eher anzunehmen, dass es zu einem Leerschlagen des Herzens kam, weil eine Füllung des Herzens gegen den Sog auf den Lungenraum wohl kaum möglich ist. Bei diesen Druckdifferenzerscheinungen handelte es sich um ein **beginnendes Barotrauma der Lunge**. In der Tauchpraxis ist dies bei Helmtauchern als so genanntes **inneres Blaukommen** bekannt (s. Kap. 8.4).

Stigler war kein Stubengelehrter und mit dem seinerzeitigen Tauchgerät von Rouquarol, dem ersten Drucklufttauchgerät mit Regulator, das die Einatemluft dem jeweiligen Wasserdruck anglich, war er vertraut. Ihm waren auch die Probleme bekannt, die sich ergeben, wenn der Einatemdruck aus dem Lungenautomaten höher oder tiefer liegt als der **Schwerpunkt des Druckes** auf den Thorax. Dadurch entstehende Druckdifferenzen würden entweder das Atmen erschweren oder überschießend Luft aus dem Automaten abgeben. Dieser Schwerpunkt lässt sich mathematisch schwer ermitteln. Stigler nahm ihn in der Höhe der Brustwarzen an. Das entsprach fast der gleichen Höhe, wie sie Lanphier und Camporesi 1993, gestützt auf praktische Erfahrungen, ermittelt haben. Sie empfehlen als Orientierungspunkt die Höhe des Schwertfortsatzes des Brustbeins (s. Abb. 6-3), dem »sternal notch«, der im Winkel des vorderen unteren Rippenbogens liegt. Die Berechnungen des Atemwiderstandes eines Lungenautomaten müssen sich auch auf diesen Punkt beziehen.

7.5 Steuerung der Atmung

7.5.1 Grundprinzipien

Um die lebenswichtigen Vorgänge der Sauerstoffaufnahme und der Kohlendioxidabgabe zu regulieren und laufend dem Bedarf anzupassen, bedarf es eines zentralen Steuerungssystems. Im verlängerten Rückenmark (*medulla oblongata*) liegen zwei Nervenzellgruppen, die als **Atemzentrum** bezeichnet werden. Die eine Gruppe ist für die Einatmung, die andere für die Ausatmung wirksam. Beide sind abwechselnd tätig und bestimmen so den Rhythmus von Ein- und Ausatmung. Diese Zentren unterliegen Einflüssen, die sie über Nervenbahnen und Rezeptoren erreichen. Über **Dehnungsrezeptoren** im Brustkorb und im Zwerchfell wird dem Atemzentrum die Füllung der Lunge nach Einatmen gemeldet, was zu einer Hemmung der Nervengruppe führt, die die Inspiration bewirkt.

Chemorezeptoren an der Carotisgabel und an der Aorta vermitteln dem Zentrum die O_2- und CO_2-Konzentration im Blut. Fällt z. B. der Sauerstoffpartialdruck ab, wie beim Aufstieg in größere Höhen, wird die Atmung verstärkt. Steigt der CO_2-Spiegel im Blut oder fällt der pH-Wert im Blut durch einen anaeroben Stoffwechsel, dann führt dies ebenfalls zu einer Mehratmung.

Darüber hinaus haben verschiedene Einflüsse über das Gehirn Auswirkungen auf die Atmung. Psychische Erregungen wie Angst oder auch Schmerzen steigern die Atemtätigkeit; ebenfalls eine Erhöhung der Körpertemperatur wie bei Fieber, aber auch bestimmte Rezeptoren in der Haut, wie ein kalter Wasserstrahl in den Rücken, führen zu einer Mehratmung.

7.5.2 Die Apnoe

Bekanntlich unterliegt die Atemsteuerung nicht nur dem unwillkürlichen, vegetativen Nervensystem. Im Gegensatz zum Steuermechanismus der Herz- oder Verdauungstätigkeit können wir die Atmung willkürlich beeinflussen, wir können vertieft oder beschleunigt ein- und ausatmen oder, wenigstens vorübergehend, den Atem anhalten.

Unter **Apnoe** versteht man ganz allgemein ein Aussetzen der Atmung, einen Atemstillstand, der entweder willkürlich geschieht oder unwillkürlich im Falle einer krankhaften Atemlähmung. Da wir unter Wasser den Atem anhalten müssen, hat sich für das Tauchen ohne Atemgerät der Begriff Apnoe oder apnoisches Tauchen eingebürgert. Die Dauer einer willkürlichen Apnoe ist individuell sehr verschieden und schwankt zwischen 40 sec und 4 min. Ein Gesunder sollte nach tiefer Einatmung in Ruhe den Atem für 40 sec anhalten können, nach Ausatmung wenigstens 20 sec. Die Dauer einer Apnoe hängt von mehreren Faktoren ab, insbesondere

- von der Zusammensetzung der Alveolarluft bei Beginn der Apnoe. Diese wird wiederum bestimmt von der Ventilation oder von den dem Versuch vorausgegangenen Anstrengungen, weiter von der Luftfüllung oder dem Volumen in der Lunge;
- nach Ausatmung steht weniger Reservesauerstoff zur Verfügung und weniger Gasvolumen, als nach der Einatmung in das CO_2 diffundieren kann;
- vom Sauerstoffverbrauch und der anfallenden Menge CO_2, d. h. von der Arbeit oder vom erhöhten O_2-Bedarf durch Kälte, Angst etc.;
- von der Toleranz der Regelorgane für die Atmung;
- von psychischen Faktoren.

Eine Unterbrechung der Apnoe, d. h. ein Zwang zum Einatmen, tritt auf jeden Fall ein, wenn der arterielle CO_2-Druck 80 mbar übersteigt und der O_2-Druck im Blut unter 48 mbar abfällt, oder wenn das Lungenvolumen zu klein wird. Weiter spielen nervöse Reflexe eine große Rolle. Durch Training kann die Toleranz für eine Hyperkapnie verschoben werden (s. Kap. 9.2.2).

Während ein Untrainierter durchschnittlich 50 bis 60 sec den Atem anhalten kann, liegt der Durchschnitt beim trainierten Taucher bei 110 Sekunden und mehr. Bei Arbeit während des Tauchens verkürzt sich natürlich die Zeit der Apnoe durch den Verbrauch an Sauerstoff und die vermehrte CO_2-Produktion.
Die längste Atemanhaltezeit unter Wasser erreichten der amerikanische Anästhesist Dr. Keats mit 13 min, 35 sec und sein Schüler Robert Forster mit 13 min, 42,5 sec. Sie hatten sich allerdings vorher 30 Minuten lang mit reinem Sauerstoff über eine Narkosemaske beatmen lassen. Durch die passive Beatmung brauchte die Atemmuskulatur keine aktive Arbeit zu leisten. Dabei wurde noch bis zur Pfötchenstellung der Hände hyperventiliert, sodass sie die Hände am Ende nicht mehr öffnen konnten (s. Kap. 7.5.6). Weiter hatten sie vorher zwei Stunden ausgestreckt in völliger Ruhe verbracht. In einem Neoprenanzug legten sie sich aufs Wasser, ließen sich mit Bleigewichten beschweren, um ohne eigene Anstrengung in einem wohl temperierten Hallenbad auf den Grund in 1,50 m Tiefe zu sinken. Durch das Voratmen mit 100% Sauerstoff bestand die ganze Alveolarluft nur noch aus reinem O_2, H_2O und CO_2. Durch Vermeidung jeglicher Anstrengung und Reduzierung des Wärmeverlustes wurde weiter Sauerstoff gespart und die Kohlendioxidproduktion verlangsamt.

7.5.3 Tauchen in Apnoe

Die Grenzen für ein Tieftauchen in Apnoe werden von mehreren Faktoren bestimmt. Einmal ist es die Fähigkeit, den Druckunterschied zwischen den luftgefüllten Körperhöhlen, insbesondere der Lunge, und dem zunehmenden Außendruck anzupassen. Zweitens muss eine wesentliche Umstellung des Kreislaufsystems erfolgen, um die Sauerstoffversorgung des Organismus aufrecht zu erhalten.
Schon durch die individuell verschiedenen Anpassungsmöglichkeiten ist eine errechenbare Vorhersage für die Tauchtiefe schlecht möglich. Sicher begrenzen das Ausmaß der Kompressibilität und die Größe des Residualvolumens entscheidend die Tiefengrenze. Bisher gibt es noch keine experimentellen Versuche, um festzustellen, ob und in welchem Ausmaß die Blutumverteilung in den Thorax, z. B. durch Training, gesteigert werden kann, um damit den Kompressionsauswirkungen auf den Thoraxraum weiter entgegenzuwirken. Es ist durchaus denkbar, dass sich das Kapillarnetz der Lunge durch ein Tieftauchtraining erweitert und somit mehr Blut aufnehmen kann.

7.5.3.1 Der Druckausgleich des Thoraxraums

Wie die Abb. 7-5 erkennen lässt, wird mit zunehmender Tiefe der Brustkorb komprimiert. Das Luftvolumen in der Lunge folgt dem Boyle-Mariotte'schen Gesetz. Im Gegensatz zu den starren, luftgefüllten Körperhöhlen, den Nasennebenhöhlen und dem Mittelohr, kann der Brustkorb dank seiner elastischen Wandungen sein Volumen bei zunehmendem Außendruck verkleinern. Für die starren Körperhöhlen erfolgt der Druckausgleich über ein Kurzschließen mit dem Druck in der Lunge (siehe Kap. 8.2).
Theoretisch sollte es zu einem Unterdruck im Brustkorb kommen, insbesondere beim Tieftauchen in Apnoe. Wie erwähnt, kann der Brustkorb dank seiner elastischen Wandung sein Volumen bei zunehmendem äußerem Überdruck verkleinern. Nun ist eine Verkleinerung des Brustkorbs wegen der begrenzten Beweglichkeit der Rippen durch ihre Verankerung im Brustbein nur bis zu einem bestimmten Ausmaß möglich. Sie ist beim Menschen jedenfalls geringer als bei einer Reihe der tauchenden Säugetiere, bei denen durch das Fehlen des Brustbeins die Rippen viel näher aneinander gebracht werden können (s. Kap. 7.10).
Kann der Brustkorb dem einwirkenden Druck nicht mehr nachgeben, d. h. sich nicht mehr verkleinern, so müsste bei weiter zunehmendem Außendruck innerhalb des Brustkorbs ein relativer Unterdruck entstehen.
Taucht z. B. ein Mensch mit einem Luftvolumen von 6000 ml (Vitalkapazität + Residualvolumen) 10 m tief, so muss sich dieses Volumen

– entsprechend der Druckzunahme auf das Doppelte – auf die Hälfte verkleinern, also auf 3000 ml. In 20 m Wassertiefe geht das Volumen auf ein Drittel = 2000 ml und in 30 m auf ein Viertel des Ausgangsvolumens = 1500 ml zurück. Der Brustkorb befindet sich jetzt praktisch in maximaler Ausatmungsstellung, wenn auch bei mengenmäßig gleichem Luftinhalt wie an der Oberfläche. Damit nähert sich bei den meisten Menschen das verbleibende Luftvolumen dem Residualvolumen, das 20 bis 30% der Vitalkapazität ausmacht (s. Kap. 5.3). Die Größe des Residualvolumens wird aber auch als die Grenze der Zusammendrückbarkeit des Brustkorbs angesehen. Taucht man über diese Grenze hinaus, so muss in der Lunge ein im Vergleich zum Außendruck negativer Druck bzw. Unterdruck entstehen (s. Abb. 7-5).

Der Organismus hat jetzt nur noch die Möglichkeit, den Druckunterschied dadurch zu verhindern, dass er den Raum mit Flüssigkeit ausfüllt. Dies ist einmal möglich durch einen Austritt von Gewebeflüssigkeit aus den die Alveolen umgebenden Blutgefäßen, der Lungenkapillaren. Es käme dabei zu einem so genannten Lungenödem, einem Zustand, der dem Ertrinken ähnlich ist, da ja auch hierbei die Alveolen mit Flüssigkeit gefüllt sind (s. Kap. 19.1). Viele Physiologen nahmen an, dass die Grenze des Tieftauchens allein von der Kompressibilität des Brustkorbs abhinge und dass diese sich nach dem Verhältnis der Totalkapazität zum Restvolumen berechnen ließe. Nun haben in der Tat die drei Rekordtieftaucher, der Italiener Enzo Maiorca, der Franzose Jacques Mayol und der Amerikaner Robert Croft, eine ungewöhnlich große Vital-

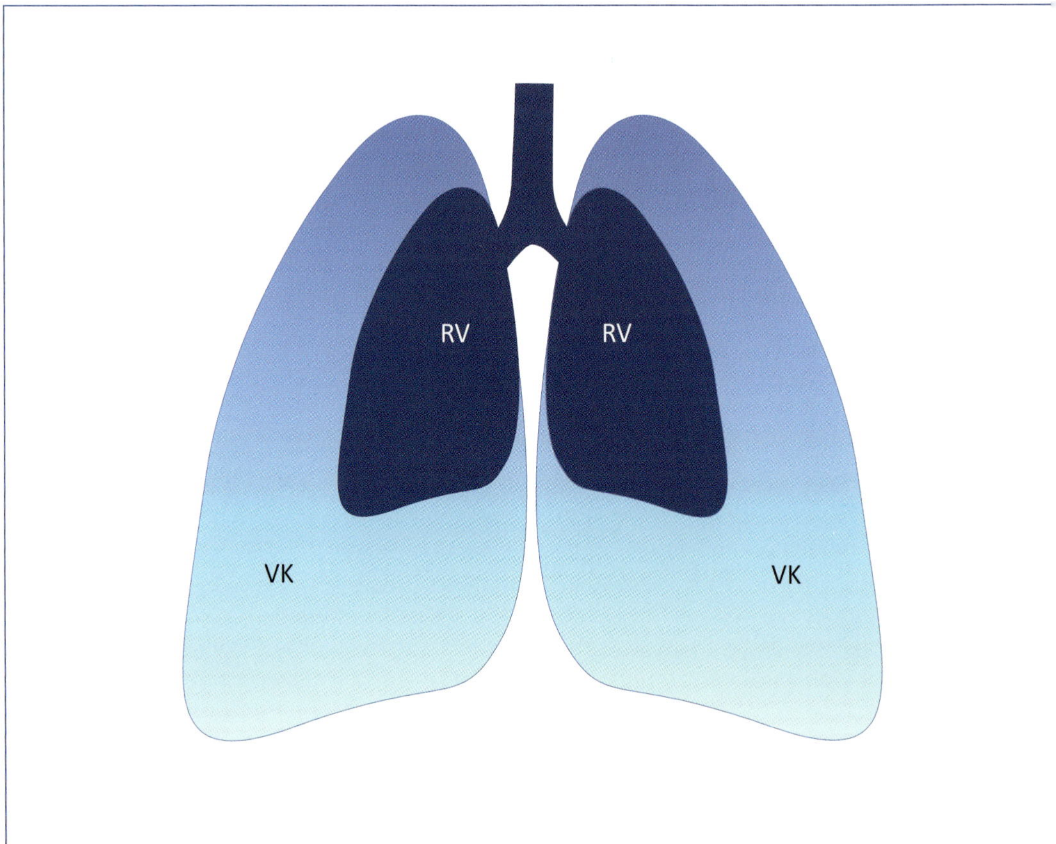

Abb. 7-4: Verhältnis des Residualvolumens zur Vital- und Totalkapazität.

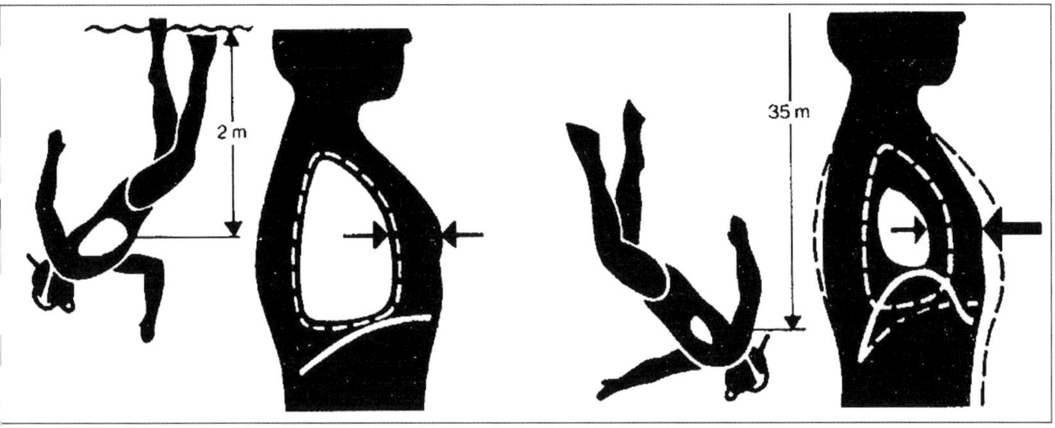

Abb. 7-5: Volumenverkleinerung der Lunge beim Apnoetieftauchen nach dem Gesetz von Boyle-Mariotte (Originalzeichnung aus Ehm/Seemann, 1965).

kapazität, die um 8 l liegt. Bei einer Tauchtiefe von 50 m wäre ihr Luftvolumen auf ein Sechstel zusammengedrückt. Das entspräche noch einem normalen Restvolumen von 1330 ml. Nun sind aber alle drei Taucher schon über die 70-m-Grenze hinabgetaucht. Ja, Jacques Mayol gelang am 19. Oktober 1983 mit 56 Jahren der Vorstoß auf 105 m Tiefe in einer Gesamtzeit von 3 min, 16 sec.

Besonders eingehend wurde Robert Croft von dem Physiologen K. E. Schaefer untersucht. Zur Zeit seines Rekords am 12. August 1968 war er 33 Jahre, hatte eine Vitalkapazität von 7,8 l und ein Residualvolumen von 1,3 l. Mit diesem Volumenverhältnis hätte er knapp 60 m tief tauchen können. Er tauchte in einer Zeit von 2 min und 28 sec aber 72 m tief. Um keine Luft zum Druckausgleich in einer Maske zu verbrauchen, trug er Spezial-Unterwasserkontaktlinsen und eine salzwassergefüllte Taucherbrille, die nur die Augen bedeckte. Er kam bei diesem Tauchversuch weder in eine Hypoxie noch in eine Hyperkapnie. Die Tauchtiefe wurde also nicht durch Atemnot und nicht durch einen zu hohen Kohlensäureanstieg im Blut begrenzt, sondern durch den Unterdruck im Brustkorb. Durch komplizierte Messungen konnte bei Croft festgestellt werden, dass in 39,5 m Tiefe bereits zusätzliche 850 ml Blut im Brustkorb angesammelt wurden, die den Unterdruck teilweise ausglichen. Wie Fotoaufnahmen in 72 m Tiefe zeigten, war der Brustkorb stark zusammengedrückt und der Bauch erheblich eingezogen. Der Bauchinhalt hatte sich also offensichtlich unter Hochdrängen des Zwerchfells in den Brustkorb verlagert. Als Ausdruck der Verkleinerung des Brustkorbs zeigten sich um die Brust kleine Hautfalten. In Anpassung an die Druckerhöhung hatte sich ähnlich wie bei den tauchenden Säugetieren der Unterdruck im Brustkorb durch eine Blutverschiebung in die großen Hohlvenen und den Lungenkreislauf ausgeglichen, und es war offenbar nicht zu einem Austritt von Flüssigkeit in die Alveolen gekommen. Anders als bei dem Versuch Stiglers, durch einen überlangen Schnorchel zu atmen, war auch kein Kollaps erfolgt. In der Praxis sind auch bei Tieftauchversuchen in Apnoe bisher keine akuten Barotraumen der Lungen bekannt geworden, wohl deshalb, weil vor dem kritischen Punkt, an dem der Unterdruck in der Lunge gefährlich zu werden beginnt, Beklemmungen und Atemnot auftreten, die zum Auftauchen zwingen. Es ist ganz sicher, dass die großen Tiefen der Rekordtaucher das Ergebnis eines jahrelangen Trainings und einer entsprechenden Konstitution sind, wobei durch eine allmähliche Anpassung die Fähigkeit erworben wurde, den Unterdruck im Brustkorb durch

weitere Volumenverkleinerungen und durch Blutverschiebungen auszugleichen.
Wo liegt die **Tiefengrenze** für den Menschen? Zunächst ist, dem Gesetz von Boyle-Mariotte folgend, die Relation vom Ausgangsvolumen zum erreichbaren minimalen Lungenvolumen entscheidend. Als Ausgangsvolumen ist die Totalkapazität die entscheidende Größe. Bei Elite-Apnoetauchern ist es gängige Praxis, durch ein sog. Luftschlucken (»lung packing«, »buccal pumping«), das ist ein Nachpressen von Luft nach einer maximalen Einatmung in aufrechter Position im Wasser vor dem Abtauchen, die Totalkapazität des Thorax weiter zu steigern. Das minimale Lungenvolumen ist, ausgehend vom »normalen« Residualvolumen, vom möglichen Blut- und Flüssigkeitsvolumen abhängig, das in den Thorax verlagert werden kann, sowie von der Dehnbarkeit des Zwerchfells, so dass Eingeweide in den Thoraxraum verschoben werden können. Fasst man alle Effekte zusammen, so kommen Muth/Radermacher auf eine theoretische Tiefe von 330 m.
Abgesehen von einer Strecke von über 600 m unter Wasser mit entsprechendem Zeitbedarf stellen bei diesen Tiefen die aufgenommene Menge Stickstoff beim Abstieg und das mit der rapiden Dekompression verbundene Risiko eines Dekompressionsunfalls ein nicht mehr beherrschbares, tödliches Risiko dar. Zwar wird von den Rekord-Apnoisten behauptet, dass das Thema Dekompression für sie nicht relevant sei, aber eine Reihe von Zwischenfällen insbesondere in der Vorbereitung auf Rekordversuche oder bei deren Durchführung gibt Anlass zur gegenteiligen Vermutung. Vor allem die Erfahrungen aus der U-Boot-Rettung, wo mit Ein-Mann-Schleusen Rettungstiefen bis 180 m bei einer Gesamtzeit unter Druck von weniger als 90 s erreicht wurden, beweisen ein besonderes Dekompressionsrisiko. Diese oder größere Tiefen sind daher wohl erreichbar, aber die sichere Rückkehr zur Wasseroberfläche ist nicht mehr gewährleistet.
Mit der Wiederentdeckung des Apnoe-Tauchens als sportlichem Wettbewerb gibt es inzwischen acht verschiedene Sportdisziplinen (nach dem AIDA-Reglement Stand 8/2011, *http://www.aidainternational.org/competitive/worlds-records)*:

Statische Apnoe:
Es gilt, möglichst lange mit dem Gesicht im Wasser im bewegungslosen Zustand zu bleiben. Der Rekord liegt bei 11 min, 35 sec für Männer und 8 min, 23 sec für Frauen.

Dynamische Apnoe:
Der Weltrekord für Männer beim **Streckentauchen in Apnoe mit Flossen** liegt bei 265 m, für Frauen bei 225 m. **Streckentauchen in Apnoe ohne Flossen:** Männer 218 m, Frauen 160 m.
Beide Disziplinen sind wohl ebenfalls als Vortrainingsmethode für ein Tieftauchen in Apnoe geeignet. Die Rekordversuche im Tieftauchen ohne Atemgerät teilten sich früher nur einige wenige Taucher, die sich gegenseitig zu überbieten versuchten. Ähnlich wie der Trend in anderen Extremsportarten nimmt auch das Interesse am Apnoetieftauchen in den Industrieländern laufend zu. Bei der zweiten Weltmeisterschaft im Tieftauchen 1998 auf Sardinien gab es 125 Teilnehmer aus 25 Ländern. Für das Tieftauchen sind die wichtigsten fünf Disziplinen:
Konstantes Gewicht (constant weight), mit und ohne Flossen
Variables Gewicht (variable weight)
Free Immersion
No Limits

Beim »konstanten Gewicht« wird nur mit der Flossenkraft ab- und aufgetaucht. Sie gilt als die schwierigste Form des Apnoe-Tauchens. Beim »variablen Gewicht« lässt sich der Taucher von einem Gewichtsschlitten nach unten ziehen. Mit eigener Kraft am Seil entlang taucht er wieder auf. Bei »No Limits« erfolgt der Abstieg ebenfalls mit Gewicht. Zum Aufstieg wird ein luftgefüllter Ballon benützt. Für Pelizzari, dem Rekordtaucher, der als Erster eine Tiefe von 150 m erreichte, gilt sie als die leichteste Disziplin. Die Rekordtiefe liegt bei 214 m (Männer) bzw. 160 m für Frauen.

Seit 1998 gibt es die **AIDA-Richtlinien** (Association International pour le Développement de l'Apnée). Danach werden Rekorde nur anerkannt, wenn der Taucher sie ohne Bewusstlosigkeit und ohne Verlust der motorischen Kontrolle (im Sprachgebrauch der Taucher als **»Samba«** bezeichnet) erreicht. Dies gilt für die Disziplinen statische Apnoe und konstantes Gewicht.

In den Jahren 2000 bis 2004 wurden 381 (= 9,7%) Teamwettbewerber und 220 Taucher in individuellen Wettkämpfen in 14,1% wegen Hypoxämiefolgen disqualifiziert. Für die Disziplin »Konstantes Gewicht« gab es für 285 Teamwettbewerber in 8,1% und 211 in der individuellen Sparte 16,6% Ausschlüsse.

P. Lindholm, Stockholm, gelangte in seiner fundierten Arbeit (Int. Journal Sportsmed 28: 295–299, 2007) zu folgenden weiteren Ergebnissen:

Bei diesen offiziellen Wettbewerben wurde nie eine Dekompressionskrankheit beobachtet oder über fatale Unfälle berichtet. Obwohl aus den klinischen Beobachtungen bei Herzstillstand bekannt ist, dass das Gehirn eine Hypoxie nicht länger als 4–5 min ohne irreversible Schäden übersteht, waren bei den beschriebenen Apnoe-Wettbewerben in den Fällen von Verlusten des Bewusstseins oder der motorischen Kontrolle keine Gehirnschäden zu beobachten.

7.5.3.2 Der Tauchreflex und die Sauerstoffversorgung beim Apnoe-Tauchen

Ein weiterer ganz wesentlicher Punkt ist eine Umstellung des Kreislaufs, um die Blutversorgung vor allem des Gehirns zu gewährleisten. Dies erfolgt über den **Tauchreflex**, der heute als **Diving Response** bezeichnet und im folgenden Abschnitt beschrieben wird.

Entscheidend ist für das Tieftauchen auch nicht die erreichte Tiefe. »Herunter kommt man immer, aber man muss auch heil wieder heraufkommen.« Nach den strengen AIDA-Richtlinien wird ja bei Wettbewerben im Tieftauchen ein Versuch nur anerkannt, wenn keine Hypoxie-Symptome nach dem Auftauchen auftreten.

Nach dem Eintauchen des Gesichts ins Wasser setzt reflexartig eine Apnoe ein. Ein Säugling, dem man das Gesicht ins Wasser hält, wird also nicht versuchen, weiterzuatmen, wiewohl er ja nie verstandesmäßig erfahren haben kann, dass er jetzt nicht einatmen soll. Auch jedes Tier wird reflektorisch den Atem anhalten, wenn seine Atemöffnungen unter Wasser sind.

Dieser Tauchreflex ist bislang weder anatomisch noch neurologisch völlig geklärt, d. h. man kennt nicht genau den Verlauf der Reflexbahnen und ihre Verknüpfung. Mit diesem Geschehen gehen aber, jedenfalls beim weiteren Eintauchen, eine Reihe von physiologischen Umstellungen einher.

Das gesamte Geschehen wird daher als »Diving Response« bezeichnet. Der deutsche Begriff Tauchreflex bezieht sich eigentlich nur auf die **Bradykardie,** eine verlangsamte Herzschlagfolge durch Apnoe und/ oder Immersion. Der Begriff sollte die komplexeren Reaktionen beim Tauchen, z. B. auch die Blutumverteilung, mit einschließen, um dem aktuellen Kenntnisstand Rechnung zu tragen.

Paul Bert, ein französischer Physiologe, entdeckte 1876, dass sich bei Enten der Herzschlag verlangsamte, sobald sie zum Tauchen den Kopf ins Wasser steckten. Irving, ein amerikanischer Physiologe, hat dieses Phänomen 1941 auch beim Menschen nachgewiesen. Inzwischen ist durch viele sorgfältige Untersuchungen bestätigt, dass eine Bradykardie mit Eintauchen des Gesichts in das Wasser einsetzt.

Die Rezeptoren für diesen Reflex liegen vorwiegend um den Mund und die Nase und werden wahrscheinlich durch die Äste des Gehirnnervs Nervus trigeminus gebildet. Gleichzeitig mit der Herabsetzung der Herzschlagfolge kommt es zu einer Verminderung der Durchblutung in der Peripherie. Die Stärke des Reflexes ist umso ausgeprägter, je niedriger die Wassertemperatur ist.

Aus Abb. 7-6 wird deutlich, dass die Bradykardie zunimmt, sobald die Tauchmaske abgenommen wird. Bei diesen Versuchen wurde einmal ein Herzschlag von nur neun Schlägen pro Minute beobachtet, der langsamste Puls, der bisher bei einem Gesunden festgestellt wurde. Das Ausmaß der Bradykardie ist allerdings von Individuum zu Individuum verschieden ausgeprägt. Es ist auch bei ein und derselben Person tageweise unterschiedlich. Nicht-Taucher zeigen keinen Unterschied gegenüber Tauchern. Die Bradykardie, die allein schon nach Atemanhalten einsetzt, wird über Dehnungsrezeptoren in der Thorax-Muskulatur ausgelöst. Bei diesem Apnoe-Reflex zeigen trainierte Taucher allerdings eine stärkere Reaktion als untrainierte Versuchspersonen, die Herzschlagfolge geht bei den ersteren bis um 15% zurück, bei den letzteren nur um 6%. Bei radiotelemetrischen Untersuchungen an 16- bis 20-jährigen Schülern fand K. Jung eine starke Verlangsamung des Herzschlags beim Apnoe-Tauchen, die auch bei Belastung anhielt, nicht dagegen beim Streckentauchen mit Druckluftgerät. Bei mehr als der Hälfte der Untersuchten traten Herzrhythmusstörungen auf, besonders beim Apnoe-Tauchen. Diese sind auch bei anderen Leistungssportlern bekannt, verschwinden aber wieder und haben keine Bedeutung.

Alle Todesfälle, aber auch nicht fatale Hypoxie-Erscheinungen bei Tieftauchversuchen sind auf einen Sauerstoffmangel zurückzuführen. So kam z. B. Audrey Mestre (28 Jahre), die Frau von Francisco Ferreras (Pipin), die den Weltrekord ihres Mannes bei 162 m Tiefe erreichen wollte und 165 m anpeilte, im Oktober 2002 bei diesem Versuch ums Leben. Die Sauerstoffversorgung für den Abstieg und in der Tiefe ist nicht das Problem. Die entscheidende Frage ist es, ob sie beim Aufstieg mit der Abnahme des Umgebungsdruckes und damit Absinken des Sauerstoffpartialdrucks ausreichend ist, um die Hirndurchblutung zu gewährleisten.

Wissenschaftlich hat sich besonders der Schwede Peter Lindholm mit dieser Problematik befasst. Er kommt nach vielen Untersuchungen an Strecken- und Tieftauchern zu dem Ergebnis, dass es darauf ankommt,

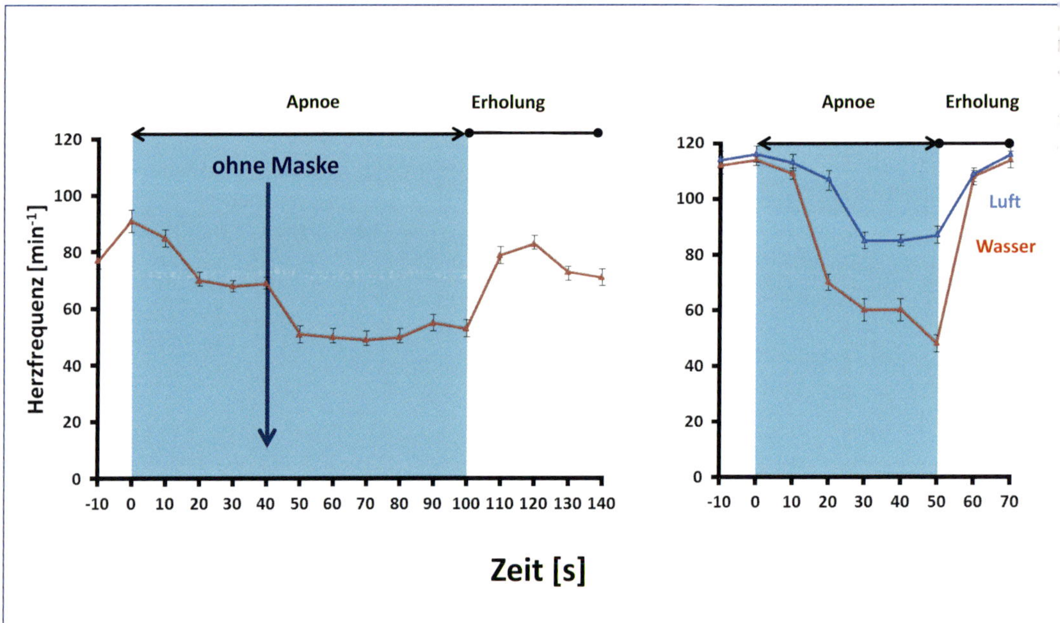

Abb. 7-6: Die Herzfrequenz geht schon beim Atemanhalten zurück. Die Verlangsamung des Herzschlages wird aber noch ausgeprägter, wenn das Gesicht unbedeckt ins Wasser eintaucht.

die O_2-Aufnahme aus dem größten Reservoir, der Lunge, während des Tieftauchens zu reduzieren, um für die letzte Phase des Aufstiegs genügend Sauerstoff für die Hirndurchblutung zur Verfügung zu haben. Er prägte dafür den Ausdruck »Diving Response«, die Antwort des Organismus auf die Herausforderung zur Umstellung beim Tauchen mit all ihren Faktoren. Es sind das die Herzkreislaufumstellung und der Tauchreflex.

In der Praxis zeigen dies sehr anschaulich die Daten (Abb. 7-7) eines Tauchgangs von Enzo Maiorca von Ferrigno und Mitarbeiter (1991). Maiorca tauchte damals ohne Maske oder Tauchbrille mit einem Gewichtsschlitten entlang eines Seils und der Möglichkeit, den Schlitten zu verlangsamen oder zu stoppen. Beim Aufstieg konnte er sich für den Anfang am Seil hochziehen, dann genügte der Auftrieb durch den Neoprenanzug. Er war mit einem EKG-Gerät versehen, das über insgesamt 130 Sekunden Tauchzeit laufend die Herztätigkeit registrierte. Er tauchte bis auf ca. 65 m Tiefe. Seine beiden Töchter, 29 und 27 Jahre alt, unterzogen sich den gleichen Versuchen und tauchten bis zu einer Tiefe von 45 m.

In der Phase vor dem Abtauchen, in der zwei bis drei Perioden Hyperventilation in einem Intervall von 10 Minuten erlaubt waren, stieg die Herztätigkeit bis auf 130 Schläge pro Minute an. Mit dem Abtauchen fiel sie in 40 m Tiefe auf 24 Schläge pro Minute ab. Beim Aufstieg nahm die Herzfrequenz langsam zu, um beim Auftauchen wieder auf ca. 120 Schläge pro Minute zu gehen.

Alle späteren Untersuchungen an Tieftauchern haben bestätigt, dass es nur mit Drosselung der Herztätigkeit gelingt, tief zu tauchen. Was ist nun der Sinn und das Ziel dieser Umstellung? Wie aus dem Kap. 7.10 »Tauchende Säugetiere« zu entnehmen ist, gibt es bei diesen die gleichen Kreislaufumstellungen. Die Studien von Lindholm lassen sich wie folgt zusammenfassen:

- Die Verlangsamung des Herzschlags geht einher mit einer Vasokonstriktion (Enger-

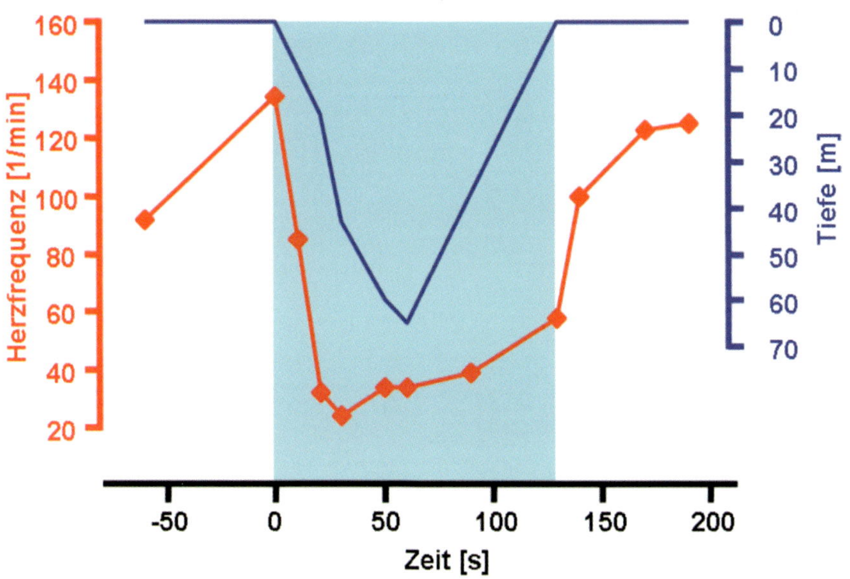

Abb. 7-7: Verlauf der Herzfrequenz beim Tieftauchen in Apnoe.

stellen der Gefäße) in der Peripherie. Je niedriger die Herzschlagfolge ist, desto ausgeprägter ist die Vasokonstriktion.

- Je niedriger die Herzfrequenz während der Apnoe ist, um so höher ist die Sauerstoffsättigung in den Arterien, was gleichzeitig bedeutet, dass O_2 besser konserviert wird.
- Es besteht ein deutlicher Zusammenhang zwischen der Vasokonstriktion und dem Ausmaß der Bradykardie.
- Die Bradykardie ist nicht abhängig von der Hypoxie.
- Das Herzschlagvolumen bleibt auch bei der Bradykardie in der Tiefe gleich.
- Die Auswurfmenge insgesamt vermindert sich parallel zur abnehmenden Schlagfolge.

Diese Umstellung des Herzkreislaufsystems verzögert deutlich einen Sauerstoffmangel, weil die O_2-Aufnahme aus dem Lungenreservoir verringert wird. Über welche Mechanismen diese Umstellung, die Verlangsamung der Herzschlagfolge und die Drosselung des Blutdurchflusses in der Peripherie, ausgelöst durch Atemanhalten und verstärkt durch Eintauchen des Gesichts in das Wasser, zustande kommt, ist noch nicht ganz klar. Es handelt sich hier offenbar um einen Reflex, der uns aus unserer stammesgeschichtlichen Entwicklung belassen wurde. Er dient wie bei den tauchenden Tieren der Sauerstoffeinsparung.

Wir benötigen diesen Mechanismus schon sehr früh, nämlich beim Eintritt in diese Welt. Während der Geburt besteht für das Kind für eine gewisse Zeit, bis zum ersten Schrei, eine Phase des Sauerstoffmangels. Je ausgeprägter er ist, um so stärker ist die Bradykardie. Nun fand man, dass nach der Geburt der Milchsäurespiegel des Säuglings im Blut stark ansteigt und sich dann langsam wieder normalisiert. Wie bereits dargestellt, ist die Milchsäure ein Produkt der anaeroben Muskeltätigkeit. Der Milchsäureanstieg beim Neugeborenen lässt nun darauf schließen, dass unter der Geburt, während der Zeit des Sauerstoffmangels, die Durchblutung in der Peripherie und damit in der Muskulatur gedrosselt wird und sich dabei Milchsäure anhäuft. Nach der ersten Atmung wird diese dann eliminiert. Das Kind scheint auf die Durststrecke der O_2-Versorgung vorbereitet zu sein und es stellt für diese Phase seinen Kreislauf auf Spardrosselung.

P. F. Scholander, der zusammen mit Irving grundlegende Untersuchungen bei tauchenden Säugetieren durchgeführt hat, machte auf diese Zusammenhänge aufmerksam. Er fand bei australischen Perlentauchern, die seit der Kindheit tauchten, die gleichen sauerstoffsparenden Phänomene bestätigt. Die Herzschlagfolge ging bei ihnen während des Tauchens bis auf die Hälfte zurück, während der Blutdruck normal blieb. Verschiedentlich trat auch ein unregelmäßiger Herzschlag auf. Bei diesen Tauchern stieg auch der Milchsäurespiegel im Blut nach dem Auftauchen akut an, wie dies einige Jahre später experimentell gesichert wurde. Nach Auftauchen setzte mit der stärkeren Durchblutung der Muskulatur der Abtransport der Milchsäure ein.

Für uns resultiert daraus, dass wir auf die Anpassungsmöglichkeiten unseres Organismus über den Tauchreflex nicht verzichten sollten, indem wir z. B. mit einer Vollgesichtsmaske tauchen. Die Mundpartie sollte beim Tauchen immer möglichst unbedeckt bleiben.

Einen weiteren Einfluss auf die Umstellung für einen erfolgreichen Tieftauchversuch hat das neuro-vegetative Nervensystem. Die Stars unter den Tieftauchrekordlern haben durch verschiedene autosuggestive Methoden – Yoga, Meditation, autogenes Training etc. – eine günstigere neuro-vegetative Ausgangslage für den Tauchversuch zu schaffen versucht.

Ein weiterer Punkt, der in größeren Tiefen zum Problem werden kann, ist die Schwierigkeit, den Druck in den Nasennebenhöhlen und im Mittelohrraum auszugleichen, wenn das verbleibende Luftvolumen in den Lungen immer geringer wird.

Die großen Tiefen der Rekordtaucher sind das Ergebnis eines jahrelangen Trainings und einer entsprechenden Konstitution. So brauchte Enzo Maiorca 13 Jahre, um seine Tauchtiefe auf 80 m zu steigern, während er 1960 nur 45 m Tiefe erreichte.

Für den normalen Taucher sollen in Apnoe 20 m bis maximal 30 m Wassertiefe nicht überschritten werden, da je nach individuellem Volumenverhältnis der Lunge schon ab 20 m Tiefe das Residualvolumen erreicht wird und so ein zunehmender (Unter-)Druck in den Lungen erzeugt wird (»Squeeze«), der im Prinzip dem inneren Blaukommen des Helmtauchers entspricht.

Der Begriff Tauchreflex ist heute nicht nur als eine Pulsverlangsamung nach Eintauchen des Gesichts in Wasser zu verstehen, sondern im Sinne einer »Diving Response« – wie es im Englischen heißt – mit einer Reihe von Umstellungen, besonders im Herzkreislaufsystem mit dem Ziel der Sauerstoffeinsparung.

Eine sehr gute Übersicht gibt das Buch »Apnoetauchen« von Dagmar Andres-Brümmer.

7.5.4 Hypoxie beim Schnorcheltauchen

Die kurze Geschichte des Schnorcheltauchens, insbesondere die der Unterwasserjagd in Europa und Amerika, ist mit einem hohen Zoll von Unfällen belastet. Heute spielt die Unterwasserjagd auch außerhalb Deutschlands, wo sie durch alte Bestimmungen schon immer verboten war, keine sehr große Rolle mehr. Bei den meisten tödlichen Unfällen fiel auf, dass sie sich weniger in der Tiefe als vielmehr beim Auftauchen ab 7 m aufwärts ereigneten. Wie durch Untersuchungen an Schnorcheltauchern von K. E. Schaefer und P. E. Paulev festgestellt wurde, steigt mit zunehmender Tiefe, wie zu erwarten, durch die Kompression der Luft im Brustkorb auch der Partialdruck des O_2 an. Dadurch diffundiert in der Tiefe, entsprechend dem höheren Druckgefälle, der Sauerstoff schneller in das Blut hinüber. Beim Auftauchen fällt mit dem Rückgang des Außendrucks auch der Teildruck des Sauerstoffs ab. Ist nun in der Tiefe, beschleunigt durch höhere Anstrengung wie das Erlegen eines Fisches, der Sauerstoff im Blut vermehrt verbraucht, so entsteht ein allgemeiner O_2-Mangel. Er tritt aber erst beim Aufstieg stärker in Erscheinung, da jetzt der Teildruck des Sauerstoffs in der Lunge nicht mehr ausreicht, um das Defizit im Blut zu decken.

Von S. K. Hong et al. wurden die physiologischen Änderungen des Lungenvolumens und der Alveolargase beim Apnoe-Tauchen an Amas untersucht. Wie die Abb. 7-8 erkennen lässt, nimmt das Lungenvolumen in der Tiefe ab, im Mittel um 750 ml. Unter dem um das Doppelte gestiegenen Umgebungsdruck diffundieren die Gase entsprechend ihrer höheren Partialdrücke stärker zur Blutseite der Alveole hin. Bei der Rückkehr zur Oberfläche ist der O_2-Druck geringer als vor dem Abtauchen; der Kohlendioxidanteil höher, weil er unter Wasser nicht abgegeben werden konnte. Stickstoff diffundiert in kleinerer Menge ins Blut, weil seine Löslichkeit geringer ist als die des O_2 und des CO_2.

Entscheidend für die Bewusstlosigkeit ist auch hier die Verminderung des Sauerstoffdruckes während des Aufstiegs, der so absinken kann, dass die Versorgung des Gehirns nicht mehr gewährleistet ist. Dieser Vorgang wird auch als Aufstiegs-Blackout bezeichnet. In der Abbildung ist ebenfalls zu sehen, dass Kohlendioxid unter erhöhtem Druck in umgekehrter Richtung von den Alveolen ins Blut hinein diffundiert.

Die erhöhten CO_2-Konzentrationen im Blut wurden vor allem bei Tauchtiefen um 20 m bzw. bei Aufenthalten von 120 Sekunden Dauer in 18,5 m Tiefe festgestellt. Aber auch nach längerer Apnoe (bis zu 4 min) unter normalem atmosphärischem Druck wurde ein deutlicher Anstieg des Kohlendioxidgehaltes im Blut und in den Geweben festgestellt. Die Milchsäure war bei diesen Versuchen leicht vermehrt. Beim üblichen Freitauchen wie dem der Amas, aber auch bei Unterwasserjägern nimmt die Kohlendioxidkonzentration auch nach laufend wiederholten Tauchabstiegen nicht wesentlich zu. Der Sauerstoffverbrauch beim wiederholten Tauchen entspricht der Summe aller einzelnen Tauchgänge.

Alles in allem besteht auch hier eine sehr gute Anpassungsfähigkeit des Menschen an

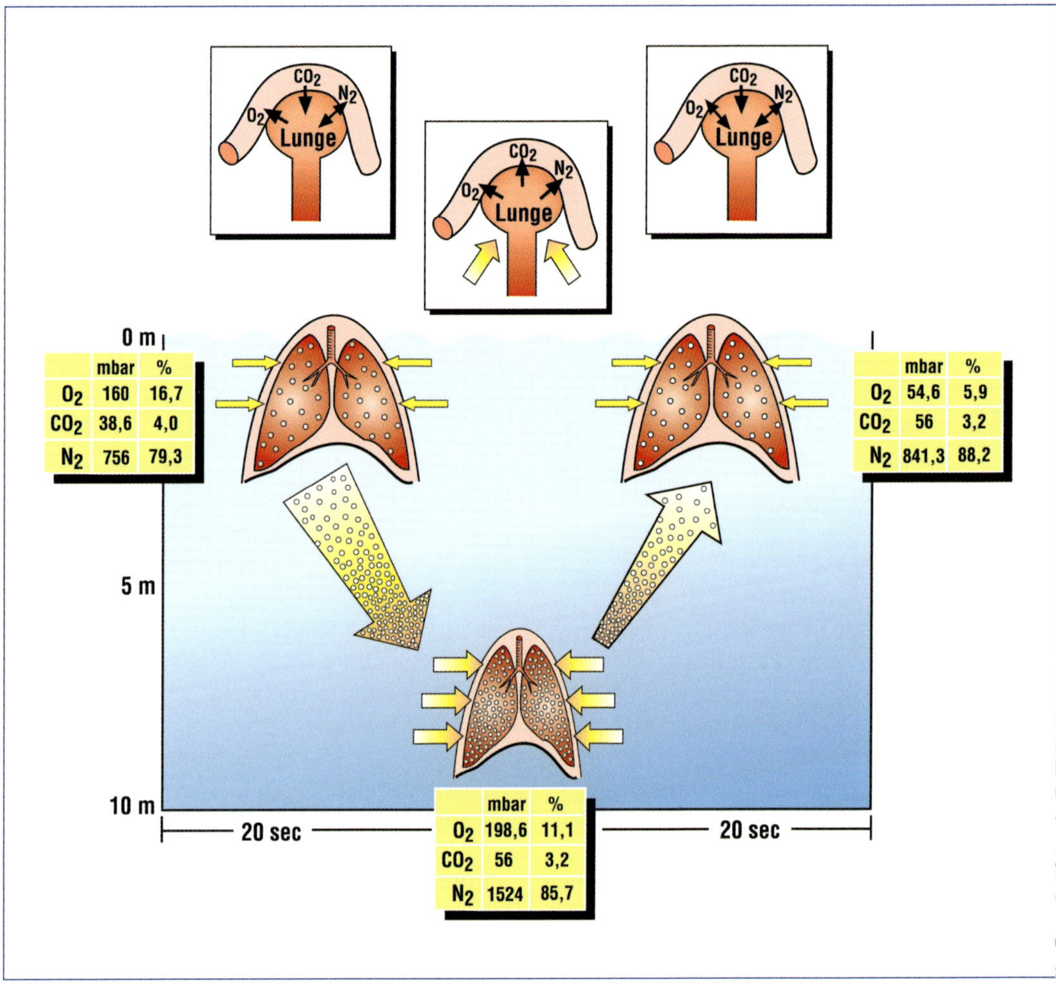

Abb. 7-8: Veränderung des Lungenvolumens und der Partialdrücke der Gase beim Tauchen in Apnoe auf 10 m Tiefe über eine Gesamtdauer von 40 sec.

das Tauchen. Zu Unfällen kommt es bei den Unterwasserjägern vor allem durch Unvorsichtigkeit und Überforderung. Besonders um den Zackenbarsch, der sich in tiefere Höhlen zurückgezogen hat, entzündet sich der Jagdeifer, und da dieser Fisch sich dank seiner stacheligen Rückenflossen dort festkeilen kann, bedarf es einigen Geschickes, ihn nach oben zu bringen. J. Corman, ein Weltmeister der Unterwasserjagdmeisterschaften, der nach acht Stunden Jagen noch einen Zackenbarsch in 25 m Tiefe erlegte, kam 1959 auf diese Weise ums Leben. Er war offenbar erst beim Auftauchen bewusstlos geworden. In Tiefen unter 20 m stellt sich oft ein Gefühl der Atemnot nicht mehr ein. Von Corman stammt der Ausspruch: »Ich erschrecke vor mir selbst: In 20 m bis 25 m promeniere ich, ich spanne meine Harpune, nachdem ich einen Fisch erlegt habe, und ich könnte noch viel länger unten bleiben – es ist erschreckend.«

Auch bei den Tauchern der Tuamotu-Inseln sind ein Teil der von den Eingeborenen als Taravana bezeichneten Erscheinungen auf eine Hypoxie zurückzuführen. Aber auch Dekompressionsunfälle sind belegt (s. Kap. 11.1.8).

R. Sciarli berichtet über Fälle von Magenschmerzen und Brennen in der unteren Speiseröhre, die bei Schnorcheltauchern auftraten. Sie machten sich nach ein bis zwei Stunden Aufenthalt im Wasser und bei Tauchtiefen über 3 m bemerkbar und begannen mit Sodbrennen, das sich bis zu heftigem Brennen im Magen und in der Speiseröhre steigerte. Die Beschwerden verstärkten sich nach Süßigkeiten und verschwanden nach Aussetzen mit dem Tauchen unter Einhaltung von Diät etwa nach zehn Tagen. Es handelt sich offenbar um eine Magenschleimhautentzündung und/oder eine Refluxoesophagitis. Möglicherweise wird diese durch die nach Apnoetauchen beobachtete Kohlendioxidanreicherung begünstigt. Der höhere Kohlensäuregehalt des Blutes wirkt sich auch auf die Säureverhältnisse im Magen aus. Oder aber es gelangt durch den erhöhten Druck im Bauchraum Magensäure in die untere Speiseröhre. Bei Untersuchungen mit Eintauchen im Wasser bis zum Hals wurde ein erhöhter Magen-Speiseröhrengradient mit Refluxneigung von Magensaft nachgewiesen. Schnorcheltaucher mit empfindlichem Magen, die nach dem Tauchen Magenbeschwerden bekommen, sollten vorbeugend und nach dem Tauchen ein säurebindendes Mittel (Antacida) nehmen.

7.5.5. Hyperventilation und Schwimmbad-Blackout

Als Hyperventilation bezeichnet man eine Überventilation, eine über den Bedarf hinaus gesteigerte Lungenbelüftung. Physiologisch bezeichnet sie eine Situation, bei der die CO_2-Abgabe größer ist als die Produktion.
Durch eine Hyperventilation vor der Apnoe kann die Dauer der Apnoe an der Oberfläche um 60% verlängert werden. Bei Arbeit unter Wasser, also z. B. beim Streckentauchen, wird die Apnoe nach vorherigem Hyperventilieren noch um 40% hinausgedehnt. Wie kommt dies zustande? Mit der Hyperventilation wird zunächst die Konzentration der Gase in der Lunge den Konzentrationen in der Luft angenähert: Der O_2-Anteil in den Alveolen ist gesteigert, die CO_2-Konzentration gesenkt. Da die O_2-Bindung schon bei normaler alveolarer O_2-Konzentration nahezu abgesättigt ist, führt dies bei fortgesetzter Hyperventilation über mehr als vier bis acht schnelle und tiefe Atemzüge vornehmlich zu einer Senkung des CO_2-Gehalts im arteriellen Blut, während der O_2-Gehalt kaum ansteigt. Der Vorteil einer O_2-Mehraufnahme bleibt ausschließlich auf die verbesserte alveolare O_2-Konzentration beschränkt. In Abb. 7-9 wird dies graphisch veranschaulicht durch die Ausgangswerte zu Beginn der Apnoe (Zeit t = 0, gestrichelte Linie: ohne Hyperventilation, durchgezogene Linie: nach fortgesetzter Hyperventilation).
Die normale Atmung wird wesentlich durch Regelkreise des O_2- und CO_2-Druckes im Blut bestimmt. Die Atemzentren sprechen aber auf Erhöhung des CO_2-Druckes im Blut stärker an als auf die Verminderung des O_2-Drucks. Der zur Atmung zwingende CO_2-Druck wird in der Abb. 7-9 durch die Atemreiz-Schwelle dargestellt. Bei einer Apnoe ohne Hyperventilation erreicht der CO_2-Druck diese Atemreiz-Schwelle bei der ersten senkrechten Linie, während der abnehmende O_2-Druck noch deutlich über der sogenannten Blackout-Schwelle liegt. Das Unterschreiten dieser Schwelle (s. Abb. 7-9) führt zur Bewusstlosigkeit.
Nach Hyperventilation beginnt die Apnoe bei geringerem CO_2-Druck, demzufolge wird die Atemreizschwelle später erreicht. Die erhöhte O_2-Konzentration in der Lunge reicht nicht aus, um auch das Erreichen der Blackout-Schwelle deutlich hinauszuschieben. Es kommt vor Erreichen der Atemreizschwelle zur Bewusstlosigkeit.
Die Hyperventilation vor Apnoe ist damit ein Hauptfaktor für den sog. Schwimmbad-Blackout, eine Bewusstlosigkeit unter Wasser oder an der Wasseroberfläche unmittelbar nach/durch Apnoe, die durch einen cerebralen Sauerstoffmangel verursacht wird. Zu einem solchen O_2-Mangel kann es auch kommen, wenn beim Apnoetauchen, um ein bestimmtes Ziel zu erreichen oder eine gestellte Aufgabe zu erfüllen, eine aufkommende Atemnot durch übersteigerten Ehrgeiz unterdrückt wird. Diese Bewusstlosigkeit kann durch drei wei-

tere Faktoren begünstigt werden: den schon in Kap. 7.5.4 erwähnten Aufstiegs-Blackout, wenn langsam aus der Schwimmbeckentiefe aufgetaucht wird

1. durch eine starke Aus- und folgende Einatmung am Ende der Apnoe und den dadurch provozierten Blutdruckabfall erhöhter Sauerstoffverbrauch durch körperliche Aktivität z.B. beim Flossenschwimmen, was zum schnelleren Abfall des O_2-Gehaltes im Blut führt.

2. Die Hirnzellen, und damit auch die Regulationszentren im Gehirn, reagieren auf einen Sauerstoffmangel am empfindlichsten und antworten mit einer unmerklich einsetzenden Bewusstlosigkeit. Die Atmung setzt in der Bewusstlosigkeit meistens spontan wieder ein. Daher ist es unbedingt notwendig, bei jedem Apnoeversuch den Übenden lückenlos zu überwachen, damit bei einer eintretenden Bewusstlosigkeit der Betreffende unmittelbar an der Wasseroberfläche gesichert werden kann, um Wasseraspiration zu verhindern.

Die Rolle des Kohlendioxids als stärkster Atemreiz wird durch folgenden Versuch klar: Atmet man aus einer luftgefüllten Fußballblase hin und her, dann steigen die Atemfrequenz und das Atemzugvolumen rasch an, und es kommt zum Gefühl der Atemnot. Diese Mehrventilation kommt in unserem Versuch dadurch zustande, dass das CO_2 im Beu-

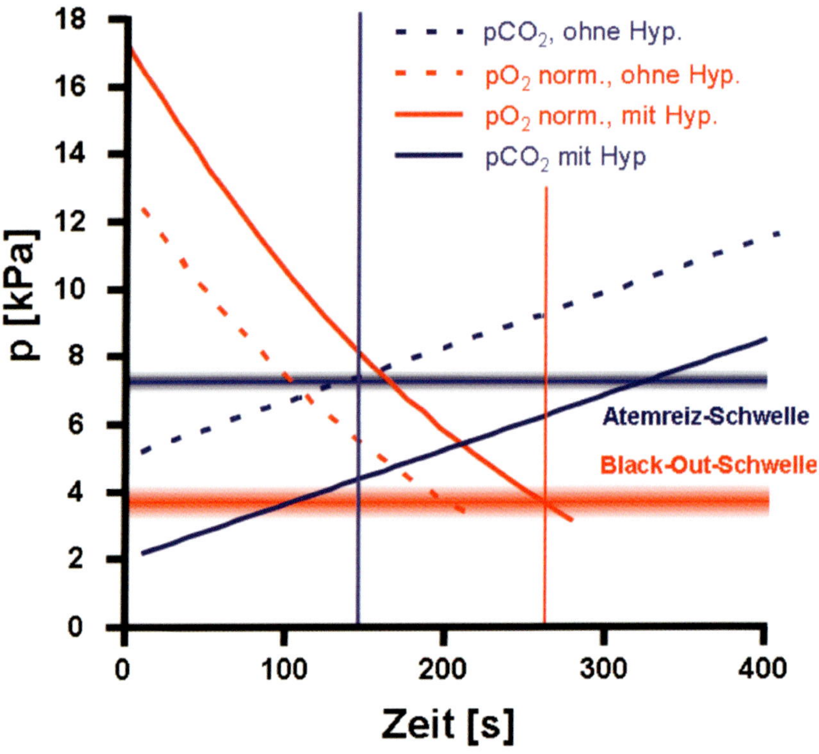

Abb. 7-9: Verlauf von PO_2 und PCO_2 im Blut während der Apnoe in Ruhe ohne (gestrichelte Linien) und mit (durchgezogene Linien) vorheriger Hyperventilation. Die blaue senkrechte Linie markiert das Erreichen der PCO_2-Atemreizschwelle bei Apnoe ohne Hyperventilation. Die rote senkrechte Linie markiert das Erreichen der Blackoutschwelle für den PO_2.

tel angereichert wird, während gleichzeitig der O_2-Gehalt abnimmt.
Füllen wir nun die Blase statt mit Luft mit reinem Sauerstoff, so kommt es ebenfalls zur Mehrventilation und eine Atemnot tritt später auf. Der Atemreiz wird also nicht primär durch einen Sauerstoffmangel, wie es im ersten Versuch möglich gewesen wäre, sondern in erster Linie durch eine Anreicherung von CO_2 ausgelöst. Wenn wir aber durch eine Alkalipatrone das ausgeatmete Kohlendioxid absorbieren, dauert es wesentlich länger, bis eine Hyperventilation auftritt.
Diese Versuche zeigen, dass die Verminderung des O_2-Gehalts in der Atemluft einen sehr viel geringeren Atemreiz darstellt als die Erhöhung des CO_2-Gehalts und damit der CO_2-Spannung im Blut. Es genügt schon eine Steigerung des Kohlendioxiddrucks im arteriellen Blut um 2,7 bis 3,3 mbar, um die Atmung zu verdoppeln (s. Kap. 9). Die im Versuch eingetretene Hyperventilation stellt die sinnvolle Reaktion des Reglersystems dar, durch eine vermehrte Lungenbelüftung das angereicherte CO_2 abzuatmen, um wieder normale Verhältnisse im Blut zu schaffen. Für die Regulierung der Atmung ist aber nie nur ein Faktor entscheidend, sondern immer die Summe der verschiedenen Funktionen, die sog. Reizsumme. Bei der wechselseitigen Abhängigkeit von Atmung und Kreislauf ist es einleuchtend, dass zwischen beiden Systemen eine enge Kopplung besteht, die wiederum durch Reglerkreise eine feine Abstimmung erfährt.
Auch das in den Medien häufig dargestellte Phänomen der Apnoezeitverlängerung lässt sich mit diesem Mechanismus erklären (vgl. Abb. 7-10): Durch eine längere Hyperventilation wird zunächst der CO_2-Druck erheblich reduziert. Ein letzter, möglichst tiefer Atemzug mit reinem O_2 vor der Apnoe hebt die O_2-Konzentration in der Lunge auf ein Vielfaches. Nun besteht nicht mehr die Gefahr der Bewusstlosigkeit durch O_2-Mangel, das verzögerte Erreichen der Atemreizschwelle nach Hyperventilation kann in vollem Umfang ausgenutzt werden. Apnoezeiten von weit über 6 min lassen sich so leicht erklären. Hierbei ist dann auch zu beachten, dass die Atemreiz-Schwelle in Abb. 7-10 im Vergleich zu Abb. 7-9 nach oben verschoben ist, da unter Normalbedingungen auch ein gewisser O_2-Mangelantrieb die Höhe der Atemreizschwelle bestimmt.
Der wirksamste Atemreiz für die Steuerung der Ventilation ist also die CO_2-Spannung im Blut. Durch eine willkürliche Hyperventilation wird nicht, wie meist angenommen, der Sauerstoffvorrat erhöht. Unter normalem atmosphärischem Druck ist beim Gesunden das Hämoglobin im arteriellen Blut zu 97% mit O_2 gesättigt. Ein vermehrtes Atmen könnte also die Sauerstoffsättigung um höchstens 3% erhöhen. Ein Sauerstoffdepot oder eine Reserve lässt sich durch Hyperventilieren nicht im Körper anlegen, sondern beschränkt sich auf einen verbesserten O_2-Gehalt in der Lunge. Die geringfügige Mehrsättigung des Blutes fällt für die Länge der Apnoe nicht ins Gewicht. Mit dem willkürlichen Hyperventilieren wird jedoch vermehrt Kohlendioxid ausgeatmet, und mit dem Absinken des CO_2-Gehaltes in den Alveolen geht auch die Kohlendioxidspannung im Blut zurück. Damit nimmt der am stärksten wirksame Antrieb ab. Erst wenn die CO_2-Spannung im Blut wieder auf einen bestimmten Wert angestiegen ist, reizt sie das Atemzentrum und ein Atemzwang setzt ein.

7.5.5.1 Hyperventilationssyndrom

Die Hyperventilation führt über die so genannte **Hypokapnie** – das ist eine herabgesetzte Kohlendioxidspannung im Blut – noch zu weiteren Veränderungen. Wie schon erwähnt, geht CO_2 beim Austritt aus dem Gewebe in das Blut durch Wasseraufnahme zum größten Teil in H_2CO_3, die Kohlensäure, über. Die Puffersysteme im Blut, an denen das Hämoglobin wesentlich beteiligt ist, verhüten eine Übersäuerung und sorgen dafür, dass die neutrale Reaktion des Blutes konstant erhalten bleibt. Die Konstanterhaltung der neutralen Reaktion im Blut ist aber für alle Lebensvorgänge von grundsätzlicher Bedeutung. Die Puffersysteme vermögen auch Stöße von

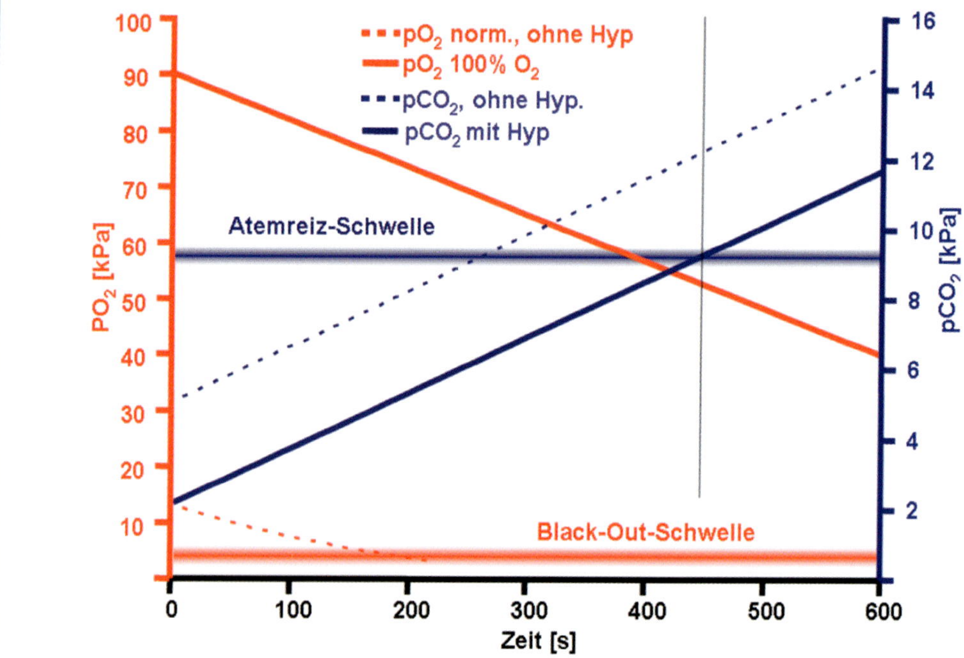

Abb. 7-10: Verlauf von PO_2 und PCO_2 im Blut während Apnoe in Ruhe ohne (gestrichelte Linie) Hyperventilation und mit vorheriger Hyperventilation und 100% O_2-Einatmung beim letzten tiefen Atemzug nach maximaler Exspiration (durchgezogene Linien). Die senkrechte Linie markiert das Erreichen der PCO_2-Atemreizschwelle nach 100%-O_2-Einatmung.

Säure- oder Basenangeboten abzufangen; die Feinregulierung der neutralen Reaktion geschieht in erster Linie aber durch Variationen der CO_2-Abgabe in der Lunge. Somit ist es verständlich, dass beim Hyperventilieren durch eine Verminderung des CO_2 das Säure-Basen-Gleichgewicht gestört werden muss, und zwar mit einer Verschiebung zur basischen (alkalischen) Seite. Man spricht deshalb von einer **Alkalose**.

Zu der ersten Wirkung der Hyperventilation, der Hypokapnie, und der zweiten, der Alkalose, tritt als dritter Effekt eine **Minderdurchblutung des Gehirns** durch eine Verengung der Hirngefäße hinzu. Die Kohlensäurespannung ist nämlich Stimulans nicht nur für die Atmung, sondern auch für die Hirndurchblutung. Ein erhöhter CO_2-Druck steigert die Durchblutung des Gehirns, und bei einer Senkung des Kohlensäuredrucks im Blut um die Hälfte geht die Hirndurchblutung fast proportional um etwa 50% zurück. Als viertes Moment bewirkt die Hyperventilation in vielen Fällen eine **Senkung des Blutdrucks**.

Schließlich kommt es durch eine über 15 min lang forcierte Hyperventilation zu einer **Tetanie**: Die bisher aufgeführten Faktoren und eine Inaktivierung von Calcium im Blut als Folge der Alkalose führen zu einer vermehrten Reizbarkeit der Nerven und der Muskulatur, die schließlich so gesteigert wird, dass ein krampfartiger Zustand, eine Tetanie, auftritt. Der Calciummangel ist dabei nur funktionell, und der Körper verliert nicht, wie oft

angenommen wird, Calcium als Substanz. Die ersten Zeichen nach einer – für den Einzelnen unterschiedlich langen – Hyperventilation machen sich durch ein Kribbeln in den Händen und ein Pelzigwerden um den Mund bemerkbar. Wird dann noch weiter überatmet, so treten zunächst eine pfötchenartige Krampfstellung der Hände und dann rhythmische Zuckungen der Gliedmaßen auf. In diesem Zustand besteht meist schon Bewusstlosigkeit.
Es ist aber nicht der Endzustand der Tetanie, der nach Hyperventilieren zu den Unfällen beim Tauchen führt. Die Kombination Hyperventilation mit anschließender Apnoe ist schon bei einer relativ kurzen Hyperventilation gefährlich. Es kann unmerklich eine Bewusstlosigkeit durch Sauerstoffmangel eintreten (**Blackout**), die unter Wasser zum Verhängnis wird, wenn man in diesem Zustand nicht sofort aus dem Wasser gezogen werden kann.

Die Kohlendioxidspannung im Blut ist der stärkste Reiz zur Einatmung. Wird der CO_2-Gehalt durch Hyperventilation gesenkt, kann es bei der folgenden Apnoe zur Bewusstlosigkeit durch einen Sauerstoffmangel kommen. Ideal sind drei bis vier tiefe Atemzüge vor der Apnoe, um den alveolaren O_2-Gehalt zu verbessern.

7.5.6 Lungenfüllung und Sauerstoffausnutzung beim Drucklufttauchen

Nach allem, was bisher über die Atmung und über die Diffusion der Gase ausgeführt wurde, könnte man annehmen, dass mit zunehmender Tauchtiefe und dem damit steigenden Partialdruck des O_2 auch mehr Sauerstoff aufgenommen wird und wir damit z. B. in 10 m Tiefe, also bei doppeltem Druck, nur halb so viel zu atmen brauchten. Das ist lei-

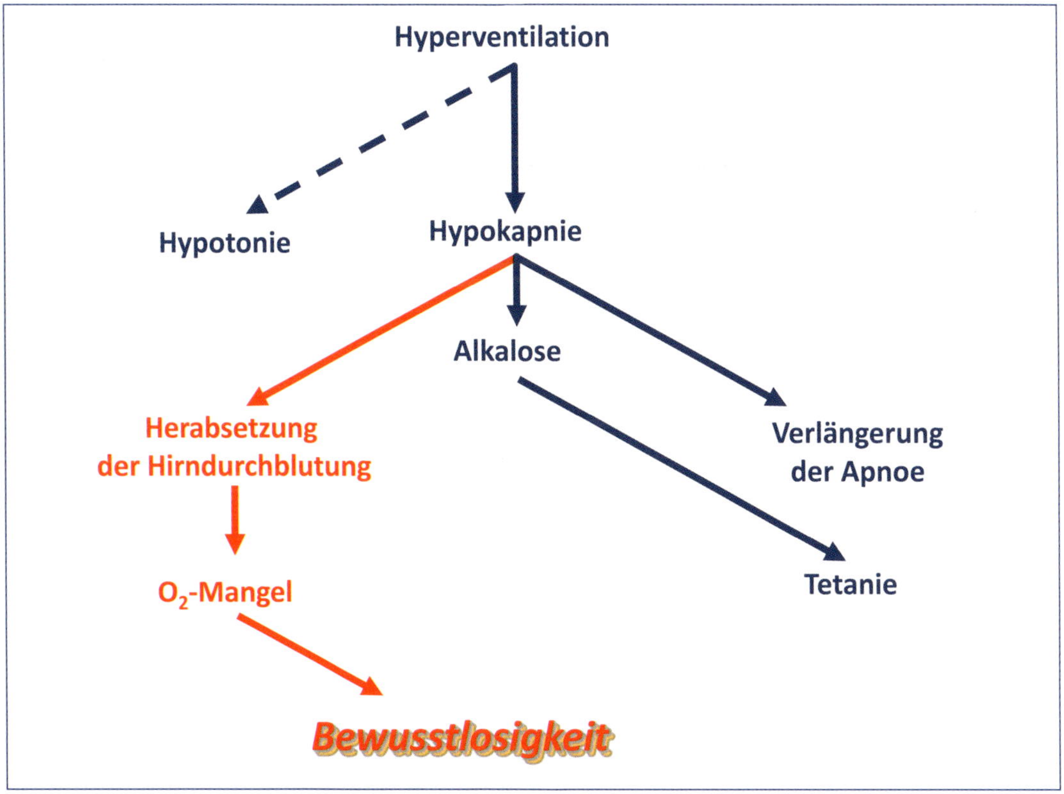

Abb. 7-11: Schema der Folgeerscheinungen während Hyperventilation.

der nicht der Fall. Wenn wir an der Oberfläche mit einem Atemzugvolumen von 500 ml eine bestimmte Anzahl Moleküle O_2 einatmen, dann ist bei gleichem Atemzugvolumen in 10 m Tiefe aus dem Druckluftgerät die Anzahl der O_2-Moleküle doppelt so groß. Das Hämoglobin wird dabei bald bis 100% gesättigt sein und ein kleiner Teil des Sauerstoffs wird sich je nach Druck und der Dauer des Verbleibs in den Lungenalveolen physikalisch im Blut lösen. Wir werden aber trotz des jetzt noch vorhandenen Sauerstoffvorrates in den Lungen den Atem nicht länger anhalten können, sondern mindestens nach dem gleichen Zeitraum wie an der Oberfläche wieder ausatmen. Hierfür ist nicht ein Sauerstoffmangel verantwortlich, sondern der Anstieg des Kohlendioxiddrucks im Blut. Er ist ein maßgebender Faktor für die Atmung (s. Kap. 7.5.1). Theoretisch könnte man nun einfach die Hälfte des Luftvolumens wie an der Oberfläche einatmen, um damit Luft einzusparen; die Anzahl der O_2-Moleküle würde den Sauerstoffbedarf ja decken. Praktisch träte dabei aber eine Atemnot auf, die zu tieferem Einatmen zwingen würde. An die Atemzentren wird nämlich über Rezeptoren in der Zwischenrippenmuskulatur der Grad einer ausreichenden Einatmung signalisiert, wenn ein bestimmter Füllungszustand der Lungen erreicht ist (**Hering-Breuer-Reflex**). Wir brauchen ganz unabhängig von der Anzahl der angebotenen O_2-Moleküle ein bestimmtes Luftvolumen. Und dies nicht nur zur »Befriedigung« des Atemzentrums, sondern auch, um genügend Luftvolumen für das Auswaschen des CO_2 aus dem Blut zur Verfügung zu haben. Die Menge Sauerstoff, die vom Organismus gebraucht wird, ist also unabhängig vom Druck der eingeatmeten Luft.

Dies bedeutet, dass beim Tauchen in 10 m Tiefe, unter einem Druck von 2 bar, doppelt so viel Luft für den gleichen Energieverbrauch wie an der Oberfläche ventiliert wird. Anders ausgedrückt kann von dem O_2-Angebot in der eingeatmeten Luft nur die Hälfte »genutzt« werden im Vergleich zur Atmung an der Oberfläche. Wenn wir »oben« einen Unterschied im Sauerstoffanteil zwischen Ein- und Ausatemluft von etwa 5% haben, so sind es in 10 m Tiefe nur noch 2,5%. Mit zunehmender Tiefe wird die O_2-Ausnutzung der Atemluft also schlechter.

7.5.7 Essoufflement

Der französische Begriff Essoufflement (= Kurzatmigkeit, außer Atem) hat seit Mitte der 1980er Jahre in deutschsprachigen Taucherkreisen Verbreitung gefunden und teilweise Verwirrung gestiftet.

Auch im französischen Sprachgebrauch handelt es sich dabei zunächst um ein verhaltenspsychologisches Problem mit Kurzatmigkeit und dem Gefühl der Atemnot nach Anstrengung. Praktisch entsteht dieser Zustand bei vermehrter Arbeit unter erhöhtem Umgebungsdruck, z. B. bei falscher Tarierung, starken Strömungen unter Wasser und Hyperventilieren.

Die Annahme, dass es durch die Hyperventilation unter erhöhtem Umgebungsdruck zu einer Ermüdung der Atemmuskulatur und zu einer Anreicherung von CO_2 (Hyperkapnie) bis hin zu einer Kohlendioxidvergiftung mit Bewusstlosigkeit kommt, ist zwar theoretisch denkbar, praktisch aber wenig wahrscheinlich. Zwar ist es im Experiment (1989) gelungen, in einem Fall eine Bewusstlosigkeit für 30 Sekunden außerhalb des Wassers und in einem zweiten Fall eine kurzfristige Verwirrtheit zu provozieren. In beiden Fällen traten diese Erscheinungen aber erst nach 24 Minuten Arbeit mit 60% der max. Sauerstoffaufnahmefähigkeit in einer Tauchkammer unter einem Druck 6,8 atm und nach einer Widerstandserhöhung der Einatmung am Lungenautomaten um das Achtfache auf. Eine Ermüdung der Atemmuskulatur als Ursache konnte im Übrigen nicht festgestellt werden.

Derartige Extremsituationen sind bei den angeschuldigten Bewusstlosigkeiten unter Wasser durch ein Essoufflement praktisch nie gegeben und auch nie aufgetreten. Mit anderen Worten führt ein Essoufflement nicht zu einer Ermüdung der Atemmuskulatur und einem dadurch bedingten CO_2-Anstieg; wohl zu einer Verringerung des Atemzeitvolumens, aber so gut

wie nie zu einer Bewusstlosigkeit. Derartige Zustände münden meist in eine Panik.
Man darf annehmen, dass zum Auftreten des Essoufflement mehrere Faktoren zusammenwirken. Sicher spielt die gegenüber Normaldruck auftretende Verminderung des Atemzeitvolumens, die bei höherer Gasdichte und hoher Arbeitsbelastung auftritt, eine wichtige Rolle. Durch vermehrt produziertes CO_2, z. B. beim Schwimmen gegen die Strömung, bei gleichzeitig ungenügendem Abatmen kommt es zu einem Anstieg des CO_2 im Organismus, der der Situation bei Atmung eines CO_2-angereicherten Gasgemischs entspricht.
Ein wichtiger Beitrag ergibt sich durch das veränderte Atemverhalten, das viele Taucher unter Wasser zeigen. Durch die Anfängerübungen mit der ABC-Ausrüstung, bei denen großer Wert auf das Apnoetauchen gelegt wird, setzt sich die Vorstellung fest, dass immer genügend Luft in der Lunge vorhanden sein sollte, damit man notfalls das Ausbleiben der Versorgung durch den Schnorchel oder das Atemgerät überbrücken kann. Wenn nun der Anfänger mit dieser Vorstellung mit dem Freigewässertauchen beginnt, neigt er dazu, seine Atemmittellage nach oben zu verschieben, also in Richtung seiner inspiratorischen Reservekapazität. In Ausatmung ist ein deutlich höheres Luftvolumen in seiner Lunge vorhanden, wegen des höheren Auftriebs durch die gefüllten Lungen benötigt der Anfänger mehr Blei.
Kommt es nun zu erhöhter körperlicher Belastung ab 15–20 m Tauchtiefe, so steigt der Atemanreiz durch das vermehrt gebildete CO_2 an. Wenn der Taucher nun nicht in der Lage ist, sein unnatürliches Atemverhalten zu korrigieren und seine Atmung zu vertiefen, so ist eine deutliche Erhöhung des Atemzeitvolumens nur noch über die Frequenz möglich, der Taucher beginnt zu hyperventilieren, die Atmung wird hechelnd. Dieses Atemmuster ist weniger effektiv als die primäre Vertiefung der Atmung, da bei jedem Atemzug die Frischluft mit einem erheblich höheren funktionellen Totraumvolumen gemischt wird, sodass insgesamt bei gleichem Atemzeitvolumen weniger CO_2 nach außen abgeatmet wird: Es kommt zur CO_2-Retention. Zusätzlich macht sich die Einschränkung der Strömungsgeschwindigkeit in den Atemwegen aufgrund der erhöhten Dichte unter Druck bemerkbar. Subjektiv führt dies zur Atemnot, der Taucher hat den Eindruck, sein Atemgerät liefere nicht genügend Luft, er bittet möglicherweise den Tauchpartner um Wechselatmung, um seinen vermeintlichen Geräteeffekt zu überbrücken. Da nun wechselseitig die Luft angehalten werden muss, verstärkt sich die CO_2-Retention, es kommt möglicherweise zum Kontrollverlust und zum Panikaufstieg.
Entscheidend zur Beherrschung der Situation ist hier die Kenntnis des Mechanismus: Nicht das Atemgerät ist schuld, sondern das eigene Verhalten. Es genügt in dieser Situation, die körperliche Anstrengung einzustellen, also beispielsweise sich in der Strömung an einem Felsvorsprung o. Ä. festzuhalten und tief durchzuatmen, um den CO_2-Vorrat, der mittlerweile in der Lunge angehäuft ist, auszustoßen. Paradoxerweise führt hier nicht tiefes Einatmen zur Behebung der Atemnot, sondern tiefes Ausatmen!
Die Sauerstoffversorgung ist beim Essoufflement nicht problematisch; durch die Erhöhung des Umgebungsdrucks steigt auch der Sauerstoffpartialdruck an, sodass der Atemluft nun deutlich weniger Sauerstoff entnommen wird als an der Oberfläche. Selbst bei einer Halbierung der Ventilation stünde schon bei 15 m Tauchtiefe mehr Sauerstoff zur Verfügung als unter Normaldruck bei adäquater Atmung.

Ein Essoufflement wird durch ein Fehlverhalten der Atmung verursacht. Bei vermehrter Anstrengung unter Wasser wird dabei nicht genügend tief ausgeatmet, sondern oberflächlich »gehechelt«. Es wird nicht genügend CO_2 abgegeben und das Gefühl der Atemnot bleibt bestehen. Zu einer Bewusstlosigkeit durch eine Ermüdung der Atemmuskulatur kommt es nicht, meist dagegen zu panikartigen Reaktionen.

7.6 Energiebedarf beim Schwimmen und Tauchen

Nicht nur für jede Arbeitsleistung, auch für das Leben schlechthin benötigen wir Energie. Als »Kraftstoff«, der auch gespeichert werden kann, dient hierfür die Nahrung. Die Freisetzung der Energie erfolgt über chemische Umsetzungen, die auch als Verbrennung bezeichnet werden (s. Kap. 6.9). Für diesen Prozess wird Sauerstoff benötigt, der nicht gespeichert werden kann, sondern kontinuierlich zugeführt werden muss. Bei dem Umsetzungsprozess entsteht Kohlendioxid, das fortlaufend abgegeben werden muss. Damit hängt Leben und jede Leistung wesentlich von der Sauerstoffzufuhr und der Kohlendioxidelimination ab.

Sind O_2-Aufnahme und CO_2-Abgabe durch Umgebungsfaktoren wie beim Tauchen mit Atemgasgeräten begrenzt, ist auch die Leistungsfähigkeit eingeschränkt. Eine vermehrte körperliche Leistung erfordert ein Mehr an O_2 und eine gesteigerte CO_2-Abgabe. Eine Leistung kann so am Verbrauch des Sauerstoffs gemessen werden. Für einen Energiebedarf entsprechend 5 kcal wird 1 Liter Sauerstoff benötigt.

Die mechanische Arbeit des Schwimmens und des Tauchens besteht darin, den Wasserwiderstand zu überwinden. Dieser Widerstand ist eine komplexe Größe, die sich aus dem Reibungswiderstand der Körperoberfläche, dem Druckwiderstand des Wassers und den Wellen oder dem Strömungswiderstand zusammensetzt.

Für Spitzensportler im Schwimmen liegt die maximale O_2-Aufnahme mit 4,5 l O_2/min im Bereich von Mittelstreckenläufern. Damit ist sie niedriger als bei Rennradlern, Ruderern oder Langstreckenläufern.

Für einen Taucher mittlerer Größe mit einem einigermaßen guten Trainingszustand kann man eine maximale O_2-Aufnahme von 3 l O_2/min annehmen. Der O_2-Verbrauch bei Menschen in Ruhe beträgt etwa 0,3 l/min.

Während für Höchstleistungen an Land die Transportfunktionen des Kreislaufs für das O_2 von der Lunge bis zum arbeitenden Muskel die entscheidenden Faktoren sind, sind es beim Tauchen die Einschränkungen der Ventilation. Der Bedarf an Sauerstoff ändert sich unter Wasser nicht, auch nicht durch den erhöhten Druck. Die O_2-Aufnahme wird aber durch andere Faktoren wie die Immersion, die Gasdichte und den Atemapparat beeinflusst (s. Kap. 7.3).

Nach verschiedenen Untersuchungen mit Unterwasserschwimmern ist mit einem O_2-Verbrauch von 1,5 l/min eine Dauergeschwindigkeit von 1,1–2,0 km/h zu halten. Bei Geschwindigkeiten von über 2,2 km/h ermüden auch trainierte Taucher rasch. Für ein längeres Streckentauchen unter Wasser wurden 0,9 km/h als ideal angesehen, wobei der O_2-Verbrauch etwa 1,25 l/min betrug.

In kaltem Wasser nimmt die Leistungsfähigkeit fast proportional mit dem Temperaturrückgang ab. Der Energieverbrauch bei einer Schwimmgeschwindigkeit über 2 km/h ist mit Trockentauchanzügen um 40% geringer als mit Nasstauchanzügen.

7.7 Sehen unter Wasser

Beim Normalsichtigen werden die einfallenden Lichtstrahlen durch die »brechenden Medien« des Auges – das sind die Hornhaut, die Vorderkammer mit ihrer Kammerwasserfüllung, die Linse und der Glaskörper – so gebrochen, dass sie sich auf dem bildaufnehmenden Organ, der Netzhaut, vereinigen (Abb. 7-12).

Der größte Anteil der Brechkraft entfällt dabei auf die Hornhaut, wo das Licht beim Übergang aus dem Medium »Luft« in das Medium »Wasser« die größte Ablenkung erfährt; die Linse steuert nur etwa maximal 20% bei (bei jungen Menschen), bildet aber den variablen Anteil des Systems zur Scharfstellung. Das Auge kann im Ruhezustand ein Objekt in der Ferne wahrnehmen (s. Abb. 7-13 A). Will es dagegen einen Gegenstand in der Nähe betrachten, muss sich die Linse stärker wölben, um damit ihre Brechkraft zu erhöhen (s. Abb. 7-13 B). Mit steigendem

Lebensalter lässt die Brechkraft der Linse nach. Der Nahpunkt rückt immer ferner, sodass für die Nähe eine (Lese-)Brille benötigt wird.

Bei **Kurzsichtigkeit** ist durch eine Verlängerung des Augapfels auch die Achse des Auges zu lang, und parallel einfallende Strahlen werden vor der Netzhaut vereinigt (Abb. 7-14 A links). Dadurch ist das Bild für die Ferne unscharf und nur Objekte in einer bestimmten Nähe werden scharf gesehen (Abb. 7-14 B links). Wenn dagegen durch einen Kurzbau des Augapfels die Achse verkürzt ist, fallen parallele Strahlen mit ihrem Schnittpunkt hinter der Netzhaut zusammen (Abb. 7-14 A). Das kann in der Jugend durch eine Wölbung der Linse korrigiert werden, was aber mit einer dauernden Anspannung der Ciliarmuskulatur verbunden ist (Abb. 7-14 B rechts). Außerdem ist der Nahpunkt für diese »**Weitsichtigen**« in die Ferne gerückt, unter Umständen ist schon in jugendlichem Alter eine Lesebrille erforderlich. Durch entsprechende Gläser, die die Lichtstrahlen entweder sammeln (Weitsichtigkeit) oder zerstreuen (Kurzsichtigkeit), lassen sich diese Brechungsanomalien korrigieren. (s. Abb. 7-14 C).

Die Brechkraft oder Refraktion eines optischen Systems und so auch der Linse wird in Dioptrien (dptr) angegeben. Eine **Dioptrie** ist die Brechkraft, die parallel einfallende Strahlen in 1 m Abstand zur Vereinigung bringt. Beträgt die Brennweite einer Linse 50 cm, so besitzt sie eine Stärke von 100:50 = 2 dptr. Die brechenden Medien unseres Auges sind für den Lichtwelleneinfall in der Luft gebaut. Wird das Licht vom Auge durch ein anderes, dichteres Medium als Luft, z. B. durch Wasser, aufgenommen, so entfällt der Anteil der Hornhaut und die Lichtwellen treffen erst hinter der Netzhaut zusammen. Im Wasser entsteht mit »unbewaffnetem« Auge somit eine hochgradige Weitsichtigkeit von annähernd 50 dptr. Das liegt daran, dass Wasser einen anderen

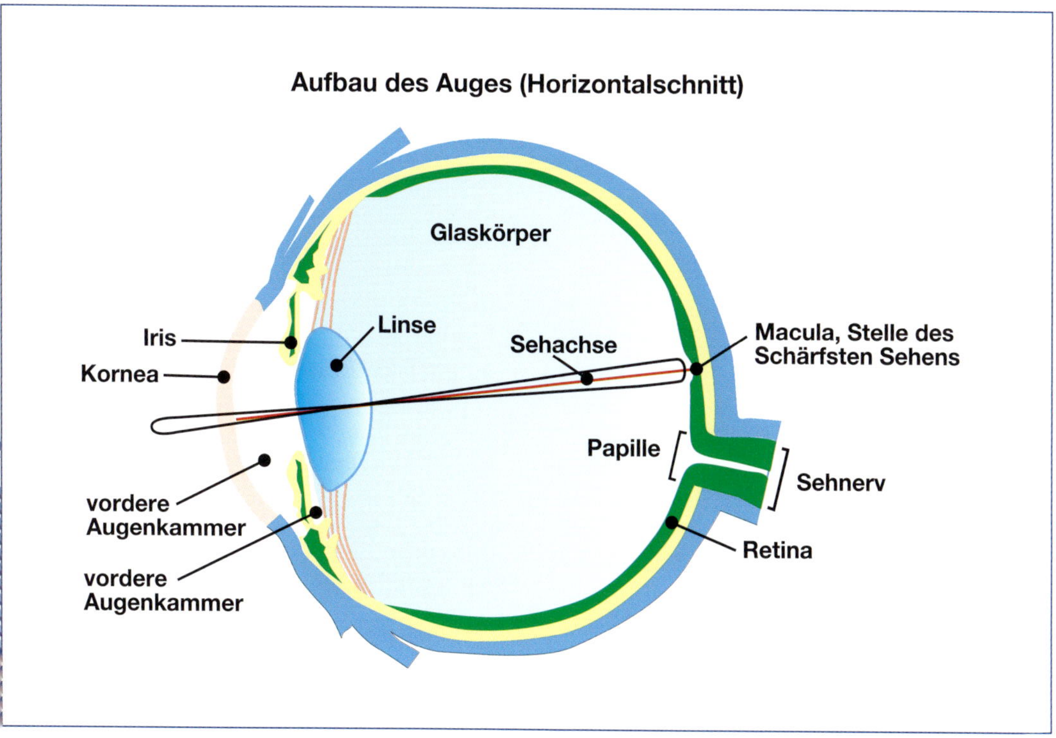

Abb. 7-12: Aufbau des Auges (Horizontalschnitt).

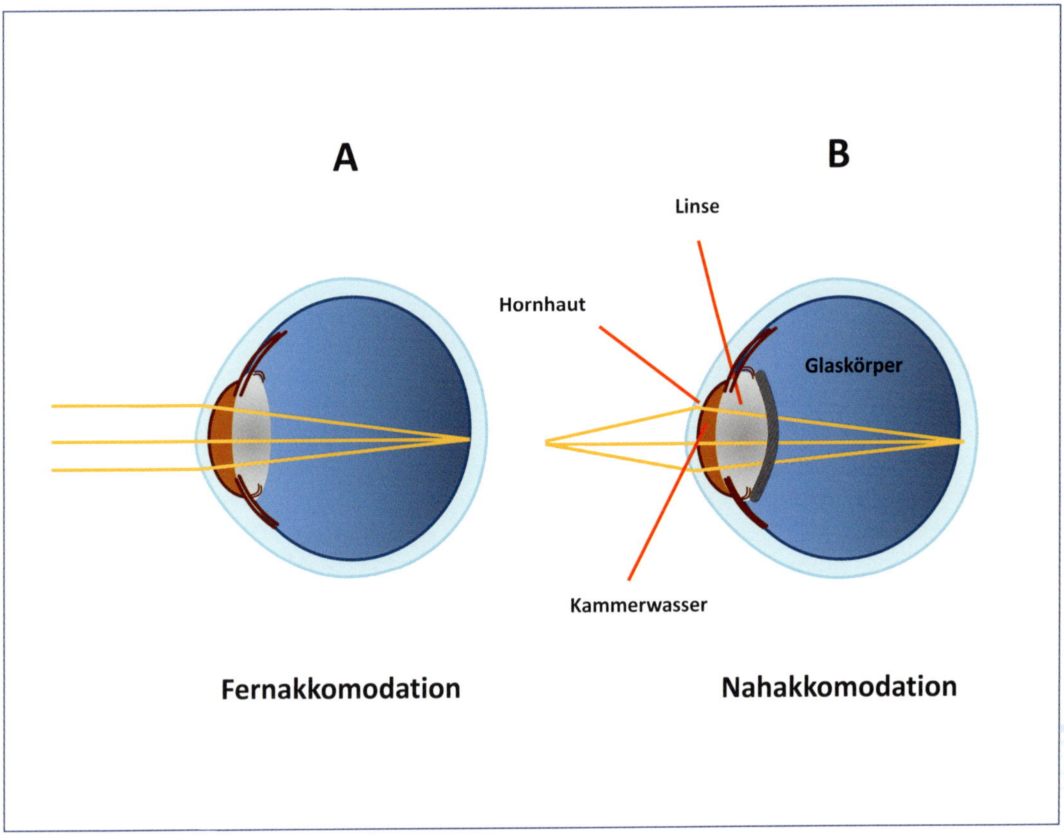

Abb. 7-13: Normalsichtiges Auge beim Sehen in die Ferne (A) und beim Betrachten eines Nahpunkts (B).

Brechungsindex hat als Luft. Dieser Brechungsindex ist fast derselbe wie der des Auges. Beim Sehen unter Wasser wird somit die Brechkraft des Auges aufgehoben, und die Sehschärfe geht dabei von 100% auf weniger als 2% zurück.

Für unser Auge ist es daher erforderlich, zwischen Hornhaut und Wasser eine Luftschicht zu legen, die von einer ebenen Scheibe begrenzt wird. Dadurch wird die normale Refraktion unseres Auges wieder hergestellt. Eine Diskussion der Tauchmaske als wesentlicher Teil der Tauchausrüstung findet sich in Kap. 4.1.2, die Physik des Sehvorgangs unter Wasser wird in Kap. 5.6 beschrieben.

Während für den Normalsichtigen eine Tauchmaske mit optisch neutraler Scheibe ausreicht, müssen Fehlsichtige für einen sicheren Aufenthalt unter Wasser für eine entsprechende Korrektur sorgen. Für Brillenträger ergeben sich heute genügend Möglichkeiten, die Brechungsanomalien auch in der Tauchmaske auszugleichen. Entweder kann man Spezialmasken mit in der Scheibe eingeschliffenen Brillengläsern verwenden oder binokulare Masken mit auswechselbaren Scheiben, die durch entsprechende Brillengläser ersetzt werden können. Weiter lassen sich Brillengläser mit einem besonderen Klebstoff auf dem Inneren der Maskenscheibe befestigen. Schließlich gibt es Brillenrahmen, die in der Maske angebracht werden können. Von augenoptischer Seite wird darauf hingewiesen, dass eine genaue Zentrierung der Gläser wichtig ist, weil sonst Kopfschmerzen, Doppelbilder und Schwindelerscheinungen auftreten können.

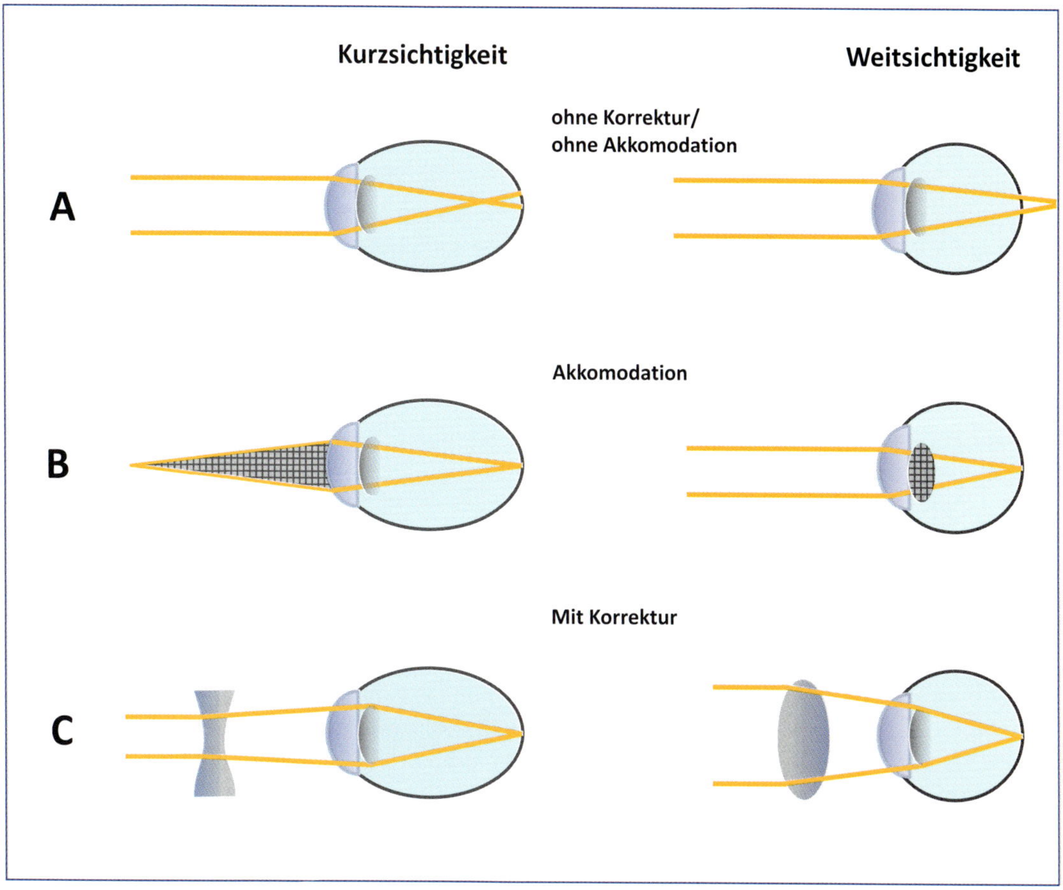

Abb. 7-14: Der Kurzsichtige sieht nur in einer bestimmten Nähe scharf. Der Weitsichtige muss auch für die Ferne die Linse wölben.

Besser als mit Maskengläsern ist eine optische Korrektur von Fehlsichtigkeiten mit **Kontaktlinsen** zu erreichen. Auch das Gesichtsfeld wird damit größer. Da es bei harten Kontaktlinsen besonders nach Dekompressionstauchgängen leicht zu Ödemen auf der Hornhaut kommt, wird von ihnen abgeraten. Diese Linsen sind wenig gasdurchlässig und beim Auftauchen können Stickstoffbläschen im Tränenfilm zwischen Hornhaut und Kontaktlinse zur Sehbeeinträchtigung durch Vernebelung führen. Mit einem kleinen Loch im Zentrum der Linse sollen diese Erscheinungen weniger oft auftreten.

Beim Tauchen muss das Ablesen der Instrumente – Uhr, Tiefenmesser usw. – gewährleistet sein, und an der Wasseroberfläche muss sich der Taucher auf große Entfernungen orientieren können. Besonders aus letzterem Grunde empfiehlt H. Kalthoff eine Korrektion in der Tauchmaske bei beidseitiger Kurzsichtigkeit über 1 dptr. Ist die Sehschärfe auf einem Auge voll erhalten, kann auf eine Korrektur verzichtet werden. Die Weitsichtigkeit kann von jungen Menschen gut ausgeglichen werden. Erst bei Brechungsfehlern über 3 bis 4 dptr sind Plus-Gläser notwendig. Bei **Alterssichtigkeit** lassen sich heute auch Zweistärkengläser in die Tauchmaske einarbeiten. Technische Probleme gibt es allerdings bei Übersichtigkeit und gleichzeitigem Bestehen einer Alterssichtigkeit.

Bei hochgradiger Kurzsichtigkeit besteht die Gefahr einer **Netzhautablösung**. Neben einer Veranlagung kann sie durch mechanische Faktoren begünstigt werden. Besonders ungünstig wirken sich Erschütterungen bei schnellem Motorbootfahren und Wasserskilaufen bei unruhigem Wasser aus. Im Gegensatz zu einer einzeln stehenden früheren Ansicht hat das Tauchen keinerlei nachteiligen Einfluss. Nach Untersuchungen von H. Kalthoff kommt es beim Tauchen nur zu geringen Schwankungen des Augeninnendrucks, im Wesentlichen aber zu Drucksenkungen. Netzhautablösungen zeigen sich fast immer durch Vorboten an, die bei laufender augenärztlicher Kontrolle erfasst werden können.

Das **Glaukom** oder der grüne Star beruht auf einer krankhaften Steigerung des Augeninnendrucks, meist über eine Vermehrung des Kammerwassers. Nur bei Menschen mit engem Kammerwinkel (etwa 1 bis 3%) als Ursache eines Engwinkelglaukoms kann es nach Notaufstiegen beim Tauchen zu einem akuten Glaukomanfall kommen. Beim so genannten chronischen Glaukom wird durch das Tauchen jedoch keine unmittelbare Gefährdung gegeben.

Als Landbewohner besitzen wir eine stark gewölbte Augenhornhaut (Cornea), die ca. zwei Drittel der Brechkraft des Auges ausmacht. Unter Wasser ist diese Brechkraft aufgehoben und wir sehen verschwommen. Bei einigen Amphibien, bei Fröschen und Vögeln ist die Hornhaut flacher und dadurch die Akkomodation größer, sodass sie in der Luft und im Wasser sehen können.

2003 wurden von skandinavischen Forschern (A. Gislen u. a.) Untersuchungen über die Sehfähigkeit von Kindern an Küsten Südostasiens durchgeführt. Die Kinder zwischen 8 und 13 Jahren waren durch ihre Geschicklichkeit im Schwimmen und Tauchen aufgefallen. Sie tauchten nackt, ohne jegliche Hilfsmittel und ohne Masken oder andere Sehhilfen, aber sie waren in der Lage, Venusmuscheln, Seegurken und anderes Essbares vom Meeresgrund zu bergen. Eingehend untersucht wurden die Kinder des Stammes »Moken«, einer Population, die früher auch »Seezigeuner« genannt wurde und die im Archipel von Burma und entlang der Westküste Thailands leben. Als Kontrollpersonen wurden europäische Ferienkinder der gleichen Altersgruppe ausgewählt.

Bei beiden Gruppen war die Größe der Augenpupillen gleich. Aber die Pupillen der Moken-Kinder konnten sich unter Wasser maximal verengen, im Gegensatz zu denen der europäischen Kinder. Offenbar durch diesen Effekt war die Sehschärfe unter Wasser bei den Moken-Kindern mehr als zweimal so gut wie die der europäischen Vergleichsgruppe. Die Moken-Kinder hatten keine abgeflachte Cornea, wie aus dem Tierreich bekannt.

Es ist unwahrscheinlich, dass diese Fähigkeiten der Akkomodation der Sehschärfe unter Wasser genetisch vererbt sind. Für die Untersucher handelt es sich eindeutig um eine Adaptionsstrategie. Sie halten es für möglich, dass die Adaptation durch einen Nebeneffekt des Tauchreflexes verursacht wird (s. Kap. 7.5.3.2).

7.8 Hören unter Wasser

Der menschliche Organismus hat sich optimal an die akustische Wahrnehmung außerhalb des Wassers angepasst. Schallwellen werden vom Trommelfell aufgenommen und über die Hörknöchelchen auf das Innenohr übertragen (s. auch Kap. 8.6). Sieht man einmal von Helmtauchern ab, so umgibt den Taucher Wasser. Damit findet noch eine andere Schallübertragung als die über das Trommelfell statt: Der Schall wird wesentlich besser in den Schädelknochen eingeleitet, als dies in Luft der Fall ist. Es werden Theorien diskutiert, die neben der normalen Schallübertragung über das Trommelfell auch die Schallübertragung über den Schädelknochen einbeziehen. Dass die Knochenleitung eine wesentliche Rolle spielt, mag der Umstand verdeutlichen, dass unter Wasser auch sehr gut gehört wird, wenn sich noch Luftblasen im äußeren Gehörgang befinden. Mit beiden Theorien – oder der Kombination

aus beiden – lässt sich erklären, dass die Empfindlichkeit des Hörens unter Wasser reduziert ist.
In Kap. 5.7 wurden die physikalischen Unterschiede der Schallausbreitung in Luft und Wasser dargestellt. Dies hat erhebliche Konsequenzen für das **Richtungshören.** Um die Richtung, aus der der Schall kommt, zu identifizieren, ist das Gehirn auf Laufzeit- und Lautstärkeunterschiede zwischen linkem und rechtem Ohr angewiesen. Diese Unterschiede fallen unter Wasser aufgrund der verbesserten Schallleitung und geringeren Absorption erheblich geringer aus. Auch die oben erwähnte akustische Knochenleitung könnte dazu beitragen, dass unter Wasser die Fähigkeit, die Richtung einer Schallquelle zu identifizieren, nahezu vollständig verloren geht. Neben der physiologischen Ursache tragen Reflektionen der Schallwellen an Objekten weiterhin dazu bei, die Richtung einer Schallquelle zu verwischen. Allerdings konnte nachgewiesen werden, dass für niedrige und hohe Frequenzen immer noch ein Richtungshören möglich ist. Erfahrene Taucher versuchen zudem, durch Drehen des Kopfes Lautstärkeunterschiede und so die Richtung einer Schallquelle auszumachen.

Richtungshören und das Schätzen der Entfernung einer Schallquelle sind unter Wasser kaum möglich. Der Taucher muss sich durch entsprechend vorsichtiges Verhalten darauf einstellen.

7.9 Das Tauchen der Amas

Ein einmaliges Beispiel für die Adaptionsfähigkeit des Menschen an das Tauchen bieten die Amas. Seit wenigstens 1500 Jahren lebt eine große Anzahl von Menschen an den Küsten Koreas und Japans von Schalentieren und essbarem Tang, die frei tauchend vom Meeresboden geholt werden. Seit ca. 30–40 Jahren nimmt infolge der großräumigen Industrialisierung ihre Zahl rapide ab. Die Einführung von modernen Arbeitsmethoden, Umwelteinflüsse auf Unterwasserfauna und -flora sowie die Abwanderung in erwerbsträchtigere Regionen sorgen für große Nachwuchsprobleme, sodass die Kunst des Apnoetauchens nur noch von einer stetig schrumpfenden Gruppe älterer Frauen ausgeübt wird.
Unter den noch ca. 30.000 Tauchern in der zweiten Hälfte des 20. Jahrhunderts, genannt Ama, sind die Männer in der Minderzahl. Die Amas beginnen mit 11 bis 12 Jahren und tauchen, Sommer wie Winter, oft bis zum 65. Lebensjahr. Schwangerschaft unterbricht die Arbeit nicht, es wird oft bis zum Tag der Niederkunft getaucht und später der Säugling zwischen den Tauchgängen gestillt. Zwei Taucharten werden praktiziert. »Cachido« wird die Taucherin ohne Hilfsmittel und ohne Helfer genannt. Hierbei schwimmt die Ama nach einigen tiefen Atemzügen zum Grund, sammelt, was zu finden ist, und taucht wieder auf. Im Allgemeinen wird bis 6 m Tiefe getaucht, je nach Gelegenheit aber auch 15 bis 18 m tief. Sie bleibt ca. 30 Sekunden unter Wasser, atmet an der Oberfläche wieder 30 Sekunden lang und taucht so etwa 60mal in der Stunde. Die »Funado« arbeitet in Tiefen von 18 bis 25 m und bleibt 30 Sekunden auf dem Grund. Sie lässt sich an einem Gewicht zu Boden sinken und wird an einer Leine von dem Helfer im Boot, meist dem Ehemann, wieder heraufgezogen. Auf- und Abtauchen dauern jeweils 15 Sekunden. Die Funado macht 30 Tauchgänge in der Stunde. Insgesamt wird etwa vier Stunden pro Tag getaucht. Von S. K. Hong und H. Rahn wurden die Amas eingehend untersucht. Der auffälligste Unterschied zu den nicht tauchenden Koreanerinnen war die ungewöhnlich große Vitalkapazität der Amas. Während des Tauchens ging die Herzfrequenz um 30 bis 40% zurück. Im Gegensatz zu den Perltauchern im Tuamotu-Archipel im Südpazifik (s. Kap. 11.1.8) gibt es bei den koreanischen Amas keine Unfälle. Durch die langen Erfahrungen haben sie gelernt, innerhalb der Sicherheitsgrenze zu bleiben. Vielleicht äußert sich hier auch das größere Risikobewusstsein der Frau.

7.10 Tauchende Säugetiere

Nicht nur das Streckentauchen, auch das Tieftauchen in Apnoe ist mit Risiken belastet (s. Kap. 7.5.3). Wie gelingt es aber unseren Verwandten in der Entwicklungsgeschichte, bestimmten Säugetieren, erheblich länger und beachtlich tiefer zu tauchen, ohne dass es zu Zwischenfällen kommt? Ein Seeelefant *(Mirounga angustirostris)* taucht bis zu 2 Stunden, ein Seehund *(Phoca vitulina)* und der Biber *(Castorfiber)* bis 15 Minuten, Pottwal *(Physeter catodon)* und Entenwal *(Hyperoodon)* ebenfalls bis 2 Stunden.
Die Nagetiere, wie die Biber, sind noch relativ schlechte Taucher. Robben und einige Delfinarten dagegen tauchen laufend mehrere hundert Meter tief (s. Kap. 7.12.3). Auch die Wale sind ausgesprochene Tieftaucher, die Pottwale erreichen 1500 m Tiefe und mehr. Diese Taucher sind Säugetiere, sie haben ein Kreislaufsystem und decken ihren Sauerstoffbedarf aus der Luft über Lungen wie andere Säugetiere und wie der Mensch.
Welche Besonderheiten befähigen sie aber, so lange und so tief unter Wasser zu gehen? Die anatomischen Unterschiede sind nicht einmal so erheblich. Bei den am besten tauchenden Säugetieren, den Walen, fehlt beispielsweise das **Brustbein**. Dadurch kann der Brustkorb bei steigendem Umgebungsdruck stärker zusammengedrückt werden als beim Menschen oder auch beim Biber. Bei Robben und Delfinen erlauben knorpelige Verbindungen zwischen Rippen und Brustbein eine weitgehende Kompressibilität und damit ein Zusammenlegen der Alveolen. Die Atemöffnungen liegen meist im oberen Teil des Kopfes in Höhe der Augen und somit beim Schwimmen an der Oberfläche über Wasser. Sie sind durch verschiedene anatomische Mechanismen gut verschließbar und verhindern das Eindringen von Wasser. Die **Bronchien** und **Bronchiolen** haben ein relativ großes Kaliber und sind mit festen Knorpelspangen ausgerüstet. Sie können damit offen bleiben für die Umverteilung der Alveolarluft in diese Toträume, bevor die Lunge unter dem zunehmenden Druck vollends kollabiert. Die **Lungen** sind reich an elastischen Fasern und können daher diese Druckumstellung besser verkraften als bei landlebenden Säugetieren. Die Alveolen haben zwei Schichten von Kapillaren und nicht nur ein einfaches Kapillarnetz wie bei Landsäugetieren. Das Herz zeigt anatomisch keine großen Unterschiede, dagegen gibt es häufiger arteriovenöse Kurzschlüsse, und vor allem ist die Vena cava, die große Körpervene, die das Blut zum Herzen führt, enorm groß und kann damit sehr viel mehr Blut aufnehmen. Sie besitzt darüber hinaus einen Schließmuskel, der den Rückfluss des Blutes zum Herzen verlangsamen kann. Weiter gibt es so genannte **Wundernetze** *(Rete mirabile)*, weit verzweigte Arteriengebiete an mehreren Körperstellen. Über ihre Funktion sind sich die Biologen noch nicht einig. Einige halten sie für Reservoire für sauerstoffgesättigtes Blut, andere glauben, dass sie die Aufgabe haben, während des Tauchens gewisse Organe von der Blutzufuhr zu drosseln. Eines haben aber alle tauchenden Säugetiere gemeinsam: Im Moment des Abtauchens geht die Herzfrequenz der Robbe z. B. auf ein Sechstel der Herzschlagfolge an der Wasseroberfläche. Wenn hier das Herz 120mal in der Minute schlug, geht die Herzfrequenz sofort nach dem Abtauchen auf 20 Schläge pro Minute zurück. Sobald das Tier wieder aufgetaucht ist, steigt die Herzschlagfolge wieder an.
Trotz des sehr langsamen Herzschlags während des Tauchens bleibt der **Blutdruck** normal, weil sich die Blutgefäße in der Peripherie zusammenziehen. Der Sinn dieser Maßnahme ist offenbar eine Einsparung an Sauerstoff.
Das Blut wird jetzt nur noch langsam umgewälzt. Aber wo bezieht nun die Muskulatur ihre Energie her? Jeder Muskel kann eine gewisse **Sauerstoffschuld** eingehen, d. h. er kann Energie liefern, ohne hierzu für die Verbrennung Sauerstoff zu benötigen. Die Höhe der Sauerstoffschuld, die ein Muskel eingehen kann, ist nicht unbegrenzt (s. Kap. 6.9). In welcher Höhe sie von den tauchenden Säugetieren eingegangen werden kann, wissen wir nicht genau, jedenfalls ist sie nicht, wie man

vielleicht erwarten könnte, sehr groß. Physiologen haben genaue Berechnungen über die Totalreserve an O_2 aufgestellt, mit der eine Robbe abtaucht. Nach diesen Berechnungen könnte sie nur 5 Minuten unter Wasser bleiben und ein Wal höchstens 15 Minuten. In Wirklichkeit tauchen aber beide Tiere länger. Wahrscheinlich wird dies dadurch erreicht, dass die für einen Sauerstoffmangel empfindlichen Organe, Herz und Zentralnervensystem, während des Tauchens vom Rest des Kreislaufs abgeriegelt werden. Es entsteht so eine Art »Herz-Lungen-Zentralnervensystem«, indem der mitgeführte Sauerstoff vorwiegend diesen lebenswichtigen Organen vorbehalten bleibt. Diese funktionelle Anpassung des Kreislaufs ist beim Menschen offenbar anlagebedingt vorhanden und kann durch entsprechendes Training wieder aktiviert werden (s. Kap. 7.5.3, Tieftauchen in Apnoe). Der Sauerstoffbedarf für die Muskelarbeit wird dabei zum Teil aus O_2-Reserven bestritten, die an das Myoglobin gebunden sind. Die Muskeln der tauchenden Säugetiere enthalten sehr viel Myoglobin. Entsprechend dem Hämoglobin belädt sich das Myoglobin mit O_2, das aber nur für die Arbeit im Muskel zur Verfügung steht. Etwa 50% des Sauerstoffs, den eine Robbe vor dem Tauchen aufgenommen hat, ist im Myoglobin gespeichert. In welchem Ausmaß die anaerobe Glykolyse beansprucht wird, ist noch nicht sicher geklärt. Weiter haben die Nervenzentren dieser Säugetiere eine hohe Toleranz gegenüber der Hyperkapnie.

Die Fähigkeit, sich nach dem Tauchen schnell wieder mit Sauerstoff aufzusättigen und Kohlensäure abzugeben, ist bei den tauchenden Säugetieren auch wesentlich stärker ausgeprägt als bei auf dem Land lebenden Säugern. Der Robbe z. B. gelingt es, mit einem Atemzug 50% der Alveolarluft zu erneuern, dem Delfin sogar 80 bis 90% (beim Menschen sind es bei normaler Atmung nur 10%). Die Ausnutzung der Atemluft mit einer O_2-Aufnahme von 10% ist damit sehr viel höher als bei den Landsäugetieren mit nur 3 bis 4%. Der Kohlendioxidanteil ist mit 8 bis 10% CO_2 höher als bei den Landsäugetieren, sinkt aber nach einigen raschen Atemzügen schnell auf 2% ab. Die Zahl der roten Blutkörperchen liegt bei 6 bis 10 Millionen/mm³ (beim Menschen beträgt die Norm 4 bis 5 Millionen/mm³). Dadurch ist die O_2-Transportfunktion wesentlich verbessert. Das Prinzip dieser ganzen Ein-

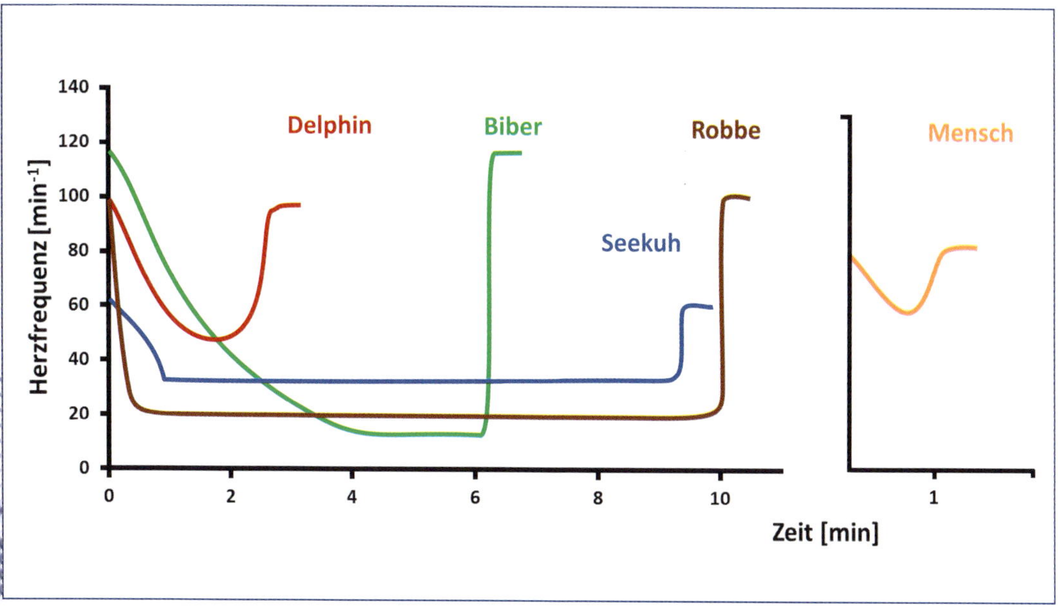

Abb. 7-15: Mit dem Abtauchen setzt eine starke Abnahme der Herzfrequenz ein.

richtung geht darauf hinaus, den Organismus unter Wasser auf Sparfunktion einzustellen. Bei einer Verlangsamung des Kreislaufs werden allerdings lebenswichtige Organe wie Gehirn, Herz und Nieren vorrangig versorgt. Nach dem Auftauchen wird durch eine optimale Ventilation möglichst rasch CO_2 abgegeben, das O_2-Defizit ausgeglichen und neuer Sauerstoffvorrat aufgetankt.

7.11 Bei tauchenden Tieren gibt es keine Dekompressionsunfälle

Nun unterliegen die tiefer tauchenden Säugetiere wie die Robben und Wale genau den gleichen physikalischen Gesetzen wie wir. Eine Robbe kann aber ohne weiteres 75 m tief tauchen und nach einem Tauchgang von ungefähr 10 Minuten ohne Austauchzeiten – oder Austauchstufen – auftauchen. Sie erleidet keinen Dekompressionsunfall. Verbringt man sie aber in eine Überdruckkammer unter entsprechend hohem Luftdruck und setzt dann den Druck schnell herab, so kommt es bei einer Robbe zu genau denselben Dekompressionserscheinungen wie beim Menschen. Das Geheimnis der tauchenden Säugetiere besteht darin, dass sie beim Tauchen praktisch keine Luft mitnehmen und Stickstoff sich somit nicht vermehrt in den Geweben löst. Während der Mensch beim Tauchen mit Geräten dauernd Atemgase unter erhöhtem Druck entsprechend dem Umgebungsdruck einatmet, tauchen Wale, Robben und andere Tiere in Apnoe. Der Luftvorrat in der Lunge, aus dem auch noch Stickstoff in das Gewebe hinüberdiffundiert, wird stark reduziert. Der Brustkorb ist sehr elastisch und stark zusammendrückbar. Dadurch entgehen die Tiere der Gefahr eines Unterdrucks in der Lunge. Ein Großteil der Lungenluft wird in den Totraum hineingedrückt, wo der Gaswechsel praktisch gleich null ist und damit auch kein Stickstoff resorbiert werden kann.

Neuere Forschungen haben diese Prinzipien bestätigt, dennoch gibt es viele physiologische Unklarheiten. So sind die Aufnahme und der Verbleib des Stickstoffes noch nicht ganz klar. Manche Tiere atmen vor dem Abtauchen ein, andere nicht. Zum Großteil wird der mitgenommene **Stickstoff** in die Toträume verlagert. Bei Untersuchungen an Weddellrobben bei freien Tauchgängen wurde z. B. nach 230 m Tiefe und 23 Minuten Tauchdauer ein N_2-Druck im arteriellen Blut zwischen 2000 und 2500 mmHg gemessen. 4 und 5 Minuten nach dem Erreichen der Oberfläche nach einem Tauchgang auf 105 m Tiefe betrug der arterielle Stickstoffdruck 616 bzw. 628 mmHg.

Die Höchstwerte des Stickstoffdrucks wurden in einer Tiefe zwischen 40 und 80 m bestimmt. Dann ging der N_2-Druck langsam auf 1500 mmHg zurück. Auch die am höchsten gemessenen N_2-Druckwerte reichen nach Meinung der Untersucher nicht aus, um eine Stickstoffnarkose herbeizuführen. Das Problem der Stickstoffaufnahme und -wirkung wird noch komplexer, wenn man berücksichtigt, dass manche tauchende Tiere, nämlich Vögel und Schildkröten, keine im gleichen Ausmaß zusammendrückbaren Lungen haben. Manche Pinguinarten tauchen aber über 250 m tief und die Lederschildkröte sogar über 1000 m. Es ist noch nicht geklärt, wie bei diesen Tieren der erhöhte N_2-Druck ohne Schäden verkraftet wird.

In den angeführten Untersuchungen mit in Freiheit tauchenden Weddellrobben wurde ein erheblicher Anstieg des Hämoglobins um fast 60% festgestellt. Es wird angenommen, dass hierbei die **Milz** als großes Blutreservoir die entscheidende Rolle spielt. Vor dem Tauchen, in Ruhe, enthält die Milz 24 l Blut, beim Tauchen ist sie bis auf 4 l entleert. Bei den Robben ist der **Tauchreflex** durch eine erhebliche Vasokonstriktion der peripheren Gefäße charakterisiert, die über den Sympathikus erfolgt. Der Zweck dieses Vorganges ist es offenbar, der Arbeitsmuskulatur über die Vena cava O_2-reiches Blut zuzuführen. Gleichzeitig wird hierbei der Stickstoff neu verteilt.

Beim Drucklufttaucher steigt die Diffusion der Gase mit zunehmender Tiefe. Beim Wal dagegen erreicht sie ein Maximum in ca. 40 m Tiefe und in 100 m Tiefe ist sie gleich null. Dadurch gibt es beim Wal keinen Tiefenrausch, keine Sauerstoffvergiftung und keine Stickstoffembolie oder Dekompressionskrankheit beim Auftauchen. Die Natur hat hier einmal durch Anpassung in der anatomischen Entwicklung, zum anderen aber einfach durch eine entsprechende Ausnutzung der allgemeinen physiologischen Prinzipien Möglichkeiten zum Tauchen geschaffen, die wir leider nicht im gleichen Ausmaß besitzen. Um größere Tiefen zu erreichen, brauchen wir Apparate. Immerhin ist aber auch für das Schnorcheltauchen in den letzten Jahren eine Anpassung für das Tieftauchen in Apnoe erfolgt, die die Physiologen noch vor 20 Jahren für undenkbar gehalten hätten. Tauchtiefen über 100 m in Apnoe stellen für internationale Wettbewerbe gewissermaßen eine Eingangsvoraussetzung dar (s. Kap. 7.5.3).

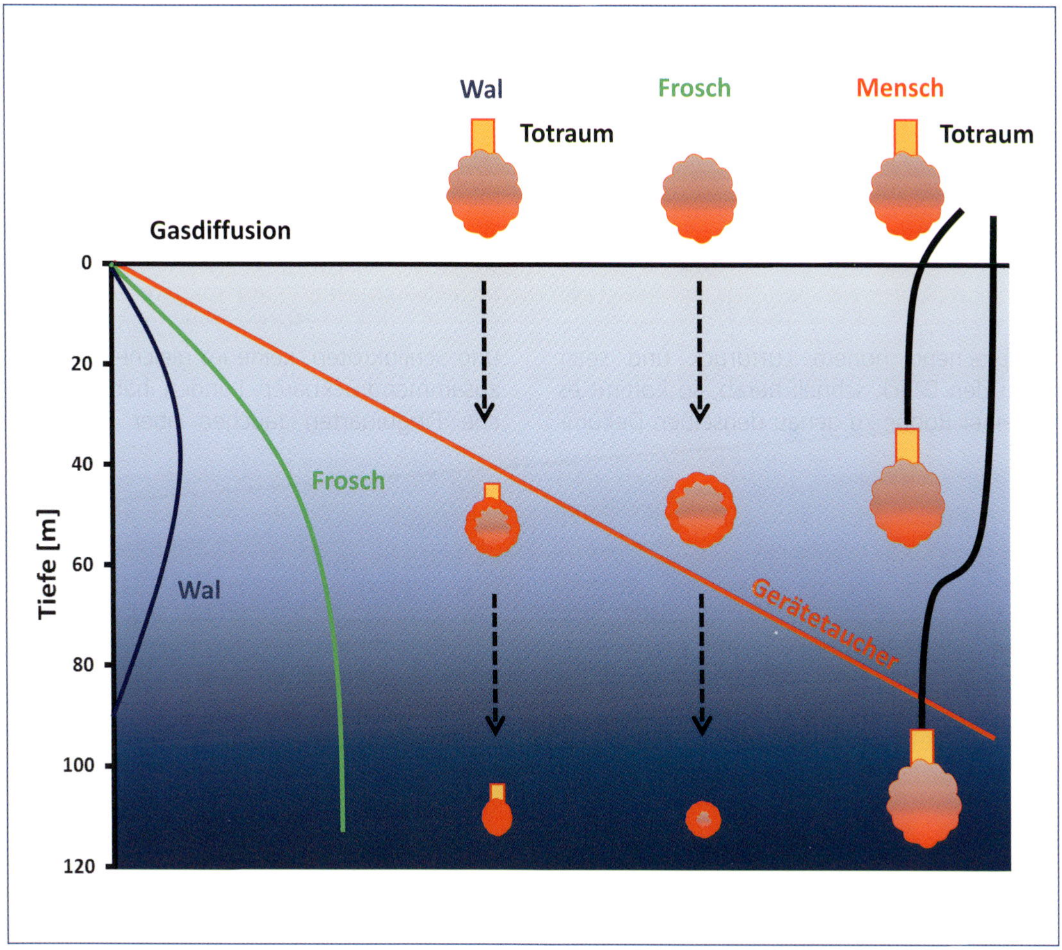

Abb. 7-16: Das Schema zeigt die unterschiedliche Gasdiffusion in Abhängigkeit zur Tauchtiefe beim Gerätetaucher, beim Frosch und beim Wal. Beim Menschen bleibt das Lungenvolumen unverändert. Beim Wal ist in 100 m Tiefe die Luft aus den Lungen in den Totraum verlagert. Zwischen Mensch und Wal steht der Frosch, der nur über einen geringen Totraum verfügt. Er nimmt also im Gegensatz zum Wal weiter Atemgase und damit auch Stickstoff auf. Bei ihm käme es, wie bei uns, zu Dekompressionserscheinungen, wenn er entsprechend lange und tief tauchen könnte.

7.12 Tauchende Tiere aus zoologischer Sicht (von M. Bergbauer)

7.12.1 Reptilien

Für Krokodile gibt es keine Notwendigkeit, tief zu tauchen, weder zur Jagd noch zum Verstecken. In den typischerweise seichten Gewässern ihrer Lebensräume wäre das auch gar nicht möglich. Dafür können sie lange die Luft anhalten und gehen regelmäßig auch im Flachwasser auf Tauchstation; routinemäßige Tauchgänge dauern fünf bis 15 Minuten. Bei außergewöhnlichen Umständen, etwa um sich einer Bedrohung zu entziehen, bleiben sie jedoch bis über 30 Minuten untergetaucht. Selbst dann verfügen Krokodile noch über beachtliche **Sauerstoffreserven**. Das zeigten in den 1960er Jahren durchgeführte Studien am amerikanischen Alligator *(Alligator mississippiensis)*. Bis zu zwei Stunden konnten die Tiere unter Wasser bleiben. Doch bei diesen Versuchen wurden die Tiere am Auftauchen gehindert, um so die maximale Tauchzeit zu ermitteln, bevor der Tod eintritt. Die rüden Methoden zeigen zwar kein normales Verhalten der Tiere, machen jedoch die potentiell sehr lange Apnoe-Zeit deutlich. Doch auch die unter natürlichen Bedingungen gemessenen Unterwasser-Zeiten sind beachtlich. Diese ausgeprägte Fähigkeit erreichen die Tiere durch verschiedene Anpassungen. Sie können erstens ihre **Herzfrequenz** dramatisch senken, bis auf rund drei Schläge pro Minute; das schränkt den Sauerstoffverbrauch beträchtlich ein. Zweitens ändert sich die Blutzirkulation: Lebenswichtige Bereiche werden weiterhin versorgt, die Blutzufuhr in weniger wichtige Gewebe jedoch eingeschränkt. Ein dritter Grund für das gute Tauchvermögen von Krokodilen liegt in einer Besonderheit ihres roten Blutfarbstoffes, dem Hämoglobin. Wie Molekularbiologen am Nilkrokodil *(Crocodylus niloticus)* herausfanden, besitzt dies eine Eigenschaft, die dem menschlichen Hämoglobin fehlt. Beim Apnoe-Tauchen reichert sich Kohlendioxid an, da keine Abatmung möglich ist. Auf die steigende Kohlendioxid-Konzentration im Blut reagiert das Krokodil-Hämoglobin mit einer Änderung seiner molekularen Struktur. Durch diese Konformationsänderung sinkt die Anziehungskraft des Hämoglobins für Sauerstoff dramatisch. Die Folge: Sauerstoff wird von dem Molekül besonders wirksam an die Gewebe abgegeben, wohingegen beim menschlichen Taucher auch bei eintretender Bewusstlosigkeit aufgrund der Hypoxie noch eine Hämoglobin-Sauerstoff-Beladung von 30–40% besteht. Im Laufe ihrer Evolution entwickelten Krokodile also auch auf molekularer Ebene Anpassungen an ihre amphibische Lebensweise.

So wie die tauchenden Säugetiere sind auch **Seeschlangen** im Laufe ihrer Evolution vom Land ins Meer gegangen. Ein Erbe dieser Vergangenheit sind ihre Lungen. Als Luftatmer müssen sie regelmäßig zum Luftholen an die Wasseroberfläche. Sie sind jedoch gut an das Leben im Meer angepasst, haben verschließbare Nasenlöcher und zeigen beachtliche Tauchleistungen. Sie machen oft eine Reihe von Tauchgängen hintereinander, die meist jeweils kürzer als 30 Minuten sind. Zwischen solchen Tauchgängen kommen sie kurz zum Luftholen an die Oberfläche. Es wurden aber auch Tauchgänge von über einer Stunde und länger nachgewiesen.

Die leistungsfähigsten Taucher unter den Reptilien sind die **Meeresschildkröten**. Arten wie die Echte Karettschildkröte, die Unechte Karettschildkröte und die Grüne Schildkröte gehen regelmäßig auf längere, aber nicht sehr tiefe Tauchgänge, da sie ihre Nahrung bevorzugt in Tiefen deutlich oberhalb von 100 m Tiefe finden. Sie gehen auch zur Nachtruhe im Riff auf Tauchstation. Selbst Jungtiere können dabei gut 40 Minuten unter Wasser bleiben, wo sie an geschützten Stellen bis etwa 20 m Tiefe ruhen. Die Oberflächenpausen betragen meist weniger als zwei Minuten. Ältere, größere Exemplare zeigen generell deutlich bessere Tauchleistungen, sowohl hinsichtlich Tiefe als auch Dauer. So sollen ausgewachsene Exemplare der Grünen Schildkröte bis zu fünf Stunden unter Wasser bleiben können, dann aber zum Ruhen bei extrem herab gesetzter Herzfrequenz. Eine taucherische Ausnahmeerscheinung unter den Schildkröten ist die Lederschildkröte. Diese bis gut 850 kg schweren Tiere tauchen regelmäßig tiefer als 100 m, gelegentlich über 1000 m bis maximal 1500 m Tiefe.

7.12.2 Tauchende Vögel

Alle **Pinguine** zeigen für ihre geringe Größe beeindruckende Tauchleistungen. Am leistungsfähigsten und damit auch der Rekordhalter in der gesamten Vogelwelt ist der Kaiserpinguin. Tauchgänge von über 500 m Tiefe und zwölf Minuten Dauer sind nachgewiesen. Bei flacheren Tauchgängen verlängern sich die Zeiten auf über 20 Minuten.
Hier können andere gefiederte Unterwasserjäger nicht mithalten, beispielsweise bewegt sich der Kormoran eher im Bereich bis 10 m Tiefe und erreicht nur ausnahmsweise 30–40 m. Auch die heimischen Tauchenten überschreiten kaum die 10-m-Marke.

7.12.3 Tauchende Säugetiere

Nördliche **Seeelefanten** gelten unter den Robben als die besten Tieftaucher. Einen Monat nach der Geburt ihrer Jungen begeben sich die Weibchen der Seeelefanten für viele Wochen zur Nahrungssuche auf hohe See. Routinemäßig tauchen sie dabei auf Tiefen zwischen 350 und 650 m. Während der Tauchphasen tauchen die Tiere im Schnitt dreimal pro Stunde, wobei jeder der drei Abstiege knapp 19 Minuten dauert. Zwischen den Pausen ihrer Jo-Jo-Tauchgänge benötigten sie zusammen genommen also lediglich drei Minuten Oberflächenpause zum Sauerstoff-Tanken. Bei den männlichen Tieren dieser Art wurden sogar Tauchgänge bis auf 1600 m Tiefe und eine Tauchdauer bis zu zwei Stunden beobachtet.
Viele **Robben** und **Wale** zeigen spektakuläre Leistungen im Tief- und Zeittauchen. Den Tiefenrekord hält der Pottwal mit über 2000 m Tiefe und einer Tauchdauer von rund 90 Minuten. Nach der Meinung mancher Forscher kann er gelegentlich sogar bis auf 3000 m Tiefe tauchen. Auch die Weddellrobbe zeigt für ihre Größe erstaunliche Leistungen. Die Tiere tauchen durch kleine Löcher in der meist mehrere Meter dicken Eisdecke ab. Sie erreichen Tiefen von fast 700 m, und zur Auskundschaftung der Umgebung können sie in geringeren Tiefen über 80 Minuten unter der Eisdecke tauchen
Für alle Probleme, mit denen der Mensch als Apnoetaucher zu kämpfen hat, haben unsere tauchenden Säuger-Verwandten Lösungen gefunden. Für Tieftauchgänge vieler Robben und Wale gilt: Vor dem Tauchgang atmen sie aus, nehmen also möglichst wenig Luft mit. Zudem haben sie einen viel flexibleren Brustkorb. Dieser wird beim Abtauchen stark zusammengedrückt, und die Lunge kollabiert, zuerst die Lungenbläschen (Alveolen), dann die gesamte Lunge. So wird die ohnehin geringe Luftmenge aus der Lunge in die Luftröhre gedrückt und der Gasaustausch zwischen Atemluft und Blut, und damit eine gefährliche Stickstoffanreichung, komplett unterbunden. Deshalb erleiden die Meeressäuger selbst nach langen und extrem tiefen Tauchgängen keinen Deko-Unfall (s. Kap. 7.10). Eine weitere Anpassung extremer Tieftaucher besteht in der Verfügbarkeit eines sehr hohen Sauerstoffvorrats in gebundener Form. Ihr Gehalt an Hämoglobin, dem Sauerstoff bindenden Molekül im Blut, ist höher als beim Menschen. Zudem haben sie einen viel höheren **Myoglobingehalt** (Myoglobin ist ein Protein im Muskelgewebe, das ebenfalls Sauerstoff bindet).
Die Robben- und Walmuskulatur ist durch hohe Myoglobin-Konzentration charakteristisch schwarzrot. So verfügt die Muskulatur über ein großes lokales Sauerstoffreservoir; der Sauerstoff ist schon dort, wo er bei Muskelleistung gebraucht wird. Pro Kilogramm Körpergewicht ist der gesamte Sauerstoffvorrat durch diese Besonderheiten beim Seehund doppelt, und bei der Weddellrobbe dreimal so groß wie beim Menschen. Der Sauerstoffgehalt in den Muskeln tauchender Säuger kann sogar fünfmal so hoch sein wie bei Landtieren. Das gilt auch für den Kaiser-

pinguin, der fast dreimal soviel Sauerstoff pro Kilogramm Körpergewicht speichern kann wie der Mensch. Flacher tauchende Tiere dagegen scheinen wie der Mensch vor allem von dem Sauerstoffvorrat in ihren Lungen abhängig zu sein.
Mit ihrem deutlichen größeren Sauerstoffvorrat gehen die tieftauchenden Säuger zudem viel sparsamer um. Mit dem Abtauchen fahren sie ihren Stoffwechsel dramatisch herunter. Die Herzschlagfrequenz fällt von etwa 130 auf nur noch sechs Schläge pro Minute (s. Abb. 7-16). Dieser **Tauchreflex** wirkt auch auf den gesamten Blutkreislauf. Die Durchblutung konzentriert sich auf Herz und Gehirn, während die Blutzufuhr etwa in Haut, Flossen und Eingeweide um bis zu 90 Prozent reduziert wird. Durch diese physiologischen Anpassungen starten die marinen Säuger ihren Tauchgang also nicht nur mit einem viel höheren Sauerstoffvorrat, sie können dessen Verbrauch beim Tauchen zudem enorm drosseln. Allein das reicht jedoch nicht, die extremen Tauchzeiten vollständig zu erklären. Mit Hilfe von an den Tieren befestigten Videokameras und Elektronik, wasserdicht und druckfest verpackt, konnte erstmals das Tauchverhalten von Delfinen, einem Blauwal, Nördlichen Seeelefanten und von Weddellrobben direkt studiert werden. Schwimmgeschwindigkeit, Paddelfrequenz, ihre Bewegungen, bei den Robben auch Herzfrequenz, Energie- und Stoffwechselleistungen wurden während eines Tauchgangs aufgezeichnet. Das überraschende Ergebnis: Die ersten Meter legen diese Tiere aktiv mit raschen Bewegungen zurück. Wenn dann ab etwa 80 m die Lungen kollabieren, reduziert sich dadurch ihr Körperauftrieb derart, dass sie passiv absinken. Sofort stellen sie alle Bewegungen ein und setzen ihren Weg nach unten im Gleitflug fort. Dieses passive Verhalten reduziert die Energiekosten noch einmal bis zu 60 Prozent gegenüber einem aktiven Abtauchen, vielleicht entfernt vergleichbar mit den menschlichen Apnoe-Disziplinen »Variables Gewicht« oder »No Limits«. Es handelt sich also gewissermaßen um ein ganzes Paket von Anpassungen in ihrer Physiologie, Anatomie und Verhaltenweisen, das diese Tiere zu extremen Tauchleistungen befähigt.

Weiterführende Literatur zu Kapitel 6 und 7

Literatur:

Andres-Brümmer, D. (2003): *Apnoetauchen*. Verlag Stephanie Naglschmid, Stuttgart.

Bärtsch, P. (1993): *Therapeutische Umschau,* Vol. 50, S. 216–220

Swenson, E. R. et al. (2002): *Pathogenesis of High-Altitude Pulmonary Edema,* Jama, Vol. 287, Nr. 17, S. 2228–2235.

Bühlmann, A. A.: *Tauchmedizin*, 5. Auflage, Springer-Verlag, Heidelberg

Edmonds, C., Lowry, C. und Pennefather, J. (2002): *Diving and subaquatic medicine,* 4. Auflage, Arnold, London

Komiyama N.H. et al. (1995), *Nature* 373, S. 244–246

Lanphier, E. H. und Camporesi, E. M.: *Respiration and exertion*. In: Bennett und Elliott (1993) S. 77–120

Muth, C.-M. und Rademacher, P. (2006): *Kompendium der Tauchmedizin*. Deutscher Ärzteverlag Köln GmbH.

Stigler, R. (1911): *Die Kraft unserer Inspirationsmuskulatur,* Pflüg. Arch. ges. Physiol. 139, S. 234–54

Übersichtswerke:

De Marees, H. (2003): *Sportphysiologie*. 9. Auflage, Verlag Sport und Buch Strauß, Köln

Silbernagl, S. und Despopoulos, A. (2006): *Taschenatlas der Physiologie* 7. Auflage, Thieme-Verlag, Stuttgart

8 Differenzdruckauswirkungen

(von O. F. Ehm und J. Wenzel)

8.1 Unterteilung der Druckwirkungen in drei Phasen

Über die hydrostatischen Druckwirkungen hinaus wirkt sich beim Tauchen der Überdruck auf unseren Organismus nur über die Gase aus, die wir mitzunehmen gezwungen sind. Diese Druckwirkungen lassen sich in drei Phasen unterteilen:

1. Die Kompressionsphase beim Abtauchen,
2. die Isopressionsphase während des Aufenthaltes unter Wasser,
3. die Dekompressionsphase beim Auftauchen.

Die Reihenfolge dieser Phasen entspricht auch dem Ablauf eines Tauchgangs. In der **Kompressionsphase** kommt es zum Anstieg des Gesamtdrucks. Er wirkt sich auf die luftgefüllten Körperhöhlen aus und führt bei einer Druckdifferenz zwischen diesen Höhlen und der Körperoberfläche zu Schädigungen, die man **Barotraumen** nennt. Zu Druckdifferenzen und damit zum Barotrauma kommt es in der Regel beim Abstieg. Eine der Ausnahmen, oft die folgenschwerste, ist der **Lungenüberdruckunfall**, ein Barotrauma, zu dem es nur beim Aufstieg kommt. Da es hierbei meistens auch zu Luftembolien kommt, wird dieses Barotrauma aus Gründen der Übersicht im Kap. 11 »Dekompressionskrankheiten« abgehandelt.

In der **Isopressionsphase**, während einer kontinuierlichen Einwirkung der Atemgase unter erhöhtem Partialdruck, kann es zu Vergiftungserscheinungen wie dem Tiefenrausch und der Sauerstoffvergiftung kommen. Das Auftreten dieser Intoxikationserscheinungen

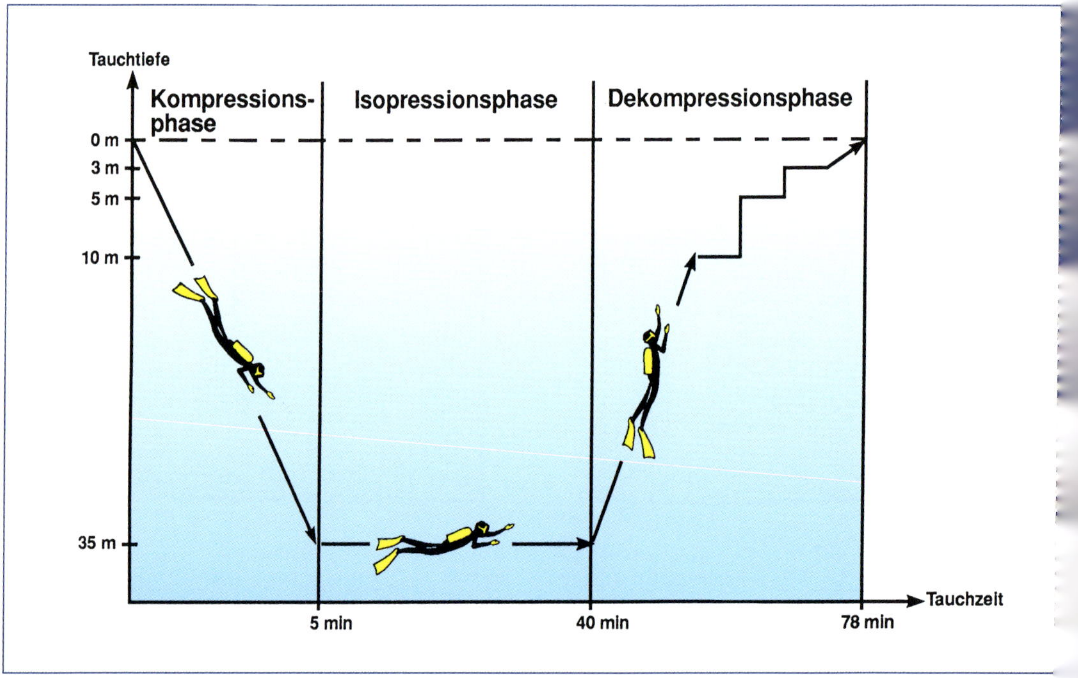

Abb. 8-1: Die drei Phasen der Druckwirkung beim Tauchen.

hängt von der Höhe des Partialdrucks der einzelnen Gase und der Dauer ihrer Einwirkung ab.
In der **Dekompressionsphase**, also beim Aufstieg, wirkt sich der Abfall des Gesamtdrucks rein physikalisch aus. Es kann dabei zur Entstehung von Gasblasen im Körper kommen. Diese Erscheinung und ihre Folgen nennt man Caisson- oder Dekompressionskrankheit. Sie tritt beim Tauchen nur während des Aufstiegs auf.

8.2 Luftgefüllte Körperhöhlen

Prinzip des Barotraumas

Der menschliche Körper besitzt mehrere luftgefüllte Hohlräume, die alle mit der Außenluft in Verbindung stehen. Nur die Luftblase im Magen und die Gasansammlung im Darm haben keine ständige Verbindung mit der Außenluft. Die luftgefüllten Hohlräume lassen sich in elastische und starrwandige einteilen. Die Lunge stellt durch die sehr nachgiebige Brustwandung und das gut verschiebbare Zwerchfell eine elastische Körperhöhle und zugleich den größten luftgefüllten Hohlraum dar. Starrwandige Hohlräume sind die Nasennebenhöhlen und weitgehend auch die Paukenhöhle im Mittelohr. Ist die Verbindung mit der Außenluft unterbrochen, so gehorchen all diese Luftansammlungen im menschlichen Körper bei Druckänderungen dem Boyle-Mariotteschen Gesetz (s. Kap. 5.2.1), d. h. ihr Volumen ändert sich umgekehrt proportional zum Druck.
Elastische Hohlräume passen sich, wie aus Abb. 8-2 ersichtlich, dem steigenden Umgebungsdruck durch eine entsprechende Volumenverkleinerung an. Oder, anders ausgedrückt, der elastische Hohlraum wird so weit komprimiert, bis Druckgleichheit mit dem Außendruck besteht. Für starrwandige Hohlräume besteht diese Möglichkeit der Druckanpassung nicht. Sie können ihr Volumen nicht verkleinern. Nun besteht aber zwischen dem elastischen System, der Lunge (P_{el}), und dem starrwandigen Hohlraum (P_{st}) eine Verbindung, und der Druckausgleich erfolgt dadurch, dass die Luft aus der Lunge, in der nach Erhöhung des Umgebungsdrucks P die Luft komprimiert ist, in den starren Hohlraum überfließt, bis auch hier Gleichheit mit dem Außendruck erreicht ist. P_{st} ist jetzt gleich P_{el} und gleich P (Abb. 8-2A). Ist die Verbindung aber unterbrochen, dann ist zwar $P = P_{el}$, der Druck in der starrwandigen Höhle P_{st} bleibt aber dem Druck an der Wasseroberfläche gleich. Er ist damit kleiner als P und P_{el},

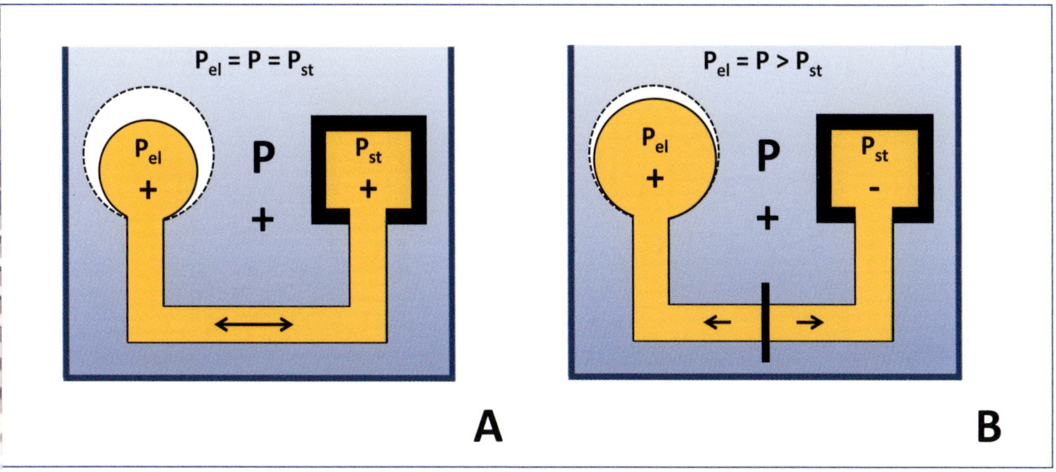

Abb. 8-2: Druckausgleich zwischen elastischen und starrwandigen Hohlräumen. P = Umgebungsdruck. P_{el} stellt einen elastischen Hohlraum (die Lunge) dar, P_{st} eine starrwandige Höhle, wie z. B. die Nasennebenhöhlen. Der Druckanstieg (+) in der Umgebung wird nur ausgeglichen, wenn eine Verbindung zwischen P_{el} und P_{st} besteht.

d. h. der Außendruck ist größer als der Innendruck (Abb. 8-2B). Wir haben damit einen relativen Unterdruck und für den Organismus besteht der Zwang zum **Druckausgleich**. Diese mechanische Sogwirkung, die mehr oder weniger stark sein kann, zwingt den Organismus, durch Verlagerung von Blut oder Gewebsflüssigkeit in die Schleimhaut den Unterdruck auszugleichen. Die Schädigung, die durch solche Druckdifferenzen entsteht, heißt Barotrauma (Baro = Druck, Trauma = Verletzung).

Ein Barotrauma entsteht bei einer Druckdifferenz zwischen dem Außendruck und den luftgefüllten Körperhöhlen. Am häufigsten sind die starren und halb starren Körperhöhlen, das Mittelohr und die Nasennebenhöhlen, betroffen.

8.3 Barotrauma der Lunge

Obwohl unser größter luftgefüllter Hohlraum, die Lunge, infolge der Elastizität des Brustkorbs den Vorteil hat, sich den Druckänderungen durch Änderungen seines Volumens anpassen zu können, kann es auch bei ihm zu einem Barotrauma kommen. Ein praktischer, grundlegender Versuch wurde mit dem Experiment R. Stiglers, durch einen überlangen Schnorchel zu atmen, gemacht, wie dies im Kap. 7.4.2 ausgeführt wurde. Die Druckverhältnisse bei einem überlangen Schnorchel zeigt nochmals Abbildung 8-3.

8.4 Schröpfkopfwirkung oder Squeeze

Eine weitere Unterdruckwirkung stellt das »**äußere Blaukommen**« der Helmtaucher dar. Es kommt ebenfalls durch eine Sogwirkung zustande und lässt sich am einfachsten mit dem Schröpfen vergleichen. Das Schröpfen war früher eine in der Medizin sehr verbreitete Behandlungsmethode. Schröpfköpfe, meist aus Glas, wurden auf die Haut aufgesetzt, nachdem mit einer Spiritusflamme die Luft im Schröpfkopf erhitzt worden war. Beim Aufsetzen auf Rücken oder Brust entstand

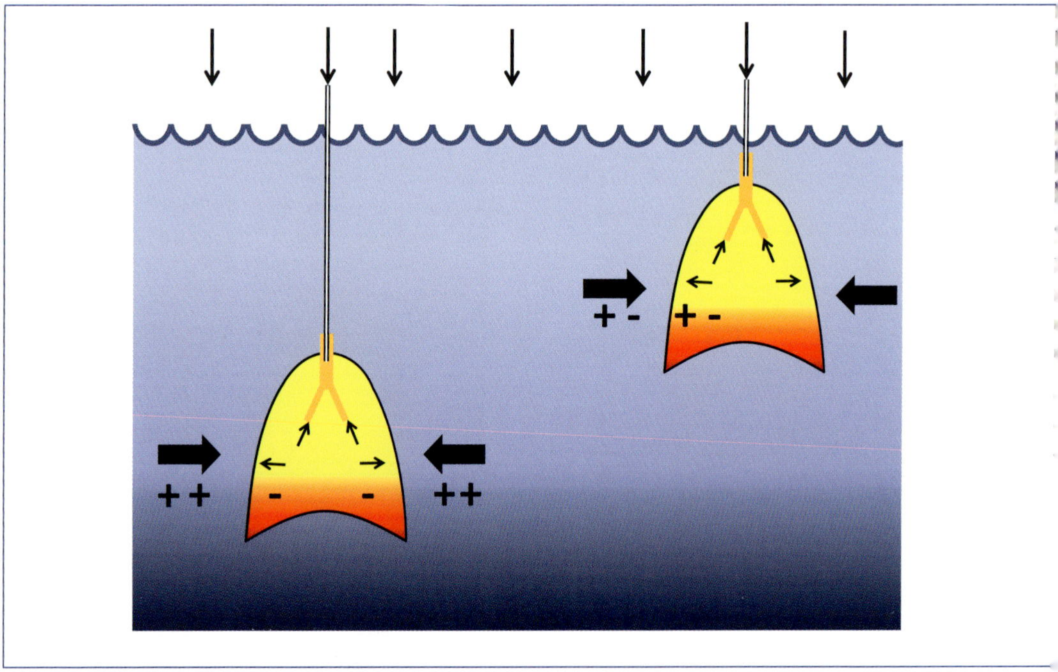

Abb. 8-3: Druckverhältnisse bei überlangem Schnorchel und bei Normallänge.

nach Abkühlung der Luft im Schröpfkopf ein leichter Unterdruck und die erfasste Körperoberfläche wurde in das Glas eingesaugt. Beim **Helmtaucher** kann der starre Taucherhelm tatsächlich als Schröpfkopf wirken. Im Helm und in dem sich daran anschließenden Taucheranzug muss der Luftdruck dem jeweiligen Wasserdruck entsprechen, wenn der Taucher gegen den auf dem Brustkorb lastenden Wasserdruck atmen soll. Ein zu hoher Luftdruck im Helm wird durch ein Auslassventil ausgeglichen. Fällt aber der Luftdruck in dem geschlossenen Taucheranzug aus irgendwelchen Gründen plötzlich ab, so entsteht durch einen relativen Unterdruck in dem festen Helm eine starke Saugwirkung, Hals und oberer Brustkorb des Tauchers werden dann in den Helm gesogen wie die Haut bei einem Schröpfkopf. Dabei schwellen die eingesaugten Körperteile stark an und werden durch Blutansammlungen in und unter der Haut dunkelblau. Man spricht deshalb vom »äußeren Blaukommen«. Beim Helmtaucher tritt dies als Folge eines so genannten »**Tauchersturzes**« auf, d. h. wenn der Taucher seine Tiefe zu rasch vergrößert oder effektiv abstürzt, z. B. von einem Wrack, einer Plattform oder einer Schiffsleiter, während die Luftzufuhr von oben nicht schnell genug dem ansteigenden Wasserdruck angeglichen werden kann.

Gleichzeitig kommt es in solchen Fällen, wie aus der Abbildung leicht zu ersehen, auch zum »**inneren Blaukommen**«, da sich der Unterdruck auch auf die Lungen auswirkt. Den Unterdruck im Brustkorb versucht die Lunge durch Austritt von Flüssigkeit auszugleichen; es kommt zu einem Lungenödem oder sogar zum Blutaustritt in die Lunge. Kann der Taucher nicht rasch wieder unter normale Druckverhältnisse gebracht werden, geht ein solches Barotrauma meist tödlich aus.

Derartige Unfälle haben heute mehr eine »historische« Bedeutung. Moderne Tauchschiffe haben leistungsfähige Luftversorgungsanlagen an Bord und die Helmtauchanzüge verfügen über Lungenautomaten zwischen Schlauchanschluss und Helm, sodass der Taucher immer das Atemgas entsprechend dem Außendruck einatmet.

Für diese Vorgänge wird auch die englische Bezeichnung **Squeeze** (Quetschung, Pressung) gebraucht. Die vorgeschlagene Bezeichnung »Schröpfkopfwirkung« wird schon nach der Wortbedeutung diesen Vorgängen sicher besser gerecht, hat sich bislang aber nicht durchgesetzt.

Am Beispiel des Tauchersturzes lässt sich das Phänomen der relativen Druckänderung einleuchtend demonstrieren. Bei einem Sturz des Helmtauchers von der Wasseroberfläche auf 10 m Tiefe verdoppelt sich der Druck und zum Druckausgleich muss noch einmal das ganze Atemvolumen der Luft nachgeliefert werden. Geschieht das nicht, so ist ein derartiger Absturz meist tödlich. Bei einem Sturz von 40 auf 50 m Tiefe (5 bar auf 6 bar, ebenfalls 10 m Differenz) tritt aber bloß ein Volumenbedarf von 1/6 des Helmvolumens auf, der leichter gedeckt werden kann. Da es nicht auf die absolute Änderung der Tiefe und damit des Drucks ankommt, sondern auf die relative Druckänderung, ist eine rasche Tiefenänderung umso gefährlicher und hat umso größere Auswirkungen auf den Körper, je dichter an der Oberfläche sie eintritt.

Beim Schnorcheltauchen kann eine ähnliche, allerdings schwächere Schröpfkopfwirkung auftreten, wenn eine Tauchmaske aus wenig elastischem Material verwendet und beim Abtauchen der Druck in der Maske nicht ausgeglichen wird. Dies lässt sich aber leicht mit Ausatmen durch die Nase beheben. Bei Taucherbrillen, die nur die Augen umschließen, ist allerdings ein Druckausgleich nicht durchführbar. Sie werden deshalb gewöhnlich bloß als Augenschutz zum Beobachten von der Oberfläche aus, nicht aber zum Tauchen verwendet. Wird hiermit tiefer als 3 m getaucht, so kommt es zu Blutungen in die Bindehaut und die Augenlider. Als die Amas (s. Kap. 7.9) anfingen, Taucherbrillen zu verwenden, behalfen sie sich so, dass an jedem Brillenteil luftgefüllte Gummisäckchen oder Tierblasen befestigt wurden. Beim Abtauchen drückten diese Säckchen Luft in die Brille entsprechend

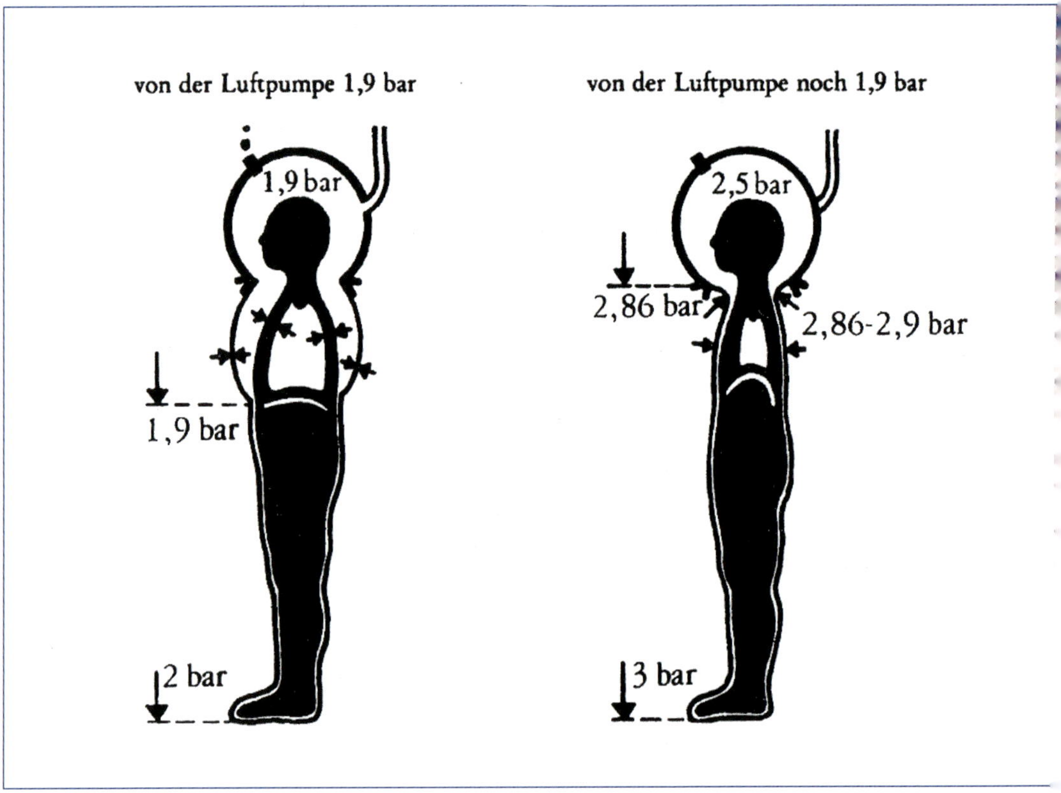

Abb. 8-4: Eine quasi »historische« Abbildung: Schröpfkopfwirkung beim Helmtauchen.

dem Umgebungsdruck und schufen damit den Druckausgleich. Eine Anreicherung von Kohlendioxid im Maskenraum durch Pendelatmen, wie sie gelegentlich behauptet und für eine unter Wasser eintretende Bewusstlosigkeit verantwortlich gemacht wurde, ist dabei praktisch ausgeschlossen, da die Einatmung ja meist durch einen von der Maske unabhängigen Schnorchel erfolgt. Die Hypothese ist rein falsch.

8.5 Barotrauma der Nasennebenhöhlen

Im Gegensatz zum Brustkorb sind die Wandungen der Nasennebenhöhlen völlig starr. Auch die Paukenhöhle im Mittelohr ist weitgehend starr und ihr Volumen wird durch die Elastizität des Trommelfells nur geringfügig verändert. Bei Druckänderungen können diese Höhlen sich also dem Außendruck nicht durch eine Verkleinerung anpassen.

Die Nasennebenhöhlen bilden paarig angeordnete luftgefüllte Räume im Gesichtsschädel und haben knöcherne, mit einer Schleimhaut ausgekleidete Wandungen. Die Abb. 8-5 zeigt die Verteilung. Die Stirnhöhle liegt oberhalb der Augenhöhle und grenzt nach hinten an die vordere Schädelgrube (1). Durch den Ductus naso-frontalis, einen schmalen, unter der mittleren Nasenmuschel einmündenden Gang, steht sie mit dem Nasen-Rachenraum in Verbindung (2). Die Kieferhöhlen, die größten Nasennebenhöhlen mit einem Volumen von je etwa 15 ml, liegen neben dem Jochbein, zwischen dem unteren Augenhöhlenrand und den Zahnleisten des Oberkiefers (3). Auch ihr Zugang befindet sich unter der mittleren Nasenmuschel. Die Lage der Keilbeinhöhle wird aus der Abbildung deutlich (4). Ihre Öffnung liegt in der vorderen Wandung nahe der Na-

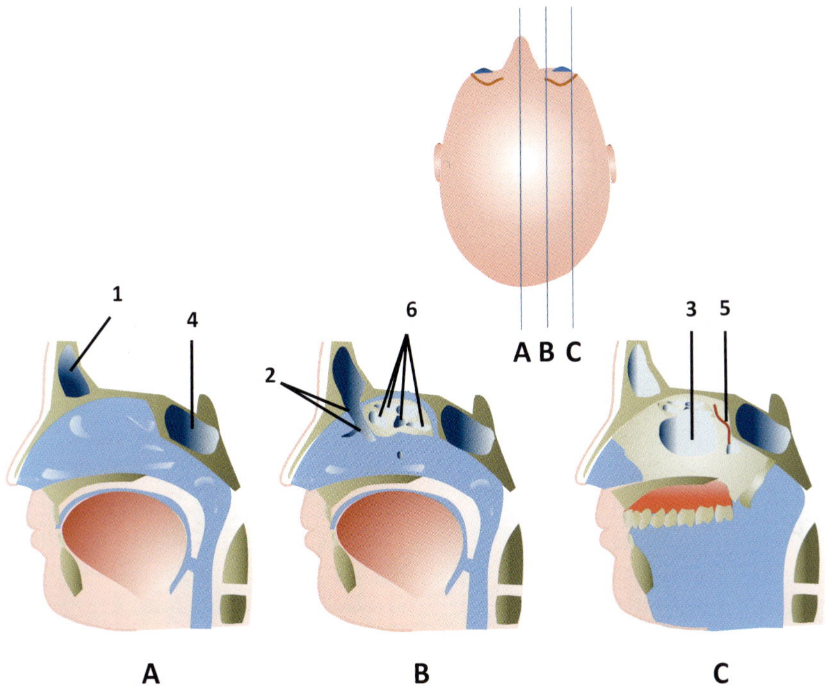

Abb. 8-5: Nasennebenhöhlen in drei vertikalen Schnittebenen (A, B, C).

senscheidewand (5). Die Siebbeinzellen stellen ein Labyrinth kleiner Zellen dar, bei denen man ein vorderes und hinteres Siebbein unterscheidet. Die vorderen haben ihren Ausführungsgang unter der mittleren, die hinteren unter der oberen Nasenmuschel (6).

Die Schleimhaut, die alle Nebenhöhlen und die Nase selbst auskleidet, ist stark mit schleimbildenden Drüsen und mit Blutgefäßen durchsetzt. Ihre Oberfläche besteht aus einem Wald von kleinsten Cilien, wimpernartigen Fortsätzen, die teils in Richtung der Nasenöffnung, teils in Richtung Rachenraum flimmern. In ihrer Gesamtheit als Abwehrsystem gegen Luftschadstoffe und Viren hat es eine wesentliche Schutzfunktion. Weiter enthält die Schleimhaut Schwellkörper. Ihre sehr wichtige Funktion wird uns bewusst, wenn sie gestört ist, wie dies z. B. beim Schnupfen der Fall ist.

Wegen ihrer einfacheren Belüftungswege sind die Nasennebenhöhlen für ein Barotrauma weit weniger anfällig als die Paukenhöhle des Ohrs. Allerdings gibt es bei ihnen keine Möglichkeit, den Druckausgleich durch Tricks oder Training zu verbessern. Sind die Verbindungen zum Nasenraum durch eine stärkere Schwellung der Schleimhäute verlegt, so ist zwar bei Überdruck in den Nebenhöhlen der Innendruck stets stark genug, um das Hindernis zu überwinden, doch anders verhält es sich bei Überdruck von außen, bei dem die Zugänge ähnlich einem Entenschnabelventil zusammengepresst werden können.

Nimmt der Unterdruck in den Nebenhöhlen zu, so kommt es schon bei einem Überdruck von etwa 25 cm Wassersäule (WS) = 25 mbar zu einer Schleimhautschwellung und zum Ausschwitzen von Gewebsflüssigkeit (Exsudatbildung). Übersteigt der Überdruck 350 bis 500 cm WS (= 3,5 bis 5 m Tiefe = 50% Druckzunahme), so entstehen ausgedehnte Schwellungen der Schleimhaut mit Blutungen

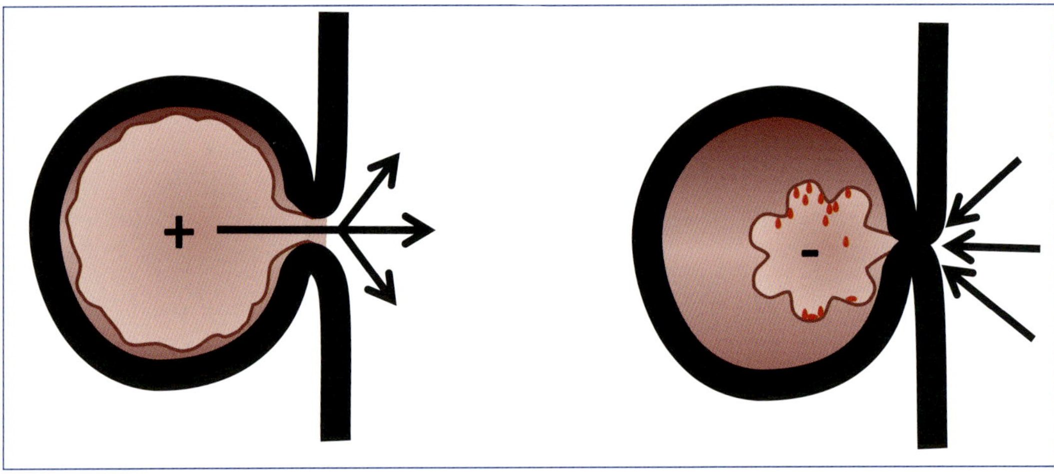

Abb. 8-6: Nasennebenhöhle beim Aufstieg und Barotrauma während des Abstiegs.

oder Blutergüssen, die zu Blutzystenbildungen führen können.

Die subjektiven Erscheinungen des Nebenhöhlenbarotraumas machen sich durch heftige, stechende Schmerzen in der Stirn- und Jochbeingegend bemerkbar. Sie zwingen meist zum Auftauchen. War die Druckdifferenz nicht groß, so können Schmerzen und Blutungen bald abklingen. Da nun die Schleimhaut in ihrer Funktion gestört ist, kann es abschließend, je nach Keimbesiedelung des Nasen-Rachenraums, zu einer Entzündung der Nasennebenhöhlen kommen.

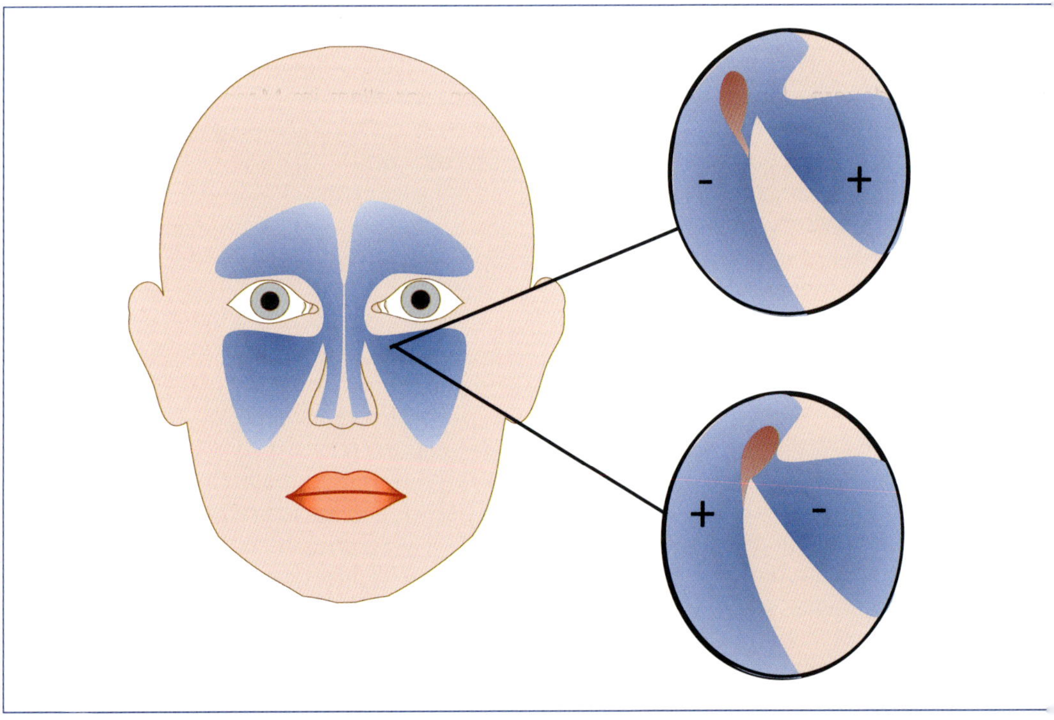

Abb. 8-7: Verschluss der Kieferhöhle durch einen flottierenden Polyp.

Sehr selten sind angeborene **Verengungen** des schmalen Gangs zur Stirnhöhle für ein Barotrauma verantwortlich. Verbiegungen der Nasenscheidewand oder andere anatomische Veränderungen sind weniger entscheidend als die Funktion der Belüftung, d. h. sie bilden keine Barotraumagefahr, wenn die Belüftung der Nebenhöhlen nicht eingeschränkt ist. Indessen können Polypen bei Überdruck ventilartig die Öffnung der Nebenhöhlen verschließen (s. Abb. 8-7). Liegen Polypen oder Zysten in der Nebenhöhle selbst oder ist der Zugang durch eine Entzündung beengt, kommt es auch beim Aufstieg zu Barotraumen. Nach Edmonds u. a. waren in 50 Fällen einer Sinusitis die Symptome in 68% beim Abtauchen und in 32% beim Auftauchen bemerkt worden, meist bei zu schnellem Aufstieg (Notaufstieg).
Die häufigste Ursache für eine Verlegung der Zugangswand bilden Entzündungen der Nase und der Nebenhöhlen, die mit einer Schwellung der Schleimhäute einhergehen. Die verbreitetste Erscheinung ist der akute Schnupfen. Er ist bekanntlich vorübergehender Natur, verbietet aber während seines Bestehens das Tauchen. Die allergischen Schnupfen wie Heuschnupfen und *Rhinitis vasomotorica* dauern länger. Chronischer Schnupfen kann verschiedene Ursachen haben. Sehr oft ist eine chronische Entzündung der Nasennebenhöhlen der Grund für ein Barotrauma. Sie kann keine oder nur geringe Erscheinungen machen und wird oft erst durch eine Röntgenaufnahme entdeckt. Nicht selten sind chronische Nebenhöhlenentzündungen *(chronische Sinusitis)*. Als chronisch werden Erkrankungen bezeichnet, die länger als zwölf Wochen dauern oder vier Mal im Jahr auftreten. Die Symptome sind Kopfschmerzen zwischen den Augen und im Stirn-/Wangenbereich. Beim Tauchen verstärken sie sich sowohl beim Ab- als auch beim Auftauchen. Nasenbluten nach dem Tauchen, oft schmerzlose Blutungen in die Maske sind ein Hinweis auf eine chronische Nebenhöhlenentzündung. Auf Grund der anatomischen Verhältnisse der sehr schmalen, oft nur millimetergroßen Zugangswege im Nasen-Rachenraum sind in erster Linie die Siebbeinzellen und die Stirn- und Kieferhöhlen betroffen. Wenn eine intensive konservative Behandlung nicht zur Besserung führt, ist es besser, statt lange »herumzudoktern«, durch eine endoskopische Operation die chronisch entzündete Schleimhaut entfernen zu lassen. Danach kann man wieder beschwerdelos tauchen.
Nicht selten sind Sinusitiden mit einer chronischen Mandelentzündung vergesellschaftet bzw. gehen von dort aus. Bei einer chronischen Sinusitis verbietet sich das Tauchen von selbst. Chronische Mandelentzündungen bilden oft einen Herd, von dem aus laufend Bakteriengifte ins Blut streuen. Dadurch ist die Leistungsfähigkeit des Betroffenen eingeschränkt, oft bestehen auch vegetative Störungen, besonders von Seiten des Kreislaufs. Wer laufend unbegründet schwitzt, wem beim schnellen Aufstehen schwarz vor Augen wird und wer obendrein einen schlechten Mundgeruch hat, sollte unbedingt zum Arzt gehen. Meist ist eine operative Entfernung der Mandeln nicht zu umgehen. Bei der so genannten Rhinitis vasomotorica, die nervös-allergischer Ursache ist, kann das Tauchen, vor allem im Meer, oft eine Besserung bringen. Zu Hause wirken Salzwasserspülungen oft günstig.

8.6 Barotrauma des Mittelohrs

Das Barotrauma des Mittelohrs tritt etwa zwanzigmal häufiger auf als das der Nebenhöhlen. Insgesamt hat der Anteil entsprechender Krankheitsfälle in den Praxen der Hals-Nasen-Ohren-Ärzte in den letzten 20 bis 30 Jahren stetig zugenommen, vermutlich auf Grund der steigenden Zahlen von Sporttauchern (G. Delonca). Entscheidend für eine Vermeidung ist das Erlernen und die Anwendung einer richtigen Druckausgleichtechnik.
Unser Gehörorgan wird in den äußeren Gehörgang, das Mittelohr und das Innenohr eingeteilt (s. Abb. 8-8). Der **äußere Gehörgang** besteht aus einem nach außen gelegenen

knorpeligen und einem inneren knöchernen Anteil (1). Die dickere Haut im knorpeligen Anteil besitzt Haare und zahlreiche Drüsen, die das Ohrenschmalz absondern. Durch das **Trommelfell** wird der äußere Gehörgang abgeschlossen (2). Es besteht, bis auf einen kleinen Teil, aus drei Schichten: der äußeren Epidermis, einer inneren Membran aus straffen Faserbündeln und einer nach innen gelegenen Schleimhaut, die auch die restlichen Wände des Mittelohrs auskleidet. Als **Mittelohr** werden die mit Luft gefüllte Paukenhöhle und deren Nebenräume bezeichnet (3). In ihr liegen die **Gehörknöchelchen** Hammer (4), Amboss (5) und Steigbügel (6). Sie übertragen den Schall vom Trommelfell auf das Innenohr. Die knöcherne Wand zum Innenohr ist von kleinen Öffnungen, dem runden (11) und dem ovalen Fenster (7), unterbrochen. In das **ovale Fenster**, das mit einer elastischen Membran ähnlich der des Trommelfells bedeckt ist, ist der Steigbügel eingefügt.

Der Nische des runden Fensters liegt die **Schnecke** auf (10). Sie bildet zusammen mit dem **Bogenapparat** das Labyrinth und stellt mit dem zum Gehirn führenden *Nervus acusticus* (9) das **Innenohr** dar. Durch die Bogengänge werden der Gleichgewichtssinn, die Empfindung der Lage und Bewegungen, aber auch der Tonus der gesamten willkürlichen Muskulatur geregelt. Die Schnecke ist der schallaufnehmende Apparat des Gehörgangs, während das äußere Ohr, das Trommelfell und die Gehörknöchelchen den schallzuleitenden Hilfsapparat bilden. Die Resonanzfähigkeit des Trommelfells hängt wesentlich von dem in der Paukenhöhle herrschenden Luftdruck ab.

Über die **Eustachische Röhre**, auch Ohrtrompete oder Tube genannt (12), wird der Luftdruck in der Paukenhöhle reguliert. Die Bezeichnung Trompete oder Röhre, wie auch viele anatomische Darstellungen dieses Organs, können dazu verleiten, sich ein starres Rohr mit einer dauernd offenen Lichtung vorzustellen. Die Tube ist aber ein Kanal mit einem knöchernen Anteil am Ausgang der Paukenhöhle und einem bindegewebsknorpeligen Teil, der mit zwei »Lippen« in der

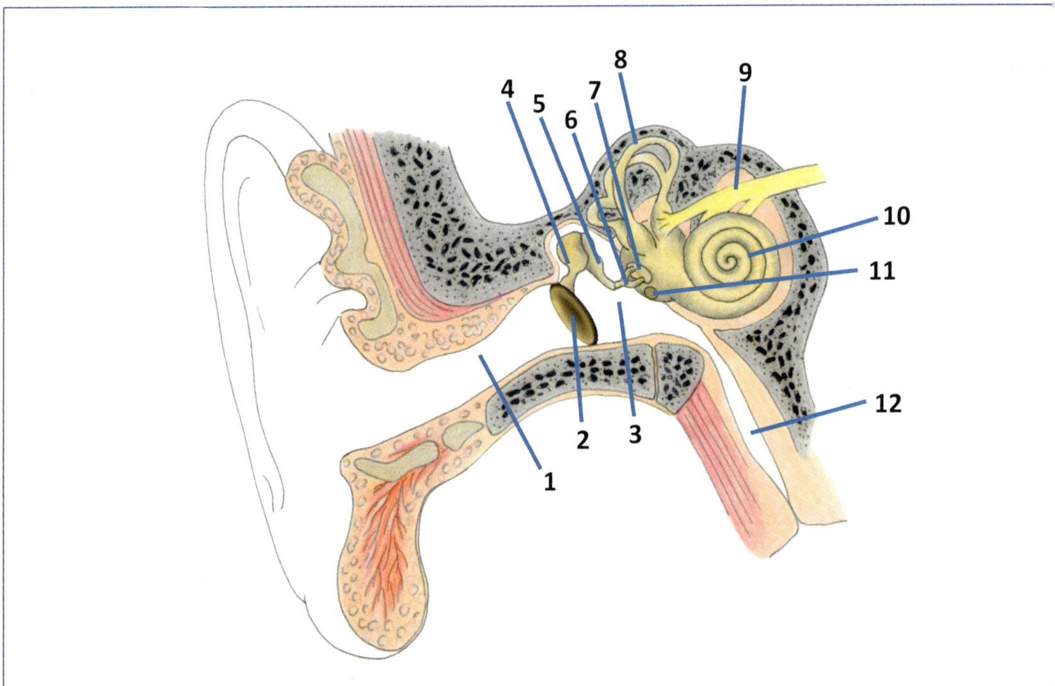

Abb. 8-8: Anatomie des Gehörgangs und der Tube.

oberen Rachenraum mündet. Die Schleimhautwandungen dieses Kanals liegen in Ruhe aneinander und halten die Tube verschlossen. Wäre sie dauernd offen, so würden die Geräusche der Atmung, das Schlucken und das Kauen ständig gehört. Die Belüftung des Mittelohres ist für den normalen Hörvorgang unentbehrlich. Jeder kennt das Gefühl des »zugefallenen« Ohres beim Schnupfen. Es kommt dadurch zustande, dass beim Tubenkatarrh die Schleimhäute verkleben und die laufende Belüftung des Mittelohrs unterbrochen wird. Die Luft in der Paukenhöhle wird dann durch die dortige Schleimhaut langsam resorbiert, es entsteht ein Unterdruck, wobei das Trommelfell einwärts gezogen wird. Normalerweise wird die Belüftung und damit ein ständiger Druckausgleich während des Schluckens und Sprechens durch kleine Muskeln besorgt, die die Tube an ihren Lippen im Nasen-Rachenraum öffnen.

Während der körperlichen Entwicklung zeigt auch der knöcherne Schädel ein Längenwachstum. Dadurch streckt sich der zunächst gewinkelt verlaufende Tubenkanal. Bei Kindern verläuft die Tube weitaus flacher als bei Erwachsenen, der Sekretabfluss aus der Paukenhöhle wird behindert. Daher kommt es im Kindesalter häufiger zur Mittelohrentzündung und beim Tauchen wird der Druckausgleich erschwert. Deshalb ist es erforderlich, bei der Tauchausbildung die Kinder regelmäßig an den Druckausgleich zu erinnern. Regelmäßiges Üben an der Wasseroberfläche oder der Einsatz geeigneter Hilfsmittel ist hier dringend angeraten. Dazu gehört auch, das Kind zum Aufgeben zu ermutigen, wenn es Probleme mit dem Druckausgleich im Mittelohr hat.

Das Volumen der Paukenhöhle kann durch die Auslenkung des elastischen Trommelfells nur geringfügig verändert werden, etwa um 1/30 bis 1/10 (s. Kap. 8.10). Wie in den Nebenhöhlen muss beim Tauchen auch der Innendruck der Paukenhöhle dem Umgebungsdruck angeglichen werden. Das ist nur durch eine kurzschließende Verbindung mit dem elastischen System, der Lunge, möglich (s. Abb. 8-2). Zu Traumen kommt es beim Mittelohr meistens beim Abtauchen, da beim Auftauchen schon ein Überdruck von 10 bis 15 cm WS (= 10 bis 15 mbar) in der Paukenhöhle genügt, um den Tubeneingang zu sprengen.

Beim Abtauchen steigt der Druck im Nasen-Rachenraum und die Lippen der Tubenenden können gegeneinander gepresst werden. Es bedarf dann aktiver Muskeltätigkeit, um die Tuben zu öffnen und die Luft in die Paukenhöhle eindringen zu lassen. Gelingt dies

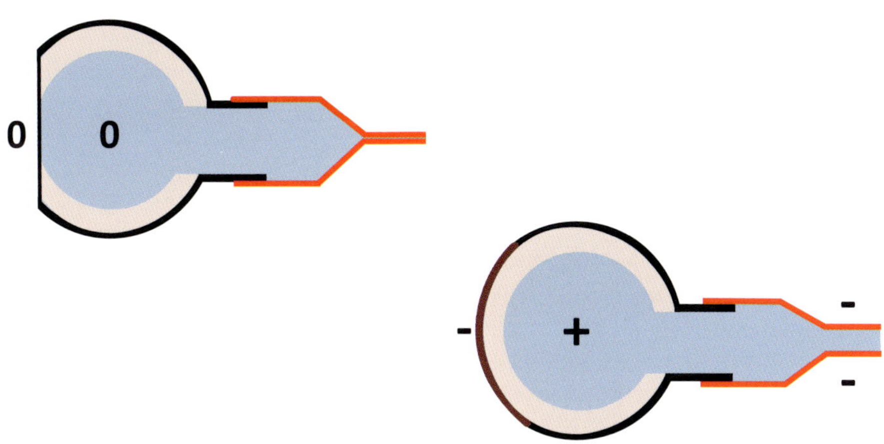

Abb. 8-9: Beim Überdruck im Mittelohr öffnen sich die Tubenlippen.

nicht und somit kein **Druckausgleich**, so kompensiert zunächst das Trommelfell durch Vorwölbung nach innen die Differenz. Das ist möglich bis zu einem Druck entsprechend 1 bis 2 m WS, wobei schon Schmerzen auftreten können. Steigt der Druck im Gehörgang weiter an, so kommt es, wie bei den Nasennebenhöhlen, zu Schleimhautschwellungen mit Ausschwitzungen von Gewebsflüssigkeit und zu Blutungen, die den Druckunterschied in der Paukenhöhle auszugleichen versuchen, noch ehe es zum Zerreißen des Trommelfells kommt.

melfells in 2 bis 4 m Tiefe als unangenehmer Druck auf den Ohren bemerkbar. Kann der Druck nicht ausgeglichen werden, so kommt es – wie ausgeführt – zu Schmerzen, die beim Tiefertauchen zu einem unerträglichen Bohren »wie eine glühende Stricknadel im Ohr« werden können. Nach dem Aufstieg macht sich eine Hörverschlechterung bemerkbar sowie ein unangenehmes Gefühl, als ob das Ohr voll Wasser wäre. Der Taucher versucht dann, sich durch einen erneuten Druckausgleich Erleichterung zu verschaffen. Zischt es dabei im Ohr, weil die Luft nach außen entweicht, so ist

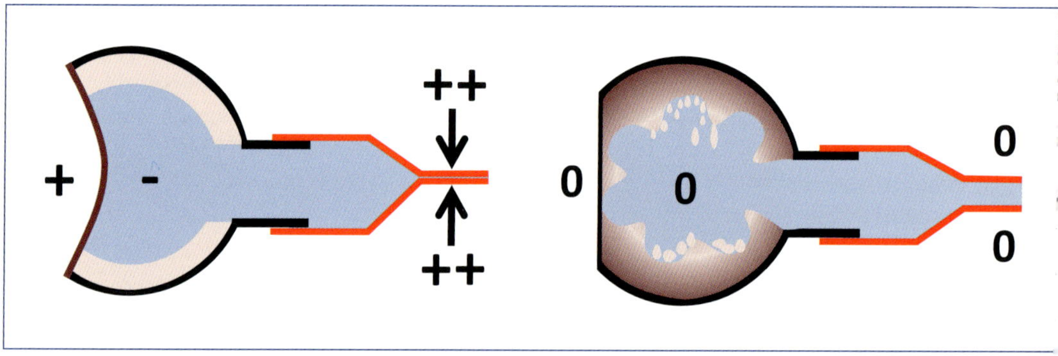

Abb. 8-10: Bei Überdruck im Rachenraum werden die Tubenlippen aneinander gepresst.

Schließlich, bei einem 4 bis maximal 5 m Tiefe entsprechenden Wasserdruck, zerreißt das Trommelfell. Bei einem älteren Taucher ist die Elastizität des Trommelfells geringer als beim jungen Menschen, sodass es früher reißen wird. Der vorangehende heftige Schmerz lässt dann plötzlich nach, aber ins Mittelohr dringt Wasser ein und reizt durch die Kälte den Bogengangsapparat, der ja das Organ für den Gleichgewichtssinn ist. Es kann dann zu starken Störungen des Gleichgewichtsempfindens, Drehschwindel, Übelkeit durch eine Labyrinthreizung und Panikreaktion kommen, im Allgemeinen ist dies in der akuten Situation aber nicht dramatisch, da das eingedrungene Wasser rasch auf Körpertemperatur erwärmt wird (zu einer etwaigen Keimbelastung des eindringenden Wassers s. u.).

Beim Abtauchen macht sich der zunehmende Wasserdruck je nach der Elastizität des Trommelfells in 2 bis 4 m Tiefe ...

dies ein sicheres Zeichen, dass das Trommelfell gerissen ist. Einem **Trommelfellriss** muss indessen nicht immer ein starker Schmerz vorausgehen, besonders wenn der Druckwechsel sehr rasch war, wie beim Hineinspringen ins Wasser, ja, er kann sogar unbemerkt bleiben bzw. übergangen werden und erst beim nächsten Tauchgang in Erscheinung treten, wenn durch eindringendes Wasser Schwindelgefühl und Gleichgewichtsstörungen auftreten. In den meisten Fällen besteht aber gleichzeitig ein Erguss in der Paukenhöhle mit Schmerzen und Hörverschlechterung, die auf den Schaden aufmerksam machen.

Auch wenn es nicht zum Einreißen des Trommelfells, zu einer »Perforation« gekommen ist, lassen sich die Schädigungen nach einem Barotrauma mit der Otoskopie, der Ohrenspiegelung erkennen und in sechs Stadien einteilen. Diese reichen von einer Gefäßinjek-

tion (einem Sichtbarwerden von Blutgefäßen) im Trommelfell zu mehr oder weniger starken Blutungen bis zur Perforation.
Im günstigsten Fall heilt ein Barotrauma in einem Tag, im Allgemeinen muss man aber mit zwei Wochen rechnen. Besteht dagegen eine Perforation, dauert eine Heilung bei unkompliziertem Verlauf ein bis zwei Monate. Nur wenn es gar nicht zur Selbstheilung der Perforation kommt, ist eine operative Deckung des Defektes angezeigt. Ein Erguss kann in einigen Tagen resorbiert werden. Relativ selten wird ein Barotrauma durch eine hinzukommende Infektion, d. h. eine Mittelohrentzündung, kompliziert. In verschmutzten Gewässern ist dies häufiger der Fall als im Meer. Aber auch bei intakten Trommelfellen kommt es in schmutzigen Gewässern durch Verschleppen von Keimen – meist durch den Druckausgleich – über die Tube zu Mittelohrenentzündungen. Edmonds (s. Übersichtswerke) hat in der Behandlung von mehreren tausend Mittelohrbarotraumen nur selten Antibiotika oder abschwellende Arzneien benötigt. Die Behandlung soll in allen Fällen durch einen Facharzt erfolgen.

Zu den zahlenmäßig häufigsten Un- bzw. Zwischenfällen beim Tauchen gehört das Barotrauma des Mittelohrs. Entscheidend für eine Vermeidung ist das Erlernen und die Anwendung einer richtigen Druckausgleichtechnik.

8.7 Barotrauma des Innenohrs

Mit der Ausweitung des Tauchens nehmen Schädigungen des Innenohrs ständig zu. Dieses hochdifferenzierte Organ ist nicht nur für Barotraumen anfällig, sondern auch für Schädigungen in der Dekompressionsphase. Aber auch in der Isopressionsphase – allerdings erst in großen Tiefen ab 180 m – wurden Störungen wie Schwindel, Übelkeit, Erbrechen und Ohrgeräusche (Tinnitus) beobachtet (s. Kap. 11).
In der Kompressionsphase sind die Schädigungen fast ausschließlich durch einen fehlerhaften oder stark erschwerten Druckausgleich bedingt, z. B. bei einem Tubenkatarrh bei schwelender Sinusitis. Ähnlich wie für das Barotrauma des Mittelohrs (Kap. 8.6) beschrieben, kann es zu einem Barotrauma des Innenohrs kommen.
Wird z. B. bei blockierter Tube durch ein forciertes Valsalva-Manöver ein Druckausgleich erzwungen, kommt es zu einer Druckerhöhung des Liquors (Gehirn und Rückenmark umgebende Flüssigkeit). Dieser Druckanstieg teilt sich über den Aquaeductus cochlea der Perilymphe des Innenohrs mit (s. Abb. 8-11). Im Mittelohr herrscht durch den Tubenverschluss ein Unterdruck. Kann das runde Fenster diesem Druck nicht standhalten, platzt es nach außen in Richtung Mittelohr. Dabei tritt Perilymphe ins Mittelohr aus. Man nennt dies ein **»explosives Barotrauma«**. Voraussetzung ist ein weiter Aquaeductus cochlea und/oder ein verletzliches rundes Fenster.
Sehr selten kann es zu einem »**implosiven Barotrauma**« kommen, wenn die Tube z. B. durch einen Polypen am Ende der Mittelohrseite ventilartig verschlossen ist. Beim Auftauchen entsteht ein Überdruck im Mittelohr. Rundes oder ovales Fenster können diesem Druck nur bis zu einem bestimmten Grad standhalten, dann rupturieren (zerreißen) sie in Richtung Innenohr. Aber auch ohne Ruptur der beiden Fenster kann es zu Innenohrschädigungen kommen. Durch Pendelbewegungen des Steigbügels, wie sie bei plötzlichem Druckwechsel entstehen, kann der Steigbügel in das ovale Fenster gepresst werden. Der Druck pflanzt sich fort auf die Endo- und Perilymphe, das ist die Lymphflüssigkeit in bzw. um Schnecke und Labyrinth, und drückt die Membran des runden Fensters in die Paukenhöhle. Bei A (Abb. 8-12) stehen Steigbügel und Membran des runden Fensters in Normalposition. B zeigt die Position des eingedrückten Steigbügels in der nach innen vorgewölbten Membran des runden Fensters. Zu dieser Situation kommt es bei stärkerem Unterdruck in der Paukenhöhle bei noch nicht vollzogenem Druckausgleich. Wird nun der Druckausgleich, z. B. durch starkes Pressen, plötz-

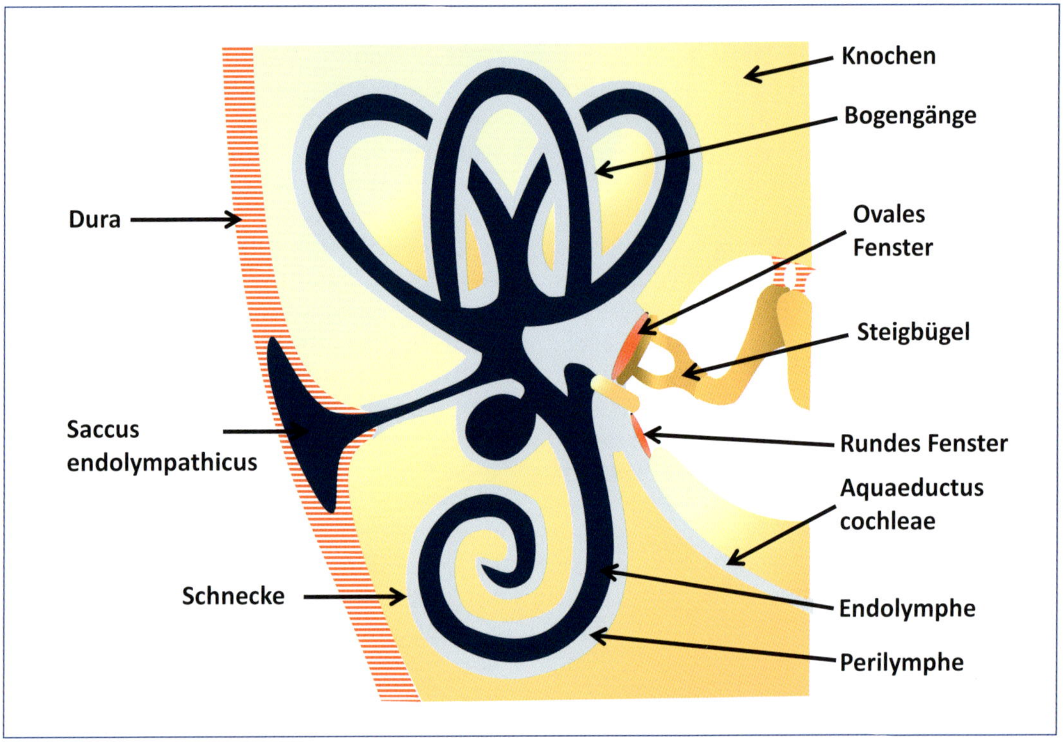

Abb. 8-11: Rundes und ovales Fenster als bewegliche Trennung zwischen der gasgefüllten Paukenhöhle und dem mit Flüssigkeit gefüllten Innenohr.

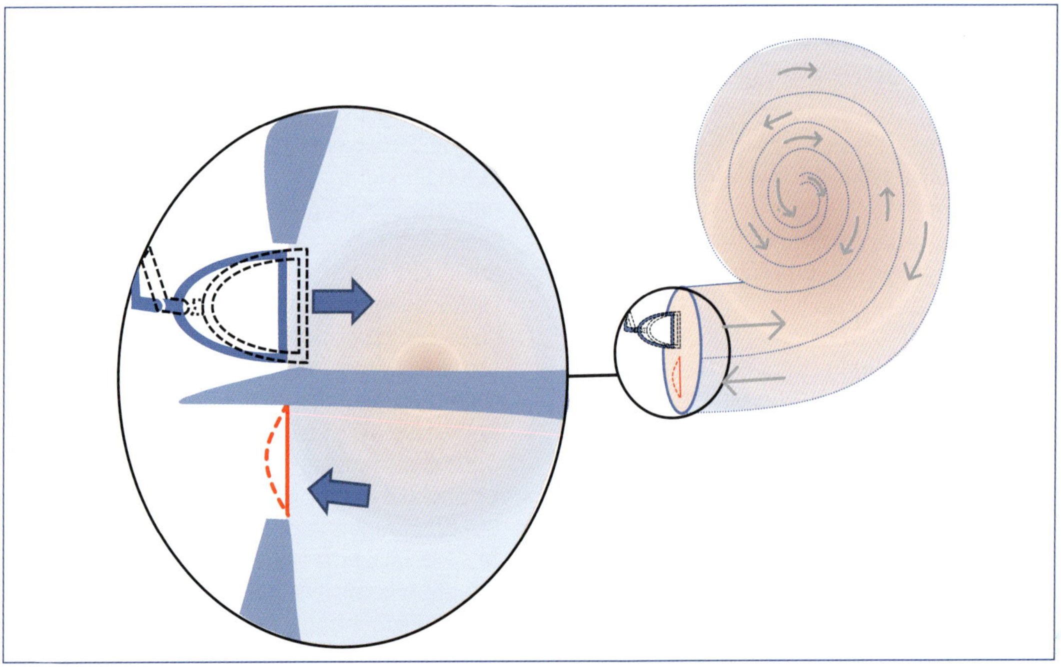

Abb. 8-12: Wie ein Spritzenstempel wird der Steigbügel in das ovale Fenster gepresst.

lich hergestellt, so schnellen die Membranen ruckartig in ihre Ausgangsstellung zurück und setzen die Lymphe in Schwingungen. Der Bogengangsapparat wird dadurch gereizt und dies führt zu Drehschwindel und Übelkeit.
Dies ist eine mögliche Ursache. Eine andere ist die unter »explosivem Barotrauma« besprochene Druckerhöhung über den Aquaeductus cochlea, einem Verbindungsweg der Lymphflüssigkeit mit dem »Liquor«. Über diesen Weg kann während des Valsalva-Manövers oder durch größere Anstrengungen unter Wasser, etwa beim Losmachen eines eingeklemmten Ankers, eine Druckwelle ausgelöst werden, die das runde Fenster zum Einreißen bringt. Bleibt hier ein Loch, so besteht jetzt eine »**Perilymph-Fistel**« – ein anormaler Verbindungsgang zwischen Innen- und Mittelohr. Ein Symptom ist ein starker Hörverlust. Bessert sich dieser nicht innerhalb von 24–48 Stunden oder verschlechtert sich gar, muss mit einer solchen Perilymph-Fistel gerechnet werden.
Bei 79 von A. A. Bühlmann in Zürich untersuchten Sporttauchern, die im Mittel 9,4 Jahre lang getaucht hatten, wurden in 40 Fällen Innenohrschäden festgestellt. In der Vorgeschichte waren andere Schädigungen wie Lärm oder Knalltraumen auszuschließen. Betroffen waren sowohl die Funktionen der Bogengänge als auch des Gehörs. Bei 11 von 40 Sporttauchern waren beide Funktionen gestört. A. A. Bühlmann führte diese Schäden auf mechanische Irritationen des Innenohrs zurück, die über eine Kompression der Blutgefäße zu einer Ischämie (Blutleere) der O_2-empfindlichen Sinneszellen führt.
Barotrauma und Dekompressionsschäden des Innenohrs können zusammen vorkommen. Unterscheiden lassen sie sich durch die Zeit des Auftretens der ersten Symptome, also in der Kompressions- oder der Dekompressionsphase.
In allen Fällen, bei denen nach einem Tauchgang Schwindel, Übelkeit, akuter Hörverlust oder Ohrgeräusche auftreten, bringt nur eine unverzügliche fachärztliche Behandlung eine Aussicht auf Besserung. Ist sie zunächst nicht möglich, sollte absolute Bettruhe mit hochgelagertem Kopf unter Vermeidung von Pressen (kein Valsalva) und Lärm für 24 Stunden eingehalten werden. An Medikamenten hat sich bisher nur Diazepam (Valium) 5–15 mg (intramuskulär oder als Tablette) bewährt. Aspirin oder Cortison schaden wahrscheinlich mehr, als sie nützen. Bei sicherem Dekompressionsschaden sollte sobald als möglich eine Dekompressionsbehandlung einsetzen.
Bleiben Innenohrstörungen mit Schwindel und Hörstörungen nach Barotraumen zurück, muss vom Tauchen abgeraten werden, da ein vorgeschädigtes Innenohr beim Tauchen anfälliger ist und dabei Schwindel und Erbrechen auftreten können.
Ein Hörsturz, das ist eine plötzliche Taubheit eines oder beider Ohren, tritt auch bei Nichttauchern aus verschiedenen Ursachen auf. Hier, wie auch bei Ohrgeräuschen, kann eine hyperbare Sauerstoffbehandlung erfolgreich sein (s. Kap. 23.7).
Auch Gleichgewichtsstörungen, die nicht nach Barotraumen auftreten, können für den Taucher zu dramatischen, eventuell lebensbedrohlichen Situationen führen. Unter Wasser wird die Orientierung im dreidimensionalen Raum erschwert, da die hierfür angelegten Sinnesorgane auf eine Umgebung an Land adaptiert sind. Unter Wasser entfällt das Gehör praktisch, der Gesichtssinn ist eingeschränkt und für die Organe, die das Gefühl der Schwerkraft und der Bewegung vermitteln (v. a. das Vestibularorgan im Innenohr), sind die Informationen anders als über Wasser. Bei Störungen des Vestibularorgans, das den wichtigsten Teil der Information liefert, ist man zum Tauchen ungeeignet. In klassischem Maße trifft das für die **Ménière'sche Krankheit** zu, die anfallsweise mit Drehschwindel, Schwerhörigkeit und Ohrgeräuschen einhergeht.
Nach U. van Laak geben 22% aller Taucher in der Vorgeschichte Schwindel unter Wasser, überwiegend beim Aufstieg, an. Ein solcher Schwindel, im angelsächsischen Sprachraum als »alternobaric vertigo« bezeichnet, tritt auf, wenn beim Aufstieg durch eine seitendifferente, passive Tubenöffnung unterschiedliche Druckverhältnisse in den Paukenhöhlen

entstehen. Über das runde und ovale Fenster wirken die differenten Drücke auf das Innenohr und erzeugen kurzfristige Schwindelattacken. Durch ein erneutes Tiefertauchen und zusätzliches Valsalva-Manöver verschwinden die Symptome wieder.

Zu **Dekompressionskrankheiten des Innenohrs** kommt es relativ selten, vorwiegend aber beim Sättigungstauchen und bei Heliumatmung. Als Ursache werden Helium-Stickstoffblasen bei Gaswechsel angeschuldigt, da das Gas nicht nur über den Blutweg, sondern auch per Diffusion durch das ovale und runde Fenster ins Innenohr gelangen kann. Nur im Innenohr gibt es einen Raum mit extrazellulärer Flüssigkeit, der Lymphe. Beim Aufstieg und Wechsel von Heliox- auf Luftatmung kann es zur Gegendiffusion kommen. Weiter werden noch Verletzungen der Innenohrmembran und Durchblutungsstörungen (Embolie, Thrombosen) oder andere Störungen der Blutversorgung, die im Gefolge einer Dekompressionskrankheit auftreten, diskutiert. Dekompressionsschäden des Innenohrs sind ebenfalls – wenn auch sehr selten – beim Freizeittauchen mit Druckluft beobachtet worden (s. Kap. 11). Für die Jahre 1997–2002 wurden von Klingmann et al. sieben Fälle von Innenohrdekompressions-Erkrankungen beim Drucklufttauchen beschrieben. Da bei sechs von sieben Fällen auch ein strömungsrelevantes **offenes Foramen ovale** bestand, lag die Wahrscheinlichkeit nahe, dass es deshalb über eine Bläschenbildung zu Innenohrerscheinungen gekommen war. Keiner der Taucher hatte Druckausgleichsschwierigkeiten oder die Dekompressionsstufen missachtet.

Über Dekompressionsschäden des Innenohrs berichtete auch eine israelische Langzeitstudie aus der Zeit von 1990–2002 in 24 Fällen. Von australischen Taucherärzten wurde über sieben Fälle von DCS-bedingten Innenohrschäden berichtet (2004). Meist waren es Abalone-Muscheltaucher, die mit Nargileh-System relativ lange und in Repititivtauchgängen unter Missachtung der Austauchtabellen getaucht hatten.

Die Symptome einer Innenohr-DCS sind Übelkeit, Erbrechen, Schwindelerscheinungen und nicht immer Hörstörungen, die auch noch fünf Tage und länger nach dem letzten Tauchgang auftreten können. Auch wenn an Land keine Symptome mehr bestehen, können dabei unter Wasser Orientierungsstörungen auftreten. Der Mechanismus des Zustandekommens einer DCS des Innenohrs ist noch nicht restlos geklärt. Die diagnostische Trennung zwischen einem Barotrauma oder einer DCS des Innenohrs ist auch für Experten äußerst schwierig. Sie ist aber sehr wichtig, weil eine Druckkammer-Behandlung eines Barotraumas, mit oder ohne Ruptur des kleinen oder ovalen Fensters, besonders beim Hochfahren in der Behandlung zu einer Verschlimmerung führen kann. Um dieser Möglichkeit zu entgehen, empfiehlt Klingmann für der Rekompressionsbehandlung eine beiderseitige Paracentese (eine Inzision des Trommelfells). Die Heilungsaussichten einer DCS des Innenohrs sind im Allgemeinen, auch für eine zukünftige Tauchtauglichkeit, recht günstig.

Eine weitere Form von Barotraumen, verursacht durch **Explosionen im Wasser**, sei noch erwähnt. Da Wasser eine höhere Dichte hat als Luft, sind die Druckwellen durch eine Explosion im Wasser stärker und über weitere Strecken wirksam als in Luft. Sie wirken sich am stärksten an den luftgefüllten Körperhöhlen aus, vorwiegend an der Lunge. Eine Milderung der schädigenden Wirkung kann durch Trockentauchanzüge gegeben sein. Auch sind die Gefahren geringer, wenn es möglich ist, den Oberkörper über Wasser zu bringen.

Bestehen nach einem Tauchgang, auch ohne sonstige DCS-Zeichen, Schwindel, Übelkeit und evtl. Hörstörungen, sollte unbedingt ein tauchmedizinischer Experte aufgesucht werden. Eine mögliche Adresse ist die Heidelberger Tauchersprechstunde der Universitäts-HNO-Klinik Heidelberg (www.tauchersprechstunde.de).

8.8 Erscheinungen im Gehörgang

Nicht nur das Trommelfell, auch das Mittel- und Innenohr können beim Tauchen zum Problem werden. Auch der Gehörgang zeigt eine gewisse Anfälligkeit. Nach einer australischen Statistik kam es in drei Monaten bei 10% von 300 Schwimmern zu einer Gehörgangsentzündung. Diese macht sich vorwiegend durch Juckreiz im Gehörgang bemerkbar. Der Juckreiz kann sich zu sehr unangenehmen Schmerzen steigern. Diese verstärken sich bei Kinnbewegungen, Druck auf die Gehörgangsöffnung oder Zug an der Ohrmuschel. Schwindelerscheinungen sind gelegentlich Begleiter.

Ursächlich sind einmal heiße und feuchte Klimabedingungen, wie sie in den Tropen herrschen, und zweitens verunreinigte Gewässer. Solche idealen Voraussetzungen für ein Wachstum von Bakterien und Pilzen im Gehörgang bestanden anfangs in den Tauchzentren auf den Malediven, als die Abwässer der Touristeninseln noch direkt, ohne Kläranlagen, ins Meer geleitet wurden (s. Kap. 17). Aber auch in Druckkammern und Sättigungstauchanlagen können ungünstige Voraussetzungen für solche Erkrankungen bestehen.

Einen gewissen natürlichen Schutz vor Gehörgangsentzündungen bildet das Ohrenschmalz. Ohrenschmalz – oder Cerumen – hat einen wasserschützenden Effekt für die Haut. Durch seine wachsartige Konsistenz schützt es die sehr dünne Haut im Gehörgang vor dem Aufweichen. Wird es zu oft entfernt, geht dieser Schutz verloren. Bei Menschen, die zu einer Überproduktion von Ohrenschmalz neigen, bilden sich nicht selten Ohrpfropfen, die, da sie auch das Hörvermögen beeinträchtigen, durch Ohrenspülen entfernt werden müssen.

Für die Behandlung einer Otitis externa, einer Gehörgangsentzündung, empfiehlt sich zunächst ein Spülen mit klarem Wasser. Meistens wird aber die Anwendung einer Kortison- und Antibiotikasalbe erforderlich.

Bei anfälligen Personen oder bei der Neigung zu häufigen Rückfällen von Gehörgangsentzündungen empfehlen sich Olivenöl oder in Vaseline getränkte Stöpsel für Schwimmer; für Taucher schon vor dem Tauchgang Ohrentropfen in folgender Zusammensetzung: Ac. Acet. Glac. (DAB 9), 5,0; Aqua dest. 10,0; Isoprophylalkohol (95%) 85,0 oder Ac. acetic 2,0, Alumin acetic 2% ad. 20,0.

Eine andere Ursache der Gehörgangsentzündung sind Exostosen. Das sind halbkugelige oder keulenförmige knöcherne Wucherungen im Gehörgang. Sie können je nach Anlage so stark werden, dass der Gehörgang »zuwächst« und die Wucherungen operativ entfernt werden müssen. Als eine auslösende Ursache für die Entstehung von Exostosen wird der Kaltwasserreiz angesehen. In der Tat sind sie bei Schwimmern sehr viel häufiger, sodass man auch von »Schwimmerohren« spricht. Bei 100 untersuchten Schwimmern waren die Gehörgänge in 60% verändert, und von diesen 60 hatten 28% Exostosen. In Gegenden mit kalten Gewässern werden sie häufiger beobachtet als z. B. im Mittelmeerraum. Unter 177 Schädeln von Altperuanern fand man 22mal Exostosen im Gehörgang. Alle Schädel mit Exostosen wurden nur in Küstennähe des Pazifiks gefunden, während Schädelfunde aus dem Inneren Perus frei von Exostosen waren.

Wenn diese Knochenwucherungen, begünstigt durch einen Kaltwasserreiz, nur im Gehörgang entstehen, beruht dies wahrscheinlich darauf, dass hier die auskleidende Haut außergewöhnlich dünn (etwa nur 0,1 mm) und fest mit der Knochenhaut verbunden ist. Es kann hier sehr leicht zu einer Knochenhautentzündung kommen, die bei Wiederholungen den Reiz zur Knochenneubildung setzt. Die Einengung des Gehörgangs kann das Abfließen von Wasser behindern und dadurch Gehörgangsentzündungen begünstigen. Als vorbeugende Maßnahme gegen eine Exostosenbildung empfiehlt sich für den Taucher das Tragen einer Neoprenkopfhaube.

8.9 Hörstörungen bei Tauchern

Zu den Innenohrschädigungen gehören auch die Hörverschlechterungen, die nach verschiedenen Autoren bei Tauchern in erhöhtem Ausmaß – manche Angaben gehen bis zu 40% der Untersuchten – gefunden werden. Sie betreffen besonders die hohen Frequenzen über 2000 Hertz. Die festgestellten Hörstörungen glichen Schädigungen durch Lärmeinwirkung und gingen oft mit leichten Störungen des Gleichgewichtsorgans einher. Die Ursachen für diese Innenohrschädigungen sind nicht eindeutig geklärt.

Erscheinungen mit Hörstörungen werden von Edmonds als die häufigsten Beschwerden bei Tauchern angesehen. In den meisten Fällen, die innerhalb einer Woche wieder abklingen, wird über ein unbestimmtes Völlegefühl im Mittelohr geklagt. Die Störungen werden auf eine Schwellung der Schleimhaut im Mittelohr und des Trommelfells zurückgeführt. Im Audiogramm sind dabei keine Störungen nachweisbar.

Dagegen fand er bei 28 beruflichen Abalone-Muscheltauchern in Australien mit einem Durchschnittsalter von 37,5 Jahren Hörverluste für hohe Frequenzen in 60%. Diese ehemaligen Fischer tauchten im Allgemeinen 15–20 m tief, vier Stunden am Tag und 100 Tage im Jahr. Lärmschädigungen, die bei Helmtauchern für die meisten Hörstörungen verantwortlich gemacht wurden, lagen bei ihnen nicht vor.

Hörstörungen begleiten fast alle oben beschriebenen Schädigungen, sowohl solche des Gehörgangs, des Mittelohrs als auch die des Innenohrs. Bleibende Hörstörungen sind am häufigsten durch vorangegangene Barotraumen des Mittelohrs verursacht – eine einfache Möglichkeit, das Hörvermögen selbst zu testen, besteht darin, das Ticken einer Armbanduhr an jeweils beiden Ohren zu prüfen. Ist dies auch nur auf einer Seite nicht zu hören, ist ein Audiogramm (ein Hörtest) angezeigt.

Die Annahme, dass das Tauchen per se zu einer Hörminderung führt, wird heute nicht mehr vertreten. Wahrscheinlich ist es, dass die beim Tauchen erlittenen größeren oder kleineren Barotraumen hierfür verantwortlich sind.

Delonca, ein Taucherarzt in Marseille, hat 30 Freizeittauchern mit 3000 und mehr Tauchstunden regelmäßig mit Audiogrammen untersucht. Sie hatten ca. 20 Jahre im Schnitt 100–150 Tauchgänge im Jahr hinter sich. Er fand bei ihnen keinerlei Änderungen oder Verschlechterungen des Hörvermögens und führte dies ausschließlich auf die besondere Technik des Druckausgleichs zurück.

Zweifellos spielt der Druckausgleich im Mittelohr und den Nasennebenhöhlen eine wesentliche Rolle beim Tauchen. In seltenen Fällen kann es auch durch Dekompressionsschäden im Innenohr zu Hörstörungen kommen.

Auch eine eingehende Untersuchung von 64 Freizeittauchern mit einem Minimum von 160 Tauchgängen in den letzten vier Jahren (Klingmann et al., 2001) ergaben keine Hörminderungen im Vergleich zu einer Kontrollgruppe.

Hörstörungen nach dem Tauchen sind in den meisten Fällen auf Barotraumen zurückzuführen.

8.10. Funktion der Tube

Die Fähigkeit zum Druckausgleich hängt von der Funktion der Eustachischen Röhre ab. Physiologisch hat sie zwei Funktionen. Einmal führt sie der Paukenhöhle Luft zu und sorgt damit für eine Druckgleichheit beiderseits des Trommelfells. Zweitens entleeren sich über die Tube die normalen, aber auch pathologischen Schleimhautabsonderungen der Paukenhöhle. Für beides ist die regelmäßige Öffnung der Tube im Rachenraum verantwortlich. Sie ist notwendig, weil die Luft in der Paukenhöhle von der Schleimhaut langsam absorbiert wird und dadurch ein Unterdruck entsteht. Wie in Kap. 8.11 beschrieben, wird die Tube beim Schlucken oder Gähnen durch zwei kleine Muskeln geöffnet. Dieses Spiel vollzieht sich automatisch einmal in der Minute im Wachzustand und etwa alle fünf Minuten im Schlaf. Beim Abtauchen steigt der Druck auf das Trommelfell und bei üblicher Abtauchgeschwindigkeit muss die Tube häufiger geöffnet werden, als dies normalerweise an der Wasseroberfläche unbewusst geschieht. Schon bei einem Druck von 150 mm Hg – entsprechend 2 m Wassertiefe – ist das Luftvolumen im Mittelohr um 20% gemindert. Das ist im Ohr als Druck und unter Umständen schon als Schmerz zu spüren. Nach Druckausgleich ist die nächste Volumenverminderung um 20% in einer Tiefe von 4,4 m zu erwarten, die weiteren in 7,4 m und 10,8 m Wassertiefe – daraus ist schon zu entnehmen, dass beim Abtauchen in den ersten 10 m der Druck am häufigsten ausgeglichen werden muss. Gelingt dies nicht und es entsteht dabei eine Druckdifferenz von 60 bis 80 mbar, so wird die Tube durch Aufeinanderpressen der Tubenlippen blockiert. Die Tubenmuskeln können diese Druckdifferenz nicht mehr überwinden und sind nicht mehr in der Lage, die Tube zu öffnen. Durch heftiges Pressen lassen sich die Tubenöffnungen aber noch aufsprengen. Hält der Unterdruck weiter an oder steigt er gar, schwillt die Schleimhaut der Tube, und es kommt zu Blutungen. In diesem Stadium lässt sich die Tube nicht mehr aufsprengen.

Beim Auftauchen nimmt das Druckgefühl auf das Trommelfell ab und in der Paukenhöhle entsteht ein positiver Druck. Schon ein leichter Überdruck von 10 bis 15 cm WS genügt, um die Tuben zu öffnen und Luft entweichen zu lassen. Es kommt somit selten zu Schädigungen. Waren aber beim Abtauchen schon Blutungen und Schleimhautschwellungen in der Tube aufgetreten, so ist auch jetzt ein Barotrauma möglich. Meist ist einem solchen Barotrauma ein schnelles Abtauchen, z. B. bei Rettungsversuchen, oder häufig wiederholtes Abtauchen wie bei der Unterwasserjagd

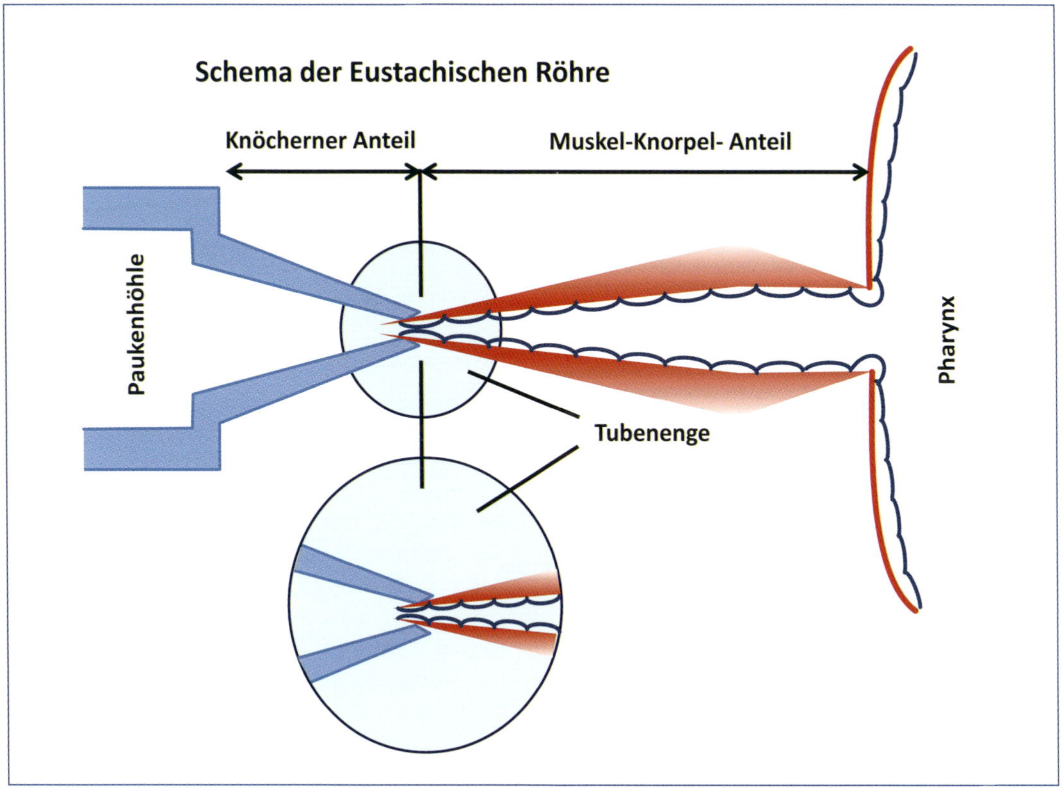

Abb. 8-13: Schema der verschiedenen anatomischen Verhältnisse am Tubenisthmus.

vorausgegangen, wobei nicht regelrecht auf einen Druckausgleich geachtet wurde. Es gibt aber auch Fälle, bei denen das Abtauchen ohne Schwierigkeiten gelang und es trotzdem beim Auftauchen zum Barotrauma kommt. Neben Schleimhautpropfen spielen hier wohl konstitutionelle Faktoren am Isthmus eine Rolle.

Die schematisierte Zeichnung 8-13 zeigt den Isthmus (Engstelle) im Übergang vom knöchernen zum knorpeligen Anteil der Tube. Je nach Verlauf der Tube ergibt sich eine gute, mittlere oder schlechte Tubendurchgängigkeit. Bei 22% der Menschen ist er bogenförmig und die Durchgängigkeit schlecht; 48% weisen einen fast geraden Verlauf auf und haben nur selten Druckausgleichsprobleme. Bei 30% zeigt die Tube einen knickförmigen Verlauf, hier ist ein mäßig guter Druckausgleich möglich. Entscheidend für eine gute oder schlechte Durchgängigkeit ist aber, mehr als der anatomische Verlauf der Tube, die muskuläre Funktion der beiden Tubenöffner (M. tensor veli palatini und M. levator veli palatini) und ihre neuronale Steuerung. Ein dauernder, völliger Tubenverschluss ist selten. Er kann durch einen Tumor im Nasen-Rachen-Raum, durch Verwachsungen nach einer Gaumenmandeloperation oder durch einen chronischen Tubenkatarrh bedingt sein. Gelegentlich können die Lymphknoten an den Tubenlippen zu einer Art Mandel heranwuchern, die den Tubeneingang verschlossen halten. Die häufigste vorübergehende Ursache ist aber eine Entzündung im Nasen-Rachen-Raum, die gleichzeitig zu einem Tubenkatarrh führt. Die Art und der Verlauf dieser Entzündungen wurden in Kap. 8.5 bei den Nasennebenhöhlen besprochen.

Nach sehr eingehenden Untersuchungen von R. Guillerm, R. Riu und Mitarbeitern ist bei 7% der Untersuchten die Tubendurchgängigkeit so schlecht, dass es beim Tauchen zum Barotrauma kommen muss. Durch eine entsprechende Behandlung lassen sich aber hier noch Besserungen erzielen (s. a. Kap. 8.11). Eine unzureichende Tubenfunktion lässt sich oft durch operative Korrekturen an der Nasenscheidewand beheben. Wie große Untersuchungsreihen an mehreren tausend gesunden Soldaten in der Druckkammer zeigten, kann es aber auch bei organisch und funktionell intaktem Ventilationssystem der Tuben zu mehr oder weniger ausgeprägten Barotraumen kommen. Hier ist die mangelnde Fähigkeit, den Druck auszugleichen, der einzige Grund. Auch beim Tauchen haben Anfänger oft die gleichen Schwierigkeiten. Das Öffnen der Tuben unter erhöhtem Druck muss von vielen erst erlernt werden. Da psychologische Momente wie Angst auch hier eine Rolle spielen, kann das Üben in einer Druckkammer, wenn sie zur Verfügung steht, von Vorteil sein.

Unter Wasser ist ein Druckausgleich nach Edmonds in aufrechter Position leichter durchführbar, wenn also mit den Füßen nach unten abgetaucht wird. Bei Schwierigkeiten mit dem Druckausgleich sollte man zunächst die Stellung wechseln und es in aufrechter Position nochmals versuchen. Bei Nichterfolg muss wieder aufgetaucht werden.

Ein Barotrauma des Mittelohrs kann nur mit einwandfreiem Druckausgleich vermieden werden. Dazu muss die willentliche Öffnung der Tube erlernt werden. Der Druckausgleich muss frühzeitig erfolgen, noch bevor sich ein unangenehmes Druckgefühl in den Ohren aufbauen kann; sonst wird er schwierig bis unmöglich!

8.11 Die einzelnen Methoden des Druckausgleichs

Da für das Tauchen der Druckausgleich im Mittelohr unerlässlich ist, sollen die einzelnen Methoden hierfür eingehender besprochen werden.

1. Bei manchen Tauchern genügt ein leichtes Schlucken oder das Vorschieben des Unterkiefers bei geschlossenem Mund, um den Druckausgleich zu erzielen. Weites Öffnen des Mundes, wie es die Artilleristen beim Abfeuern der Kanone tun, oder Gähnen öffnet die

Tuben ebenfalls, ist aber unter Wasser nicht anwendbar. Es gehört oft Übung und Training dazu, will man das normalerweise unwillkürliche Spiel der Tubenöffnung willkürlich beherrschen lernen.

2. Die gebräuchlichste Methode zum Druckausgleich ist das so genannte **Valsalva-Manöver**. Von 57 trainierten Tauchern wandten 26 sie an. Valsalva hatte im Jahre 1704 diese Methode beschrieben, um bei chronischer Mittelohrentzündung den Eiter aus dem Ohr zu entfernen. Bei geschlossenem Mund und gleichzeitig verschlossener Nase wird durch einen stoßartigen Ausatemversuch der Druck im Nasen-Rachen-Raum erhöht. Der Pressdruck der Lunge pflanzt sich dabei im Nasen-Rachen-Raum, in der Tube und in der Paukenhöhle fort.

Der Nachteil dieser Methode besteht einmal darin, dass der Druckausgleich im Mittelohr zu heftig erfolgt. Zum anderen kann der Pressdruck der Lungen nachteilige Auswirkungen auf den Kreislauf haben.

Im täglichen Leben kommt es beim Heben schwerer Gegenstände zu einem solchen Pressdruck. Am ausgeprägtesten ist er bei Gewichthebern. Auch unter Wasser kann es bei größeren Anstrengungen, wie Heben schwerer Gegenstände (Anker etc.), zum Pressdruck kommen. Vom Gesunden werden die damit verbundenen Kreislaufumstellungen folgenlos vertragen. Bei vegetativ Labilen kann es über einen nachfolgenden Blutdruckabfall zum Kollaps kommen.

3. Da bei Sturzkampffliegern der deutschen Luftwaffe häufiger Barotraumen auftraten, führte H. Frenzel 1939 eine neue Methode ein. Durch Druck der Zunge und der Mundbodenmuskulatur nach hinten entsteht bei geschlossener Stimmritze und Nase ein Nasen-Rachen-Druck, der gleichzeitig die Tuben öffnet. Während beim Valsalva-Versuch eine Druckerhöhung von 40 mm Hg erzeugt wurde, stieg bei dem Nasen-Rachen-Druckversuch von H. Frenzel der Druck auf 90 mm Hg an. Da dabei die Stimmritze willkürlich verschlossen werden muss und auch die Position der Zunge ungewohnt ist, ist diese Methode nicht ganz einfach zu erlernen. Durch dieses Verfahren wird also der Pressdruck der Lungen und damit auch seine negativen Auswirkungen auf den Kreislauf vermieden, die Tubensprengung wird aber unter noch größerem Druck erreicht als beim Valsalva-Versuch. (Abb. 8-14 u. 8-15)

4. Seit 1966 hat nun G. Delonca, Frankreich, eine Methode bei einer Gruppe von Tauchern eingeführt, die keine der angeführten nach-

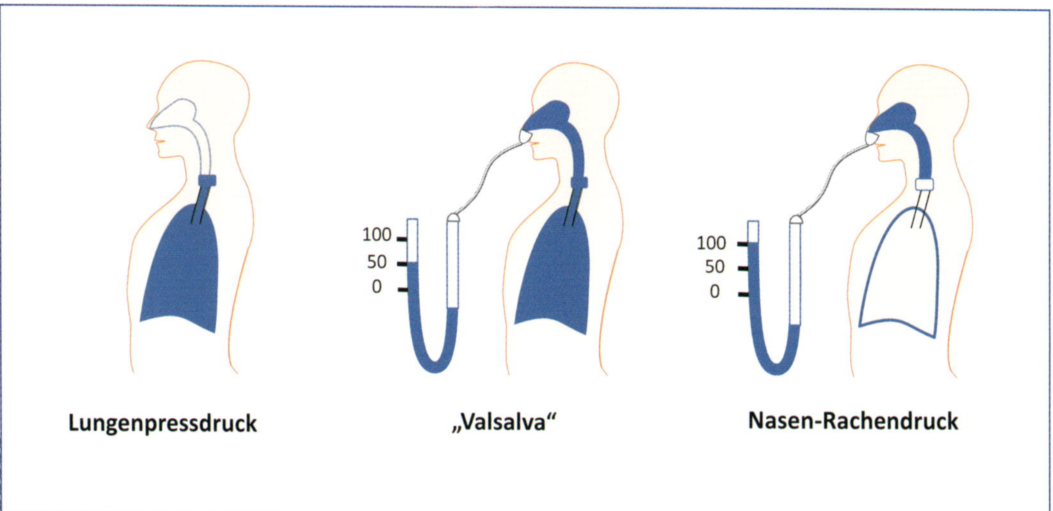

Abb. 8-14: Pressdruck in der Lunge beim Valsalva-Manöver und bei der Methode nach Frenzel.

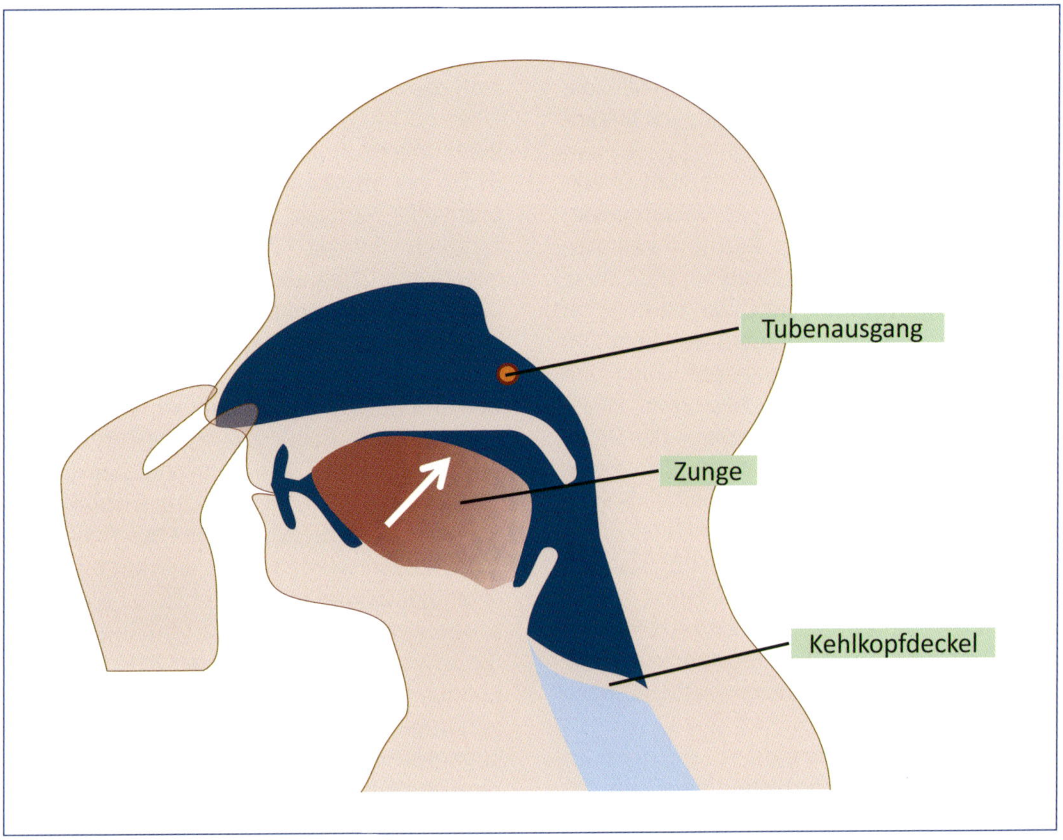

Abb. 8-15: Beim Nasen-Rachen-Druckversuch nach Frenzel wird Luft durch die geöffnete Tube gepresst.

teiligen Effekte mehr hat und als ideal zu bezeichnen ist. Er nennt sie »béance tubaire volontaire«, was etwa mit »willentlichem Offenhalten der Tube« übersetzt werden kann. Es lässt sich nach einiger Übung erlernen, die Muskeln, die die Tube öffnen, willkürlich zu betätigen. Das hat den Vorteil, dass man, ohne pressen zu müssen, ohne Mund oder Nase zu verschließen, den Druckausgleich stufenlos vornehmen kann, da sich bei offener Tube, die dann eine ständige Verbindung zwischen Nasen-Rachen-Raum und Mittelohr darstellt, der Druckausgleich laufend von selbst vollzieht. Der einzige Nachteil der Methode ist der, dass sie nicht so einfach erlernbar ist wie die des Valsalva oder die Methode nach Frenzel. Sie ist geeignet für trainierte Taucher und für die Personen mit guter Tubendurchgängigkeit (das sind etwa 50% der Menschen). Auch muss man die Technik außerhalb des Wassers beherrschen, bevor man mit dieser Methode abtaucht. Wer sie aber beherrscht, kann ohne Gebrauch der Hände, die bei den anderen Verfahren meist erforderlich sind, sehr schnell und ohne Gefahr eines Barotraumas abtauchen. Zum Erlernen der Technik muss man zunächst das Gefühl der Öffnung der Tube und des Druckausgleichs kennen, wie man es z. B. beim Valsalva-Manöver spürt. Pressen unter wechselnd starkem Zuhalten der Nase vermittelt eine Dosierung des Druckausgleichs. Nun soll man versuchen, ohne Überdruck im Nasen-Rachen-Raum oder der Lunge die Öffnung der Tube einen Moment beizubehalten. Der Anfang wird erleichtert, wenn man die Stellung des Zungenbeins kontrolliert. Oberhalb des Kehlkopfes lässt sich ein spangenförmiger Knochen, das Zungenbein, tasten. Drückt man nun die Zungenspitze gegen die obere Zahnreihe, am besten mit nach hinten gehaltenem Kopf, tritt das Zungenbein nach unten. Gleichzeitig öffnen sich fühlbar die Tuben. Der Erfolg lässt sich kontrollieren, indem man einen Laut, z. B. »äh« ausstößt, der dann in Resonanz im ganzen Kopf gehört wird. Auch das Ein- und Ausatemgeräusch wird über die eröffnete Tube dem Ohr zugeleitet. Beim Abtauchen mit geöffneter Tube soll man für einen leichten Überdruck in der Maske sorgen und beim Gerätetauchen wenigstens in den ersten 10 m in kurzem Rhythmus atmen. Auch der, dem es nicht gelingt, mit geöffneten Tuben abzutauchen, sollte zum Trainieren der Tuben diese Übungen an Land öfter vornehmen. Man trainiert damit die beim Tauchen verwundbarste Stelle des Organismus. Auch Menschen mit einer angeborenen schlechten Tubendurchgängigkeit können diese Übungen zu einer Besserung der Belüftung ihres Mittelohrs versuchen.

5. Der Vollständigkeit halber sei noch ein 1863 von Toynbee beschriebenes Verfahren angeführt. Es besteht darin, dass bei geschlossenem Mund und Nase geschluckt wird. Dadurch wird ein Unterdruck im Mittelohr erzeugt. Für das Tauchen hat diese Methode nur ein Interesse beim Auftauchen.

8.11.1 Verwendung von Ohrenstöpseln

Aus den verschiedenen Ausführungen ergibt sich von selbst, dass Ohrenstöpsel oder Ohrenverschlussklappen den Druckausgleich nur erschweren. Bei hermetischem Verschluss des Gehörgangs entsteht beim Abtauchen ein relativer Unterdruck zwischen Verschlussstück und Trommelfell, der zu einer Vorwölbung des Trommelfells nach außen führt, einer Belastung, der es weniger gewachsen ist als einer Vorwölbung nach innen. Es kann damit zu einem Trommelfellriss nach außen kommen. Es ist äußerst schwierig, den Gehörgang hermetisch abzuschließen. Ein Ohrenstöpsel wird oft nicht unverrückbar sein, sondern durch den Druckwechsel beim Tauchen hin- und her gleiten können. Besteht nun noch eine Tubenundurchgängigkeit – und um sie zu kompensieren, werden Ohrenstöpsel meist verwendet –, kann sich der Stöpsel gegen das Trommelfell pressen und es so zum Einreißen bringen. Die Verwendung von Ohrstöpseln hat insgesamt stark abgenommen; Barotraumen durch Gehörgangshindernisse beim Abtauchen sind

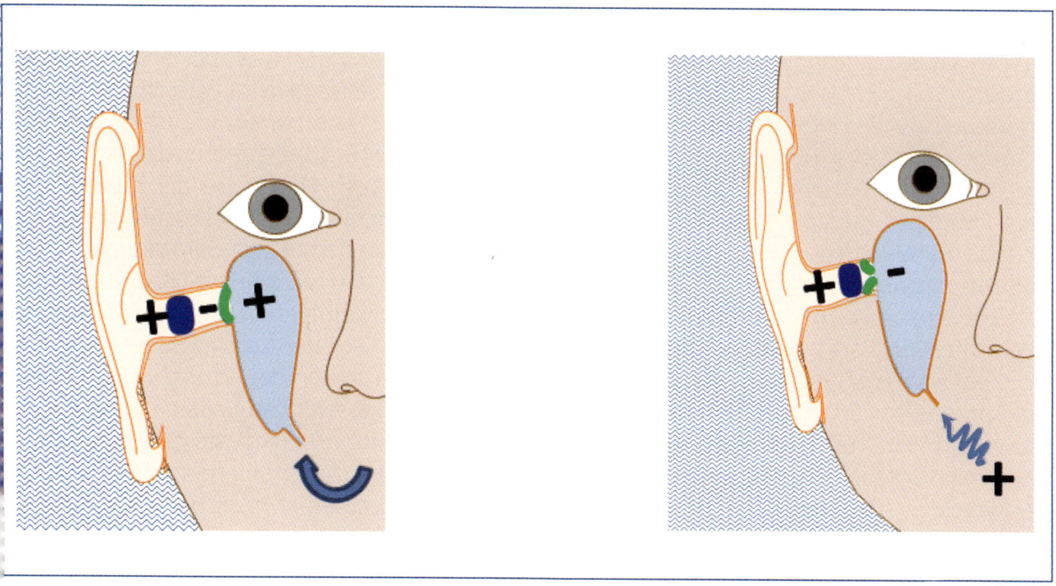

Abb. 8-16: Ohrenstöpsel können das Trommelfell nach innen und außen perforieren.

daher in der Praxis relativ selten geworden und verlaufen meist milde. Beim Aufstieg sind sie theoretisch denkbar, bislang aber noch nicht beobachtet worden.
Insgesamt muss von der Verwendung von Ohrstöpseln bei Druckwechseln dringend abgeraten werden; auch die gelegentlich für Beschwerden im Flugzeug angepriesenen Modelle unterliegen den gleichen physiologischen Randbedingungen. Beim Tauchen sind gelegentlich auch eng anliegende Neoprenkopfhauben für Barotraumen des äußeren Gehörgangs verantwortlich; sie sollten deshalb zum leichterem Druckausgleich auf beiden Seiten in Höhe der Ohren kleine Öffnungen haben bzw. beim Abtauchen belüftet werden.

8.12 Laryngocelen

Über eine relativ seltene Komplikation im Kehlkopfbereich hat 1980 G. Planté-Longchamp, ein französischer Tauchmediziner, berichtet. Laryngocelen sind luftgefüllte Aussackungen oberhalb der Stimmbänder. Beim Tauchen in der Aufstiegsphase kann das darin enthaltene Luftvolumen derart zunehmen, dass ein dann stark vergrößerter praller Kehlsack zur Kompression im Kehlkopf mit Erstickungserscheinungen führt und bei weiterem Aufstieg zum Lungenüberdruckunfall mit all seinen Folgen (s. Kap. 11.2).
Diese Laryngocelen entstehen aus einer handschuhfingerartigen Ausstülpung, der Appendix (oder Sacculus laryngis) in einer Bucht, dem Recessus Morgagni (oder Ventriculus laryngis), die zwischen den Taschenfalten und den Stimmbändern liegt.
Nur bei erheblichem Überdruck in der Morgagnischen Bucht tritt Luft in die Appendix ein, aber auch wieder heraus, wenn der Überdruck nachlässt. Erst wenn ein Ventilmechanismus an der Appendix entsteht oder der Überdruck laufend einwirkt, kommt es zu einer dauernd geblähten Appendix und damit zur Laryngocele. Planté-Longchamp vertritt nun die Ansicht, dass das Valsalva-Manöver zum Druckausgleich beim Tauchen die Entstehung von Laryngocelen bewirken kann. Verschiedene seiner Beobachtungen stützen diese Auffassung. Er empfiehlt daher zum Druckausgleich die sehr viel physiologischere Methode von Delonca (s. Kap. 8.11).
Laryngocelen machen sich bemerkbar durch ein Reizgefühl im Kehlkopf und Hustenanfälle beim Aufstieg. Ihr Nachweis gelingt nur röntgenologisch unter gleichzeitigem Schlucken von Röntgenkontrastbrei. Die erfolgreichste Behandlung besteht in ihrer operativen Entfernung.

8.13 Die übrigen luftgefüllten Körperhöhlen

Luftgefüllte Hohlräume in unserem Körper sind weiter durch die eingangs erwähnte Luftblase im Magen und die Gaseinschlüsse im Darm gegeben. Auch diese erfahren Volumenänderungen entsprechend dem Boyle-Mariotteschen Gesetz. Da jedoch die Wandungen dieser Gaseinschlüsse sehr elastisch sind, kommt es selten zu nennenswerten Erscheinungen. Besonders nach blähenden Speisen empfindet der Taucher beim Aufstieg die Ausdehnung der Gase als Völlegefühl im Leib. Sehr häufig wird auch beim Drucklufttauchen Luft verschluckt. Gelegentlich kann es aber zu Koliken kommen, wenn ein Darmabschnitt besonders stark gedehnt wird, ja auch zu Magenrupturen (s. Kap. 18, »Tauchunfälle«). Bei kolikartigen Beschwerden im Darm kann ein erneuter Abstieg bzw. eine Rekompression in der Druckkammer Besserung bringen. Bei Magenrupturen hilft nur eine Operation.
Unphysiologische Lufteinschlüsse können in Zähnen vorkommen, besonders in solchen, die Füllungen oder Kronen tragen oder Entzündungsherde an den Wurzelspitzen haben. Diese kleinen Hohlräume stehen meist durch einen haarfeinen Gang mit der Außenluft in Verbindung. Der sehr enge Kanal gestattet bei sehr raschem Abtauchen kein entsprechend schnelles Einströmen von Luft, sodass es durch den Unterdruck zu Zahnschmerzen und eventuell zum Einströmen von Gewebs-

flüssigkeit in den Hohlraum kommt. Beim Auftauchen dehnt sich die eingedrungene Luft schneller aus, als sie entweichen kann, und sie kann hierbei Füllungen oder Kronen hinaussprengen. Auch können Wandungen stark kariöser Zähne herausbrechen.

Der Zahn umhüllt ja mit seinen knochenähnlichen Elementen, dem Zahnschmelz und dem Dentin, die Pulpa, eine weiche Masse mit Gefäßen und Nerven, die den Zahn versorgen. Schmerzen entstehen, wenn die Pulpa vom Barotrauma betroffen wird, aber auch bei einer Hypoxie, wenn die Blutversorgung des Zahnes durch krankhafte Prozesse während des Tauchens nicht ausreichend ist. Da die Pulpa zu den schnellen Geweben gehört (s. Kap. 10.2.2), sind Gasblasenbildungen beim Auftauchen selten. Auch die Kälte der eingeatmeten Druckluft kann Schmerzen am Zahnhals verursachen. H. Bäter hat über 2500 Marinesoldaten über zehn Dienstjahre zahnärztlich untersucht. Er fand einen schnelleren »Zahnverfall« bei den Marinetauchern und Kampfschwimmern als bei U-Bootfahrern. Als Ursache nimmt er Mikrobarotraumen in Hohlräumen der Zähne an. Jedenfalls gehören alle Zahnschmerzen, die beim Tauchgang auftreten, unbedingt in Behandlung. Zahnprothesen müssen so sitzen, dass sie einen sicheren Biss auf das Mundstück des Schnorchels oder des Lungenautomaten gewährleisten. Oft wird – besonders bei Angstzuständen – mit erheblicher Kraft auf das Mundstück gebissen, sodass Prothesen zerbrechen und eventuell verschluckt werden können oder Jacketkronen entzweigehen. In ganz seltenen Fällen kann das Gummi des Mundstücks Zahnfleischentzündungen verursachen.

9 Atemgase unter Überdruck
(von J. Wenzel und O. F. Ehm)

Als Druckwirkungen beim Abstieg, in der Kompressionsphase des Tauchens, haben wir die vorwiegend mechanischen Wirkungen auf die Gase in unserem Organismus kennen gelernt. In der Isopressionsphase, also während des Aufenthalts unter Wasser, stehen die Gase unter erhöhtem Druck, und ihre Wirkung wird durch ihre Partialdrücke bestimmt (s. Daltonsches Gesetz, Kap. 5.2.4).
Der Effekt der Gase auf den Organismus ist dabei teils physikalischer (z. B. Tiefenrausch), teils biochemischer Natur (z. B. Sauerstoffvergiftung). Er kommt beim Schnorcheltauchen weniger zur Geltung, da die Tauchzeiten zu kurz und die Tauchtiefen relativ gering sind (tiefe Apnoetauchgänge sind hier ausdrücklich ausgenommen!). Die Wirkungen, die wir hier besprechen wollen, treten hauptsächlich beim Tauchen mit Atemgerät auf.

9.1 Der Sauerstoff

Alle Gase, die geatmet werden können, entfalten je nach Konzentration und Dauer eine schädigende Wirkung auf unseren Organismus. Die toxischste (giftigste) Wirkung zeigt dabei der Sauerstoff; dies muss beim Tauchen, aber auch bei anderen Formen des Überdruckaufenthalts, z. B. bei Druckluftarbeiten oder bei der hyperbaren Sauerstofftherapie, berücksichtigt werden. Andererseits ist der Sauerstoff **das** Element der Erdatmosphäre, das für die Erhaltung unseres Lebens unerlässlich ist. Ein Mangel an Sauerstoff kann daher genauso schädlich sein wie ein Überangebot. Die Physiologie des Sauerstoffmangels bei vermindertem Luftdruck wurde bereits in Kap. 7.3 behandelt.

9.1.1 Sauerstoffmangel beim Tauchen

Zu einem Sauerstoffmangel beim Tauchen kann es einmal bei der Verwendung von Kreislaufgeräten (s. Kap. 4 u. 13) kommen, nämlich dann, wenn der Sauerstoffgehalt im Atembeutel zu gering ist, wie dies z. B. nach unvollständigem Spülen des Beutels und der Atemwege vor dem Tauchen auftritt (s. Kap. 4). Es wird dabei ein Stickstoff-Sauerstoffgemisch geatmet, dessen O_2-Anteil rasch immer kleiner wird. Die warnenden Symptome der Höhenkrankheit und die anfänglichen Zeichen einer leichten Cyanose (Blaufärbung der Finger und Lippen) werden unter Wasser kaum bemerkt. Der Taucher gleitet so rasch in eine Bewusstlosigkeit hinüber. Kann er in diesem Zustand rechtzeitig an die Oberfläche gebracht werden, so besteht nach Rückkehr des Bewusstseins eine Erinnerungslücke für alle Geschehnisse, die kurz vor der Zeit der Bewusstlosigkeit lagen.
Eine andere typische Form der Hypoxie unter Wasser mit den gleichen Erscheinungen haben wir bei der Besprechung des Schwimmbad-Blackouts (s. Kap. 7.5.7) und des Hyperventilationssyndroms kennen gelernt (s. Kap. 7.5.6).

9.1.2 Sauerstoff unter erhöhtem Druck

In gleicher Weise, wie die O_2-Spannung mit fallendem Luftdruck abnimmt, erhöht sie sich mit steigendem Luftdruck. Bei einem atmosphärischen Druck von 1 bar entspricht sein Teildruck ca. 212 mbar. Atmet man reinen Sauerstoff unter normalem Druck, d. h. unter einem Teildruck von 1 bar, so lässt sich das bis zu mehreren Stunden schadlos ertragen. Unter höherem Druck oder über längere Zeit geatmet, wirkt er aber giftig. Als Erster entdeckte der französische Forscher Paul Bert 1878 die toxische Wirkung des Sauerstoffs. In seinem klassischen Werk »La Pression Barométrique« beschrieb er, wie es bei Versuchstieren unter erhöhtem O_2-Druck zu Krampfanfällen kam. 1899 fand J. L. Smith nach länger dauernder Atmung von reinem Sauerstoff Lungenschädigungen. Alle späteren Unter-

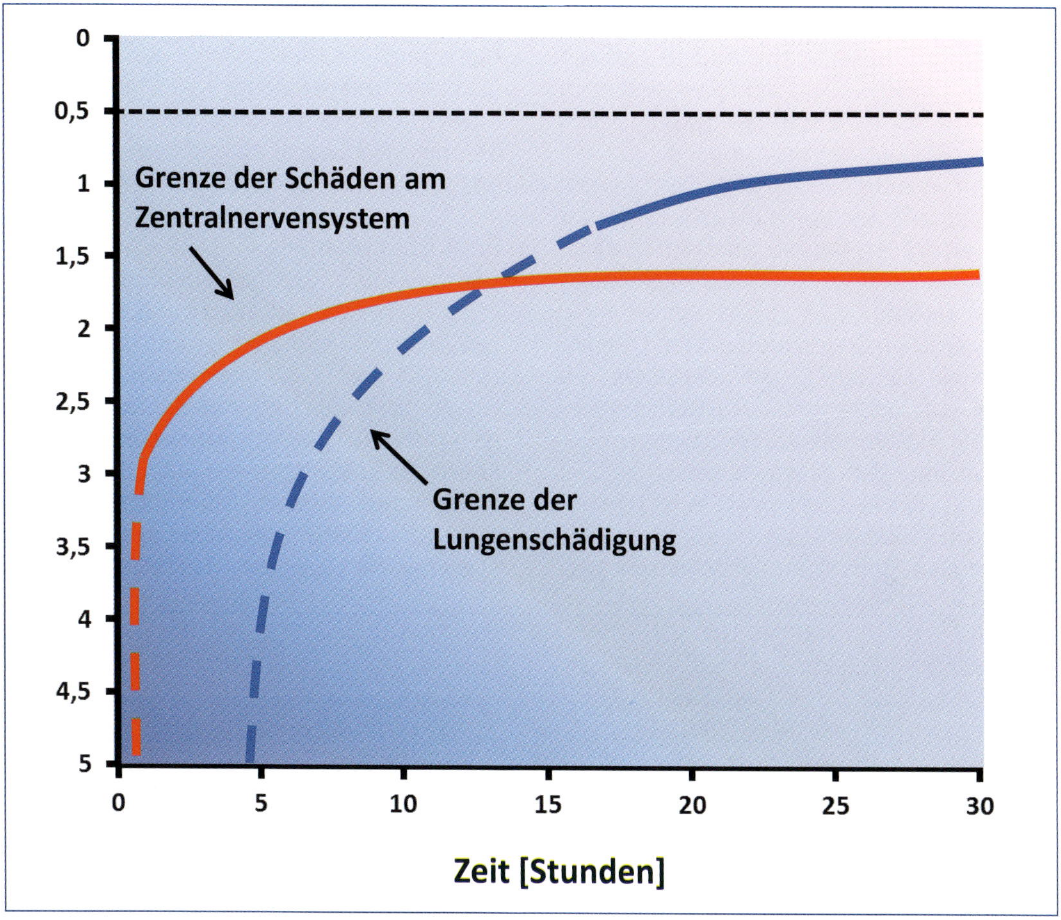

Abb.9-1: Sauerstoffeinwirkung im Verhältnis zum Partialdruck und zur Zeit.

suchungen haben diese beiden Formen von Sauerstoffschädigungen bestätigt.
Welche dieser toxischen Erscheinungen auftreten, hängt vom Teildruck des Sauerstoffs und der Dauer der Einwirkung ab. Aus der Abb. 9-1 wird ersichtlich, dass es bei O_2-Drücken über 2 bar in relativ kurzer Zeit zu Krampfanfällen kommt. Bei niedrigeren Sauerstoffpartialdrücken über 0,5 bar kommt es zu Lungenschädigungen, aber umso später, je niedriger der Partialdruck ist. Die ausgezogene Kurve gibt Beobachtungen von verschiedenen Autoren wieder, nach welcher Zeit und O_2-Konzentration die ersten Symptome von Lungenschädigungen auftraten. Der Übergang in Krampfzustände ist allerdings fließend und überlappt sich mit dem Auftreten von Lungenschädigungen.

9.1.3 Lungenschädigungen

Eine Lungenschädigung, die als Lorrain-Smith-Effekt bezeichnet wird, tritt bei einem länger einwirkenden Sauerstoffdruck ab 0,6 bar auf. Lässt man Versuchstiere über längere Zeit reinen Sauerstoff, also unter einem Druck von 760 mmHg bzw. 1 bar atmen, so kommt es paradoxerweise zu einer Atemnot, die sich immer weiter steigert, bis die Tiere schließlich sterben. Untersucht man sie, so findet man alle Zeichen einer Hypoxie, also eines Sauerstoffmangels. Unter der Sauerstoffatmung kam es zunächst zu einer Verdickung der Alveolarmembran und zum Zusammenfall von Alveolen (Atelektasen). Andere Alveolen waren nur geschwollen und teilweise flüssigkeitsgefüllt (Ödem). Darüber hinaus waren auch die Wandungen der Lungengefäße verdickt und verändert (hyalinisiert). Der Übertritt von Sauerstoff war durch diese Veränderungen so erschwert, dass es trotz Atmung von reinem Sauerstoff zu einem tödlichen Sauerstoffmangel kam.

Beim Menschen treten unter diesen Bedingungen die gleichen Schädigungen auf. Sie machen sich langsam, zunächst durch gelegentliches Husten, dann aber mit einem Engegefühl unter dem Brustbein bemerkbar. Bei weiterer O_2-Einwirkung kommt es zu Schmerzen in den Bronchien, zunehmender, quälender Atemnot und einem unbeherrschbaren Hustenreiz. Parallel mit diesen Erscheinungen nimmt die Vitalkapazität ab. Auch nach Rückkehr unter normalen O_2-Druck sinkt die Vitalkapazität in den folgenden zwei bis vier Stunden noch weiter ab und normalisiert sich erst wieder nach zwölf Tagen.

9.1.4 Krampfanfälle

Wie die Abb. 9-2 zeigt, kommt es unter O_2-Drücken zwischen 2 und 3 bar schon in kurzer Zeit zu Krampfanfällen. So kann es bei einem O_2-Druck von mehr als 2,0 bar nach ein bis zwei Stunden plötzlich zu Verwirrtheitszuständen und zur Bewusstlosigkeit mit Krämpfen kommen. Diese Krämpfe gleichen epileptischen Anfällen. Der erhöhte O_2-Druck wirkt sich offenbar in erster Linie auf die empfindlichen Hirnzellen aus. Es kommt dabei zu

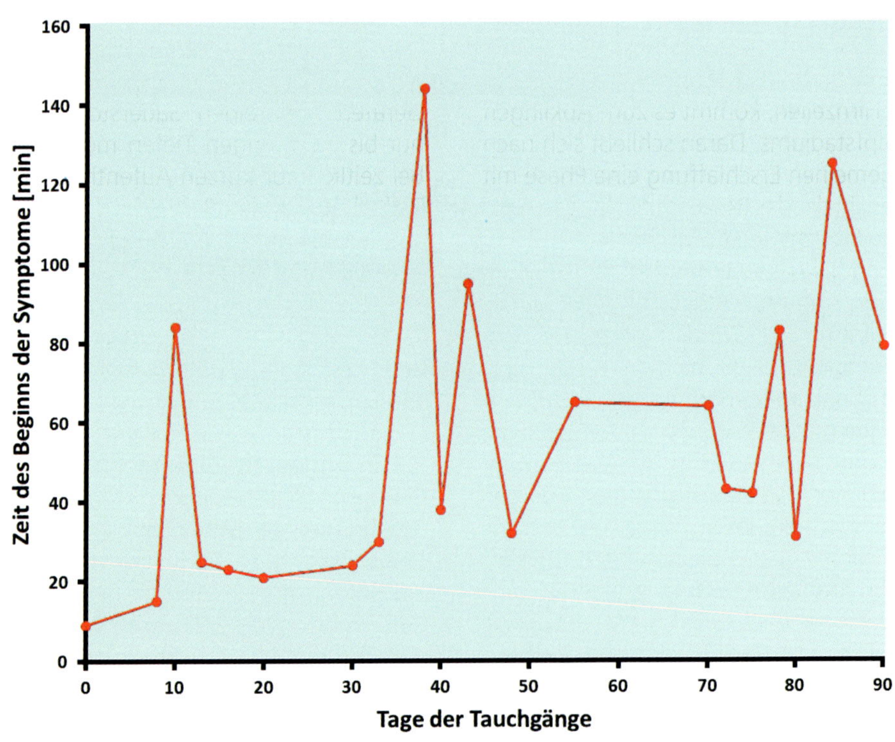

Abb. 9-2: Einsetzen von O_2-Vergiftungserscheinungen bei einer Versuchsperson im Laufe von drei Monaten.

einer Salve von Entladungen unkoordinierter Nervenimpulse an die Muskulatur. Oft gehen den Anfällen Zuckungen um den Mund und die Augenlider voraus; auch akustische Halluzinationen wurden häufig als Vorboten der Krampfanfälle beschrieben. Vorher können Übelkeit, Schwindelgefühl und Sehstörungen auftreten in Form eines Röhrensehens, d. h. das Blickfeld ist eingeengt, als ob man durch eine Röhre sieht. Eine Atemnot in Form rascher oberflächlicher Atmung, verbunden mit Beklemmungen und Erstickungsgefühl, bildet den Übergang zu starken Zuckungen zunächst der Hände, dann der Arme und Beine, bis es dann sehr rasch zu einem tonischen Krampf (kontinuierliche Muskelkontraktionen) des ganzen Körpers kommt. Das Bewusstsein setzt dabei sofort aus. Nach 30 sec geht der Anfall in heftige klonische Krämpfe über (kurz dauernde, sich ruckweise wiederholende Kontraktionen der ganzen Skelettmuskulatur) und klingt bei Absetzen der Sauerstoffatmung nach etwa einer Minute ab. Innerhalb von ein bis zwei Minuten, mit der Erschöpfung der Hirnzellen, kommt es zum Abklingen des Krampfstadiums. Daran schließt sich nach einer allgemeinen Erschlaffung eine Phase mit Unruhe an, in der das Bewusstsein langsam zurückkehrt. Sie schwankt zwischen 15 min und 1 Std. und länger. Für das Krampfstadium bleibt eine Erinnerungslücke. Während des Anfalls kann es zu Zungenbissen und unwillkürlichem Abgang von Stuhl und Urin kommen. Kann nach dem ersten Krampfanfall Luft geatmet werden, so bleibt ein zweiter Anfall aus. Die anderen Symptome können zuerst noch verstärkt auftreten, klingen dann aber rasch ab. Wirkt jedoch der erhöhte Sauerstoffdruck weiter ein, so kommt es nach Salven von Krampfanfällen zum Tode.

Dieser klassische Verlauf eines Krampfanfalls würde sich bei erhöhter O_2-Konzentration auf dem Lande abspielen. Unter Wasser führt schon das erste Stadium des Anfalls durch Ertrinken zum Tod, wenn nicht schnellste Hilfe möglich ist. Wie bei den Lungenschädigungen spielt für die Entstehung der Krampfanfälle außer der Höhe des O_2-Drucks die Dauer der Einwirkung eine Rolle. Daneben bestehen aber auch sehr starke Schwankungen der Empfindlichkeit, nicht nur zwischen einzelnen Personen, sondern auch für ein und dasselbe Individuum an verschiedenen Tagen. Das Diagramm in Abb. 9-2 zeigt den Beginn der Vergiftungssymptome bei zwanzigmaliger Druckeinwirkung von 3,12 bar/O_2 im Laufe von 90 Tagen bei ein und derselben Versuchsperson. Alle Erscheinungen traten bei Versuchen unter Wasser früher auf als in einer Druckkammer und die Toleranz gegenüber O_2 ist wesentlich verkürzt, wenn gleichzeitig körperliche Arbeiten ausgeführt werden. Dies ist wahrscheinlich bedingt durch den höheren CO_2-Spiegel.

Sauerstoff wirkt unter erhöhtem Partialdruck giftig. Aber auch ein Mangel an Sauerstoff kann – wie die Höhenkrankheit – lebensbedrohlich sein.

9.1.5 Sauerstoffüberdruck beim Tauchen

Die toxische Wirkung des Sauerstoffs hängt, wie erwähnt, von seinem Partialdruck ab. Es ist deshalb verständlich, dass das Tauchen mit Geräten, die reinen Sauerstoff verwenden, nur bis zu geringen Tiefen möglich ist, auch bei zeitlich nur kurzen Aufenthalten. In 10 m Tiefe beträgt der Partialdruck reinen Sauerstoffs 2 bar, in 20 m Tiefe 3 bar. Heute wird von den meisten Autoren ca. 1,6 bar als der kritische O_2-Druck angesehen, über dem Vergiftungserscheinungen auftreten können. Die Grenze ist allerdings recht unscharf und hängt auch von der Einwirkungszeit ab.

Bei Tauchgeräten mit reinem Sauerstoff wird dieser Druck in 7 m Wassertiefe erreicht. Zum Tauchen mit Sauerstoff werden die so genannten Kreislaufgeräte verwendet. Ihr Vorteil der Unauffälligkeit und Geräuschlosigkeit, mit der getaucht werden kann, da keine Luftblasen nach außen abgegeben werden, macht sie für bestimmte militärische Zwecke unentbehrlich. Ihre Nachteile sind die sehr beschränkte Tauchtiefe, die Möglichkeit einer Sauerstoffvergiftung und die Gefahr eines Sauerstoffmangels. Wegen ihrer Gefährlichkeit und der umständlichen Handhabung wurden sie deshalb seit Jahren in der Sporttaucherei nicht

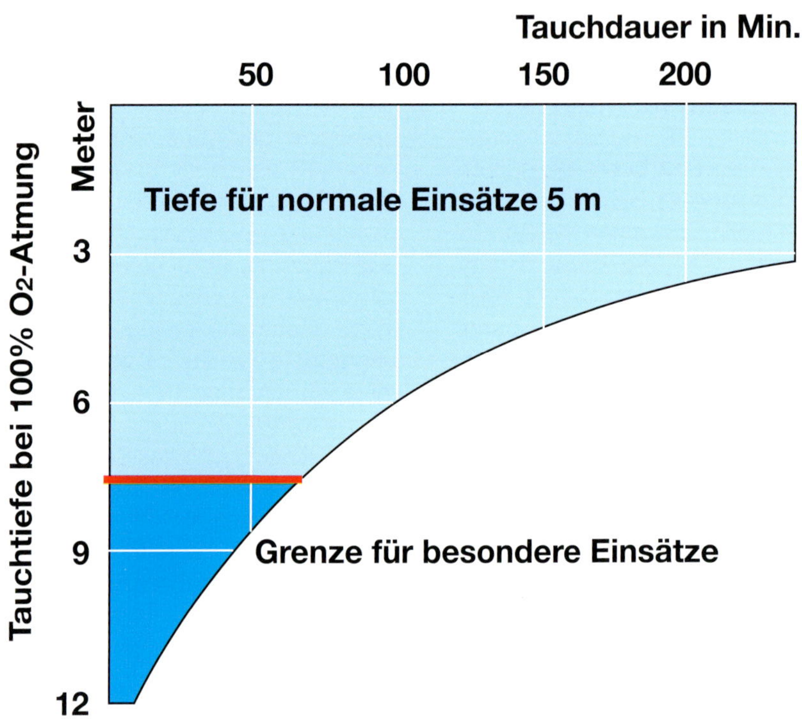

Abb. 9-3: Tauchtiefen und Tauchzeiten der US-Marine bei Verwendung von Kreislaufgeräten mit reinem Sauerstoff.

mehr benützt; mit dem Beginn des »Technical Diving« sind die Kreislaufgeräte allgemein wieder sehr gefragt, da sie lange Tauchzeiten bei sehr geringem Gasverbrauch erlauben. Bei den Kriegsmarinen gehen die Sicherheitsvorschriften für den Einsatz dieser Geräte teilweise so weit, dass zwei Taucher durch eine Leine verbunden werden und jeder von ihnen eine durch CO_2-Patronen aufblasbare Rettungsweste trägt, die im Notfall vom anderen Taucher ausgelöst werden kann. Die Tabelle der amerikanischen Marine in Abb. 9-3 gibt eine Übersicht über die Tauchtiefen, die für begrenzte Zeit mit Sauerstoffatmung noch aufgesucht werden können.

Auch beim Tauchen mit Druckluft spielt das Problem des O_2-Drucks eine Rolle. In einem Tiefenbereich ab ca. 60 m muss auch hierbei die Sauerstofftoxizität berücksichtigt werden. Da aber beim Sporttauchen wegen des Dekompressionsbedarfs die Zeit in solchen Tiefen nur sehr kurz sein kann, kommt die Giftigkeit des Sauerstoffs nicht zur Auswirkung. Wie beim Sauerstoffmangel lässt sich aber die Gefahr einer O_2-Vergiftung nicht auf einen exakt bestimmbaren Druck festlegen. Die Momente der individuellen Empfindlichkeit, eventuelle vermehrte körperliche Tätigkeit und die von einem auf den anderen Tag unterschiedliche Ansprechbarkeit für die Hyperoxie – die Sauerstoff-»Übersättigung« – setzen die Toleranzgrenze stark herab. Bei ca. 90 m Tiefe käme man schon an die Grenze eines O_2-Drucks von 2 bar. Hier ist nach etwa

30 min mit zentralnervösen Sauerstoffvergiftungserscheinungen zu rechnen. Zu Lungenschädigungen kommt es beim Tauchen mit Druckluft nicht, da die Einwirkungszeit eines erhöhten O_2-Partialdrucks zu kurz ist (Ausnahme: Sättigungstauchen mit Luft).

9.1.6 Die Verhütung und Behandlung von Sauerstoffvergiftungen

Die Verhütung von Sauerstoffvergiftungen lässt sich in erster Linie durch die Berücksichtigung des kritischen O_2-Drucks erreichen. Beim Tauchen mit geschlossenen und halb offenen Kreislaufgeräten besteht die Möglichkeit, den Sauerstoffgehalt des Atemgemisches den jeweiligen Tauchtiefen anzupassen. Beim Tauchen mit Sauerstoffkreislaufgeräten lässt sich eine O_2-Vergiftung vermeiden, wenn für die Tauchdauer und die Tauchtiefe entsprechend der Abb. 9-3 getaucht wird. Weiter ergibt sich für diese Geräte der Ausweg, die Einwirkungsdauer des Sauerstoffs zu unterbrechen, indem z. B. nach 10 min Tauchen 10 min lang Luft an der Oberfläche geatmet wird. Bei Tieftauchversuchen wird der O_2-Gehalt im Atemgasgemisch reduziert. Bei einem Volumenanteil von 5% im Atemgemisch beträgt der Partialdruck bei 50 m 0,3 bar und liegt damit über dem Druck von 212 mbar O_2 in Meereshöhe. Neuere Geräte mit geschlossenem Kreislauf erlauben über O_2-Partialdruckfühler den O_2-Druck unabhängig von der Tiefe auf einem einstellbaren Wert – im Allgemeinen 0,7 bar – konstant zu halten.

Nach Untersuchungen von K. E. Schaefer gehen den verhängnisvollen Krampfanfällen neben der Übelkeit vor allem ein schnelles und flaches Atmen oder die Schwierigkeit tief einzuatmen voraus. Weiter fand er in Experimenten mit zwölf trainierten Tauchern die Erscheinung bestätigt, dass die Pulsfrequenz unter reiner O_2-Atmung zurückgeht. Vor Einsetzen von Vergiftungssymptomen kam es aber zu einer Beschleunigung des Pulses. Erfahrene Kreislaufgerätetaucher können, wenn sie ihr Pulsverhalten in Ruhe und nach Belastung kennen, einen Anstieg der Pulsfrequenz als Warnzeichen einer beginnenden O_2-Vergiftung werten.

Die Behandlung der Sauerstoffvergiftung besteht in möglichst rascher Zufuhr von Frischluft. Kann der Verunglückte von dem Sauerstoffüberdruck befreit werden, so gehen alle Erscheinungen ohne besondere Maßnahmen innerhalb von einer Stunde zurück. In dieser Zeit müssen durch Einhüllen in Decken Unterkühlungen vermieden werden. Während des Krampfanfalls versuche man, den Betroffenen vor Verletzungen zu bewahren. Andere Maßnahmen sind nicht erforderlich, künstliche Beatmung, besonders mit Sauerstoff, sind unbedingt zu vermeiden.

9.1.7 Die Ursache der Sauerstoffgiftigkeit

Die Forschung der letzten beiden Jahrzehnte hat eine große Erweiterung unseres Wissens, aber letztlich noch keine Klarheit über die Ursache der Giftigkeit des Sauerstoffs gebracht. Als eine Ursache der Lungenschädigung kann die zerstörende Wirkung hoher O_2-Konzentrationen auf die oberflächenaktive Substanz in den Alveolen (Surfactant) angesehen werden. Die Alveolen haben aufgrund der elastischen Struktur des Lungengewebes die Tendenz, bei der Ausatmung zusammenzufallen. Dies wird durch einen Oberflächenfilm aus Lipoproteinen, der die Alveole auskleidet, verhindert, indem er die Oberflächenspannung herabsetzt. Wird dieser Schutzfilm durch eine erhöhte O_2-Konzentration zerstört oder aber auch bei Ertrinken ausgewaschen, kommt es zu Kollaps und Ödembildung der Alveole. Eine solche »leere« Alveole nennt man eine Atelektase und die oberflächenaktive Substanz auch Anti-Atelektasefaktor.

Nach Gerschmann (1964) ist die Toxizität des O_2 durch die Bildung freier Radikale bedingt, die sich bei erhöhtem O_2-Druck in starker Konzentration vorübergehend bilden. Sie greifen insbesondere die Stützproteine unseres Körpers an; die dort vorhandenen Schwefel-Schwefel-Brücken sind besonders empfindlich gegen Radikale und werden aufgespalten, dabei verlieren die Proteine ihre Gerüststruktur und denaturieren.

Nach neueren Auffassungen scheinen die biologischen Prozesse in unserem Organismus durch einen antioxidativen Abwehrmechanismus geschützt zu sein; ja, ohne diesen Mechanismus wäre unsere normale Sauerstoffatmosphäre für uns tödlich. Das heißt, der für die biologischen Prozesse erforderlichen Oxidation (= Verbrennung) steht ein System gegenüber, das überschießend oxidierende Reaktionen auffängt.

Ein normales Nebenprodukt des Zellstoffwechsels ist das Peroxidanion (einfach negativ geladenes O_2-Molekül). Als freies Radikal ist es sehr reaktionsfähig, das heißt, es hat eine besonders starke Tendenz zur Oxidation. In den letzten Jahren wurde nun ein Enzym (= Ferment) entdeckt, die Superoxid-Dismutase, die Zellen von Radikalen katalytisch säubert. Von McCord und Fyldovich (1978) wurde sie als ein primäres Abwehrsystem gegen die Giftigkeit des Sauerstoffs angesehen. Dieses Enzym existiert in allen aeroben Organismen (die mit Sauerstoff leben), nicht aber in anaeroben. Es scheint die Rolle eines Abwehrmechanismus zu spielen.

Die Oxidation im Zellstoffwechsel wird also durch einen antioxidativen Faktor vor überschießenden Reaktionen geschützt. Unter erhöhtem Sauerstoffdruck kommt es zu vermehrter Bildung von freien Radikalen, die die biologischen Abläufe stören: Der Sauerstoff wird toxisch.

Aus dieser Sicht lässt sich ableiten, dass der toxische Effekt des O_2 sich nicht nur gegen die Lungen und die Hirnfunktion richtet. Auch in allen anderen Bereichen unseres Körpers tritt diese zerstörerische biochemische Reaktion ein; in der Regel ist aber die Lunge zuerst betroffen, da hier die höchsten Sauerstoffpartialdrücke vorliegen (alle anderen Organsysteme werden mittelbar über das Blut der schädigenden Einwirkung ausgesetzt).

Die eindrucksvollsten Schädigungen der erhöhten O_2-Konzentration zeigen sich in einer Zerstörung des Kapillarendothels (die obere einzellige Schicht in den Blutgefäßen) und des Alveolarepithels (mehrstufige Zellschicht, die die Alveolen auskleidet) (s. Kap. 6.5). Diese führen einerseits zu einer Verdickung der Arterien bzw. zu einer Hyperplasie (Zellvermehrung) mit Ödemen in den Alveolen. Damit kommt es zum Sauerstoffmangel aufgrund eines erschwerten Gasaustausches und zum Tod.

Die Erscheinungen durch Schäden am Zentralnervensystem gehen von Muskelzuckungen über epilepsieartige Anfälle bis zur fortschreitenden Nervenzerstörung mit Lähmung und Tod.

Aber auch an den anderen Organen, wie am Herzmuskel, an der Leber, den Nieren und den endokrinen Drüsen wie auch an den roten Blutkörperchen, kommt es zu Schädigungen. Bei frühgeborenen Kindern, die mit Sauerstoff beatmet werden müssen, kommt es über eine Vasokonstriktion zu einer narbigen Veränderung der Netzhaut, die bis zur Erblindung gehen kann.

Alle Schädigungen stehen in Relation zur Sauerstoffdosis und der relativen Empfindlichkeit des ausgesetzten Gewebes. Der biochemische Effekt der O_2-Toxizität beginnt mit der Erhöhung des O_2-Partialdrucks. Es gibt also keine latente Periode, in der nichts passiert. Der Begleiteffekt von CO_2 scheint nur durch die vermehrte Hirndurchblutung bedingt zu sein (Kap. 7.5.6), die durch die Hyperkapnie den Hirnzellen mehr O_2 zuführt. Durch die Dichtezunahme der Atemgase kommt es zur Verminderung der Atmung und damit zur CO_2-Anreicherung.

Diese Konzeption macht die individuellen Unterschiede der Sauerstofftoxizität verständlich, die offenbar weniger von der Exposition als von den sehr komplexen biochemischen Vorgängen der Entgiftung abhängen.

Es hat nicht an Versuchen gefehlt, diese Vorgänge medikamentös zu beeinflussen, und es zeichnen sich auch hier Möglichkeiten ab, die Sauerstoffgiftigkeit zu kontrollieren. Vorerst besteht aber die Verhütung von Schäden in der Berücksichtigung des zulässigen Partialdrucks. Für eine Dauerbeatmung soll ein Druck von 0,5 bis 0,6 bar nicht überschritten werden. Weiter hat es sich gezeigt, dass Schäden am besten zu vermeiden sind, wenn die

O_2-Exposition zeitweise unterbrochen wird. Mit der Einführung der UPTD – Unit Pulmonary Toxicity Dose – wurde der Versuch gemacht, eine rechnerische Grundlage für eine tolerierbare Sauerstoffmenge festzulegen (1 UPTD = 1 min O_2-Atmung bei 1 bar).

9.1.8 Der Sauerstoff in der Medizin und in künstlichen Atemgemischen

Für die Anwendung einer Atmung mit Sauerstoff unterscheidet man:

- die **normobare Hyperoxie**: eine erhöhte O_2-Konzentration bei normalem Umgebungsdruck von 1 bar;
- die **hyperbare Hyperoxie**: Sauerstoff bei normaler, erniedrigter oder erhöhter Konzentration und einem erhöhten Umgebungsdruck und
- die **hypobare Hyperoxie**: eine erhöhte O_2-Konzentration bei erniedrigtem Umweltdruck, wie z. B. in Luft- und Raumfahrt.

Für die toxische Wirkung ist es weniger bedeutsam, ob ein bestimmter Sauerstoffdruck durch Anreicherung in der Atemluft oder durch Überdruck erzeugt wird. Entscheidend ist der O_2-Partialdruck. So lässt sich reiner Sauerstoff in Höhen über 4000 m lange Zeit ohne Schaden atmen, da der Partialdruck hier unter 600 mbar liegt. Ein Volumenanteil von 60% O_2 der Atemluft bzw. ein Druck von 600 mbar scheint die obere Grenze einer unschädlichen normobaren Dauerbeatmung zu sein. Bei therapeutischen Sauerstoffbeatmungen mit den üblichen Gesichtsmasken oder dem Nasenkatheter besteht die Gefahr von Lungenschädigungen nicht, da der Sauerstoff mit Luft vermischt ist und dabei keinen Partialdruck über 0,6 bar erreicht (s. Abb. 9-3). Unter atmosphärischem Druck lässt sich auch reiner Sauerstoff täglich bis zu vier Stunden ohne Nachteile atmen. In Tierexperimenten in einer sog. Eingasatmosphäre mit einem O_2-Druck von 252 mbar wurden 100 Tage ohne Schädigungen vertragen. Es hat sich aber für solche Eingasatmungen als günstig erwiesen, Stickstoff in kleinen Mengen beizumischen, um damit einer Atelektasebildung entgegenzuwirken (wenn gleichzeitig Beschleunigungseinflüsse bestehen). Das Problem einer optimalen Sauerstoffkonzentration ist für die lang dauernden Aufenthalte unter Wasser wie in Unterwasserhäusern, aber auch für Raumflüge von brennendem Interesse. Das ideale Atemgasgemisch ist hierfür noch nicht gefunden worden (s. Kap. 13).

In den letzten Jahren hat nicht nur die normobare Anwendung von Sauerstoff in der Medizin zugenommen, sondern auch die hyperbare stark an Bedeutung gewonnen (s. Kap. 23).

Eine Beatmung mit reinem Sauerstoff über Atemmaske oder Nasenkatheter – wie sie bei vielen Tauchunfällen sinnvoll ist – wird täglich über vier Stunden ohne irgendwelche Nachteile vertragen.

9.2 Kohlendioxid

Das zweite Gas unserer Atemluft, das wir hier besprechen wollen, ist das Kohlendioxid. Kohlendioxid (CO_2) ist neben Wasser ein Produkt aus den Verbrennungsvorgängen (Oxidation) im Stoffwechsel. Bevor es aber aus dem Körper ausgeschieden wird, erfüllt es als **Kohlensäure** (H_2CO_3) lebenswichtige Funktionen, nämlich die Stabilisierung des Säure-Basen-Haushalts im Organismus. Seine atemspezifische Wirkung und die Folgen einer Herabsetzung der Kohlensäurespannung im Blut haben wir bei der Besprechung der Hyperventilation kennen gelernt. Eine Aufgabe der Atmung besteht in der Abgabe des CO_2 mit dem Ziel, den CO_2-Spiegel im Blut möglichst konstant zu halten; der pH-Wert regelt dabei letztlich das Atemminutenvolumen. Steigt der CO_2-Gehalt im Blut stark an (**Hyperkapnie**), so wirkt er schädlich, zum einen über die toxische Wirkung des CO_2 selbst, zum anderen über die Ansäuerung im Organismus, die **Azidose**.

Hohe Kohlendioxidkonzentrationen treten unter atmosphärischen Bedingungen u. a. in Gärkellern, Jauchegruben, in Lagerräumen mit gärenden Früchten und in Schiffsräumen auf. In der Gewerbemedizin werden als maximale Arbeitsplatz-Konzentration (MAK) für CO_2 5000 ppm (parts per million) bzw. 9000 mg/mΔ angesehen. Wegen seines hohen spezifischen Gewichts (1,5 mal schwerer als Luft) reichert sich das Gas zunächst am Boden an. Konzentrationen ab 12% führen nach kürzerer Einwirkungszeit zum Atemstillstand und Tod.

In der Luft beträgt der Anteil dieses Gases 0,03–0,04% (mit steigender Tendenz; Treibhauseffekt!), in den Alveolen ca. 5,6%. Der CO_2-Anteil in den Alveolen hängt von deren Belüftung (Ventilation) und von der Wasserdampfspannung ab. Im Blut ist das CO_2 zu einem geringen Teil physikalisch gelöst, vorwiegend aber chemisch gebunden.

9.2.1 Die Wirkung eines vermehrten Kohlendioxidangebots

Eine Erhöhung des Kohlendioxidgehalts im Organismus führt zu einer Steigerung des Atemminutenvolumens. Das Diagramm in Abb. 9-4 zeigt, wie nach Beimischung von CO_2 zur Atemluft, z. B. bei 1,6% das Atemminutenvolumen (normal 5–8 l/min) auf über 10 l in der min gesteigert wird. Bei 5,96% CO_2 steigt das Atemminutenvolumen auf etwa 27 l/min an. Die Erhöhung des Kohlensäuregehalts im Blut, die Hyperkapnie, führt zu einer Verschiebung des Säure-Basen-Gleichgewichts in Richtung einer Azidose. Die in Hyperkapnie gesteigerte Atmung kann als sinnvolle Reaktion des Organismus angesehen werden mit dem Ziel, den Kohlensäurespiegel im Blut und damit das Säure-Basen-Gleichgewicht wieder zu normalisieren.

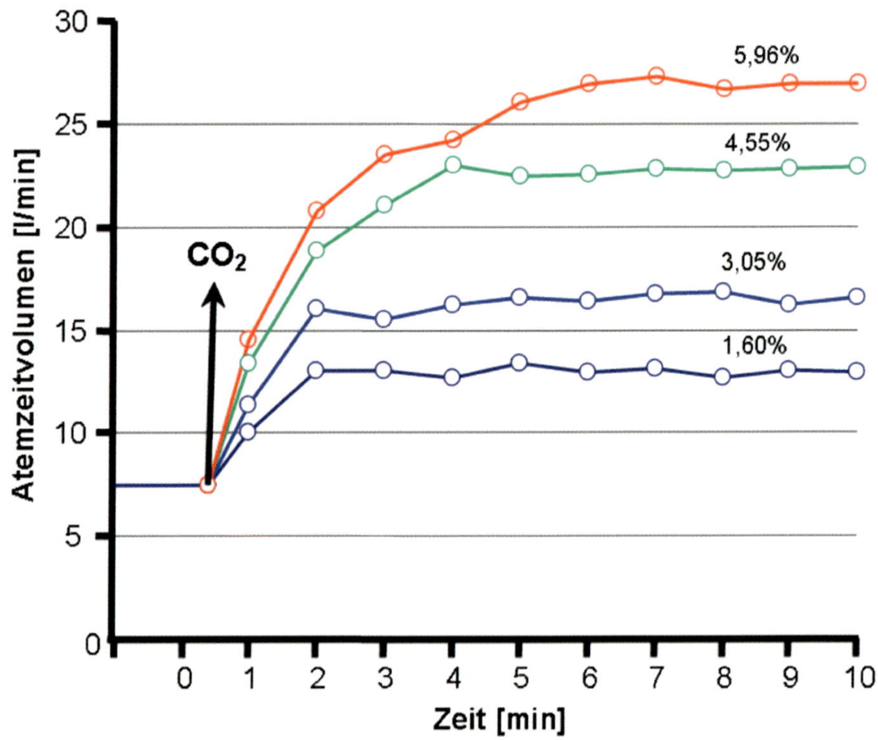

Abb. 9-4: Mit zunehmendem CO_2-Gehalt der Einatemluft steigt das Atemminutenvolumen.

9.2.2 Die Toleranz für die Hyperkapnie beim Tauchen

Nun kann sich das Atemzentrum aber auch auf eine höhere Kohlendioxidspannung – eine Hyperkapnie – einstellen und für diesen Reiz unempfindlich werden. Matrosen, die in einem Unterseeboot 42 Tage lang eine Luft mit 1,5% CO_2 atmeten, zeigten nach einigen Tagen eine geringere Steigung des Atemminutenvolumens sowohl bei körperlicher Belastung als auch bei zusätzlicher CO_2-Erhöhung in der Atemluft. Auch bei gut trainierten Schnorcheltauchern wurden in der Ausatemluft höhere CO_2-Konzentrationen gefunden als bei untrainierten Tauchern. Untersuchungen bei diesen Tauchern ergaben eine sehr viel höhere Toleranzgrenze für CO_2, die auch noch drei Monate über das laufende Tauchtraining hinaus anhielt. Infolge der Adaptation an die Hyperkapnie toleriert der Körper einen höheren Kohlendioxidgehalt und speichert CO_2 in den Geweben, einschließlich der Knochen. Nach dem Tauchgang wird es aber vermehrt abgeatmet, und auch im Urin steigt die CO_2- und die Nettosäureausscheidung. Diese Adaptationserscheinungen finden sich bei den U-Bootfahrern im gleichen Maß wie bei trainierten Drucklufttauchern. Eine erhöhte Toleranz gegenüber einer höheren CO_2-Spannung haben wir ja ebenfalls bei den tauchenden Säugetieren kennen gelernt (s. Kap. 7.10).
Diese Adaptation an erhöhte CO_2-Konzentrationen in der Atemluft bietet nicht nur Vorteile wie z. B. bei der Verlängerung von Apnoe-Zeiten. In den letzten Jahren wurden immer wieder Taucher beschrieben, bei denen es durch eine ungenügende Ventilation zu einem Anstieg der Kohlendioxidkonzentration im Blut – einer Hyperkapnie – kam, die bis zur Bewusstlosigkeit und zu tödlichen Unfällen unter Wasser geführt hat. Man bezeichnet diese Taucher als »CO_2-Retainer«; die Ursache wird in einer ungenügenden Ansprechbarkeit des Atemzentrums auf CO_2 gesehen. Derartige Störungen des Atemantriebs sind als seltene Krankheitsbilder bei Nichttauchern, z. B. Säuglingen, in der medizinischen Literatur bekannt. Sie wurden auch als Undine-Syndrom – das vergessene Atmen – bezeichnet. Bei den von der US-Marine untersuchten Tauchern handelte es sich um athletische junge Männer in guter Kondition, die als völlig gesund zu bezeichnen waren. Erst unter den Bedingungen des Tauchens und bei Erhöhung des Atemwiderstands kann es über eine unzureichende Atmung zur CO_2-Retention und dadurch zu Vergiftungserscheinungen kommen. Es ist bis heute noch unklar, ob diese offenbare Untererregbarkeit der Atemzentren gegenüber CO_2 angeboren oder durch Infekt erworben ist.
Jedenfalls handelt es sich um eine Störung, die beim Tauchen schwerwiegende Folgen haben kann, insbesondere wenn man berücksichtigt, dass eine erhöhte Kohlendioxidkonzentration zusätzlich sowohl die Sauerstofftoxizität als auch die Anfälligkeit für den Tiefenrausch steigert.
Leider existiert noch keine einfache Untersuchungsmethode, um Taucher herauszufinden, die zu solchen Störungen neigen. Als einigermaßen aussagekräftig gilt ein Rückatmungsversuch, bei dem die Atemantwort auf die steigende CO_2-Konzentration in der Einatemluft gemessen wird; bleibt dabei das Atemminutenvolumen deutlich unter dem Normalwert, so kann man von einer CO_2-Retention ausgehen.

9.2.3 Kohlendioxid unter erhöhtem Druck

Bei unsachgemäßer Füllung von Druckluftflaschen kann unter seltenen Umständen mit den Motorabgasen auch CO_2 – neben dem Kohlenmonoxid – vermehrt angesaugt werden. In den meisten Fällen sind aber nicht Verunreinigungen der Druckluft die Quelle der Kohlendioxidanreicherung. Häufiger führen eine ungenügende Ableitung der Ausatemluft aus der Umgebung des Tauchers oder eine mangelnde CO_2-Absorption zu einer Konzentrationserhöhung. Das ist der Fall im Caisson, in der Druckkammer und bei Helmtauchern, wenn die Luft nicht ausreichend erneuert wird. Beim Helmtaucher lässt sich eine CO_2-Anreicherung durch häufiges Spülen, d.h. Zufuhr von Luft im Überschuss (60 l/min x

Druck) entfernen. Bei allen Kreislaufgeräten und in U-Booten steigt der CO_2-Gehalt, wenn die Absorption durch den Atemkalk (in U-Booten durch KOH, eine Kaliumverbindung) unzureichend ist. Eine ungenügende Absorption durch Nässe des Atemkalks bzw. der Absorberkonstruktion erhöht die Gefahr des Tauchens mit Sauerstoffgeräten. Deshalb muss bei Kreislaufgeräten besonders ein Nasswerden des Atemkalks verhütet werden, da dabei durch Verkleben der Oberflächen die Absorberwirkung vermindert wird. Bei jedem Sauerstoffflaschenwechsel ist auch die Alkalipatrone zu erneuern, wie es in der Regel auch die Gebrauchsanweisung vorschreibt.
Bei Druckluftgeräten besteht die Gefahr einer Kohlendioxidvergiftung nicht, aber in großen Tiefen kann eine ungenügende Ventilation der Lunge eine CO_2-Anreicherung in den Alveolen bewirken. Sie lässt sich am besten vermeiden, indem langsam und tief durchgeatmet wird (s. Kap. 7).

9.2.4 Ursache und Behandlung der Kohlendioxidvergiftung

Eine Ursache der toxischen Wirkung von Kohlendioxid liegt wahrscheinlich in der Löslichkeit von CO_2 in der Nervenmembran. Anders als die biochemische Löslichkeit der Inertgase in den Lipoiden (s. Kap. 9.3.5) ist die physikalisch bedingte Löslichkeit von CO_2 in der Nervenmembran sehr viel höher als für andere Gase. Demnach könnte sich bei Erhöhung des CO_2-Partialdrucks im Organismus auch eine Narkosewirkung ergeben. Außerdem führt die Anreicherung des CO_2 im Organismus zu einer Azidose, die eine Reihe von Stoffwechselvorgängen beeinflusst.
Zur Behandlung von Kohlendioxidvergiftungen genügt im Allgemeinen Frischluft. Nur bei Bewusstlosigkeit sind künstliche Beatmung und Sauerstoffzufuhr erforderlich.

9.2.5 Tiefenrausch und Kohlendioxid

Untersuchungen über eine länger dauernde Einwirkung von 3% CO_2 haben gezeigt, dass am ersten Tag eine stark anregende Wirkung einsetzt. Es entsteht eine Euphorie, vermehrter Tatendrang und das Gefühl gesteigerter Leistungsfähigkeit. Bei der gleichen Konzentration folgen am nächsten Tag Zerschlagenheit wie nach einer durchzechten Nacht, Benommenheit, wobei die Unterschiede zwischen Wachen und Schlafen verwischt sind. Weiter treten plötzliche Stimmungsänderungen auf.
Es ist verständlich, dass bei Zugrundelegung dieser Beobachtungen von verschiedenen Seiten nach theoretischen Überlegungen eine CO_2-Wirkung für den Tiefenrausch verantwortlich gemacht wurde, kann dieser doch auch durch eine Euphorie gekennzeichnet sein.

9.3 Stickstoff

Während die Rolle des Stickstoffs bei der Entstehung der Dekompressionskrankheit relativ früh erkannt wurde, war seine ursächliche Bedeutung für den Tiefenrausch lange verborgen. Erst auf Umwegen wurden die Mechanismen der Inertgasnarkose klarer.

9.3.1 Symptome des Tiefenrauschs

Bei empfänglichen Tauchern kann ein Tiefenrausch schon von 30 m Tiefe an auftreten, und von 70 m an machen sich die rauschartigen Symptome praktisch bei allen Tauchern bemerkbar. Wie bei einer Alkoholeinwirkung kann es zu einer Euphorie sowie einem Gefühl von Selbstsicherheit und gesteigerter Leistungsfähigkeit, aber gepaart mit Störungen der Gedankenfolge, der Konzentrations- und Kritikfähigkeit kommen. Ein Taucher ist dabei imstande, sein Gerät abzuschnallen und loszulassen, sein Mundstück großzügig einem vorbeiziehenden Fisch anzubieten, sich in einer allen Gegebenheiten und Regeln widersprechenden Weise zu verhalten und ganz unangemessen auf äußere Einflüsse und Eindrücke zu reagieren. Andererseits kann es aber auch zu einer Panikstimmung oder einer lähmenden Entschlusslosigkeit kommen, bei der nur mit Mühe ein folgerichtiger Schluss aus einer Wahrnehmung gezogen werden kann (z. B. der Entschluss, aufzutauchen nach der »verschleierten« Feststellung der abgelaufenen

Tauchzeit oder des zu Ende gehenden Luftvorrats). Bei entsprechenden Experimenten in der Druckkammer irrte sich die Versuchsperson in ihrem Geburtsdatum, war unfähig, eine einfache Multiplikationsaufgabe zu lösen und sowohl ihre Schrift wie ihr Schreibstil waren verändert. Als weitere Erscheinungen können ein metallischer Geschmack im Mund, Ohrensausen, Röhrensehen, Benommenheit und schließlich Bewusstlosigkeit auftreten. Doch schon die eingeschränkte Kritikfähigkeit kann unter Wasser leicht zu lebensgefährlichen Fehlhandlungen führen.

Es hat nicht an Versuchen gefehlt, durch die verschiedensten Testverfahren die subjektiven Erscheinungen des Tiefenrauschs zu objektivieren. Neben Lösungen von Rechenaufgaben und Bestimmungen von Reaktionszeiten wurden manuelle Geschicklichkeitsaufgaben in großen Serien durchgeführt. Die Fehlerquoten der Aufgaben ließen eine relativ objektive Beurteilung zu. Die Symptomatik des Tiefenrauschs bei höheren Drücken ließ sich dabei sehr viel mehr mit der Wirkung der Psychodroge LSD (Lysergsäurediethylamid) als mit der des Alkohols oder der Narkose vergleichen; insofern ist die so genannte »Martini-Regel« eine Vereinfachung, die den oft psychotischen Abläufen beim Tiefenrausch nur ungenügend Rechnung trägt. Diese Feststellung entspricht auch den Beobachtungen der sehr unterschiedlichen Erscheinungen des Tiefenrausches beim Einzelnen. Auch die Wirkungen der Psychodrogen sind individuell so verschieden, dass sich für den Einzelnen nicht voraussagen lässt, welche psychischen Veränderungen sie hervorrufen. Ihre Symptomatik hängt zu sehr von der Persönlichkeit und deren Grundstimmung ab. Entscheidend für den Tiefenrausch ist einmal die psychische Ausgangssituation, zum anderen belastende Momente durch die aktuelle Situation wie Stress, vermehrte Arbeit und die **Inertgasnarkosewirkung** selbst. Sie führt schon an sich nachweislich zu einer Leistungsminderung. Charakteristisch für den Tiefenrausch ist jedoch, dass alle Symptome sogleich bei Nachlassen des Drucks, also schon bei Aufstieg in geringere Tiefen, restlos verschwinden.

Der Eindruck der eigenen Handlungsunfähigkeit in einer konkreten Gefahrensituation oder deren Fehleinschätzung, die erst nach dem Abklingen der unmittelbaren Symptome bewusst werden können, führt jedoch möglicherweise zu einem länger andauernden Nachhall, ähnlich den Nachwirkungen eines besonders belastenden Alptraums.

9.3.2 Vermeidung der Tiefenrauschgefahren

Während der Zustand und das Verhalten des Helmtauchers über die Telefonverbindung überwacht werden und er im Notfall an einer Sicherheitsleine hoch geholt werden kann, ist der mit dem autonomen Druckluftgerät ausgerüstete Freitaucher sich selbst überlassen. Deshalb gilt für Freizeittaucher die eiserne Regel, dass nie ohne Begleiter getaucht werden darf.

Die Tiefenrauschsymptome lassen sich durch Erfahrung richtiger einschätzen. Bis zu bestimmten Grenzen ist auch eine Gewöhnung möglich, doch müssen hierbei die Schwankungen der »Verträglichkeit« des Einzelnen an verschiedenen Tagen berücksichtigt werden. Die individuelle Empfindlichkeit für den Tiefenrausch kann verhältnismäßig groß sein. Angst und Unsicherheit, bei Anfängern besonders ausgeprägt, begünstigen sein Auftreten. Alkoholeinwirkung potenziert die Symptome. Die objektiven Symptome wie die allgemein verlangsamte Reaktionsweise und Störungen feinerer Bewegungsabläufe und wie unbeholfenes Herumfingern bei relativ einfachen Handlungen sollten, wenigstens für den Begleiter, eine nachdrückliche Warnung sein, die einen unverzüglichen Aufstieg in einen Bereich niedereren Drucks fordert. Zu einem so genannten Notaufstieg ohne Berücksichtigung der Austauchstufen und -zeiten besteht jedoch kein Grund, da die Erscheinungen ja in geringerer Tiefe sofort verschwinden. In der Regel sollte mit Anfängern nicht über 40 m Tiefe getaucht werden. Auch erfahrene Taucher müssen von ihrer individuellen Verträglichkeitsgrenze an, die allerdings Tagesschwankungen unterliegt, besondere Sicherungsmaßnahmen treffen.

Die Grenze für das Tauchen mit Druckluft wird nach großen Testserien in der Druckkammer für die Tiefenrauschwirkung bei 90 m (10 bar) angenommen. Da in solchen Tiefen bereits auch die Grenzen für die Sauerstoffgiftigkeit überschritten sind, kann man eine Tiefe von 90 m als absolute Grenze für das (kurzzeitige!) Tauchen mit Druckluft ansetzen (der in Kap. 9.1.5 genannte Grenzwert von 1,6 bar ist auf eine Einwirkungszeit von mindestens einer Stunde bezogen). Zwar sind auch schon größere Tiefen mit Druckluft kurzfristig erreicht worden. Die Gefahren potenzieren sich aber in einem Bereich über 90 m Tiefe in einem lebensgefährlichen Maß. Die Empfehlungen aller Tauchexperten sehen eine Tiefe von 30 bis 40 m für Freizeittaucher, je nach Erfahrungsstand, als maximale Grenze an.

9.3.3 Hypothesen über die Ursachen des Tiefenrauschs

Was ist die Ursache der Tiefenrauschphänomene? Sektionen verunglückter Taucher ergaben keinerlei Anhaltspunkte. Als die Tiefenrauscherscheinungen in den Jahren 1925 bis 1930 in England und Amerika häufiger beobachtet wurden, nahm man zunächst an, dass sie nur bei psychisch labilen Personen auftreten und führte sie auf Angstreaktionen durch die Abgeschlossenheit (Klaustrophobie) in der Tiefe zurück. Von A. R. Behnke wurde 1935 die Theorie der Stickstoffnarkose aufgestellt. Da der Stickstoff (N_2) in Öl besser löslich ist als in Wasser, wurde angenommen, dass er sich wie die Narkosemittel Äther, Chloroform usw. aufgrund seiner Fettlöslichkeit in den lipoidhaltigen Membranen (Lipoide = fettähnliche Substanzen) der Gehirnzellen anhäufen kann (Lipoidtheorie von Meyer und Overton).

Eine andere Hypothese für die Entstehung der Rauschsymptome wurde von J. B. Bean, später von A. A. Bühlmann und auch von J. Seusing und R. Frey aufgestellt: Mit Erhöhung des Drucks steigt auch die Dichte der Gase an. Dadurch geht die laminare Strömung in den Atemwegen in eine turbulente Strömung über und der Gesamtströmungswiderstand erhöht sich (vgl. Kap. 7.4.1). Die Arbeit der Atemmuskulatur wird dadurch so erschwert, dass das Atemminutenvolumen nicht mehr genügend aufrechterhalten werden kann, um CO_2 in erforderlichem Maße abzuatmen. Dadurch bedingte Kohlensäureanreicherungen im Gewebe wurden allein für die Symptome des Tiefenrauschs verantwortlich gemacht.

In der Tat wächst die von der Atemmuskulatur zu leistende Arbeit beim Tauchen mit Druckluft mit zunehmender Tiefe. Dagegen wird sie erheblich kleiner, wenn anstelle von Stickstoff das spezifisch leichtere Helium verwendet wird. Mit steigender Atemarbeit nimmt das Atemminutenvolumen ab, es wird weniger CO_2 entfernt, der Kohlensäurespiegel im Organismus steigt an.

Berücksichtigt man ferner, dass einerseits bei einem Aufenthalt von 1 Std. in 30 m Tiefe mehr Stickstoff in den Organismus übergeht als bei einem Aufenthalt von 5 min in 100 m Tiefe, dass es jedoch andererseits in 30 m so gut wie nie, in 100 m Tiefe aber sicher zum Tiefenrausch kommt, so war die Annahme naheliegend, dass Kohlendioxid und nicht der Stickstoff für die Rauschzustände verantwortlich zu machen ist.

Durch Untersuchungen von P. Cabarrou und von P. B. Bennett konnte aber der Beweis erbracht werden, dass veränderte elektrische Hirnstrombilder (EEG) nur durch Veränderungen des N_2-Partialdrucks hervorgerufen wurden, bzw. dass der CO_2-Anteil im Gehirn und im Blut nicht angestiegen war, während schon Tiefenrauschsymptome bestanden. Auch der Sauerstoff unter erhöhtem Druck konnte als mögliche Ursache ausgeschlossen werden. Der erhöhte O_2-Druck und eine gewisse CO_2-Retention begünstigen allerdings nach allgemeiner Auffassung das Auftreten von Tiefenrauscherscheinungen. Ganz sicher begünstigen weiter auch hier psychische Momente wie Erwartungsangst und Klaustrophobie das Auftreten der Symptome.

9.3.4 Die Inertgase als Ursache des Tiefenrauschs

Heute gilt es als erwiesen, dass die Tiefenrauscherscheinungen durch die so genannten Inert-

gase verursacht werden. Auch A. A. Bühlmann hat dieser Auffassung zugestimmt und seine Hypothese von der Kohlendioxidwirkung als alleiniger Ursache nicht mehr aufrechterhalten.
Als inert werden die Gase bezeichnet, die keine biochemischen Reaktionen eingehen, wie Helium (He), Neon (Ne), Wasserstoff (H_2), Argon (Ar), Krypton (Kr) und Xenon (Xe) sowie Stickstoff (N_2). Alle diese »neutralen« Gase haben mehr oder weniger narkoseartige Wirkungen, die von ihrem Partialdruck abhängen. Man spricht deshalb auch von einer Inertgasnarkose. So wirkt Xenon schon bei atmosphärischem Druck narkotisch und führt zu einer Anästhesie, unter der leichte chirurgische Eingriffe möglich sind. Krypton verursacht Schwindel und Argon zeigt bei 5 bar die gleichen narkotischen Wirkungen wie Luft bei 7 bar. Helium hat dagegen keine narkotische Wirkung. Es wird aus diesem Grund für das Tieftauchen ab 4–7 bar verwendet.
Trotz der verschiedenen Nachteile des **Heliums**, wie Verständigungsstörungen durch Veränderungen der Stimme, hohe Wärmeleitfähigkeit, die heizbare Unterwasseranzüge erforderlich macht, veränderte Austauchzeiten und hoher Preis, bleibt es doch das Atemgas der Wahl für das Tieftauchen. Bei einem simulierten Tauchversuch der Fa. Comex in Marseille im Mai/Juni 1972 unter X. Fructus blieben zwei Taucher in einem Helium-Stickstoff-Sauerstoffgemisch 80 min unter einem 610 m Wassertiefe entsprechenden Druck.
Wasserstoff schien sich ebenfalls zum Ersatz von Stickstoff zu eignen und wurde 1944 von Zetterström verwandt. Dabei wurden Tauchtiefen bis 160 m im freien Wasser von dem Pionier selbst erreicht. Er kam jedoch durch einen technisch bedingten Dekompressionsunfall ums Leben. Daher kam es zum Abbruch der Experimente und die vielversprechenden ersten Ergebnisse wurden zunächst nicht genügend gewürdigt. Die französische Tauchfirma Comex griff in jüngster Zeit die Anwendung des Wasserstoffs beim Tauchen wieder auf. Nach neueren Untersuchungen ist auch seine narkotische Potenz größer als die von Helium oder Neon, wenn auch geringer als die des Stickstoffs. Neon steht in seiner narkotischen Wirkung der des Heliums nahe, erschwert aber wegen seiner höheren Dichte schon in relativ geringen Tiefen die Atemarbeit.

9.3.5 Der Narkoseeffekt der Inertgase

Die narkotische Eigenschaft all dieser Inertgase entspricht weitgehend ihrer Lipoidlöslichkeit. Diese steht wiederum in einem Verhältnis zu ihrem Molekulargewicht (s. Tabelle 3). Nach der Lipoidtheorie von Meyer und Overton (1899) ist der narkotische Effekt vom Grad der Fettlöslichkeit eines Gases abhängig. Je besser ein Inertgas sich in den Lipoiden des Nervengewebes löst, umso eher ist eine narkotische Wirkung zu erwarten. So wirkt auch Xenon am stärksten narkotisch und Helium mit seiner geringen Löslichkeit am wenigsten. In der Mitte steht der Stickstoff – ihm folgt in der Tabelle das Argon, das jedoch eine viel größere narkotische Wirkung hat, als ihm nach seiner Löslichkeit zukommt. Die Einordnung der Narkosewirkung der Inertgase nach diesen physikalischen Eigenschaften ist daher nicht frei von Widersprüchen.
Der eigentliche Mechanismus der Narkosewirkung ist aber damit nicht erklärt. Wahrscheinlich sind, wie bei der Giftigkeit des Sauerstoffs, auch hier wohl mehrere Faktoren maßgebend. Aus zahlreichen Untersuchungen der letzten Jahre, besonders denen von P. B. Bennett, schält sich aber heraus, dass der narkotische Effekt der Inertgase physikalischer und nicht biochemischer Natur ist.
Die Untersuchungen der letzten Jahre zeigen, dass der narkotische Effekt der Inertgase am Zentralnervensystem ansetzt. Nervenzellen leiten Impulse. Sie geben ihre Informationen durch Spannungsänderungen über die sie umgebenden Membranen weiter. Die Membranen der Nervenzellen umkleiden ebenso die Fortsätze der Nervenzellen, die bis zu 1 m lang werden können. Dabei lösen die Spannungsänderungen über die Nervenmembran der ersten Zelle eine Ausschüttung eines Überträgerstoffes (Transmitters) aus, der an der Zellmembran der nächsten Zelle gebunden wird und von dort aus wiederum ein elektrisches Signal auslöst.

Gas	Molekulargewicht	Löslichkeit in Fett	Löslichkeits-Koeffizient Öl-Wasser	relative narkotische Potenz
Helium	4	0,015	1,7	0,235
Neon	20	0,019	2,07	0,279
Wasserstoff	2	0,036	2,1	0,546
Stickstoff	28	0,067	5,2	1
Argon	40	0,14	5,3	2,33
Krypton	83,7	0,43	9,6	7,14
Xenon	131,3	1,7	20,0	25,6

Tabelle 3: Zusammenhänge zwischen der narkotischen Potenz der Inertgase mit ihrer Fettlöslichkeit und anderen physikalischen Eigenschaften.

In diese lipoiden Membranen sind Kanäle eingebettet, durch die Ionen ein- und ausströmen. Durch eine exakte Steuerung mit Öffnen und Schließen dieser Kanäle entstehen Spannungsänderungen. Durch diese Spannungsänderung wird die Erregung der Nervenzelle weitergeleitet. Zwischen zwei Nervenzellen bestehen hochspezialisierte Kontaktstellen, die so genannten Synapsen, über die die Erregung fortgeleitet wird.

Diese komplexen Vorgänge, die in der lipoidhaltigen Membran ablaufen, bestimmen letztlich die Handlungsweise des Menschen. Es konnte nun gezeigt werden, dass ein erhöhter Stickstoffpartialdruck die Eigenschaften der Lipoidmembran verändert. Gleichzeitig wurde aber auch eine Änderung der Aktivität der Nervenzellen registriert. Die Summe all dieser Aktivitäten an den Nervenzellen im Gehirn wie an den Kontaktstellen, den Synapsen, sind für die Änderungen des Verhaltens beim Tiefenrausch verantwortlich. Die Summe der veränderten Nervenzellaktivität unter erhöhtem Stickstoffdruck lässt sich durch das Ableiten von Hirnströmen nachweisen. Wenn auch noch längst nicht alle Einzelheiten dieser Mechanismen bekannt sind, so lässt sich doch sagen, dass der Tiefenrausch auf Veränderungen in den Lipoidmembranen der Nervenzelle zurückzuführen ist, zu denen es durch einen erhöhten Partialdruck der Inertgase kommt.

Diese Hypothese steht praktisch auch im Einklang mit der bekannten Eigenschaft des Tiefenrauschs, dass er verschwindet, sobald der Außendruck nachlässt, also beim Aufstieg in geringere Tiefen. Da die Stickstoffspannung im Gewebe dabei aber nicht so schnell zurückgeht, wie die Tiefenrauscherscheinungen verschwinden, muss man annehmen, dass das Zusammenwirken von Umgebungsdruck und N_2-Spannung die Übertragungsstörung der Erregung auslöst. Wenn auch verschiedene Pharmaka den Tiefenrausch teils verhindern können und andere ihn begünstigen, so haben bisherige Versuche, den Tiefenrausch durch Pharmaka zu beeinflussen, sich als wenig erfolgreich erwiesen.

Der Tiefenrausch wird durch einen erhöhten Stickstoffpartialdruck ausgelöst, der die elektrische Übertragung in den Nervenzellen stört. Mit Nachlassen des N_2-Partialdrucks – nicht der Stickstoffmenge im Körper – verschwinden auch die Tiefenrauschsymptome.

9.4 Kohlenmonoxid

Als mögliche Gefahrenquelle beim Tauchen mit Druckluft muss noch das Kohlenmonoxid (CO) erwähnt werden. Kohlenmonoxid, ein farb- und geruchloses, brennbares Gas, leichter als Luft, kommt im Leuchtgas (bis 8%) und in Auspuffgasen vor; für Kraftfahrzeuge ist heute ein Anteil von unter 1% vorgeschrieben. Bei transportablen Kompressoren mit Antrieb durch Verbrennungsmotoren kann dieses Gas bei unsachgemäßem Vorgehen mit der angesaugten Luft in die Druckluftflaschen gelangen.

Seine Giftigkeit beruht in erster Linie darauf, dass es den Sauerstoff am Hämoglobin verdrängt, weil seine Affinität zum Hämoglobin rund 250mal größer ist als die des O_2. Es bleibt deshalb auch fester am Hämoglobin gebunden als O_2. Die Sauerstoffträger im Blut sind damit blockiert und es entsteht ein Sauerstoffmangel. Bei 20% Kohlenoxidhämoglobin (COHb) treten deutliche Vergiftungserscheinungen auf und 40–50% COHb sind meist tödlich. Die Grenzdosis einer Konzentration für einen ganzen Arbeitstag (MAK) wird heute mit 50 ppm = 55 mg/mΔ angenommen. Neben der reinen Hämoglobinblockade und dem dadurch bedingten Sauerstoffmangel spielen aber noch andere, spezifisch toxische Momente – wie Blockierungen gewisser schwermetallhaltiger Fermente – sowie Blutzuckererhöhungen eine Rolle. Zudem konnte CO auch nach Verschwinden aus dem Blut noch in hohem Prozentsatz in Organen wie Herz, Leber und Gehirn nachgewiesen werden.

Im Gegensatz zu anderen bisher besprochenen Gasen ist CO nicht von seinem erhöhten Teildruck her giftiger, sondern in seinem Verhältnis zum O_2-Partialdruck. Bei doppeltem O_2-Partialdruck kann auch der doppelte CO-Partialdruck ohne Schaden vertragen werden. J.-Y. Cousteau berichtet in seinem Buch »Die schweigende Welt« von schweren Störungen bei der Erforschung der Quelle von Vaucluse in 40 bis 50 m Tiefe. Die spätere Analyse der Druckluft ergab einen Gehalt von 0,05% CO, also eine nahezu tödliche Dosis, die durch Motorabgase in die Druckluftflaschen gelangt war.

Das Bild einer akuten Kohlenmonoxidvergiftung gleicht dem einer schweren Hypoxie. Es zeichnet sich aus durch Kopfschmerzen, Ohrensausen, einen Zustand der Berauschtheit, in dem Urteilsfähigkeit und Entschlusskraft verloren gehen. Bei stärkerer Einwirkung setzt oberflächliche Atmung ein, die Gesichtsfarbe kann hellrot werden und es kommt unter Bewusstseinsverlust zu tetanischen Krämpfen. In Frischluft wird CO wieder ausgeschieden, und zwar pro Stunde etwa 30 bis 50%. Beim Einatmen von Sauerstoff und einer Beimischung von 4% CO_2, wodurch die Atmung gesteigert wird, vollzieht sich die Ausscheidung ungefähr viermal so schnell. Am erfolgreichsten werden schwere CO-Vergiftungen mit hyperbarem Sauerstoff behandelt (s. Kap. 23.6).

9.5 Übersicht der Symptome der einzelnen Gase beim Tauchen

Neben der Erschwerung der Atmung, die durch die zunehmende Dichte aller Gase unter höherem Druck auftritt, sei hier eine Übersicht über die Symptome gegeben, die durch die einzelnen Gase bei vermindertem oder vermehrtem Partialdruck entstehen. In der folgenden Zusammenfassung ist zu erkennen, dass gleichartige Erscheinungen bei verschiedenen Vergiftungsbildern auftreten. Es lässt sich deshalb nicht ohne weiteres aus den Symptomen eine Diagnose stellen. Sie ergibt sich aber schon eher, wenn die Möglichkeiten berücksichtigt werden, unter denen eine Gaseinwirkung zustande kam. Diese Aufstellung soll nur eine Übersicht geben. Alle Einzelheiten und Zusammenhänge müssen in den entsprechenden Kapiteln nachgelesen werden.

Beim Tauchen sollten Veränderungen wie Kopfschmerzen, Ohrensausen, Übelkeit, gesteigerte Atmung, Angst und Engegefühl, aber auch ein plötzliches Desinteresse, Apathie und Konzentrationsstörungen genauso wie eine Euphorie und Kraftgefühl als Warnsymptome gelten und zum Auftauchen veranlassen.

Symptome	Gas	Vorkommen
Kopfschmerzen Schlaflosigkeit Übelkeit Erbrechen Euphorie Konzentrationsstörungen Koordinationsstörungen Verwirrtheit Bewusstlosigkeit mit Krämpfen	O_2 chronischer (d. h. langsam einsetzender) Mangel	In Höhen über 2000 m ü. M.
Kurzatmigkeit Atemnot Angstzustände Zuckungen der Extremitäten Bewusstlosigkeit ohne Warnsymptome	O_2 akuter Mangel	Tauchen mit Kreislaufgeräten Streckentauchen besonders nach Hyperventilieren
Husten Engegefühl unter dem Brustbein quälende Atemnot unbeherrschbarer Hustenreiz	O_2 bei Partialdruck von 0,6 bis 2 bar	Langzeitaufenthalte z. B. in Unterwasserhäusern und Sättigungstauchanlagen
Übelkeit Beklemmungen oberflächliches Atmen Erstickungsgefühl Sehstörungen Zuckungen um den Mund Krampfzustände Bewusstlosigkeit akustische Erscheinungen	O_2 Überdruck über 2 bar	Vorwiegend beim Tauchen mit Sauerstoffgeräten
starke Kopfschmerzen Schweißausbrüche Ohrensausen vermehrte Erregbarkeit Benommenheit gesteigerte und vertiefte Atmung Lufthunger Bewusstlosigkeit	CO_2 erhöhte Konzentration	Tauchen mit Kreislaufgeräten, bei Helmtauchern und in U-Booten
Kopfschmerzen Berauschtheit Ohrensausen oberflächliche Atmung hellrote Gesichtsfarbe Bewusstlosigkeit	CO erhöhte Konzentration	Drucklufttauchen; bei Verunreinigung der Atemluft mit Motorabgasen
Störungen der Konzentrations- und Kritikfähigkeit Apathie Euphorie Ohrensausen Benommenheit metallischer Geschmack der Luft Bewusstlosigkeit	Inertgase (vorwiegend N_2)	Tiefenrausch, besonders beim Tauchen mit Druckluft

10 Dekompression
(von J. Wenzel und O. F. Ehm)

Wir haben bisher die Druckwirkungen kennen gelernt, die sich vorwiegend mechanisch äußern (Differenzdruckauswirkungen, Kap. 8) und in Kap. 9 die Auswirkungen der Gase unter erhöhtem Druck besprochen. Beide Abschnitte fallen mit den Phasen des Abtauchens bzw. der des Aufenthaltes unter Wasser zusammen.

Beim Aufstieg spielt von den vermehrt im Organismus gelösten Gasen der Stickstoff oder ein zu seinem Ersatz verwendetes Inertgas die entscheidende Rolle. Unter Inertgasen versteht man in der Tauchphysiologie – anders als in der Chemie – solche Gase, die an den biochemischen Reaktionen des Organismus nicht beteiligt sind. In der Chemie wurden traditionell die Edelgase und Edelmetalle als »inert« bezeichnet, weil sie unter üblichen Bedingungen keine Verbindungen eingehen; der Stickstoff dagegen, das klassische Inertgas des Drucklufttauchens, ist in gebundener Form in den meisten Bausteinen unseres Organismus enthalten. Dagegen wird molekularer Stickstoff im menschlichen Organismus nicht umgesetzt, ist also im tauchphysiologischen Sinne inert.

10.1 Inertgasverteilung im Organismus

Da die Inertgase nicht an biochemischen Prozessen im Organismus teilnehmen, ist ihr Austausch primär durch physikalische Gesetzmäßigkeiten bestimmt.

10.1.1 Henry'sches Gesetz

Die Inertgase sind wie die anderen Teile unseres Atemgases, der Sauerstoff und das Kohlendioxid, unter erhöhtem Druck vermehrt im Organismus physikalisch gelöst. Grundlage hierfür ist das Henry'sche Gesetz (s. Kap. 5.2.6), das die Menge an gelöstem Gas in Abhängigkeit vom Druck beschreibt. Die Abb. 10-1 gibt ein Beispiel für diese Gesetzmäßigkeit.

Wie man der Bildunterschrift entnehmen kann, ist für die Gasaufnahme nicht nur der jeweilige Druck und die Qualität des Gases selbst maßgeblich, auch die Flüssigkeit spielt eine entscheidende Rolle. Beispielsweise nimmt eine fettähnliche Flüssigkeit ca. fünf Mal mehr Stickstoff auf als Wasser, während sich Helium deutlich schlechter in Fett löst. Dies ist die Grundlage für die geringere Narkosewirkung von Helium im Vergleich zu Stickstoff (vgl. Kap. 13) sowie für das erhöhte Dekompressionsrisiko von fettleibigen Tauchern. Auch die jeweilige Temperatur ist wichtig zur Bestimmung der gelösten Gasmenge, im Allgemeinen ist die Löslichkeit bei niedrigeren Temperaturen höher.

Beim Auftauchen müssen die gelösten Inertgase wegen des abnehmenden Umgebungsdrucks wieder aus der Lösung in den Gaszustand übergehen. Bei abnehmendem Druck ist dabei die Gaslösung eine Zeit lang übersättigt, d. h. der Partialdruck des Gases in der Lösung ist höher als der Umgebungsdruck. Der Überschuss an Sauerstoff ist gering, da er von den Geweben verbraucht wird; ein Überschuss an Kohlendioxid kommt normalerweise nicht vor, da es durch Atmung und Säure-Basen-Haushalt reguliert wird. Nur der Stickstoff (oder ein anderes Inertgas) kann nicht verbraucht und nicht gebunden werden. Wenn er bei schneller Druckabnahme im Überschuss anfällt, kann er blasenbildend aus seiner Lösung ausperlen. Das führt zur Dekompressionskrankheit, die vermieden werden kann, wenn dem Stickstoff erlaubt wird, sich so langsam aus der Lösung zu entbinden, dass es nicht zur Gasblasenbildung kommen kann.

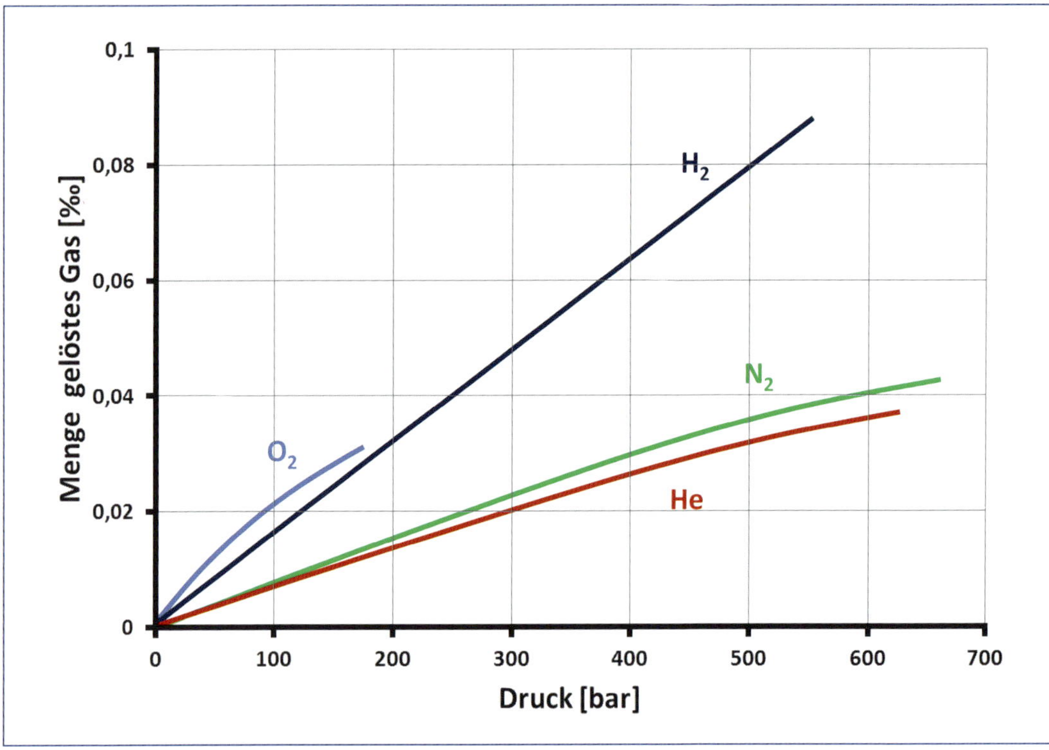

Abb. 10-1: Löslichkeit verschiedener Gase in Wasser bei 25 °C in Abhängigkeit vom Druck.

Fettreiche Gewebe, dazu zählt auch das Nervengewebe, nehmen fünf Mal mehr Stickstoff auf als die Gewebe auf Wasserbasis (erhöhtes Dekompressionsrisiko von fettleibigen Tauchern). Helium dagegen löst sich wesentlich schlechter in Fett als Stickstoff und hat wohl deshalb auch eine geringere Narkosewirkung (Einsatz beim Tieftauchen!).

10.1.2 Der Stickstoff im Organismus bei Druckveränderungen

Nach dem Henry'schen Gesetz lösen sich Gase in Flüssigkeiten bis zu einer Sättigung, die vom Partialdruck der einzelnen Gase und der Temperatur der Flüssigkeit abhängig ist. Demnach ist auch unter normalem atmosphärischem Druck Stickstoff in unserem Körper gelöst, bei Bergbewohnern in größeren Höhen weniger, in Meereshöhe etwas mehr, entsprechend dem Partialdruck des Stickstoffs. Bei einem atmosphärischen Druck von 1013 mbar betrüge der Partialdruck in unseren Lungenalveolen für den Stickstoff etwa 762 mbar (1013 mbar Luft – 135 mbar O_2 – 53,3 mbar CO_2 – 62,7 mbar H_2O = 762 mbar N2). Bei einem durchschnittlichen Erwachsenen sind dabei knapp 1–1,5 1 Stickstoff im Körper gelöst. Auf das Blut und wässrige Gewebe entfallen dabei 1 ml N_2 pro 100 ml, 5 ml N_2 auf die gleiche Menge Fettgewebe. Verändert sich der Luftdruck und mit ihm der Partialdruck des Stickstoffs, so muss sich ein neues Gleichgewicht einstellen. Wie wir schon wissen, sind die Körperzellen von einer halb durchlässigen Membran umgeben. Wenn sich auf der Außenseite einer Körperzelle – in Blut und Gewebsflüssigkeit – mehr Moleküle N_2 finden als im Inneren der Zelle, so ist der Partialdruck des Stickstoffs um die Zelle natürlich höher als in der Körperzelle selbst. Die Stickstoffmoleküle werden also vom Ort des höheren Partialdrucks zum Ort des niedrigeren Drucks wandern, bis ein Gleichgewicht entsteht. Begibt sich ein Mensch von Meereshöhe auf einen Berg von 3000 oder 4000 m Höhe oder steigt er mit einem Flugzeug auf bei abnehmendem Kabinendruck, so wird Stickstoff aus dem Körper herausdiffundieren, bis Gleichgewicht mit dem Umgebungsteildruck hergestellt ist. Umgekehrt wandert vermehrt Stickstoff in die Körperzellen, wenn wir beim Tauchen einem höheren Stickstoffdruck in unserer Atemluft ausgesetzt sind. Die Aufnahme (Absorption) eines Gases bis zum Gleichgewicht nennen wir Sättigung, die Abgabe (Elimination) Entsättigung.

In unserem Körper sind normalerweise 1 bis 1,5 Liter Stickstoff gelöst, in größeren Höhen mit Abnahme seines Partialdruckes in der Luft etwas weniger, in Meereshöhe etwas mehr.

10.2 Kinetik der Sättigung und Entsättigung

Der menschliche Körper besteht aus verschiedenen Geweben, solchen, die sich schnell, und anderen, die sich langsam sättigen. Die Einstellung des Gleichgewichts der Partialdrücke in den einzelnen Geweben des Körpers vollzieht sich deshalb unterschiedlich schnell und ist erst mit der Sättigung des langsamsten Gewebes erreicht. Eine vollständige Sättigung des Körpers dauert mindestens 50 Stunden und wird deshalb beim Freizeittauchen nie erreicht.

10.2.1 Gastransport im Organismus

Alle Übergänge des Inertgases im Organismus erfolgen passiv, d. h. unterliegen den Gesetzen der Diffusion. Taucht man mit einem Druckluftgerät auf 40 m Tiefe, so ist hier der Stickstoffpartialdruck fünfmal so hoch wie an der Oberfläche. Vereinfacht: Beträgt er oben 0,8 bar, ist dann in 40 m Tiefe der Partialdruck N_2 5 x 0,8 bar = 4 bar. Im Blut und Gewebe beträgt der N_2-Druck anfangs noch 0,8 bar. Der Druckgradient zwischen der Luft in den Alveolen und dem Blut und Gewebe beträgt nun 4,0 – 0,8 bar = 3,2 bar. Bei einem Gefälle mit dem Gradienten von 3,2 bar wandern nun die Stickstoffmoleküle zum Ort des niedrigeren Drucks. Dieser Ort ist zunächst das Kapillarnetz der Lungenalveolen. Der Ausgleich des Druckgefälles vollzieht sich hier noch schnell, und wenn das Blut die Lunge verlässt, ist es bereits mit einer Stickstoffspannung von 4,0 bar gesättigt und enthält so etwa fünfmal mehr Stickstoff als vorher. Wenn das Blut in den Geweben angelangt ist, besteht dort der gleiche Druckgradient, wie er zwischen dem Inneren der Alveole und dem umgebenden Kapillarnetz bestand. Der Druckausgleich vollzieht sich hier im Gewebe in der gleichen Weise und das Blut verlässt die Gewebe mit dem Stickstoffpartialdruck, der dort gerade aktuell herrscht. Nun ist aber das Volumen des Blutes (ca. 5 l) im Verhältnis zu der Masse der Gewebe relativ klein und es wird auch vom Blut immer nur eine begrenzte Menge Stickstoff befördert werden können. Die Gewebe werden sich also nur langsam aufsättigen können, etwa wie eine Scheune erst durch viele Wagen mit Heu aufgefüllt wird. Mit der langsam zunehmenden Aufsättigung der Gewebe nimmt natürlich der Druckgradient zwischen dem Blut und den Geweben kontinuierlich ab. Das bedeutet, dass mit der Abnahme des Druckgefälles die Aufsättigung langsamer vor sich geht, bis endlich überall ein Partialdruck von 4 bar erreicht ist.

Die Stickstoffaufnahme unter dem erhöhten Druck beim Tauchen verläuft nach den Gesetzen der Diffusion und braucht bis zur endgültigen Sättigung in allen Geweben, gleich in welcher Wassertiefe, mindestens 50 Stunden, die beim Freizeittauchen nie erreicht werden.

Neben der Inertgaslöslichkeit der unterschiedlichen Gewebstypen und der begrenzten Transportkapazität des Blutes muss auch die Diffusionsfähigkeit des Inertgases im Gewebe berücksichtigt werden. Ähnlich wie in der Lunge geschieht der Austausch des Inertgases in unmittelbarer Umgebung des Kapillarblutes sehr schnell, mit zunehmendem Abstand von der versorgenden Kapillare dagegen wird die Zeit bis zum vollständigen Konzentrationsausgleich immer länger. Es bildet sich ein Konzentrationsprofil aus, das die vollständige Entladung des Kapillarblutes verhindert, sodass nach erfolgter Aufsättigung der unmittelbaren Kapillarumgebung der Gasübergang stark zurückgeht, obwohl in entfernteren Gewebsbezirken noch eine starke Untersättigung besteht.

10.2.2 Die unterschiedlich schnelle Sättigung der Gewebe

Die Geschwindigkeit, mit der ein Gewebe die Sättigung erreicht hat, hängt also zunächst einmal davon ab, wie gut seine Blutversorgung ist, denn der Stickstoff wird nur über den Blutweg antransportiert. Im Allgemeinen sind lebenswichtige Organe besonders gut mit Blutgefäßen versorgt, weniger lebenswichtige in geringerem Maße. So werden Gewebe mit der stärksten Blutversorgung am ehesten aufgesättigt sein. Zum anderen gibt es Gewebe, wie das Fett oder fetthaltige Ge-

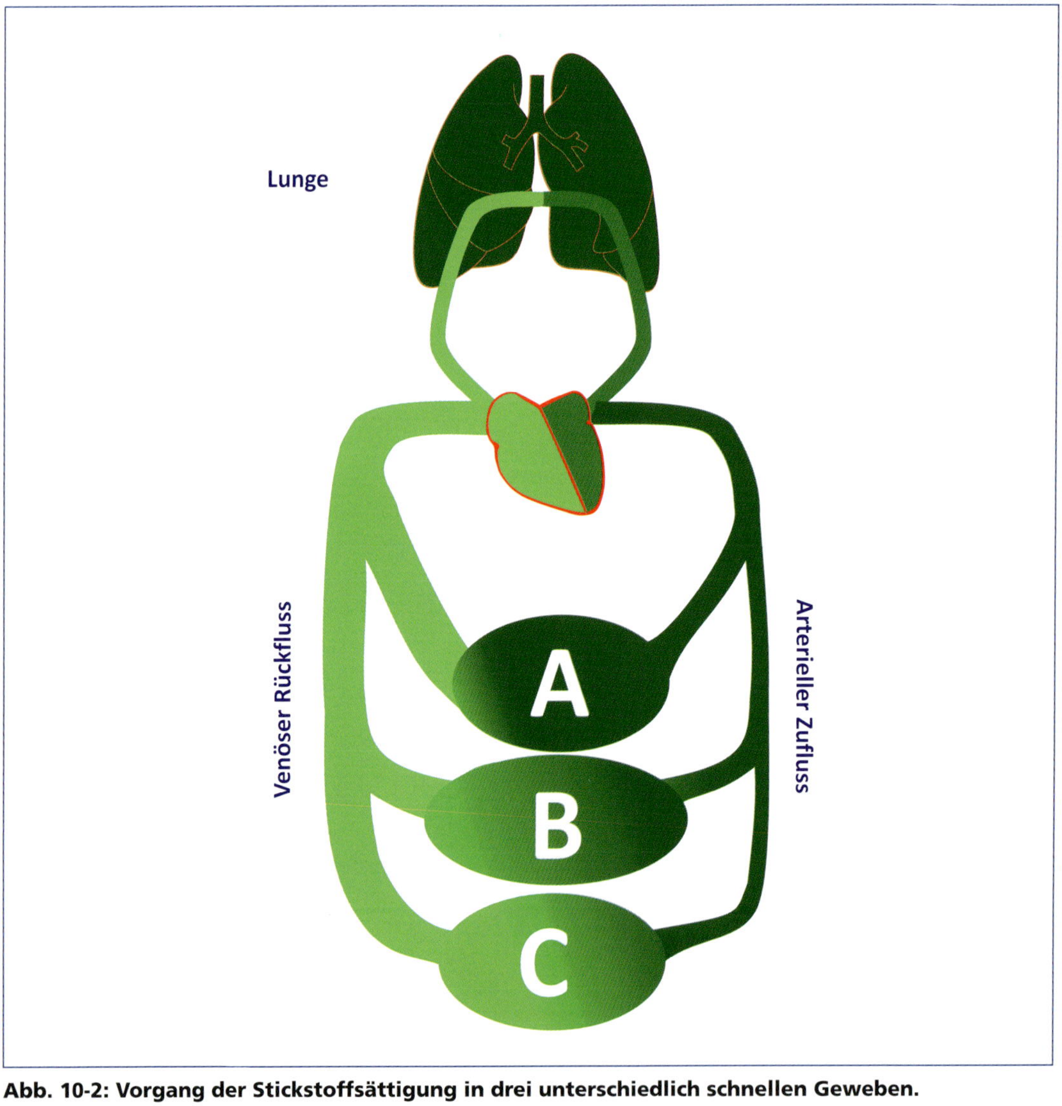

Abb. 10-2: Vorgang der Stickstoffsättigung in drei unterschiedlich schnellen Geweben.

webe, die fünfmal mehr Stickstoff lösen als wässrige Gewebe. Hier wird also die Aufsättigung langsamer vor sich gehen, selbst wenn sie sehr gut mit Blut versorgt sind. Sehnen, Gelenkkapseln, aber auch manche wässrige Gewebe haben nur ein mäßig ausgebildetes Kapillarnetz. Sie werden bis zu ihrer vollen Sättigung ebenfalls längere Zeit brauchen als beispielsweise das Blut. Eine genaue Einteilung der einzelnen Gewebe, die ja alle zu einem Organismus gehören und von ein und demselben Kreislauf versorgt werden, nach ihrer Sättigungsgeschwindigkeit ist sehr schwierig. Man unterscheidet deshalb grob Gewebe mit schneller, mittlerer und langsamer Sättigung. In Abb. 10-2 sind sie in der gleichen Reihenfolge mit A, B und C bezeichnet.
Das Schema zeigt, wie das Blut in der Lunge mit Stickstoff oder Helium aufgesättigt wird. Über das Blut werden Gewebe mit guter Durchblutung (A) schneller gesättigt als solche mit schlechter Durchblutung (C). Bei sehr schnellem Aufstieg können Gasblasen im arteriellen Blut oder in den schnellen Geweben (A) entstehen, lange bevor eine Sättigung des Organismus erreicht ist.
Die Sättigung wird also für das Blut, das wir auch als Gewebe bezeichnen wollen, und für einige wässrige Gewebe in wenigen Minuten erreicht sein, für weniger gut durchblutete Gewebe oder gar für das Fettgewebe wird die vollständige Sättigung dagegen länger, ja bis zu 50 Stunden oder mehr dauern. Die Zeit bis zur vollständigen Sättigung hängt nicht vom Druck, also nicht von der Tauchtiefe ab. Sie würde in 10 m Wassertiefe genauso lange dauern wie in 40 m Tiefe. In 10 m Wassertiefe hätte der Organismus allerdings nur die doppelte Menge Stickstoff im Vergleich zur Oberfläche aufgenommen. In 40 m Tiefe enthielte er nach der Sättigung fünfmal so viel N_2, das wären ca. 5 l im Vergleich zu etwa 1 l an der Oberfläche.

Gut durchblutete Gewebe sind schneller mit Stickstoff aufgesättigt als weniger gut durchblutete, wie Gelenke, Sehnen oder Knochen, aber auch Fettgewebe, weil es fünf Mal mehr Stickstoff speichert als flüssige Gewebe, wie z. B. das Blut.

10.2.3 Der Vorgang der Entsättigung

Bei der sehr langsamen Druckentlastung spielt sich derselbe Prozess in umgekehrter Richtung ab. Würde aber ein Taucher aus der Tiefe von 40 m direkt zur Oberfläche auftauchen, so bestünde hier ein Druckgradient von 3,2 bar von den Körpergeweben zum Stickstoffpartialdruck in den Lungenalveolen von 0,8 bar. Der Stickstoff würde durch dieses Druckgefälle aus seiner Lösung gezwungen, bis ein Gleichgewicht wiederhergestellt ist. Ohne Gasblasenbildung würde dieser Prozess auch so lange dauern wie der der Sättigung, gleich aus welcher Tiefe der Taucher aufstiege, also 50 Stunden oder länger. In der Lunge gibt das Blut den Überschuss an Stickstoff ab. Aus den Geweben nimmt es dann den Stickstoff in einem Verhältnis auf, das von der Blutmenge abhängt, die etwa jede Minute die Gewebe durchfließt. Die schlecht durchbluteten Gewebe oder solche, die in großer Menge Inertgas gespeichert haben (C, Abb. 10-3) – wie das Fettgewebe – brauchen zur Entspeicherung länger.

10.2.4 Halbsättigungszeit

Die Sättigung bzw. Entsättigung der einzelnen Gewerbe vollzieht sich also unterschiedlich schnell und verschieden stark (z. B. beim Fettgewebe). Wässrige Gewebe wie Gewebsflüssigkeit und das Blut sind schnell gesättigt. Fett, z. B. das Unterhautfettgewebe, das Knochenmark, aber auch die lipoidhaltigen Gewebe wie das Zentralnervensystem nehmen Stickstoff langsam auf. Beim normalgewichtigen Erwachsenen enthält der Körper etwa 15% Fett. Das Knochenmark besteht zu 90% und das Rückenmark zu 27% aus Fett, einen besonders hohen Fettgehalt hat dort die weiße Substanz, die von den Leitungsbahnen gebildet wird. Wie schon ausgeführt, lagert Fett fünfmal mehr Stickstoff ein als wässrige Gewebe. Reines Fettgewebe ist dazu meist sehr schlecht durchblutet. Auch Knochen, Sehnen und Gelenke haben nur eine mäßig gute Durchblutung. Hieraus ergibt sich nun eine ganze Skala in der Reihenfolge und Stärke einer Sättigung und Entsättigung der

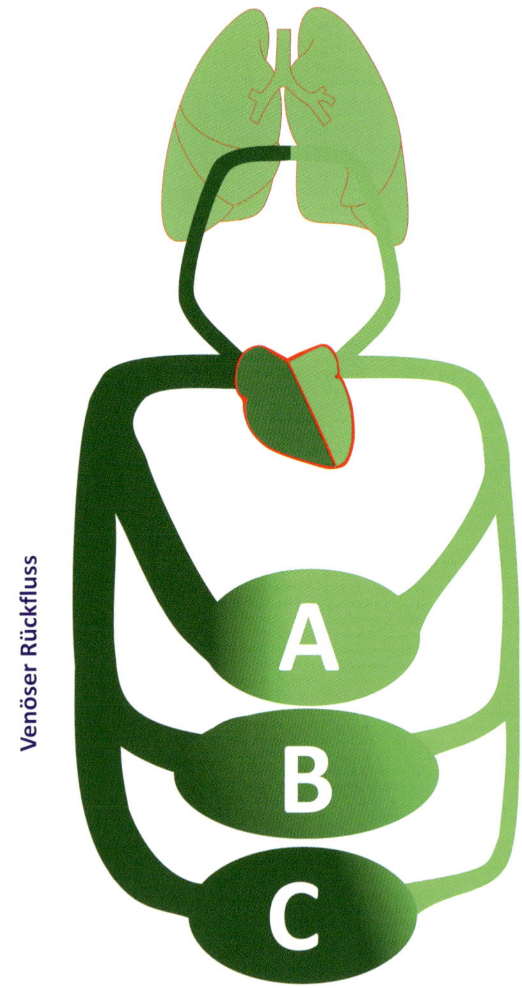

Abb. 10-3: Bei der Entsättigung verlässt der Stickstoff in umgekehrter Weise das Gewebe.

verschiedenen Gewebe. Sir John Haldane hat einfachheitshalber die Gewebe in fünf Kategorien entsprechend ihrem Gehalt an Wasser oder Fett eingeteilt. Er hat sie weiter nach Sättigungsgeschwindigkeiten unterschieden und diese durch ihre Halbsättigungszeit gekennzeichnet. Jedes Gewebe hat eine spezifische Zeit, unabhängig vom Druck, in der es die Hälfte der Gasmenge aufgenommen hat, die zu seiner vollständigen Sättigung mit Stickstoff nötig ist. Diese Zeitspanne nannte er eine Periode. Wie wir ja bei der Absorption des Stickstoffs schon beschrieben haben, verläuft die Sättigung nicht nach einer linearen, sondern nach einer exponentiellen Kurve.

Diese Kurve von Haldane gilt nur noch dem Prinzip nach. Nach den neuesten Ergebnissen sind die Sättigungszeiten für die langsamen

Gewebe sehr viel länger und betragen z. B. nach Arbeiten von A. A. Bühlmann für Stickstoff vier Tage.
Daraus folgt, dass nach doppelter Halbsättigungszeit nicht die volle Sättigung, sondern nur 75% und nach drei Halbsättigungszeiten 87,5% der Vollsättigung erreicht sind. Für die Entsättigung, also beim Aufstieg, gelten die gleichen Zeiten. Wird während dieser Entsättigung der Unterschied zwischen Gasspannung im Gewebe und dem Außendruck zu groß, geht also die Druckentlastung zu schnell vor sich, kommt der Punkt, an dem der Stickstoff in Form von Gasblasen aus der Lösung tritt.

10.2.5 Toleranz gegenüber Inertgasübersättigung

Die Experimente Haldanes haben zunächst gezeigt, dass dieser kritische Druck nicht erreicht wird, wenn der Ausgangsdruck halbiert wird. Anders ausgedrückt kommt es nur zu Symptomen der Dekompressionskrankheit, wenn der Druck des gelösten Stickstoffs mehr als das 1,6-fache des Außendrucks beträgt. Praktisch bedeutet das, dass keine krank machenden Gasblasen entstehen, wenn man aus 10 m Tiefe an die Oberfläche aufsteigt, ebenso wenig, wenn nach einem beliebig langen Aufenthalt in 30 m = 4 bar der Druck auf die Hälfte = 2 bar oder 10 m Wassertiefe reduziert wird. Entsprechend kann der Druck von 10 bar (90 m Wassertiefe) auf 5 bar (40 m Tiefe) reduziert werden. Neuere Untersuchungen zeigen aber, dass weder der Ausgangspunkt, Druckhalbierung von 10 m Wassertiefe auf Oberflächendruck ganz richtig ist (schon ab 6–7 m treten nach langem Aufenthalt erste Symptome der Dekompressionskrankheit auf) noch die Hypothese des Druckverhältnisses auch in größeren Tiefen haltbar ist. Vielmehr haben die Erfahrungen aus dem Tieftauchen gezeigt, dass eher die Druckdifferenz maßgeblich ist, d. h. dass die Dekompression von 500 nach 450 m genauso langsam erfolgen muss wie von 100 nach 50 m.

10.3 Dekompressionstabellen

Die bisher diskutierten Vorgänge von Inertgasaufnahme und -abgabe im Organismus bilden die Grundlage zum Verständnis der Dekompressionsvorgänge; zur praktischen Umsetzung sind Regeln erforderlich, mit denen der Taucher oder Druckluftexponierte in die Lage versetzt wird, aus dem jeweiligen Druck-Zeit-Profil ohne gesundheitliche Gefährdung zu normalen Druckverhältnissen zurückzukehren. Diese Regeln sind üblicherweise in Dekompressionstabellen niedergelegt. In jüngster Zeit setzen sich die Dekompressionscomputer durch, die einerseits das Nachschlagen in Tabellen erübrigen, andererseits auch die Optimierung der Dekompression durch Messung des tatsächlichen Druck-Zeit-Profils ermöglichen, wo die Tabellen nur eine grobe Rasterung bieten können.

10.3.1 Historische Entwicklung

Die Berechnungen von Dekompressionszeiten von Haldane gingen von der Annahme aus, dass die Dekompressionskrankheit durch eine Gasblasenbildung im Organismus verursacht ist. Zweitens nahm er die Existenz einer stabilen Übersättigung im Organismus an und nach seinen Experimenten wurde der kritische Sättigungsgrad mit 2,0 bestimmt. Erst wenn größere Druckdifferenzen bestanden, käme es zur krank machenden Blasenbildung. Das bedeutet, dass beim Auftauchen der Druck in einem Verhältnis 2 : 1 vermindert werden könnte, ohne dass krankmachende Blasenbildungen entstehen. Drittens nahm er an, dass die verschiedenartig durchbluteten Gewebe des Organismus als eine Familie von mehreren Modellgeweben aufgefasst werden können. Innerhalb von jedem dieser Modellgewebe sei der gelöste Stickstoff gleichmäßig verteilt. Eine Verzögerung durch die endliche Diffusionsgeschwindigkeit innerhalb der Gewebe während der Stickstoffaufnahme wurde von ihm nicht angenommen. Er setzte nur voraus, dass der Durchblutungsgrad der einzelnen Gewebe der für die Stickstoffaufnahme entscheidende und verzögernde Faktor ist. Bei diesen Annahmen hängt die Änderungsgeschwindigkeit des Stickstoffpartialdruckes jedes einzelnen Gewebes von dem Unterschied der Partialdrücke des Blutes zu dem des Gewebes ab. Nimmt man vereinfachend einen plötzlichen Sprung im Stickstoffpartialdruck des Blutes an, so werden sich die Partialdrücke der Gewebe anfangs schnell, mit ständig abnehmender Partialdruckdifferenz immer langsamer und entsprechend ihrer Durchblutung sättigen.

Nach Tierversuchen ist dieses Modell nur für einen beschränkten Tiefen-Zeit-Bereich anwendbar. Um aber die Gültigkeit dieses Modells zu erweitern, wurden von verschiedenen Forschern Korrekturen vorgeschlagen und entsprechende Tabellen errechnet. Die wesentlichen Änderungen waren unterschiedliche, aber für die einzelnen hypothetischen Gewebe konstante Übersättigungsfaktoren (Hawkins, Schilling und Hansen 1935, Yarbrough 1937). Um Arbeitszeiten in größeren Tiefen ausdehnen zu können, wurden auch bei diesen Tabellen Korrekturen notwendig. Es stellte sich heraus, dass die Annahme von konstanten Übersättigungsfaktoren nicht mehr zu halten war (Duyer 1976).

Die notwendigen Korrekturen am Haldane-Modell riefen andere Theorien auf den Plan. So nahm Hills 1928 an, dass der entscheidende Faktor für die Dekompression die Diffusion im Gewebe sei. Rashbass (1956) verwendete nach der Diffusionstheorie ein Eingewebemodell zur Berechnung einer Tabelle. Die wesentlichen Unterschiede zum Haldane-Modell bestanden darin, dass für die Halbwertzeiten der Gasaufnahme und der Gasabgabe ein ungleiches Verhalten angenommen wurde und dass an die Stelle des maximalen Übersättigungsfaktors eine maximal zulässige Druckdifferenz gesetzt wurde. Nach den experimentellen Untersuchungen Hills (1971) ist die Metastabilität – das ist der Zustand, in dem ein Gas im Gewebe gelöst bleibt – in einem mit Inertgas übersättigten Gewebe gering.

Mit anderen Worten, es bilden sich schon bei geringen Übersättigungsgraden im Gewebe Mikrobläschen (Theorie der stillen Blasen). Die Zeit, die solche Mikrobläschen zu ihrer Auflösung brauchen, ist dabei wesentlich länger anzusetzen als die Zeit, die vom Gewebe benötigt wird, um eine entsprechende Gasmenge über das Blut aufzunehmen. Obwohl sich bei diesen theoretischen Annahmen eine Annäherung an die experimentell gefundene Null-Zeitkurve der US-Navy-Tabelle ergab, musste später auch das Modell einer konstanten Druckdifferenz korrigiert werden. Den Tabellen der britischen Marine liegt ein modifiziertes Diffusionsmodell zugrunde.

In Wirklichkeit sind die Vorgänge bei der Aufnahme und der Abgabe eines Inertgases im Organismus sehr komplex und bei weitem noch nicht restlos geklärt. Vieles spricht heute dafür, dass beide Vorstellungen eine Rolle spielen.

Alle theoretischen Modelle mussten im Laufe der Zeit aufgrund experimenteller Ergebnisse von Tauchversuchen korrigiert werden, sodass aus erfolgreichen Dekompressionen letztlich keine Aussagen über die physiologische »Richtigkeit« eines Modells abgeleitet werden können.

Die weiteste Verbreitung hat zweifellos die Tabelle der US Navy von 1958 gefunden. Sie benutzt sechs hypothetische Gewebe mit Halbwertzeiten von 5, 10, 20, 40, 80 und 120 min. Die erlaubten Gasüberspannungen im Gewebe sind nicht konstant, sondern wurden für jede Dekompressionsstufe nach einer empirischen Formel aus den erlaubten Überspannungen für Inertgase an der Oberfläche errechnet.

Der Kern der Tabelle umfasst Tauchgänge bis zu 12 m Tiefe für eine Dauer bis zu 300 min und bis zu 57 m Tiefe für eine maximale Dauer von 20 min. Über diese Bereiche hinaus ist sie unsicher.

Die Grundzeit (Bottom Time) zählt vom Verlassen der Oberfläche an bis zum Beginn des Aufstiegs. Eine bestimmte Abstiegsgeschwindigkeit ist bei Benutzung dieser Tabelle nicht vorgeschrieben. Sie wurde für die Verwendung bei der Marine entwickelt und für den Luftdruck in Meereshöhe berechnet. Für das Tauchen in Gebirgsseen sind sie entsprechend zu korrigieren (s. Kap. 10.4.3). Alle Werte der Tabelle gelten nur für die angegebene Aufstiegsgeschwindigkeit von 18 m/min. Für Tauchgänge über eine Tiefe von 60 m hinaus gilt eine »Ausnahmetabelle«. Für diese Ausnahmen sind keine Repetitivgruppen zur Berechnung von Wiederholungstauchgängen vorgesehen. Seit einiger Zeit wird in den USA mit umfangreichen Tieftauch- und Sättigungsversuchen an einer neuen Tabelle gearbeitet.

Die DCIEM-Tabellen beruhen auf einem von Lauckner und Nishi modifizierten Modell von Kidds und Stubbs.

Vier in Serie geschaltete Kompartimente werden durch vier simultane, nichtlineare, gewöhnliche Differentialgleichungen dargestellt. Aus zwei für zwei dieser Kompartimente angegebenen Übersättigungstoleranzen lassen sich Dekompressionspläne bilden. Der Vorteil dieses Modells liegt in den nur wenigen freien Parametern, die eine Anpassung an die vom DCIEM unternommenen Testtauchgänge mit Doppler-Blasenmessung ohne zu breiten Mehrdeutigkeits-Spielraum erlauben. Allerdings ist die nur iterativ mögliche, numerische Lösung der Differentialgleichungen erheblich aufwändiger als bei den streng lösbaren Modellen aus parallelen Kompartimenten mit je nur einer Zeitkonstante.

Die Dekompressionstabellen des Druckkammerlabors Zürich (A. A. Bühlmann) basieren auf den experimentellen Erfahrungen von Druckkammerversuchen dieses Institutes. Das experimentelle Modell benutzt 16 Kompartimente mit Stickstoffhalbwertzeiten von 4 bis 635 min (Abb. 10-4).

Durch systematische Auswertung der Symptome von Dekompressionserkrankungen nach Druckkammer- und Freiwassertauchgängen konnten die kurzen Halbsättigungszeiten (Kompartimente) dem Nervensystem, d. h. Erkrankungen vom Typ II, die mittleren der

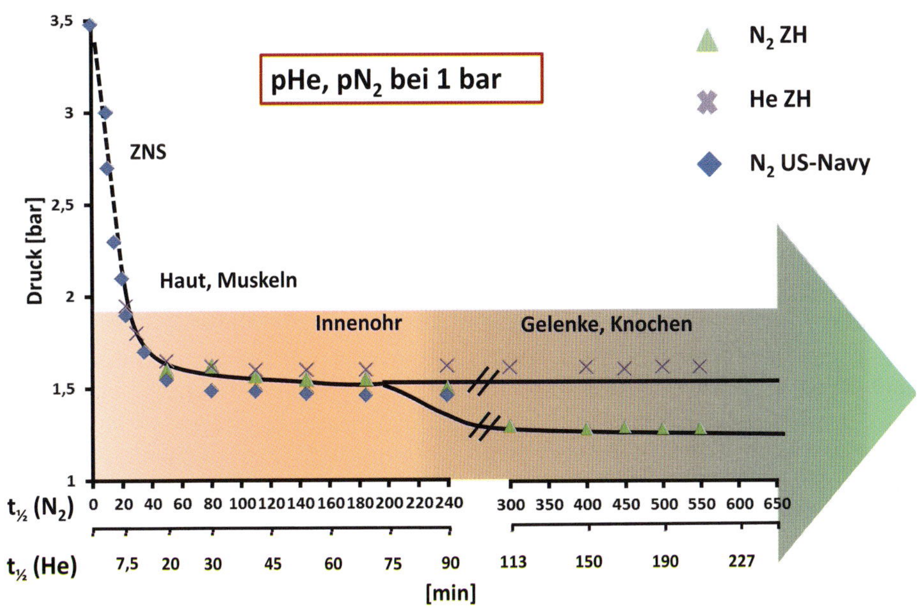

Abb. 10-4: Tolerierter Inertgasdruck bei einem Umgebungsdruck von 1,0 bar in Abhängigkeit von den Halbwertszeiten für N_2 und He. Identifikation der N_2- und He-Halbwertszeiten mit den betroffenen Organen bei der Dekompressionskrankheit.

Muskulatur und Haut, längere dem Innenohr und die längsten den Gelenken und Knochen zugeordnet werden. A. A. Bühlmann gibt die niedrigst zulässigen Umgebungsdrücke als lineare Funktionen der berechneten Partialdrücke des in den (durch ihre Halbsättigungszeiten definierten) Kompartimenten (um die nur sehr lockere Zuordnung zu anatomischen Strukturen zu betonen, sollte hier nicht von »Geweben« gesprochen werden) gelösten Inertgases an. Für »schnelle« Kompartimente nimmt der niedrigst zulässige Umgebungsdruck mit dem Lösungsdruck stärker zu als für »langsame« Kompartimente. »Schnelle« Kompartimente vertragen auch einen wesentlich höheren Überschuss des Lösungsdrucks über den Umgebungsdruck (»Übersättigung«). Der Schweizerische Unterwasser-Sport-Verband (SUSV) gibt Tabellen für 1–700 und 701–2500 m ü. NN. heraus (Bühlmann-Tabellen 1986).

Der komplexe Vorgang der Aufnahme und Abgabe eines Inertgases ist noch nicht restlos geklärt. Alle theoretischen Modelle mussten nach Ergebnissen von Tauchversuchen korrigiert werden.

10.3.2 Vergleich von Dekompressionstabellen

Rechnerische Auswertungen von Statistiken über Symptome der Dekompressionskrankheit nach Berufstauchgängen, Druckkammerfahrten und Druckluftarbeiten sowie Doppler-Blasenmessungen nach dem Spencerschen Verfahren zeigen, dass die Risiken langer und tiefer Tauchgänge in früheren Tabellen i. A. unterschätzt wurden. Seit Mitte der achtziger Jahre existieren Tauchtabellen, die mit Hilfe der Dopplermethode erarbeitet wurden und die z. T. erheblich längere Dekompressionszeiten aufweisen als ältere Tabellen (DCIEM, Kanada). Zukünftig erscheinende Tabellen werden für extreme Druck-Zeit-Profile allgemein erheblich verlängerte Dekompressionszeiten ausweisen. Eine Schwierigkeit bei Symptom-Statistiken liegt darin, dass offensichtlich nur ein kleiner Prozentsatz der Menschen stark empfänglich für Dekompressionskrankheiten ist und damit gerechnet werden muss, dass diese Menschen unter den Berufstauchern seltener sind als unter Sporttauchern. Da außerdem bei beruflichen Einsätzen fast immer Rekompressionsmöglichkeiten sofort verfügbar sind, nicht aber für die allermeisten Sporttauchgänge, muss Sporttauchern empfohlen werden, extreme Druck-Zeit-Profile zu vermeiden. Das Gleiche gilt für Wiederholungstauchgänge, über die nur wenige dokumentierte Daten vorliegen, da sie beruflich nur in seltenen Ausnahmefällen unternommen werden.

Die Tabellen der US Navy, des DCIEM und des Druckkammerlabors Zürich haben Code-Buchstaben bzw. -Ziffern, die das Mehr an Stickstoff im Organismus nach einem Tauchgang erfassen. Mit derartigen Codeziffern oder Buchstaben lässt sich nach Beendigung des ersten Tauchgangs in einer so genannten Entsättigungs-Tabelle die Austauchzeit für einen zweiten Tauchgang errechnen. Der vermehrte Stickstoffgehalt des Körpers nach einem Tauchgang wird für weitere Tauchgänge berücksichtigt und entsprechende Zeitzuschläge sind in der Tabelle ablesbar.

Nicht erfasst werden hierbei die klinisch stummen Blasen (vgl. Abb. 10-6), die sich nach dem ersten Tauchgang gebildet haben. Da sie sich erheblich langsamer auflösen als der im Körper in Lösung befindliche Stickstoff, ist im Allgemeinen das Risiko bei Wiederholungstauchgängen höher als in bisherigen Tabellen angenommen. Ähnliche Überlegungen gelten auch für die Dekompressionscomputer, obwohl hier in jüngster Zeit Bestrebungen im Gange sind, Wiederholungstauchgänge mit besonders strengen Dekompressionsanforderungen zu belegen. Das Problem besteht letztlich in der experimentellen Erprobung neuer Rechenmodelle, die bei den veranschlagten geringen Risikofaktoren viele tausend Tauchgänge erfordern würde, sodass hier eher mit der »Bewährung in der Praxis« argumentiert wird.

In letzter Zeit wurden bei Obduktionen von Tauchern (die aber nicht infolge eines Tauch-

unfalls verstarben) im Nervengewebe Läsionen gefunden, die bei Nichttauchern fehlen. Es kann nicht mehr ausgeschlossen werden, dass häufiger Befall mit Blasen, die akut klinisch symptomlos sind und dopplersonografisch heute noch unter der Nachweisgrenze liegen, dennoch Spätschäden verursacht (s. Kap. 11). Blasenarme Aufstiege gemäß »konservativer« Tabellen bzw. Computer sowie sorgfältige Beachtung der vorgeschriebenen Aufstiegsgeschwindigkeit, insbesondere oberhalb 20 m Tiefe, sind somit allen Tauchern empfohlen.
Alle Tabellen fußen auf einem mathematischen Modell, mit dem die praktischen Versuchsergebnisse am besten in Einklang zu bringen waren. Daraus konnten auch Voraussagen über Tauchgänge mit Tiefen und Zeiten gemacht werden, die noch nicht praktisch erprobt waren. Die für die einzelnen Tabellen ausgearbeiteten Vorschriften, wie etwa die Aufstiegsgeschwindigkeit, sind unbedingt zu respektieren.
Nur pauschal sind in den Tabellen die mehr oder weniger individuell gebundenen Faktoren berücksichtigt, wie sie sich aus der jeweiligen körperlichen Kondition, den psychischen und physischen Belastungen während eines Tauchganges, der Abstiegsgeschwindigkeit, außergewöhnlichen Stress-Situationen, Kälteeinflüssen usw. ergeben (s. auch Kap. 11, Abb. 11-2). Alle diese Momente können über eine vermehrte Durchblutung bestimmter Gewebe und damit verbundener vermehrter Inertgasaufnahme zu Veränderungen führen, die trotz Einhaltung der vorgeschriebenen Austauchzeiten und -stufen zu einem Dekompressionsunfall führen können. Umso mehr sind eigene Modifikationsversuche an den Tabellen zu unterlassen.
Bei mehreren ausgedehnten Tauchgängen an einem Tag in Tiefen über 20 m kann es auch bei Sporttauchern zu chronischen Dekompressionsschäden, den so genannten aseptischen Knochennekrosen kommen, die sonst nur bei Caisson-Arbeitern bekannt sind (Kap. 15.2.3).
Generell lassen sich bei neueren Tabellen zwei Trends unterscheiden: Eine Gruppe ist für den Ersttauchgang verhältnismäßig großzügig, d. h. bietet längere Nullzeiten als die zweite Gruppe. Wiederholungstauchgänge werden dafür jedoch nur für recht eingeschränkte Tiefe-Zeit-Profile zugelassen, bzw. mit erheblichen Dekozeiten belegt.
Die andere Gruppe verlangt bereits für den Ersttauchgang sehr vorsichtige Dekompressionspläne, dafür sind die Einschränkungen für Wiederholungstauchgänge weniger gravierend.
Die durch Blasenanfall nach dem Ersttauchgang verzögerte Entsättigung wird also bei der erstgenannten Tabellengruppe in den Vordergrund gerückt, während die zweite Gruppe bemüht ist, bereits die Blasenbildung

Tabelle (T) oder Computer (C)	Dekozeit in			Gesamtaufstiegszeit in min	2 Stunden danach Nullzeit in						
	9 m	**6 m**	**3 m**		**12 m**	**15 m**	**18 m**	**21 m**	**24 m**	**27 m**	**30 m**
(T) US Navy ('58)				2'	163'	71'	36'	30'	22'	14'	11'
(T) COMEX ('87)			3'	6'	0'	0'	0'	0'	0'	0'	0'
(T) BSAC ('88)		1'		4'	44'	24'	15'	10'	8'	0'	0'
(C) AladinPro			3'	6'	99'	63'	43'	33'	25'	20'	16'
(T) DCIEM ('90)			10'	12'	115'	50'	31'	21'	16'	12'	10'
(T) NDC ('88)	1'	2'	5'	11,6'	105'	60'	30'	30'	13'	10'	7'
(C) DC12			5'	8,6'	106'	53'	34'	25'	19'	16'	13'

Tabelle 1: Gegenüberstellung von Dekompressionsanforderungen für einen Ersttauchgang (30 m, [illegible]0 min) und Wiederholungstauchgänge für einige Tabellen und Computer.

nach dem Ersttauchgang gering zu halten. Dafür ist dann der Einfluss auf den Folgetauchgang geringer. Eine Zahlentabelle, in die auch Anzeigen marktgängiger Tauchcomputer aufgenommen wurden, verdeutlicht diese beiden Richtungen (s. Tab. 1).

Alle neueren Tabellen oder Tauchcomputer setzen eine genau einzuhaltende Aufstiegsgeschwindigkeit von 10 m pro Minute oder weniger, besonders in den letzten 20 m Tiefe, voraus.

10.3.3 Biostatistische Bewertung

Dekompressionstabellen können als praktische Folgerung eines theoretischen Dekompressionsmodells verstanden werden, mit der die Vorhersagen des Modells bei realen Dekompressionen überprüft werden können. Stellt sich bei dieser Praxisüberprüfung heraus, dass die Tabelle unsichere Dekompressionen produziert, so muss das Modell entsprechend angepasst werden. Diese Vorgehensweise entspricht weitgehend dem Verfahren bei Einführung eines neuen Medikaments oder der biologischen Prüfung der Giftigkeit eines Stoffes; ein solches Experiment muss notgedrungen die große individuelle Variabilität gegenüber der Einwirkung von Medikamenten oder auch Giften berücksichtigen, also über statistische Methoden aus einer genügend großen Anzahl von Einzelversuchen die »objektive« Wahrheit ableiten.

Auch bei der Dekompression ist die individuelle Anfälligkeit gegenüber Krankheitssymptomen sehr unterschiedlich. Der Dekompressionsstress kann dabei wie die Dosis eines Medikaments betrachtet werden und entweder eine Wirkung zeigen (Dekompressionssymptome) oder auch nicht. Leider kann man dabei nicht einfach das Verhältnis zwischen symptombehafteten und beschwerdefreien Dekompressionen bilden, um das Risiko einer Tabelle zu ermitteln, auch die Auswahl der Probanden und Durchführung des jeweiligen Versuchs ist mit statistischen Ungewissheiten behaftet. Zur statistischen Prüfung derartiger Versuchsreihen bedient man sich einschlägiger Tabellenwerke, in denen die Irrtumswahrscheinlichkeit eines bestimmten Versuchsergebnisses niedergelegt ist. Erhält man beispielsweise bei 100 Dekompressionen einen Fall mit Dekompressionsbeschwerden (= 1 %), so liegt das wahre Risiko der Dekompression laut Binomial-Verteilung (Geigy-Tabelle) zwischen 0,01 und 7,2 %. Wollte man also eine Dekompressionstabelle mit einem statistischen Risiko von 1 % erstellen, so wären viele tausend Tauchversuche erforderlich, um die entsprechende statistische Sicherheit zu erreichen.

Aus solchen biostatistischen Erwägungen heraus ist die experimentelle Erprobung von neuen Tabellen im Labor praktisch nicht mehr möglich, da unter heutigen Gesichtspunkten ein Risiko selbst von 1 % (mit behandlungsbedürftigen Symptomen) nicht mehr akzeptabel erscheint. Wegen möglicher Spätfolgen versucht man heute, das Risiko nach 0,1 % oder noch darunter zu verschieben, woraus dann deutlich kürzere Nullzeiten oder erheblich höhere Dekompressionsanforderungen resultieren.

In den letzten Jahren wurden verschiedene Möglichkeiten entwickelt, die Sicherheitsabschätzung von Dekompressionsverfahren auch bei sehr geringem Restrisiko zu ermöglichen. Die kanadischen DCIEM-Tabellen wurden im Druckkammerlabor entwickelt, an die Stelle der Dekompressionsbeschwerden zur Markierung von unsicheren Tauchprofilen ist die Gasblasenbestimmung im venösen Blut mit Hilfe der Ultraschall-Doppler-Methode getreten. Man hat herausgefunden, dass bei steigendem Dekompressionsrisiko in der Regel schon lange vor Erreichen der Symptomgrenze bei vielen Probanden Gasblasen auftreten; daher kann man mit erheblich weniger Versuchen die Risikogrenze statistisch festlegen, die man nicht überschreiten will, ohne dass es in den Versuchen selbst zu Dekompressionsbeschwerden gekommen ist.

Eine weitere groß angelegte Studie hat anstelle von Laborversuchen praktische Tauchgänge benutzt, die mit einer einheitlichen Dekompressionstabelle durchgeführt wurden. Die französische Firma COMEX hat über ca. 10 Jahre alle Arbeitstauchgänge, die in ihrem Bereich durchgeführt wurden, genauesten

dokumentiert und zu einer umfassenden Sicherheitsanalyse ausgewertet. Dabei ergab sich eine Zahl von 86.000 Tauchgängen, mit denen es möglich war, die bisher benutzte Tabelle so zu modifizieren, dass ein deutlich geringeres Dekompressionsrisiko resultiert.
Schließlich wurde in den USA ein mathematisches Verfahren entwickelt, das es ermöglicht, auch Dekompressionen mit verschiedenen Tabellen zu analysieren, die »Maximum Likelihood«-Methode. Damit ist es möglich, das Dekompressionsrisiko zu erfassen als Maßstab für den Erfolg eines Modells, ohne dass bei der Analyse ein bestimmtes Modell zugrunde gelegt werden muss. Durch Einsetzen verschiedener Modelle und Variation der Modellparameter kann ein Ansatz gefunden werden, der die Gesamtheit der zugrunde gelegten Versuche optimal beschreibt.

Durch eine Gasblasenbestimmung mit Hilfe der Ultraschall-Doppler-Methode einerseits (kanadische DCIEM-Tabellen) und der Analyse von 86.000 operationellen Tauchgängen der COMEX andererseits (französische Standardtabellen, inzwischen auch für die Berufstaucher in der Bundesrepublik bindend) sind heute sicherere Dekompressionen möglich geworden – allerdings unter Inkaufnahme längerer Austauchzeiten.

10.4 Dekompressionspraxis

Die zugrunde liegende mögliche Übersättigung des Organismus mit gelöstem Inertgas steht in Beziehung zur Blasenbildung. Sie folgt einerseits allgemeinen physikalischen Gesetzmäßigkeiten (vgl. Kap. 5 u. Kap. 10.6), weist andererseits aber für die Auslösung der Dekompressionskrankheit große individuelle Unterschiede auf.
Beim oberflächenorientierten Drucklufttauchen hängt es von der Dauer und der Tauchtiefe ab, wie wir ohne Gefahren wieder auftauchen können. Zwar ist die Zeit für eine bestimmte Sättigung mit einem Inertgas für alle Tiefen gleich lang, nur ist die Menge des gelösten Gases natürlich um so größer, je tiefer wir tauchen. Wir werden also, entsprechend dem höheren Druck in 40 m, eine größere Menge Stickstoff aufnehmen als in der gleichen Zeit in 20 m. Die Sättigung, nach der beim raschen Auftauchen Symptome durch Gasblasen auftreten können, ist in 20 m nach 50 min und in 40 m Tiefe nach 7 min erreicht; man spricht von der so genannten »Nullzeit«. Tauchen wir tiefer oder länger, so müssen wir stufenweise austauchen, d. h. dass wir auf bestimmten »Austauchstufen« bestimmte »Austauchzeiten« verbringen müssen. Diese Austauchstufen mit Zeit- und Tiefenangaben sind in Tabellen festgelegt; als Beispiel ist auf den Seiten 212/213 »Deco 2000« abgebildet, die offizielle Dekompressionstabelle des Verbandes Deutscher Sporttaucher. Die folgenden Ausführungen zur Tabellenbenutzung beziehen sich auf diese Tabelle.

10.4.1 Tauchprofil und Tabellenbenutzung

Die Tabelle ist in Blöcken von 12 bis 63 m Tauchtiefe geordnet, die in 3-m-Schritten gestuft sind. Unter der Tiefenangabe findet sich die jeweilige Nullzeit (in Minuten), bis zu der man in dieser Tiefe verweilen kann, ohne Austauchstufen (»Dekostopps«) einhalten zu müssen. In der nächsten Spalte finden sich die jeweiligen Tauchzeiten (»Grundzeit«), beginnend mit dem Verlassen der Oberfläche; sie sind bei geringen Tauchtiefen zunächst grob gestuft, bei großen Tauchtiefen finden sich z. T. nur Minutenabstände. Die Tauchzeiten beginnen bei geringen Tauchtiefen schon deutlich unterhalb der Nullzeit (weiß unterlegt), um auch »Wiederholungstauchgänge« erfassen zu können, die durch die Buchstaben B–G in der letzten Spalte berücksichtigt werden (s. Kap. 10.4.2). Alle Tauchzeiten, die die Nullzeit überschreiten, sind dunkelblau unterlegt und erfordern Haltezeiten, die rechts davon wiedergegeben sind (hellblau unterlegt). Im Kopf der Tabelle sind die jeweiligen Haltestufen in Meter angegeben, die wie die Tauchtiefen ebenfalls in 3-m-Schritten gestuft sind (3, 6 bis 15 m). Die abgedruckte Tabelle bezieht

Austauchtabelle DECO 2000

Stopp in		6	3	m
12 140'	36			D
	54			E
	72			F
	90			G
	108			G

Stopp in		6	3	m
15 72'	24			D
	36			E
	48			E
	60			F
	72			G
	84		4	G

Stopp in		6	3	m
18 45'	15			C
	25			D
	35			E
	45			F
	55		4	F
	65		8	G
	75		14	G

Stopp in		6	3	m
21 31'	11			C
	16			D
	21			D
	26			E
	31			E
	36		2	F
	41		5	F
	46		7	F
	51		10	G
	56		13	G
	61		17	G

Stopp in		6	3	m
24 23'	7			B
	11			C
	15			D
	19			D
	23			E
	27		2	E
	31		4	F
	35		7	F
	39		9	F
	43	1	12	G
	47	2	14	G
	51	3	17	G
	55	5	19	G

Stopp in		9	6	3	m
27 18'	6				B
	10				C
	14				D
	18				E
	22			2	E
	26			5	F
	30			8	F
	34		2	10	F
	38		3	13	G
	42		5	15	G
	46		7	18	G
	50		9	21	G

Stopp in		9	6	3	m
30 15'	6				B
	9				C
	12				D
	15				D
	18			2	E
	21			4	E
	24		1	6	F
	27		2	8	F
	30		3	10	F
	33		5	12	G
	36		6	15	G
	39	1	7	17	G
	42	1	9	19	G

Stopp in		9	6	3	m
33 12'	6				C
	9				D
	12				D
	15			2	E
	18			5	E
	21		1	7	F
	24		3	8	F
	27		5	10	F
	30	1	5	13	G
	33	2	7	15	G
	36	3	8	18	G

Stopp in		9	6	3	m
36 10'	6				C
	10				D
	14			3	E
	18		2	5	F
	21		3	8	F
	24	1	4	11	F
	27	2	6	13	G
	30	3	7	16	G
	33	4	9	19	G

Stopp in		12	9	6	3	m
39 9'	6					C
	9					D
	12				3	E
	15			1	5	E
	18			3	7	F
	21		1	5	9	F
	24		3	5	13	G
	27		4	7	16	G

Stopp in		12	9	6	3	m
42 7'	4					C
	7					D
	10				2	E
	13			1	5	E
	16			4	6	F
	19		2	4	10	F
	22		3	6	13	G
	25	1	4	8	16	G

Stopp in		12	9	6	3	m
45 6'	6					D
	8				1	D
	10				3	E
	12			2	4	E
	14		1	3	6	F
	16		2	3	9	F
	18		3	5	10	F
	20	1	3	6	13	G
	22	2	4	7	15	G

Stopp in		12	9	6	3	m
48 5'	5					C
	7				1	D
	9			1	3	E
	11			2	5	E
	13		1	3	6	F
	15		2	4	9	F
	17	1	3	5	11	F
	19	2	3	6	14	G
	21	3	4	7	17	G

Stopp in		12	9	6	3	m
51 5'	6				1	D
	8			1	3	E
	10			2	5	E
	12		1	3	7	F
	14		3	4	9	F
	16	1	3	6	11	F
	18	2	4	7	14	G

Autor: Dr. Max Hahn

0 – 700m ü. N.N.
Aufstieg mit 10m/min

Abb. 10-5: Austauchtabelle Deco 2000 (VDST). Abdruck mit freundlicher Genehmigung des VDST e.V.

Tiefe m / Nullzeit	Grundzeit min	15	12	9	6	3 m	Gruppe
54 4'	6					2	D
	8				1	4	E
	10			1	2	6	E
	12			2	4	7	F
	14		1	3	5	10	F
	16		2	4	6	13	G
57 3'	6					3	D
	8				2	4	E
	10			2	3	6	F
	12		1	2	4	9	F
	14		2	3	6	12	F
	16	1	3	4	7	15	G

Tiefe m / Nullzeit	Grundzeit min	15	12	9	6	3 m	Gruppe
60 3'	6				1	3	E
	8			1	2	5	E
	10		1	2	3	7	F
	12		2	3	4	11	F
	13	1	2	3	5	12	F
	14	1	2	4	6	14	G
63 2'	6				1	4	E
	8			1	3	6	E
	10		1	2	4	9	F
	11		2	3	4	10	F
	12	1	2	3	6	12	F
	13	1	2	4	6	14	G

Dekotiefe m

Tiefe m
Nullzeit min(')

Grundzeit min

Dekopausen min

Wiederholungsgruppe

Erst planen – dann tauchen !

Oberflächenpause (h:min)

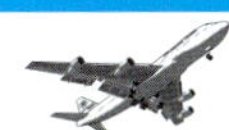

Wiederholungsgruppe											
G	2:00	3:00	4:00	5:00	6:00	7:00	8:00	9:00	10:00	12:00	24h
F	0:30	1:00	1:30	2:15	3:00	3:45	4:30	5:30	6:30	10:00	20h
E			0:30	1:00	1:30	2:00	2:30	3:00	3:30	8:00	16h
D					0:30	0:45	1:00	1:30	2:00	6:00	12h
C							0:10	0:20	0:30	4:00	8h
B								0:10	0:20	2:00	4h

Zeitzuschläge (min)

Tiefe des Wiederholungstauchgangs (m)									
12	66	60	54	47	41	35	30	25	20
15	52	47	42	37	32	27	23	19	16
18	43	39	34	30	26	22	19	16	13
21	36	33	29	26	22	19	16	13	11
24	31	28	25	22	19	16	14	12	10
27	27	25	22	19	17	14	12	10	8
30	24	22	20	17	15	13	11	9	8
33	22	20	18	16	14	12	10	8	7
36	20	18	16	14	12	11	9	7	6
39	18	17	15	13	11	10	8	7	6
42	17	15	14	12	10	9	8	6	5
45	16	14	13	11	10	8	7	6	5
48	15	13	12	10	9	8	6	5	4
51	14	12	11	10	8	7	6	5	4
54	13	12	10	9	8	7	6	5	4
57	12	11	10	9	7	6	5	5	4
60	11	10	9	8	7	6	5	4	4
63	11	10	9	8	7	6	5	4	3

Zeitzuschlag zur Grundzeit (min)

sich auf eine Höhe von 0–700 m über dem Meeresspiegel.
Die vermehrte Stickstoffaufnahme beim Tauchen beginnt mit dem Eintauchen an der Wasseroberfläche. Die Austauchtabellen sind für einen geradlinigen Abstieg, einen Aufenthalt in einer bestimmten Tiefe und für einen direkten Aufstieg mit einer Aufstiegsgeschwindigkeit von 10 m min^{-1} berechnet (entsprechend der Kurve des theoretischen Tauchgangs, Abb. 10-6). Dieses von den Tabellen zugrunde gelegte Tauchprofil wird auch als »Rechteckprofil« bezeichnet. In der Wirklichkeit wird aber oft anders ab- und aufgetaucht, wie dies die Kurve eines praktischen Tauchganges wiedergibt.
Als Grundzeit ist nicht nur die tatsächliche Zeit in der Tiefe, sondern die Zeit vom Eintauchen in die Wasseroberfläche bis zum endgültigen Aufstieg zu rechnen (praktische Grundzeit). Diese praktische Grundzeit ist in der Dekompressionstabelle in der Rubrik »Grundzeit in Minuten« abzulesen. Sie entspricht der Abstiegszeit plus der theoretischen Grundzeit.
Nach einem Tauchgang von z. B. 14 min in 38 m Tiefe müssen beim Austauchen 1 min in 6 m und 5 min in 3 m abgewartet werden (nachschlagen unter 39 m Grundzeit/15 min Tauchzeit). War man während dieses Tauchganges auch nur kurz bis auf 40 m, müssen die Dekompressionspausen auf 4 min in 6 m und 6 min in 3 m Tiefe verlängert werden (Rubrik 42 m). Beim Gebrauch der Tabellen muss immer zur größeren Tiefe und längeren Grundzeit hin abgelesen werden, für Interpolation und Improvisation ist kein Spielraum.

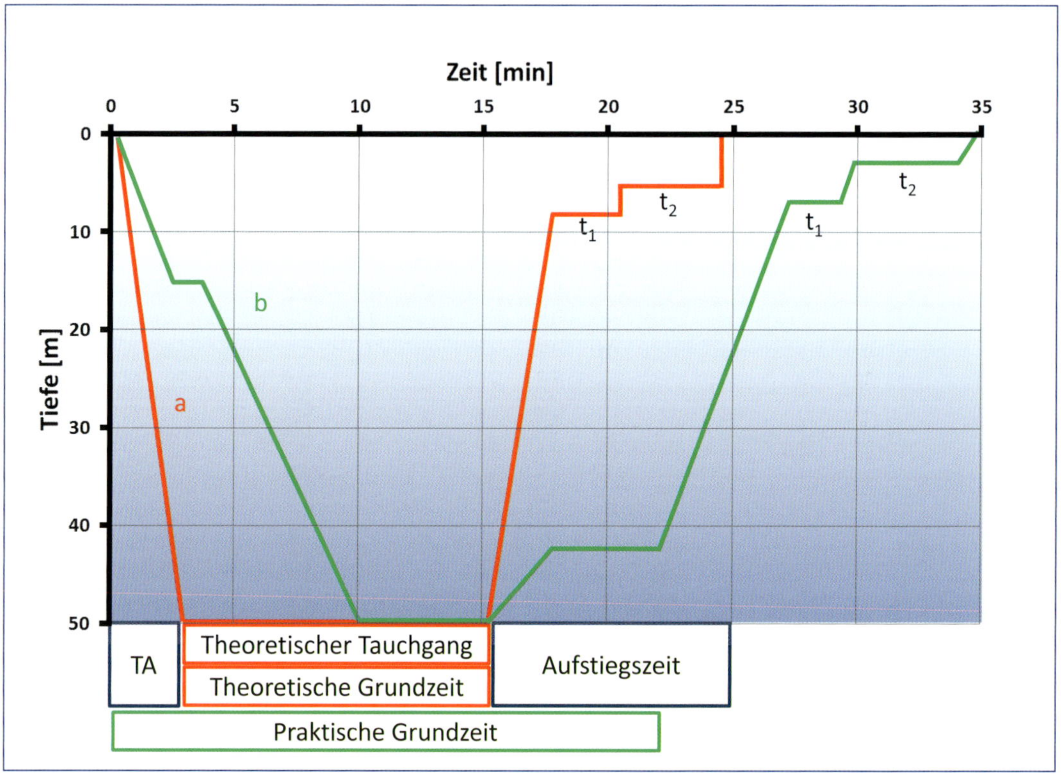

Abb. 10-6:
a= Tauchprofil eines theoretischen Tauchgangs
b = Tauchprofil eines praktischen Tauchgangs
TA = Abstiegszeit; t1 = Austauchphase in 6 m, t2 = Austauchphase in 3 m

Lediglich elektronische Dekompressiometer (Tauchcomputer) bieten die Möglichkeit, über laufende Druck-Zeit-Messungen eine exakte Bilanz des Inertgasaustausches im Organismus nachzuvollziehen (im Rahmen des implementierten Dekompressionsmodells). Sie zerlegen den Tauchgang in eine Reihe von »Rechtecktauchgängen« und können mit den gleichen Verfahren wie bei der Tabellenerstellung die Auswirkungen von Druckänderungen während des Tauchgangs bewerten und am Ende eine entsprechende Dekompressionsvorgabe liefern.

Innerhalb der Nullzeittiefengrenze und bei Einhalten der vorgeschriebenen Aufstiegsgeschwindigkeit ist eine Dekompressionserkrankung recht unwahrscheinlich. Das Risiko steigt mit Überschreiten dieser Grenze und mit zunehmendem Alter des Tauchers wegen einer oft damit verbundenen verschlechterten Kreislaufversorgung, weiter mit vermehrter Arbeit, Kälte und Erregung (s. Kap. 11, Abb. 11-2).

Inzwischen hat sich weltweit bei den meisten Sporttauchverbänden ein »Sicherheitsstopp« in 3–5 m Tiefe von 3 min Dauer auch dann als vorteilhaft erwiesen, wenn innerhalb der Nullzeiten ausgetaucht werden kann. Darüber hinaus wird neuerdings ein erster tiefer Sicherheitsstopp von 1 min in der Hälfte der maximalen Tiefe empfohlen (s. auch Kap. 10.6). Während der Austauchstufen sollte keine übermäßige körperliche Anstrengung, aber auch keine völlige Bewegungslosigkeit (z. B. durch Anhaken an das Ankerseil) erfolgen.

Der in der Tabelle angegebene Tiefenbereich bis 63 m sollte keinesfalls dazu verleiten, dies auch in der Praxis »auszureizen«; die Dekompressionsvorgaben sind für den Notfall gedacht, deutschsprachige Sporttauchverbände empfehlen im Allgemeinen die Einhaltung einer Maximaltiefe von 40 m (oder besser weniger; Gefahr der Inertgasnarkose, s. Kap. 9). Andere Tauchverbände beschränken sich auf 30 m, auf den Malediven ist diese Tiefengrenze sogar gesetzlich verankert. Überdies muss auch für jeden Tauchgang die entsprechende Luftmenge einschließlich Reserven zur Verfügung stehen, durch den steigenden Luftverbrauch bei zunehmender Tiefe ist ein sicheres Tauchen im Grenzbereich der Tabelle mit den beim Freizeittauchen üblichen Gerätegrößen nicht mehr gegeben.

10.4.2 Mehrfaches Tauchen am Tag

Es ist ohne Weiteres einleuchtend, dass die Abgabe des während des Tauchganges zusätzlich aufgenommenen Stickstoffs aus dem Körper nach dem Auftauchen noch nicht abgeschlossen ist. Es wird in Meereshöhe also noch einige Zeit vergehen, bis sich der Lösungsdruck für N_2 in unseren Geweben dem Stickstoffpartialdruck der Luft von ca. 0,8 bar angeglichen hat. Taucht man vor Ablauf dieser Zeit erneut, so muss der noch verbliebene Stickstoff im Körper für die Austauchzeit mit berücksichtigt werden. Die Dekompressionspausen für den Wiederholungstauchgang müssen die Tiefe und Dauer des ersten Tauchgangs und die Oberflächenpause zwischen ihm und dem zweiten Tauchgang berücksichtigen. Allerdings können die gängigen Dekompressionsberechnungen nicht die Existenz von bereits vorhandenen Mikrobläschen berücksichtigen, sodass bei Mehrfachtauchen ein erhöhtes Risiko für eine Dekompressionskrankheit entsteht. Die praktische Handhabung des Verfahrens sei wiederum anhand der abgedruckten VDST-Tabelle demonstriert: Ausgehend vom Tauchgang im vorangehenden Abschnitt (38 m/14 min) findet sich in der letzten Spalte des 39-m-Blocks die Wiederholungsgruppe »E«. Damit geht man in den letzten Teil der Tabelle (»Oberflächenpause«, Wiederholungsgruppe B–D). Will man nun 100 min nach dem Ersttauchgang erneut tauchen, diesmal z. B. auf eine Tiefe von 20 m, so erhält man aus der Zeile »E« und dem Pfeil zwischen 1:30 und 2:00 h für die Zeile »18m« = Tiefe des Wiederholungstauchgangs (in dieser Tabelle muss bei der geringeren Tiefe nachgeschlagen werden, Interpolation zur sicheren Seite) einen Zeitzuschlag von 26 min. Verbleibt man nun 15 min auf 20 m, so ergibt sich die Dekompression aus 21 m/41 min mit

einer Haltezeit von 5 min in 3 m Tiefe (Grundzeit + Zeitzuschlag = 41 min).
Wiederholungstauchgänge sollten grundsätzlich in geringerer Tiefe als der vorangehende Tauchgang durchgeführt werden. Sie sind nur dann zulässig, wenn die Summe aus Grundzeit und Zeitzuschlag die letzte Zeile im Tabelleneintrag für die jeweilige Tiefe nicht überschreitet. Ist die Oberflächenpause nach dem angegebenen Beispiel (38 m/14 min) länger als die letzte Spalte in der zugehörigen Wiederholungsgruppe (»E«: 8:00 h), so wird der folgende Tauchgang wieder wie ein unbelasteter Ersttauchgang behandelt.

10.4.3 Tauchen in Bergseen

Nullzeiten und Dekompressionstabellen in diesem Buch sind auf einen Luftdruck von 1 atm (= 1,01325 bar) berechnet. Mit zunehmender Höhe nimmt der Luftdruck bekanntlich ab. Beim Tauchen in Bergseen wäre der Umgebungsdruck nach dem Austauchen niedriger als der in Meereshöhe. Damit bestünde ein größerer Druckgradient für den Stickstoff im Organismus. Zur Verhütung einer Dekompressionskrankheit müssen in der Praxis die Austauchzeiten verlängert und die Austauchstufen in niedrigeren Tiefen durchgeführt werden, als dies den Tabellen entspricht, die für die Meereshöhe berechnet sind. Die Nullzeiten sind verkürzt. Bei vielen Dekompressionsverfahren wurden für Bergseetauchgänge entweder separate Austauchtabellen oder Korrekturfaktoren für die Benutzung der Meereshöhentabellen errechnet; für die abgedruckte VDST-Tabelle existiert ein zweiter Tabellensatz, der den Bereich von 701–1500 m über dem Meeresspiegel abdeckt. Bei Bedarf sollte man die entsprechende Tabelle erwerben und sich mit den weitergehenden Erläuterungen für fortgeschrittene Taucher vertraut machen.

10.4.4 Fliegen nach Tauchgängen

Auch beim Fliegen kommt es zu einer Erniedrigung des Umgebungsdrucks. Dieser im Flugzeug herrschende, maximal 2500 m Höhe entsprechende Druck wird normalerweise ohne Beschwerden vertragen. Bei einem Taucher dagegen, der noch überschüssigen Stickstoff, vorwiegend in seinem Fettgewebe, gelöst hält, kann es bei dem jetzt größeren Druckgefälle zur Dekompressionskrankheit kommen. Es muss deshalb nach einem Ersttauchgang eine weitergehende Entbindung des Stickstoffs und Auflösung von klinisch stummen Blasen abgewartet werden.
Während bei früheren Berechnungen das Fliegen nach dem (Sport-)Tauchen in der Regel wenige Stunden nach dem letzten Tauchgang wieder möglich war, ist man heute der Meinung, dass wenigstens zwölf Stunden gewartet werden sollte, wenn in den letzten 48 Stunden nicht mehr als zwei Stunden unter Wasser verbracht wurden; dabei dürfen keine Dekompressionsanforderungen entstanden sein. Nach Mehrfachtauchgängen mit mehr als zwei Stunden unter Wasser innerhalb der letzten zwei Tage sollte man wenigstens 24 Stunden bis zum Antritt der Flugreise warten, wenn dabei Dekompressionsanforderungen bestanden sogar 48 Stunden (Empfehlungen des UHMS-Workshops »Flying after Diving« 1989).
Dies bedeutet natürlich eine erhebliche Einschränkung des üblichen Urlaubstauchens, da dann an den letzten zwei Tagen des Urlaubsaufenthalts nur noch sehr maßvoll getaucht werden kann. Andererseits sollte man sich klarmachen, dass ein entgangener Tauchgang in keinem Verhältnis zu möglicherweise lebenslangen Folgeschäden steht.
Die Wartezeit vor Flügen ergibt sich ebenfalls aus der VDST-Tabelle: Im obigen Beispiel (38 m/14 min, Wiederholungsgruppe E) findet man in der letzten Spalte der Tabelle »Oberflächenpause« unter dem Flugzeug-Symbol eine Zeit von 16 Stunden. Führt man noch den beschriebenen Wiederholungstauchgang durch (20m/15min), so ergibt sich aus dem Eintrag 21 m/41 min die Wiederholungsgruppe »F«; unter dem Flugzeugsymbol findet man nun eine Wartezeit von 20 Stunden bis zum Antritt der Flugreise.

10.4.5 Nachgeholte Dekompression

Konnten aus irgendwelchen Gründen Austauchzeiten und -stufen nicht eingehalten werden, so soll versucht werden, sofort – mit neuem Luftvorrat – wieder abzutauchen, um die versäumte Dekompression nachzuholen. Es genügt dabei, bis etwa über die Hälfte des Druckes zu tauchen, aus dem man aufgestiegen ist. In dieser Tiefe sollte 5, besser 10 min verblieben werden. Die dann folgende Austauchzeit ergibt sich aus der Tauchtiefe für den ersten Tauchgang, dem aber die unter halbem Druck verbrachte Zeit von 5 bis 10 min zuzurechnen ist.

Diese Maßnahme ist eine nachgeholte Austauchzeit und keine Behandlung einer Dekompressionskrankheit. Der Zeitraum vom Austauchen bis zum Wiederabtauchen sollte möglichst nicht mehr als 1 min betragen. Er kann aber notfalls bis auf ca. 3 min ausgedehnt werden, wenn in der Zwischenzeit keine Dekompressionserscheinungen auftreten.

Ist es aber zu einem Dekompressionsunfall gekommen, auch wenn es sich um leichtere Erscheinungen handelt, so ist eine Behandlung nur in einer Druckkammer sinnvoll. Die so genannte »nasse Rekompression« ist in keinem Falle zu empfehlen (s. Kap. 11.3.3).

10.5 Dekompressionscomputer

Dekompressionscomputer, also elektronische Dekompressiometer, haben in den letzten Jahren gerade beim Sporttauchen eine explosionsartige Verbreitung erfahren. Voraussetzung dafür war einmal der Fortschritt in der Entwicklung hochintegrierter Halbleiterschaltungen sowie von Druckaufnehmersystemen, die es erlaubten, ein solch komplexes technisches System auf »Armband«-Dimensionen zu reduzieren, zum anderen der Bedarf der Sporttaucher, eine maßgeschneiderte Dekompression durchzuführen für Tauchgänge, die extrem vom Rechteckprofil des Berufstauchers abweichen. Während dieser in der Regel ortsfest (d. h. bei konstantem Druck) seiner Arbeit nachgeht, unternimmt der Sporttaucher eher einen Spaziergang unter Wasser, der der Topographie des Tauchgebietes entspricht, d. h. mit ständig wechselnder Tiefe. Wenn er nun seine Dekompression nach der maximal erreichten Tiefe und der Gesamtzeit unter Wasser ausrichtet, wird ein beträchtlich höherer Dekompressionsbedarf entstehen, als es seiner tatsächlichen Stickstoffaufnahme entspricht.

Dies führte dazu, dass viele erfahrene Sporttaucher von den Tabellenvorschriften abwichen und Interpolationen durchführten, um Tauchgänge in entsprechend variablen Tauchgebieten überhaupt durchführen zu können. Da ein solches Verfahren keine wirklich verlässlichen Ergebnisse liefern kann, führte dies zu entsprechenden Unsicherheiten bei der Dekompression, sodass damit ein nicht unerhebliches Risiko entstand.

Dekompressionscomputer dagegen berechnen nach dem Algorithmus von entsprechenden Dekompressionstabellen laufend den Sättigungsgrad vieler verschiedener »Gewebe« während des Tauchens in kurzen Zeitabschnitten und können damit gewissermaßen zwischen den Tabellenwerten interpolieren. Dazu muss das Gerät für das Druck-Zeit-Profil des jeweiligen Tauchgangs einen Dekompressionsplan nach ähnlichen Formeln und Koeffizienten berechnen, die auch den Tabellen zugrunde liegen. Insbesondere für Tauchgänge mit langsamen Ab- und Aufstiegen und erst recht für Wiederholungstauchgänge erlauben solche Geräte bei gleichem Sicherheitsniveau erheblich kürzere Dekompressionszeiten, als sich aus den für »Rechteck«-Profile berechneten Tabellen ergeben.

Allerdings ergab sich zunächst aus dieser minutiösen Bilanzierung der Gewebesättigungen und der strikten Einhaltung von den Tabellen zugrunde liegenden Übersättigungstoleranzen ein erheblich höheres Dekompressionsrisiko beim »Computertauchen«. Während bei der Tabellenbenutzung Sicherheitsfaktoren automatisch eingebaut werden (Tauchtiefen und Bodenzeiten müssen von den tatsächlichen Werten jeweils auf die nächsthöhere Tabellenrubrik umgesetzt werden), fehlt dem Computer diese Sicherheitsmarge. Heute sind die in den Computern eingesetzten Übersättigungstoleranzen deutlich vorsichtiger als in den entsprechenden Tabellen, um diesem Tauchen an der Grenze des Dekompressionsmodells Rechnung zu tragen. Man kann davon ausgehen, dass heute die überwiegende Mehrheit der ambitionierten Sporttaucher Dekompressionscomputer benutzt, ohne dass hierdurch ein höheres Dekompressionsrisiko gegenüber den »Tabellentauchern« entsteht. Wichtig ist hierfür allerdings, dass man den Prognosen des Computers mit einer gesunden Skepsis begegnet, da diese Dekompressionssicherheit nur für »normale« Expositionen gilt. Wer in der irrigen Meinung, der Computer decke alle Tauchprofile ab, hemmungslos Wiederholungstauchgänge mit ungünstigen Profilen wie z. B. mit häufigem Tiefenwechsel, größter Tiefe am Ende etc. durchführt, geht ein erheblich höheres Risiko ein, als es dem Durchschnitt entspricht. Der Trend der Industrie geht momentan dahin, solche Nebenregeln in die Rechnerprogramme zu integrieren, sodass ein derartiges Risikoverhalten mit Dekompressionszuschlägen »geahndet« wird.

Neuere Tauchcomputer versuchen, wechselnde Tauchprofile und Wiederholungstauchgänge mit einzukalkulieren. Hemmungslose Wiederholungstauchgänge mit häufigem Tiefenwechsel sind nicht risikolos, auch werden sie mit Dekompressionszuschlägen bestraft.

Zusätzlich wird versucht, anhand der Abnahme des Flaschendruckes über das Atemzeitvolumen und/oder Erfassung der Herzfrequenz auf die körperliche Belastung zu schließen und durch Messung der Wassertemperatur Kälteeinflüsse zu erfassen. Die Parameter werden in sog. adaptativen Dekompressionsmodellen berücksichtigt. Dem Taucher muss aber bewusst sein, dass dies nur mathematische Modelle sind und keine reale N_2-Sättigung gemessen wird. Damit ist ein Dekompressionsrisiko auch durch den Einsatz der Tauchcomputer niemals auszuschließen.

10.6 Entstehung von Gasblasen

Mit dem Vorstoß in größere Tiefen und bei längeren Bodenzeiten erwies sich das einfache Haldane-Modell als nicht ausreichend, um eine sichere Dekompressionszeit für beliebige Tauchgänge vorauszubestimmen. Haldane selbst äußerte Zweifel darüber, ob seine Berechnungen über einen Druck von 6 ata (6 bar) hinaus noch gültig seien, da keine experimentellen Erfahrungen vorlagen und sie auf der Annahme eines festen Übersättigungsfaktors beruhten. Das Zentralproblem schien zunächst die Entstehung von Blasen im Gewebe zu sein.

Hierzu zunächst einige physikalische Grundgedanken. In vereinfachter Anschauung kann man sich ein Gas als einen Schwarm von kleinsten, durcheinander fliegenden und aneinander stoßenden Kügelchen – den Molekülen – vorstellen. Die Geschwindigkeit ihrer Bewegung hängt von der Temperatur ab, die Dichte des Schwarms von dem Druck, unter dem das Gas steht. Der Raum zwischen ihnen ist relativ groß; die Abstände zwischen den Molekülen werden durch elektrostatische Kräfte (Van-der-Waals'sche Kräfte) bestimmt. Flüssigkeiten haben keinen sehr großen Raum zwischen ihren Molekülen, jedoch sind die Moleküle untereinander leicht verschiebbar. Man kann sie sich als einen Haufen gleich großer Kugeln vorstellen. Bei festen Körpern dagegen haben die Moleküle feste Plätze. Im menschlichen und tierischen Organismus grenzen feste Körper und Flüssigkeiten aneinander. Wir wollen beide – feste Körper und die Flüssigkeiten – als »Körper« bezeichnen. In diese Körper dringen nun Gasmoleküle in die Zwischenräume ein, und zwar umso mehr, je höher der Partialdruck ist, unter dem das Gas steht, je kleiner die eindringenden Moleküle und je größer die Abstände der Moleküle

der Körper sind. Zwischen Gas- und Körpermolekülen wirken ähnliche Anziehungskräfte wie zwischen den Molekülen des Festkörpers selbst.
Das Eindringen von Gasmolekülen in den Körper nennen wir Diffusion. Die Geschwindigkeit, mit der das Eindringen stattfindet, heißt die Diffusionsgeschwindigkeit. Die Gasmoleküle können in den Körper aber nicht nur eintreten, sie können ihn auch wieder verlassen. Steigt die Gaskonzentration im Körper an, so werden auch zunehmend Gasmoleküle wieder aus ihm austreten. Schließlich stellt sich ein dynamischer Gleichgewichtszustand (= steady state oder Fließgleichgewicht) ein, bei dem die Gaskonzentration im Körper sich nicht mehr ändert. Die Menge des aufgenommenen Gases wird dann durch das Henry'sche Gesetz bestimmt (s. Kap. 5.2.6).
Sinkt nun der äußere Gasdruck, so werden so lange Gasmoleküle den Körper verlassen, bis ein neues Gleichgewicht wiederhergestellt ist. Bei stärkerem Druckabfall entsteht plötzlich ein deutliches Ungleichgewicht zwischen gelöstem Gas und äußerem Druck, sodass nicht nur Gasmoleküle den Körper verlassen, sondern gleichzeitig Blasenbildung einsetzt, um die vorhandene Übersättigung schnell abzubauen. Es hängt nun von der Oberflächenspannung der Flüssigkeit ab, ob diese Mikrobläschen wachsen und sich vereinigen, oder ob sie sich wieder auflösen.

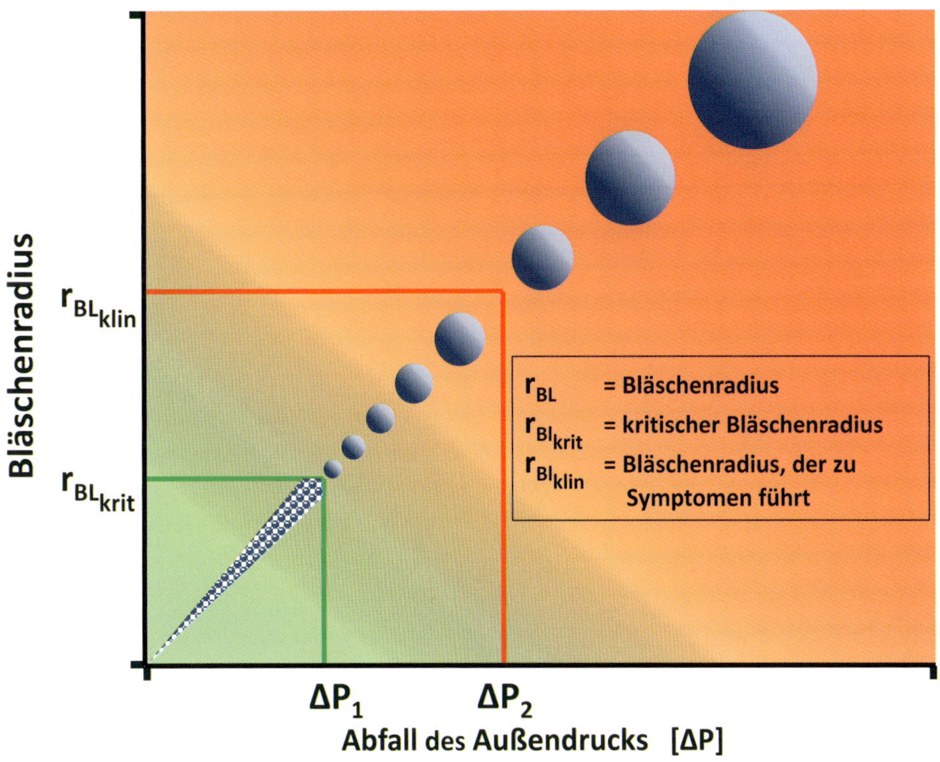

Abb. 10-7: Schema einer Entwicklung aus »Gaskeimen« (instabilen Bläschen) über »stumme Bläschen« bis zu Blasen, die Dekompressionserscheinungen hervorrufen.

Aus physikalischen Grundlagenexperimenten weiß man, dass diese Blasen sich keinesfalls »aus dem Nichts heraus« bilden können; dazu wären Gasspannungen von mehreren 100 bar erforderlich, die beim Tauchen nicht auftreten. Es müssen also Mechanismen existieren, die die Blasenbildung unter physiologischen Bedingungen deutlich erleichtern. Dazu kommen im Wesentlichen drei verschiedene Möglichkeiten in Betracht:

1. Die Blasen wachsen an schon vorhandenen kleinsten Gasaggregaten, die schon unter normalen Bedingungen vorhanden sind und die durch noch nicht geklärte Mechanismen stabilisiert werden; hierfür existieren experimentelle Hinweise aus Tierversuchen.
2. Reißt das Molekulargefüge eines »Körpers« auf, so entstehen so genannte Kavitationen, das sind Hohlraumbildungen in Flüssigkeiten unter der Einwirkung mechanischer Energie. Solche Kavitationen entstehen schon durch mechanische Spannung, aber auch durch Störungen im Molekulargefüge der Flüssigkeit. Diesen Mechanismus der Keimbildung bezeichnet man im Allgemeinen als »Tribonucleation«; seinetwegen sollte man starke körperliche Belastungen während oder unmittelbar nach Dekompressionen vermeiden.
3. Blasen können ebenfalls an Grenzflächen zu anderen Stoffen mit unterschiedlicher Oberflächenspannung entstehen. Feinverteilte Fremdstoffe bilden sehr große Grenzflächen zur Flüssigkeit. Solche Fremdpartikel können daher als »Keime« bei einer Blasenbildung wirken.

Die Differenz zwischen der augenblicklichen Gasspannung in der Flüssigkeit und dem von außen wirkenden Druck darf nicht größer sein als die so genannte »Überspannung«. Übersteigt die Gasspannung den Außendruck um diese erlaubte Überspannung, so bilden sich Blasen, die immer weiter wachsen.
Eine Blasenbildung im lebenden Organismus ist somit durch eine Vielzahl von beteiligten Faktoren bedingt und dementsprechend sehr komplex. Das Problem der Gasblasenbildung hat seit Jahren viele Forscher beschäftigt. Experimentell wurden an Wänden von Blutgefäßen vermehrt Gasblasen beobachtet.
Seit einiger Zeit versucht man, die experimentell ohnehin nachgewiesene Bildung von Gasbläschen bei praktisch allen Dekompressionen auch in Dekompressionsalgorithmen zu übernehmen. Am Bekanntesten ist dabei sicherlich das RGBM (Reduced Gradient Bubble Model) des Amerikaners Bruce Wienke, das als eine wesentliche Konsequenz die Durchführung von tiefen Dekompressionsstopps fordert, um die bereits entstandenen Gasbläschen wieder aufzulösen, bevor sie aufgrund ihrer Größenzunahme nur noch durch sehr lange flache Haltestufen kontrolliert werden können. Insbesondere für lange tiefe Mischgas-Tauchgänge im Bereich des Technical Diving (s. Kap. 13) konnte damit sogar eine deutliche Verkürzung der Gesamt-Dekompressionszeit erreicht werden.
Fasst man die Ergebnisse zusammen, so lässt sich sagen: Die Blasenbildung ist ein Zufallsprozess. Sie folgt Gesetzen, die für viele Geschehnisse gelten. Es lässt sich demnach nicht voraussagen, wo und wann sich eine einzelne Blase bilden wird.
Für das Tauchen bedeutet das, dass eine schädigende Gasblasenbildung nur zu vermeiden ist, wenn man in die Austauchzeiten große Sicherungsfaktoren einbaut. In praktischen Experimenten bei Tieren und beim Menschen kann man den kritischen Übersättigungsfaktor erfassen. Entsprechende Tabellen müssen dann eine gewisse Sicherheit mit einbeziehen. Durch eine vermehrte Kreislauftätigkeit kann die Aufnahme, aber auch die Abgabe von Inertgasen im Körper beschleunigt werden. In den letzten Jahren haben sich mehrere experimentelle Arbeiten mit der Rolle des Trainingszustandes für die Dekompressionstoleranz beschäftigt, dabei zeigte sich ein grundsätzlich positiver Effekt. Sogar einzelne Trainingssitzungen etwa 12 bis 24 Stunden vor einer Dekompressionsbelastung hatten noch günstige Auswirkun-

gen, für den Betrieb des NASA-Raumanzugs hat sich inzwischen ein Belastungsprogramm von immerhin 75% der maximalen Sauerstoffaufnahme zur Halbierung der erforderlichen Sauerstoffvoratmung vor Druckabsenkung durchgesetzt.

Körperliche Belastung während und direkt nach einer Dekompression können eine Blasenentstehung begünstigen; tiefe Dekompressionsstops können die Sicherheit insbesondere bei tieferen Tauchgängen erhöhen.

11 Pathologie der Dekompression
(von J. Wenzel und O. F. Ehm)

11.1 Dekompressionkrankheit

Die typischen Krankheitssymptome nach Druckentlastung, wie sie in diesem Abschnitt beschrieben werden, sind ohne jeden Zweifel auf die Entstehung von Gasblasen im Organismus aus Inertgasübersättigung zurückzuführen. Über diese mehr als 100 Jahre feststehende Tatsache hinaus hat sich in den letzten 20 Jahren ein deutlicher Wandel in der Gewissheit um die »Caissonkrankheit«, »Druckfallkrankheit« oder auch Dekompressionskrankheit (Decompression Sickness, DCS) ergeben. Man musste erkennen, dass viele in der Tauchmedizin übliche Typisierungen deutlich weniger Realitätscharakter besaßen als bisher angenommen. Während man bisher deutlich unterschieden hat zwischen der Dekompressionskrankheit »Typ II« und dem Lungenüberdruckunfall mit »arterieller Gasembolie« (AGE), musste man inzwischen einsehen, dass eine solche strenge Unterscheidung im konkreten Falle häufig weder möglich noch erforderlich ist, da sowohl die Symptome als auch die Behandlung ähnlich sind. Daraus hat sich die Bezeichnung »Dekompressionserkrankung« (Decompression Illness, DCI) entwickelt, die nur noch anhand der Symptome und deren Entwicklung typisiert wird, z. B. »akute, zunehmende neurologische Dekompressionserkrankung« statt DCS II.

Diese Differenzierung zwischen »Krankheit« und »Erkrankung« erscheint als deutsche Übersetzung der Begriffe »sickness« und »illness« zugegebenermaßen etwas gekünstelt und wird auch bei weitem nicht von allen Tauchmedizinern akzeptiert, ist aber wohl zur Definition der neuen Nomenklatur nicht zu umgehen.

Der Überbegriff »Dekompressionserkrankung« (DCI) umfasst alle dekompressionsbedingten Erkrankungen durch Gasblasen, entweder aufgrund von überschüssigem Stickstoff = Dekompressionskrankheit (DCS) oder durch einen Lungenüberdruckunfall = arterielle Gasembolie (AGE)

Folgendes geht während einer Dekompressionskrankheit vor sich: Wenn nach einem genügend langen Tauchgang auf 40 m Tiefe der Taucher nach völliger Sättigung unmittelbar an die Oberfläche auftauchte, würde der Stickstoff nicht langsam entbinden, so wie er in Lösung gegangen ist. Vielmehr besteht nun ein Druckgefälle von 3 bar zwischen dem gelösten Stickstoff (= 5 bar x 0.8) und dem Außendruck von 1 bar an der Wasseroberfläche. Bei einem derartigen Druckgefälle käme es zu dem gleichen Phänomen, das wir sehen, wenn wir eine Sekt- oder Sprudelflasche öffnen. Hier sprudelt und perlt die unter Druck in Lösung gehaltene Kohlensäure aus der Flüssigkeit heraus. Beim Taucher würde der Stickstoff ebenfalls in Form von Gasblasen aus Blut und Gewebe austreten. Wir hätten damit den Zustand der Dekompressionskrankheit. Der krank machende Faktor der Gasblasenbildung besteht darin, dass die Stickstoffgasblasen in den Geweben Schädigungen hervorrufen, dass sie in den Blutgefäßen auftreten und in deren Endverzweigungen, den Kapillaren, stecken bleiben. Hier verhindern sie die Blut- und Sauerstoffversorgung des umgebenden Gewebes. Die betroffenen Gebiete werden also nicht mehr ernährt und können, wenn der Zustand anhält, zugrunde gehen. Das Verstopfen eines Blutgefäßes nennt man eine Embolie. Hier handelt es sich um eine Gasembolie.

11.1.1 Historischer Überblick

Die ersten Dekompressionserscheinungen bemerkte man Mitte des vorigen Jahrhunderts bei Caissonarbeitern. »Caisson« (französisch = Kasten) wurden die Senkkästen von dem französischen Ingenieur Triger genannt, die zu Erdarbeiten auf dem Grunde von Gewäs-

sern verwendet wurden. Diese Kästen, die nach unten hin offen waren, wurden so unter Überdruck gehalten, dass kein Wasser eindringen konnte und man im Trockenen Arbeiten verrichten konnte.
Die beobachteten Krankheitserscheinungen, meist Gelenkbeschwerden, traten immer erst nach Verlassen der Caissons auf. Der französische Physiologe Paul Bert hatte 1878 in seinem Buch »La Pression Barométrique« die Ursachen der Erkrankung bereits klar als eine Stickstoffwirkung erkannt. Aber noch 1909 kam es beim Bau des East-River-Tunnels für die Pennsylvania Road in Amerika zu 3692 Fällen von Caisson-Krankheit, wie die Dekompressionsunfälle lange genannt wurden. Zwanzig dieser Fälle endeten tödlich. Erst 1908 waren die Verhütungsmöglichkeiten für Caisson-Krankheiten von Sir John Haldane erarbeitet und später in seinem Buch »Respiration« veröffentlicht worden. Wie schon mehrfach erwähnt, fußen die Berechnungen der meisten Dekompressionstabellen auf seinen Experimenten. Haldane konnte sich auf Voruntersuchungen der Deutschen Heller, Mager und v. Schrötter (1900) stützen.
Dekompressionserscheinungen können auch bei Fliegern auftreten, die vom normalen atmosphärischen Druck schnell in größere Höhen in einem niedrigeren Druckbereich aufsteigen. Um die Gemeinsamkeit der beiden Erscheinungsformen herauszustellen, wurde im deutschen Sprachraum die Bezeichnung »Druckfallkrankheit« eingeführt. Sie hat sich nicht ganz durchgesetzt und heute spricht man im Allgemeinen von einer Dekompressionskrankheit.

11.1.2 Ätiologie

Unsere Kenntnisse über die Pathologie, d.h. über die Ursachen (= Ätiologie), körperlichen Veränderungen und die Entstehung der Dekompressionskrankheit sind heute wesentlich erweitert. Wir wissen, dass sie auf Gasblasen im Gewebe und Blut zurückzuführen sind, die durch Entbindung von überschüssigem Stickstoff (oder anderen Inertgasen) aus der Lösungsphase entstehen, die umso kräftiger erfolgt, je schneller die Druckänderung war.
Eine solche »explosive« Dekompression ist aus der Luftfahrt bekannt. Bei einem Flug in z. B. 10.000 m Höhe beträgt der Luftdruck 0,265 bar. In den Kabinen von Passagierflugzeugen herrscht im Allgemeinen ein Luftdruck um 0,8 bar, entsprechend 2000 bis 2500 m Höhe. Je nach Länge der Flugzeit hat sich der Stickstoffpartialdruck im Gewebe der Insassen bis auf etwa 0,58 bar erniedrigt. Fällt nun bei Unglücksfällen der Kabinendruck durch ein größeres Leck plötzlich auf 0,265 bar ab, so bilden sich in allen Geweben zahlreiche Mikroblasen. Es entsteht damit eine venöse Gasembolie, die zu einer Verstopfung der Lungenkapillaren führen kann. Die Gasblasen können auch in die Arterien gelangen und eine arterielle Gasembolie verursachen. Im Vordergrund stehen Beschwerden der Lunge mit Atemnot, Hustenreiz und Zyanose (bläuliche Verfärbung der Haut), den so genannten »**chokes**«. Allerdings ist zur Entwicklung dieser Symptome eine gewisse Zeit erforderlich, die in der Praxis nie erreicht wird; nach plötzlichem Druckverlust der Kabine muss schon wegen der Sauerstoffmangelproblematik ein sofortiger Notabstieg eingeleitet werden.
Für einen Taucher, der nach einem Aufenthalt von über zwei Stunden aus 30 m Tiefe nach oben schießen würde, ergäbe sich dasselbe Bild. Als »**blow up**« (= nach oben schießen durch unabsichtliches Aufblasen des Anzugs) ist ein solcher Aufstieg aus der Zeit der Helmtaucher in die Tauchersprache eingegangen. Für solche rapiden Dekompressionen wird auch das primäre Auftreten von Gasbläschen auf der arteriellen Seite diskutiert, diese Gefahr nimmt mit steigender Tiefe erheblich zu (s. auch Apnoetieftauchen in Kap. 7.5.3), so dass die erforderlichen Zeiten unter erhöhtem Druck sich immer weiter verkürzen. Beim Apnoetieftauchen kommt verschärfend das reduzierte Herzzeitvolumen durch den erweiterten Tauchreflex hinzu, das zu einer zeitlichen Verlängerung der arteriellen Passage führt.
Übersteigt die Gasspannung eines gelösten Gases den Umgebungsdruck um die so genannte »erlaubte Überspannung«, so bilden

sich Bläschen. Diese können stumm bleiben, d. h. keine klinischen Erscheinungen verursachen: Eine Dekompressionstabelle, die bei 20% der Taucher Gasblasen entstehen lässt, führt nur in ca. 5% zu Dekompressionserscheinungen.
Die Existenz von Gasblasen ist in den letzten Jahren in zahlreichen Untersuchungen am Tier und am Menschen, u. a. mithilfe der Ultraschall-Dopplersonographie, nachgewiesen worden. Mit dieser Methode können Bläschen ab einer Größe von 40 bis 50 µ (Mikrometer) akustisch »hörbar« gemacht werden, allerdings nur, wenn sie – wie in den Gefäßen – in Bewegung sind.
Nimmt die Größe von Bläschen im Gewebe zu, so führen sie dort zur Ischämie (Blutleere) und Gewebszerreißung. Klinisch zeigt sich das in den »**bends**«, Osteonekrosen (s. Kap. 15.2.2) und den **Innenohrstörungen** (s. Kap. 8.7). Gasblasen in den Kapillaren gelangen in das Venensystem. Hier sind sie experimentell auch zuerst nachweisbar. Ihr Weg folgt nun dem Blutstrom in den großen Venen über das rechte Herz in den Lungenkreislauf. Dort bleiben sie in den Arteriolen (kleine Arterien) und Kapillaren hängen. Das ist klinisch gesehen eine **Lungenembolie**. Von hier aus können sie durch ihre unmittelbare Nachbarschaft zu den Alveolen mittels Diffusion zur Ausatemluft abgebaut werden. Bis zu 6% der gesamten aufgenommenen Menge des Inertgases können auf diese Weise ausgeschieden werden. Der Großteil des Inertgases diffundiert aber aus im Blut gelöster Form in die Alveolen hinein, vorausgesetzt, die Fließeigenschaften des Blutes befinden sich im Normalbereich und sind nicht durch einen vorbestehenden Flüssigkeitsmangel beeinträchtigt (Dehydratation vor dem Tauchgang). Dieser Vorgang vollzieht sich während einer normalen, komplikationslosen Austauchphase und nach dem Auftauchen. Wird aber das Filtersystem der Lungenkapillaren durch eine größere Anzahl von Gasblasen überladen, dann entwickelt sich eine pulmonale Hypertonie (eine Erhöhung des Blutdrucks im Lungenkreislauf). Übersteigt er 150% des normalen Drucks, führt dies klinisch zu »chokes« und über ein Herzversagen zum Kreislaufkollaps.
Bei einer pulmonalen Hypertonie über 120% neigen die Gasbläschen dazu, in den arteriellen Kreislauf überzutreten. Das kann durch die Scheidewand des Vorhofs oder der Herzkammer geschehen oder aber auch über – bei normalem Lungenkreislaufdruck geschlossene – arterio-venöse Kurzschlüsse. Nach neueren Untersuchungen ist ein **offenes Foramen ovale** nicht selten Ursache von Dekompressionsunfällen. Dieses ovale Loch (Foramen) zwischen den Vorhöfen ist ein Kurzschlussweg im embryonalen Kreislauf, der ja von der Mutter versorgt wird. Er hilft den im Mutterleib noch nicht benötigten Lungenkreislauf zu umgehen. Nach der Geburt schließt sich dieses Loch, jedoch nicht immer oder nicht vollständig. Dann besteht ein Kurzschluss zwischen dem venösen und dem arteriellen Kreislauf. Damit entsteht der Zustand einer arteriellen Embolie. Diese manifestiert sich meistens in lokalen Schädigungen im Hirn mit den verschiedensten Ausfällen, wie Seh- und Sprachstörungen, aber auch Halbseitenlähmungen. Embolien im arteriellen Kreislauf entstehen auch bei Notaufstiegen (aus über 40 m mit Aufstiegsgeschwindigkeiten über 20 m min^{-1}) und bei Lungenüberdruckunfällen (s. Kap. 11.2).
Neben Gasblasen kommt es nach rascher Dekompression auch zu **Fettembolien**. Die Fetttropfen stammen wahrscheinlich aus durch Gasblasen zerrissenen Fettzellen und aus dem fetthaltigen Knochenmark. Sie folgen dem gleichen Weg wie die Gasembolien und landen im Lungenkreislauf.

11.1.3 Komplikationen der Dekompressionskrankheit

Jede Dekompressionskrankheit ist für den Organismus ein Trauma, d. h. eine Verletzung wie bei einer Schädigung durch Gewalteinwirkung von außen. Jedes Trauma führt aber auch zu einer Reihe von Veränderungen, die in einen Schockzustand münden können (s. Kap. 6.8). Der Schock ist im Prinzip ein Versagen des Kreislaufs, das mit kleinsten Störungen in der Endstrombahn beginnt, die ihrerseits wiederum das Gerinnungssystem des Blutes aus dem Gleichgewicht bringen können. Ein Dekompressionsunfall kann von sich aus Veränderungen des Gerinnungssystems bewirken, die dann zum Schock führen können.

Jeder kennt die Blutschorfbildung, die nach einer Verletzung entsteht. Gäbe es diese Fähigkeit des Körpers, eine Wunde abzudichten, nicht, würde es aus Verletzungen unausgesetzt bluten und eine Wundheilung käme nicht zustande. Die Blutschorfbildung, die eine Heilung ermöglicht, ist das Endprodukt eines hochkomplizierten Vorgangs, an dem eine Reihe von Faktoren beteiligt ist. Stark vereinfacht sieht das etwa so aus: Im Plasma entsteht aus der Vorstufe Prothrombin durch einen Aktivator das Thrombin. Dieses bewirkt, dass das lösliche Fibrinogen sich in festes Fibrin umwandelt. Fibrinfäden lagern sich dann aneinander und bilden ein Netz, in dem die festen Blutbestandteile, die roten und weißen Blutkörperchen, eingebettet liegen. Das Ganze bildet den **Blutpfropf** oder **Thrombus**, der eine Wunde ausfüllt. An diesem Vorgang sind die Blutplättchen oder Thrombozyten entscheidend beteiligt. Sie heften sich bei einer Verletzung als Erste an den Wundflächen an und ermöglichen auch das Zusammenziehen der später auftretenden Fibrinfäden. Weiter liefern sie einen für die Gerinnung erforderlichen Faktor.

Die Gerinnungsfähigkeit dieses Systems ist so groß, dass es auch in den Blutgefäßen bei einer geringfügigen Gefäßschädigung zu einer schrankenlosen Gerinnung käme, gäbe es nicht als Schutzvorrichtung ein Gegensystem. Dieses liegt in seiner inaktiven Vorstufe, dem Plasminogen, im Plasma vor und wird durch Aktivatoren in Plasmin umgewandelt. Dieses Plasmin ist in der Lage, kleinere Fibrinbildungen wieder aufzulösen. Diese beiden Systeme halten sich normalerweise in einem Gleichgewicht.

Das Gleichgewicht im Gerinnungssystem kann auf verschiedene Weise gestört werden. Gefäßwandschäden, eine Strömungsverlangsamung oder eine Erhöhung der Viskosität des Blutes führen zu vermehrter Gerinnung. Auch eine Einschwemmung von Luftblasen oder ein Auftreten von Fetttropfen in der Blutbahn kann eine gesteigerte Gerinnungsneigung auslösen, sodass es schon intravasal (d. h. in den Blutgefäßen) zur Gerinnung kommt. Bei einer solchen Hyperkoagulabilität werden die an der Gerinnung beteiligten Faktoren und die Blutplättchen vermehrt verbraucht, sodass für den Rest des Blutes die Gerinnungsfähigkeit herabgesetzt ist. Man nennt dies eine Verbrauchskoagulopathie. Wunden können jetzt nicht mehr abgedichtet werden, sondern bluten weiter. Aber es blutet auch in die Gewebe, die durch Embolien schon geschädigt sind. So kann es zu Blutungen in die Haut und andere Organe, wie Nieren, Leber, Milz, Herz und Gehirn kommen.

Cockett hat 1962 bei Experimenten mit Hunden nachgewiesen, dass sich nach rascher Dekompression das Plasmavolumen um bis zu 32% verringert. Man spricht auch von einer Dehydratation, die durch das Dekompressionsgeschehen ausgelöst wird. Weiter kam es bei diesen Experimenten zu nicht unerheb-

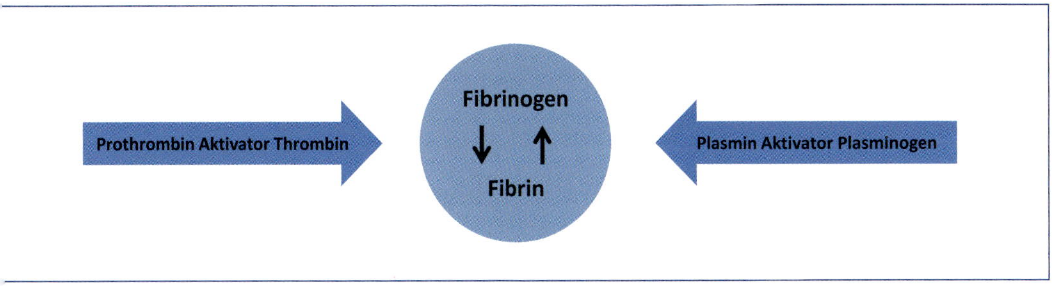

Abb. 11-1: Die fibrinbildenden und die fibrinauflösenden Faktoren halten sich die Waage.

lichen Fettembolien, besonders in die Lungengefäße. Sie stammten vorwiegend aus dem Fett des Knochenmarks.
Durch die Verringerung des Plasmavolumens – die Hypovolämie – wird die Viskosität des Blutes erhöht. Dadurch kommt es zu einer Zusammenballung der roten Blutkörperchen (»Geldrollenbildung«). Je höher die Viskosität des Blutes, umso langsamer fließt es; die Dehydratation bewirkt also eine weitere Verstärkung der Symptomatik. Dieser Tendenz muss in der Therapie durch reichliche Flüssigkeitszufuhr entgegen gewirkt werden. Diese Stase und die vermehrte Einschwemmung von Fetttropfen in die Blutbahn bewirken eine gesteigerte Gerinnungsneigung in den Blutgefäßen. Wenn sich nun diese Vorgänge überstürzen, kommt es zur Verbrauchskoagulopathie. Die Sauerstoffaufnahme in den hierdurch besonders betroffenen Organen ist so gestört, dass bald ein O_2-Defizit entsteht, man bezeichnet dies auch als Zusammenbrechen der Mikrozirkulation. Die Strömungsverlangsamung in der Endstrombahn alleine bewirkt schon einen Schockzustand. Kommt nun noch eine Verbrauchskoagulopathie hinzu und erreicht das Sauerstoffdefizit einen bestimmten Wert, ist der Schock nicht mehr reversibel, und es kommt zum Tod. Die Zusammenhänge sind auf der Übersicht in Abb. 11-2 nochmals schematisch dargestellt.

Eine Dekompressionserkrankung ist ein Trauma, das in schweren Fällen zum tödlichen Schockzustand führen kann. Ein Flüssigkeitsmangel vor dem Tauchgang erhöht das Risiko einer Erkrankung. Durch die entstehenden Gasblasen tritt ein weiterer Flüssigkeitsverlust auf, der die Symptomatik noch verschärft.

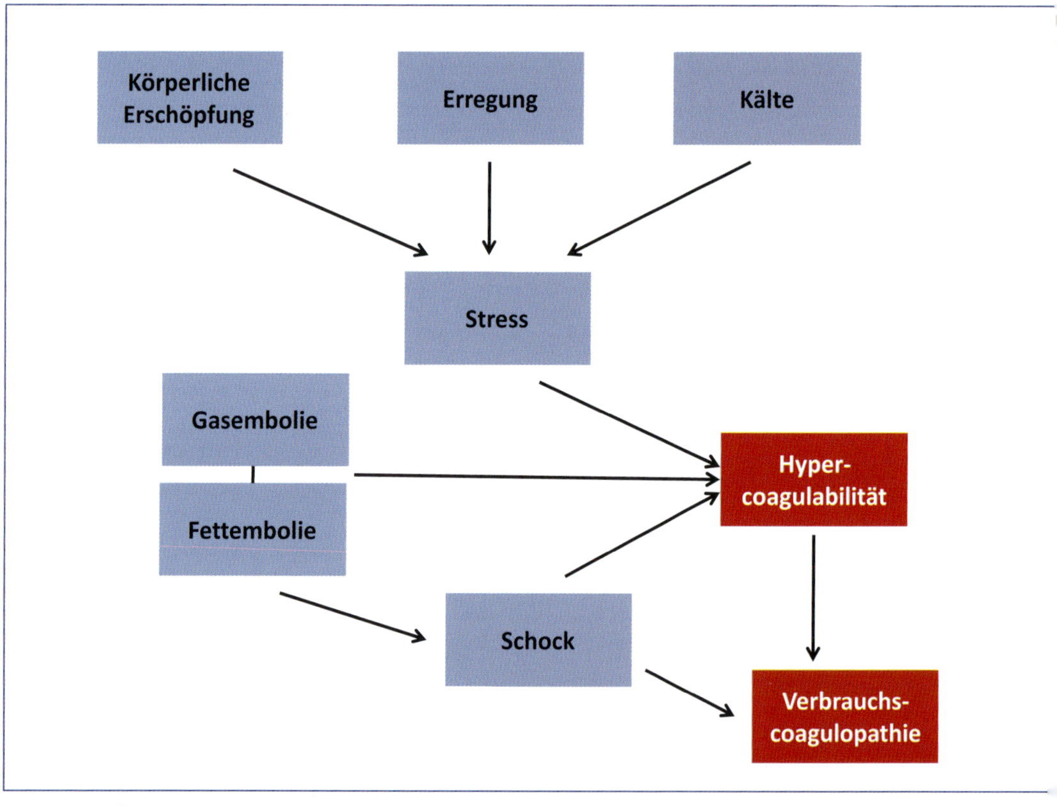

Abb. 11-2: Übersicht über die Faktoren, die zu den Komplikationen der Dekompressionskrankheit führen.

11.1.4 Co-Faktoren

Als eines der seltsamsten Merkmale der Dekompressionskrankheit sah Paul Bert die Tatsache an, dass in einer Gruppe von Menschen, die eine gleich lange Zeit unter Überdruck standen und die zusammen dekomprimiert wurden, bei einigen Dekompressionserscheinungen auftraten, während die meisten ohne Schäden blieben. Diese individuelle Unterschiedlichkeit beim Menschen ist auch bis heute noch nicht ganz geklärt. Bei Tierversuchen zeigen sich nicht nur diese individuellen Schwankungen, sondern auch Unterschiede zwischen einzelnen Tierarten. Rückschlüsse aus Tierversuchen auf den Menschen sind daher nur in beschränktem Maße zulässig.

Zu den Faktoren, die das Auftreten von Dekompressionserscheinungen begünstigen, gehört einmal die Fettleibigkeit. Man weiß, dass bei schlanken Versuchstieren unter Druckminderung weniger Schäden auftreten als bei fetten Tieren. Nach zahlreichen Beobachtungen scheint dieser Faktor beim Menschen ebenfalls zu wirken.

Vermehrte Arbeit unter Druck begünstigt ebenfalls das Auftreten von Dekompressionserscheinungen. Eine durch Arbeit gesteigerte Durchblutung verursacht eine schnellere Sättigung des Gewebes mit Stickstoff. Zwar führt eine durch Arbeit verbesserte Durchblutung auch zu einer schnelleren Entsättigung beim Aufstieg, doch scheinen andererseits Bewegungen durch mechanische Erschütterungen in den Geweben eine Gasblasenbildung aus schon bestehenden Gaskeimen (s. Kap. 10.6) anzustoßen. Außerdem wird die stärkere körperliche Aktivität im Allgemeinen in der Dekompressionsphase nicht fortgesetzt. Dieses Phänomen einer gesteigerten Gasblasenbildung beobachtet man ja auch bei einer geschlossenen Seltersflasche, wenn sie geschüttelt wird. Vibrationen, denen man nach Rückkehr von einem Tauchgang in einem fahrenden Boot ausgesetzt ist, dürften sich in der gleichen Weise begünstigend auf das Auftreten von Gasblasen auswirken. Bewegungen während der Austauchzeiten, wie sie früher in Form von gymnastischen Übungen von Helmtauchern verlangt wurden, werden deshalb heute nicht mehr empfohlen, wohl aber langsames Schwimmen in horizontaler Körperlage, auch um eine konstante Tiefe während der Dekompression ohne Ankertau einhalten zu können. Des Weiteren kommt es in der Nähe von Verletzungen (Knochenbrüchen, Wunden, Blutstauungen) vermehrt zur Gasblasenbildung, auch in Gelenken mit vorangegangenen Bends. Nachgewiesen sind auch der negative Einfluss von Alkohol, besonders nach Exzessen am Vorabend des Tauchens, wie auch alle anderen Faktoren, die zu einem deutlichen Flüssigkeitsmangel (Dehydratation) vor dem Tauchgang führen können (Schwitzen, übermäßiger Kaffeegenuss etc.).

Fettleibigkeit, starke körperliche Aktivität in der Dekompressionsphase und Dehydratation können eine Dekompressionserkrankung begünstigen. Vor und nach dem Tauchgang ist auf ausreichende Flüssigkeitszufuhr zu achten, bei längeren Tauchgängen auch während der Dekompressionsphase.

11.1.5 Klinische Symptomatik der Dekompressionskrankheit

Jeder Taucher sollte in der Lage sein, einen Dekompressionsunfall feststellen zu können. Treten nach einem Tauchgang eindeutige Symptome der Dekompressionskrankheit (wie oben beschrieben) auf, ist die Erkennung nicht schwer. Bei leichteren Erscheinungen, unter Umständen auch bei »Taucherflöhen«, kann die Diagnose schwieriger sein. Man muss berücksichtigen, dass ein Dekompressionsunfall auch dann möglich ist, wenn innerhalb der Nullzeit getaucht wurde oder die Austauchzeiten genau eingehalten wurden.

Erscheinungen eines Lungenüberdruckunfalls zeigen sich schon während des Auftauchens oder sofort danach. Symptome, die erst 5 min nach dem Auftauchen auftreten, sprechen gegen das Vorliegen eines Lungenüberdruckunfalls.

Beschwerden wie Spannen in den Muskeln oder Gelenken, die eventuell schon beim Tauchen auftraten, sprechen nicht für Dekompressionserscheinungen, besonders wenn sich die Beschwerden beim Berühren oder Bewegen verstärken. Die Untersuchung eines Tauchers lässt sich nach folgendem Vorgehen durchführen: Fragen nach dem Befinden, nach Schwäche oder Taubheitsgefühl. Ist die Seh- und Hörfähigkeit gestört? Sind die Bewegungen wie Gehen, Gebrauch der Hände normal? Kann bei geschlossenen Augen ruhig gestanden werden, ohne zu schwanken? Ist die Kraft in Händen und Beinen normal? Können Kniebeugen oder andere Übungen durchgeführt werden? Eine gute Hilfe für diese orientierende Untersuchung bietet der 5-Minuten-Neurocheck, der DAN-Mitgliedern als wasserfeste Merktafel zur Verfügung steht. Bei Abweichungen vom Normalen und in allen Zweifelsfällen ist es besser, eine Rekompressionsbehandlung durchzuführen, da Verzögerungen die Heilungsaussichten verschlechtern. Hilfen zur Erkennung und zur Einordnung von Unfällen und Erkrankungen beim Tauchen gibt »Notfallmanager Tauchunfall« (H. Bartmann u. C.-M. Muth, Delius Klasing, 2006).

Traditionell teilte man die Symptomatik der Dekompressionskrankheit in einen Typ I und einen Typ II ein; da diese Klassifizierung auch heute noch weit verbreitet ist, obwohl sich inzwischen eine differenziertere Betrachtungsweise durchsetzt (s. o.), soll im Folgenden eine kurze Beschreibung gegeben werden.

Nach der Definition ist Typ I dadurch charakterisiert, dass der Schmerz das einzige Symptom ist. Unter Typ II werden alle ernsteren Erscheinungen verstanden, mit oder ohne Schmerzen und mit anormalen körperlichen Symptomen. Diese Einteilung ist nicht für alle Fälle befriedigend. Eine Klarstellung gibt hier die von C. Edmonds u. a. leicht modifizierte Einteilung.

Die Häufigkeit der beiden Erscheinungen haben A. Erde und C. Edmonds 1975 nach Behandlung von 100 Sporttauchern in Australien zusammengestellt. Bei 54% traten Störungen am Muskel- und Skelettsystem auf. 24% hatten Symptome des Zentralnervensystems, davon 29% Innenohrschädigungen und 17% Schädigungen des Rückenmarks. In nur 4% wurden Hauterscheinungen alleine beobachtet, aber zu 34% waren sie mit den anderen Symptomen verknüpft.

Von den Hauterscheinungen ist der Juckreiz das bekannteste Symptom. In der Tauchersprache wird er als »Taucherflöhe« bezeichnet. Der Juckreiz macht sich vorwiegend an Handgelenken, Unterarmen, Nase, Ohren und Oberschenkeln bemerkbar. Er tritt oft erst in der warmen Umgebung der Rekompressionskammern auf. Weiter kann es zu scharlachartigen oder umschriebenen Rötungen kommen. Gasblasen in den Lymphbahnen führen zu lokalisierten Ödemen (Schwellungen), wobei es über diesen Bezirken zu einer »Apfelsinenschalenhaut« kommt.

Muskel- und Gelenkerscheinungen beginnen oft mit einem tauben Gefühl im Gelenk oder in Muskelpartien. Innerhalb einer Stunde entwickeln sich dumpfe, manchmal pochende Schmerzen, die zu einer Schonhaltung der Gliedmaße führen. Die Bezeichnung Bends (vom Englischen: to bend = beugen) ergab sich aus der gebeugten Stellung, in der die schmerzenden Gliedmaßen gehalten wurden. C. Edmonds hat zur Unterscheidung von anders bedingten Gelenkbeschwerden empfoh-

Typ I (Schmerzen allein)	**Typ II (gefährliche Erscheinungen)**
○ Schmerzen in Gelenken oder Extremitäten, ○ Juckreiz, Hautrötungen, ○ umschriebene Schwellungen	○ Störungen des Zentralnervensystems, ○ Bewegungsstörungen, ○ Innenohrschädigungen, ○ Herzstörungen, Atemstörungen ○ Symptome des Typ I, wenn sie unter Überdruck entstehen, andere Erscheinungen

Tabelle 1: Einteilung der Dekompressionskrankheit in Typ I und II.

len, die Manschette eines Blutdruckapparates fest um das betroffene Gelenk aufzublasen. Handelt es sich um Bends, so kommt es zu einer deutlichen Erleichterung der Beschwerden. Alle Erscheinungen vom Typ I können auch ohne Druckkammerbehandlung nach einigen Tagen wieder verschwinden. Sie sind a priori nicht lebensbedrohlich, aber sie können immer der Beginn ernsterer Symptome vom Typ II sein. Etwa 30% der Störungen vom Typ II haben gleichzeitig Symptome des Typs I. Eine gewisse Müdigkeit scheint nach allen Aufenthalten unter erhöhtem Druck aufzutreten. Sie ist wahrscheinlich als Endphase der Stresswirkung anzusehen und nicht als Krankheitssymptom. Eine ungewöhnliche Müdigkeit kann aber auch Vorbote von Dekompressionserscheinungen sein.

Die Schädigungen am Nervensystem sind sehr mannigfaltig. Wenn man sich das Nervensystem wie die Telefonzentrale einer Großstadt mit all ihren Verbindungen in die Peripherie vorstellt, kann man ermessen, wie viele Möglichkeiten der Störung es hier gibt, je nachdem, an welchem Punkt sie auftreten. Bei Störungen in der Zentrale – nämlich im Gehirn – kann es zu Lähmungen einer Körperseite, zu einer so genannten Halbseitenlähmung, kommen. Dieses Bild ist uns vom Schlaganfall her geläufig. Bei der Dekompressionskrankheit sind solche Schädigungen seltener als Störungen in der Peripherie. Bei Lungenüberdruckunfällen mit Luftembolien im Gehirn kommen sie aber häufiger vor. Auch leichtere Störungen der Zentrale wie Sehstörungen, Doppelsehen, Röhrensehen oder migräneartige Kopfschmerzen sind bei der Dekompressionskrankheit eher selten. Schwindel, Übelkeit, Erbrechen, eventuell verbunden mit Hörstörungen und Ohrensausen werden durch Innenohrschäden im Labyrinth verursacht (s. Kap. 8.7). Häufiger sind Störungen

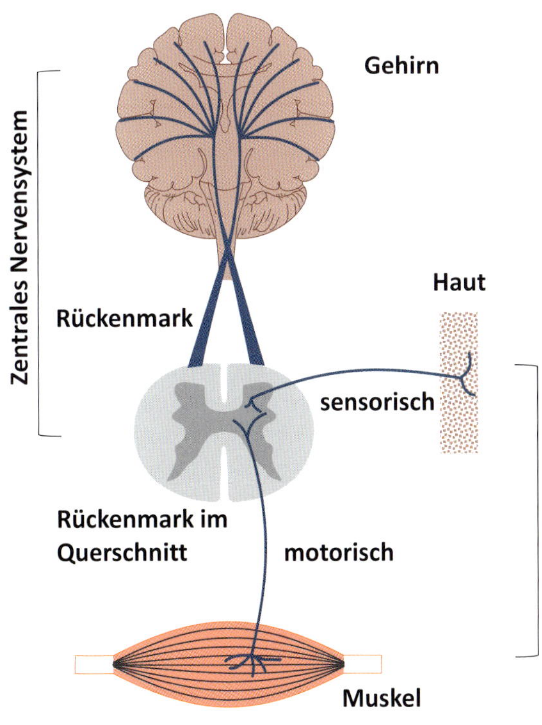

Abb. 11-3: Schematische Darstellung der Hauptverbindungen im Zentralnervensystem, die bei der Dekompressionskrankheit gestört sein können.

in der Peripherie, die, um beim Vergleich mit dem Telefonnetz zu bleiben, im Hauptkabel (dem Rückenmark) oder in den Endleitungen sitzen. Gasblasen im Halsmark können zu einer Querschnittslähmung mit Beteiligung aller Extremitäten (Tetraplegie) führen, im tiefer gelegenen Rückenmark zur Lähmung der Beine (Paraplegie), meist mit Beteiligung der Schließfunktion für Blase und Mastdarm. Eine Störung dieser Schließfunktion hat entweder ein Harnverhalten oder einen unkontrollierten Abgang von Urin und Stuhl zur Folge.

In unserem Nervensystem gibt es motorische Bahnen, über die die Bewegungen ausgelöst werden, und sensorische, die Empfindungen weiterleiten. Beide Funktionen können gleichzeitig oder allein gestört sein, je nach Sitz der Gasblasenbildung oder Embolie im Rückenmark. Die Empfindungsstörungen machen sich als Taubheits- oder Kältegefühl, als Ameisenlaufen, Kribbeln oder Nadelstechen bemerkbar. Sie können sehr rasch – innerhalb einer halben Stunde – in die oben beschriebenen Lähmungen übergehen. Auch gürtelförmige Schmerzen am Rumpf sind durch Gasblasen im Rückenmark bedingt. Das Schema 11-3 des Zentralnervensystems soll die Verhältnisse veranschaulichen.

Über das Zustandekommen von Lungenerscheinungen wurde in Kap. 11.1.2 berichtet. Das Leitsymptom ist offensichtlich und zeigt sich in einer schnellen, flachen Atmung. Im Anfang können »chokes« stehen (to choke = ersticken), brennende Schmerzen unter dem Brustbein, die bei tiefem Einatmen oder Zigarettenrauchen verstärkt werden. Die Lungensymptome treten im Allgemeinen sehr früh nach einem Tauchunfall auf. Sie lassen sich durch Sauerstoffatmung oder eine Rekompression bessern. Ohne Behandlung verschwinden sie entweder rasch oder sie verschlimmern sich so schnell, dass eine Behandlung oft zu spät kommt.

Herzerscheinungen werden meist durch Rhythmusstörungen der Herzkammern bestimmt. Sie sind oft durch die Rekompression nicht zu beeinflussen. In der australischen Statistik kam es nie zu einem Infarktgeschehen. Doch ist es möglich, dass die Rhythmusstörungen durch kleine Embolien in den rechten Herzkranzarterien (Koronargefäße) entstehen, die nicht so groß sind, dass sie zum Infarkt führen. Möglicherweise kommen sie auch durch intravasale Gasblasen im Reizleitungssystem zustande. Zu Symptomen des Typs I, die schon unter erhöhtem Umgebungsdruck auftreten, kommt es im Allgemeinen nur beim Tieftauchen mit Mischgasatmung.

Andere Erscheinungen der Dekompressionskrankheit wurden anfangs dieses Kapitels besprochen. Es muss aber erwähnt werden, dass die Störungen des Gerinnungssystems nur bei schweren Dekompressionsunfällen beobachtet werden.

Weiter kann es zu Magen-Darm-Erscheinungen durch Barotraumen kommen (s. Kap. 8.13 und 18.7), aber auch zu allgemeinen Störungen wie Würgereiz, Appetitlosigkeit, Durchfall und Bauchkrämpfen.

Die Symptome einer Dekompressionserkrankung sind vielfältig, betreffen aber überwiegend das Zentralnervensystem und sollten in ihren markantesten Erscheinungsformen für jeden Taucher erkennbar sein.

11.1.6 Chronische Formen

Neben den Dekompressionserscheinungen von Typ I und Typ II mit den möglichen Komplikationen, die alle in relativ kurzer Zeit, d. h. innerhalb von 24 Stunden nach dem Auftauchen auftreten, gibt es noch weitere Schäden, die sich erst nach längerer Zeit, meist nach mehreren Monaten, bemerkbar machen. Nicht nur in griechischen Häfen findet man noch heute hinkende ehemalige Schwammtaucher, die von Austauchzeiten nie etwas gehört hatten; auch in den großen Städten der Industriestaaten gibt es alte Caisson-Arbeiter, die von ihrer ehemaligen Tätigkeit gezeichnet sind. Bei ihnen war es zu Zerstörungen von Knochengeweben, zu so genannten aseptischen Knochennekrosen gekommen; eine ausführliche Diskussion dieses Krankheitsbildes findet sich in Kap. 15, »Langzeiteffekte beim Tauchen«. Ebenfalls an dieser

Stelle werden die bleibenden (neurologischen) Schäden abgehandelt, die gelegentlich durch die Behandlungsmaßnahmen nicht völlig therapierbar sind.

11.1.7 Zeitverlauf der Erkrankung

Außer den angeführten chronischen Dekompressionsschädigungen treten die meisten Dekompressionserscheinungen vom Typ I und II innerhalb der ersten Stunden nach Erreichen der Wasseroberfläche auf. Nach den Beobachtungen von sechs verschiedenen Statistiken (englische, kanadische, amerikanische Marine- und Ziviltaucher auf Hawaii) kam es in über 60% innerhalb der ersten 30 min zu den Unfallsymptomen. Etwa 10% ereigneten sich zwischen 30 und 60 min, 1 bis 4% der Fälle traten zwischen der 13. und 24. Stunde nach dem Austauchen auf. Nach 24 Stunden kam es noch in 0,3 bis 4% zu Dekompressionserscheinungen.

Ausschließliche Erscheinungen vom Typ I sind sehr viel seltener. Auch in der angeführten australischen Statistik traten sie meist im Zusammenhang mit denen vom Typ II auf.

Während früher bei Berufstauchern und Caisson-Arbeitern 70% der Dekompressionsunfälle zum Typ I gehörten und 90% aller Unfälle durch Bends charakterisiert waren, kommt es beim Sporttauchen sehr viel mehr zu tödlichen Unfällen und vorwiegend zu Dekompressionserscheinungen vom Typ II. Schuld an den tödlichen Unfällen sind meistens die so genannten Lungenüberdruckunfälle. Nach den Unfallstatistiken in den USA sind etwa 15 bis 25% aller erfassten tödlichen Unfälle durch Überdehnung der Lunge entstanden.

In über 60% der Fälle treten die Erscheinungen der Dekompressionserkrankung innerhalb der ersten 30 min nach dem Auftauchen auf. Nach 24 Stunden verbleibt nur noch ein Rest von 0,3 bis 4%.

11.1.8 Dekompressionssymptome nach Apnoetauchen

Es wird im Allgemeinen angenommen, dass es beim Schnorcheltauchen nicht zu Dekompressionserscheinungen kommt, weil die Aufenthaltszeiten unter erhöhtem Druck zwangsläufig begrenzt und zu kurz sind. Nun gibt es aber bei den Perltauchern der Pazifik-Inselgruppe Tuamotu oder der Paumotu-Inseln eine Reihe von Krankheitserscheinungen, die nach häufigem Tauchen auftreten und von den Eingeborenen als **Taravana** bezeichnet werden. Nach verschiedenen Beobachtern treten diese Erscheinungen dort häufiger auf, während sie bei Tauchern der südlich gelegenen Nachbarinselgruppe der Mangareva-Inseln (Gambiers-Archipel) sehr selten sind. Neben harmlosen Erscheinungen wie Schwindel, Übelkeit und Engegefühl kommt es auch zu schweren zentralen Erscheinungen mit Wahrnehmungsstörungen (Agnosie) und Handlungsunfähigkeit (Apraxie) und zu regelrechten Lähmungen sowie nicht selten zum Tod der Taucher. Bends wurden dagegen nie beobachtet.

Cross berichtete, dass es an einem Tag bei 45 von 235 Tauchern zu Unfällen kam, von denen zwei tödlich waren. Bei drei Tauchern kam es zu einem Bewusstseinsverlust und bei sechs traten Lähmungen auf. Die restlichen klagten über Schwindel, Übelkeit und Engegefühl. Die meisten Unfälle traten gegen Ende des Taucheinsatzes auf, wenn die Taucher vom Perlenwahn (**Nanu-Parau**) ergriffen immer öfter und ohne wesentliche Pausen abtauchten.

In der Perlensaison, in der Austern wegen ihres Perlmutts gesammelt werden, lassen sich diese Taucher mit einem Bleigewicht von 4 bis 6 kg, das sie zwischen den Füßen halten, oft 20 bis 45 m sehr schnell (80 bis 100 m/min) hinunterziehen. Vor dem Tauchen wird einige Minuten lang langsam steigernd hyperventiliert. Am Grund sammeln sie während einer Zeit von 30 bis 60 sec Austern, die in einen Korb gelegt werden. Korb und Bleigewicht werden vom Boot aus hochgezogen und der Taucher zieht sich selbst an einer Leine, die am Boot hängt, zur Oberfläche hoch. Diese Tauchabstiege dauern 90 bis 120 sec. In einer Stunde wird sechs bis 15 Mal abgetaucht, das etwa sechs Stunden am Tag.

Man muss annehmen, dass die Erscheinungen des Taravana durch Gasblasen verursacht sind, wenn auch genauere Untersuchungen dieser Perltaucher noch nicht durchgeführt werden konnten. Paulew (1965) berichtete aber von einem Schnorcheltaucher mit einer Lähmung des rechten Arms, bei dem ähnliche Erscheinungen wie bei Taravana, nämlich Übelkeit, heftige Schmerzen in der Brust und Sehstörungen, vorausgegangen waren. Alle diese Erscheinungen bildeten sich sofort nach Rekompression auf 6 bar zurück. Von norwegischen Ärzten wurde verschiedentlich über vergleichbare Unfälle berichtet.

K. E. Schaefer konnte sofort nach Auftauchen in Apnoe aus 50 m Tiefe Gasblasen im arteriellen und venösen Blut nachweisen. Bei zeitlich späteren Blutentnahmen waren sie nicht mehr zu finden. Da der Kohlendioxidgehalt im Blut nicht nachweislich angestiegen war, nahm er an, dass die Gasblasen durch Stickstoff gebildet wurden.

Die Erscheinungen des Taravana treten bei den Tauchern der Tuamotu-Inseln auf, aber so gut wie gar nicht bei denen der Mangareva-Inseln. Diese Letzteren tauchen mit anderer Technik. Einmal hyperventilieren sie weniger und dann legen sie zwischen den Tauchgängen größere Pausen ein, sodass sie nicht mehr als vier Tauchabstiege pro Stunde ausführen. Die Stickstoffaufnahme muss bei ihnen folglich geringer sein als bei den Tuamotu-Tauchern, die häufiger tauchen.

Von Lanphier wurde die Zeit berechnet, in der ohne Gefahr einer Dekompressionskrankheit in Apnoe getaucht werden kann und für die bedingenden Faktoren eine Tabelle aufgestellt. Er ging davon aus, dass dabei die Zeiten für das Ab- und Auftauchen vernachlässigt werden können. In einer gegebenen Tiefe ist der Stickstoffpartialdruck in den Alveolen beim Apnoetaucher gleich hoch wie beim Tauchen mit Druckluft. In einer Kurve hat er einen Faktor K in Beziehung zu den Austauchtabellen für Drucklufttauchen gesetzt.

$$K = \frac{\textit{Zeit an der Wasseroberfläche}}{\textit{Zeit in der Tiefe}}$$

Ist die Zeit, die an der Oberfläche verbracht wird, genauso lang wie die in der Tiefe verbrachte Zeit, so ist K = 1. Wird längere Zeit unter Wasser zugebracht als an der Oberfläche, liegt der Faktor unter 1 und umgekehrt darüber. Das heißt, wenn man innerhalb einer Stunde 30 min an der Oberfläche und 30 min in der Tiefe verbringt, ist K = 1. Wird unter diesen Voraussetzungen, also mit dem Faktor K = 1, in eine Tiefe von 20 m getaucht, so besteht nach der Tabelle kaum eine Gefahr der Dekompressionskrankheit. Wird aber mit dem gleichen Faktor in 40 m Tiefe getaucht, so müsste die gesamte Tauchdauer auf 40 min begrenzt werden oder man müsste mit Inter-

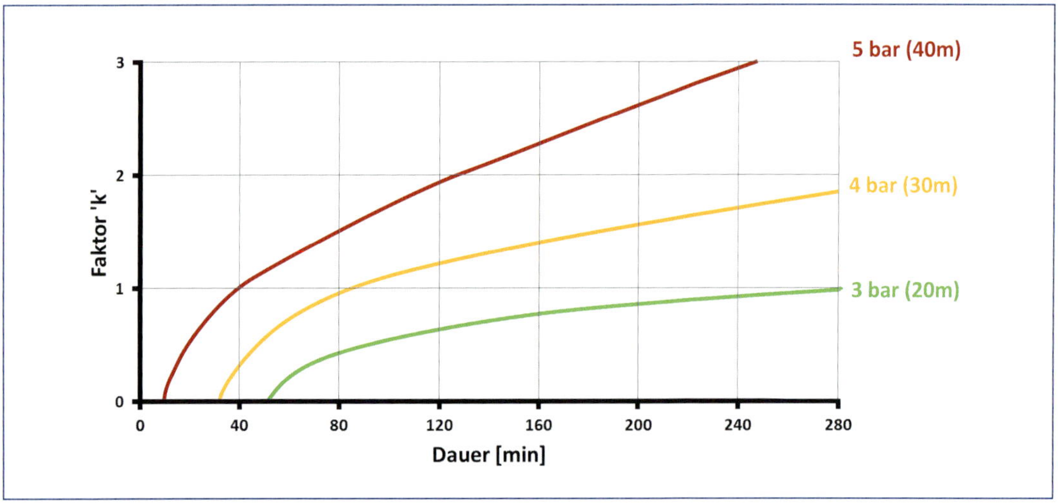

Abb. 11-4: Kurve der Tauchdauerbegrenzung bei wiederholtem Schnorcheltauchen in Beziehung zum Faktor K und zur Tauchtiefe.

vallen entsprechend einem Faktor 3 tauchen, d. h. in einem Verhältnis Oberflächenzeit zu Zeit in der Tiefe von 3 : 1. Dabei könnte ca. 260 min lang getaucht werden.
Diese Zeiten werden von den Perltauchern der Tuamotu-Inseln überschritten, während die Taucher von Mangareva mit maximal vier Tauchabstiegen in der Stunde einen Faktor K = 4 erreichen. Sie kommen dabei kaum in den Gefahrenbereich einer Dekompressionskrankheit.

Auch nach exzessivem, mehrfachem Apnoetauchen sind Dekompressionsunfälle möglich.

Es ist auch nicht verwunderlich, dass nach den in den letzten Jahren zunehmenden Apnoetieftauchversuchen DCS-Unfälle auftraten. Von W. Welslau und Mitarbeitern wurde im Oktober 2002 über einen Fall einer typischen DCS mit neurologischen Erscheinungen im rechten Arm berichtet, der sich zum Glück nach normobarer O_2-Beatmung in etwa einer Stunde langsam zurückbildete. Der Taucher hatte innerhalb von zwei Tagen zehn Trainingsversuche mit Tauchtiefen von 30 m bis über 70 m gemacht und am Unfalltag selbst zwei Tauchgänge auf über 70 m innerhalb 90 min durchgeführt.
Eine weitere interessante Variante der Apnoe-DCS ergibt sich durch die Einführung des »Scooters« oder »Aqua-Zepp« (elektrisch angetriebenes Zugtorpedo) für die Unterwasserjagd, die im mediterranen Bereich immer noch erlaubt ist, allerdings nur in Apnoe. Durch das Wegfallen der körperlichen Anstrengung beim Ab- und Auftauchen sind erheblich größere Tauchtiefen (> 30 m) und häufigere Wiederholungen als unter Flossenbenutzung möglich, wodurch das Risiko der Gasblasenbildung drastisch zunimmt. Batle berichtete während der EUBS-Tagung 2000 auf Malta über ca. 30 (!) Fälle von neurologischen Dekompressionserkrankungen bei »motorisierten« Unterwasserjägern innerhalb von fünf Jahren allein auf Mallorca.

11.2 Lungenüberdruckunfall

11.2.1 Begriffsbestimmung und Entstehung

Das **Lungenbarotrauma** als Dekompressionsunfall gehört unter den Überbegriff Dekompressionserkrankung (decompression illness) und wird wegen seiner Symptomatik, die oft mit arterieller Gasembolie verbunden ist, unter den Dekompressionserkrankungen und nicht unter dem Begriff der Barotraumen besprochen.
Beim Tauchen mit Druckluftgeräten nimmt die Anzahl der Gasmoleküle in der Lunge proportional zum Druck zu. In 10 m Wassertiefe ist die Masse Luft verdoppelt, also 5 l x 2 bar = 10 bar l (s. Kapitel 5), in 20 m 5 l x 3 bar = 15 bar l und so fort. Beim Auftauchen dehnt sich dieses Luftvolumen entsprechend dem abnehmenden Umgebungsdruck wieder aus. Kann dieses zunehmende Luftvolumen nicht aus der Lunge abströmen, wird die Lunge überdehnt.
Bei einem Aufstieg von 30 m auf 10 m Wassertiefe ist das Druckverhältnis 2 : 1. Um ein Lungenvolumen von beispielsweise 5 l konstant zu halten, müssen während des Aufstiegs 5 l Luft mehr aus- als eingeatmet werden. Bei weiterem Aufstieg von 10 m Tiefe zur Oberfläche wird der Druck wiederum halbiert. Bei einer angenommenen Aufstiegsgeschwindigkeit von 10 m pro Minute muss also pro Zeiteinheit doppelt soviel Luft nach außen abgegeben werden wie beim Aufstieg von 30 m auf 10 m. Das Risiko eines Lungenüberdrucks nimmt also während des Auftauchens zu und ist kurz vor Erreichen der Wasseroberfläche am größten.

11.2.2 Symptome eines Lungenüberdruckunfalls

Wird bei Überdehnung der Lunge ein kritischer Punkt erreicht, zerreißen die Lungenbläschen und Luft dringt in das umgebende Lungengewebe und/oder in das Kapillarnetz der Alveolen ein (s. Abb. 11-5).
Wie aus der Abbildung zu ersehen, können dadurch vier mögliche Schädigungen eintreten. Wenn Luftblasen in das die Alveolen umgebende Lungengewebe austreten, ist dies klinisch erkennbar an Atemnot und Husten,

evtl. mit blutigem Auswurf, und direkt nach dem Austauchen oft begleitet von einem charakteristischen, hellen, schrillen Schrei. Ausgedehnte Lungengewebsschädigungen können zum Tode führen.

Dringt Luft in die blutreichen zentralen Lungenpartien ein, so spricht man von einem **zentralen Lungenriss** oder einem **Mediastinal-Emphysem**. Bleibt ein Riss in den Alveolen in diesem Bezirk längere Zeit offen, ge-

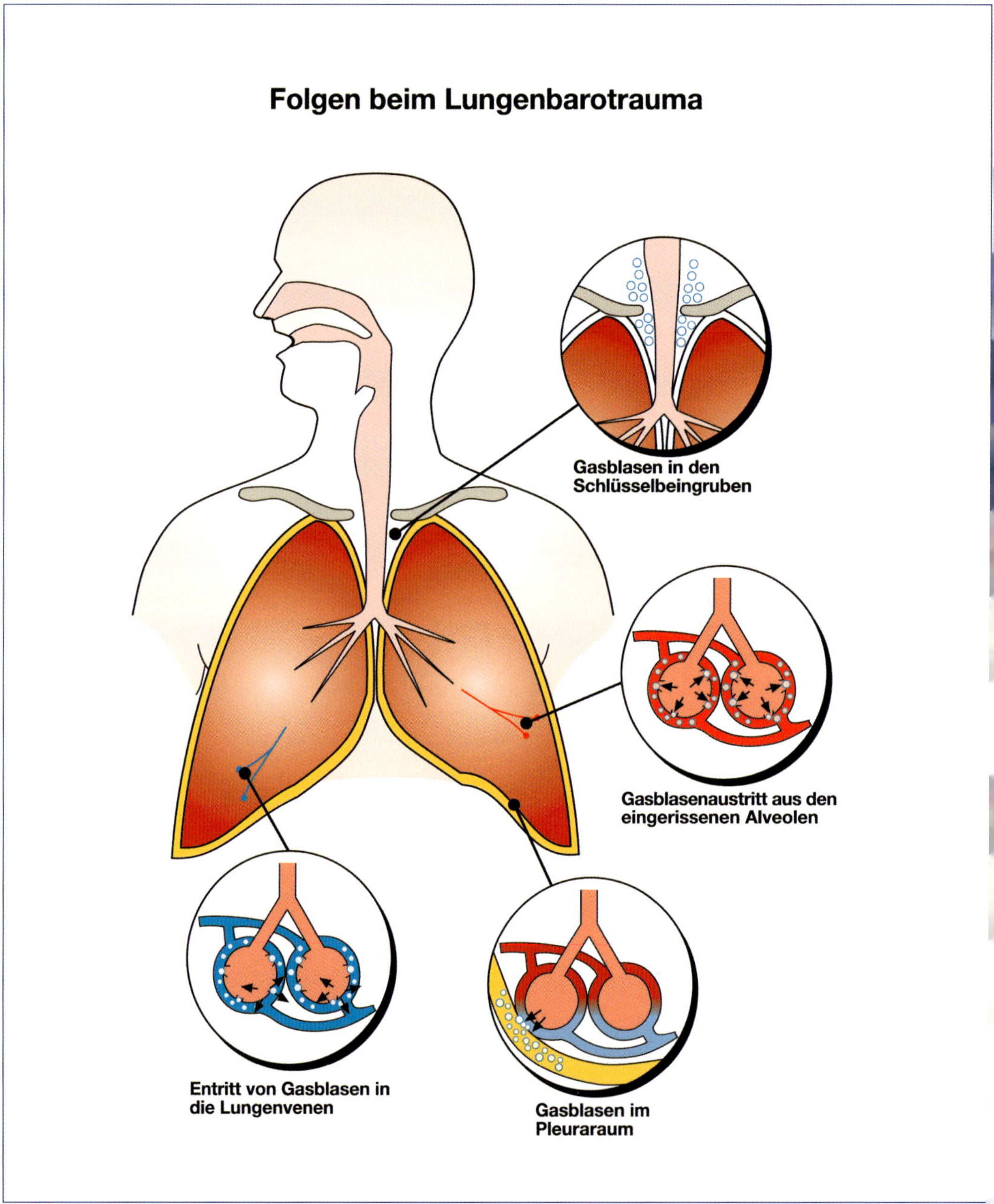

Abb. 11-5: Auswirkungen einer Lungenüberdehnung.

langt Luft in das Mittelfell (Mediastinum), den Raum zwischen den beiden Lungenflügeln, steigt nach oben unter die Haut am Hals und in die Schlüsselbeingruben und verursacht dort ein so genanntes **Hautemphysem**. Dies lässt sich beim Betasten als knisterndes Luftkissen fühlen. Kommt es nach einem Lungenüberdruck zu einer Veränderung der Stimme, so handelt es sich um Luftblasen um den Kehlkopfbereich herum mit Schädigung eines Stimmnervs (Nervus recurrens). Außer diesem Luftkissen sprechen Beschwerden wie Heiserkeit, Druck- und Schweregefühl in der Brust, Atemnot und evtl. ein Bewusstseinsverlust für ein Mediastinal-Emphysem – in leichteren Fällen können die Beschwerden auch noch einige Stunden nach dem Austauchen auftreten, im Allgemeinen entstehen sie aber sofort danach.

Reißen Gefäße an der Lungenoberfläche und gelangt Luft in den Brustkorb zwischen die Pleurablätter, so wird der Unterdruck im Pleuraraum aufgehoben und der betroffene Lungenflügel schnurrt zusammen, es entsteht ein **Pneumothorax**. Damit endet meist der Austritt von Luft aus dem Lungenrest. Bleibt das Leck aber weiterhin bestehen, kommt es zu einem **Spannungspneumothorax** (s. Kap. 6, Abb. 6-4). Die Symptome bestehen in Schmerzen unter dem Brustbein oder über der befallenen Lungenseite, Atemnot und flacher, schneller Atmung.

11.2.3 Arterielle Gasembolie

Die häufigste und folgenschwerste Form eines Lungenüberdruckunfalls ist aber die vierte Möglichkeit, die der arteriellen Gasembolie – im Englischen als **CAGE** = cerebral arterial gas embolism – bezeichnet.

Alle angeführten Lungenbarotraumafolgen, die Lungengewebsschädigung, das Mediastinal-Emphysem, ein Pneumothorax können für sich auftreten, gelegentlich findet man sie in Kombination mit der arteriellen Gasembolie.

Einen gewissen Anhalt über die Verteilung gibt eine Statistik der Royal Navy (England) über 109 nicht tödliche Lungenüberdruckunfälle, die nach Austauchtraining zur U-Boot-rettung auftraten. In den meisten Fällen bestand eine arterielle Gasembolie, in 15 Fällen gleichzeitig ein Mediastinal-Emphysem und in sieben Fällen ein Pneumothorax.

Durch die in die Kapillaren eingedrungenen Luftbläschen entsteht jetzt eine Gasembolie. Der Unterschied zur Dekompressionskrankheit besteht nur darin, dass die Gasblasen nicht Stickstoff, sondern Luft enthalten. Diese Luftblasen gelangen schnell über die Lungenvenen in die linke Herzkammer und von dort in den großen arteriellen Kreislauf. Trat der Lungenriss schon unter der Wasseroberfläche auf, nehmen die Gasbläschen rasch an Volumen zu. Es besteht jetzt eine arterielle Gasembolie.

Früher war man der Ansicht, dass bei vertikaler Position des Tauchers die arteriellen Gasblasen durch ihren Auftrieb bevorzugt in die Kopfgefäße gelangen. Daher wurde empfohlen, den Taucher in eine Kopftieflage zu bringen, um die Gasblasen an der Innenseite des Aortenbogens entlang zu führen und so das Eindringen in die kopfwärts führenden Arterienstämme zu verhindern.

Dazu muss angemerkt werden, dass die entstehenden Gasbläschen viel zu klein sind und daher bei der vergleichsweise hohen Viskosität des Blutes keinen nennenswerten Auftrieb erfahren; die Fließgeschwindigkeit des Blutes ist bedeutend höher als die Bewegung durch den Auftrieb und führt dazu, dass die Gasbläschen annähernd gleichmäßig über den Organismus verteilt werden. Sie landen dabei selbstverständlich auch in den Hirngefäßen, wo sie kleine Arterien verstopfen. Dies führt zu einer Schädigung der Gehirnzellen mit entsprechenden Ausfällen ihrer Funktionen. Dabei entsteht das Bild einer Halbseiten- oder seltener einer beidseitigen Lähmung, ähnlich dem Schlaganfall.

Da das Hirngewebe besonders empfindlich gegen Sauerstoffmangel ist und seine Ausfallserscheinungen sofort dramatische Auswirkungen haben, könnte hieraus der Eindruck entstanden sein, als spielte der Auftrieb der Gasblasen eine entscheidende Rolle. Man sollte also auf keinen Fall den verunglückten Taucher in die

früher empfohlene Kopftieflage bringen, sondern wie üblich bei Bewusstlosigkeit die stabile Seitenlage wählen oder beim ansprechbaren Taucher eher den Oberkörper leicht erhöht lagern, um das die cerebrale Gasembolie häufig begleitende Hirnödem zu mildern.
Luftblasen können aber auch nach Verlassen der linken Herzkammer in die Herzkranzgefäße eindringen und diese verstopfen. Das führt zu einem Herzinfarkt. In seltenen Fällen dringen Luftblasen in den Herzbeutel, eine Schutz- und Gleithülle ähnlich dem Brustfell, ein. Es entsteht ein **Pneumopericard**. In etwa der Hälfte aller Lungenüberdruckunfälle kommt es zum schwerwiegenden Bild einer arteriellen Gasembolie.

Schießt ein Taucher durch den Wasserspiegel und zeigt lebensbedrohliche Symptome, handelt es sich mit größter Wahrscheinlichkeit um einen Lungenüberdruckunfall, besonders wenn bei dem Taucher auch Atemnot, Husten und blutiger Auswurf auftreten.

11.2.4 Ursachen des Lungenüberdruckunfalls

Eine Überdehnung der Lunge mit nachfolgendem Zerreißen von Lungenbläschen tritt ein, wenn das in der Lunge sich ausdehnende Luftvolumen während der Aufstiegsphase nicht abströmen kann. Dies ist der Fall, wenn ein Hindernis die Atemwege ganz oder teilweise blockiert, z. B. bei einem **Air-Trapping** durch eine Verengung kleiner Bronchialäste, wie sie bei einer Bronchitis durch eine entzündliche Schleimhautschwellung entsteht. Die Blockierung ist dabei meist nicht vollständig. Luft dringt zwar bei der Einatmung noch in den gestörten Bereich ein, kann aber, besonders bei rasch zunehmendem Luftvolumen wie beim Aufstieg, nicht schnell genug und vollständig aus den Alveolen entweichen.
Weiter können, angeboren oder erworben, abnorm vermehrte Luftansammlungen in einigen Teilen der Lunge bestehen, wie in so genannten **Emphysemblasen**. Zysten- oder

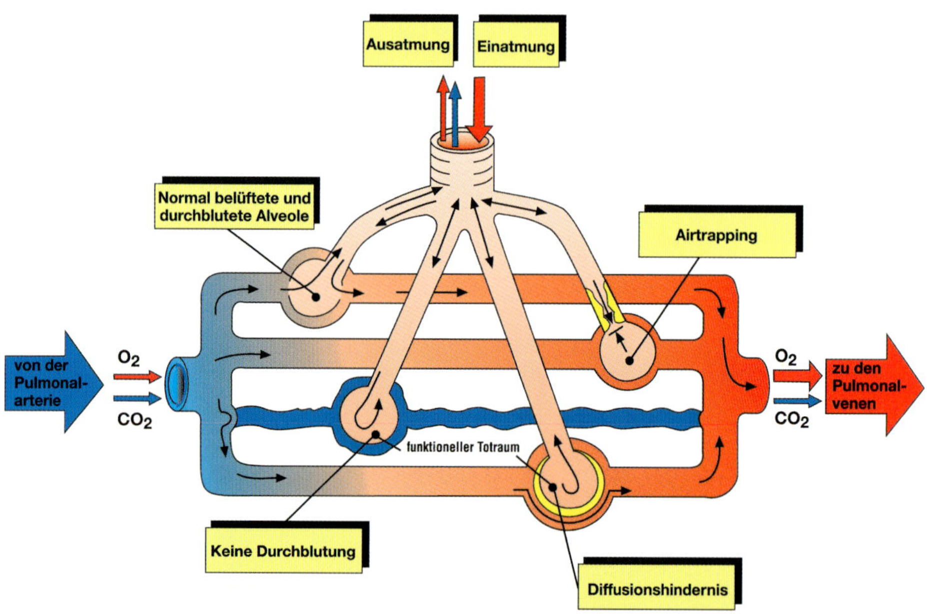

Abb. 11-6: In der Zeichnung wird eine Engstelle in den Bronchiolen dargestellt. Rechts ist es zum Verschluss gekommen, es besteht ein »Air-Trapping«. Diese Alveole wird beim Lungenüberdruckunfall »überbläht« und komprimiert die benachbarten Alveolen, bis sie schließlich zerreißt.

Wabenlungen, die teils flüssigkeitsgefüllt sind oder Höhlenbildungen, so genannte **Kavernen**, wie sie meist nach Lungentuberkulosen entstehen, können aufgrund ihrer gedehnten und vorgeschädigten Wandungen anfälliger für ein Zerreißen sein. Derartige Veränderungen sind röntgenologisch feststellbar und sollten zumindest bei der ersten Tauchtauglichkeitsuntersuchung ausgeschlossen werden.

Schließlich kann ein willkürliches oder unwillkürliches Atemanhalten den Abstrom des gesteigerten Luftvolumens behindern.

Nach A. A. Bühlmann (1993) ist die Hauptursache eines Lungenrisses durch unterschiedlich dehnbare Lungenpartien, z. B. bei narbigen Veränderungen durch vorangegangene entzündliche Prozesse, gegeben. Bei einem Nebeneinander unterschiedlich dehnbarer Lungenpartien sowie unterschiedlicher Strömungswiderstände kommt es auch zu einem Nebeneinander unterschiedlich geblähter Regionen. Die überblähte Region komprimiert die Lungenpartien geringerer Dehnbarkeit. Die dadurch entstehenden unterschiedlichen Strömungswiderstände bewirken ein »Air-Trapping«, das schließlich während des Aufstiegs zur Überdehnung und zum Riss dieses Bezirkes führt. Diese Vorstellung trifft möglicherweise in vielen Fällen zu.

Mebane und McIver (1993) halten jedoch den Mechanismus einer Lungenruptur beim Tauchen für noch nicht völlig geklärt. Dieser Sachstand hat sich bis heute wenig geändert. Alle experimentellen Untersuchungen kommen zu dem Schluss, dass eine Überdehnung der Lunge die primäre Voraussetzung für ein Lungenbarotrauma ist. Die häufigen Lungenüberdruckunfälle junger gesunder Menschen, bei denen auch autoptisch keine der oben aufgeführten Lungenveränderungen zu finden ist, lassen sich nicht durch die geschilderten Mechanismen erklären.

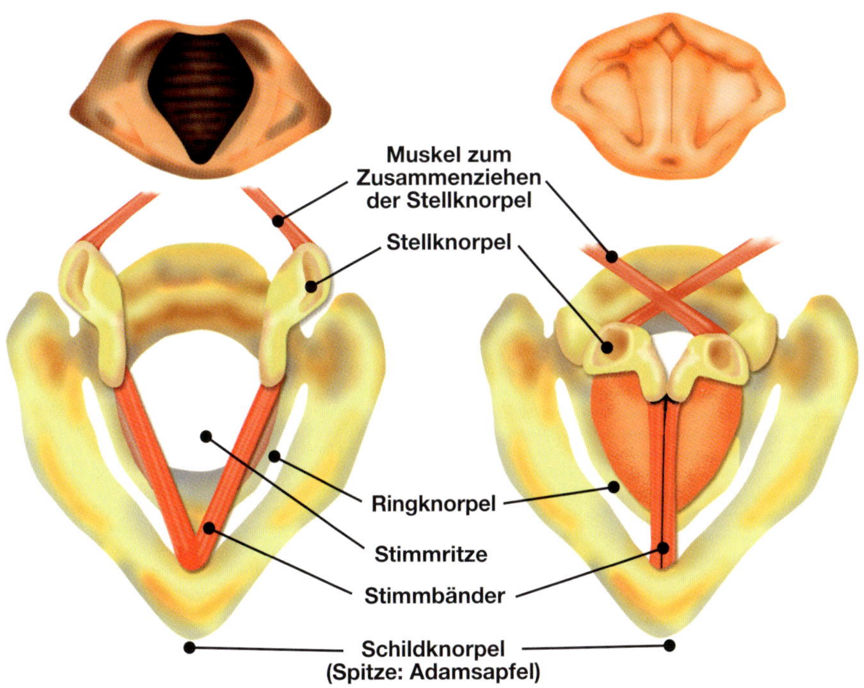

Abb. 11-7: Kehlkopf und Stimmbänder. Links Ruhestellung (Atmung), rechts Phonationsstellung.

Von O. F. Ehm (1983, 1987, 2001) wird die Auffassung vertreten, dass es in vielen, vielleicht den meisten Lungenüberdruckunfällen durch einen unwillkürlichen Verschluss der Stimmritze, einen Laryngospasmus, der durch Angst in einer Paniksituation ausgelöst wird, zu einem Verschluss der Atemwege kommt. Nur hier im Kehlkopf ist es durch Verschluss der Stimmritze möglich, die unterhalb gelegenen Atemwege hermetisch abzuriegeln. Ein willkürliches Atemanhalten durch Verschluss der Lippen ist nicht möglich. Der Druck der in den Atemwegen sich ausdehnenden Luft beim Aufstieg reicht aus, die verschlossenen Lippen zu sprengen, bevor es zu einer Ruptur in den Alveolen kommen würde. Es ist wenig wahrscheinlich, dass die Stimmritze beim Auftauchen willkürlich verschlossen wird. Es bleibt so nur die Möglichkeit, die als »**unwillkürliches Atemanhalten**« bezeichnet wird.

Die Stimmritze wird von den beiden Stimmbändern im Kehlkopf gebildet (Abb. 11-7). Im Ruhezustand haben sie eine V-Stellung. Durch eine Veränderung ihrer Stellung wird die Stimmritze enger. Dadurch und durch die Spannung der Stimmbänder wird der Ton beim Sprechen oder Singen bestimmt. Bei einem kompletten Verschluss der Stimmritze, der nur durch einen Krampf entsteht, sind die Atemwege abgeriegelt. Bei Menschen mit einer Stimmbandlähmung ist ein Verschluss der Stimmritze nicht möglich.

Zu einem krampfhaften Verschluss der Stimmritze kann es bei Kindern nach leichten Infektionen der Luftwege bei entsprechender konstitutioneller »nervöser« Disposition kommen. Bei Erwachsenen kann sie im Verlauf einer echten Tetanie – mit Erniedrigung des Serum-Calciumspiegels –, bei der eine vermehrte Krampfbereitschaft besteht, auftreten. Weiter können Fremdkörper zu einem Krampf der Stimmbänder führen. Als eine erste Reaktion auf Fremdkörper setzt aber zunächst ein Hustenreiz ein. So tritt auch beim Eindringen von Wasser in den Kehlkopf ein starker Hustenreiz auf, der aber durchaus nicht zu einem Krampf der Stimmritze führen muss. Wäre dies der Fall, so könnte beim Ertrinken nie Wasser in die Lunge eindringen (s. Kap. 19.1).

Das einzige auslösende Moment, das beim Tauchen zu einem Stimmritzenkrampf führen kann, ist die Angst. Diese Angst, nicht mehr genügend Luft bis zum Erreichen der Oberfläche zu haben, führt in einer Panikreaktion zum Verschluss der Stimmritze. Möglicherweise wird der Krampf noch durch den dann von der Lunge her einsetzenden Überdruck verstärkt.

Für diese Hypothese gibt es bislang keine Beweise. In den letzten Jahren haben sich aber unsere Kenntnisse über einen **funktionellen Laryngospasmus** um einiges erweitert. So haben Wamboldt und Mitarbeiter in den USA eine Störung beschrieben, die als »vocal cord dysfunction« (VCD) = gestörte Stimmritzenfunktion in die Literatur eingegangen ist. Die Erscheinungen, die oft mit lebensbedrohlich erlebter Atemnot auftreten, wurden u. a. an Patienten beobachtet, die oft fälschlich als Asthmakranke behandelt wurden. Nach sehr umfangreichen, mit allen heute möglichen Methoden durchgeführten medizinischen und psychischen Untersuchungen bleibt die Ätiologie dennoch unklar. Psychologische und umweltbedingte reizauslösende Faktoren wurden angenommen. Die Autoren fanden aber auch, dass eine VCD mit Paniksyndromen assoziiert ist und dass Patienten mit einer VCD einen signifikant höheren Spiegel von Angstsymptomen hatten.

In der Annahme eines Stimmritzenkrampfes als Ursache von Lungenüberdruckunfällen gibt es verständlicherweise keine experimentellen Untersuchungen am Menschen. In Tierversuchen ist ein Stimmritzenkrampf nicht zu erzeugen. Man kann aber davon ausgehen, dass der menschliche Kehlkopf sehr viel differenzierter konstruiert ist als der von Tieren. Alle wünschenswerten weiteren Forschungen zum Problem des Lungenüberdruckunfalls müssen die Ergebnisse der VCD-Untersuchungen mit einbeziehen.

Bei einem Verschluss der Stimmritze würde die ganze Lunge überdehnt und an einer eventuell vorhandenen schwachen Stelle reißen. Bühlmann hält eine Überdehnung der ganzen

Lunge bei normalem Brustkorb und Zwerchfell für nicht möglich, da der Tauchanzug ähnlich einem Korsett die Stabilität des Brustkorbes und des Bauchraumes erhöht. Hiergegen sprechen die grundlegenden Tierversuche von H. Hartmann (1961, 1966) an Kaninchen, bei denen es nach fester Bandagierung um Brust und Bauchraum (nicht mit elastischem Neopren) ebenfalls zum Lungenriss kam, wenn auch unter höheren Drücken. Auch in vorangegangenen Tierversuchen in den 50er Jahren war von mehreren Seiten bestätigt worden, dass es zu Übertritt von Luft in die Gefäße bei einem Überdruck in der Lunge zwischen 50 und 80 mmHg kommt.

11.2.5 Verhütung von Lungenüberdruckunfällen

Eine praktische Anwendung, ein »unwillkürliches Atemanhalten« zu verhindern, bilden die Notaufstiege bei den Marinen, die U-Boote einsetzen. Bei U-Boot-Unfällen können Notaufstiege die einzige Rettungsmöglichkeit sein. In einem U-Boot herrscht atmosphärischer Druck. Um hier in Notfällen aussteigen zu können, muss der Einzelne in einer Druckschleuse dem jeweiligen Wasserdruck angepasst werden, damit die Luke geöffnet werden kann. Damit sind Aufstiege aus 30 bis 50 m Tiefe ohne Atmung oder Atemgeräte ohne Weiteres möglich. Um hierbei nicht bewusst oder unbewusst den Atem anzuhalten, werden Notaufstiege in so genannten Tauchtöpfen in der Regel aus 30 m Tiefe geübt. Obwohl an die Auswahl der Taucher und auch an Training und Überwachung hohe Anforderungen gestellt werden, kommt es – allerdings selten – auch hier zu Unfällen. Die Häufigkeit ist mit 1 auf 3000 Notaufstiege und für Unfälle mit tödlichem Ausgang mit 1 auf 50.000 Aufstiege für die US-Marine errechnet worden.

Demgegenüber liegt der Prozentsatz der tödlichen Lungenüberdruckunfälle bei Sporttauchern bei etwa 13% aller Todesfälle. Davon sind selten trainierte Taucher, sondern meistens Neulinge – und dies in hohem Prozentsatz bei Ausbildungsübungen – betroffen. Das hat dazu geführt, dass in England ein Training von Notaufstiegen eine Zeit lang nicht mehr zum Ausbildungsprogramm gehörte. An der Notwendigkeit einer solchen Ausbildung besteht heute jedoch kein Zweifel mehr.

Vom australischen Tauchverband wird für Notaufstiegsübungen eine maximale Tiefe von 9 m erlaubt, wobei die Frage einer gleichzeitigen Wechselatmung hinsichtlich Sicherheit und Wirkungsgrad in Frage gestellt wird.

Es besteht wohl kein Zweifel, dass eine Ursache der Lungenüberdruckunfälle sicher die Angst ist. Ein Neuling sollte deshalb mit der möglichen Gefahr schrittweise konfrontiert werden, damit sie für ihn den Schrecken verliert und er im Ernstfall sinnvoll reagiert. Derartige Übungen können deshalb mit Anfängern immer nur in Schwimmbädern oder unter schwimmbadähnlichen Verhältnissen begonnen werden.

Nach Tierversuchen genügt schon ein Lungenüberdruck von 107 mbar, um ein Zerreißen von Lungenalveolen zu verursachen. Das gilt auch für den Menschen und entspricht einer Wassertiefe von 1,05 m. Entscheidend sind die äußeren Umstände, die eine Paniksituation auslösen können und nicht die Tiefe.

> *Notaufstiegsübungen sollten mit Anfängern immer in Schwimmbädern oder unter schwimmbadähnlichen Bedingungen aus geringer Wassertiefe begonnen werden*

11.3 Behandlung der Dekompressionserkrankungen

Entgegen früheren Bemühungen, die Dekompressionserkrankungen durch den Verlauf der Behandlung in viele Unterkategorien einzuteilen und dementsprechend eine Vielzahl von verschiedenen Behandlungsverfahren bereitzustellen, ist man sich heute einig, dass die Behandlung auf wenigen fundamentalen Prinzipien beruht, die in ähnlicher oder gleichbleibender Form eingesetzt werden, unabhängig, welche Nuancen der Einzelfall aufweist.

11.3.1 Behandlungsprinzipien

Die Dekompressionskrankheit wird physikalisch durch die Bildung von Gasblasen im Organismus ausgelöst, und eine ursächliche Behandlung besteht naheliegend in einer physikalischen Maßnahme, nämlich einer Rekompression. Wird ein Dekompressionskranker wieder unter erhöhten Umgebungsdruck gebracht, so wird das Volumen der Gasblasen reduziert. Die Gase dieser Blasen gehen dann langsam wieder in Lösung über. Die durch die Gasblasen verursachten Gewebsschädigungen, vor allem die Blockierung des Kreislaufs, können so wiederum aufgehoben werden.

Nach dem Boyle-Mariotteschen Gesetz wird das Volumen einer Gasblase, die bei einem Druck von 1 bar entstanden ist, z. B. bei 2 bar auf die Hälfte und bei 5 bar auf 1/5 des Ausgangsvolumens reduziert. Der Durchmesser der Blase verringert sich dabei aber nur auf 79,4% bzw. auf 58,5% ihres Ausgangsdurchmessers (s. Abb. 11-8).

Nach neueren Untersuchungen liegen aber die Gasblasen in den Blutgefäßen nicht immer in Kugelform vor, sondern sie haben oft die Form eines Zylinders mit halbkugeligen Enden. Zu Beginn einer Rekompression wird dieser Gaszylinder zunächst in seiner Längsachse zusammengedrückt, bis er schließlich Kugelform erreicht und erst dann das verstopfte Blutgefäß freigibt. Diese Beobachtungen scheinen den von P. Cabarrou geforderten hohen Rekompressionsdrücken gerecht zu werden. Cabarrou begründete seine Behandlung der Dekompressionskrankheit mit sehr hohen Drücken, die gegebenenfalls bis zu 15 und 20 bar gehen sollten (dabei unter Sauerstoff-Helium-Atmung) mit der relativ geringeren Reduktion des Gasblasendurchmessers im Vergleich zur Rückbildung des Volumens. Eine solche Behandlung ist aber nur in wenigen Druckkammern möglich und wegen der tagelangen Dekompression nicht komplikationslos.

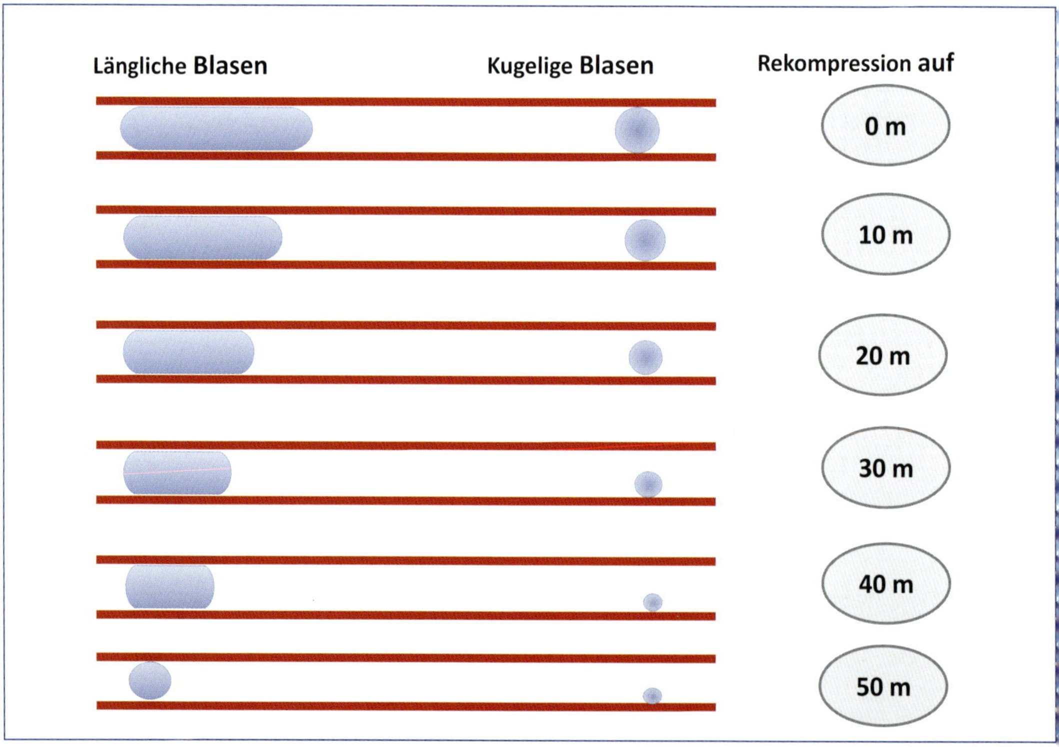

Abb. 11-8: Die Größenänderung von länglichen und kugeligen Blasen in Abhängigkeit vom Rekompressionsdruck.

Eine längliche Blase haftet durch ihre Oberflächenspannung fester an der Gefäßwandung als eine kugelige Blase. Erst die Kugelform ermöglicht ihr – ab einer bestimmten Größe – den Durchtritt durch das Blutgefäß. Abb. 11-8 gibt das Größenverhältnis in Abhängigkeit vom Rekompressionsdruck wieder.

Die rein mechanische Verkleinerung der Gasblasen aufgrund des Gasgesetzes von Boyle-Mariotte ist aber nur eine erste Maßnahme auf dem Weg zur erfolgreichen Behandlung der Dekompressionskrankheit. Vor der Rückkehr auf Normaldruck muss die Gasblase auch aufgelöst werden, sonst würde sie durch die Abnahme des Umgebungsdrucks wieder auf ihre ursprüngliche Größe vor Beginn der Rekompression anwachsen. Zusätzlich würde weiteres Inertgas, das sich durch den erneuten Überdruckaufenthalt im Organismus gelöst hat, in die Blasen eindiffundieren und so den Zustand weiter verschlimmern.

Die treibende Kraft zur Auflösung der Blasen unter Druck ist die Partialdruckdifferenz des Stickstoffs zwischen Blase und Umgebung (Abb. 11-9). Diese ist nach einer Rekompression mit Luft (obere Kurve) zunächst groß genug, um einen deutlichen Abtransport von Stickstoff aus der Blase zu gewährleisten; mit längerem Aufenthalt unter Druck steigt der Stickstoffpartialdruck in der Umgebung der Blase an, und der Abbau wird immer geringer. Die Differenz schrumpft bis etwa auf den Partialdruck des Sauerstoffs zusammen, da die Blase kaum Sauerstoff enthält. Die Höhe des Sauerstoffanteils im Atemgas bestimmt also letztlich die Abbaugeschwindigkeit der Blase.

Es liegt nun nahe, den Sauerstoffanteil so weit wie möglich zu erhöhen, im Extremfall auf 100% (untere Kurve); damit wird die erneute Aufnahme von Stickstoff vollständig unterbunden, außerdem wird sogar der im Organismus noch vorhandene Stickstoff weiter eliminiert. Die Partialdruckdifferenz zwi-

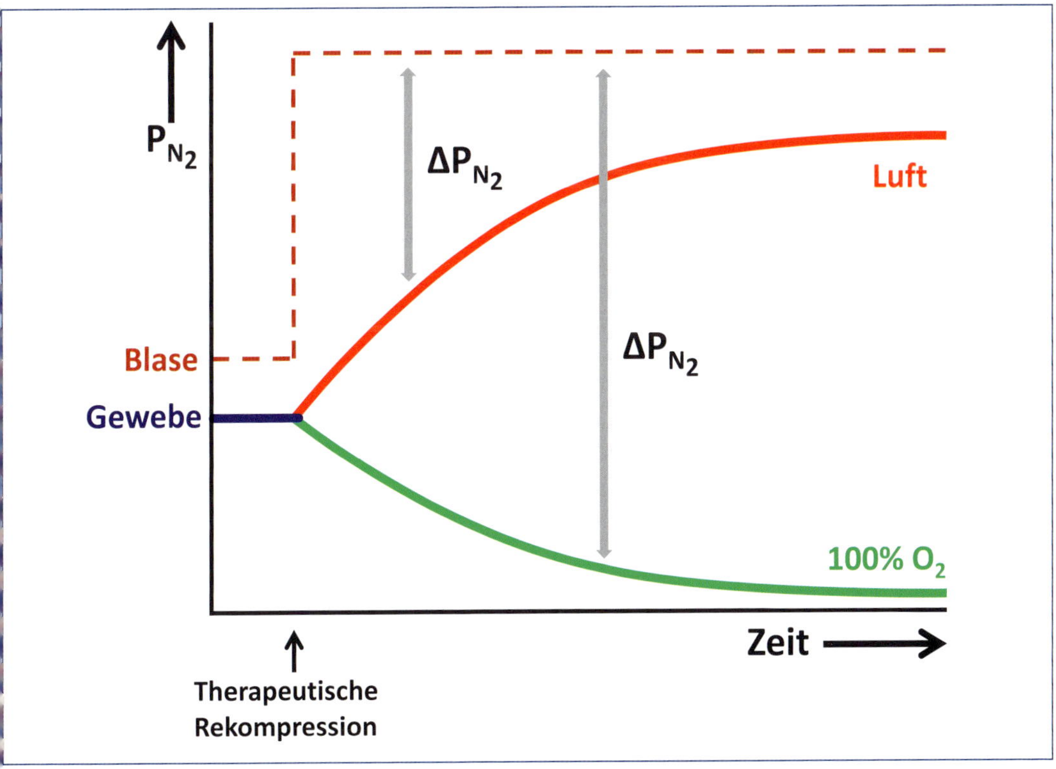

Abb. 11-9: Vorteil der Sauerstoffbehandlung bei der Dekompressionskrankheit.

schen Blase und umgebendem Gewebe wird größer, die Blase wird schneller abgebaut. Neben den spezifischen physikalischen Effekten im Hinblick auf die Blasenauflösung wirkt der hyperbare Sauerstoff gewissermaßen noch als Medikament. Durch den erhöhten Anteil von physikalisch gelöstem Sauerstoff im Blut wird eine Notversorgung der durch die Gasblasen geschädigten – unter Sauerstoffmangel leidenden – Gewebe erreicht und deren Überlebenschancen entscheidend verbessert. Dieser Effekt kommt auch bei verschiedenen anderen Krankheiten zum Tragen, sodass sich aus der Tauchmedizin mit den Sauerstofftabellen zur Behandlung der Dekompressionskrankheit und der arteriellen Gasembolie die hyperbare Sauerstofftherapie als »Ableger« entwickeln konnte.

Der wegen der Sauerstofftoxizität maximal mögliche Sauerstoffpartialdruck liegt bei ca. 2,8 bar; damit ergibt sich eine maximal zulässige Behandlungstiefe von 18 m mit reinem Sauerstoff. Für größere Tiefen muss der Sauerstoff wieder mit Inertgas verdünnt werden. Die Firma Comex z. B. verwendet ein Gemisch von 50% Sauerstoff in Helium auf 30 m, andere Zentren benutzen 40 bis 50% Sauerstoff in Stickstoff auf 50 m Behandlungstiefe.

In den meisten Fällen reicht die Behandlung mit reinem Sauerstoff auf 18 m völlig aus; nur bei der arteriellen Gasembolie nach einem Lungenüberdruckunfall sowie bei besonders gelagerten Dekompressionserkrankungen mit besonders schweren Symptomen ist eine tiefere Rekompression indiziert; diese Entscheidung sollte aber in der Regel ein Taucherarzt mit entsprechender Erfahrung treffen. Entscheidend für den Therapieerfolg ist eine baldmögliche Rekompression nach Auftreten der ersten Beschwerden. Weitere Maßnahmen wie Flüssigkeitszufuhr und Medikamente werden im Detail in Kap. 20 behandelt.

11.3.2 Rekompressionsbehandlung

Alle Dekompressionsunfälle vom Typ II, d. h. mit einer Beteiligung des Zentralnervensystems, des Innenohrs oder mit Lungenschädigungen, machen immer eine Druckkammerbehandlung erforderlich. Je früher sie einsetzt, um so eher ist eine Heilung zu erwarten. Von A. A. Bühlmann wurden folgende Symptome als Zeichen eines schweren Unfalls vom Typ II angeführt:

1. Rückenmark- und Hirnschädigungen:
Lähmungen, Muskelschwäche, Sensibilitätsstörungen, Harnverhalten, gürtelförmige Schmerzen, Sehstörungen, starkes Kopfweh, Bewusstlosigkeit.

2. Innenohrschädigungen:
Schwindel, Gleichgewichtsstörungen, Übelkeit, Erbrechen, Ohrgeräusche, Gehörverlust.

3. Lungenschädigungen:
Extreme Kurzatmigkeit, schneller Puls, blaue Lippen und Finger, Schmerzen in der Brust.

Ein Teil dieser Symptome, die einen Dekompressionsunfall vom Typ II charakterisieren, gehört zu den Komplikationen der Dekompressionskrankheit (s. Kap. 11.1.3). Die rein physikalische Behandlung durch eine Rekompression genügt hier nicht und zusätzliche Maßnahmen sind erforderlich. Sie bestehen in erster Linie in der Schockvorbeugung durch Infusionen von 500 bis 1000 ml Plasma oder Plasmaexpander wie Hydroxyethylstärke (HES). Dadurch wird die Eindickung des Blutes verbessert und Fettembolien und Gerinnungsstörungen vorgebeugt.

Daraus ergibt sich zwangsläufig, dass derartige Unfälle am besten in einer Mehrpersonendruckkammer behandelt werden sollten, in der während der Behandlung laufend ärztliche Maßnahmen durchführbar sind. Die Möglichkeit einer solchen optimalen Behandlung nach einem Dekompressionsunfall ist aber selten gegeben. Früher wurde in solchen Fällen die Einpersonenkammer zum Transport empfohlen, wo der Patient ohne Begleiter rekomprimiert werden muss. Nach den geltenden Vorschriften geschieht dies ohne Sauerstofftherapie (begründet durch Sauerstofftoxizität und Brandgefahr). Wenn in dieser Situation eine akute Verschlechterung im Zustand des Patienten eintritt (z. B. Erbrechen mit Erstickungsgefahr), ist ein Zugriff ohne schnelle Dekompression der Kammer nicht möglich; andererseits hat sich die Stickstoffaufsättigung des Patienten durch die erneute Überdruckexposition weiter vergrößert, sodass eine außerplanmäßige Ausschleusung des Patienten das Dekompressionstrauma weiter verschlimmert. Aus diesen Gründen raten die meisten Taucherärzte heute von der Verwendung der Einpersonenkammer bei Dekompressionskrankheit (und vor allem beim Lungenüberdruckunfall) ab und empfehlen vielmehr die Anwendung von reinem Sauerstoff unter Normaldruck während des Transports zur Therapiekammer. Der inspiratorische Sauerstoffpartialdruck von 1 bar entspricht einer Therapietiefe von 40 m mit Druckluft (zumindest von der Abbaugeschwindigkeit der Gasblasen her, s. o.), und zusätzlich wird eine bessere Sauerstoffversorgung der geschädigten Gewebe erreicht. In Verbindung mit der Einpersonenkammer wäre bestenfalls ein Transport unter 100% Sauerstoff bei moderaten Drücken (z. B. entsprechend 9 bis 12 m Wassertiefe) denkbar, sodass im Gefahrenfall die Kammer schnell dekomprimiert werden kann und ein sofortiger Zugriff auf den Patienten möglich ist.

Ein **Lungenüberdruckunfall** ist immer ein sehr schwerer Dekompressionsunfall und macht eine differenzierte Behandlung erforderlich. Die Diagnose eines Lungenüberdruckunfalls ergibt sich einmal aus den Umständen, zum anderen aus den Symptomen, die in der Regel Folgendes zeigen: Kurzatmigkeit und Unvermögen tiefer zu atmen, Husten, blutiger und schaumiger Auswurf, eventuell Schaum vor dem Mund, starke Müdigkeit, Schockerscheinungen und eventuell Lähmungen und epileptische Krämpfe. Ist ein Lungenüberdruckunfall wahrscheinlich, sollte möglichst vor der Rekompression von einem Arzt festgestellt werden, ob ein Pneumothorax vorliegt (s. Kap. 6.3) oder ein Spannungspneu besteht, d. h. ob Luft unter Spannung in einer Brustkorbseite steht und dadurch Herz und Gefäße komprimiert. Er kommt durch einen Ventilmechanismus in der Lungenrissstelle zustande. In solchen Fällen muss vor der Rekompression eine Pleurapunktion durchgeführt werden, um der eingeschlossenen Luft das Entweichen nach außen zu ermöglichen. Zwar würde die eingeschlossene Luftmenge durch die Kompression in der Therapiekammer zunächst verkleinert, nimmt aber auf der Behandlungstiefe bei Fortbestehen des Ventilmechanismus wieder zu. Bei der nachfolgenden Dekompression dehnt sich die Luft im Brustkorb wieder aus und führt zur tödlichen Kompression der Brusteingeweide. Wird ein Pneumothorax erst während der Dekompression in der Kammer erkannt, so muss die Pleurapunktion noch unter Druck erfolgen, um den Patienten lebend auf Normaldruck zurückführen zu können.

Unfälle vom Typ I, bei denen »nur« Schmerzen, »Taucherflöhe« oder andere Hauterscheinungen bestehen, gehören ebenfalls in eine Druckkammer. Bei schweren Schmerzen ist dies unbedingt anzuraten, bei leichteren Schmerzen wird zumindest das Risiko von Spätschäden verringert. Die Behandlung ist auch noch Stunden nach dem Unfall erfolgreich. Alle Krankheitserscheinungen, die im Zusammenhang mit einem Tauchgang stehen und den Verdacht einer Blasenbildung nahe legen, sollten rekomprimiert werden. Im Zweifelsfall ist es besser, unklare Krankheitsbilder in der Druckkammer zu behandeln als Dekompressionssyndrome unbehandelt zu lassen, wenn nicht gewichtige Gründe gegen die Rekompression sprechen. Jedes einschlägige Krankheitssymptom nach einem Tauchgang muss so lange als Dekompressionskrankheit angesehen werden, bis das Gegenteil, gegebenenfalls durch eine Rekompression, erwiesen ist.

Kann ein Verunglückter nicht sofort in eine Druckkammer gebracht werden, soll versucht werden, ihn Sauerstoff atmen zu lassen. Ein Transport in Kopftieflage wird wegen einer häufig begleitenden Hirndrucksteigerung nicht mehr empfohlen. Die etwas mechanistische Vorstellung von »in den Kopf steigenden Gasblasen« ist wegen der sehr geringen Bläschengröße wenig realitätsnah. Ein ansprechbarer Kranker wird liegend, gegebenenfalls auch sitzend transportiert, ein Bewusstloser in der stabilen Seitenlage.

11.3.3 Nasse Rekompression

Was ist aber zu tun, wenn eine Druckkammerbehandlung innerhalb von mehreren Stunden nicht durchführbar ist? Viele Taucher suchen hier den Ausweg in die »nasse Rekompression«, d. h. es wird der Versuch einer Rekompression unter Wasser gemacht. Es wird dabei meistens bis zu der Tiefe, aus der man aufgestiegen ist, zurückgetaucht.

Die jahrelangen Auseinandersetzungen für oder wider die »nasse Rekompression« sind dahingehend entschieden, dass alle Experten sie mittlerweile ablehnen. In der Tat sind auch in Europa keine Fälle bekannt geworden, in denen es nach Rekompression im Wasser zu einer Besserung gekommen ist. Meist endeten derartige Versuche schließlich doch in einer Druckkammer, dann mit – vermeidbaren – Komplikationen. Eine halbwegs normale Rekompressionsbehandlung ist für die kürzeste Dauer, nach Tabelle 1 A der US-Navy, mit einer Gesamtzeit von 380 min im Wasser kaum durchführbar. Neben technischen Schwierigkeiten besteht die Gefahr der Unterkühlung. Diese schlechten Erfahrungen haben die schweizerische Versicherungsgesellschaft SUVA veranlasst, Entschädigungen für Dekompressionsunfälle abzulehnen, wenn »nass« rekomprimiert wurde.

Die manchmal verzweifelte Lage eines Tauchunfalles hat in Australien, einem Land mit geringer Bevölkerungsdichte, großen Entfernungen und der längsten bewohnbaren Küste, zu einem Ausweg geführt, der sich seit Jahren bewährt hat. Außer bei Lungenüberdruckunfällen wurde, nicht nur in den warmen subtropischen und tropischen Gewässern, eine Unterwassersauerstoffbehandlung durchgeführt.

Nach C. Edmonds wird dabei in 9 m Wassertiefe über ein Nargilehsystem reiner Sauerstoff geatmet. In leichteren Fällen wird nach 30 min, in schweren nach 60 min mit dem Aufstieg begonnen, dies mit einer Geschwindigkeit von 1 m pro 12 min. An der Oberfläche atmet der Taucher weiter für sechs bis acht Stunden Sauerstoff, wobei jeweils eine Stunde Sauerstoff mit einer Stunde Luftatmung wechselt. Dabei wird die Vitalkapazität gemessen und, wenn möglich, eine Röntgenaufnahme des Brustkorbs veranlasst. Vergiftungserscheinungen durch Sauerstoff wurden aber bisher nicht beobachtet. Die Ausrüstung für diese Behandlung ist relativ einfach. An eine Sauerstoffflasche von 7000 l mit einem Druckreduzierventil (1. Stufe) wird ein 12 m langer Druckschlauch angeschlossen und am anderen Ende ein Lungenautomat (2. Stufe) mit einer Vollgesichtsmaske. Der behandelte Taucher kann sich dadurch verständigen und schluckt nicht unwillkürlich Wasser. Ein zweiter Taucher muss ihn ständig beobachten und die Aufstieggeschwindigkeit überwachen.

Edmonds betont, dass diese Methode als eine Erste-Hilfe-Maßnahme gedacht und der Behandlung in einer Druckkammer nicht gleichzusetzen ist. Diese Behandlung sei oft überraschend erfolgreich und so gut wie nie schädlich.

11.3.4 Durchführung der Behandlung

Die Tatsache, dass im Unglücksfall selten ein Arzt erreichbar ist und noch seltener einer, der genügend Kenntnisse einer Rekompressionsbehandlung besitzt, hat zu Überlegungen geführt, ob Laien mit der Handhabung von Rekompressionskammern vertraut zu machen sind. Wie bereits ausgeführt, haben sich solche Behandlungen in der dazu erforderlichen Einpersonendruckkammer nicht bewährt. Eine Druckkammerbehandlung setzt nicht nur medizinische, sondern auch technische Kenntnisse voraus. Im Prinzip sind ein Arzt und mehrere Personen notwendig, die die Druckkammer zu handhaben wissen und die sich ablösen können, da eine Behandlung gelegentlich über 24 Stunden braucht. Mehrplatzkammern mit Taucherärzten und geschultem Bedienungspersonal sind in Europa nur in wenigen Zentren vorhanden.

Nach Auftreten von Dekompressionsbeschwerden sollten umgehend Maßnahmen zu baldmöglicher Rekompression eingeleitet werden. Dazu gehört, neben der rechtzeitigen Benachrichtigung des nächsten Therapiezentrums, ein reibungsloser und schonender Transport. Inzwischen hat sich die DAN-Zentrale als zuverlässige Unterstützung in derartigen Notsituationen etabliert

11.3.5 Rekompression in der Einpersonendruckkammer

Ist in besonders gelagerten Fällen der Transport zu einem Behandlungszentrum in absehbarer Zeit nicht möglich und steht eine einsatzbereite Einpersonendruckkammer zur Verfügung, kann eine Rekompression in ihr versucht werden. In fast allen europäischen Ländern wird heute jedoch der Weg zu einem Druckkammerzentrum einfacher und besser sein (unter normobarer Sauerstoffatmung).

Nach den Empfehlungen der UHMS und anderer amerikanischer Tauchinstitutionen sollte im Idealfall die Behandlung in einer Einpersonendruckkammer von einer Person überwacht werden, die in der Tauchmedizin Erfahrung hat. Weiter sollte die Kammer ein System besitzen, das eine Sauerstoffzufuhr über eine Atemmaske ermöglicht. Die deutschen Verbotsvorschriften für dieses Verfahren haben ja im Ausland keine Gültigkeit.

Zu einer Behandlung in einer Einpersonendruckkammer sollte man sich aber nur bei leichten Fällen einer Dekompressionskrankheit entscheiden. Für alle schweren Fälle vom Typ II bringt ein solcher Versuch erfahrungsgemäß nur eine Verschlechterung für den Kranken oder eine Verzögerung einer wirksamen Behandlung; besser ist dann die Anwendung der normobaren Sauerstoffatmung und Inkaufnahme der Transportzeit zu einem Behandlungszentrum.

Vor der Rekompression in der Kammer ist Folgendes zu beachten: Die Funktion der Kammer muss gesichert sein. Bei Nichtgebrauch sollte sie deshalb von Zeit zu Zeit in allen ihren Funktionen überprüft werden. Es muss Druckluft für die Kompression und die Ventilation der Kammer zur Verfügung stehen. Atemkalk, so er benötigt wird, darf nicht älter als sechs Monate sein. Die Aufbewahrung muss feuchtigkeitsgesichert sein.

Ist der Taucher in der Kammer, soll er in einer Geschwindigkeit von 1 bar/min bis zur Therapietiefe komprimiert werden. Die Rekompression nur unterbrechen, wenn beim Verunglückten Druckausgleichsschwierigkeiten bestehen.

Es ist unbedingt erforderlich, ein Protokoll zu führen, das besonders die Umstände des Unfalls, die Zeit der Einschleusung in die Kammer, der Kompression, der Rekompression, das Verhalten des Verunglückten sowie alle Zwischenfälle aufzeichnet. Zur Vereinfachung der Protokollführung können die Vordrucke der einzelnen Tauchverbände benutzt werden.

Der Kranke muss laufend kontrolliert werden. Die Behandlungszeiten dürfen niemals abgekürzt, wohl aber verlängert werden. Wenn die Beschwerden sich verstärken, was vorübergehend vorkommt, soll der Druck nicht voreilig erhöht werden, sondern in der gleichen Höhe entsprechend der Tabelle beibehalten werden. Wenn während der Rekompression schon verschwundene Beschwerden wieder auftreten oder wenn sie sich bei der Dekompression verstärken, soll nicht wieder rekomprimiert, sondern die Zeit der Dekompression der jeweiligen Stufe verlängert werden.

11.3.6 Behandlungsprotokolle

Eine optimale Tabelle für die Druckkammerbehandlung ist bisher noch nicht gefunden worden. Es gibt daher unterschiedliche Tabellen, die vor allem auf den Erfahrungen der einzelnen Behandlungszentren beruhen. In Kap. 21.3 sind die heute weitverbreitetsten Behandlungstabellen wiedergegeben.

Von Goodman und Workman (1965) wurde eine reine Sauerstoffkompressionsbehandlung eingeführt, wobei die O_2-Atmung alle 20 min durch 5 min Luftatmung unterbrochen wird. Dabei wurde bis zu einem Druck entsprechend 18 m Wassertiefe komprimiert. Bei der Druckkammerbehandlung mit Luft wird ebenfalls ab einer Tiefe entsprechend 18 m auf Sauerstoffatmung übergegangen. Die Gefahren einer Sauerstoffvergiftung in der Druckkammer sind nicht so groß wie unter Wasser und man nimmt für die Vorteile der Sauerstoffbeatmung eine mögliche Sauerstoffvergiftung in Kauf. Erste Vergiftungserscheinungen können ja sofort registriert und durch Übergang auf Luftatmung wieder behoben werden.

Jeder Dekompressionsunfall vom Typ II kann in einen Schockzustand münden, wie in Kap. 11.1.3 ausgeführt. Als erste Maßnahme an der Tauchstelle sollte die Schocklagerung durchgeführt werden, beim ansprechbaren Patienten ist ein Flüssigkeitsersatz durch Trinkenlassen zu erwähnen (falls er schlucken kann; keinen Kaffee, Alkohol o. Ä.), falls möglich sollten Plasmaexpander infundiert werden (zur medikamentösen Therapie vgl. Kap. 20.4). Durch laufende Kontrollen der Thrombozytenzahl lässt sich eine Verbrauchskoagulopathie rechtzeitig erkennen. Bei Blasenfunktionsstörungen ist schon vor Einbringen des Verunglückten in die Druckkammer ein Blasenkatheter einzulegen. Weitere Behandlungsmaßnahmen richten sich nach den allgemeinen klinischen Gesichtspunkten und können nur bei entsprechenden Voraussetzungen durchgeführt werden (s. Kap. 20).

Durch die zunehmende Verbreitung von Mischgasen auch im Sporttauchbereich muss inzwischen auch mit Dekompressionserkrankungen gerechnet werden, die nicht durch Atmung von Druckluft hervorgerufen wurden (s. Kap. 13).

Dabei ist zunächst das Nitroxtauchen unproblematisch, da hier wie bei Druckluft der Stickstoff als Inertgas die entscheidende Rolle spielt. Die Behandlung erfolgt hier ganz analog wie bei den Drucklufterkrankungen mit den gleichen Tabellen.

Eine besondere Komplikation ergibt sich durch das Zusammenwirken von mehreren Inertgasen bei einem Tauchgang. Häufige Praxis ist der Wechsel von Gasgemischen bei der Dekompression, um die Auswaschung des zuvor geatmeten Inertgases zu beschleunigen, beispielsweise kann man einen Helioxtauchgang mit Luft oder einem Nitroxgemisch dekomprimieren, wenn die zulässige Tiefe erreicht wird. Hierbei kann es zur Übersättigung in der Summe der beiden Inertgaspartialdrücke kommen, weil das neue Inertgas schon anflutet, während das zuletzt geatmete Gas noch in hoher Gewebekonzentration vorhanden ist. Im Extremfall kann dieser Vorgang ohne vorherige Druckabsenkung zur Gasblasenbildung führen, man spricht dann von »isobarer Gegendiffusion« (isobaric counterdiffusion). Das Phänomen tritt auch auf, wenn während des Aufenthalts in Gas 1 ein zweites Gas über Maske geatmet wird, beispielsweise zur Durchführung von tauchmedizinischen Experimenten. Dann diffundiert Gas 1 über die Haut in den Körper, während Gas 2 über Atmung und Kreislauf zugeführt wird.

Einen Spezialfall stellt das Innenohr dar. Wenn mit Gas 1 komprimiert wurde (das daher mit dem Druckausgleich ins Mittelohr gelangt) und während der Dekompression auf Gas 2 umgeschaltet wird, diffundiert Gas 1 über rundes und ovales Fenster aus dem Mittelohrraum in das Innenohr und kann dort zusammen mit Gas 2, das über den Kreislauf anflutet, zur Gasblasenbildung führen. Aus diesem Grunde kommt es beim Mischgastauchen mit Gaswechsel relativ häufig zur Dekompressionskrankheit des Innenohrs mit Hörverlust und Gleichgewichtsstörungen, während diese Form beim Drucklufttauchen eher selten auftritt.

Die Behandlung nach Tauchgängen mit Heliummischungen muss nach besonderen Gesichtspunkten erfolgen. Mit Verbreitung des Helioxtauchens in der Offshoreindustrie hat man anfangs versucht, Dekompressionserkrankungen mit den üblichen Druckluft-Therapietabellen zu behandeln. Dabei trat häufig während der Behandlung eine Verschlimmerung der Symptome auf, die man dann durch weitere Druckerhöhung zu kontrollieren versuchte. Dies führte dann zu einer weiteren Eskalation, die tödlich enden konnte.

Offensichtlich kommt es hier zum Einstrom von Stickstoff in die bestehenden Heliumblasen im Organismus, die hierdurch weiter vergrößert werden und eine Zunahme der Beschwerden verursachen. Will man dies vermeiden, so muss die Behandlung ebenfalls mit Helium-Therapiegemischen erfolgen, notfalls sind auch die Sauerstofftabellen geeignet. Im Gegenzug hat sich interessanterweise gezeigt, dass die Heliumtabellen auch für die Behandlung von Dekompressionerkrankungen nach Drucklufttauchgängen gut geeignet sind. Im Therapie-Handbuch von COMEX gibt es daher konsequenterweise nur noch Sauerstoff- und Helium-Tabellen, sodass der Therapieablauf weiter vereinfacht wird. Die Helium-Standard-Tabelle kann auch in einer Druckluftkammer durchgeführt werden, die Therapie-Mischungen werden dabei über Maske geatmet, wie auch bei der Sauerstofftherapie.

Die aufwändigste Form der Rekompressionstherapie ist die Helium-Sättigungsbehandlung. Die Mehrzahl der üblichen Behandlungstabellen hat eine Dauer von wenigen Stunden, bis der Patient wieder auf Normaldruck zurückgekehrt ist. Dabei ist die Dekompression von der Therapietiefe aus keineswegs als Teil der Therapie zu sehen, sondern notwendiges Übel; ein Teil der Patienten reagiert darauf mit erneutem Auftreten der Beschwerden, bei einem anderen Teil ist die Therapiedauer zu kurz, um einen völligen Rückgang der Symptome zu erlauben. Einen Ausweg bietet die Sättigungstherapie: Der Patient bleibt so lange in Therapietiefe mit wiederholten Therapiegas-Sitzungen, bis alle Beschwerden restlos abgeklungen sind bzw. keine weiteren Fortschritte mehr festzustellen sind; erst dann erfolgt die Dekompression. Allerdings ist dazu eine sehr aufwändige Druckkammertechnik erforderlich (s. Kap. 13); es gibt nur sehr wenige Behandlungszentren, in denen diese Therapieform möglich ist, meist in Verbindung mit Offshore-Standorten. In konventionell ausgerüsteten Behandlungszentren behandelt man Patienten mit Restsymptomen mittels täglich wiederholter HBO-Therapie, sodass nach ca. 10–20 Sitzungen der endgültige Therapiestand erreicht ist.

Der Behandlungserfolg hängt einmal von der Zeit zwischen dem Auftreten der Erscheinungen und der einsetzenden Rekompression ab. Erfolgt eine Behandlung innerhalb einer halben Stunde nach Auftreten der Erscheinungen, so besteht zu 90% die Wahrscheinlichkeit einer Heilung. Nach sechs Stunden. beträgt die Wahrscheinlichkeit nur noch 50%. Restsymptome verschwinden in ähnlicher Weise bis zu 1% der Fälle in einer Zeit von 30 min bei wiederholter Behandlung. Hat die Behandlung erst nach sechs Stunden eingesetzt, verbleiben in 13% Restsymptome. Eine neurologische Nachbehandlung kann weitere Besserung bringen. Schäden, die zwölf Monate nach dem Unfall noch nicht behoben sind, müssen als Dauerschäden angesehen werden (s. Kap. 15).

Weiterführende Literatur

Bühlmann, A. A. (1983): *Tauchmedizin* 4. Auflage, Springer, Heidelberg

Ehm, O. F. (1983): *Panik als Ursache des Lungenüberdruckunfalls.* In: Gerstenbrand (1983) S. 133, s. Übersichtswerke

Ehm, O. F. (2001): *Pulmonary Barotrauma: Reflections on its causes,* Europ J of Underwater and Hyperbaric Med. Vol.2,1, p.4–7.

Hartmann, H. (1961): *Druckfallkrankheit und intravasale Gasblasen.* Int. Z. angew. Physiol., Bd. 19, S. 679

Hartmann, H. (1966): *Pathogenese und Therapie der Luftembolie im Hinblick auf die Problematik der Behandlung im Überdruck.*

http://www.gtuem.org/198/html: Leitlinie Tauchunfall

Der Anästhesist, Bd. 15, S. 359–369

Edmonds, C. et al. (2002): 4. Auflage, s. Übersichtswerke

Mebane, G. Y., McIver, N. K. 1.: *Fitness to Dive.* In: Bennet (1993), S. 530, s. Übersichtswerke.

Wamboldt, F.: In: Gavin LA, Wamboldt, F, Brigmann, S., Roesler, T.A.: *Psychological and family characteristics of adolescents with Vocal Cord Dysfunction.* Journal of Asthma, 1998, 35,5: 409–417.

12 Sporttauchen zwischen Breiten- und Leistungssport

(von U. Hoffmann)

12.1 Breitensportliche Perspektive des Sporttauchens

Tauchen hat sich zu einer Sportart entwickelt, die mit sehr unterschiedlichen Leistungsvoraussetzungen begonnen und ausgeübt wird. So kann Tauchen als Leistungssport und als Breitensport im Sinne der Erholung betrieben werden. Gerade unter breitensportlichen Aspekten hat sich das Bild des Sporttauchens wesentlich gewandelt: Wurde früher für die »normalen« Tauchexkursionen eine erhebliche Leistungsfähigkeit vorausgesetzt und diese durch die tauchmedizinische Untersuchung überprüft, so ist inzwischen auch das Sporttauchen mit eingeschränkter Leistungsfähigkeit nicht mehr ungewöhnlich. Sporttauchen als Möglichkeit, Menschen in Bewegung zu bringen und besondere Erlebnisse zu vermitteln, stellt einen besonderen Wert als Breitensport dar. In den letzten zehn Jahren wird immer wieder versucht, die individuellen, minimalen medizinischen Voraussetzungen zu definieren, die das Tauchen noch erlauben oder die Bedingungen zu definieren, unter denen noch getaucht werden darf. Es verwundert daher auch nicht, dass für Kinder und Jugendliche ebenso Tauchangebote zu finden sind wie für Behinderte und chronisch Kranke. Voraussetzung ist, dass die Bedingungen entsprechend den individuellen Möglichkeiten ausgewählt werden, und hier gibt es naturgemäß eine weite Spannbreite von Schwierigkeitsgraden.

Die Entwicklung im Freizeitverhalten hat dazu beigetragen, dass Tauchen sich als Breitensport etablierte: Sport in der Freizeit soll nicht nur ausschließlich der körperlichen Ertüchtigung dienen, sondern auch Spaß vermitteln. Die Bedeutung für die körperliche Ertüchtigung wird zeitweise sogar zweitrangig, ein gewisses Maß an körperlicher Fitness sollte aber vorhanden sein. Ein Freizeitsport, der Geist und Koordinationsvermögen anspricht, den Körper beansprucht und außerdem zur allgemeinen Entspannung beiträgt, findet heutzutage größte Akzeptanz. Sporttauchen kann genau diese Kriterien erfüllen.

Aus sportmedizinischer Sicht ist diese Form der sportlichen Betätigung nur zu unterstützen. Bei genauerer Betrachtung erkennt man sehr schnell, dass bereits das »gemütliche« Tauchen zur Erkundung der Umwelt alle Merkmale einer klassischen sportlichen Betätigung aufweisen kann. Dabei spielt die Fortbewegung unter Wasser mit Flossenbeinschlag die zentrale Rolle. Schon bei relativ langsamer Fortbewegung mit Drucklufttauchgerät unter Wasser erreichen Taucher Herzfrequenzen, die für ein gesundheitsorientiertes Ausdauertraining empfohlen werden. So wurde in einer Studie im Schwimmbad eine mittlere Herzfrequenz von 125 Schlägen pro Minute bei einer Geschwindigkeit von ca. 35 Meter pro Minute gemessen. Selbst das langsame schräge Abtauchen kann Herzfrequenzen von über 100 Schlägen pro Minute auslösen. Sicherlich hängt der Grad der körperlichen Belastung von der Gestaltung des Tauchganges ab. Diese Werte, die u. a. von Pendergast et al. (1996) bestätigt werden, zeigen, dass schon der gemütliche Tauchgang mehr als ein »Spaziergang« unter Wasser sein kann. Abgesehen davon ist körperliche Fitness eine wesentliche Voraussetzung für die Sicherheit beim Tauchen.

Folgt man den Hinweisen aus der Sportmedizin, dann sollte im Freizeitsport das aerobe Ausdauertraining im Mittelpunkt stehen, was durch anhaltende moderate Belastungen gekennzeichnet ist (s. Kap. 12.3.2). Diese Art des Trainings zielt darauf ab, das Herz-Kreislauf-System zu stärken. Damit wird nachweislich das Herzinfarktrisiko gemindert. Neben dem Herz-Kreislauf-System wird zudem die Leistungsfähigkeit der Muskulatur verbessert, die lang andauernde Beanspruchungen vermehrt mit dem aeroben Stoffwechsel abdecken kann (s. Kap. 6.9).

In der Konsequenz heißt dies für das Sporttauchen, dass lang anhaltende Beanspruchungen wie das Flossenschwimmen über längere Strecken ökonomischer und damit luftsparender durchgeführt werden können, wenn der Taucher ausdauertrainiert ist. Darüber hinaus ist ein ausdauertrainierter Taucher in belastenden, kritischen Situationen wesentlich leistungsfähiger. Dies lässt sich auch auf Apnoe-Situationen übertragen.

Der Wert als Freizeitsportart ist auch deswegen hervorzuheben, weil das Tauchen sehr gelenkschonend ist. Das eigene Körpergewicht wird im Wasser praktisch kompensiert (s. Kap. 5.5). Jegliche Ausweichbewegungen, wie sie z. B. bei den Ballspielen auftreten und die extrem gelenkbelastend sind, gibt es im Sporttauchen nicht. Allerdings müssen die Vorbereitungen für einen Tauchgang an Land entsprechend gestaltet werden. Hier gilt es, durch geeignete Hilfsmittel wie z. B. der Einsatz eines Rollwagens für den Transport der schweren Ausrüstungsteile Belastungsspitzen zu minimieren.

Die Sporttaucher, die regelmäßig im Freigewässer tauchen und außerdem noch im Schwimmbad trainieren, profitieren in ähnlicher Weise von ihren Aktivitäten wie sportliche Radfahrer, die entsprechend häufig kleinere Touren fahren. Werden die Vorteile des Aufenthaltes im Wasser bedacht, dann kann ein gesundheitsorientiertes tauchsportliches Training ähnlich gestaltet und bewertet werden wie schwimmsportliche Aktivitäten.

Sporttauchen bietet darüber hinaus die Möglichkeit zum Naturerlebnis. Die Tatsache, dass das eigene Körpergewicht nicht mehr getragen werden muss, bietet auch solchen Menschen beeindruckende Naturerlebnisse, die viele natursportliche Aktivitäten nicht ausführen können. Zu dieser Gruppe gehören übergewichtige Menschen ebenso wie Menschen mit Behinderung. Auch wenn die Einsatzmöglichkeiten der Beine zum Flossenbeinschlag eingeschränkt sind, lassen sich häufig relativ einfache Hilfen oder Alternativen zur Fortbewegung unter Wasser finden, wie z. B. die Vortriebserzeugung mit den Armen und der geübte Einsatz der Tarierhilfen.

Sporttauchen hat sich als Breitensport etabliert. Die Bedingungen können so gestaltet werden, dass die Angebote vom Naturerlebnis bis zum Wettkampfsport reichen können. Sporttauchen kann damit als ein Beitrag zum Erhalt der allgemeinen Fitness verstanden werden.

12.2 Sporttauchen als Leistungs- und Wettkampfsport

Der Übergang vom Breiten- zum Leistungs- und Wettkampfsport Tauchen ist fließend. Zunächst stellt die Brevetierung der unterschiedlichen Leistungsstufen im Sporttauchen ein Leistungssystem dar, das zum gezielten Training anreizen soll. Tauchen als Leistungssport hat sich heute in Deutschland zu den drei im VDST vertretenen Sparten **Unterwasser-Rugby**, **Fin-Swimming** (Flossenschwimmen/Streckentauchen) und **Orientierungstauchen** entwickelt. Eine vierte Sparte, **Unterwasser-Hockey,** wird in Deutschland nur örtlich angeboten.

Die wettkampfsportliche Entwicklung ist erst durch die Einführung der Flossen möglich geworden. Dieses Hilfsmittel, das 1933 erstmals patentiert wurde (Kerll 1994), hat sich erst nach dem Zweiten Weltkrieg verbreitet. Die besondere Möglichkeit, sich unter Wasser schnell und einfach durch Einsatz der ohnehin gut trainierten Beinmuskulatur fortbewegen zu können, hat zunächst zur Entwicklung der Wettkampfformen Flossenschwimmen, Streckentauchen und Unterwasserjagd beigetragen. Die Unterwasserjagd wird inzwischen

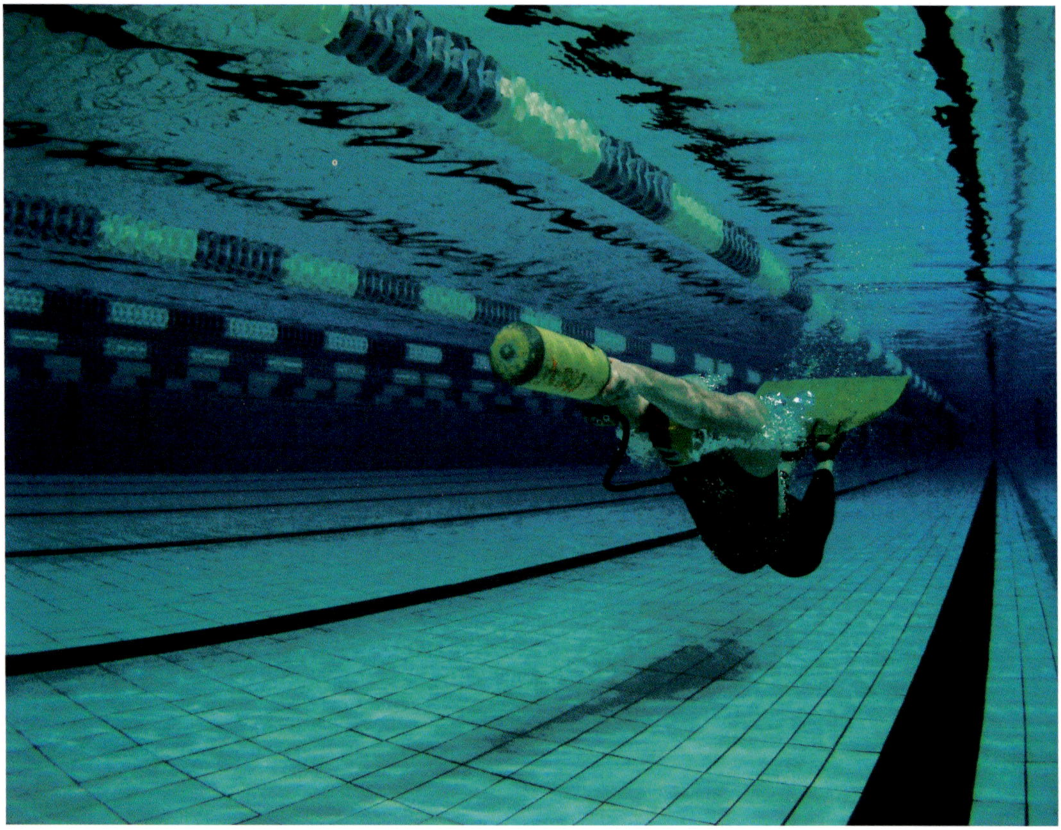

Abb. 12-1: Streckentauchen als eine Disziplin des Fin-Swimming. Das Atemgerät wird vor dem Körper strömungsgünstig gehalten, der Antrieb erfolgt über die Monoflosse.

aus ökologischen und ethischen Gründen nur noch vereinzelt außerhalb Deutschlands als Wettkampf durchgeführt.

Der Wunsch nach höchstmöglicher Geschwindigkeit brachte die **Monoflosse** hervor (s. Kap. 4.5.1), mit der Schwimmgeschwindigkeiten von mehr als 3 m sec^{-1} möglich sind. Auf der Suche nach der »Wunderflosse« werden auch heute noch Material, Fläche, Form und Elastizität des Flossenblattes weiterentwickelt. Bei der Wahl der Flosse muss die Leistungsfähigkeit des Wettkämpfers berücksichtigt werden, die in die Komponenten Kraft, Ausdauer und Bewegungstechnik noch weiter differenziert werden kann. Auch alle anderen Geräteteile wie Maske, Schnorchel und Atemgerät werden für eine schnelle, widerstandsarme Fortbewegung unter Wasser stets weiter verbessert. Der Aspekt des Bewegungskomforts spielt dabei eine untergeordnete Rolle und die für Einsätze im tiefen Freigewässer üblichen Sicherheitsanforderungen werden dabei im vertretbaren Rahmen nicht berücksichtigt. Die Wettkampfstrecken beim Flossenschwimmen im Schwimmbad liegen zwischen 50 m und 1500 m und werden durch Staffelwettbewerbe ergänzt. Im Freigewässer gibt es Wettkampfstrecken bis 8000 m. Im getauchten Zustand gibt es außerdem Wettkämpfe über Strecken zwischen 50 m (ohne Drucklufttauchgerät) und 800 m. Unter dem Dach der CMAS werden im Flossenschwimmen/Streckentauchen seit 1976 Weltmeisterschaften durchgeführt. Die bei diesen Wettkämpfen erreichten Geschwindigkeiten sind eindrucksvoll. So liegt z. B. der Weltrekord bei den Männern über 50 m Streckentauchen bei 14,11 sec (aufgestellt am 2.8.2011).

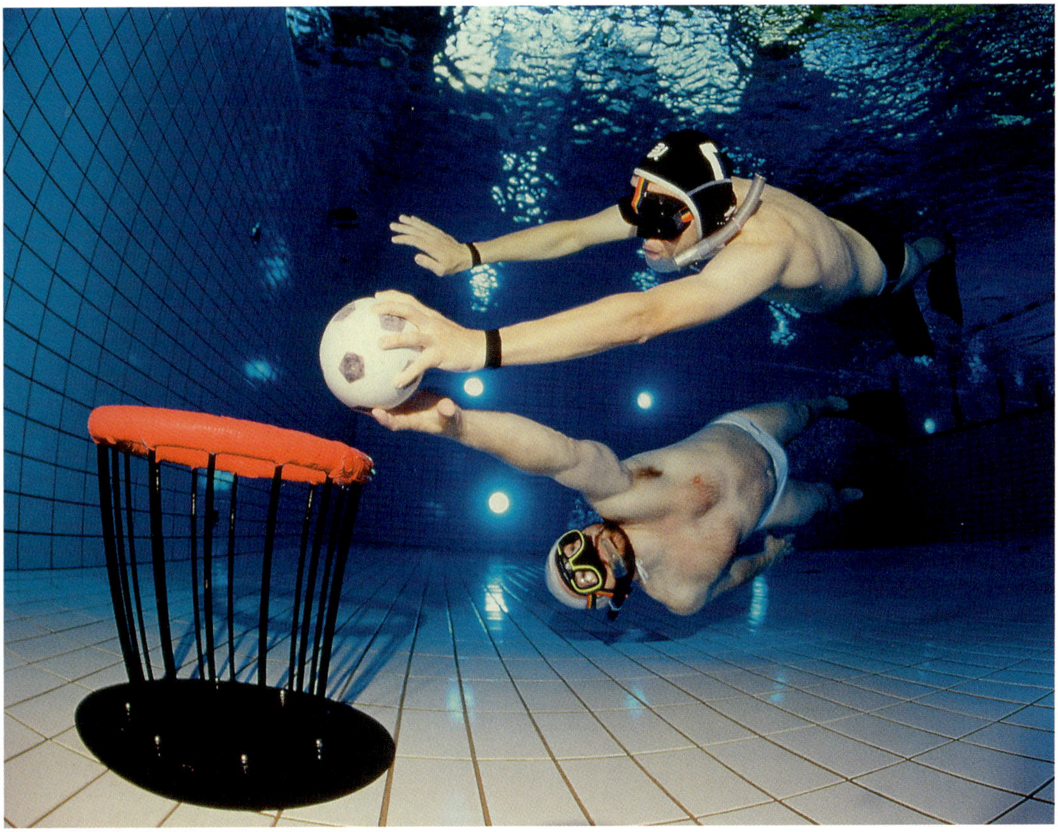

Abb. 12-2: Szene beim Unterwasser-Rugby: Ziel ist es, den salzwassergefüllten Ball im Korb der gegnerischen Mannschaft zu platzieren.

Das entspricht einer Geschwindigkeit von 3,5 m sec^{-1}. Zum Vergleich: Der Weltrekord über 50 m Freistilschwimmen der Männer lag 2011 bei 20,91 sec (aufgestellt am 18.12.2009), was einer Geschwindigkeit von 2,4 m sec^{-1} entspricht. Zu dieser Entwicklung der Wettkampfformen im Tauchen passen die Wettkämpfe im Orientierungstauchen, die mit besonderen Hilfsmitteln im Freigewässer stattfinden. Bei dieser Disziplin müssen in Gewässern mit geringen Sichtweiten vorgegebene Strecken als Einzel- oder Mannschaftswettkampf abgetaucht werden. Neben der Monoflosse kommt hier eine Kombination aus Streckenzähler, der die zurückgelegte Strecke angibt, und Kompass zum Einsatz, die dem Taucher Informationen über die von ihm getauchte Strecke geben soll. Ein Vergleich zum Orientierungslaufen im Wald liegt durchaus nahe.

Die dritte Wettkampfform ist das Unterwasser-Rugby-Spiel (UW-Rugby). Wesentlichen Anteil an der Entwicklung des UW-Rugby hatte der Breitensport. Diese Spielform wurde und wird neben anderen spielerischen Aktivitäten, wie z. B. Unterwasser-Hockey, zur konditionellen Verbesserung der Sporttaucher eingesetzt und hat sich hier in Deutschland als Unterwasserspiel durchgesetzt. UW-Rugby hat sich inzwischen zu einem Mannschaftssport für Männer und Frauen mit Liga-Betrieb bis hin zur Bundesliga entwickelt. Die Faszination dieses Spieles, das mit einem salzwassergefüllten Ball ausgeübt wird, liegt darin, dass das Spiel in einem dreidimensionalen Raum stattfindet, d. h. die Spieler sich nicht nur auf einer Ebene bewegen. Ziel des Spiels ist es, den Ball in den gegnerischen Korb zu bringen, der auf dem Beckenboden in mindestens 3,5 m Tiefe platziert ist. Zur Mannschaft gehören sechs aktive Spieler sowie bis zu fünf Auswechselspieler, die vergleichbar den Regeln im Eishockey fliegend gewechselt werden dürfen. Für die Einhaltung der Regeln unter Wasser sind mit Atemgeräten ausgerüstete Schiedsrichter und ein Oberschiedsrichter am Beckenrand verantwortlich.

Die medienwirksame Entwicklung der Extremsportarten hat auch vor dem leistungssportlichen Tauchen nicht Halt gemacht: Als **Apnoewettkämpfe** wurden die drei Disziplinen Tief-, Weit- und Zeittauchen nach formalen Regeln eingeführt (s. auch Kap. 7.5.3.1). Die von der CMAS seit 1997 ausgerichteten Weltmeisterschaften im Apnoetauchen schreiben ein Regelwerk vor, das den Wettkämpfer möglichst vor fatalen Zwischenfällen schützen soll. In Deutschland sind diese Wettkämpfe nicht unumstritten, da es immer wieder zu Unfällen mit schweren Folgen oder tödlichem Ausgang für die Wettkämpfer kommt. So propagiert zwar der im Deutschen Olympischen Sportbund organisierte Verband Deutscher Sporttaucher e. V. (VDST) das Apnoetauchen, lehnt aber jeden Wettkampfcharakter hierbei ab. Die schweren Zwischenfälle treten allerdings nicht nur im Wettkampf, sondern durchaus schon beim Training trotz besonderer Sicherungsmaßnahmen auf (s. auch Kap. 7.5.3 und 12.3.3).

Wettkampfsport im Tauchen konzentriert sich auf Flossenschwimmen, Unterwasser-Rugby und Orientierungstauchen. Apnoetauchen als Zeit-, Strecken- und Tieftauchen birgt erhebliche Risiken und sollte Spezialisten vorbehalten bleiben.

12.3 Trainingshinweise für das Sporttauchen

Leistungsfähigkeit spielt beim Tauchen immer dann eine Rolle, wenn die Tauchbedingungen, z. B. Strömung, Tiefe, Temperatur, anspruchsvoller sind. Auch wenn keine unmittelbaren körperlichen Anstrengungen vorliegen, so bietet körperliche Leistungsfähigkeit einen größeren Handlungsspielraum und gibt dem Taucher größere Sicherheit, insbesondere bei unvorhergesehenen Situationen (s. Kap. 3). In diesem Sinne erfordert Sporttauchen sowohl im breiten- als auch im leistungssportlichen Sinne einen besonderen Trainingsaufbau. Zwar gibt es nur wenige Arbeiten, die sich speziell mit der Trainingsgestaltung im Sporttauchen beschäftigen, jedoch sind viele Erkenntnisse aus dem Schwimmsport hierauf zu übertragen. Dies gilt nicht für das Training der Apnoezeit, die im Schwimmsport nur beim Synchronschwimmen eine leistungslimitierende Rolle spielt.

Während leistungssportliches Training konsequent nach trainingswissenschaftlichen Kriterien, auf die hier im Folgenden nicht weiter eingegangen werden soll, gestaltet werden muss, um erfolgreich zu sein, erlaubt das breitensportliche Training mehr Freiraum in der Trainingsgestaltung. Hinsichtlich der Trainingshäufigkeit dürften im breitensportlichen Tauchen ein bis drei Trainingseinheiten realistisch sein. Beim leistungsorientierten Training ist dagegen eine Trainingshäufigkeit von mindestens drei Mal pro Woche über mindestens 30 min Voraussetzung für ein effektives Training. Nicht selten müssen daher noch andere Möglichkeiten für eine sportliche Betätigung gesucht werden.

In der Trainingswissenschaft unterscheidet man die konditionellen Fähigkeiten Kraft, Schnelligkeit, Beweglichkeit und Ausdauer, die bei sportlichen Aktivitäten in unterschiedlicher Form angesprochen werden können. Setzt man eine durchschnittliche muskuläre Ausbildung voraus, so ist im breitensportlichen Tauchtraining ein gezieltes Beweglichkeits-, Kraft- und Schnelligkeitstraining nicht notwendig. Wesentlich stärkeres Augenmerk verdient dagegen das Ausdauertraining. Bei breitensportlicher Zielsetzung sollten bei jedem Training spezifische Handlungsabläufe wiederholt werden. Hier gibt es hervorragende Möglichkeiten, ein konditionelles mit einem koordinativen Training zu kombinieren.

12.3.1 Training der Verhaltenweisen und Fertigkeiten im Sporttauchen

Ein wesentlicher Bestandteil des Sporttauchtrainings ist das regelmäßige Wiederholen spezifischer Verhaltensweisen und Fertigkeiten. Am wichtigsten ist natürlich die Fortbewegung unter Wasser, also das Flossenschwimmen. Hier muss jedes Techniktraining ansetzen, damit der Taucher eine möglichst ökonomische Form der Fortbewegung erlernt. Neben dem Flossenschwimmen, das praktisch bei allen Aufgabenstellungen mitgeübt wird, sollten folgende Fertigkeiten trainiert werden:

- Druckausgleich
- Atmen ohne Maske
- Maske ausblasen
- Tarierung
- Wechselatmung
- Partnertransport.

Durch die regelmäßige Wiederholung der Fertigkeiten, auch im Rahmen des konditionellen Trainings, wird erreicht, dass der Taucher die Bewegungsabläufe weitestgehend automatisiert. Er muss also nicht mehr detailliert über die Bewegungsausführungen nachdenken. Der Taucher kann die automatisierten Handlungsweisen selbst dann ausführen, wenn Störungen auf ihn einwirken oder er gleichzeitig noch andere Aufgaben erfüllen muss. Kritische Situationen können dadurch schon im Vorfeld vermieden werden.

Ob ein Bewegungsablauf oder eine geübte Handlungsweise hinreichend beherrscht werden oder gar automatisiert sind, zeigt sich bei einer Verschärfung der Anwendungssituation. Dies kann beispielsweise eine neue, schwierigere Aufgabenstellung sein oder aber eine andere, bisher unbekannte Anwendungssituation. Wird bei der neuen Aufgabenstellung die gelernte Bewegung nur noch fehlerhaft gezeigt, dann ist die Automatisation noch nicht abgeschlossen. Der Flossenbeinschlag ist beispielsweise erst dann automatisiert, wenn der Bewegungsablauf auch bei der neuen Aufgabenstellung, z. B. dem Fortbewegen mit dem Tauchgerät, fehlerfrei ausgeführt wird.

Eine Steigerung des Schwierigkeitsgrades im Schwimmbad wird durch die Kombination mit physisch beanspruchenden Situationen erreicht. Dazu zählt beispielsweise zügiges Schwimmen mit Schnorchelatmung ohne Maske. Auch solche Störungen wie etwa das Tauchen mit verdeckter Maske, eine nicht angekündigte, simulierte Luftnotsituation des Tauchpartners oder Hindernisse, die durchtaucht werden müssen, sind denkbar. Dem verantwortlichen Ausbilder kommt die Aufgabe zu, die Übungen so auszuwählen und zu gestalten, dass sie dem gewünschten Schwierigkeitsgrad, aber auch dem Ausbildungsniveau der Übenden entsprechen. So kann eine Gefährdung der Taucher ausgeschlossen werden und die Übungsaufgabe dennoch motivierend und ansprechend gestellt werden.

Sobald Fehler in einem Bewegungsablauf auftreten, sollte die Übung abgebrochen werden. Erst nach einer angemessenen Erholungs- und Konzentrationszeit ist die Wiederholung eines möglichst fehlerfreien Bewegungsablaufes sinnvoll. Das konditionelle Trainingsziel sollte in solch einem Fall in den Hintergrund treten. Grundsätzlich sollten nur solche tauchtechnische Fertigkeiten in das Konditionstraining eingebaut werden, die dem Leistungsstand des Übenden entsprechen.

12.3.2 Aerobes Ausdauertraining

Wie schon in Kap. 12.1 erwähnt, ist es für einen Sporttaucher ratsam, die aerobe Ausdauer zu schulen. Unter »**aerob**« versteht man die energieliefernden Stoffwechselprozesse, die unter Ausnutzung des über die Atmung aufgenommenen Sauerstoffs ablaufen (s. Kap. 6.9). Reichen die aeroben Stoffwechselprozesse zur Energiegewinnung, die für eine sportliche Leistung benötigt wird, nicht aus, dann kann in begrenztem Maße auf anaerobem Wege, also ohne Verwendung von Sauerstoff, Energie gewonnen werden. Die **anaeroben Stoffwechselprozesse** haben den Vorteil, dass sie kurzfristig zur Verfügung stehen. Allerdings entsteht dabei Milchsäure (Laktat), die zu einer Übersäuerung der Muskulatur führen kann, was wiederum einen Leistungsabbruch

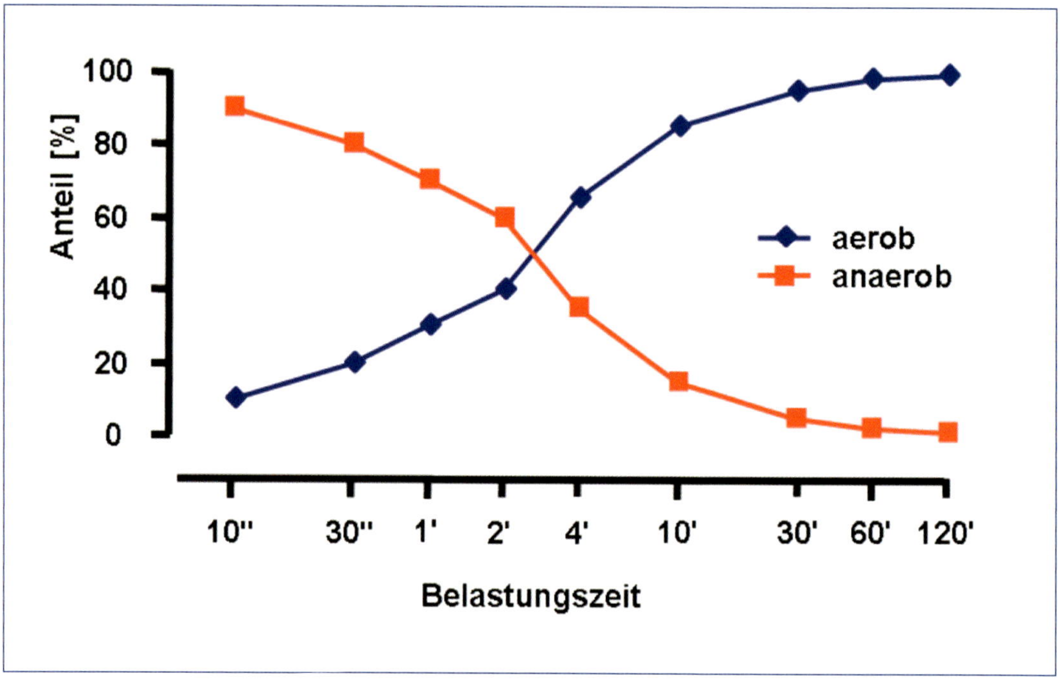

Abb. 12-3: Anteile der aeroben und anaeroben Energiebereitstellung bei erschöpfender Arbeit innerhalb der Belastungszeit von 10 sek bis 120 min. Durch Ausdauertraining können die jeweiligen Anteile verändert werden.

nach sich ziehen kann. Je höher die Leistung ist, umso höher ist der Anteil des anaeroben Stoffwechsels und umso kürzer ist die maximal mögliche Belastungszeit.

Durch eine verbesserte aerobe Ausdauer ist der Körper in der Lage, Energie vermehrt auf aerobem Wege zu gewinnen. Das bedeutet, dass die Leistungsgrenze, ab der eine nennenswerte Anhäufung von Milchsäure zu verzeichnen ist, durch aerobes Ausdauertraining immer weiter hinausgeschoben werden kann. Eine verbesserte aerobe Ausdauer macht sich aber auch schon bei kurzen, intensiven Belastungen positiv bemerkbar. Da länger andauernde Leistungen zum größeren Teil durch die aerobe Energiegewinnung abgedeckt werden müssen, kommt dem aeroben Ausdauertraining eine wesentliche Bedeutung zu. Wie in der Abb. 12-3 dargestellt, liefert der aerobe Stoffwechsel bei maximaler Leistung über 2–4 min etwa 50% der Energie. Durch Ausdauertraining kann dieser Anteil erhöht werden.

Gerade für das Tauchen ist noch ein weiterer Zusammenhang wesentlich: Die **Milchsäure** (Laktat) stellt mittelbar einen entscheidenden Atemantrieb dar, da mit dem Auftreten dieser Milchsäure der Körper versucht, vermehrt CO_2 abzugeben. Eine Verbesserung der aeroben Ausdauer und damit verbunden eine geringere Produktion an Milchsäure führt somit zu einem verminderten Atemantrieb. Für das Schnorcheltauchen bedeutet das, dass die Apnoezeit verbessert und beim Tauchen mit dem Drucklufttauchgerät der Luftverbrauch gesenkt wird.

Auch unter anderen Aspekten ist das aerobe Ausdauertraining zu empfehlen: Das Herz-Kreislauf-System wird angeregt, aber nicht überbeansprucht, Blutdruckspitzen werden vermieden. Unter gesundheitlichen Aspekten ist es unerheblich, welche Form der Ausdauerbelastung gewählt wird; wesentlich ist die moderate Belastung über einen längeren Zeitraum. Zudem sollte schwerpunktmäßig diejenige Muskulatur beansprucht werden, die in den Leistungssituationen, z. B. dem Flossenschwimmen, eingesetzt wird. Selbstverständlich wird dies für das angegebene Beispiel optimal beim Flossenschwimmen selbst erreicht, ersatzweise kommen dafür aber auch Radfahren und Laufen in Frage. Schwimmen kann nur dann empfohlen werden, wenn dabei besonders der Kraulbeinschlag trainiert wird. Das Schwimmtraining beansprucht sonst hauptsächlich die Arm- und Schultermuskulatur. Diese Muskelgruppen spielen bei der Fortbewegung beim Sporttauchen nur eine untergeordnete Rolle. Dennoch können im Rahmen einer Trainingsstunde schwimmerische Aufgaben einbaut werden, um so das Training abwechslungsreicher zu gestalten oder die Beinmuskulatur etwas zu entlasten.

Ein weiterer entscheidender Aspekt für die Effizienz des Trainings ist die Intensität. Gerade im Breitensport, wo die Trainingsanleitung häufig nur unzureichend ist, wird nicht selten mit einer viel zu hohen Intensität trainiert. Um die aerobe Ausdauer in der zur Verfügung stehenden Trainingszeit optimal zu trainieren, muss der aerobe Stoffwechsel möglichst stark beansprucht werden. Dies ist dann der Fall, wenn es zu keiner nennenswerten Milchsäurebildung kommt. Eine zu hohe Menge an Milchsäure hätte einen baldigen Leistungsabbruch zur Folge. Um dem vorzubeugen, bedient man sich einer Kontrollgröße, die sehr eng mit dem Stoffwechsel verbunden ist: der Herzfrequenz. Die häufig sehr pauschalen Herzfrequenzvorgaben, wie z. B. 130 Schläge/min können genauer bestimmt werden. Sollen hierfür keine aufwendigeren Verfahren zur Anwendung kommen, lassen sich aus der Ruheherzfrequenz, z. B. morgens nach dem Aufwachen vor dem Aufstehen gemessen, dem Alter und dem Trainingszustand etwas genauere Herzfrequenzvorgaben für die aerobe Belastung machen. Völker et al. (1983) haben für das schwimmsportliche Training Orientierungswerte für Trainingsanfänger im Wasser gegeben, die auf das Sporttauchtraining übertragbar sind (s. Tab. 1). Ausdauertrainierte sollten 10 bis 20 Schläge pro Minute hinzuaddieren. Für das Ausdauertraining an Land sind weitere 10 Schläge pro Minute aufzuschlagen.

Bei der Bestimmung der Belastungsherzfrequenz muss beachtet werden, dass die Aktivität bereits mindestens zwei Minuten andauert und dass die Belastung, also die Schwimmgeschwindigkeit, möglichst konstant war. Die Messung der Herzfrequenz sollte mit einer Pulsuhr erfolgen, die für den Einsatz im Wasser geeignet ist. Solche Pulsuhren haben sich zur Trainingskontrolle im Ausdauersport in verschiedenen Sportarten bewährt und sind auch für das tauchsportliche Training zu empfehlen. Um Trainingsanfänger nicht zu überfordern, haben sich relativ kurze Belastungsintervalle mit kurzen Pausen im Verhältnis 1 : 1 (z. B. 1 min Belastung, 1 min Pause) bewährt. Zur Intensitätssteigerung kann das Belastungsintervall bei unveränderter Pausenlänge vergrößert werden. Das Verhältnis zwischen Belastung und Pause wird so zu einem Verhältnis von

Ruheherzfrequenz (Schläge/min)	**Alter (Jahre)**				
	unter 30	**30–39**	**40–49**	**50–59**	**60–70**
unter 50	130	130	125	120	115
50–59	130	130	125	120	112
60–69	135	135	130	125	120
70–79	135	135	130	125	120
80–89	140	135	130	125	120

Tabelle 1: Herzfrequenzempfehlungen für Trainingsanfänger z. B. beim Dauerflossenschwimmen (nach Völker et al. 1983).

3 : 1 hin verschoben. Dadurch werden längere Schwimmstrecken mit ABC-Ausrüstung möglich. Allerdings ist zu berücksichtigen, dass die Fuß- und Wadenmuskulatur gerade bei Trainingsanfängern ungewohnt stark belastet werden. Um Übermüdungsproblemen vorzubeugen, ist es ratsam, Übungen ohne Flossenbenutzung durchzuführen.

12.3.3 Training der Apnoezeit

Die grundsätzlichen Aspekte der Apnoe wurden in Kap. 7.5.2 dargestellt. Drei der dort genannten Faktoren, die die Dauer der Apnoe begrenzen, können durch Training beeinflusst werden: der **Sauerstoffverbrauch** bzw. der Stoffwechsel, die **Toleranz der Reglerorgane** für die Atmung und die psychischen Faktoren.

Für einen gezielten Trainingsansatz müssen zwei Apnoesituationen unterschieden werden: Apnoe in Ruhe und Apnoe mit körperlichen Aktivitäten. Man darf davon ausgehen, dass die Apnoefähigkeit in Ruhe die Leistungsfähigkeit in Apnoesituationen mit körperlicher Beanspruchung beeinflusst, weitere Aspekte kommen aber noch hinzu.

Das Training der Apnoezeit in Ruhe kann mit einem Schlagwort charakterisiert werden: **Entspannung**. Mit zunehmender Entspannung wird der Sauerstoffverbrauch erheblich abgesenkt. Eine unmittelbare Beziehung zu psychischen Faktoren ist offensichtlich. Programme zum gezielten Atemtraining zielen in erheblichem Maße auf eine Erhöhung der Entspannungsfähigkeit ab. Sie bedienen sich dabei Erkenntnissen aus der Yogalehre oder dem autogenen Training. Eine sehr enge Wechselwirkung zwischen Atmung und Entspannung ist deutlich erkennbar: Mit der Beruhigung der Atmung kann man die Entspannung weitestgehend beschleunigen, andererseits führt die Entspannung über die Senkung des Stoffwechsels und damit des Sauerstoffverbrauchs zu einem verminderten Atemantrieb. Die maximal mögliche Apnoezeit kann somit als Maß für die Entspannung gewertet werden. Ein anderer Aspekt beim Einsatz der besonderen Atemtechniken ist die **Verbesserung der Lungenbelüftung**, wodurch die O_2-Konzentration in der Lunge erhöht wird. Dies darf aber nicht mit einer Hyperventilation verwechselt werden.

Durch das Wiederholen der Apnoesituationen dürfte eine Gewöhnung einsetzen, die die Toleranz der Reglerorgane insbesondere für den CO_2-Gehalt erhöht. Möglicherweise wird durch die regelmäßige Wiederholung der Tauchreflex (s. Kap. 7.5.3.2) verstärkt ausgelöst. Diese Frage bedarf noch der weiteren Untersuchung.

Es liegen noch zu wenige Studien vor, worauf eine abschließende Antwort gestützt werden könnte, welcher Mechanismus bei Anfängern vorrangig zu Beginn des taucherischen Trainings verbessert wird. Dies ist jedoch zweitrangig, da ein Tauchanfänger in jedem Falle zunächst lernen muss, die Apnoesituation ruhig und angstfrei zu beherrschen. Der Weg über die Entspannung ist dabei sicherlich empfehlenswert.

In der Praxis kommen Apnoezeiten in vollständiger Ruhe beim ABC- und Gerätetauchen kaum vor. Meistens gehen körperliche Anstrengungen unmittelbar voraus oder müssen sogar noch während der Apnoe erbracht werden. Hier ergibt sich das Problem, dass Konzepte und Verhaltensweisen, die der Taucher beim Apnoetraining in Ruhe gelernt hat, nicht uneingeschränkt auf derartige Situationen übertragbar sind. Wenn der Taucher aus einer Beanspruchungssituation kommt und anschließend eine Apnoephase bewältigen soll, muss er gelernt haben, innerhalb kurzer Zeit seine Bewegungen auf ein Minimum einzuschränken bzw. vollständig zu entspannen und ruhig und überlegt zu handeln. Solche Situationen könnten ein kurzzeitiger Verlust des Mundstückes oder ein Geräteausfall sein. Um den Sporttaucher auf derartige Situationen vorzubereiten, sollten Apnoesituationen in Verbindung mit koordinativen oder mentalen Aufgaben trainiert werden. Aufgaben wie Puzzle legen, Knoten binden oder gar einfache Brettspiele zwingen einerseits zum überlegten Handeln, lenken aber andererseits von der Apnoesituation ab. Die Idee, spielerische Auf-

gaben mit der Apnoe zu verbinden, stellte den Ausgangspunkt für die Unterwasserspiele wie UW-Hockey oder -Rugby dar, wie sich aus den wenigen Literaturstellen mit Trainingshinweisen zum Sporttauchen nachweisen lässt. Derartige Aufgaben sind besonders anspruchsvoll, wenn der Wettkampfcharakter hinzukommt.
Diese Idee, durch Hindernisse und Aufgaben die Apnoefähigkeit und die Tauchgeschicklichkeit zu verbessern, liegt auch der Zusammenstellung der »Kölner Disziplinen« zu Grunde. In einem Tauchparcours müssen vier verschiedene Aufgaben in der Apnoe erfüllt werden, die ruhiges Handeln und Tauchgeschicklichkeit erfordern:

1. Anstehen
2. Hindernistauchen
3. Kegelanschrauben
4. Gewichtheben

Die Kölner Disziplinen wurden vom VDST sogar als offizielle Wettkampfform anerkannt, werden aber heutzutage kaum noch als Wettkampf ausgerichtet. Der Wert der einzelnen Disziplinen für das breitensportliche Tauchtraining ist, vielleicht mit Ausnahme der letzten Übung, durchaus beispielhaft und verdient Beachtung. Das Gewichtheben ist unter bestimmten Voraussetzungen eine kurzfristige, extreme Beanspruchung verbunden mit einer Pressatmung, die nach heutigen Erkenntnissen zu vermeiden ist.
Nicht nur ruhiges Handeln soll in der Apnoesituation beherrscht werden. Auch Apnoesituationen in Verbindung mit anstrengenden Belastungen, die den anaeroben Stoffwechsel anregen und damit zur Übersäuerung führen (s. Kap. 12.3.2), sollten im Training hergestellt werden. Dies kann beispielsweise durch einen Sprint über 25 bis 50 m an der Wasseroberfläche mit einer anschließenden Apnoesituation erfolgen. Eine andere Möglichkeit stellt der Sprint unter Wasser dar. Mit solchen Trainingsübungen lernt der Sporttaucher, seinen Atemreiz zu kontrollieren. Physiologisch gesehen wird dabei wahrscheinlich die Empfindlichkeit der entsprechenden Reglerorgane gedämpft.
Zum Abschluss dieser Trainingshinweise soll noch auf folgenden Sicherheitsaspekt hingewiesen werden: Durch die bewusst durchgeführten Apnoesituationen wird die Wahrscheinlichkeit für einen »Schwimmbad-Blackout« erhöht (s. Kap. 7.5.7). Um den Taucher angemessen abzusichern, muss der Ausbilder stets dafür sorgen, dass jeder Übende einzeln durch einen rettungsfähigen Tauchpartner abgesichert wird. Steht kein rettungsfähiger Tauchpartner zur Verfügung, so sollte die Aufgabenstellung gewährleisten, dass der Übende nicht an seine Leistungsgrenze geführt wird oder aber der Ausbilder selbst fungiert als Sicherungstaucher. Die anderen Übenden sind dann mit solchen Aufgaben zu beschäftigen, die keiner intensiven Aufsicht bedürfen. Die **Einzelsicherung** gewährleistet, dass bei Zwischenfällen unverzüglich eingegriffen werden kann. Der Hinweis an die Übenden, einen nicht zu **übertriebenen Ehrgeiz** zu entwickeln, kann ebenfalls dazu beitragen, dass das Apnoetraining als positives und nicht negatives Erlebnis erfahren wird.

12.3.4 Ausgleichstraining und Empfehlungen zur allgemeinen gymnastischen Ausbildung

Wenn, wie in Kap. 12.3.2 dargestellt, mindestens drei Trainingseinheiten für ein effizientes Ausdauertraining empfohlen werden, dann ist dies sicherlich in vielen Tauchvereinen kaum realisierbar. Dem engagierten Breitensportler muss also zu Trainingsalternativen geraten werden, mit denen er sich auch außerhalb des Wassers auf die körperlichen Anforderungen beim Tauchen vorbereiten kann.
Im Zusammenhang mit dem Ausdauertraining wurde bereits auf das Radfahren und Laufen als durchaus geeignete Trainingsformen zur **Steigerung der Ausdauerleistungsfähigkeit** für das Flossenschwimmen hingewiesen. Aber auch andere Aktivitäten, wie etwa der Skilanglauf oder das Roller-Skating, die als Ausdauersport betrieben werden, sind zur Verbesserung der taucherischen Leistungsfähigkeit geeignet.
Das Ausweichen auf andere Sportarten ist jedoch nicht nur als Ersatz für fehlende

tauchsportspezifische Trainingsmöglichkeiten zu sehen. Damit wird auch erreicht, dass der Taucher seine allgemeine Fitness erhält und eine zu einseitige Belastung vermieden wird. Wenn man die körperliche Anstrengung bei einem typischen Erlebnistauchgang im Freigewässer analysiert, dann lässt sich leicht nachweisen, dass neben der Beanspruchung der Beinmuskulatur durch das Flossenschwimmen nur selten andere körperlich beanspruchende Aktivitäten auftreten. Allerdings kann das An- und Ablegen der schweren Ausrüstung, der Weg vom/zum Tauchplatz und der Ein- und Ausstieg ebenfalls eine körperliche Beanspruchung darstellen. Dies gilt insbesondere, wenn Rettungsmaßnahmen für einen verunfallten Taucher durchgeführt werden müssen. Um in solch einer Situation angemessen reagieren zu können, kann dem Sporttaucher nur jede sportliche Aktivität empfohlen werden, die die gesamte Körpermuskulatur beansprucht. In besonderem Maße sind Übungen und sportliche Aktivitäten zu empfehlen, die die Rumpfmuskulatur ansprechen.

Eine gut ausgebildete Rumpfmuskulatur hilft Rückenbeschwerden zu vermeiden, die z. B. in Zusammenhang mit den vor- und nachbereitenden Maßnahmen eines Tauchganges und den damit verbundenen Belastungen der Wirbelsäule auftreten können. Auf den Hinweis der richtigen Hebe- und Tragetechnik des Atemgerätes darf daher nicht verzichtet werden.

Ein gezieltes Muskeltraining sollte auf alle Fälle immer dann durchgeführt werden, wenn die auftretenden Beschwerden auf muskuläre Defizite zurückzuführen sind. Ein Beispiel dafür sind die oben genannten Rückenbeschwerden. Andere Beispiele sind auftretende Wadenkrämpfe oder Fußschmerzen bei längerem Flossenschwimmen. In solchen Fällen ist es hilfreich, eine gezielte Fußgymnastik zur Kräftigung der Unterschenkel- und Fußmuskulatur durchzuführen.

Das Training im Sporttauchen ist also nicht nur auf das Wasser zu beschränken. In jedem Falle trägt zusätzliches Training zu einer Erhöhung der Sicherheit bei.

Im Mittelpunkt des Trainings für Sporttaucher stehen das aerobe Ausdauertraining und das Apnoetraining. Ergänzend sollten aber auch anaerobe Belastungen und gymnastische Übungen zur Verbesserung der allgemeinen Kondition genutzt werden.

12.4 Tauchen als Sport für Kinder und Jugendliche

Im Sporttauchen können eine Reihe moderner Erziehungsziele verfolgt werden. Richtig gestaltet, lässt sich beim Sporttauchen eine nur im Wasser mögliche Bewegungsvielfalt vermitteln und zugleich der Bezug zur Natur und das Verständnis für eine Reihe natürlicher Vorgänge herstellen. Darüber hinaus können der verantwortungsvolle Umgang mit technischem Gerät und die Unterstützung der motorischen Entwicklung durch das Sporttauchen motivierend verbessert werden. In diesem Sinne lassen sich viele Parallelen zur schwimmerischen Ausbildung finden, die schon seit langem bekannt sind (Auste 1978).

Die Alters- und Tiefengrenzen, aber auch adäquate Trainingskonzepte für Kinder und Jugendliche wurden in den letzten Jahren engagiert von Medizinern, Sportwissenschaftlern und Tauchausbildern diskutiert. Auf der einen Seite werden Befürchtungen, besonders mit Blick auf eine falsche Umsetzung der Vorgaben, geäußert, auf der anderen Seite wird der besondere Wert eines frühen Einstiegs in das Sporttauchen für die Ausbildung sicherer Sporttaucher angeführt. Als Altersgrenze wird heutzutage ein Mindestalter von sechs Jahren für das Tauchen mit ABC-Ausrüstung und acht Jahren für das Tauchen mit Atemgerät allgemein akzeptiert. Bei der Begründung der Festsetzung auf diese Altersgrenzen spielt das Wachstum des kindlichen Organismus eine zentrale Rolle: Die Problematik des Mittelohr-Druckausgleichs im kindlichen Alter wurde schon in Kap. 8.6 diskutiert. Ab einem Alter von sechs Jahren ist hier die Entwicklung so weit fortgeschritten, dass

diese Einschränkungen allmählich zurücktreten. Hilfreich ist zudem, dass Kinder mit sechs Jahren häufig schon Grundformen des Schwimmens beherrschen. Die Festsetzung der Altersgrenze von acht Jahren für den Beginn des Tauchens mit Atemgerät ist mit der Entwicklung der Lungen zu begründen. Das Verletzungsrisiko für die Lungen vor diesem Alter erscheint besonders hoch, ist aber nicht eindeutig medizinisch nachgewiesen.
Unbestritten von Wissenschaftlern und Ausbildern ist, dass die Tauchtiefe für Kinder bis zum 14. Lebensjahr nur sehr langsam, in Abhängigkeit von der taucherischen Leistungsfähigkeit zu steigern ist. Als Regel gilt nach den Standards der CMAS eine maximale Tiefe von 3 m für 8- bis 9-Jährige, 5 m für Kinder bis 14 Jahre bzw. 10 m für 12- bis 14-Jährige mit einer vorherigen hinreichenden Ausbildung. Aber auch nach dem 14. Lebensjahr, dann wenn die Jugendlichen nach den Regeln der Erwachsenen ausgebildet werden, sollte die Tauchtiefe noch mindestens bis zum 16. Lebensjahr vorsichtig bis zunächst 20 m gesteigert werden.

Aus dieser Darstellung wird deutlich, dass das Tauchen mit Kindern und Jugendlichen nicht mit dem Tauchen der Erwachsenen unmittelbar vergleichbar ist. Die Besonderheiten des heranwachsenden Organismus müssen unbedingt beachtet werden.

Der Einstieg zum Tauchen findet in der Regel mit der Einführung in die Handhabung von Schnorchel, Maske und Flossen (ABC-Ausrüstung) statt. Das Atmen durch den Schnorchel mit durch die Maske blockierter Nasenatmung stellt das erste Problem für die Kinder dar, wohingegen die Flossenschwimmbewegung in der Regel kaum Schwierigkeiten bereitet. Die größte Verantwortung trägt der Ausbilder wohl in Zusammenhang mit der altersgerechten Vermittlung des Druckausgleiches im Mittelohr (s. Kap. 8.11). Der Ausbilder muss nicht nur sicherstellen, dass der Druckausgleich beherrscht wird, sondern dass er wirklich vom Tauchschüler beim Abtauchen angewandt wird.
Viele Verhaltensweisen und Fertigkeiten, die für das Tauchen mit Atemgerät wichtig sind, können frühzeitig mit der ABC-Ausrüstung eingeführt und trainiert werden. Dadurch wird auch eine hohe Automatisation erreicht, die bei der weiteren taucherischen Ausbildung wiederum die Sicherheit erhöht und das Erlernen des Gerätetauchens entscheidend erleichtert. Einige solcher Verhaltensweisen und Fertigkeiten seien im Folgenden genannt: Atmen ohne Maske, Entleeren der Maske unter Wasser, Wechselatmung, Verhalten beim Auftauchen, Reagieren auf Unterwasserzeichen, Partnertransport. Diese Lernziele können mit Kindern und Jugendlichen spielerisch erarbeitet werden und bieten zudem die Möglichkeit, die Ausbildung und Übungsstunden abwechslungsreich zu gestalten.
Die Ausbildung der Kinder und Jugendlichen sollte stets mit einer möglichst kontinuierlichen Beanspruchung, kombiniert mit Apnoephasen, einhergehen. Die Verbesserung der Apnoefähigkeit, deren Training bei jungen Tauchschülern besonders abwechslungsreich gestaltet werden muss, stellt ein zentrales konditionelles Ausbildungsziel in dieser Altersstufe dar. Mit diesem Ausbildungsziel verbunden ist zumeist auch eine verbesserte Selbsteinschätzung. Wie Erfahrungen mit Kindern und Jugendlichen, die frühzeitig das Schnorcheltauchen gelernt haben, zeigen, lernen diese das Gerätetauchen schneller und sicherer als andere Anfänger. Sie sind in der Lage, wesentlich ruhiger zu handeln und die gestellten Aufgaben durchaus realistisch zu bewerten.
Die kritische Betrachtung des Schnorcheltauchens mit Kindern im Zusammenhang mit dem Druckausgleich macht deutlich, welche Rahmenbedingungen einzuhalten sind: Der verantwortliche Erwachsene muss stets dafür Sorge tragen, dass das Risiko für die Kinder minimal bleibt und der junge Tauchschüler nicht überfordert wird, d. h., die taucherischen Bedingungen und Aufgaben müssen dem Leistungsvermögen der Kinder und Jugendlichen entsprechen.

Ein immer wiederkehrender Punkt in der Diskussion über das Gerätetauchen mit Kindern ist, dass Kinder zu spontan reagieren und dabei alle Sicherheitsregeln vergessen. Es steht außer Zweifel, dass solche Risiken bestehen. Sie lassen sich aber durch eine intensive Schnorcheltauchausbildung auf ein Minimum reduzieren.

Eine gründliche Ausbildung mit der ABC-Ausrüstung bietet zwei weitere Vorteile: Der Ausbilder lernt die Verhaltensweisen des Kindes kennen und beurteilen, d. h. er kann einschätzen, in welchem Maße der Betreffende zu spontanen Reaktionen neigt. Außerdem sind die Risiken beim Üben, abgesehen von der Druckausgleichsproblematik, minimal, da keine Druckluft verwendet wird. Erst wenn der Ausbilder den Eindruck einer hinreichenden Leistungsfähigkeit des Kindes gewonnen hat, sollte mit dem Gerätetauchen begonnen werden.

Wird der Tauchausbildungsweg für Kinder und Jugendliche richtig beschritten, dann stellt die Hinführung junger Menschen zu diesem Sport wohl eher eine pädagogische Aufgabe als fahrlässigen Ehrgeiz dar. Die verantwortungsvolle Vermittlung von Fertigkeiten und Verhaltensweisen, die das Sporttauchen erfordert sowie die anschließende kompetente Tauchbegleitung durch entsprechend geschulte Erwachsene muss jedoch stets garantiert sein.

Wurden die wichtigsten Verhaltensweisen für das Tauchen mit Atemgerät gründlich vorbereitet, steht einer Ausbildung am Drucklufttauchgerät in geringen Tiefen nichts mehr im Wege. Im tauchphysiologischen Sinne weisen Kinder und Jugendliche kaum Unterschiede zum Erwachsenen auf.

Allerdings befindet sich das Gewebe noch im Wachstum und eventuell eintretende, relativ harmlose Schädigungen dieses noch nicht ausgereiften Gewebes könnten dann schwerwiegende Auswirkungen für den Rest des Lebens haben. Wird im Schwimmbad ausgebildet, so ist der mögliche Lungenüberdruckunfall wohl das schwerwiegendste Risiko. Dies kann minimal gehalten werden, wenn zunächst in geringen Wassertiefen geübt wird, bis alle Verhaltensweisen sicher beherrscht werden.

Ein anderer nicht tauchphysiologischer Sachverhalt beim Kinder- und Jugendtauchen wird häufig übersehen: Das Tragen der Ausrüstung außerhalb des Wassers kann zu erheblichen orthopädischen Problemen führen. Es ist daher zu raten, auf das Üben des Einstieges ins Wasser vollständig zu verzichten und die Ausrüstung am Beckenrand anzulegen.

Da Tauchen zumeist körperlich nicht sehr anstrengend ist und damit von innen nur wenig Wärme produziert wird, kühlt der Organismus sehr schnell aus (s. Kap. 14). Bei Kindern und Jugendlichen kann diese Auskühlung wegen der geringeren Körpermasse sehr viel schneller erfolgen als bei Erwachsenen. Dies ist bei der Übungsgestaltung unbedingt zu berücksichtigen.

Auch wenn das Kind oder der Jugendliche über eine ausreichende Ausbildung im Gerätetauchen verfügt, sollte von tieferen Tauchgängen abgesehen werden. Eine vernünftige Maximaltiefe, bei der es noch keine Probleme mit der Dekompressionskrankheit geben kann, wird bei 10 m angesehen. Diese Tiefe ist bei entsprechendem Leistungsstand möglich. Hinsichtlich der Dauer der entsprechenden Tauchgänge ist zu berücksichtigen, dass Kinder sich nicht über längere Zeiträume konzentrieren können. Hier ist eine Obergrenze von 30 min angebracht.

Angebote im Sporttauchen können auch für Kinder ab sechs Jahren (Schnorcheltauchen) bzw. ab acht Jahren mit Atemgerät gemacht werden. Dabei bieten sich vielfältige Möglichkeiten, Kinder auch für das Sporttauchen zu motivieren. Allerdings sind solche Angebote in besonderer Form an die qualifizierte Betreuung gebunden.

12.5 Sporttauchen mit eingeschränkter Leistungsfähigkeit

Ähnlich der Diskussion um das Sporttauchen mit Kindern und Jugendlichen wird die Diskussion um das Tauchen mit eingeschränkter Leistungsfähigkeit geführt. Als Taucher mit eingeschränkter Leistungsfähigkeit sollten nicht nur Menschen mit einer körperlichen oder geistigen Behinderung eingestuft werden, sondern hierunter sind auch chronisch Kranke oder sogar auch Menschen mit geringem Ausdauerleistungsvermögen zu verstehen. Wurde in der Vergangenheit in solchen Fällen die medizinische Tauchtauglichkeit verweigert, definiert man heute die Tauchsituationen, die der betroffene Taucher vermeiden sollte. Es sind sogar schon Projekte entstanden, die das Tauchen als therapeutische Maßnahme nutzen.

Sporttauchen stellt für diesen Personenkreis eine Möglichkeit dar, sich einen neuen Lebens- und Aktivitätsraum zu erschließen und ist somit als Rehabilitations- und Behindertensport von hohem Wert anzusehen (Innenmoser 1998). Durch diese sportliche Aktivität wird die Leistungsfähigkeit und damit das Selbstvertrauen – nicht nur als Taucher – gestärkt. Nicht vergessen werden darf das Naturerlebnis, das mit jedem Tauchgang im Freigewässer verbunden ist. In Deutschland haben sich einige Verbände den besonderen Herausforderungen beim Tauchen mit eingeschränkter Leistungsfähigkeit angenommen und bieten spezielle Ausbildungen sowohl für die Ausbilder als auch für die Betroffenen an. Einer der Ursprünge dieser Entwicklung geht in die USA zurück, wo beispielsweise Robinson/Fox 1987 ihre Erkenntnisse zum Tauchen mit behinderten Menschen zusammenfassten.

Einen entscheidenden Profit können diese Gruppen aus dem hydrostatischen Auftrieb des Wassers ziehen. Da der Taucher nicht andauernd gegen die Schwerkraft arbeiten muss und sein Körpergewicht praktisch vom Wasser getragen wird, sind Aktivitäten im Wasser erheblich leichter als an Land. Dies gilt in besonderem Maße, wenn Leistungseinschränkungen der Beine vorliegen. Sehr eindrucksvoll werden die Vorteile des Tauchens für behinderte Menschen im Vergleich zu anderen sportlichen Aktivitäten von Wübbenhorst (1998) aus der Sicht des Betroffenen beschrieben.

Um behinderten Menschen das Tauchen in angemessener Form zu ermöglichen, ist in vielen Fällen ein entsprechender Einfallsreichtum und Sachverstand gefordert. Eine Anpassung der Ausrüstungsgegenstände und der Bewegungsabläufe ist ebenso notwendig wie die Modifikation der Ausbildung, bezogen sowohl auf den Taucher als auch auf seinen Begleiter. Bei Behinderungen der Arme sollten z. B. Modifikationen der Ausrüstung vorgenommen werden, die eine Bedienung der Tauchgeräte durch den Taucher selbst ermöglichen. Liegen Behinderungen der Beine vor, muss geprüft werden, ob entsprechende Flossen, die z. B. an Prothesen angepasst werden, doch noch den Flossenbeinschlag zulassen. Können die Beine nicht zur Vortriebserzeugung eingesetzt werden, so muss diese Funktion von den Armen übernommen werden. Für diese Taucher stehen besondere Schwimmhandschuhe zur Verfügung, die eine Vortriebserzeugung mit den Armen erleichtern. Die Beispiele machen deutlich, dass es keine Patentrezepte gibt, wonach den Betroffenen geholfen werden kann.

Bei der praktischen Ausbildung und dem Training im Schwimmbad ist es notwendig, dass der behinderte Taucher mit den Partnern zusammen übt, die ihn später in das Freigewässer begleiten. So können sich die Tauchpartner unter vereinfachten Bedingungen aufeinander einspielen. Die gesunden Taucher lernen, wie geholfen und unterstützt wird, die behinderten Taucher lernen ihre Begleiter in der für sie neuen Situation kennen und ihnen zu vertrauen. Zum Beispiel muss der gesunde Tauchpartner die Bedienung der Ausrüstung bzw. Teile davon übernehmen oder etwa seinen Tauchpartner beim Druckausgleichsmanöver unterstützen.

Besonders wichtig ist eine theoretische Einweisung in die Krankheitssymptome bzw. deren plötzliches Auftreten. Hier handelt es sich um Krankheiten, die das Tauchen zwar nicht ausschließen, aber unter bestimmten Bedingungen die Unterstützung durch Helfer erfordern oder bei denen Verwechslungen mit Tauchunfällen entstehen können. Ein Beispiel hierfür stellt die Zuckerkrankheit dar: Zuckerkranke dürfen unter bestimmten Voraussetzungen, die nur der Taucherarzt feststellen kann, tauchen. Die Tauchpartner müssen aber gelernt haben, dem zuckerkranken Taucher zu helfen, falls dieser in eine krankheitsbedingte Notsituation kommen sollte. Die Tauchpartner müssen z. B. in der Lage sein, wesentliche Unterschiede zwischen Krankheitssymptomen der Zuckerkrankheit und der Dekompressionskrankheit zu erkennen, um gezielt eingreifen und einem Notarzt ggf. die notwendigen Informationen geben zu können.

Das gemeinsame Schwimmbadtraining mit gesunden Sporttauchern ist zudem eine Möglichkeit, den leistungseingeschränkten Menschen wesentlich stärker in die Gesellschaft zu integrieren. Stellt Sport grundsätzlich hierfür eine hervorragende Möglichkeit dar, so gilt dies für das Sporttauchen in besonderem Maße. In dieser Sportart ist selbst der gesunde Taucher häufig auf die Mithilfe und Unterstützung seines Partners angewiesen. Die Hilfeleistung ist ein normaler Vorgang, an den der erfahrene Sporttaucher ohnehin gewöhnt ist. Folgt der Gemeinsamkeit des Trainings noch das gemeinsame Naturerlebnis, von dem insbesondere Menschen mit eingeschränkter Gehfähigkeit an Land häufig ausgeschlossen sind, dann dürfte die Integrationswirkung besonders stark sein.

In diesem Zusammenhang sollen die besonderen Schwierigkeiten für Behinderte aber nicht unerwähnt bleiben. Verfügen die meisten Schwimmbäder inzwischen über behindertengerechte Zugänge und sanitäre Anlagen, so ist der Zugang zum Tauchgewässer häufig sehr problematisch. Nur selten findet man geeignete Rampen, auf denen z. B. der Rollstuhlfahrer ohne Probleme bis an den Gewässerrand gelangen kann. Auch die Auswahl geeigneter Tauchbasen im Ausland ist mit Problemen verbunden. Die Schwierigkeiten fangen hier aber häufig schon bei der Suche nach einem behindertengerechten Hotel an.

Trotz oder gerade wegen dieser Schwierigkeiten verdient das Tauchen mit eingeschränkter Leistungsfähigkeit besondere Aufmerksamkeit. Den dargestellten positiven Effekten stehen lediglich kleinere, meist organisatorische, aber durchaus lösbare Probleme gegenüber. Allerdings hängt alles vom Engagement der Tauchpartner und der grundsätzlichen Frage ab, ob mit der vorliegenden Leistungseinschränkung wirklich getaucht werden kann. Diese Frage kann letztlich nur der untersuchende Tauchmediziner beantworten. Dieser Arzt kann dann dem qualifizierten Ausbilder die entscheidenden Hinweise für die taucherischen Möglichkeiten geben.

12.6 Sporttauchen als therapeutische Maßnahme

Tauchen als therapeutische Maßnahme ist sicher für viele Mediziner ein Reizwort. Aber es darf nicht vergessen werden, dass der Aufenthalt im Wasser an besondere Bedingungen gebunden ist und dass dabei eine Reihe von Problemen, die z. B. bei der Bewegung gegen die Schwerkraft auftreten, vermieden werden können. Wie bei anderen Behindertensportarten kann der Patient sich beim Aufenthalt unter Wasser in besonderer Form wieder aktiv bewegen, dabei Selbstbewusstsein entwickeln und die Besonderheiten des Bewegungsraums Wasser genießen. Dies kann von besonderem Vorteil z. B. in der Nachsorge sein, wenn die organische Heilung schon weitgehend abgeschlossen ist.

Sporttauchen ist sicherlich eine ungewöhnliche Therapieform, die aber unter heilpädagogischen und psychosozialen Aspekten ebenso ihre Berechtigung besitzt wie andere Bewegungstherapien. Dabei wird zumindest eine eingeschränkte Tauchtauglichkeit vorausgesetzt. Verschiedene Ansätze wurden in unveröffentlichten Qualifizierungsarbeiten z. B. in heilpädagogischen Einrichtungen geliefert. Allerdings muss einschränkend festgehalten werden, dass ein regelrechtes, allgemein gültiges therapeutisches Programm, das das Sporttauchen nutzt, nicht bekannt ist. Solche Programme müssten in Abhängigkeit vom Anwendungsziel jeweils entwickelt werden. Auch muss, vergleichbar zum Tauchen mit eingeschränkter Leistungsfähigkeit, eine besondere Kombination von Fachkompetenzen – Kenntnisse vom Therapieansatz und vom Tauchen – vorliegen.

Tauchen als Sport für Behinderte und Personen mit eingeschränkter Leistungsfähigkeit ist möglich. Hierbei sind die Bedingungen, unter denen getaucht wird, sorgfältig auszuwählen und dem Partner kommt – je nach Behinderungsgrad – eine besondere Verantwortung zu. Sporttauchen ist auch als therapeutische Maßnahme denkbar, aber derartige Ansätze sind von den besonderen Anwendungsfeldern abhängig.

Literaturnachweis und weiterführende Literatur

Auste, N. (1978): *Schwimmen und Tauchen in der Schule.* Hofmann, Schorndorf

Robinson, J., Fox, A.D. (1987): *Scuba Diving With Disabilities.* Leisure Press, Champaign (Illinois/USA)

Kerll, K.-H. (1994): *Verband Deutscher Sporttaucher e. V. / Chronik 1954–1994.* Verband Deutscher Sporttaucher e. V., Mörfelden-Walldorf

Mitzinger, D. (1996): *Atemtechnik.* Delius Klasing, Bielefeld

Pendergast, D.R. et al.: *Energetics of underwater swimming with SCUBA.* Med. Science Sports Exercise 28, 573–580, 1996

Völker, K. et al. (1983): *Fit durch Schwimmen.* perimed-Fachbuch-Verlagsgesellschaft mbH, Erlangen

Wübbenhorst, A. (1998): *Tauchen – Ja Bitte! Ein Erfahrungsbericht.* In: Hoffmann, U. et al.: Tauchen mit eingeschränkter Leistungsfähigkeit. Sport & Buch Strauß, Köln, S. 89–91

Innenmoser, J. (1998): *Tauchen als Behindertensport.* In: Hoffmann, U. et al.: Tauchen mit eingeschränkter Leistungsfähigkeit. Sport & Buch Strauß, Köln, S. 11–31

Hoffmann, U. (1995): *Sporttauchen: technisch-methodische Hilfen für die Anfängerausbildung.* Sport-Fahnemann-Verlag, Bockenem

Lüchtenberg, D. (2002): *Schnorcheln und Tauchen mit Kindern und Jugendlichen.* Meyer und Meyer, Aachen

13 Tieftauchen und Tauchen mit Mischgas

(von J. Wenzel)

Während das Sporttauchen aus Freude an der Natur unter Wasser, zur sportlichen Ertüchtigung, aus Abenteuerlust, zur Unterwasserjagd und nur zu einem geringen Teil aus Erwerbsgründen betrieben wird, stehen hinter den Vorstößen in größere Tiefen – jenseits der Druckluftgrenze von ca. 50 m – sehr reale wirtschaftliche oder auch militärische Interessen. Die Quellen für Rohstoffe und für die Nahrung nehmen auf dem Lande mit der ständig steigenden Bevölkerungszahl der Erde ab. Von 60 im Meer vorhandenen Elementen werden gegenwärtig nur wenige genutzt; nur 17% des Rohöls und 6% der Naturgase wurden 1974 aus dem Meeresboden gewonnen. Dieser Anteil steigt jährlich in gleichem Maße, wie die Meerestiefe der Bohrungen zunimmt. Das alles erklärt das wachsende Interesse vieler Nationen an der Nutzung der Meeresreserven, insbesondere wenn man berücksichtigt, dass die Fläche der den Kontinenten vorgelagerten Zone mit einer Wassertiefe bis zu 300 m – der **Festland- oder Kontinentalsockel** – größer ist als die Kontinente selbst.

Neben dieser vorwiegend wirtschaftlich motivierten Erschließung neuer Tauchtechniken zur Erreichung größerer Tiefen und effektiverer Arbeitsabläufe entwickelte sich in den letzten Jahren ein starker Trend, »exotische« Tauchtechniken auch im Freizeitbereich einzusetzen. Während das Tauchen mit Druckluft sich im Sporttauchen aufgrund seiner Einfachheit schnell durchsetzen konnte – schließlich entstand das Sporttauchen unter Nutzung von Kreislaufgeräten –, besteht heute bei einer Reihe von Sporttauchern der Wunsch, sich vom »Easy Diving« abzusetzen und mit den Mitteln des »**Technical Diving**« neue Dimensionen zu erschließen. Insbesondere die Verwendung von artifiziellen Gasgemischen zur Erweiterung des Tiefenbereichs und zur Optimierung der Dekompression sowie die Verlängerung der (autonomen) Tauchgangsdauer durch gerätetechnische Maßnahmen haben zu einem erheblichen Nachholbedarf an tauchmedizinischem Grundlagenwissen geführt; nur mit fundierten Kenntnissen lassen sich Chancen und Risiken dieser Verfahren vernünftig abschätzen. Folgerichtig bieten inzwischen die meisten größeren Tauchsportverbände entsprechende Ausbildungsgänge an, so auch der VDST in Deutschland.

13.1 Zusammensetzung von Atemgemischen

Die Entwicklung des Tieftauchens begann mit der Einführung künstlicher Atemgemische. Wie im Kap. 9.1.5 ausführlich behandelt, ist die Verträglichkeitsgrenze für den Sauerstoff schon vor Erreichen von 100 m Tauchtiefe überschritten, wenn als Atemgas Luft verwendet wird. Bei gleichbleibendem Sauerstoffanteil von 21% steigt mit dem Umgebungsdruck auch der Sauerstoffpartialdruck an, der das Maß für die biologische Verträglichkeit darstellt. Um den Sauerstoffpartialdruck in erträglichen Grenzen zu halten, ist es also erforderlich, mit steigender Tiefe den Sauerstoffanteil zu senken. Als unbedenklich für Langzeiteinwirkung wird heute ein **Sauerstoffpartialdruck** von ca. 0,5 bar angesehen; ein Atemgemisch z. B. für 90 m Tauchtiefe sollte demnach nur etwa 5% Sauerstoff enthalten (bei längeren Tauchzeiten; dies würde unter Normaldruck zu schwersten Sauerstoffmangelerscheinungen führen). Für kürzere Bodenzeiten – wie beim Technical Diving – wird der Sauerstoffpartialdruck im Interesse einer effektiveren Dekompression bis auf 1,2/1,6 bar angehoben. Die Herstellung von

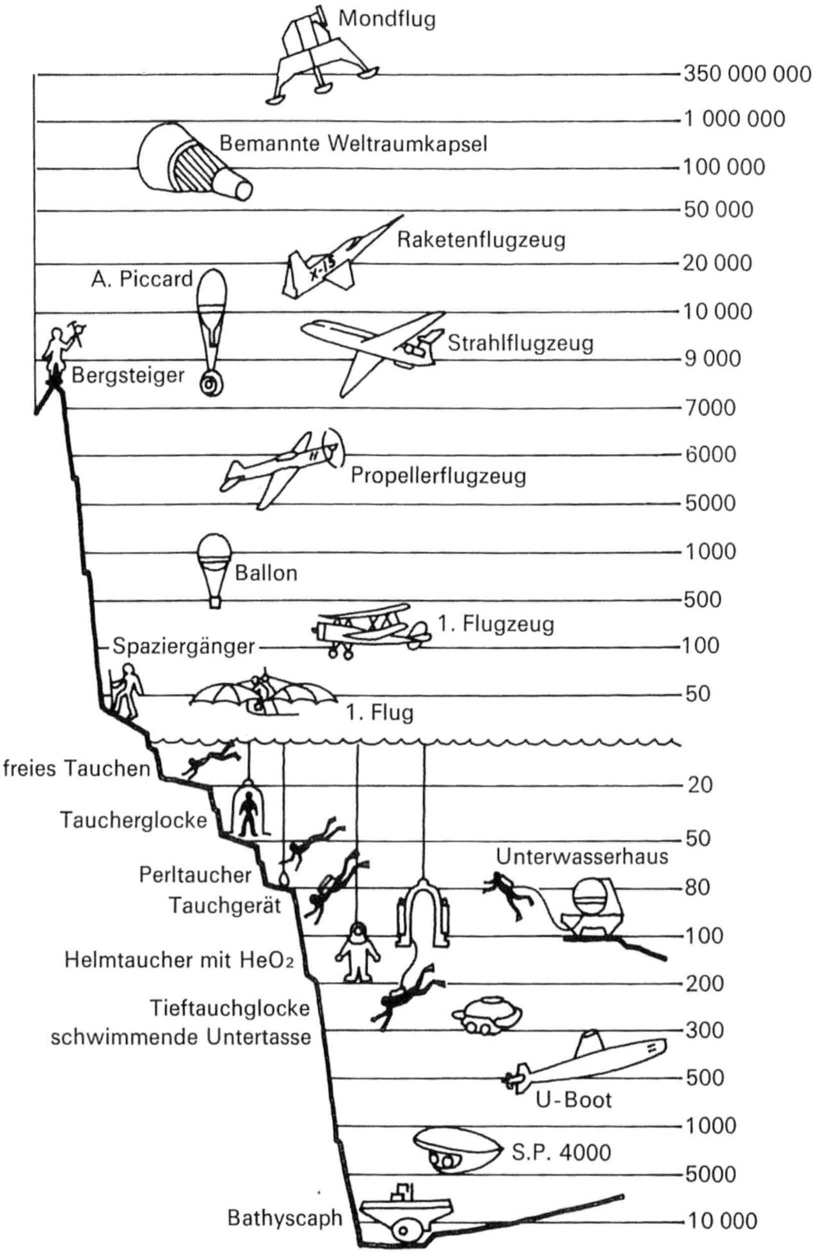

Abb. 13-1: Ein Vergleich zwischen den Fortschritten zur Eroberung des Weltraumes und der Meerestiefe.

solchen sauerstoffangepassten Tieftauchgemischen stellt heute keine unlösbaren technischen Anforderungen mehr.
Allerdings muss die Messung und Einstellung des Sauerstoffgehalts sehr präzise erfolgen, die zulässigen Abweichungen bei einem Sauerstoffgehalt von z. B. 1% liegen bei wenigen Hundertstelprozenten. Zusätzlich muss die Gasanalytik bei Tieftauchatemgemischen eine Reihe von möglichen Verunreinigungen mit höchster Auflösung erfassen können, da viele von ihnen wie der Sauerstoff ihre biologische Wirkung entsprechend dem Partialdruck entfalten. Ein Schadstoff z. B., der unter Normalbedingungen eine Höchstkonzentration von 100 ppm einnehmen darf, muss bei 500 m Tauchtiefe bei weniger als 2 ppm gehalten (und gemessen) werden.
Die Problematik des Stickstoffs in Bezug auf den Tiefenrausch und die daraus resultierende Begrenzung der erreichbaren Tauchtiefe mit Luft wurde zunächst nicht richtig erkannt; entsprechend den damaligen Theorien glaubte man an eine Kohlendioxidanreicherung aufgrund der steigenden Dichte des Atemgases Luft bei zunehmender Tauchtiefe (s. Kap. 9.3.3 ff.). Daher wurde das leichte Edelgas Helium zu Beginn des Jahrhunderts zunächst wegen seines geringen Molekulargewichts interessant und mehr zufällig auf seine Eignung als Tieftauchgas untersucht; außerdem versprach man sich Vorteile bezüglich des Dekompressionsverhaltens.
Erst mit allgemeiner Durchsetzung der Inertgastheorie der Narkosewirkung wurde klar, dass Helium neben seiner geringen Dichte auch eine sehr geringe Löslichkeit in den fettreichen Strukturen des Zentralnervensystems besitzt und daher auch eine sehr geringe Narkosefähigkeit aufweisen sollte. End und Nohl erreichten damit Ende der dreißiger Jahre Tauchtiefen von fast 130 m und legten die Grundlage für die erfolgreiche Bergung des U-Bootes Squalus. Durch die Tieftauchversuche des Schweizer Teams um Keller und Bühlmann zu Beginn der sechziger Jahre schließlich wurde gezeigt, dass Helium als Stickstoffersatz eine enorme Ausweitung der erreichbaren Tauchtiefen ermöglicht; in diesen Versuchen wurde von Keller eine Maximaltiefe von ca. 300 m erreicht, etwa eine Verdopplung der bis dahin angenommenen Tiefengrenze.

Zur Erreichung größerer Tauchtiefen muss zur Vermeidung des Tiefenrausches der Stickstoff durch ein nicht-narkotisches Inertgas ersetzt werden, in der Regel Helium.

13.2 Nitroxtauchen

Neben der tiefenorientierten Verwendung von Mischgasen gibt es die Möglichkeit, durch sauerstoffangereicherte Gemische eine Optimierung der Dekompression zu erreichen. Ersetzt man im Tauchgemisch »Luft« einen Teil des Stickstoffs durch Sauerstoff, so wird bei einer bestimmten Tiefe entsprechend weniger Stickstoff aufgenommen, d. h. die Dekompressionsanforderungen für einen gegebenen Tauchgang werden geringer. Damit lassen sich gegenüber Druckluft entweder erheblich längere Nullzeiten erreichen, oder die Dekompressionszeit bei schon dekompressionspflichtigen Tauchgängen wird deutlich kürzer. Da es sich hier um Gemische aus Stickstoff (Nitrogen) und Sauerstoff (Oxygen) handelt, bezeichnet man diese Methode als »Nitrox«-Tauchen; im Englischen ist auch der Begriff »oxygen-enriched air« gebräuchlich, ein deutlicher Hinweis auf eine Methode zur Herstellung dieser Tauchgemische.
Zur Berechnung der Dekompressionsanforderungen bedient man sich der so genannten »Equivalent Air Depth«-Methode (EAD); dabei wird die gegebene Tauchtiefe mit Nitrox umgerechnet auf eine fiktive Tauchtiefe mit Luft, bei der der gleiche Stickstoffpartialdruck erreicht wird:

$$EAD = 10\,m \cdot \left[\frac{F_{iN_2}}{0{,}79} \cdot \left(\frac{T}{10\,m} + 1\right) - 1\right]$$

Hierzu ein Rechenbeispiel: Bei Verwendung von 50% Stickstoff und 50% Sauerstoff erreicht der Stickstoff auf 18 m Tauchtiefe einen Partialdruck von 1,4 bar; der gleiche Partialdruck wird erreicht, wenn mit Luft auf 7,7 m Tiefe getaucht wird (der Gesamtdruck von Luft mit einem Stickstoffpartialdruck von 1,4 bar beträgt 1,4/0,79 = 1,77 bar). Damit sind bei diesem Tauchgang nach der in diesem Buch abgedruckten Tabelle (S. 212/213) keine Dekompressionsanforderungen gegeben, der Taucher kann mit Nitrox 50/50 beliebig lange auf 18 m verweilen (abgesehen von der Sauerstofftoxizität), während die Nullzeit mit Luft gerade 45 min beträgt.

Damit ist auch der wesentliche Gefahrenpunkt angesprochen, der Einsatz von grenzwertig hohen Sauerstoffpartialdrücken. Während selbst auf 50 m Tauchtiefe mit Luft der Sauerstoffpartialdruck erst 1,2 bar beträgt, wird die kritische Grenze von 1,6 bar mit Nitrox 50/50 schon bei 22 m erreicht, d. h. schon bei geringem Überschreiten der Grenztiefen sauerstoffangereicherter Gemische gelangt man schnell in den Risikobereich des Sauerstoffkrampfes. In unserem Rechenbeispiel wurde mit Absicht ein Sauerstoffpartialdruck von 1,4 bar als oberer Grenzwert verwendet (bei Nitrox 50/50 sind die Partialdrücke von Stickstoff und Sauerstoff gleich); insbesondere bei erschwerten Bedingungen (Kälte, körperliche Belastung, etc.) kann die Toleranzschwelle gegenüber dem Sauerstoffkrampf vermindert sein, sodass man einen respektvollen Abstand gegenüber den anerkannten Grenzwerten einhalten sollte.

Prinzipiell können für die Dekompressionsberechnung auch Tauchcomputer verwendet werden; allerdings muss hier die Gaszusammensetzung manuell vorgegeben werden können, damit in der Rechnung der veränderte Stickstoffgehalt berücksichtigt werden kann. Die Berechnung von Auf- und Entsättigung erfolgt dann genauso wie bei den gängigen Druckluftcomputern, da hier ohnehin nur der Stickstoff berücksichtigt wird. Entsprechende Geräte dieses Typs werden inzwischen von allen größeren Herstellern am Markt angeboten.

Die Nitrox-Methode nimmt bei steigender Tauchtiefe an Effektivität ab; während man auf 20 m Tauchtiefe noch ca. 1 bar Stickstoff durch Sauerstoff ersetzen kann (EAD 12 m geringer), um den Sauerstoffgrenzwert von 1,6 bar zu erreichen, beträgt der Gewinn auf 50 m Tauchtiefe nur noch 0,3 bar, also eine Verringerung der effektiven Tauchtiefe von ca. 4 m. Dieser Zusammenhang wird durch die untenstehende Tabelle verdeutlicht (zur Berechnung des maximalen Sauerstoffanteils wurde hier ein Partialdruck von 1,6 bar zugrunde gelegt, für den Stickstoffanteil in Luft wird 79% angesetzt):

Bei 70 m Tiefe liegt der Sauerstoffpartialdruck in Luft schon über 1,6 bar, ein Tauchen mit sauerstoffangereichertem Nitrox ist also nicht mehr möglich, der Sauerstoffanteil müsste sogar auf 20% reduziert werden, um diesen Grenzwert einhalten zu können.

Eine weitere Möglichkeit zur Optimierung der Dekompression besteht in der Verwendung von reinem Sauerstoff während der Dekompression auf den letzten Haltestufen, beispielsweise ab 6 m. Dadurch wird kein weiterer Stickstoff (oder Inertgas) mehr angeboten, das Diffusionsgefälle zur Auswaschung des Stickstoffs in der Lunge wird maximiert. So wird der überschüssige Stickstoff auf den Dekompressionsstufen erheblich schneller abgegeben, die erforderlichen Haltezeiten werden deutlich reduziert (um ca. 50%, je nach vorangegangenem Tauchgang).

Diese Methode hat sich seit Jahrzehnten in der Berufs- und Militärtaucherei bewährt und

Tiefe [m]	**Max. O_2 [%]**	**EAD [m]**
20	53	7,8
30	40	20,4
40	32	33
50	26	46,2
70	20	71

ihren Niederschlag in entsprechenden Dekompressionstabellen gefunden. Eine moderne Tabelle dieser Art stellt die Comex-Tabelle dar, die unter anderem Umrechnungstafeln für die Nitrox-Methode liefert, aber auch für **Sauerstoffdekompression** im Wasser, wo bei Erreichen der 6-m-Dekompressionsstufe auf reinen Sauerstoff gewechselt wird. Darüber hinaus ist auch die Kombination von Nitrox und Sauerstoff möglich, sodass eine weitere Reduktion der Dekompressionsanforderungen erfolgt. Die folgende Tabelle zeigt den möglichen Dekompressionsgewinn der einzelnen Verfahren anhand der Comex-Tabelle und verdeutlicht, dass die möglichen Gewinne mit steigender Tauchtiefe abnehmen.

Beim Technical Diving wird dem Rechnung getragen, indem für die Auslegung von Helium-Stickstoff-Sauerstoffgemischen nur das Helium als narkosefrei betrachtet wird (END = »Equivalent Narcotic Depth«-Methode, vergleichbar mit EAD für die Dekompression). Enthält ein Tauchgemisch auf 70 m Tiefe beispielsweise 50% Helium, Rest Stickstoff und Sauerstoff (unabhängig von ihrem Mischungsverhältnis), so verbleiben hierfür 4 bar Gesamtpartialdruck entsprechend einer Tauchtiefe mit Luft von 30 m (= END). Zwischen Stickstoff und Sauerstoff wird dabei nicht unterschieden, 30 m ist normalerweise die höchstzulässige END.

Dekompressionszeiten bei 21 Meter Tauchtiefe und 3 Stunden Tauchzeit:

Standard-Luft	air oxy	Nitrox 50 : 50 (Gemisch mit Standard-Luft)	Nitrox 50 : 50 (Gemisch mit air oxy)
121 min	66 min	5 min	3 min

Dekompressionszeiten bei 42 Meter Tauchtiefe und 60 Minuten Tauchzeit:

Standard-Luft	air oxy	Nitrox 30 : 70 (Gemisch mit Standard-Luft)	Nitrox 30 : 70 (Gemisch mit air oxy)
125 min, 15 sec	80 min, 15 sec	107 min, 15 sec min	67 min, 15 sec

An dieser Stelle muss noch erwähnt werden, dass die Verwendung von Nitrox keinerlei Tiefengewinn gegenüber Luft bezüglich der **Inertgasnarkose** bedeutet. Gelegentlich wird behauptet, dass der Ersatz des Stickstoffs durch den Sauerstoff auch einen insgesamt geringeren Narkoseeffekt des Gemisches ergibt; dabei wird davon ausgegangen, dass der Sauerstoff selbst keinen Narkoseeffekt besitzt. Für geringe Sauerstoffpartialdrücke ist dies sicherlich richtig, da der Sauerstoff in den Zellen metabolisiert, d. h. durch den Stoffwechsel verbraucht wird. Wenn allerdings der Sauerstoffdruck sich in der Nähe der Toxizitätsgrenze bewegt, entfaltet der Sauerstoff entsprechend seiner höheren Fettlöslichkeit einen stärkeren Narkoseeffekt als der Stickstoff, sodass die Narkotizität von Nitroxgemischen im grenzwertigen Tiefenbereich grundsätzlich höher ist als bei Druckluft.

Der Ersatz des Stickstoffs in der Atemluft durch Sauerstoff (= Nitroxtauchen) verringert entweder die Dekompressionsanforderungen – z. B. Verlängerung der Nullzeit – oder erhöht die Dekompressionssicherheit; allerdings muss dafür die Verringerung der möglichen Tauchtiefe durch die Sauerstofftoxizität in Kauf genommen werden.

13.3 Mischgaskreislaufgeräte

Neben den bisher behandelten Gesichtspunkten der Ausdehnung des Tiefenbereichs durch Einsatz von Helium und der Optimierung von Dekompressionszeiten durch Sauerstoff spielt gerade beim autonomen (= oberflächenunabhängigen) Tauchen das Gasmanagement

eine entscheidende Rolle. Da die Ausnutzung des mitgeführten Atemgasvorrats bei den herkömmlichen Druckluftgeräten mit steigender Tiefe immer geringer wird, muss man für lange und tiefe Tauchgänge entweder erheblich größere Gasmengen mit sich führen oder statt »offener« Gasversorgungssysteme auf die Kreislaufgeräte ausweichen.
Das einfachste Gerät dieser Art ist das **Sauerstoffkreislaufgerät**, bei dem im Prinzip mit reinem Sauerstoff getaucht wird (s. Abb. 4-5, Kap. 4). Das ausgeatmete Gas, hauptsächlich Sauerstoff und Kohlendioxid, wird in einen Atembeutel zurückgeführt. Das CO_2 wird über eine Kalkpatrone entfernt, sodass der Sauerstoff aus dem Atembeutel wieder verwendet werden kann. Aus dem mitgeführten Hochdruckvorrat muss dann nur der verbrauchte Sauerstoff ersetzt werden, sodass bei einem mittleren Sauerstoffverbrauch von 1 l min^{-1} eine Hochdruckflasche von 2 l Inhalt mit 200 bar im Prinzip Tauchzeiten von mehreren Stunden erlaubt (nicht berücksichtigt Gasverluste beim Auf- und Abtauchen sowie zum Ausblasen der Maske). Der Sauerstoffverbrauch ist dabei tiefenunabhängig, die Tauchzeit dicht unter der Oberfläche ist die gleiche wie auf maximaler Tiefe. Allerdings ist die Maximaltiefe aufgrund der Sauerstofftoxizität sehr beschränkt, im Allgemeinen gilt eine Grenztiefe von 7–8 m.
Dieser Gerätetyp wurde von den Pionieren der Sporttaucherei eingesetzt, da noch keine brauchbaren Lungenautomaten zur Verfügung standen, die Sauerstoffkreislaufgeräte dagegen wegen ihrer weiten Verbreitung in der militärischen Taucherei leicht zugänglich waren. Allerdings bedeuten sie auch ein erhebliches Gefahrenpotential; durch Erschöpfung des Atemkalks kommt es zum Anstieg des CO_2 im Atemkreislauf, in der Nähe der Oberfläche kann es wegen ungenügender Entfernung des Stickstoffs aus dem Atemkreislauf zum Sauerstoffmangel kommen, und bei Wassereinbruch in den Atemkalk entsteht eine ätzende Lauge, die beim Einatmen zu schweren Verletzungen der Atemwege führt. Insgesamt führen mögliche Fehler in der Handhabung dieser relativ anspruchsvollen Geräte zu einem erheblich höheren Gefahrenpotential als bei den heute gebräuchlichen Drucklufttauchgeräten, deshalb waren sie über Jahrzehnte aus der Sporttaucherei praktisch völlig verschwunden, während sie in der militärischen Taucherei bei Spezialeinsätzen weiter eine wichtige Rolle spielen.
Die außerordentliche Gasökonomie der Kreislaufgeräte führte dann im Rahmen des Technical Diving zu einer gewissen Renaissance, allerdings nun in Form von Mischgaskreislaufgeräten. Wegen der Tiefenbeschränkung des Sauerstoffs wird hier Mischgas im Atemkreislauf verwendet, sodass ähnliche Tauchtiefen wie mit »normalen« Geräten erreicht werden können, jedoch bei deutlich geringerem Gasverbrauch. Allerdings ist die technische Komplexität der Mischgasgeräte erheblich höher; der Sauerstoffpartialdruck im Atemkreislauf muss zwischen 0,2 und 1,6 bar gehalten werden, um einerseits Sauerstoffmangel und andererseits Sauerstoffvergiftung zu vermeiden. Dies lässt sich am einfachsten durch die Konstantdosierung erreichen, wobei über eine Düse immer die gleiche absolute Menge eines vorgegebenen Festgemisches in den Atemkreislauf zugeführt wird. Der zulässige Tiefenbereich wird dann durch das Gemisch und die Dosierung bestimmt, wobei auch die Minimal- und Maximalwerte des physiologischen Verbrauchs zwischen etwa 0,3 und 3,0 l Sauerstoff pro Minute berücksichtigt werden müssen. Deshalb muss immer in einem gewissen Überschuss zudosiert werden, sodass ständig Gas aus dem Kreislauf abströmt. Daher bezeichnet man diesen Gerätetyp auch als **halboffenen Kreislauf**; die Gasersparnis kann trotzdem bis zu 90% betragen.
Die theoretisch optimale Lösung stellt der **geschlossene Kreislauf** dar, in dem nur der tatsächlich verbrauchte Sauerstoff ersetzt wird. Zusätzlich muss beim Abtauchen dann Inertgas zugesetzt werden, um den Kreislauf aufzufüllen (und den Anstieg des Sauerstoffpartialdrucks aufzufangen), beim Auftauchen Sauerstoff, um den Abfall des Sauerstoffpartialdrucks zu verhindern (durch die Aus-

dehnung der Gasmischung im Atemkreislauf strömt dabei Gas ab). Dies ist nur durch entsprechende Mess- und Regelungstechnik zu erreichen, sodass derartige Geräte heute mittels Mikroprozessortechnologie verwirklicht werden können. Ein großes Problem stellt dabei die stabile Messung des Sauerstoffpartialdrucks dar, weil marktübliche Messsonden für den Unterwassergebrauch immer noch relativ störanfällig sind; deshalb besitzt dieser »Rolls Royce« der Kreislaufgeräte immer noch Prototypcharakter und ist nur eingeschränkt marktgängig. Wird hier als Inertgas Helium verwendet, ist prinzipiell auch eine deutliche Erweiterung des Tiefenbereichs möglich, wobei dann aber erhebliche Dekompressionsprobleme entstehen.

Gelingt es, das Problem der Sauerstoffpartialdruckmessung unter Wasser zu lösen, so ergibt sich ein interessanter Ansatz für die **Dekompressionsberechnung** mit Tauchcomputern. Wenn man dem Computer neben der Messung des Umgebungsdrucks noch den aktuellen Sauerstoffpartialdruck übermittelt, ist es möglich, zu jedem Zeitpunkt auch den absolut einwirkenden Inertgaspartialdruck zu berechnen und wie beim Nitrox-Computer eine aktuelle Dekompressionsprognose zu erstellen. Bei Helioxtauchgängen liegt dieses Ideal allerdings noch in weiter Ferne; die bekannten Dekompressionsdaten für Helium haben längst nicht die statistische Breite wie für Stickstoff erreicht, sodass bei Umsetzung der bisherigen Kenntnisse in ein Computerprogramm ähnliche Probleme zu erwarten sind wie bei den ersten Druckluft-Tauchcomputern. Überdies ist für die Behandlung von Dekompressionsbeschwerden nach Helium-Tauchgängen die Anwendung von Helium-Therapieverfahren erforderlich, die nur von ganz wenigen Behandlungszentren vorgehalten werden.

Durch den Einsatz von Kreislaufgeräten sind beträchtliche Einsparungen von Atemgas möglich; andererseits führt aber die zunehmende Komplexität der Geräte – insbesondere bei Einsatz von Mischgas – zu einer deutlichen Risikoerhöhung, die gerade für den Freizeittaucher oft nicht überschaubar ist.

13.4 Sättigungstauchen

Neben der Toxizität des Sauerstoffs und des Stickstoffs gab es in der historischen Entwicklung des Tieftauchens noch eine dritte Hürde zu überwinden, nämlich das Dekompressionsproblem. Allein zum Erreichen einer Tiefe von 200 m wird so viel Zeit benötigt, dass schon bei Ankunft auf Bodentiefe eine erhebliche Dekompressionsschuld besteht; bei zusätzlichem Aufenthalt in der Tiefe ergeben sich schon nach wenigen Minuten Dekompressionszeiten im Bereich von Stunden. Damit ist eine praktische Anwendung höchstens für Kurzzeiteinsätze möglich, z. B. für kurze Inspektionen oder Anschäkeln eines Seils zur Bergung o. Ä. Die Entwicklung von derartigen Tieftauchtabellen wurde international von einer Reihe von Forschungsinstituten eine Zeit lang intensiv betrieben, als maximal sinnvolle Tiefe wird heute der Bereich um 150 m gesehen mit Bodenzeiten von höchstens 30–60 min.

Den Ausweg aus diesem Dilemma bietet das Sättigungstauchen. Dabei macht man sich zunutze, dass nach Ablauf einer gewissen Zeit unter erhöhtem Druck der Organismus kein weiteres Gas mehr aufnimmt, weil entsprechend dem Henry'schen Gesetz der Gleichgewichtszustand, die Sättigung mit dem Inertgas erreicht ist. Auch die Dekompressionszeit kann dann nicht mehr zunehmen, weil kein weiteres Gas mehr ausgeschieden werden muss.

Die dabei entstehenden Dekompressionszeiten sind allerdings außerordentlich lang im Vergleich zum gewohnten oberflächenorientierten Kurzzeittauchen im Druckluftbereich; für die Rückkehr von einem Sättigungstauchgang mit Heliox (Helium-Sauerstoffgemisch) aus 200 m ist mehr als eine Woche anzusetzen, die Aufstieggeschwindigkeit liegt bei etwa 25–30 m pro Tag. Bei Verwendung von Stickstoff-Sauerstoff-Gemischen werden die Aufstiegsgeschwindigkeiten noch geringer, da das schwerere Stickstoffmolekül erheblich langsamer aus dem Organismus heraus diffundiert und weil wesentlich größere Mengen vor allem in fetthaltigen Strukturen gelöst sind.

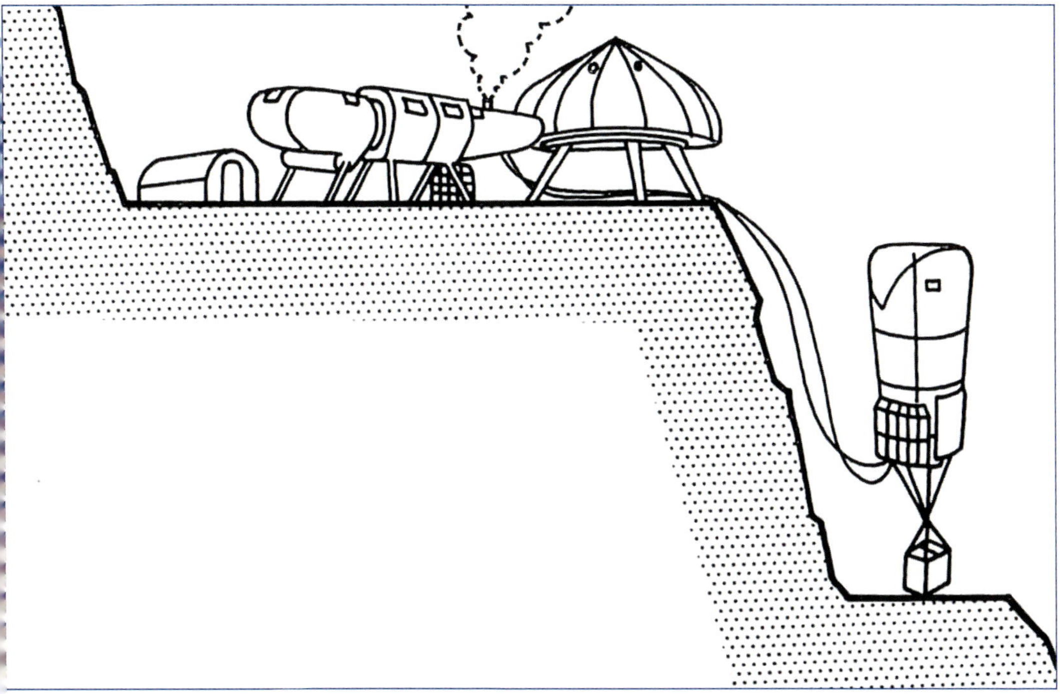

Abb. 13-2: Die Unterwasserstadt des Unternehmens »Prékontinent II« bei Shaab Rumi. Auf der oberen Stufe in 9,5 m von links nach rechts: Unterstand für kleine Unterwasserfahrzeuge, das große Unterwasserhaus und die Garage für die schwimmende Untertasse. In einer Tiefe von 26,5 m das kleine Haus.

Derartig lange Dekompressionszeiten können natürlich nicht mehr im Wasser verbracht werden; während die ersten Sättigungsaufenthalte im »Flachwasser«bereich noch in Unterwasserhäusern (s. Abb. 13-2) zum Teil in Luft- bzw. Stickstoffsättigung durchgeführt wurden, halten sich heute die Taucher in Druckkammern an der Oberfläche unter Heliumatmosphäre auf. Diese Arbeitstechnik wird heute für alle Offshore-Sättigungstauchgänge eingesetzt; Näheres s. Kap. 13.7, Industrielles Tieftauchen.

Beim Technical Diving wird gelegentlich für längere Dekompressionszeiten ein Dekompressionshabitat eingesetzt, das entweder fest auf der letzten Dekompressionsstufe installiert wird (üblicherweise auf 6 m Tiefe, Dekompression mit reinem Sauerstoff), oder aber mittels einer Flaschenzugkonstruktion über mehrere Stufen nach oben bewegt werden kann. Der Taucher befindet sich dann – je nach Größe des Habitats – zumindest mit dem Oberkörper im Trockenen und kann beispielsweise auch Nahrung zu sich nehmen, während er das Dekompressionsgemisch über einen Atemregler zuführt (entspricht der beim Berufstauchen üblichen Wet Bell).

13.5 Physiologie des Tieftauchens

Der hohe Druck beim Tieftauchen führt zu radikalen Veränderungen unserer gewohnten Umgebungsbedingungen; es kommt zu einer Reihe von bizarren Auswirkungen auf scheinbar selbstverständliche physikalische und physiologische Phänomene. Einige von ihnen werden im Folgenden dargestellt, allerdings ohne Anspruch auf Vollständigkeit.

13.5.1 Sprachliche Verständigung

Ein naheliegendes Problem ist die Kommunikation. Die **Sprachverzerrung** bei Atmung von Helium-Sauerstoff-Gemischen tritt schon an der Oberfläche in Erscheinung; durch die im Vergleich zu Luft ca. 3-fach höhere Schallgeschwindigkeit in Helium tritt in den Sprachresonanzen eine Bevorzugung von höheren Schallfrequenzen auf (während die Schwingungsfrequenz der Stimmbänder selbst nicht verändert wird, wie fälschlich oft angenommen wird). Ein ähnliches Phänomen tritt auch bei Atmung von Luft unter Druck auf; bei unbehinderter Sprache in der Druckkammer oder auch im Taucherhelm ist leicht dieser »Donald-Duck-Effekt« zu beobachten, der allerdings unter Helium erheblich stärker ausfällt. Insgesamt wird die Sprache durch die Zunahme des Drucks und des Heliumanteils (der Sauerstoffanteil muss wegen des Toxizitätsproblems vermindert werden) so stark verzerrt, dass jenseits von 100 m Tauchtiefe eine Verständigung ohne Hilfsmittel nicht mehr möglich ist. Ein solches Hilfsmittel ist der »**Unscrambler**« (Entzerrer), der die hohen Frequenzen der Helium-Stimme durch ein digitales Verfahren wieder in verständliche Sprache »übersetzt«. Man kann sich leicht vorstellen, dass die Sprachverständigung in entscheidendem Maße vom technischen Aufwand abhängt, und in der Tat sind in der Pionierzeit beim Einsatz unter Wasser oft lebensgefährliche Situationen allein durch mangelhafte Kommunikation entstanden.

13.5.2 Das Temperaturproblem

Ein weiteres Problem ist die **Kälte**. Bei Verwendung von Trockentauchanzügen lässt sich zwar im Druckluftbereich durch die zwischen Anzug und Körperoberfläche befindlichen Isolationsmaterialien sowie die in ihnen enthaltene Luft ein wirksamer Kälteschutz erreichen, bei Verwendung von Helium funktioniert diese Methode aber nicht mehr. Durch die im Vergleich zu Luft erheblich höhere Wärmeleitfähigkeit des Heliums wird die vom Körper produzierte Wärme so schnell abgeführt, dass alsbald eine empfindliche Auskühlung einsetzt. Nicht nur im Wasser, selbst innerhalb der Wohnkammern macht sich dieser Effekt bemerkbar. Schon bei geringen Tiefen führt eine normale Raumtemperatur von 20 °C zu schneller Auskühlung der Taucher, sodass eine wesentlich höhere Raumtemperatur vorgegeben werden muss. Mit steigender Tiefe nähert sich die Temperatur dem Indifferenzwert von ca. 32–33 °C, der auch für den ungeschützten Langzeitaufenthalt im Wasser maßgeblich ist. Die Wärmeableitung von der Hautoberfläche erreicht in der komprimierten Heliumatmosphäre bei großen Tiefen ähnliche Werte wie im Wasser, die Komfortbreite für die Taucher ist auch »im Trockenen«, d. h. in der Druckkammer, nur noch sehr gering; Abweichungen um nur wenige Zehntelgrade von dieser Indifferenztemperatur führen zu Schwitzen oder Frieren.

Beim Tauchen in kaltem Wasser wurde das Temperaturproblem durch die Einführung von **Heißwasseranzügen** umgangen. Dies sind im Prinzip Nasstauchanzüge, die aber einen Warmwasseranschluss aufweisen, über den ständig warmes Wasser über die Körperoberfläche geleitet wird. Die Warmwasserversorgung befindet sich an der Oberfläche, sodass im Umbilical des Tauchers (die Nabelschnur, über die er mit der Bell, der Taucherglocke, verbunden ist) neben Gasversorgung und Kommunikationsleitungen auch ein Warmwasserschlauch enthalten sein muss. Über den Warmwasseranschluss an seinem Anzug kann der Taucher die Wassertemperatur auf seiner Hautoberfläche individuell regeln, sodass im Prinzip das Komfortniveau der Badewanne erreicht werden kann.

Trotz (oder auch gerade wegen) dieser Technik sind in den Pionierjahren einige tödliche Unfälle aufgetreten, die direkt auf eine Unterkühlung zurückgeführt werden konnten. Während die Hautoberfläche mit Hilfe des Warmwasseranzugs angenehm warm gehalten wurde, atmete der Taucher ein Heliox-Gemisch, das über Bell und Umbilical so lange in Kontakt mit dem eiskalten Wasser der Umgebung gestanden hatte, dass dessen Temperatur auf die des Wassers herabgesunken war. Das kalte Gas wird nach dem Einatmen auf dem Wege zu den Lungenalveolen auf Körpertemperatur aufgewärmt, sodass dem Körper die entsprechende Wärmemenge entzogen wird. Dies ist auch bei kalter Luft nicht anders (wobei die Wärmekapazität von Luft sogar um ca. 50% höher ist als die von Helium), allerdings ist die Wärmekapazität von Gasen bezogen auf das Betriebsvolumen direkt proportional zum Druck; damit wird der Wärmeentzug über die Atmung durch kaltes Heliox in 190 m Tiefe 20-mal so groß wie an der Oberfläche. Hierdurch wird ein Punkt erreicht, an dem der Wärmeverlust durch die Atmung höher ist, als durch den Organismus nachgeliefert werden kann; die Folge ist eine Auskühlung, die rasch lebensgefährliche Ausmaße erreichen kann. Die Wärmeleitfähigkeit des Heliums spielt übrigens für diesen Effekt keine Rolle (im Gegensatz zur Wärmeisolation im Trockentauchanzug), da auch Luft in den Atemwegen einen vollständigen Temperaturausgleich erfährt; wenn es möglich wäre, in größeren Tiefen über längere Zeit Luft anstelle von Heliox zu atmen, dann wäre die Auskühlung wegen der höheren Wärmekapazität sogar stärker.

Das eigentliche Problem für diese Art der Auskühlung besteht in der mangelnden Sensibilität des Tauchers. Während bei der Auskühlung über die Hautoberfläche natürlich ein starkes Kältegefühl entsteht, das der Taucher an die Oberfläche weitermelden kann und das vor Erreichen irgendwelcher Gefahrenmomente zum Abbruch des Tauchgangs führen wird, besteht für die Auskühlung durch kaltes Atemgas offenbar kein Warnmechanismus. Daher wird dieses Phänomen in der englischsprachigen Fachliteratur auch als »undetected hypothermia« bezeichnet. Der Taucher erreicht ein Unterkühlungsstadium mit Teilnahmslosigkeit und mangelnder Reaktionsfähigkeit, ohne dass sich ein Kältegefühl eingestellt hat und er die Möglichkeit zu Gegenmaßnahmen hatte. Das Fehlen solcher physiologischer Warnmechanismen wird verständlich, wenn man bedenkt, dass unter normalen Lebensumständen diese Gefahr nicht existiert; unter Normaldruck ist der Wärmeverlust über die Atmung so gering, dass auch bei arktischen Temperaturen hieraus keine Gefährdung entsteht.

Im Bereich des Technical Diving ist im Zuge immer größerer Tauchtiefen auch unter Einsatz von Helium ebenfalls versucht worden, eine aktive Taucherheizung zu verwirklichen, nachdem der Einsatz von Argon als Isolationsgas im Trockentauchanzug sich als eher eingeschränkt wirksam erwies, insbesondere gegen Ende des Tauchgangs. Da der Einsatz von Heißwassertechnik bei autonomen Tauchgängen nur selten möglich ist (ggf. bei stationärer Dekompression in der Nähe der Oberfläche), hat man z. B. versucht, elektrische Sitzheizungen aus der Automobiltechnik über mitgeführte Akkumulatoren zu betreiben. Im militärischen Bereich, wo ebenfalls großes Interesse am autonomen Tieftauchen besteht, wurde auch mit chemischen Energiequellen experimentiert, beispielsweise kann man den Tauchanzug mit flüssig-kristallinen Substanzen ausstatten, die bei der Phasenumwandlung flüssig-fest erhebliche Wärmemengen abgeben. Diese Technik ist auch als »Handwärmer« erhältlich, die Umwandlung wird durch einen spezifischen mechanischen Impuls in Gang gesetzt.

Ein interessanter Nebeneffekt entsteht durch den bei Helium im Vergleich zur Druckluft geringeren oder sogar negativen **Joule-Thomson-Effekt**, bei der Verwendung von autonomen Tauchgeräten sollte dadurch der Abkühlungseffekt verringert werden und damit prinzipiell auch die Gefahr des Einfrierens des Atemreglers. Allerdings wird dieser Vorteil begrenzt durch den meist relativ geringen Heliumanteil, exakte Messwerte für die verwendeten Mischungen im jeweiligen Druckbereich sind nicht allgemein verfügbar.

13.5.3 HPNS – die Reaktion des Nervensystems auf hohe Drücke

Während das Sättigungstauchen mit Heliox bis 200 m außer technischen Anforderungen heute keine großen Probleme mehr mit sich bringt, bestehen für eine deutliche Ausweitung des praktisch nutzbaren Tiefenbereichs immer noch erhebliche Schwierigkeiten auch physiologisch-medizinischer Natur. Zwar wurden in experimentellen Tieftauchanlagen Drücke entsprechend 600–700 m Wassertiefe erreicht, insgesamt ist aber die Belastung des Menschen dabei so groß, dass vor einer Umsetzung in die Praxis noch eine Reihe von Fragen geklärt werden muss.

Eine entscheidende Barriere stellt das so genannte »HPNS« – **High Pressure Nervous Syndrome** – dar, eine Störung des Nervensystems bei großen Tauchtiefen. Die ersten Symptome machen sich bei schneller Kompression ab 150–200 m Tiefe in Form des so genannten **Heliumtremors** bemerkbar; dabei kommt es zu einem Zittern der Finger, das der Taucher nicht unterdrücken kann und das seine Fähigkeiten zu anspruchsvollen manuellen Verrichtungen stark einschränkt. Mit zunehmender Tiefe treten weitere Symptome hinzu, die alle Bereiche des Zentralnervensystems erfassen können, z. B. Schwindel und Übelkeit, Koordinationsstörungen, Beeinträchtigung der Aufmerksamkeit und der geistigen Leistungsfähigkeit, Schlafstörungen während der Ruheperioden verbunden mit Schläfrigkeit am Tage (»Microsleep«) bis hin zu tödlichen Krämpfen bei schneller Kompression auf große Tiefen (Tierexperiment!).

Es stellte sich schnell heraus, dass diese Erscheinungen durch Halte- und Erholungszeiten im Kompressionsprofil sowie eine Herabsetzung der Kompressionsgeschwindigkeit in gewissem Rahmen beherrschbar sind; daher ist es beispielsweise nicht möglich, am ersten Tag eines Tieftauchgangs eine größere Tiefe als 300–400 m zu erreichen, wenn man nicht eine deutliche Beeinträchtigung der Taucher riskieren will. Zum Erreichen von 600 m ist schon etwa eine Woche anzusetzen. Daraus resultiert ein exponentieller Verlauf des Kompressionsprofils, Abb. 13-3 zeigt ein Beispiel aus der Tieftauchserie TITAN des DLR-Instituts für Luft- und Raumfahrtmedizin in Köln (Tieftauchgang Nr. 11).

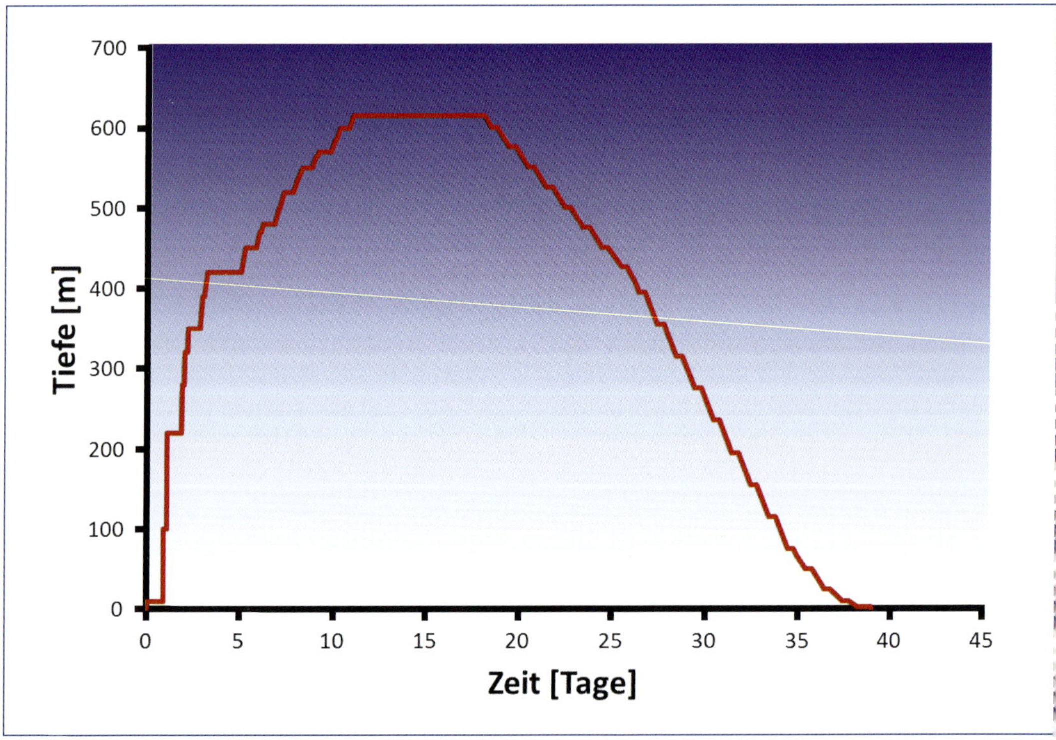

Abb. 13-3: Tauchprofil TITAN XI (20.04.–29.05.1990).

Als Ursache für das HPNS wird heute eine direkte Einwirkung des Drucks auf das Nervensystem diskutiert, nachgewiesen im Säugetierexperiment unter Vergleich von Flüssigkeitsatmung (s. Kap. 7.1, Mäuse als Fische) und Helioxatmung. In beiden Versuchsreihen traten die Symptome des HPNS in ähnlicher Reihenfolge und Ausprägung ein, sodass die oben genannte Bezeichnung »Heliumtremor« irreführend ist. Durch den hohen Druck wird die Nervenmembran komprimiert und eine Veränderung der Reizleitungsfunktionen verursacht, gewissermaßen das Gegenteil zur Inertgasnarkose, wo ja durch die Aufnahme des Narkosegases eine »Aufquellung« der Nervenmembran auftritt. Diese gegenläufigen Wirkungen von Druck und Narkose konnten schon früh im Tierexperiment nachgewiesen werden, beispielsweise ist es möglich, Kaulquappen in einer Wasser-Alkohol-Lösung durch Anwendung von hohen hydrostatischen Drücken wieder aus ihrer Alkoholnarkose zu erwecken.

Die Anwendung dieser Erkenntnis wurde auch in Tieftauchexperimenten mit Tauchern versucht, indem einfach ein gewisser Anteil von narkotisch wirksamem Gas im Atemgemisch eingesetzt wurde. In der Tat gelang die damalige Weltrekordtiefe von 686 m (1982) unter Verwendung von 10% Stickstoff in der Kammeratmosphäre (Trimix), was einem Stickstoffpartialdruck von fast 7 bar entsprechend ca. 80 m Tauchtiefe mit Druckluft entspricht.

13.5.4 Gasdichte und Atmung

Der Einsatz von Stickstoff hat aber nicht nur Vorteile; durch seine im Verhältnis zu Helium siebenmal größere Dichte entsteht auch eine entsprechende Beeinträchtigung der Atmung, die bei Verwendung von Heliox ohne Stickstoffbeimischung im Falle des o. g. Weltrekordtauchgangs erst bei einer Tiefe von 1100 m erreicht worden wäre.

Dabei leuchtet zunächst die Behinderung der Atemmechanik unmittelbar ein; durch das gewissermaßen »zähflüssig« werdende Atemgas entsteht bei schnellem Ein- und Ausatmen ein erheblicher Widerstand mit ansteigender Atemarbeit, sodass nicht mehr das gleiche Atemminutenvolumen wie unter Normalbedingungen bewältigt werden kann (s. Kap.7.4.1). Dieser Effekt ist auch im Druckluftbereich wirksam, er ist uns schon bei der Kohlendioxidanreicherung bei schwerer Arbeitsbelastung in größerer Tiefe begegnet, insbesondere bei zusätzlichem Atemwiderstand durch den Atemregler. In dieser Hinsicht ist also der Einsatz von Wasserstoff mit geringstmöglicher Gasdichte trotz des technischen Aufwands eine folgerichtige Überlegung (s. Kap. 13.6).

Beim Technical Diving entsteht durch die Heliumbeimischung ebenfalls ein gewisser Vorteil für den Atemkomfort, beispielsweise besitzt ein Atemgemisch mit 21% Sauerstoff, 35% Stickstoff und 44% Helium auf 37 m Tauchtiefe die gleiche Dichte wie Luft auf 20 m, bezüglich des Essoufflement herrschen dann unter beiden Bedingungen vergleichbare Verhältnisse. Man könnte damit – analog zu EAD und END – die EDD = »Equivalent Density Depth« definieren. Das Beispiel zeigt allerdings, dass der Gewinn relativ gering ist; zur maximalen Ausschöpfung der möglichen Vorteile müsste man auf den Stickstoff ganz verzichten und den Sauerstoffanteil so weit wie möglich absenken, z. B. auf 4% für 50 m (EDD = 3,6 m!). Die daraus erwachsenden Dekompressionszeiten würden allerdings so lang, dass diese Option für Kurzzeittauchgänge nicht praktikabel erscheint.

Als weiteres Problem im Bereich der Atemphysiologie wurde für hohe Drücke eine Verminderung der alveolaren Diffusion der für die Lebensprozesse wichtigen Gase Sauerstoff und Kohlendioxid diskutiert. In der Tat ist der Diffusionskoeffizient in Gasgemischen umgekehrt proportional zum Druck; dies führte zu der Vermutung, dass der Austausch von Sauerstoff und Kohlendioxid in der Lunge gefährdet sein könnte. Der Transport des Sauerstoffs aus dem eingeatmeten Frischgas zur Alveolarmembran – und umgekehrt des Kohlendioxids aus den Lungenkapillaren zum auszuatmenden Anteil des Alveolarvolumens – wäre demnach durch die im Vergleich zu

Normalbedingungen fast hundertfach größere Moleküldichte des Inertgases so weit behindert, dass ein Sauerstoffmangel oder eine Kohlendioxidübersättigung eintreten könnte. Die im Institut für Flugmedizin in Köln durchgeführten Tieftauchexperimente konnten allerdings zeigen, dass zumindest bis zu einer Tiefe von 615 m in Heliox ein solcher Effekt nicht eintritt. Die physiologischen Reaktionen in einem Rückatmungsexperiment aus der Flugmedizin mit zunehmendem Sauerstoffmangel änderte sich auch bei maximaler Tiefe nicht, und die Kohlendioxidanreicherung bei Arbeitsbelastung zeigte die der reinen Gasdichte entsprechenden Ergebnisse wie im Druckluftbereich.

13.5.5 Überblick

Das Diagramm in Abb. 13-4 fasst noch einmal alle für die Tiefenentwicklung beim Tauchen wesentlichen Gesichtspunkte zusammen; noch nicht erwähnt wurden die so genannten »Kompressionsarthralgien«, Gelenkschmerzen, die ab 150 m Tiefe noch während der Kompression oder bald nach Ankunft in der Tiefe auftreten können. Die Taucher klagen dann über Schmerzen und Knacken vor allem in Schulter- und Kniegelenken und haben das Gefühl, »keine Gelenkschmiere mehr zu haben«. Die Beschwerden halten für wenige Tage an und bilden sich dann von selbst zurück; bei Kurzzeittauchgängen stellen sie ein diagnostisches Problem für die Dekompression dar, da sie bis in die Dekompressionsphase hinein andauern können. Eine überzeugende Erklärung für dieses Phänomen ist bisher nicht gefunden worden; anscheinend ergeben sich aber keine weiteren Konsequenzen für die Gesundheit der Taucher.

13.6 Wasserstoff als Atemgas

Zur Lösung der im vorangegangenen Abschnitt beschriebenen Hauptprobleme des Tieftauchens, nämlich der Beeinträchtigung der Atmung und des Zentralnervensystems, müsste ein Atemgemisch gefunden werden, das zwar die beschriebenen positiven Effekte des Trimixtauchens ausnützt, dabei aber keine weitere Zunahme der Dichte bewirkt wie der von Bennett eingesetzte Stickstoff.

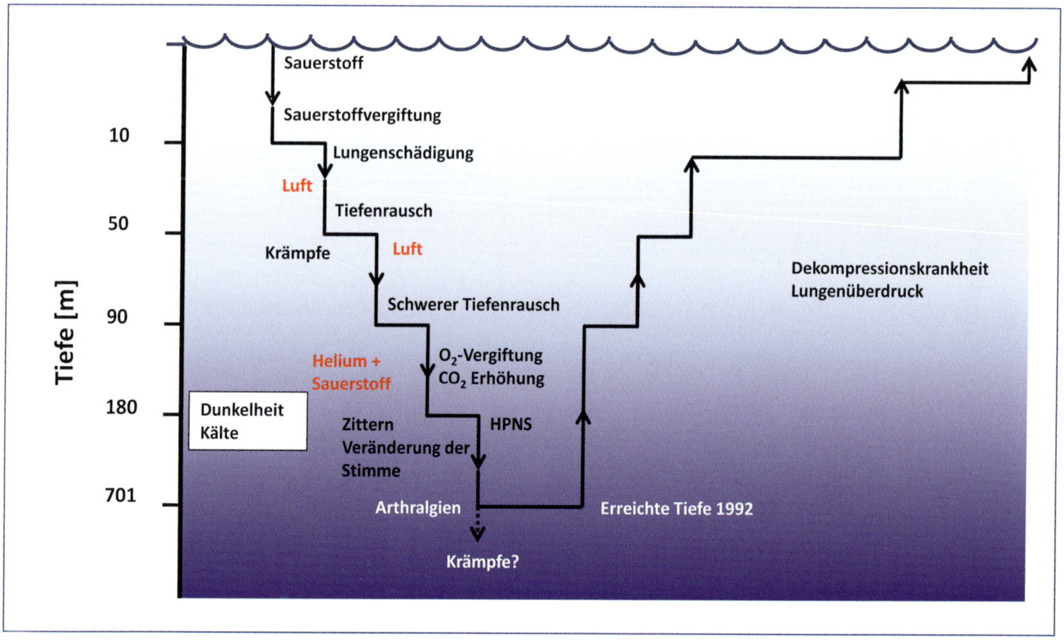

Abb. 13-4: Die wichtigsten physiologischen Gefahrenstufen des Tauchens.

Das einzige Gas, das sowohl narkotisch ist als auch eine geringstmögliche Dichte besitzt, ist der Wasserstoff (s. Kap. 9.3.4). Zwar ist seine Handhabung nicht unkompliziert, da bei Mischung mit Sauerstoff ein explosives Gemisch entsteht (Knallgas). Bei den geringen Sauerstoffanteilen in Tieftauchatemgemischen besteht in der Druckkammer keine Gefahr, das Gemisch befindet sich außerhalb der Explosionsgrenzen. Bei Leckagen entstehen allerdings außerhalb der Druckkammer Probleme, wenn das wasserstoffhaltige Kammergas auf die relativ sauerstoffhaltige Luft der Umgebung trifft.

Die von Zetterström bis zu seinem tragischen Tod 1945 erarbeiteten Ergebnisse wurden von Comex in der HYDRA-Tauchserie wieder aufgegriffen, wo die Verwendungsfähigkeit des Wasserstoffs beim Tieftauchen mit und ohne Heliumbeimischung untersucht wird. Dabei ist es gelungen, mit reinen Wasserstoff-Sauerstoff-Gemischen 1989 Tauchtiefen bis 300 m zu erreichen (allerdings bei starker Narkosewirkung!), während 1988 mit Wasserstoff-Helium-Sauerstoff (Hydreliox) eine Maximaltiefe von 534 m gelang, gleichzeitig auch ein Tiefenweltrekord für das Tauchen im freien Wasser. Während alle bisher tieferen Tauchgänge »nur« im Labor stattfanden, wurde im Tauchgang HYDRA VIII ein Arbeitsprogramm im Mittelmeer von dem eigens für Wasserstoffbetrieb umgerüsteten Taucherversorgungsschiff DSV Orelia (DSV = Dive Support Vessel) aus durchgeführt. Bei den Wasserstofftauchgängen von COMEX wurde zunächst mit Heliox komprimiert, bis der Sauerstoffpartialdruck deutlich unter die Explosionsgrenzen gefallen war, und anschließend entweder mit Wasserstoff weiter komprimiert (Hydreliox) oder im Falle der Hydrox-Experimente (Wasserstoff-Sauerstoff) ein Gaswechsel durchgeführt. Bei der Dekompression wurde der Wasserstoff dann im tieferen Bereich durch eine von COMEX entwickelte katalytische Methode aus dem Gasgemisch entfernt (»chemische« Dekompression), sodass im flacheren Bereich der Sauerstoff wieder gefahrlos über die Explosionsgrenzen angehoben werden konnte.

Die Hydreliox-Tieftauchserie der COMEX kulminierte in den Weltrekordtauchgang HYDRA 10 auf 701 m am 20. November 1992 (Abb. 13-5); der HPNS-resistenteste Taucher eines

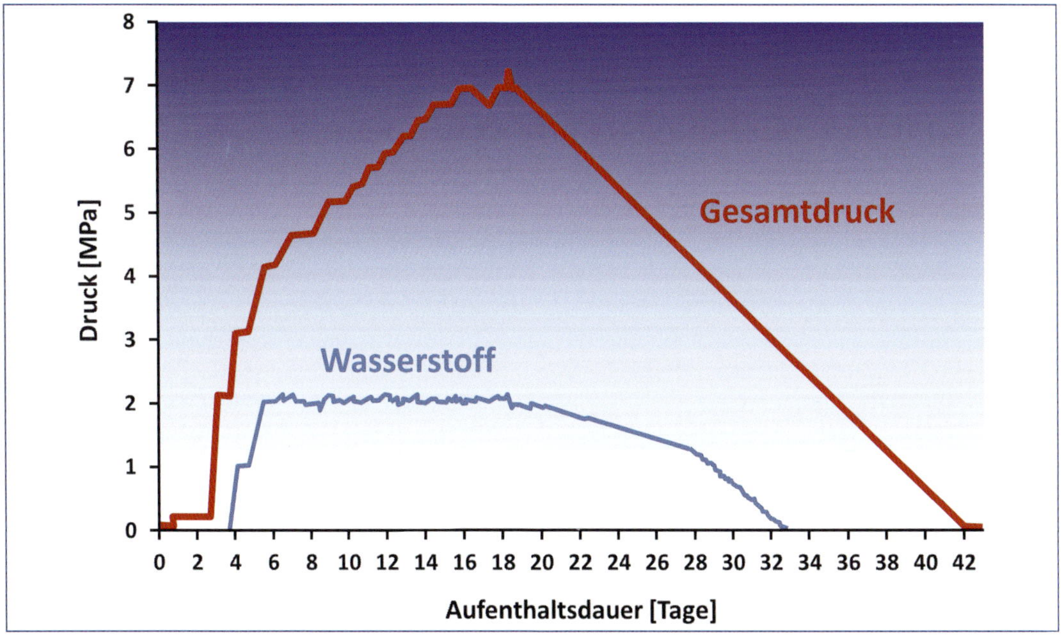

Abb. 13-5: Tauchprofil HYDRA 10 auf 701 m – ein »ewiger« Weltrekord?

Dreierteams hielt sich für drei Stunden auf der Maximaltiefe auf, während seine Kollegen auf 675 m zurückblieben. Diese minimale Verbesserung des zehn Jahre alten Weltrekords aus der Atlantis-Serie (s. o.) demonstriert, dass auch optimierte Tauchgemische keine entscheidende Erweiterung des möglichen Tiefenbereichs bieten. Sowohl die Tieftauchversuche mit Trimix als auch mit Hydreliox haben gezeigt, dass die Aufhebung des HPNS durch narkotisch wirksame Gase ihre Grenzen hat. Der beschriebene einfache Antagonismus zwischen Druck und Narkose trägt nicht dem komplexen Charakter des HPNS Rechnung; insbesondere die Beeinträchtigungen höherer Funktionen des Zentralnervensystems können nur sehr begrenzt aufgefangen werden, sodass der Gewinn für das praktische Tauchen am ehesten in der Verkürzung der Kompressionszeiten zu sehen ist (bei Tauchzeiten von mehreren Wochen ist allerdings der Gewinn von wenigen Tagen unerheblich). Vorteile des Wasserstoffs liegen vor allem in seinen im Vergleich zu Helium geringen Kosten sowie im Atemkomfort durch die sehr geringe Gasdichte (allerdings ist der technische Aufwand wegen der Explosionsgefahr beträchtlich). Man kann davon ausgehen, dass HYDRA 10 einen vorläufigen Endpunkt in der Entwicklung des Tieftauchens markiert, da zurzeit weder neue Ideen zur wirksamen Bekämpfung des HPNS noch Forschungsprogramme mit entsprechender finanzieller Ausstattung absehbar sind, die den Menschen in noch größere Tiefen führen könnten. Allenfalls kann noch das Studium der tauchenden Meeressäuger Hinweise liefern, welche Mechanismen im Zentralnervensystem zur Adaptation an schnelle Kompressionen über die 1000-m-Marke maßgeblich sind.

Bei Tieftauchversuchen über 300 m Tiefe treten komplexe physiologische Probleme am Zentralnervensystem und bei der Atmung auf; der Tieftauchrekord von 701 m stellt eine Grenze dar, die nach heutigem Kenntnisstand kaum noch überwindbar erscheint.

13.7 Industrielles Tieftauchen

Die heute gebräuchliche Tauchmethode für Wassertiefen größer als 50 m ist das Sättigungstauchen unter Nutzung oberflächenstationierter Druckkammersysteme. In ihnen verbringen die Taucher die gesamte Zeit des Tauchgangs, mit Ausnahme der jeweiligen Arbeitseinsätze unter Wasser. Der Transport zu ihrer Arbeitsstelle in der Tiefe geschieht durch eine unter Druck stehende Taucherglocke (Bell), die an die Druckkammeranlage an Bord des Versorgungsschiffes angekoppelt werden kann und die durch einen Kran bewegt wird (s. Abb. 13-6). Bei Erreichen der Arbeitstiefe tritt Druckausgleich ein und die Bodentür kann geöffnet werden. Der Taucher steigt dann ins Wasser und ist mit einer Versorgungsleitung (Umbilical) mit der Bell (und letztlich mit den Versorgungseinrichtungen an der Oberfläche) verbunden. Während der gesamten Einsatzzeit von u. U. mehreren Wochen steht der Taucher immer unter dem gleichen Druck, egal ob er sich in der Oberflächenanlage, in der Bell oder unter Wasser aufhält; die Dekompression wird an das Ende verschoben, sodass während der Arbeit kein Zeitdruck entsteht.

Diese Technik wird heute weltweit bis Wassertiefen von 200 m routinemäßig eingesetzt (tiefere Einsätze im Freiwasser, bis ca. 500 m Tiefe, haben noch Experimentalcharakter), aber auch bei Arbeitstiefen von 20–30 m kann die Sättigungsmethode schon sinnvoll genutzt werden. Wenn über längere Zeit rund um die Uhr getaucht werden muss, werden wegen der Dekompressionsbeschränkungen so viele Taucher benötigt, dass auch in diesem vergleichsweise flachen Bereich die Sättigungstechnik wirtschaftlicher ist, weil mit einem Team von sechs bis zehn Tauchern wochenlang ohne Unterbrechung im Schichtbetrieb gearbeitet werden kann. Moderne Sättigungsanlagen sind heute mit mehreren Kammern und Bells ausgerüstet, sodass auch mehrere Teams gleichzeitig betreut werden können. Während z. B. Team 1 gerade dekomprimiert wird, hat Team 2 die Arbeit

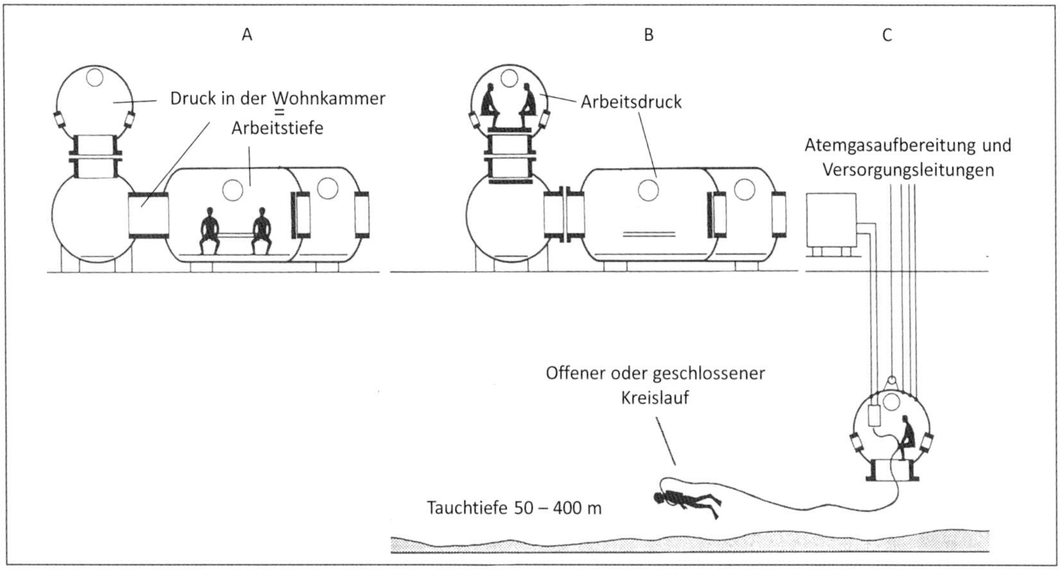

Abb. 13-6: Schematische Darstellung einer Sättigungstauchanlage: Die Wohnkammer an Bord des Schiffes oder der Plattform beherbergt die Taucher während der arbeitsfreien Zeit (A). Mit der Transferkammer (Bell) werden die Taucher unter Druck (B) im Schichtrhythmus zu ihrem Arbeitsplatz unter Wasser abgesenkt (C). Die mehrtägige Dekompression findet in der Wohnkammer statt.

unter Wasser aufgenommen; bei entsprechenden Tauchtiefen muss Team 3 schon mit der Kompression beginnen, bevor Team 1 die Dekompression beendet hat. In diesem Szenario müssen also drei Tauchteams gleichzeitig unter Druck stehen, um bei längerfristigen Projekten keinen Leerlauf entstehen zu lassen.
Die sprunghafte Entwicklung der Sättigungstechnik während der sechziger und siebziger Jahre ging einher mit der zunehmenden Ölförderung aus immer größeren Meerestiefen. Wegen der ungeheuren Kosten des Sättigungstauchens mit Helium-Sauerstoffgemischen konnte nur ein Industriezweig mit vergleichbaren Renditen den Forschungsaufwand für diese Methode erwirtschaften. Während der Pionierzeiten traten immer wieder Unfälle auf, weil die Probleme dieses komplexen Verfahrens noch in keiner Weise vollständig erkannt waren.

Inzwischen ist man dazu übergegangen, einerseits wegen der Risiken, andererseits aber auch wegen der enormen Kosten, den Einsatz von Sättigungstauchern so weit wie möglich zurückzudrängen. Dies ist primär durch die stürmische Entwicklung der Robotertechnik möglich geworden, Hand in Hand gehend mit der Entwicklung der Mikroelektronik. Außerdem kann man schon bei der Entwicklung von Anlagen, die in großen Meerestiefen betrieben werden sollen, sowohl die Reparaturanfälligkeit als auch die Servicemöglichkeiten so gestalten, dass der Einsatz von Tauchern nur noch ausnahmsweise erforderlich ist.

Eine interessante Variante des Sättigungs»tauchens« zeichnet sich inzwischen im **Tunnelbau** ab. Bei Bauwerken unter dem Grundwasserspiegel bzw. bei der Untertunnelung von Gewässern, die sich als Verkehrshindernis darstellen, wurde schon im 19. Jahrhundert die Drucklufttechnik in großem Maßstab eingesetzt. Die heutige Verkehrstechnik fordert die Unterfahrung immer tieferer Gewässer (z. B. vierte Elbröhre, Westerscheldetunnel), sodass beim (gelegentlichen) Einsatz von Menschen unter Druck, bei Reparatur und Wartung komplexer Tunnelbaumaschinen, der Einsatz von Luft als Atemgas nicht mehr in Frage kommt. Während die »Ortsbrust« nach wie vor durch Druckluft gestützt wird, atmen die »Taucher« ihr Atemgas aus entsprechenden Masken – und müssen gelegentlich tatsächlich tauchen, weil das Wasser vor der Tunnelbaumaschine nicht vollständig verdrängt werden kann. Hier werden dann wie beim Tieftauchen Kunstgemische unter Verwendung von Helium benutzt, und ganz analog wird aufgrund der Dekompressionsanforderungen die Sättigungstechnik eingesetzt. Der Transport unter Druck zwischen der Wohnkammer der Druck»luft«beschäftigten außerhalb des Tunnels und dem druckführenden Teil der Tunnelbaumaschine wird statt mit einer »Bell« durch fahrbare Druckkammern ermöglicht, die meist auf Schienen durch den schon fertiggestellten Tunnelabschnitt bewegt werden können.

14 Wärmehaushalt

(von O. F. Ehm)

14.1 Wärme und Wärmehaushalt

Das Tauchen stellt eine gewaltige Anforderung an den Wärmehaushalt des Körpers dar. Jeder Taucher weiß, dass ein längerer Aufenthalt in offenen Gewässern zu starker Auskühlung führt. Eine Temperatur von 21 °C wird in der Luft als behaglich, im Wasser als frisch empfunden. Die heute gebräuchlichen **Nasstauchanzüge** aus Neoprenschaum (s. Kap. 14.13) bieten zwar einen guten Kälteschutz und verzögern die Wärmeverluste, die Probleme des Wärmehaushalts sind aber nur verschoben und bleiben grundsätzlich die gleichen.

Der Mensch gehört zu den Warmblütern, die ihre Eigenwärme durch Steuerung ihrer Wärmebildung und Wärmeabgabe konstant zu halten vermögen, dies im Gegensatz zu den Kaltblütern, die keine konstante Eigenwärme haben, und deren Körpertemperatur daher von der Umgebungstemperatur abhängt. Der Ablauf der Fermentreaktionen in den Zellen des menschlichen Organismus ist auf eine Optimaltemperatur von 37 °C eingestellt. Die Körpertemperatur des Menschen muss deshalb in »normalen Grenzen« zwischen 36,4 °C und 37,4 °C bleiben. Durch den Stoffwechsel, verbunden mit der Oxidation, wird im Körper Wärme erzeugt und nach außen abgegeben. Wärmeproduktion und -abgabe werden von komplizierten Reglersystemen so gesteuert, dass die Körpertemperatur weitgehend konstant bleibt. Der menschliche Körper kann im physikalischen Sinne als **Verbrennungsmaschine** aufgefasst werden.

Wärme ist kinetische Energie der Moleküle. Energie wird gemessen in Joule (J). Ein Spielzeugmotörchen, das eine Tafel Schokolade von 102 g (= 1 N Gewichtskraft) in 1 sec 1 m hochzieht, leistet 1 Watt (W) und hat während dieser Zeit 1 Joule an Hubenergie aufgebracht. Ein Heizofen von 2000 Watt liefert in 1 Stunde also 7,2 Millionen Joule = 7,2 Megajoule = 7,2 MJ = 2 kWh (Kilowattstunden). Mit der Wärme, die ein Mensch in völliger Ruhe in einer Stunde erzeugt, können 2 l Wasser von 0 auf 37 °C erwärmt werden, entsprechend 310 kJ oder einer mittleren Leistung von 86 W. Bei schwerer körperlicher Arbeit würde er in der gleichen Zeit eine Wärmemenge abgeben, die die Temperatur von 23 l Wasser um die gleiche Spanne erhöhen könnte, entsprechend ca. 1000 Watt. Würde diese produzierte Wärme aber nicht abgegeben werden können, so stiege die Körpertemperatur rasch so hoch, dass es dadurch zum Tode käme.

14.2 Wärmeproduktion und Wärmeabgabe

Um die Körpertemperatur konstant zu erhalten, müssen die Wärmeproduktion und die Wärmeaufnahme mit der Wärmeabgabe ins Gleichgewicht gebracht werden.

Die Wärmeproduktion hängt vom Energieumsatz ab (s. Kap. 6.9). Mehr als die Hälfte der Wärme wird in Ruhe von den inneren Organen gebildet. Bei körperlicher Arbeit wird dagegen von der Muskulatur ein Mehrfaches an Wärme produziert. Um diese Wärme abzugeben, stehen dem Körper drei Möglichkeiten zur Verfügung: die Wärmestrahlung, die Verdunstung und die Wärmeleitung.

Durch **Strahlung** würde ein Mensch in vollkommener Ruhe und unbekleidetem Zustand in normaler Umgebungstemperatur etwa 7,5 MJ pro Tag abgeben. Wärmestrahlen sind elektromagnetische Schwingungen, die von jedem warmen Objekt ausgehen. Man kann sie spüren, wenn man beide Handflächen in einem Abstand von 0,5 bis 1 cm gegeneinander hält. Im Wasser spielt die Menge der abgestrahlten Wärme nur eine untergeordnete Rolle. Umgekehrt kann aber durch **Absorption** von Sonnenstrahlen durch die Haut, also beim Sonnenbad, Wärme aufgenommen werden. Dieser Energie-Einstrom kann den vier- bis fünffachen Betrag der Wärmebildung des Körpers ausmachen.

Durch **Wasserverdunstung** werden in Ruhe etwa 2,9 MJ pro Tag abgegeben. Über die Schweißsekretion der Haut erfolgt eine »unmerkliche Hautwasserabgabe«. Auch über die Lunge wird Wasser in Form von wasserdampfgesättigter Luft abgegeben. Insgesamt können über Haut und Lunge etwa 1200 g Wasser pro Tag ausgeschieden werden. Etwa 12% der Körperwärme werden über die Atmung abgegeben. Bei hoher Außentemperatur oder starker körperlicher Arbeit steigt bekanntlich die Schweißsekretion. Auf diese Weise wird durch Verdunstung auf der Körperoberfläche vermehrt Wärme abgegeben. Bei hoher Luftfeuchtigkeit ist die Wärmeabgabe erschwert. Ist sie sehr hoch, wie zum Beispiel im tropischen Urwald, können selbst in Ruhe nur Außentemperaturen bis ca. 33 °C ertragen werden. Deshalb lässt sich eine trockene Hitze, z. B. das Wüstenklima, besser ertragen als eine feuchtheiße Luft wie im Urwald. Im Wasser führt Schwitzen nicht zur Wärmeabgabe, da der Schweiß auf der Körperoberfläche nicht verdunsten und somit dem Körper auch keine Wärme entziehen kann. Ein Nasstauchanzug, der an der Sonne getragen wird, behindert nicht die Schweißabgabe. Da der Schweiß aber nicht verdunsten kann, erfolgt auch keine Wärmeabgabe.

Die dritte Form der Wärmeabgabe vollzieht sich durch die **Wärmeleitung**. Es handelt sich um eine direkte Weitergabe der Wärme von Molekül zu Molekül, die somit durch Substanzen und Materie hindurchgeht. Stoffe, die die Wärme gut leiten, transportieren sie schneller, schlechte Wärmeleiter langsamer. Die Luft hat ein schlechtes Wärmeleitvermögen. Wird aber die Luft bewegt, also bei Zugluft und Wind, so werden erwärmte Luftschichten durch kältere Grenzschichten ersetzt. Diesen Transport der Wärme in einem (erwärmten) Gas oder einer Flüssigkeit nennt man **Konvektion** oder Wärmedurchgang (s. Kap. 5.4). Konvektion und Leitung spielen für die Wärmeabgabe eine praktisch wichtige Rolle, weil sie durch äußere Faktoren verändert und beeinflusst werden können. Die Größe der Wärmeabgabe durch diese beiden Faktoren ist deshalb auch zahlenmäßig schwer anzugeben. Sie hängt wesentlich von dem Wärmeleitvermögen der Stoffe ab, die den Körper umgeben, aber auch von der Haut selbst. Fett ist ein schlechter Wärmeleiter, und ein starkes Fettpolster unter der Haut isoliert besser als ein geringes. Dicke Menschen frieren deshalb weniger schnell als magere. An der Luft bildet die Kleidung eine weitere Isolierschicht. Wenn sie bei Hitze zu beengend ist, so ist die Wärmeleitung herabgesetzt und es kann zu Wärmestauungen, dem Hitzschlag, kommen. Im Wasser kann die Isolierschicht durch einen Kälteschutzanzug verstärkt werden.

Die Wärmeleitfähigkeit des Wassers ist 25-mal größer als die der Luft. Wasser bildet also eine schlechte Isolierschicht, und beim Schwimmen und Tauchen werden die vom Körper angewärmten Grenzschichten zudem noch dauernd durch kaltes Wasser erneuert, sodass durch Leitung der Wärmeverlust noch größer wird. Trotzdem verliert der Mensch im Wasser nur 2- bis 3-mal so viel Wärme wie an der Luft. Dank komplizierter Vorgänge hat der menschliche Organismus nämlich die Fähigkeit, die Wärmeabgabe nach außen zu regulieren.

Unsere Körpertemperatur wird durch die eigene Wärmeproduktion erzeugt und durch drei Faktoren konstant gehalten: die Wärmestrahlung, die Wasserverdunstung und die Wärmeleitung (Konduktion) bzw. Transport über den Kreislauf (Konvektion; s. Kap. 14.3).

14.2.1 Unterschiede der Geschlechter

Frauen sind anatomisch und physiologisch in mancher Hinsicht besser gestellt als Männer, was den Wärmeverlust beim Tauchen angeht. Erstens besitzen sie eine günstigere Körperfettverteilung (s. Kap. 2.3), woraus eine bes-

sere Wärmeisolation resultiert. Zweitens ist ihre **Stoffwechselumsatzrate** (Grundumsatz) niedriger als beim männlichen Geschlecht. Sie können deshalb mit ihrer Energie besser haushalten. Auch haben sie weniger Schweißdrüsen und schwitzen damit erst bei höheren Temperaturen als Männer. Sie sind allerdings dadurch empfindlicher gegenüber Hitzestress.
Die Amas waren an die Wärmeverluste beim Tauchen sehr gut adaptiert und haben vielleicht deshalb seit über tausend Jahren den Männern dieses Jagdterrain abgenommen. Seit 1976 tauchen sie ebenfalls mit Neopren-Anzügen und haben seitdem viel von ihrer ursprünglichen Kältegewöhnung verloren (s. Kap. 14.12).

14.3 Kern und Schale bei der Wärmeregulierung

Für die Wärmebildung lassen sich beim Menschen ein Kern und eine Schale unterscheiden. Der Kern wird von den Organen im Kopf und Rumpf gebildet. Sie haben einen hohen Stoffwechselumsatz und sind mit 70% an der Wärmeproduktion beteiligt. Um diesen Kern bilden Haut und Muskulatur die Schale.
Ein Temperaturgefälle lässt vom Inneren des Organismus einen dauernden Wärmestrom nach außen gehen, sodass die Haut eine niedrigere Temperatur als das Körperinnere hat. Als Vermittler zwischen Kerngebiet und Schale dient der Kreislauf. Im Kerngebiet wird das Blut erwärmt, in der Schale gekühlt. Die Schale verhält sich also wie ein Kühler für den Heizkörper »Kern«, wobei das Blut die Wärme aus dem Kern an den Kühler transportiert. Beim ruhenden Menschen und normaler Außentemperatur dient der Kern vornehmlich der chemischen Wärmebildung, die Schale der physikalischen Temperaturregulation. Dieses Verhältnis von Kern zu Schale ist aber variabel.
Steigt die Außentemperatur, so muss die Wärmeabgabe erhöht werden. Das geschieht durch die geschilderten Faktoren Wärmeleitung, Konvektion und Strahlung sowie insbesondere durch die Verdunstung. Sinkt die Außentemperatur, so wird zunächst die Wärmeabgabe gedrosselt. Das geschieht durch eine Verminderung der Hautdurchblutung, unter anderem auch durch den Verschluss arteriovenöser Anastomosen (»Kurzschlüsse« zwischen Arterien und Venen). Ein Ausdruck der Wärmedrosselung ist die **Gänsehaut**, die durch Zusammenziehen kleinster Muskeln an den Haarbälgen in der Haut entsteht. Die Wärmeabgabe durch die Gewebe wird hierdurch erschwert, d. h. alle der Schale zur Verfügung stehenden Widerstände für die Wärmeleitfähigkeit und damit auch die Isolationskraft werden erhöht. Die Abb. 14-1 lässt den Kern als hauptsächlichen Wärmeenergielieferanten in Ruhe erkennen. Bei normaler Außentemperatur von 20 °C gehören die Gliedmaßen noch weitgehend zur Schale. Steigt die Außentemperatur z. B. auf 35 °C, so wird die Isolierfunktion der Schale herabgesetzt, d. h. sie wird vermehrt durchblutet, um die Wärmeabgabe zu erhöhen. Sinkt die Außentemperatur, so kann sich die Schale aber auch selbst an der Wärmeproduktion beteiligen. Durch die Anspannung der Skelettmuskulatur auch ohne sichtbare Bewegung (**Frösteln**) wird der Stoffwechsel erhöht. Wenn sich diese Anspannung bis zum **Muskelzittern** steigert, wird eine Wärmemenge produziert, die das vier- bis fünffache des Ruhestoffwechsels ausmacht. Dadurch oder bei entsprechenden Bewegungen tritt nun eine Umkehr der Verhältnisse ein. Das Gebiet der Schale bildet jetzt infolge der Tätigkeit der Muskeln etwa 70% der Wärme, während der Rest auf den Kern entfällt. Dieses erhöhten Stoffwechsels wegen ist eine größere Sauerstoffaufnahme erforderlich und es wird vermehrt Kohlendioxid gebildet. Das bedeutet eine Steigerung des Atemminutenvolumens.
Eine Wärmebildung in der Schale entsteht natürlich auch bei körperlicher Arbeit. Bei normaler Außentemperatur muss dann allerdings diese Wärme nach außen abgegeben werden. Deshalb kommt man bei vermehrter Arbeit ins Schwitzen. Der Abtransport der Wärme erfolgt über den Kreislauf. Der Umlauf in der

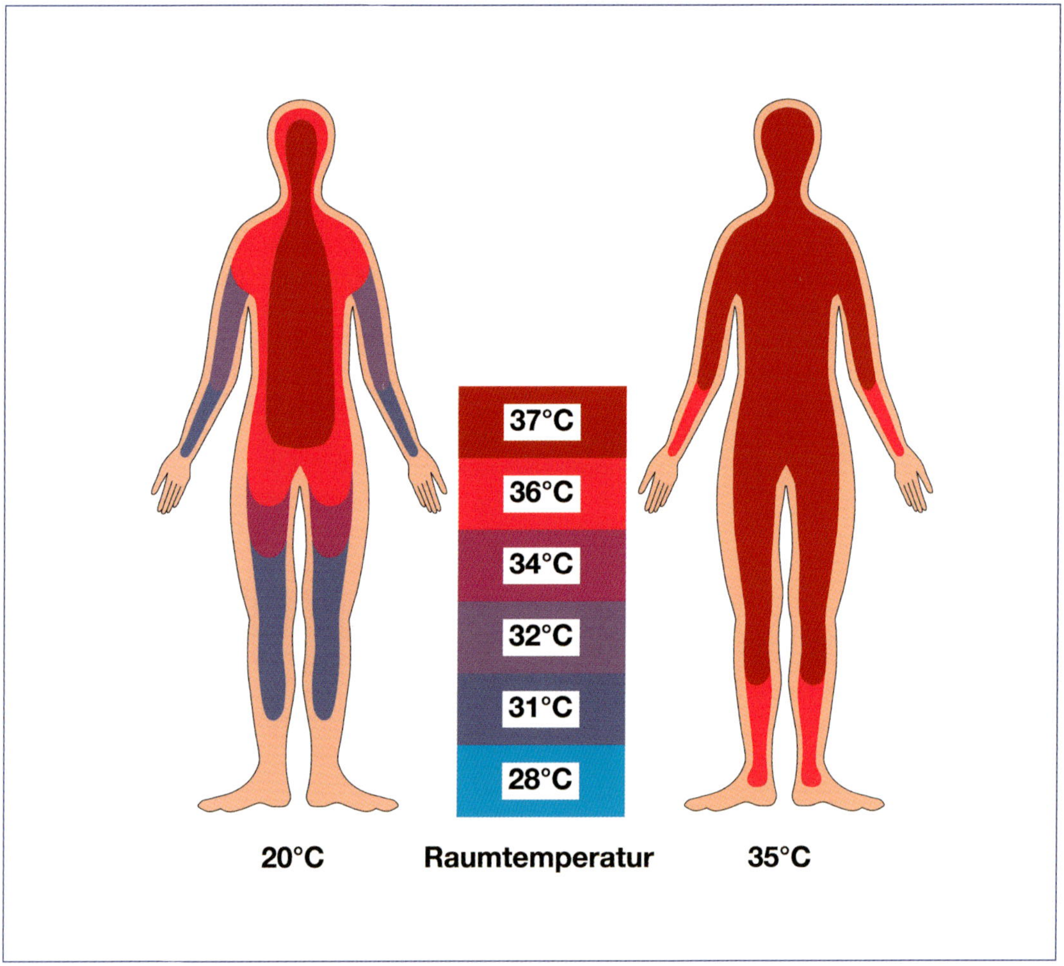

Abb. 14-1: Temperaturprofile bei einem ruhenden unbekleideten Menschen bei unterschiedlichen Raumtemperaturen.

Schale muss dabei erhöht werden und das Herzminutenvolumen steigt an. Eine Änderung der Außentemperatur bedingt demnach eine vermehrte Kreislaufleistung. Bei Hitze und körperlicher Arbeit muss die Wärme mit Hilfe des Kreislaufs abgegeben werden. Kälte ruft gesteigerte Muskeltätigkeit hervor, erhöht damit den Stoffwechsel und erfordert eine vermehrte Sauerstoffaufnahme.

Für das Tauchen bedeutet also jeder Wärmeentzug vermehrte Arbeit und einen gesteigerten Sauerstoff- (= Luft)-Verbrauch.

14.4 Die zentrale Temperaturregulation

Die Vorgänge der Wärmeregulation im Körper bedürfen verständlicherweise einer planmäßigen Steuerung. Sie erfolgt nach dem Prinzip eines **Regelkreises**, das auch für viele andere physiologische Vorgänge gilt. Dieses Prinzip soll die Abb. 14-2 am Beispiel einer Wasserstandsregelung verständlich machen.

Ein Regelkreis besteht aus dem Regler und der Reglerstrecke. Die Reglerstrecke ist in unserem Beispiel der Wasserstand, der vom Zustrom (1) und dem Abstrom (2) abhängt. Der

Regler besteht aus dem Fühler (3), dem Messwerk (4 und 5), dem Stellglied (6) und dem Kraftschalter (7). Sinkt – wie in der Abbildung – der Wasserstand unter den Sollwert, so stellt das Messwerk – in unserem Fall der beobachtende Mensch – die Differenz zwischen Soll- und Istwert fest. Er gibt diese optische Wahrnehmung akustisch durch Zuruf an seinen Kollegen weiter. Dieser reagiert als Messwerk und Stellglied und überträgt die Information über den Kraftschalter (7). Durch Vergrößerung des Zustroms steigt die Wasserhöhe im Behälter. Die Differenz zwischen Soll- und Istwert wird vermindert. Die diese Information übertragenden Menschen können vollautomatisch ersetzt werden – in der Technik durch entsprechende Regler, im Organismus durch Nerven oder chemische Impulse.

In Form eines solchen Regelkreises kann man sich auch die Temperaturregelung vorstellen. Die letzten Zusammenhänge der zentralnervösen Steuerung sind allerdings noch nicht bekannt. In starker Vereinfachung zeigt das Schema in Abb. 14-3 die Temperaturregulation. Temperaturregelungszentren, die im Zwischenhirn (Hypothalamusregion) liegen, rea-

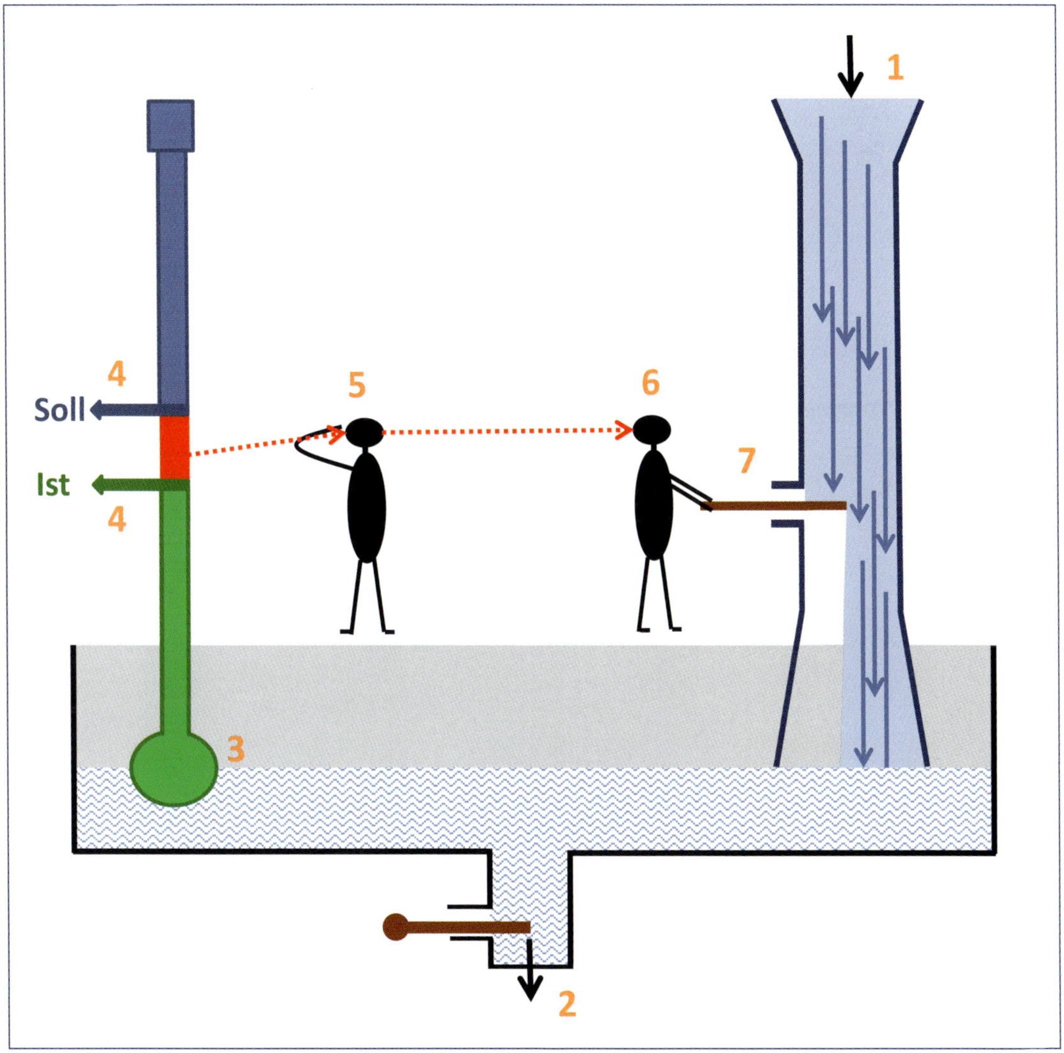

Abb. 14-2: Schema eines Regelkreises.

gieren auf Abweichungen vom »Sollwert« der Kerntemperatur, die über die Bluttemperatur und wahrscheinlich über innere Rezeptoren mitgeteilt werden. Eine zweite Gruppe von Temperaturfühlern mit Kälte- und Wärmerezeptoren liegt in der Haut. Von den Regelungszentren werden verschiedene Stellglieder in Gang gesetzt, die in der Lage sind, Temperaturstörungen auszugleichen. Diese Stellglieder beeinflussen einmal die Wärmebildung durch chemische Wärmeproduktion in den inneren Organen oder durch Anspannung der Muskulatur – durch das so genannte Kältezittern. Ein weiteres Stellglied verändert den Wärmewiderstand in der Schale durch Vermehrung oder Verminderung der Hautdurchblutung. Ein drittes erhöht die Wärmeabgabe durch Schweißsekretion.

Eine Störung unserer Temperaturregulation ist das Fieber. Hierbei handelt es sich um eine Sollwertverstellung der Regulationszentren, vergleichbar mit dem Höherstellen eines Thermostaten. Leichte Sollwerterhöhungen gibt es auch bei Erregungen, wie z. B. beim Lampenfieber.

Bei sinkender Umgebungstemperatur wird zunächst die Wärmeabgabe gedrosselt, dann durch Kältezittern die Wärmebildung erhöht. Nach längerer Kälteeinwirkung, aber auch bei Akklimatisation an Kälte, kann sich der Organismus auf eine »zitterfreie« innere chemische Wärmebildung umstellen (s. Kap. 14.3). Diese physiologischen Regelungsvorgänge sind aber begrenzt, und bei längerer Kälteeinwirkung lässt sich die Körpertemperatur nicht mehr in normalen Grenzen halten, es kommt zur **Unterkühlung**.

Aus der Abb. 14-3 ist weiter zu ersehen, dass die Hauptrezeptoren auf der Körperoberfläche nicht gleichmäßig verteilt sind. Für die **Kälterezeptoren** ist nachgewiesen, dass sie über dem Kerngebiet dichter liegen als über der Schale. Am Rumpf und am Kopf, hier besonders im Gesicht, ist ihre Dichte deutlich

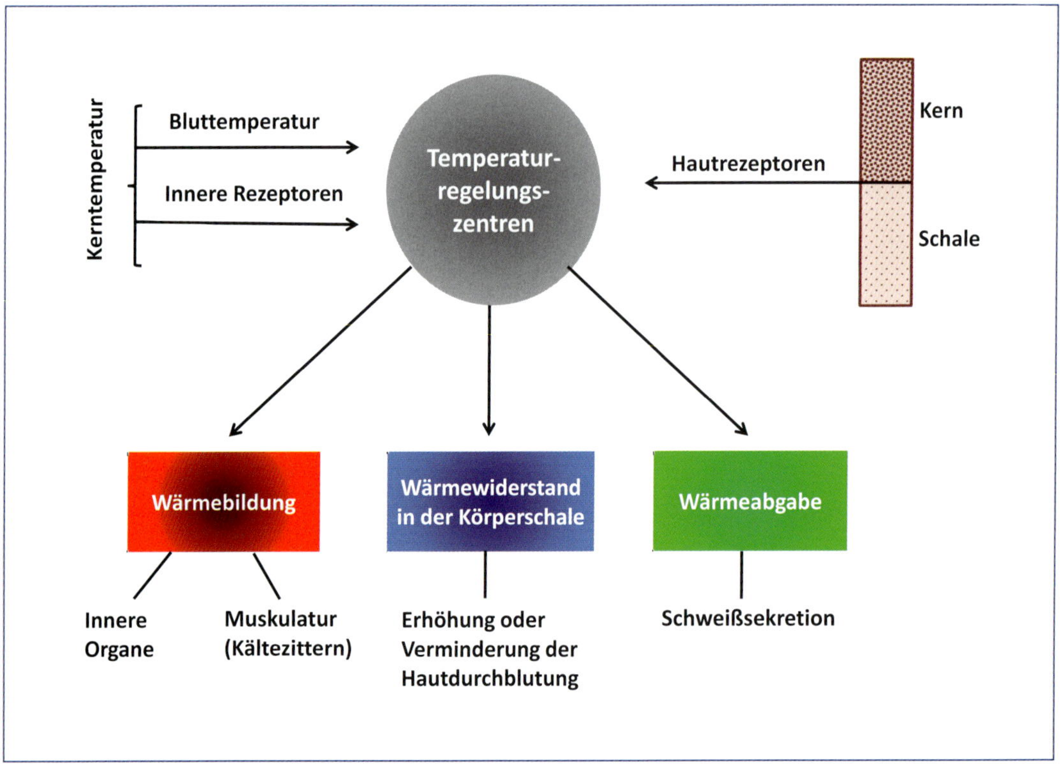

Abb. 14-3: Schema der Temperaturregulation.

größer als an Armen und Beinen. Diese Verteilung hat offenbar den Sinn, besonders das Kerngebiet vor Auskühlungen zu schützen. Die Haut am Kopf und Rumpf dient als empfindliches Empfangsorgan für Kältereize; die Schale antwortet mit erhöhter Wärmebildung durch Muskelanspannung und Zittern. Als besonders kälteempfindlich ist allen Tauchern die Nackengegend bekannt. Wahrscheinlich liegen hier ebenfalls vermehrt Kälterezeptoren. Für das Tauchen ist es am wichtigsten, das Kerngebiet, d. h. Kopf und Rumpf, vor Kälte zu schützen. Auf den Hosenteil des Taucheranzuges kann also eher verzichtet werden als auf die Tauchjacke mit Nackenschutz oder Kopfhaube.

Zum Vorbeugen einer Auskühlung beim Tauchen ist es wichtiger, Kopf und Rumpf zu schützen als die Extremitäten.

14.5 Wärmestauungen und Hitzschlag

Alle diese Vorrichtungen bewirken, dass sich Wärmeproduktion und Wärmeabgabe die Waage halten. Kann nicht genügend Wärme abgegeben werden, so kommt es zu Wärmestauungen, die zur Hitzeerschöpfung, zum Hitzschlag oder zu Hitzekrämpfen führen. Die Hitzeerschöpfung äußert sich in Kopfschmerzen, Schwindel, Sehstörungen, quälendem Durst, allgemeiner Schwäche, Übelkeit und Erbrechen. Dabei kann es zu einer Hitzeohnmacht kommen. Sie ist durch einen Blutdruckabfall, besonders nach langem Stehen oder Marschieren, bedingt. Die Vasodilatation der Körperschale wird beim Ungewohnten nicht mehr kompensiert. Nach Hinlegen erfolgt rasch Erholung. Beim Hitzschlag kann die Körpertemperatur bis auf Werte von 43 °C bis 45 °C ansteigen. Die höchste Körpertemperatur, die von einem Menschen überstanden wurde, betrug 43,5 °C. Aber schon ab einer Körpertemperatur über 41 °C kann die geregelte Energieumsatzsteigerung entgleisen und sich unkontrolliert verselbstständigen. Die Erscheinungen des Hitzschlags gleichen denen der Hitzeerschöpfung. Im ersten Stadium ist das Gesicht hochrot. Im nächsten Stadium und als Vorwarnung eines Kreislaufzusammenbruchs blasst die Hautfarbe ab und erhält ein graues Aussehen. Über andere Symptome wie Bewusstseinsstörungen bis zum Dämmerzustand und zu Krämpfen kann es dabei zum Tod kommen. Nebenbei auftretende ödematöse Schwellungen der Beine oder Arme sind ohne Krankheitswert und bedürfen keiner Behandlung.

Durch direkte Einwirkungen der Wärmestrahlung der Sonne kommt es zum so genannten **Sonnenstich**. Es handelt sich um eine direkte Wärmestrahlung bei längerer Sonneneinwirkung auf den unbedeckten Schädel. Die direkte Wärmebelastung führt zu einer thermischen Hirnhaut- und Hirnentzündung. Säuglinge und Kleinkinder sind besonders gefährdet. In schweren Fällen ist stationäre Behandlung erforderlich. Hierbei stehen Kopfschmerzen und Schwindelgefühl im Vordergrund.

Die erste Behandlung von Hitzeschäden besteht in möglichst schneller Abkühlung: durch Entblößen des Körpers in schattiger, luftiger Umgebung, Luftbewegungen durch Schwenken von Tüchern, Abreiben der Haut zur Verbesserung der Hautdurchblutung und notfalls durch ein Eiswasserbad. **Hitzekrämpfe** treten bei körperlicher Arbeit in heißer Umgebung auf, wenn mit einer maximalen Schweißproduktion (1,5 bis 4 Liter in der Stunde) erhebliche Mengen Kochsalz ausgeschieden werden. Hitzekrämpfe lassen sich schlagartig beheben, wenn man Salzwasser (1 Teelöffel Salz auf 1 Glas Wasser) zu trinken gibt; notfalls erfüllt Meerwasser denselben Zweck. Die weitere Behandlung muss wegen der Schwere des Krankheitsbildes in einer Klinik erfolgen.

Bei Freizeittauchern kann es zu **Wärmestauungen** kommen, zum Beispiel wenn sie vor dem Eintauchen im Neoprenanzug mit Tauchgerät und Bleigürtel in praller Sonne stehen oder gar noch eine Strecke zu Fuß zurücklegen müssen. Die Wärmeabgabe durch Schwitzen wird durch den Tauchanzug ineffektiv, da der

Schweiß nur gering, im Gesicht und an den Händen, verdunsten kann. Die Wärmeleitung ist herabgesetzt. Durch die Sonneneinstrahlung und die vermehrte Wärmeproduktion aufgrund körperlicher Arbeit kann dann das Temperaturgleichgewicht erheblich gestört werden. Gegenmaßnahmen sollten wie bei der Behandlung von Hitzeschäden schon bei den ersten Anzeichen – wie Rötung des Gesichts und allgemeinem Unwohlsein – eingeleitet werden. Ein Eimer kaltes Wasser über den Taucher geschüttet kann schon genügend Abhilfe schaffen.
Tauchen in sehr warmen Gewässern (heißen Quellen oder Arbeiten in bestimmten Abwässern) kann zum Problem werden, da ein Schutz gegen Wärme sehr viel schwieriger ist als gegen Kälte.

14.6 Sonnenbrand

Häufiger wird sich die Hitze beim Taucher durch einen Sonnenbrand auswirken. Die elektromagnetischen Strahlen unserer Sonne, die ungehindert die Erdoberfläche erreichen, lassen sich in drei Wellenbereiche aufteilen: die Infrarot- oder Wärmestrahlen (780 nm bis 1 mm Wellenlänge), das sichtbare Licht mit einer Wellenlänge von ca. 400 bis 700 nm und die Ultraviolett-, kurz UV-Strahlen genannt (100 bis 400 nm). Sonnenbrand und Bräunung werden hauptsächlich durch die **UV-Strahlen** verursacht. Diese werden wiederum in drei Wellenbereiche eingeteilt: UV-A (380–315 nm), UV-B (315–280 nm) und UV-C unterhalb 280 nm, wobei der UV-C-Anteil an der Erdoberfläche nur noch sehr gering ist (mit abnehmender Wellenlänge/zunehmendem Energiegehalt steigt die abschirmende Wirkung der Atmosphäre stark an). Besonders die langwelligen UV-A-Strahlen führen zur Bräunung der Haut. Durch sie wird der für die Haut-, Haar- und Augenfarbe verantwortliche Grundfarbstoff Melanin zum Pigment oxidiert. Die UV-Strahlenbereiche A und B stimulieren die Bildung von Melanin. Diese Neubildung dauert etwa drei bis vier Tage. UV-A und insbesondere UV-B verursachen aber gleichzeitig eine Rötung der Haut, das **Sonnenerythem**. Sie sind also für den Sonnenbrand verantwortlich. Die Bräunung der Haut setzt dabei erst einige Tage nach einem Erythem ein. Durch langsame Sonnengewöhnung verdickt sich die Hornschicht der Haut bis zum Zehnfachen. Diese Hornschicht gewährt nun wiederum einen praktisch vollkommenen Schutz gegen einen Sonnenbrand.
Die Ultraviolett-Strahlen verursachen, je nach Eindringtiefe, ein Basalzellenkarzinom (80.000 Neuerkrankungen jährlich) oder einen Stachelzellkrebs (30.000 Erkrankungen im Jahr). Beide Karzinome neigen kaum zu Metastasen. Problematischer ist das **Melanom**, der schwarze Hautkrebs, der bei rund 12.000 Menschen jährlich auftritt und in 2.500 Fällen zum Tod führt. Hierbei spielen neben der Sonnenbestrahlung noch andere Faktoren eine Rolle. So erkranken Menschen, die regelmäßig der Sonne ausgesetzt sind, eher als jemand, der sich nur gelegentlich (z. B. Urlauber) intensiver Sonnenbestrahlung aussetzt.
Lichtschutzmittel können hier paradox wirken, weil sie die Bildung von Lichtschwielen verhindern können.
Bekanntlich gibt es Menschen, die rasch und ohne Erythem braun werden, und andere, die über eine Rötung der Haut nicht hinauskommen. Die Letzteren gehören zum Typ E (Erythem). Sie sollten sich nicht ohne Lichtschutzmittel der Sonne aussetzen. Von den Menschen des Typs P (Pigment) kommt jeder fünfte ohne Rötung zu einer braunen Hautfarbe. Bei den anderen kann es, wie auch bei einem lichtentwöhnten, dunkelhäutigen Menschen, zu einem Sonnenbrand kommen.
Zur Verhütung des Sonnenerythems empfehlen sich, neben einer langsamen Gewöhnung, die handelsüblichen **Lichtschutzmittel**. Diese enthalten Stoffe, die das Verhältnis zwischen UV-A und UV-B zu Gunsten der letzteren verschieben. Man weiß aber inzwischen, dass auch die langwelligen UV-Strahlen wesentlich an den Hautveränderungen beteiligt sind, darüber hinaus fördern sie die Alterung der Haut. Moderne Sonnenschutzmittel sollten

einen Breitbandsonnenschutz enthalten. Die Kunstfasern Nylon und Perlon lassen das UV-Licht weitgehend durch und schützen nicht vor Sonnenbrand. Bei eingetretenem Sonnenbrand ist die Haut in ihrer wärmeregulierenden Funktion gestört, deshalb fröstelt man auch in der Wärme. Starke Blasenbildung der verbrannten Hautstellen und Fieber können Cortisongaben erforderlich machen. Für die lokale Behandlung ist eine cortisonhaltige Salbe am wirksamsten.

14.7 Auskühlung im Wasser

Kälteeinwirkungen durch die vermehrte Wärmeabgabe im Wasser spielen beim Taucher die wesentlich größere Rolle. Sie sind durch die hohe Wärmeleitfähigkeit des Wassers gegeben und hängen im Wesentlichen von dem Temperaturgefälle zwischen Körperoberfläche und Wasser ab. Bei einer Wassertemperatur von 31 °C strömt z. B. ebenso viel Wärme ab wie in der Luft bei 25 °C. Oder bei einer gleichen Temperatur von 32 °C im Wasser und in der Luft wird im Wasser 75% mehr Wärme abgegeben als in der Luft. Diese starken Wärmeverluste im Wasser können durch Steigerung des Stoffwechsels nur bis zu einer gewissen Grenze derart ausgeglichen werden, dass die Kerntemperatur konstant bleibt. Bei einer Wassertemperatur von 20 °C erreicht der Wärmeverlust bereits das Vierfache der Normalwerte. Dieser Verlust lässt sich gerade noch durch Kältezittern ausgleichen. (Vergleichsweise setzt beim Polarbären eine Steigerung der Wärmeproduktion erst bei 10 °C ein). Unterhalb einer Wassertemperatur von 20 °C muss aber auf die Dauer die Kerntemperatur absinken. Im Gegensatz hierzu kann bei Aufenthalt in der Luft mit einer Temperatur bis zu 5 °C unter Umständen die Kerntemperatur längere Zeit konstant gehalten werden. Nach dem Alexander-Report kann ein unbekleideter Mensch in der Luft von etwa 1 °C nach vier Stunden noch eine normale Körpertemperatur aufweisen, während schon bei einstündigem Aufenthalt im Wasser gleicher Temperatur eine tödliche Auskühlung auf eine Temperatur von 25 °C rektal (im After gemessen) eintritt. Die Messung der Temperatur in der Achselhöhle ist immer ungenau. Eine gleich starke Auskühlung kommt in der Luft von –6 °C erst nach 14 Std. zustande. Ein einstündiger Aufenthalt im Wasser bei einer Temperatur von 15 °C senkt die Kerntemperatur um 2 bis 3 °C, bei 10 bis 15 °C Wassertemperatur um 3 bis 5 °C. Starker Alkoholgenuss lähmt die Hautgefäße und die Erregbarkeit der Kälterezeptoren. Da die Kälte nicht empfunden wird und die Haut reichlich durchblutet bleibt, strömt die Wärme vermehrt ab. W. R. Keatinge und M. Evans fanden allerdings, dass die Rektaltemperatur nach 30 min Aufenthalt im Wasser von 15 °C nach Genuss von 75 ml Alkohol nicht absank. Auch der Wärmeverlust an den Fingern war nicht größer als ohne Alkoholgabe.

Nicht immer lässt sich das drohende Absinken der Körpertemperatur bei Wassertemperaturen unter 20 °C durch vermehrte Muskelarbeit, wie z. B. Schwimmen, aufhalten. Einmal wird ja durch die Bewegung von dem sich dauernd erneuernden Wassermantel vermehrt Wärme abgeführt, zum anderen wird durch die vermehrte Muskelarbeit die Hautdurchblutung gesteigert und dadurch die Wärmeabgabe erhöht. Untersuchungen haben gezeigt, dass magere Menschen den größten Wärmeverlust nicht durch vermehrte Muskelarbeit ausgleichen können. Schiffbrüchigen wird heute empfohlen, sich im Wasser möglichst wenig zu bewegen, ja, wenn durchführbar mit angezogenen Knien und verschränkten Armen in **Hockstellung** den Wärmeabstrom von der Körperoberfläche gering zu halten.

Beim Untergang der Titanic (1912) überlebten nur wenige, die im Wasser schwammen, auch mit Rettungswesten, länger als 40 Minuten. Auch im letzten Weltkrieg starben die meisten seegefechtsbedingten Schiffbrüchigen an Unterkühlung. Die Fährunglücke der letzen 20 Jahre in der Ostsee ergaben ebenfalls aufgrund der niedrigen Wassertemperaturen nur eine sehr geringe Überlebensrate.

14.8 Die Phasen der Unterkühlung

Eine allgemeine Unterkühlung des Körpers führt zu folgenden Erscheinungen, bei denen sich drei Phasen unterscheiden lassen: In der **ersten Phase**, bei einer Rektaltemperatur zwischen 37 °C und 34 °C, sind die Abwehrmaßnahmen des Körpers, besonders durch Kältezittern, sehr stark. Subjektiv besteht ein Schmerzgefühl an den Füßen, Knien und Genitalien. Das Bewusstsein ist noch klar; es besteht aber ein psychischer Erregungszustand. Puls und Blutdruckwerte sind erhöht. Schon bei einer akuten »Unterkühlung« beim Eintauchen in kaltes Wasser z. B. beim **Eistauchen**, kommt es zu Umstellungen des Organismus. Die Pulsfrequenz steigt um ca. 20 Schläge/min, der Blutdruck steigt und es kommt zu einer Hyperventilation mit bis zu 10-fach höherem Atemminutenvolumen als normal. Zumindest Taucher mit Neigung zu Asthma oder mit Kreislaufstörungen sollten auf ein Bad im Eisloch verzichten. Von praktischer Bedeutung für das Tauchen sind weniger die nur in Unglücksfällen eintretenden letzten Phasen, sondern die erste Phase. Die dabei auftretende psychische Erregung ist begleitet von einer Mehratmung und führt zu einer Unkonzentriertheit und Fahrigkeit, die den Weg in eine Panik öffnen können. **Der Tauchgang sollte in diesem Zustand so bald als möglich abgebrochen werden.**

Die **zweite Phase**, bei Rektaltemperaturen zwischen 34 °C und 27 °C, ist gekennzeichnet durch das Aufhören des Muskelzitterns, das bis zur Muskelstarre gehen kann. Die Atmung ist erschwert, die Schmerzempfindung lässt nach, der Puls sinkt bis zu 30 bis 40 Schläge pro Minute ab.

Die **dritte Phase**, bei Rektaltemperaturen bis 22 °C, ist die eigentliche Lähmungsphase, in der alle Erscheinungen des Lebens allmählich schwinden und ein Zustand des Scheintodes vorliegt. Die niedrigste Körpertemperatur, nach der noch eine Wiederbelebung möglich war, wurde mit 18 °C gemessen. Bei langsam entstehenden Unterkühlungen kommt es aber schon zu bedrohlichen Zuständen, wenn die Körpertemperatur um 5 °C bis 10 °C sinkt. Meist gehen diese Kälteschäden gleichzeitig mit einer erheblichen Erschöpfung einher. Dabei kommt es zu einem Zustand absoluter Stumpfheit und einer Starre des Gesichts, die zur Bezeichnung **»Kälteblödsinn«** geführt hat. Er geht mit einer Hirnschwellung einher, die durch einen Kaliumverlust und eine Natrium- und Wassereinlagerung im Gehirn verursacht wird. Trotz aller Behandlungsversuche führt dieser Zustand häufig nach zehn bis zwölf Stunden zum Tod. Bei erfolgreicher Wiederbelebung können aber Störungen des Zentralnervensystems, die fast bis zum Bild des Kälteblödsinns gehen, weiter bestehen bleiben.

Für die Erklärung der eigentlichen Todesursache lassen sich Kältewirkung und Erschöpfung oft schwer voneinander trennen. Atem- und Herzstillstand durch Kammerflimmern sind die unmittelbare Todesursache. Bei der akuten Unterkühlung liegt die entscheidende Ursache wahrscheinlich darin, dass die Erregungsbildung in lebenswichtigen Zentralstellen im Stammhirn und im Herzen eingestellt wird. Langsam verlaufende Kälteschäden enden meist mit einem Herzversagen, weil alle Reserven an Glykogen (Zucker des Organismus) erschöpft sind, was sich für das Herz besonders katastrophal auswirkt.

Die Schwere einer Unterkühlung lässt sich am sichersten durch die rektale Temperaturmessung beurteilen. Bei Körpertemperaturen zwischen 35 und 33 °C besteht noch eine mäßige Unterkühlung. Eine mittlere Unterkühlung liegt bei Temperaturen zwischen 33 °C und 30 °C vor. Bei Temperaturen unter 30 °C handelt es sich um eine schwere, lebensbedrohliche Unterkühlung.

14.9 Behandlung der Unterkühlung

Nach der früher geübten langsamen Wiedererwärmung wurde aufgrund der Erfahrungen im letzten Weltkrieg und von Tierexperimenten die rasche Ganzkörpererwärmung in einem heißen Bad empfohlen. Es besteht aber dadurch die Gefahr eines so genannten »**Wiedererwärmungsschocks**«. Durch die plötzliche Erwärmung der Körperschale und die dadurch bedingte Eröffnung der Gefäße in der Peripherie kommt es zu einer massiven Einschwemmung von »kaltem Schalenblut« in den Körperkern. Die Kerntemperatur kann dadurch bedrohlich sinken und Herzrhythmusstörungen auslösen. So wird nun heute die Aufwärmung im heißen Bad – Beginn mit 30 °C langsam ansteigend bis 39 °C – nur dann empfohlen, wenn das Bewusstsein klar ist und die Körpertemperatur noch über 30 °C liegt. Liegt die Temperatur darunter, soll, was wohl auch am Unfallort praktikabler ist, die Wiedererwärmung durch Wärmepackungen mit Gummiflaschen, Flaschen mit Warmwasser, möglichst auf den Brustkorb, und Einwickeln in Wolldecken durchgeführt werden. Wenn irgend möglich, sollen heiße, gezuckerte Getränke, aber kein Alkohol zugeführt werden. Selbstredend sind nasse Kleidungsstücke zu entfernen. Der Neoprenanzug kann belassen werden, wenn man den Unterkühlten damit in ein heißes Bad legen kann. Keinesfalls darf er unter eine Dusche gestellt werden, weil in diesem Zustand mit einem starken Blutdruckabfall und folgendem Kollaps zu rechnen ist. Der Kranke soll liegen und sich möglichst wenig bewegen und auch bewegt werden. Atmung und Kreislauf sind ständig zu überwachen. In der Klinik kann durch über-körperwarme Infusionen oder auch durch erwärmte Atemluft (Sauerstoff) die zentrale Wiedererwärmung rascher erreicht werden.

Lediglich bei sicherem Herzstillstand darf eine Herzmassage durchgeführt werden. Herzrhythmusstörungen bestehen in den meisten Fällen sowieso; sie können aber durch eine Herzmassage verstärkt oder provoziert werden. Vordringlich bei der Behandlung von Unterkühlungen ist die schonende und langsame Wiedererwärmung.

14.10 Erfrierungen

Örtliche Kälteschäden, so genannte Erfrierungen, können bei längerem Aufenthalt im Wasser bei Temperaturen von 10 bis 15 °C durchaus auftreten. Zur Erhaltung seiner Kerntemperatur opfert der Körper notfalls periphere Teile durch Gefäßkrämpfe. Wie oben ausgeführt, wird bei Kälteeinwirkung mittels Drosselung der Hautdurchblutung dem Wärmeabstrom entgegengewirkt. Dabei kann es zunächst zu einem **Gefäßkrampf** (Angiospasmus) kommen, dem dann zwar eine Weitstellung der Endstrombahn folgt, die vorgeschalteten kleinen Arterien bleiben aber weiter enggestellt. Infolge einer Strömungsverlangsamung des Blutes kommt es zum Austritt von Plasma ins Gewebe. Dieses Stadium entspricht der **Erfrierung I. Grades**, die betroffenen Glieder sind blass, taub und klamm. Der Gefäßkrampf ist von Schmerzen begleitet, die bei Fortdauer der Unterkühlung verschwinden und einer **Kälteanästhesie** (Gefühllosigkeit) Platz machen. Bei lang andauernder Kälteeinwirkung kommt es zu **Erfrierungen II. Grades** mit blauroter Schwellung der Glieder und Blasenbildung der Haut. Typisch sind hierbei Missempfindungen (Parästhesien). Als Dauerschaden kann bei diesen Erfrierungen eine Kälteempfindlichkeit zurückbleiben. Bei der **Erfrierung III. Grades** löst sich der Gefäßkrampf nach Wiedererwärmung nicht, und es kommt als Folge eines langanhaltenden Sauerstoffmangels zum Gewebstod, der alle Schichten einschließlich der Knochen umfassen kann. Erst nach Wochen stoßen sich die toten Gewebebezirke ab.

Bei der Wiedererwärmung besteht die Gefahr, dass die verkrampften Arterien dem jetzt größeren Sauerstoffbedarf nicht nachkommen können. Für Erfrierungen II. und III. Grades gilt deshalb weiter die Regel einer langsamen Wiedererwärmung. Die Erste Hilfe besteht vor allem im Vermeiden schädlicher Maßnahmen. Erfrorene Glieder dürfen nicht unnötig bewegt oder gerieben (besonders nicht mit Schnee), auch nicht in die Nähe eines Feuers gebracht werden. Es genügen Verbände mit reichlich Polsterwatte. In klinischer Behandlung haben sich Infusionen mit Rheomacrodex und Gaben von gefäßerweiternden Mitteln als günstig erwiesen.

Auch bei örtlichen Erfrierungen gilt der Grundsatz einer langsamen, schonenden Wiedererwärmung.

14.11 Erkältungskrankheiten

Mit einer Unterkühlung stehen die so genannten Erkältungskrankheiten (Grippe, Schnupfen usw.) in keinem ursächlichen Zusammenhang. Es handelt sich um meist virusbedingte Infektionskrankheiten, die möglicherweise durch Zuglufteinwirkung begünstigt, sicher aber nicht durch Unterkühlungen hervorgerufen werden. Auch eine Lungenentzündung tritt dadurch nicht häufiger auf. Bestehende rheumatische Erkrankungen wie auch ruhende Infekte, besonders der Blase und des Nierenbeckens, können verschlimmert werden; sie werden aber nicht durch die Unterkühlung hervorgerufen.

14.12 Kälteeinfluss und Kälteadaptation beim Tauchen

Abgesehen von mangelndem Behaglichkeitsempfinden hat die Kälte beim Tauchen mehrere nachweisbare Effekte. So werden die geistigen Fähigkeiten und die manuelle Geschicklichkeit vermindert. Die Aufmerksamkeit ist herabgesetzt, es kommt zu einem Zerstreutheitseffekt, Angst und Engegefühl können sich einstellen. Weiter kommt es zu einer erheblichen Adrenalinausschüttung, die u. U., besonders bei gleichzeitigem Alkoholeinfluss, zu pathologischen Reflexabläufen am Herzen führen kann (s. Kap. 19.6).

Das Auftreten von **Dekompressionserscheinungen** wird durch Kälte begünstigt. Dieser Effekt beruht offenbar auf einer durch die Vasokonstriktion bedingten Drosselung der Durchblutung im Schalengebiet. So konnte in der Dekompressionsphase in warmer Umgebung eine schnellere Elimination der Inertgase nachgewiesen werden als bei leicht unterkühlten Tauchern.

Die physiologischen Kenntnisse über die Wärmeregulation des Menschen im Wasser wurden durch Untersuchungen von Kang und Hong an koreanischen Taucherinnen, den Amas, wesentlich erweitert. Die Amas tauchen Sommer wie Winter und kannten keine Tauchanzüge (s. Kap. 7.9). Die Wassertemperatur beträgt im Sommer 22 °C bis 26 °C und 10 °C bis 13 °C im Winter. Die Taucherinnen unterbrechen den Aufenthalt im Wasser, wenn es ihnen zu kalt wird. Im Winter ist das nach 16 Minuten, im Sommer nach ca. 70 Minuten. Im Allgemeinen verlässt die Ama das Wasser, wenn die Rektaltemperatur 35 °C erreicht hat. Im Mund gemessen betrugen die Durchschnittstemperaturen im Sommer 34 °C und im Winter 33 °C. Die Amas befinden sich also in einem Stadium der Hypothermie und in der ersten Phase der Unterkühlung (s. Kap. 14.8). Fitnessuntersuchungen haben gezeigt, dass sie dabei das ganze Jahr über in besserer Verfassung sind als die nicht tauchenden Koreanerinnen.

Bei dieser Adaption an die Kälte handelt es sich nicht um eine Gewöhnung mit Abstumpfungen der Kälteempfindung in der Haut, sondern um eine Verstellung des Reglerniveaus der Temperaturzentren. Durch die Adaption ist es zu einer Umstellung der Wärmeproduktion gekommen. Die Wärmebildung wird weniger durch Kältezittern in der Peripherie als vielmehr durch eine chemische Wärmeproduktion im Kern erreicht. Das geht mit einer Erhöhung des Grundumsatzes (Stoffwechselumsatz in Ruhe) einher. Bei den Amas stieg dieser im Winter bis auf 135% im Vergleich zur Norm und zu nicht tauchenden Frauen an. Hierbei ist die Schilddrüse mit vermehrter Produktion ihrer Hormone beteiligt. Bei der krankhaften Schilddrüsenüberfunktion, der Basedowschen Erkrankung, besteht bei ebenfalls erhöhtem Grundumsatz auch eine gesteigerte Wärmebildung.

Der erhöhte Stoffwechselumsatz muss selbstredend durch entsprechende Nahrungsaufnahme gedeckt werden. Bei den Amas beträgt sie 12,6 MJ pro Tag und liegt damit um 4,2 MJ höher als bei vergleichbaren Koreanerinnen, die nicht tauchen.

Die Amas sind nicht dick, aber gedrungen. Ihre Körperoberfläche ist daher kleiner als die eines großen Menschen von gleichem Gewicht. Als Frauen haben sie gegenüber dem Mann weiter den Vorteil einer besseren Verteilung des Unterhautfettgewebes. Das bedingt eine günstigere Isolierschicht. Vielleicht ist das der Grund, dass diese Art Tauchen in Japan und Korea nur von Frauen ausgeübt wird. Als Kälteschutz trugen die Amas Baumwollkleidung und Kopftücher. Von anderen Untersuchungen wurde bestätigt, dass auch nasse, eng anliegende Kleidung einen gewissen wirksamen Schutz gegen Auskühlung bildet.

Experimentell konnte nachgewiesen werden, dass der Wärmeverlust in lauwarmem Wasser relativ größer ist als in kaltem Wasser, weil die Vasokonstriktion als Abwehrmaßnahme bei schleichender Unterkühlung unzureichend ist. Eine ähnliche Anpassung an die Kälte wie bei den Amas wurde auch bei norwegischen Tauchern festgestellt. Bei Kanalschwimmern fanden sich teilweise noch bessere Anpassungen. So wurde von 18 Schwimmern eine Wassertemperatur von 15 °C 12 bis 20 Stunden lang ertragen. Diese Schwimmer haben im Allgemeinen eine starke Unterhautfettschicht und sind dadurch gegen eine Auskühlung begünstigt. Weiter pflegten sie sich vor dem Schwimmen einzufetten. Für eine Fettschicht von nur 1 mm Dicke am ganzen Körper benötigt man aber bereits 1,5 bis 2 kg Fett.

Auch für die Hände und Füße gibt es eine Adaption an die Kälte, wie Untersuchungen an Inuit und kanadischen Fischern gezeigt haben. Bei ihnen fand sich ein größerer Wärmedurchfluss der Hände.

14.13 Kälteschutz beim Tauchen

Das Ausmaß des Wärmeverlustes hängt von der Stärke der Isolierschicht ab. Die Wärmeverluste im Wasser sind individuell stark verschieden und vorwiegend durch die Dicke des Unterhautfettgewebes bestimmt. Für den Taucher ist aber eine starke Unterhautfettschicht und eine damit verbundene Übergewichtigkeit nachteilig, da dadurch das Auftreten von Dekompressionserscheinungen begünstigt wird.

Einen großen Fortschritt bedeutete die Einführung der **Nasstauchanzüge** aus Neopren. Die Anzüge liegen dank ihrer Elastizität eng am Körper an. Ihre Isolationsfähigkeit wird einmal dadurch gegeben, dass die Luftzellenschicht im Neoprenschaum die Wärmeleitfähigkeit herabsetzt. Zum anderen wird die Konvektion bei den Nasstauchanzügen praktisch aufgehoben; denn die zwischen Tauchanzug und Körperoberfläche eingedrungene Wasserschicht wird vom Körper aufgeheizt und zirkuliert nur noch geringfügig. Ein Nylonfutter erleichtert das Anziehen, erhöht aber die Isolierfähigkeit nur gering. Am günstigsten erweist sich eine Neoprenstärke von 7 mm; Materialstärken, die darüber liegen, behindern den Taucher zu stark, ohne einen wesentlich besseren Wärmeschutz zu geben (s. Kap. 4.2.1.1).

Auch mit einer beliebigen Erhöhung der Neoprendicke oder durch Trockenanzüge lassen sich Wärmeverluste, besonders der Hände und Füße, nicht verhindern. Ein Wärmegleichgewicht kann auf die Dauer nur durch heizbare Anzüge erreicht werden, wie beim Offshore-Tauchen routinemäßig eingesetzt. Generell sind vor allem durch das Tieftauchen große Fortschritte sowohl in der Erforschung der Wärmeregulation des Menschen als auch in technischer Verbesserung der Wärmeisolation gemacht worden. Zu völlig befriedigenden Ergebnissen ist man aber noch nicht gekommen (s. Kap. 13.5.2).

In unseren Breiten ist ein Kälteschutz praktisch immer erforderlich. In den Binnengewässern sind auch im Hochsommer nur die oberen Wasserschichten warm. Nach wenigen Metern nimmt die Wassertemperatur ab, zunächst langsam, an den Sprungschichten aber plötzlich und um mehrere Grad. Aber selbst für das Schnorcheltauchen in warmen Gewässern ist ein Kälteschutz oft unentbehrlich, da es beim Tauchen durch die langsameren Schwimmbewegungen und den längeren Aufenthalt im Wasser auch hier zu Unterkühlungen kommt.

Das Schema in Abb. 14-4 soll Anhaltspunkte für die nötigen Kälteschutzmaßnahmen beim Tauchen geben. Diese Aussagen beziehen sich auf die typischen Tauchgänge im Sporttauchen, die innerhalb von 60 Minuten abgeschlossen werden. Schon ab 28 °C ist ein dünner Neopren-Nasstauchanzug zu empfehlen. Mit sinkenden Temperaturen, aber auch mit größeren Tauchtiefen muss auch die Dicke des Anzuges zunehmen. Unterhalb von 20 °C soll der Kälteschutz neben dem Kopf auch Füße und Hände einschließen. Unterhalb von 14 °C muss der Kälteschutz besondere Qualitäten aufweisen. Ideal sind hier Trockentauchanzüge mit entsprechender Unterziehwäsche. Individuelle Unterschiede sind aber hier sehr groß. Auch die körperliche Belastung und die damit verbundene innere Wärmeproduktion muss mit berücksichtigt werden.

Bei Verwendung von Nasstauchanzügen kann es zu folgenden Erscheinungen kommen: Durch den engen Kontakt mit dem Körper und durch die Elastizität der Neoprenanzüge kann das Eindringen von Bakterien in die Haut begünstigt werden. Das Meerwasser enthält im Allgemeinen so gut wie keine pathogenen (krankmachenden) Keime. Werden aber Tauchanzüge zwischen den Tauchgängen

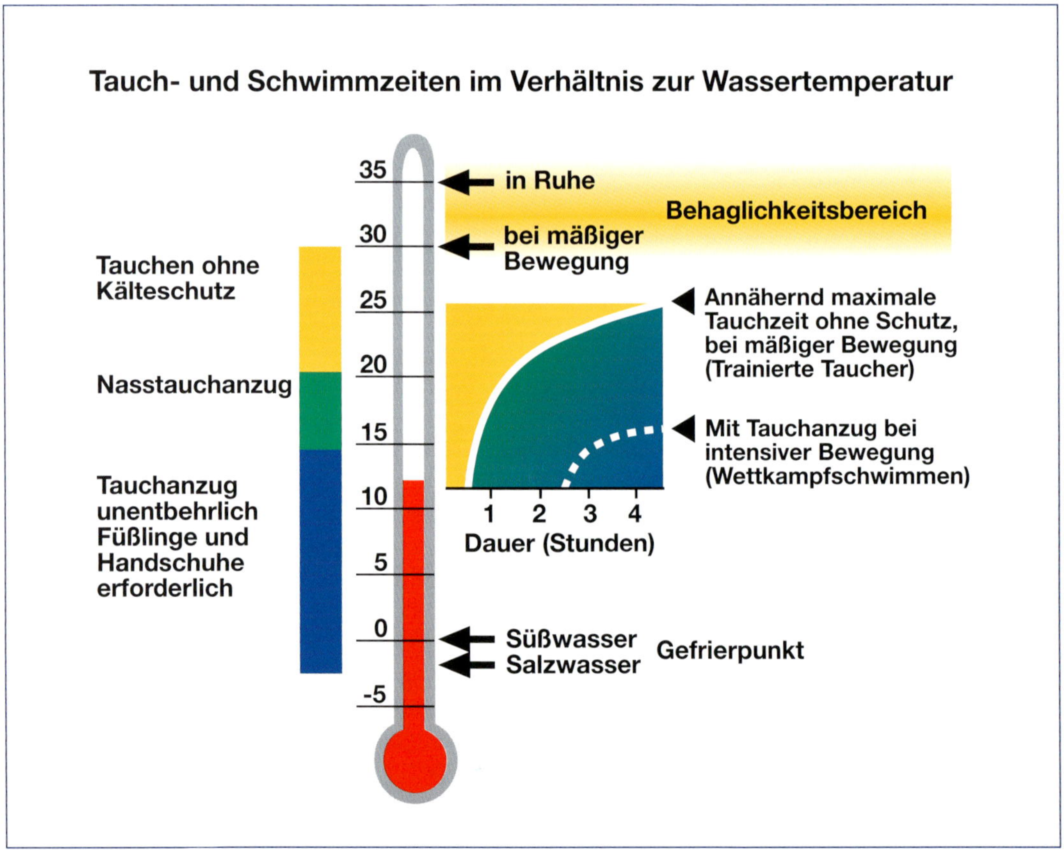

Abb. 14-4: Tauch- und Schwimmzeiten im Verhältnis zur Wassertemperatur.

nicht an der Luft getrocknet und aufbewahrt, sondern liegen sie – auch nach dem Trocknen – auf dem Boden (eines Bootes oder im Zelt) herum, so können sich pathogene Keime auf der Neopreninnenfläche ansiedeln, die dann nach Anlegen und beim Tauchen in die Hautporen einmassiert werden. Dadurch kommt es zu Pyodermien (Entzündungen mit Pustelbildungen). Durch entsprechende Behandlung der Tauchanzüge, notfalls durch Einstäuben mit desinfizierenden Pudern, lassen sich diese Erscheinungen verhüten.

Die Auswahl des angemessenen Kälteschutzes hängt von der individuellen Konstitution, der Aktivität beim Tauchen und von der Gewässertemperatur ab.

14.14 Verschiedene Kältewirkungen

Die unter dem Begriff **»Kälteagglutininkrankheiten«** zusammengefassten Krankheitsbilder spielen beim Tauchen praktisch keine Rolle. Vorübergehend kommt es kurz nach bestimmten Infektionskrankheiten (Viruspneumonie) zu vermehrter Antikörperbildung im Blut, die zu einer Zusammenballung der Blutkörperchen (Hämagglutination) führt. In seltenen Fällen sind derartige Antikörper dauernd im Blut vorhanden. Die Hämagglutinationen werden durch Kälte ausgelöst; ihre Symptome reichen vom harmlosen »Absterben der Finger« bis zum schweren Blutharnen. Gewöhnlich sind diese chronischen Krankheitsbilder den Betroffenen bekannt, sodass Kälteexposition bzw. Tauchen vermieden wird. Die **Kälteurticaria**, eine Nesselsucht, die ebenfalls durch Kälte ausgelöst wird, kann bei manchen Personen nach Infektionen oder bei Herdinfektionen beobachtet werden. Das Krankheitsbild ist im Grunde harmlos, kann aber u. U. zu einem vagovasalen Reflex führen (s. Kap. 19.6).

Bei diesen seltenen Erkrankungen könnte es also zu einem **Kälteschock** im Sinne eines allergischen Schocks kommen. Durch thermische Reize werden zwar verschiedene Reflexe ausgelöst; es ist jedoch fraglich, ob sie zu einem reinen Kälteschock führen können. Bekannt ist die Reaktion auf einen kalten Wasserstrahl in den Rücken. Über Thermorezeptoren in der Rückenhaut wird hierdurch ein Atemreflex ausgelöst, wobei es zum tiefen Einatmen und anschließend zu kurzem Atemstillstand kommt. Diese und vielleicht ähnliche, bisher unbekannte Reflexe können beim Durchtauchen von **Sprungschichten** eine Rolle spielen. Als Sprungschichten werden Schichten in Gewässern bezeichnet, in denen die Temperatur oft um mehr als 10 °C abfällt. Sie finden sich vor allem in den Binnengewässern und liegen in wechselnden Tiefen, die von der Jahreszeit abhängen. Die praktische Bedeutung der Sprungschichten und Kältereflexmechanismen wird aber oft überschätzt und ihre Auswirkung allzu bereitwillig als Ursache für unklare Todesfälle beim Tauchen angenommen. Auch beim Baden und Schwimmen treten plötzliche Todesfälle auf, die nicht durch Ertrinken entstehen und durch einen Reflextod erklärt werden (s. Kap. 19.6). Kälte- und Wärmeeinwirkung können dabei eine Rolle spielen. Diese Art Reflextod wurde bei Gerätetauchern bisher aber nie beobachtet.

Dagegen wird von Wilmshurst et al. eine Kältewirkung bei bestimmten Tauchern in britischen Gewässern beschrieben, die zu einem vorübergehenden **Lungenödem** und **Hochdruck** führt. Ein Lungenödem entsteht bei Druckerhöhung in den Lungenkapillaren, meist dann, wenn das linke Herz den venösen Rückfluss aus den Lungen nicht mehr genügend aufnehmen kann. Es kommt dann zu einer Durchtränkung der Lunge von Gewebsflüssigkeit mit Übertritt in die Alveolen.

Bei den elf untersuchten Tauchern im Alter zwischen 38 und 66 Jahren traten mehrmals Episoden von Lungenödem in kalten Gewässern (unter 12 °C) auf, nicht dagegen beim Tauchen im Mittelmeer oder Roten Meer. Die Taucher bekamen in der Tiefe Atemnot, Husten, manchmal mit Auswurf von Schleim oder Blut. In zwei Fällen kam es zu Bewusstlosigkeit. Nie wurde Wasser eingeatmet. Ein akutes Lungenödem konnte in diesen Fällen ärztlich sicher nachgewiesen werden. Die Symptome verschwanden meist ohne Behandlung innerhalb von 24 Stunden, bei einigen Tauchern schon bei Verlassen des Wassers. Bei eingehenden Untersuchungen konnte nachgewiesen werden, dass es nach Einpacken des Kopfs und des Nackens in eiskalte, nasse Tücher über fünf Minuten Dauer zu einer abnormen **Vasokonstriktion** – gemessen am Unterarm – kam und zu einer Blutdrucksteigerung, und bei neun der Untersuchten zu dem Zeichen einer Herzdekompensation, d.h. zu einer unzureichenden Pumpfunktion der linken Herzkammer. Die Untersucher führten dies bei den sonst herzgesunden Personen auf eine abnorme Gefäßreaktion zurück, auf normalerweise nicht krankmachende auslösende Momente, in diesem Fall die Kälte. Eine derartige Reaktion entwickelt sich offenbar erst im Lauf des Lebens. In Folgeuntersuchungen entwickelten drei Personen eine leichte **Hypertonie**. Bei keinem Taucher kam es zu Schmerzen in der Brust und bei allen blieb eine überdurchschnittliche körperliche Leistungsbreite bestehen. Zu Todesfällen kam es nie.

M. G. Hayward und W. R. Keatinge berichteten 1979 von einem Fall einer progressiven Unterkühlung im Wasser ohne Symptome. Bei einem gesunden 20-jährigen Mann konnte ein kontinuierlicher Abfall der Körpertemperatur in einem 29 °C-Wasserbad von 37,2 °C auf 34,7 °C nachgewiesen werden, ohne dass ein unangenehmes Kältegefühl entstand. Die Wärmemessungen ergaben, dass er nicht in der Lage war, seine Kerntemperatur durch eigene Wärmeproduktion und entsprechende Gefäßreaktionen in der Schale aufrechtzuerhalten. Die Untersuchungen wurden abgebrochen, weil Herzrhythmusstörungen auftraten. Die Autoren sind der Meinung, dass solche »stummen« Unterkühlungen eine Ursache der zahlreichen ungeklärten Bewusstlosigkeiten und Todesfälle von Tauchern in britischen Gewässern sein könnten.

15 Langzeiteffekte beim Tauchen
(von O. F. Ehm und J. Wenzel)

15.1 Mögliche Langzeitschäden

Im Juni 1995 löste eine Veröffentlichung von Reul und Mitarbeitern, verbreitet in der deutschen Laienpresse mit dem Tenor: »Macht Tauchen dumm?«, eine erhebliche Verunsicherung unter Tauchern aus. In der renommierten Zeitschrift »The Lancet«, London, hatten deutsche Neuroradiologen aus dem Klinikum Aachen über Untersuchungen an 102 Sportlern berichtet, von denen 52 Sporttaucher waren. Bei 27 der Taucher waren Veränderungen der weißen Hirnsubstanz und degenerative Schädigungen von Bandscheiben der Halswirbelsäule festgestellt worden. Bei den 50 Kontrollpersonen, meist Läufer oder Schwimmer, zeigten sich in nur zehn Fällen ähnliche Veränderungen. Die Taucher hatten wenigstens 40 Tauchgänge mit Druckluftgeräten innerhalb der letzten vier Jahre absolviert. Ihr Durchschnittsalter betrug 38,1 Jahre. Nach der Vorgeschichte waren andere Ursachen wie Gefäßerkrankungen, Migräne, Rauchen und Alkoholkonsum, die ebenfalls Schädigungen der Hirnsubstanz hervorrufen können, ausgeschlossen bzw. sie waren ohne signifikante Unterschiede zur Kontrollgruppe. Die Autoren kamen zu dem Schluss, dass langjähriges Sporttauchen **Schädigungen des Gehirns** und der **Bandscheiben** hervorrufen kann, selbst wenn in der Vorgeschichte keine Dekompressionserkrankungen bestanden. Sie unterstellten, dass die feststellbaren Gewebsveränderungen durch Mikrobläschen im Blutstrom verursacht worden seien.

Neu an dieser Untersuchung war, dass Sporttaucher mit der sehr kostenaufwändigen Methode der **Kernspintomographie** untersucht wurden. Bisher waren nur Berufs- und Sättigungstaucher auf diese Weise untersucht worden.

Die Kernspin-/Magnetresonanztomographie (MRT) – im Englischen Magnetic Resonance Imaging (MRI) – ist eine neuere Methode, die für die Darstellung von Geweben mit geringer Röntgendichte (»Weichteile«) geeignet ist, im Gegensatz zu Geweben mit größerer Dichte (z. B. Knochen), die mit den klassischen Röntgenverfahren gut darstellbar sind.

Das Prinzip der Kernspinresonanz ist folgendes: Atomkerne bilden durch die Bahndreh- und Eigendrehimpulse der Nukleonen ein schwaches Magnetfeld. Diesen Gesamtdrehimpuls nennt man Kernspin. Kerne mit einer ungeraden Zahl von Nukleonen, z. B. der Wasserstoff (H), haben ein magnetisches Dipolmoment. In einem starken Magnetfeld können deren Atomkerne sich in eine Vorzugsrichtung einstellen, wenn ein elektromagnetisches Hochfrequenzsignal eingestrahlt wird.

Beim Abschalten der elektromagnetischen Frequenzeinstrahlung verlieren die Atomkerne ihre Vorzugsrichtung wieder, dabei strahlen sie selbst kurzfristig elektromagnetische Wellen ab. Diese Resonanzsignale, die gemessen werden können, geben Rückschlüsse auf die »Spindichte«. Bei der Kernspintomographie (Tomographie = Schichtaufnahmeverfahren) werden durch eingestrahlte Radiowellen von geringer Intensität die Protonen im Organismus zur Kernspinresonanz angeregt, die besonders in wasser- und fettreichen Geweben konzentriert sind. Diese Signale werden von Empfängerspulen aufgenommen und durch Rechenoperationen eines Computers zu einem Schichtbild zusammengesetzt.

So können auf eine den Patienten schonende Weise röntgenähnliche Bilder von inneren Organen und dem zentralen Nervensystem ohne Behinderung durch Knochenstrukturen dargestellt werden, die für die Diagnose bestimmter Erkrankungen heute unentbehrlich geworden sind.

Die Ergebnisse von Reul und Mitarbeitern sind bisher von anderen Untersuchern nicht bestätigt worden. Von M. Knauth, Heidelberg, wurden 1997 100 Sporttaucher mit mehr als 160 Tauchgängen untersucht. Der Studiengruppe von M. Knauth, S. Ries und Mitarbeitern war aufgefallen, dass ca. 80% der von Reul beschriebenen Schäden bei etwa 30% der Untersuchten beobachtet worden waren. Da bei etwa 20 bis 30% aller Menschen autoptisch ein offenes Foramen ovale (im Englischen **patent foramen ovale** = PFO) (s. Kap. 22.6.2) besteht, könnte es sich bei den 30% Tauchern um Personen handeln, bei denen durch einen derartigen Shunt vermehrt Mikrobläschen in den arteriellen Kreislauf gelangt sind. Um diesem Verdacht nachzugehen, wurde in dieser Studie nicht nur eine MRT des Gehirns gemacht, sondern daneben auch untersucht, ob ein venös-arterieller Shunt vorliegt. Dazu wird ein handelsübliches Ultraschallkontrastmittel in die Vene injiziert. Mit einem Ultraschall-Doppler-Gerät wird gleichzeitig der arterielle Blutstrom in der mittleren Hirnarterie registriert.

Passieren Mikrobläschen das Lungenfilter, sind diese deutlich und sichtbar (mittels Ultraschall-Doppler-Verfahren) über der mittleren Hirnarterie wahrzunehmen. Somit lässt sich ein venös-arterieller Shunt sicher feststellen, wobei nur die Stelle des Kurzschlusses nicht definiert ist. Sie kann, und das ist meist der Fall, im Herzen durch ein offenes Foramen ovale gegeben sein, oder seltener durch Kurzschlüsse in Gefäßen des Lungenkreislaufs. Bei den bisherigen Untersuchungen zur Shunt-Problematik hat man sich überwiegend auf die echokardiografische Darstellung des Herzens konzentriert.

25 der untersuchten 87 Freizeittaucher hatten ein offenes Foramen ovale, davon 13 mit hämodynamischer Relevanz (das ist eine Auswirkung auf die Kreislauffunktion). Keiner der Taucher hatte in der Vorgeschichte einen Dekompressionsunfall. Mehrere Hirnläsionen fanden sich aber nur bei den Tauchern mit offenem Foramen ovale von hämodynamischer Relevanz. Vereinzelte Hirnläsionen im MRT sind auch bei Nichttauchern nichts Ungewöhnliches. Dagegen waren bei 22 von 25 Tauchern mit PFO und bei 10 von 13 mit einem Shunt von hoher dynamischer Relevanz keine multiplen Hirnschäden im MRT erkennbar, sodass die Autoren zu der Auffassung kamen, dass außer einem großen offenen Foramen ovale auch andere Faktoren für die Entstehung von Hirnläsionen eine Rolle spielen können. Andererseits sind solche Hirnveränderungen im MRT bei Tauchern nach neurologischer DCS nicht immer erkennbar.

Die von Reul festgestellten Schädigungen des Gehirns betrafen Sporttaucher. In früheren Untersuchungen mit der gleichen Methode bei Berufs- und Sättigungstauchern hatten sich keine signifikanten Unterschiede zu Kontrollpersonen ergeben. Reul bemerkt dazu, dass Sättigungstaucher meist mit Helium-Sauerstoff-Gemischen tauchen und die Tauchgänge technisch und ärztlich besser überwacht seien. Hierbei darf allerdings nicht übersehen werden, dass der durchschnittliche Sättigungstaucher nur sehr wenige Sättigungstauchgänge durchführt. In der Regel überbrückt er die Zeit zwischen zwei Sättigungskontrakten durch Drucklufttauchgänge, häufig mit der technisch anspruchsvollen Oberflächendekompression (s. u.), die am ehesten seiner Qualifikationsstufe entspricht. Gleichzeitig ist dies aber auch die Tauchtechnik mit dem höchsten Gefährdungspotenzial, sodass bei auftretenden Langzeitschäden in der Regel nicht auf die auslösende Tauchtechnik zurückgeschlossen werden kann.

Der erhebliche Unterschied in den Feststellungen von Hirnläsionen durch Reul et al., die sie bei 52 von 86 Tauchern fanden, im Gegensatz zu den Befunden von Knauth mit nur 11 Fällen von 87, könnte nach Knauth auch durch die unterschiedlich verwendeten Geräte bedingt sei. In den Bildern des von Reul verwendeten MRT-Gerätes können flüssigkeitsgefüllte Räume um die Gefäße als Hirnläsionen fehlgedeutet werden.

Alle mit der MRT gesehenen Veränderungen am zentralen Nervensystem sind zunächst anatomische Feststellungen, denen bislang keinerlei Funktionsstörungen zugeordnet werden können. Trotz mehrerer Millionen in der ganzen Welt durchgeführter MRT-Untersuchungen, besonders des Gehirns, ist bei dieser relativ jungen Methode die ganze Breite der Befunde, die noch im Normalbereich liegen, noch nicht festgelegt.

Die 1995 von Reul im MRT beobachteten Veränderungen der weißen Hirnsubstanz bei Freizeittauchern sind offenbar nicht so häufig, wie von ihm angenommen, mit mehr als der Hälfte der untersuchten Taucher. Nach der eingehenden Studie von Knauth (1997) waren diese nur in 13% von 87 Tauchern nachzuweisen. Mehrere Hirnschäden gleichzeitig waren nur bei Tauchern mit einem großen offenen Foramen ovale zu finden. Die klinische Bedeutung dieser Hirnschäden ist noch unklar und meist ohne erkennbare Veränderung der Hirnleistung.

1983 wurden von P. J. Polkinghorne mit der Fluoreszenzangiographie der Netzhaut Pigmentepithelveränderungen am Augenhintergrund beschrieben, die nach einjähriger Tauchpraxis bei 5 von 85 der Untersuchten und nach vierjährigem Tauchen in knapp der Hälfte der Fälle zu sehen waren. Wie von Reul wurden auch von Polkinghorne Zirkulationsstörungen für diese Veränderungen verantwortlich gemacht. Irgendeine Sehbeeinträchtigung bestand bei keinem der Taucher mit Augenhintergrundsveränderungen. Bei älteren Personen werden diese Veränderungen ebenfalls beobachtet.

Nun gibt es seit Jahrzehnten eine Vielzahl von Veröffentlichungen, bei denen dem Einfluss des Tauchens auf das **zentrale Nervensystem** mit anderen Untersuchungsmethoden nachgegangen wurde, verständlicherweise meist an Berufstauchern. Anlass zu solchen Untersuchungen waren zum Teil Beschwerden, die auf das Nervensystem zu beziehen waren, wie Stimmungsschwankungen, Konzentrations- oder Gedächtnisstörungen, Reizbarkeit und Müdigkeit; weiter neurovegetative Beschwerden wie Durchfälle oder Verstopfungen, Herzklopfen, Schweißausbrüche und Impotenz. Vergleichsstudien zeigten, dass solche Beschwerden bei Tauchern mit Dekompressionserkrankungen in der Vorgeschichte häufiger waren als bei Kontrollgruppen. Für Taucher ohne Dekompressionserkrankungen waren die Ergebnisse teils widersprüchlich, teils besser als bei nicht tauchenden Personen. Jedenfalls waren die Beschwerden nicht tauchspezifisch und konnten ebenso altersbedingt oder durch andere Einflüsse wie Alkohol oder Drogen hervorgerufen worden sein.

Demgegenüber fanden sich bei Untersuchungen von Tauchern, die bei Flugzeugunfällen ums Leben kamen, degenerative Schädigungen kleiner Arteriolen und kleine Nekrosestellen der weißen Hirnsubstanz. So weit feststellbar, hatte keiner dieser Taucher eine Dekompressionskrankheit durchgemacht.

Vergleicht man die bisherigen Feststellungen, so gibt es ebenso viele Befunde, die für eine Schädigung des zentralen Nervensystems sprechen wie solche, die dagegen sprechen. Es kann auch nicht ausgeschlossen werden, dass es durch eine »stumme« Dekompressionserkrankung, d. h. durch Mikrobläschen, die keine Erscheinungen hervorrufen, zu kleinen Schädigungen im zentralen Nervensystem kommt. Solche mit den verschiedensten Methoden feststellbaren Veränderungen haben aber keine klinische Relevanz, sie verursachen ebenso wie die von Polkinghorne gefundenen Veränderungen am Augenhintergrund keine Sehverschlechterung, wie die am Gehirn beobachteten Veränderungen keine sicher auf das Tauchen zu beziehenden Hirnleistungsstörungen hervorrufen. Das schließt nun nicht aus, dass durch die zukünftigen Untersuchungen Veränderungen nachweisbar werden, die durch das Tauchen verursacht werden. Wenn auch noch nicht alle Mechanismen bekannt sind, die bei der Dekompressionserkrankung zu Schäden führen, so ist doch erstens die Blockade von Gefäßendstrecken aufgrund der Gasblasen erwiesen und zweitens die Annahme einer primären Störung der Blutgefäßwand durch Blasen wahrscheinlich.

Durch eine Dekompressionserkrankung verursachte Rückenmarksschädigungen sind in der Regel reversibel; sie können meist durch rechtzeitige Rekompressionsbehandlung so ausgeheilt werden, dass keine oder nur noch unwesentliche Beschwerden übrig bleiben, vergleichbar etwa mit einem kleineren Herzinfarkt, der symptomlos ohne wesentliche Leistungseinschränkungen ausheilen kann.
I. Rozsahegy, Budapest, der seit Jahrzehnten auf dem Gebiet der Taucherkrankheiten tätig ist, hält die Bezeichnung Langzeitschädigung für unrichtig, da es offenbar nicht um eine Summation einer über längere Zeit anhaltenden Dauerwirkung geht, sondern es sich um eine Folge von einzelnen, latenten, ohne klinische Symptome entstandenen Dekompressionserkrankungen handelt. Das bedeutet, dass die Tauchdauer alleine keine neurologischen Defizite verursacht.
Eine sehr eingehende Fragebogenstudie wurde 2004 an schottischen Berufstauchern und Offshore-Arbeitern von J. Ross durchgeführt. In einer Kontrollstudie wurden auch MRT-Untersuchungen gemacht, wobei bei Tauchern mehr Änderungen in den weißen Hirnarealen gefunden wurden als bei Nichttauchern. In der Gruppe, die eine gewisse Vergesslichkeit angegeben hatten, ließen sich mit Wahrscheinlichkeit mehr Veränderungen finden als in der Gruppe, die keine Vergesslichkeit angegeben hatten. Insgesamt hatten die Taucher keine geringere gesundheitsbezogene Lebensqualität als die Offshore-Arbeitergruppe.

15.2 Erwiesene Langzeitschäden

15.2.1 Schädigungen am Nervensystem

Unbestritten sind Folgeschäden am Nervensystem nach einer nicht völlig behobenen Dekompressionserkrankung. Sie sind oft besonders ausgeprägt bei der arteriellen Gasembolie, wie sie nach Lungenüberdruckunfällen, aber auch bei Shunt zwischen venösem und arteriellem Kreislauf auftreten. Bläschen im arteriellen Kreislauf nehmen bei schnellem Aufstieg rasch an Größe zu. Aber auch kleine, so genannte stumme Bläschen können zu Nervenstörungen führen und zu dem Krankheitsbild der aseptischen Osteonekrose.

15.2.2 Die aseptische Knochennekrose

Als aseptische Osteonekrose (AON) wird der Untergang von Knochengewebe ohne (septische) infektiöse Ursache bezeichnet, auch als dysbare Osteonekrose (DON) bekannt. Dysbar ist das Adjektiv von Dysbarismus, das sind Krankheitszustände infolge Änderungen des Umgebungsdrucks. Die Bends sind eines der bekanntesten Symptome (s. Kap. 11.1.5). Hierunter werden heftige, stechende Glieder- und Gelenkschmerzen verstanden. Treten sie unmittelbar nach Tauchgängen auf, werden sie meistens in den Knie- und Schultergelenken angegeben. Diese Schmerzen, die durch Rheumamittel (z. B. Diclofenac) gut zu behandeln sind, bedeuten aber keine Osteonekrose. Ein sicherer Zusammenhang mit Bends und einer späteren Nekrose besteht ebenfalls nicht. Diese bildet sich erst nach Jahren, proportional zunehmend nach zehn Jahren Tauchdauer und bei Männern über 30 Jahren.
Das Vollbild einer aseptischen Osteonekrose (AON) ist oft durch Bewegungseinschränkungen und Gelenkschmerzen gekennzeichnet sowie durch einen gebeugten Gang, von dem sich wahrscheinlich die Bezeichnung Bends (vom Englischen to bend = beugen) ableitet. Diese Beschwerden sind dann durch eine sekundäre Arthrose bedingt, die von den meist schmerzlosen Nekrosen ausgelöst wurde.
Oft, aber nicht immer, waren der AON geringe und kleinere Gelenkbeschwerden der Vorgeschichte vorangegangen, aber nicht immer an denselben Stellen, an denen in früheren Zeiten Bends bemerkt worden waren.

15.2.3 Ursache der aseptischen Knochennekrose

Diese Ungereimtheiten im Auftreten der Osteonekrose lassen auch ihre ursächliche Entstehung noch im Unklaren. Für die akuten Gelenkschmerzen sind wahrscheinlich

Gasbläschen verantwortlich zu machen. Immerhin gehören Knochen, Knorpel und Bänder zu den »langsamen« Geweben mit der längsten Stickstoffhalbwertzeit. Für die Entstehung der sich langsam entwickelnden AON der Gelenke und gelenknahen Umgebung gibt es mehrere Hypothesen, wobei als primäre Ursache die Gasblasen am wahrscheinlichsten sind. So wird diskutiert, dass Gefäßembolien am Knochen nicht die alleinige Ursache sein können, sondern auch Gasbläschen in den Geweben, besonders im Fettmark, den Prozess einer Nekrose in Gang setzen können. Knochen mit hohem Fettgehalt im Mark wie Oberarm- und Oberschenkelknochen sind auch der Häufigkeit nach am meisten betroffen, seltsamerweise jedoch selten die Kniegelenke. Nach neueren Theorien haben Störungen des Blutdurchflusses, ausgelöst durch Zusammenballungen (Aggregationen) von Erythrozyten und Blutplättchen (Thrombozyten), oder auch ein Ödem im Knochenmark, das durch Druck die Durchblutung der Knochen stört und damit eine Stickstoffentsättigung verzögert, einen Einfluss auf die Entstehung der AON.
Tierversuche konnten zur Klärung der Entwicklungsursache nicht viel beitragen. Wahrscheinlich handelt es sich um einen Prozess, an dem mehrere Faktoren beteiligt sind, die aber offenbar zu einer örtlichen Hypoxie führen.
Aseptische Knochennekrosen können – wenn auch relativ selten – bei Nichttauchern als Begleit- oder Folgeerscheinungen verschiedener Krankheiten wie chronischem Alkoholismus, Pankreaserkrankungen, nach Frakturen und Traumen oder nach einer Langzeittherapie mit Cortison auftreten.

15.2.4 Häufigkeit und Verteilung

Als Krankheitsbild ist die AON bei Druckluftarbeitern schon lange bekannt. Ein Zusammenhang der Erscheinungen mit der Arbeit unter Überdruck wurde jedoch erst 1905 beschrieben. 1963 wurden von P. C. Alnor 63 Berufstaucher im Ostseebereich untersucht, bei denen in 50% der Fälle eine aseptische Osteonekrose nachgewiesen wurde. In England wurde sie 1971 bei 4,2% der Berufstaucher und in Amerika bei 900 Tauchern der US-Navy in 1,7% der Fälle festgestellt. In neuerer Zeit sind die Zahlen relativ genau bekannt, da es sich ausschließlich um überwachungspflichtige Berufstaucher handelte. Für 6000 Berufstaucher betrug die Häufigkeit der AON 1,9% im Jahre 1975 und 4,1% im Jahre 1981. Die leichte Zunahme wird auf eine Verbesserung der Diagnostik und Zunahme sogenannter **Oberflächendekompressionen** zurückgeführt, bei denen der Taucher nach Ableistung nur eines Teils der Dekompressionszeit an die Oberfläche aufsteigt und dann in einer Druckkammer die noch fehlende Restzeit verbringt, möglichst unter Sauerstoffatmung. Zwischen Beginn des Aufstiegs an die Oberfläche und Rekompression in der Druckkammer entstehen bei diesem Verfahren vermehrt Gasblasen, die sich zwar nicht unmittelbar durch Symptome bemerkbar machen und anschließend durch die Rekompression – also eine vorweggenommene Behandlung – kaschiert werden, aber durch die wiederholt auftretenden Mikroschädigungen der Gewebe möglicherweise zu Langzeitschäden führen.
Im Prinzip kann die AON schon nach einmaliger Druckexposition auftreten. So wurde bei fünf Matrosen eines 1931 gesunkenen U-Boots nach gelungenem Aufstieg bei drei Männern, die zwölf Jahre später untersucht werden konnten, Osteonekrosen festgestellt. Das U-Boot lag in 36,5 m Tiefe. Bevor die Matrosen aussteigen konnten, hatten sie zweieinhalb bis drei Stunden unter steigendem Luftdruck gestanden.
Nach einer britischen Studie traten AON mehr bei älteren Tauchern auf, die längere Tauchzeiten hatten. Statistisch hatten nur 0,4% der Drucklufttaucher, die nie tiefer als 50 m getaucht waren, Schäden. Bei Heliumtauchern, die nicht tiefer als 150 m getaucht hatten, lag der Prozentsatz bei 2,7%, er stieg auf 7,6% für Taucher, die tiefer getaucht hatten.
Im Allgemeinen kommt es bei Tauchern, die nie 30 m Wassertiefe überschritten hatten, zu keinen Schädigungen. Bei Tauchtiefen bis zu 50 m betrug die Prävalenz 0,8%, bei Tauch-

tiefen bis zu 100 m 1,6%. Selbst wenn die Prävalenz einer AON erst nach zehn Jahren Tauchen ansteigt, so lassen die angeführten Tauchtiefen erkennen, dass bei Freizeittauchern mit der Tendenz zu aggressiveren Tauchprofilen die bislang selten festgestellte AON in Zukunft häufiger werden könnte.
Die Lokalisation der AON zeigt bei Tauchern etwa folgende Verteilung:
Oberschenkelschaft 54%, -kopf 0,9%
Oberarmschaft 1,8%, -kopf 24%
Schienbeinkopf 18,0%.

15.2.5 Diagnose, Behandlung und Verhütung

Aseptische Knochennekrosen werden oft zufällig entdeckt. Wie erwähnt, besteht kein zwingender Zusammenhang zwischen Bends und AON. Allerdings wurde von A. A. Bühlmann bei 14 von 67 seiner untersuchten Taucher, bei denen später Nekrosen nachzuweisen waren, über zwei- bis dreimal aufgetretene heftige Gelenkschmerzen nach den Tauchversuchen berichtet.
Die Basisuntersuchung für die AON bleibt die Röntgenuntersuchung. Es vergehen allerdings viele Monate oder Jahre, bis sich röntgenologische Veränderungen zeigen. Nur in Zweifelsfällen sollte die Röntgenuntersuchung durch Computertomographien und Kernspinresonanztomographien ergänzt werden. Andere Untersuchungsverfahren, auch die Technetium-Szintigraphie, sind zu unspezifisch.
Eine Behandlung erübrigt sich, wenn die Nekrose stumm ist, d. h. keine Beschwerden verursacht. Diese treten in der Regel nur bei gelenknahen Läsionen auf, wenn durch die Strukturschwächung ein Einbruch der Gelenkoberfläche erfolgt. Nekrosen im Schaftbereich bleiben meist folgenlos. Bei Schmerzen kann eine HBO-Therapie versucht werden (s. Kap. 23). Bestehen schon größere Destruktionen im Sinne einer Gelenkarthrose, bleibt nur eine chirurgische Behandlung, eventuell durch einen Gelenkersatz, übrig.
Bei AON, die nicht nach Tauchen entstanden sind, hat sich in letzter Zeit eine HBO-Therapie sehr erfolgreich gezeigt. Von 75 abgeschlossenen Behandlungen konnte bei 64% der Kranken eine völlige Schmerzfreiheit erreicht werden (J. v. Reumont und A. Fabian, Druckkammer Heidelberg).

15.2.6 Hörschädigung

Hörstörungen kamen früher häufiger bei Helmtauchern vor und wurden auf Lärmeinwirkung zurückgeführt, entweder durch die in den Helm einströmende Spülluft oder durch pneumatisch oder hydraulisch betriebene Unterwasserwerkzeuge. Lärmeinwirkungen können als Berufskrankheit anerkannt werden. Weiteres zu Hörschädigungen s. Kap. 8.9.

15.3 Zusammenfassung

Als unbestrittene Langzeiteffekte gelten bislang die neurologischen Folgeschäden nach einer nicht völlig behobenen Dekompressionserkrankung, die aseptische Knochennekrose und Hörschädigungen.
Nach D. H. Elliott und R. F. Moon (1993) sind andere mögliche Langzeiteffekte als Studienergebnisse einer Berufsgruppe anzusehen. Die meisten Abweichungen, die nachgewiesen werden konnten, z. B. im EEG oder neuropathologische Veränderungen, haben keine feststellbare klinische Relevanz. Deshalb bleibt die Möglichkeit eines klinischen Syndroms bei Tauchern und Extauchern, bei denen keine Dekompressionserkrankung in der Vorgeschichte vorausgegangen ist, unbewiesen, seine Verbreitung ist unbestimmt und wahrscheinlich gering.
So der Stand der heutigen wissenschaftlichen Einschätzung. Dies schließt nicht aus, dass sich aus weiteren Ergebnissen der Forschung und aus Langzeitstudien weitere Krankheitsbilder herausschälen, die mit Sicherheit auf eine vorangegangene Tauchpraxis bezogen werden können.

Weiterführende Literatur

Edmonds et al s. Übersichtswerke.

Elliott, O. H. und Moon, R. E (1993): *Long-term health effects of diving,* In: Bennett P. und Elliott O., siehe Übersichtswerke

Knauth, M., Stefan Ries et al.: *Cohort study of multiple brain lesions in sport divers: Role of a patent foramen ovale.* BMJ (1997) Vol. 314. p. 701–705.

van Laak, U. (1991): *Die aseptische Knochennekrose beim Taucher und Druckluftarbeiter,* Caisson 6: 144–151

Reul, J., Weis, J., Jung, K., Willemes, K., Thron, A. (1995): *Central nervous system lesions and cervical disc herniations in amateur divers.* The Lancet, Vol. 345, 1403–1408

Reul, J. (1995): *Flug- und Reisemedizin Nr. 4, 31–33*

Ross, J. A. S. (2007): *Occ. Med.* 57: 254–261

Rozsahegy, I. (1994): Stellungnahme zu: W. Welslau: *Neurologische Defizite durch Tauchen,* Caisson 9: 125–127

Welslau, W. (1994): *Neurologische Defizite durch Tauchen*, Caisson 9: 27–35

16 Verletzungen und Vergiftungen durch Meerestiere

(von Matthias Bergbauer)

Gefahren beim Tauchen werden nicht selten gleichgesetzt mit gefährlichen Meerestieren – zumindest rangieren sie in der Vorstellung von Nichttauchern oder Tauchanfängern im Gefahrenspektrum ganz weit vorne. Zu seiner Pionierzeit vor wenigen Jahrzehnten galt Tauchen als ausgemacht abenteuerliches Unterfangen, die Meere schienen voller gefährlicher Kreaturen. Schauergeschichten aus dieser Zeit über hinterlistige Muränen oder allgegenwärtige, stets blutrünstige Haie spuken teilweise heute noch herum. Dazu kommt das Wissen um die Existenz exotisch-tödlicher Gifttiere. Doch heute betrachtet jeder, der einige Erfahrung beim Tauchen mitbringt, die Gefahrensituation völlig anders. Viele Millionen Tauchgänge pro Jahr weltweit zeigen, dass der Mensch selbst die größte Gefahr für sich ist. Nur ein außerordentlich geringer Teil der Unfälle beim Tauchen geht auf das Konto von Meerestieren. Und abgesehen von einigen sehr wenigen Unfällen mit Haien greift praktisch kein Meerestier den Taucher von sich aus, also unprovoziert, an. Allenfalls wird ein Revier verteidigt oder ein Tier setzt sich zur Wehr, wenn es unmäßig bedrängt wird.

So sind insbesondere auch Verletzungen durch Gifttiere als Unfälle zu bezeichnen. Keinesfalls liegen ihnen gezielte, etwa dem Beuteerwerb dienende Angriffe zugrunde. Ein Teil der Giftunfälle ist auf unbeabsichtigten Kontakt mit den betreffenden Tieren zurückzuführen. Nicht wenige werden jedoch verursacht, indem giftige Tiere provoziert werden, etwa durch Hantieren oder »Spielen« mit diesen, sei es aus Unkenntnis oder Leichtsinn. Giftige Meerestiere treten in praktisch allen von Tauchern besuchten Gebieten auf. Sie sind jedoch in tropischen Meeren zahlreicher und meist gefährlicher als in den gemäßigten und kühleren Regionen. Eine ausgesprochen große Zahl von Meeresbewohnern setzt Gifte ein: zum Beuteerwerb, zur Verteidigung, im Kampf um Raum. Die Zahl der für den Menschen relevanten Gifttiere im Meer ist dagegen überschaubar. Nur solche Vertreter werden in diesem Kapitel berücksichtigt. Ihr Wirkungsspektrum reicht von leichten Hautreizungen bis hin zu lebensbedrohlichen Vergiftungen, manchmal mit Todesfolge. Als Taucher sollte man zur eigenen Sicherheit Aussehen, Vorkommen, Lebensraum, Verbreitung und Verhalten der wichtigsten marinen Gifttiere kennen. Zusammen mit umsichtigem Verhalten unter Wasser und angemessen respektvoll-vorsichtigem Umgang mit giftigen Tieren ist dies der beste Weg, Giftunfälle zu vermeiden. Vorbeugung ist schon deshalb die beste Antwort auf Verletzungen durch Gifttiere, da sie sich in aller Regel weitab intensivmedizinischer Versorgung ereignen.

Eine rasche Erste Hilfe kann bei Verletzungen mit Gifttieren lebensrettend sein. Das Gleiche gilt für die Kenntnis eines zu erwartenden schweren Verlaufes und den konsequenterweise umgehenden Transport des Verunfallten zur nächsten Klinik. Nur für wenige Gifttiere gibt es ein Antiserum, welches eine spezifische Behandlung der Vergiftung ermöglicht. Größte Bedeutung bei Vergiftungen hat nach wie vor eine unspezifische Behandlung, die sich an den jeweils auftretenden Symptomen orientiert (symptomatische Therapie). Bei ernsthaften Vergiftungen kann dies nur in einer Klinik erfolgen. Die zu einigen Spezies angefügten Therapieratschläge stammen aus einer Artikelreihe in der Zeitschrift »Unterwasser« aus dem Jahre 2003 und wurden mit Prof. Mebs abgestimmt (s. Literaturhinweise am Ende des Kapitels).

So geeignet das Thema gefährliche Meerestiere für Emotionen, irrationale Ängste und Übertreibungen ist, realistisch betrachtet ist das Risiko schwerer Verletzungen, insbesondere für Taucher, vergleichsweise gering. Doch auch wenn die Gefahren bei weitem nicht so groß sind wie vielfach angenommen – Tatsache ist, dass von verschiedenen Meerestieren eine mögliche Gefahr ausgeht. Einige können ernsthafte, zum Teil tödliche Verletzungen bzw. Vergiftungen verursachen und sollten jedem Taucher bekannt sein, zumal es tatsächlich immer wieder zu Unfällen mit Meerestieren kommt.
Da Taucher mit gefährlichen und giftigen Meerestieren insbesondere auch in tropischen Gebieten konfrontiert werden, ist neben dem deutschen auch der englische Populärname der Tiere angegeben. Um Verwechslungen und Missverständnisse zu vermeiden, wird in Klammern zusätzlich jeweils der weltweit gültige (meist jedoch nur Fachleuten bekannte) wissenschaftliche Name angegeben. Kenntnisse über diese Tiere erhöhen eindeutig die Tauchsicherheit. Die wichtigsten werden in diesem Kapitel vorgestellt.

16.1 Haie *(engl.: sharks)*

Haie sind sicherlich die meist gefürchteten Meeresbewohner. Noch immer gelten sie vielen als die Bestien schlechthin, programmiert zu töten, was immer sie überwältigen können. Doch die vermeintlich allgegenwärtig hohe Gefahr steht im krassen Gegensatz zur geringen Zahl der Angriffe auf Menschen. Da jedoch über praktisch jeden bekanntgewordenen Zwischenfall berichtet wird, meist in reißerischer und die Ängste schürender Weise, entsteht der Eindruck, insbesondere tropische Meere seien voller Haie, die ständig auf der Suche nach Menschenfleisch ruhelos umherkreuzten. Dieses vollkommen verzerrte Bild wird den Haien in keiner Weise gerecht. Dem tief emotionalen Grauen, welches diese Tiere bei den meisten Menschen auslösen, kann auch nur schwer mit nüchternen Zahlen begegnet werden. Sicher ist, dass einige Haiarten gefährlich sind, dass jedes Jahr eine Reihe von Haiangriffen auf Menschen verzeichnet werden und einige davon Todesopfer fordern. Sicher ist aber auch, dass wesentlich mehr Menschen durch Blitzschlag sterben als durch Haiangriffe. Auch die Zahl der Todesopfer, welche allein der Straßenverkehr in Deutschland jährlich fordert, dürfte um ein Hundertfaches höher liegen als die weltweit verzeichneten tödlichen Haiangriffe im gleichen Zeitraum.
Dies rückt die Gefahr durch Haie in ihren Proportionen zurecht. Dennoch bleibt für Taucher ein Restrisiko bestehen, wenn auch nur ein ausgesprochen kleines. Neben unprovozierten gibt es eine beträchtliche Zahl von provozierten, also durch bestimmte Verhaltensweisen hervorgerufene Haiangriffe. Gewisse Grundkenntnisse über Haie und ihr Verhalten sind daher für jeden Sporttaucher sicherheitsrelevant.
Es gibt etwa 350 Haiarten. Das Spektrum umfasst den über 12 m erreichenden Walhai ebenso wie lediglich 50 cm kleine Arten. Haie sind fast ausnahmslos Fleischfresser, gerade der Walhai als der größte Vertreter ernährt sich jedoch von Plankton. Weniger als 10% aller Haie gelten als potenziell gefährlich, sie finden sich insbesondere in den beiden Familien Menschenhaie (whaler oder requiem sharks, *Carcharhinidae*) und Makrelenhaie (mackerel oder mako sharks, *Lamnidae*). Daneben gelten im geringeren Umfang einige Hammerhaie (hammerhead sharks, *Sphyrnidae*) sowie ein paar weitere Arten als möglicherweise gefährlich. Die meisten Haie, darunter die für den Menschen gefährlichen, sind ausgesprochen geschickte, schnelle und kräftige Schwimmer. Haie besitzen ein sehr gutes Sehvermögen. Über ihren ausgezeichneten Geruchssinn nehmen sie beispielsweise Blut noch in großer Verdünnung, also über größere Entfernungen, wahr. Zudem sind sie in der Lage, den Ursprung niederfrequenter Schwingungen zu orten. Dies erleichtert ihnen das Auffinden von Beutetieren, welche durch ihre Bewegungen solche Schwingun-

gen produzieren. Darüber hinaus verfügen sie über einen Sinn, mit dem sie elektrische Felder erkennen und selbst im Sand verborgene, schlafende Fische aufspüren.
Ihre Größe zusammen mit ihren hoch entwickelten sensorischen Fähigkeiten machen Haie zu äußerst effektiven und erfolgreichen Räubern. Doch selbst Begegnungen mit gefährlichen Haien verlaufen in den meisten Fällen ohne Zwischenfall. Grundsätzlich sollte man sich jedoch bei Haibegegnungen umsichtig und vorsichtig verhalten. Ein gesunder Respekt ist nie verkehrt.
Zu den mit Sicherheit gefährlichen Arten zählen der Weiße Hai (great white shark, white pointer, *Carcharodon carcharias*) sowie der ebenfalls zur Familie der Makrelenhaie gehörende Makohai (mako, *Isurus oxyrinchus*). Aus der großen Gruppe der Menschenhaie – sie haben die Körperform eines »typischen« Hais, elegant, kraftvoll, stromlinienförmig – kommen die meisten der für den Menschen gefährlichen Arten. Etwa die Hälfte aller Haiangriffe schreibt man einigen Vertretern dieser Familie zu. Einen besonders schlechten Ruf genießt der Tigerhai (tiger shark, *Galeocerdo cuvier*). Dieser bis gut 5 m große Räuber hat ein ausgesprochen großes Beutespektrum. Er frisst Fische, andere Haie, Rochen, Schildkröten, Delfine, Seevögel und selbst Abfälle. Er ist wohl mit Recht der gefürchtetste Hai, verantwortlich für vergleichsweise zahlreiche Angriffe auf Menschen mit Todesfolge. Zum Glück wird er von Tauchern recht selten gesichtet. Er kommt ebenso an äußeren Riffhängen wie im Flachwasser, in Sandbuchten und Lagunen vor.
Zu den potenziell gefährlichen Menschenhaien, die allesamt aktive Schwimmer sind, zählen beispielsweise der Bullenhai (bull shark, *C. leucas*) und der Silberspitzenhai (silvertip shark, *C. albimarginatus*), die beide in Küstennähe leben, wobei der Bullenhai sogar in Süßgewässer vordringt und als aggressiv bekannt ist. Ein typischer Bewohner der Hochsee und des freien Wassers ist der Blauhai (great blue shark, *Prionace glauca*), ein schneller und besonders eleganter Hai, der Menschen gegenüber schon mehrfach aggressiv aufgetreten ist. Besonders sei noch der Graue Riffhai (grey reef shark, *C. amblyrhynchos*) erwähnt. Diesem keineswegs scheuen Hai begegnet man als Taucher vergleichsweise häufig, gebietsweise fast mit Sicherheit. Er hält sich an den Riffen des Indopazifiks vom Flachbereich bis in große Tiefen auf. Meist verlaufen Begegnungen ohne jeden Zwischenfall, doch der Graue Riffhai scheint Taucher teilweise auch als Eindringlinge in seinem Revier zu betrachten. Jedenfalls zeigt er sich manchmal ausgesprochen neugierig bis aggressiv und schwimmt Taucher an. Dabei kann er einen als Drohgebaren gedeuteten, ungewöhnlichen Schwimmstil zeigen: Dieser ist gekennzeichnet durch übertrieben starke, S-förmige Seitenbewegungen mit deutlichen Pendelbewegungen des Kopfes. Spätestens dann sollte man sich, möglichst eine Deckung aufsuchend oder beibehaltend, zurückziehen, denn es kann durchaus geschehen, dass der Hai den Taucher anrempelt und auch zubeißt.
Haiangriffe sind in bestimmten Gebieten häufiger als in anderen, können aber prinzipiell in allen Meeren vorkommen. Ebenso können Angriffe zu jeder Tages- und Jahreszeit erfolgen. Oft werden jedoch am Nachmittag und am frühen Abend mehr Unfälle verzeichnet als zu den übrigen Tageszeiten, ebenso gibt es mehr Angriffe in den Sommer- als in den Wintermonaten. Dies muss jedoch nicht unbedingt nur das Verhalten der Haie widerspiegeln, sondern dürfte zumindest teilweise auch damit zu erklären sein, dass im Sommer und nachmittags wesentlich mehr Menschen schwimmen oder baden gehen als etwa im Winter oder nachts. Ebenso sind Haiangriffe von allen Wassertiefen, vom Flachwasser bis in größere Tiefen, beschrieben worden.
Es gibt kein berechenbares Angriffsmuster, doch es gibt Situationen und menschliche Verhaltensweisen, bei denen es immer wieder zu Unfällen kommt, da sie Angriffe provozieren. So ist es nicht verwunderlich, wenn am Boden liegende Haie, die von Tauchern angefasst oder am Schwanz gezerrt werden, sich

blitzschnell umdrehen und auch zubeißen. Wenn Taucher harpunieren oder speerfischen, kann dies Haie regelrecht anlocken und erregen. Niederfrequente Schwingungen, wie sie beispielsweise vom Zucken harpunierter Tiere ausgehen, nehmen Haie über größere Entfernungen wahr. Ebenso können sie selbst kleinste Blutmengen im Wasser erkennen und der Spur folgen. Oftmals galten die vermeintlichen Angriffe auf den Taucher den erlegten und in einem Netz oder Beutel am Körper befestigten Fischen.

Auch Haifütterungen sind nicht ohne Risiko. Hierbei werden viele Haie angelockt und oft geraten die Tiere durch Blut und Fleischreste im Wasser in einen wahren Fressrausch, im Englischen als feeding frenzy bekannt. Solche als Attraktion gedachten Szenarien sind nicht ungefährlich und gleichzeitig geeignet, das Bild von der blutrünstigen Bestie weiter zu pflegen.

Auch wenn ein Hai harpuniert wird, kann es selbstverständlich zu Unfällen kommen, da er wie jedes verwundete Raubtier rasend werden kann. Zu vergleichsweise geringen Verletzungen kam es schließlich schon mit kleinen Haiarten (etwa dem Schwarzspitzen-Riffhai), wenn diese von im Flachwasser Watenden aufgeschreckt wurden. Natürlich kam es auch schon zu Haibegegnungen und Angriffen, ohne dass diese durch leichtsinniges Verhalten mitverschuldet wurden. Manchmal haben angegriffene Taucher den Hai vorher nicht einmal gesehen.

Schon seit langem werden die verschiedensten Mittel zur Abwehr eines Haies ausprobiert. Absolut verlässliche und gleichzeitig sicher zu handhabende Haiabwehrmittel gibt es jedoch nicht. Unnötig zu erwähnen, dass Bissverletzungen durch Haie ausgesprochen schwerer Natur und auch tödlich sein können. Die Bisswunden sind wie alle blutenden Wunden zu versorgen. Neben der Verletzung dürften Schocksymptome die Regel sein. Die folgenden Verhaltensregeln können dazu beitragen, erst gar nicht in unangenehme Situationen zu geraten bzw. unbeschadet aus solchen herauszukommen.

- Am Boden ruhende Haie, auch kleine Arten, nicht anfassen.
- In Höhlen oder unter Überhängen ruhende Haie nicht bedrängen, Fluchtwege freilassen.
- Haie nicht füttern.
- Kein Speerfischen oder Harpunieren, weder von Haien noch von anderen Tieren (ist schon aus Umwelt- und Tierschutzgründen generell zu unterlassen).
- Keinen erlegten oder toten Fisch mitführen.
- Keine Essensabfälle vom Tauchboot werfen, wenn getaucht wird.
- Auch bei nur leicht blutenden Verletzungen das Wasser verlassen.
- Bei Annäherung möglicherweise gefährlicher Haie die schützende Riffwand oder Felsblöcke aufsuchen.
- Bei aufgeregten Schwimmbewegungen, übermäßiger Neugier oder Drohverhalten eines Haies das Revier bzw. das Wasser verlassen. Der Rückzug sollte zügig, aber nicht hektisch erfolgen; dabei nicht ins freie Wasser gehen, sondern möglichst in Deckung bleiben.

16.2 Muränen und Barrakudas

(engl.: moray eels, barracudas)

Die Kürze dieses Abschnitts spiegelt die äußerst geringe Gefahr durch diese Tiere dar. Muränen sind nicht aggressiv. Die wenigen beschriebenen Unfälle lassen sich fast immer direkt oder indirekt auf Fütterungsaktionen bzw. auf unmäßiges Bedrängen der Tiere zurückführen. Muränen haben kein besonders gutes Sehvermögen. Werden sie gefüttert, was in einigen Gebieten sogar als Touristenattraktion betrieben wird, kann es leicht zu Verwechslungen von Futter und Finger kommen. Wird an einem Riff regelmäßig gefüttert, verlieren die angefütterten Muränen die Scheu vor Tauchern. Neugierig-erwartungsvoll schwimmen sie einen Taucher auch dann an, wenn er gar kein Futter dabei hat. Auch hierbei kam es schon zu Verletzungen, die jedoch in keinem bekannten Fall bedrohlich waren. Verletzun-

gen riskiert man selbstverständlich auch beim Hineingreifen in die Wohnhöhle einer Muräne oder beim Versuch, das Tier aus seiner Behausung zu ziehen. Doch welches Tier würde dann nicht beißen?
Es gibt mehrere Barrakuda-Arten; mit bis zu 190 cm Länge ist der Große Barrakuda der größte Vertreter. Manchmal nähert er sich Tauchern und kann ihnen sogar ein Stück folgen. Doch trotz seines eindrucksvollen Gebisses gibt es keinen Grund, ihn zu fürchten. Nur beim Harpunieren bzw. beim Versuch, die Tiere zu füttern, ist es nachweislich zu Verletzungen gekommen.

16.3 Nesseltiere
(engl.: cnidarians, lat.: Cnidaria)

Charakteristisch für alle Mitglieder des Stammes der Nesseltiere ist der Besitz von Nesselzellen (Nematocyten). Diese im Tierreich einzigartigen Zellen werden ausschließlich von Nesseltieren gebildet und gehören zu den kompliziertesten Zellstrukturen überhaupt. Eine Nesselzelle enthält jeweils eine doppelwandige Nesselkapsel (Nematocyste oder Cnidocyste). Am außen liegenden Pol ist die innere Membran ins Kapselinnere gestülpt und läuft in einen langen, dicht aufgerollten, hohlen Faden aus. An der Außenseite der Kapsel befinden sich ein Deckel sowie ein haarförmiger Fortsatz (Cnidocil). Dieser fungiert als mechanischer Sensor, bei dessen Berührung die Nesselkapsel aufspringt. Chemische Stoffe, wie sie von der Beute ausgehen, können die Ansprechempfindlichkeit des Cnidocils erhöhen.
Bei der explosionsartigen Entladung der Nesselkapsel wird der im Kapselinneren liegende, fadenförmige Schlauch wie der Finger eines Handschuhs vollständig umgestülpt und nach außen geschleudert. Der gesamte Vorgang dauert nur etwa 0,003 Sekunden, wobei die 40.000-fache Erdbeschleunigung erreicht wird. Derart enorme Beschleunigungen sind in der Biologie einzigartig und ermöglichen es den Nesselkapseln, mit ihrem Schlauch mühelos in die menschliche Haut und selbst in harte Krebspanzer einzudringen. Der Nesselschlauch kann spiralig angeordnete, kleine Dornen tragen; zusätzlich kann er an seiner Basis mit größeren, stilettartigen Dornen bewaffnet sein. Schlagartig ausgestülpt, durchbohren die Stilette die Außenhaut eines Beutetieres und erleichtern als Bohrzähne das Eindringen des Schlauches. Abgespreizt dienen sie anschließend seiner Verankerung im Gewebe der Beute. Über den Schlauch wird das Giftgemisch, welches die Nesselkapsel ausfüllt, in den Körper der Beute injiziert.
Nach der Form des ausgestülpten Nesselschlauches und der Bedornung werden über 25 Kapseltypen unterschieden. Einige Kapseln injizieren kein Gift, sind aber dennoch am Beutefang beteiligt. Dies sind Haftkapseln, bei denen die Beutetiere an den klebrigen Fäden hängen bleiben, sowie Wickelkapseln, die mit ihrem Faden die Beute umschlingen. Nesselzellen dienen nur dem einmaligen Gebrauch, nach der Entladung der Kapsel werden sie funktionslos, abgestoßen und durch neugebildete ersetzt. Nesselzellen sind besonders an den Tentakeln konzentriert und dort oftmals in regelrechten Batterien zusammengefasst.
Doch längst nicht alle Nesseltiere stellen für den Menschen eine Gefahr dar. Bei vielen hat ein Kontakt keine Folgen oder verursacht lediglich geringe Reizungen an empfindlichen Hautpartien. Andere bewirken eher unangenehme bis schmerzhafte Nesselungen, die jedoch bei großflächigen Kontakten oder bei besonders empfindlichen Personen auch ernsthafter Natur sein können. Nur relativ wenige Arten sind für den Menschen wirklich gefährlich und können lebensbedrohliche Vergiftungen hervorrufen. Umfangreiche Vernesselungen durch solche Arten können tödlich sein. In den Nesselkapseln befindet sich ein Giftgemisch auf Proteinbasis. Die Toxine lassen sich bezüglich ihrer Wirkungsweise in zwei Gruppen unterteilen: Cytolysine und Neurotoxine. Die Ersteren greifen Zellmembranen an, machen sie durchlässiger und stören so vitale Zellfunktionen. Die Zellen können durch unkontrollierte Wasserauf-

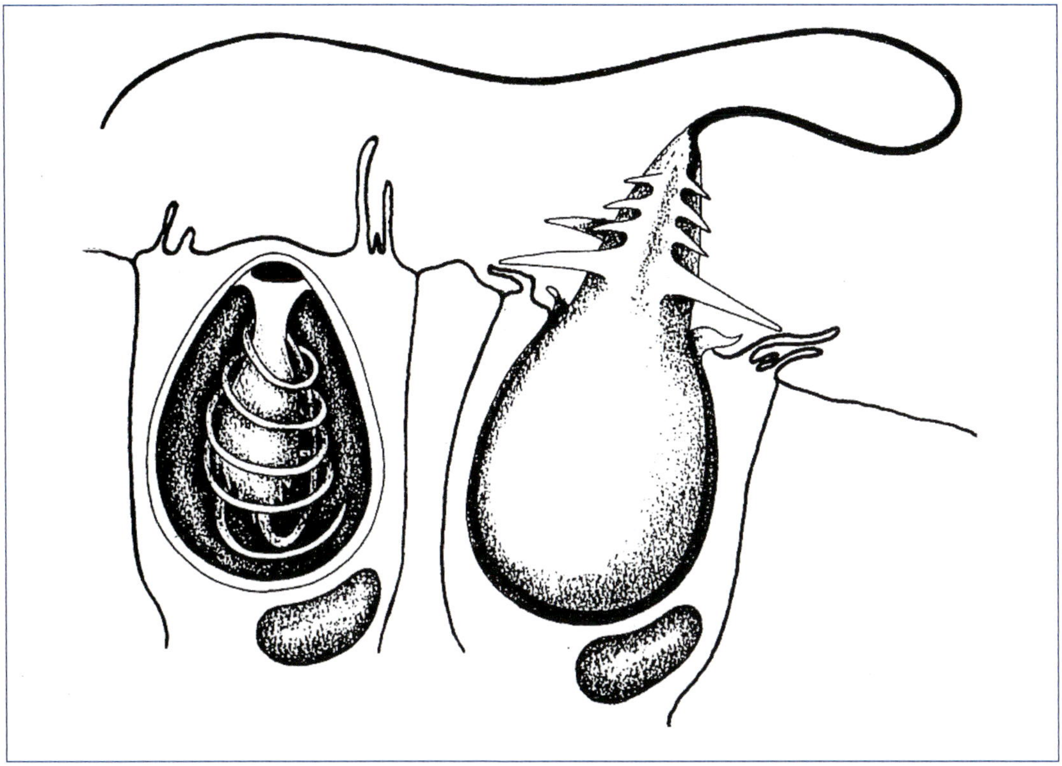

Abb. 16-1: Nesselzelle mit Nesselkapsel. Bei Reizung des Sinnesapparates der Nesselzelle entlädt sich die Nesselkapsel explosionsartig, wobei der im Ruhezustand (links) aufgerollte Schlauch nach außen geschleudert wird (rechts). Mit Hilfe stilettartiger Dornen durchbohrt er die Haut oder Kutikula des Beutetieres und injiziert das hochwirksame Nesselgift.

nahme platzen. Die Neurotoxine verhindern das Schließen der Natriumkanäle von Nerven- und Muskelmembranen und verursachen so eine Lähmung infolge Dauererregung.

Innerhalb des Spektrums der mehr oder weniger gefährlichen Arten ist die Ausprägung der Symptome bei einem Kontakt von mehreren Faktoren abhängig und kann von leichten Hautreizungen bis zur schweren, bei einigen wenigen Arten auch tödlich verlaufenden Vergiftung reichen. Die Reaktionen auf Nesselverletzungen sind abhängig von

- der Tierart (diese sind mehr oder weniger zahlreich mit Nesselkapseln bewehrt, die sich zudem in ihrer Nesselkraft deutlich unterscheiden),
- dem Ausmaß der Vernesselung, d. h. der Größe der betroffenen Hautfläche,
- der individuellen Empfindlichkeit des Verletzten gegenüber dem Gift,
- der Empfindlichkeit betroffener Hautpartien (Schleimhäute sind besonders empfindlich).

Vergiftungen durch Nesseltiere weisen eine für die weitere Behandlung äußerst wichtige Besonderheit auf. Bei anderen Gifttieren gelangt beim Vergiftungsvorgang einmalig eine mehr oder weniger große Menge Gift in den Körper. Nicht so bei Vernesselungen: Nach Kontakt mit einem Nesseltier kleben noch zahlreiche, nicht entladene Nesselkapseln, teils auch größere Tentakelstücke, auf der Haut. Es besteht die Gefahr, dass sich auch diese Nesselkapseln noch entladen. Daher kommt der richtigen Ersthilfe besondere Bedeutung zu. Sie entscheidet darüber, ob die Vergiftung begrenzt wird oder ob sich weitere

Nesselkapseln entladen und damit die Vergiftungssymptome verstärken.

16.3.1 Hinweise zur Behandlung von Nesselvergiftungen

Ein wesentlicher Bestandteil der ersten Hilfe ist daher, weitere Entladungen von Nesselzellen zu verhindern. Nicht selten werden jedoch vom Betroffenen bzw. von Helfern völlig ungeeignete Maßnahmen getroffen, die das Entladen der anhaftenden Nesselkapseln oftmals sogar fördern. Die folgenden Empfehlungen entsprechen dem gegenwärtigen, aus der Literatur verfügbaren Wissensstand. Unbedingt zu unterlassen ist danach das Aufbringen von Alkohol, das Spülen mit Süßwasser oder das Abrubbeln der Haut, etwa mit Handtüchern. Die Behandlung mit Alkohol wird insbesondere in älterer Literatur noch propagiert, führt aber mit Sicherheit zur Entladung von Nesselzellen.
Als geeignete Ersthilfe wird empfohlen

- das ausgiebige Spülen mit Meerwasser,
- anschließend das vorsichtige mechanische Entfernen von Tentakelresten (z. B. mit Pinzette oder Messerrücken),
- bei Vernesselung durch *Chironex fleckeri* (Würfelqualle): Spülen mit Haushaltessig

Bei schweren Vernesselungen durch gefährliche Arten kann die Frage von Überleben oder Tod durchaus eine Frage der richtigen und rechtzeitigen Ersthilfe sein.
Wiederholte Vergiftungen durch Nesseltiere können anscheinend zu einer höheren Empfindlichkeit (Sensibilisierung) der betroffenen Person führen. Dies kann bei nochmaligem Kontakt mit dem Nesselgift eine überschießende allergische Reaktion auslösen, die einen Kreislaufkollaps und Erstickungsgefahr durch Anschwellen der Luftröhre verursacht (anaphylaktischer Schock).

16.3.2 Feuerkorallen
(engl.: stinging coral, fire coral, lat.: Millepora-Arten)

Feuerkorallen gehören zu den Hydrozoen, Kolonien aus zahlreichen kleinen Polypen mit Arbeitsteilung. Sie scheiden ein hartes Kalkskelett ab, weshalb sie irrtümlich häufig für Steinkorallen gehalten werden. Feuerkorallen sind mit verschiedenen Arten in atlantischen und indopazifischen Riffen weit verbreitet. Es gibt krustenbildende sowie aufrecht stehende, netzartig verzweigte oder plattenförmige Kolonien. Sie sind gelbgrün bis gelbbraun gefärbt, nur die oberen Ränder bzw. Enden der Ästchen sind heller oder weiß. Die meisten Feuerkorallen siedeln bevorzugt im Flachbereich. An vielen Riffen sind sie ausgesprochen zahlreich und insbesondere im Bereich der äußeren Riffkante können sie ausgedehnte Bestände bilden. Die relativ glatte Oberfläche der Stöcke ist übersät mit winzigen Poren (millepora bedeutet tausendporig), die jeweils einen Polypen beherbergen. Wenn die Polypen nicht in die Poren zurückgezogen sind, erscheinen sie als heller Flaum auf der Oberfläche. Jeweils ein Fresspolyp ist von mehreren Wehrpolypen umgeben.
Nesselverletzungen durch Feuerkorallen sind wohl die häufigste Nesselvergiftung überhaupt. Alljährlich machen zahlreiche Taucher die schmerzhaft-unangenehme, prinzipiell jedoch ungefährliche Begegnung mit Feuerkorallen. Gefährdet sind Taucher und Schnorchler gleichermaßen, da die Korallen bereits in geringen Tiefen vorkommen.
Das Millepora-Gift enthält ein hochmolekulares Protein. Es ist offenbar an den auftretenden Reaktionen betroffener Hautpartien beteiligt, konnte bisher jedoch nicht näher charakterisiert werden. Die lokalen Symptome reichen von leichtem Jucken bis zu einem schmerzhaften Brennen. Damit verbunden sind eine leichte Schwellung, Hautrötung und eventuell auch Bläschenbildung. Ein Kontakt macht sich unmittelbar durch lokalen Schmerz bemerkbar, der jedoch in aller Regel nur von sehr kurzer Dauer ist. Rötung und ein unangenehmes Jucken können dagegen mehrere Tage oder Wochen andauern. Nur wenn empfindliche Hautregionen wie Lippen betroffen sind, kann es zu stärkeren Hautschädigungen kommen.

Verletzungsumstände und Vorbeugung

Schnorchler sind beim Gleiten über Riffdächer gefährdet. Taucher nesseln sich meist, wenn sie sich im Flachwasser-Bereich an Korallengestein festhalten oder abstützen. Auch sind kleinere Stöcke nicht immer leicht zu entdecken. So kommt es oft zu Vernesselungen an Handgelenken oder Handrücken. Bester Schutz sind ausreichender Abstand zum Korallenbewuchs, Festhalten nur an unbewachsenen Stellen und sorgfältige Tarierung. Tauchanzüge und selbst leichte Kleidung schützen effektiv vor Verletzungen.

Erste Hilfe

Allgemein sind Vernesselungen durch Feuerkorallen unproblematisch. Bei der üblicherweise leichten Hautreizung ist keine besondere Behandlung nötig. Betroffene Hautpartien gründlich mit Seewasser abspülen.

16.3.3 Seefarne

(engl.: stinging hydroids)

Im Indopazifik verbreitet sind die zarten, farnartigen Kolonien aus den Gattungen *Lytocarpus* und die etwas derberen, oft mit Algen verwechselten Aglaophenia-Arten, die ebenfalls zu den Hydrozoen gehören. Beispielhaft sei das Philippinen-Farn *(Lytocarpus philippinus)* genannt, welchem man im Roten Meer ebenso wie vor Australien begegnet. Die bis etwa 30 cm hohen Kolonien siedeln gerne an freistehenden Bereichen des Riffhangs, meist unterhalb von 5 m bis in größere Tiefen.
Eine Berührung geht mit einem sofort einsetzenden, brennenden Schmerz einher, der recht stark sein kann. Die sich in den nächsten Minuten einstellenden lokalen Symptome können neben Hautrötung und Schwellung auch blasigen Ausschlag umfassen. Blasen können sich auch noch nach Stunden bilden, die Rötung kann einige Tage andauern.

Verletzungsumstände und Vorbeugung

Berührungen mit den oft wenig auffälligen Seefarnen erfolgen meist unbeabsichtigt. Teilweise fassen Taucher die Kolonien in Unkenntnis an, zumal die zarten, zerbrechlichen Zweige einen völlig harmlosen Eindruck machen. Schon leichte Kleidung schützt effektiv. Seefarne nicht anfassen.

Erste Hilfe

In den meisten Fällen sind die Reaktionen leichter Natur und bedürfen keiner besonderen Behandlung. Betroffene Hautpartien sollten gründlich mit Seewasser gespült werden.

16.3.4 Portugiesische Galeere

(engl.: Portuguese man-of-war, bluebottle, lat.: Physalia physalis und P. utriculus)

Die Portugiesische Galeere ist kein Einzeltier, wie es die echten Quallen sind. Es handelt sich vielmehr um eine Hydrozoen-Kolonie, bestehend aus zahlreichen Individuen. Sie bilden einen freischwimmenden Polypenstock, deren Mitglieder in Arbeitsteilung verschiedene Aufgaben übernehmen. Das auffälligste Merkmal von Physalia ist die blauviolett schimmernde, sackförmig aufgeblähte Gasblase, mit deren Hilfe die Kolonie an der Wasseroberfläche treibt und mit dem Wind driftet. Unter diesem Schwimmfloß hängen die oft meterlangen, teils bis über 20 m messenden, tentakelartigen Stränge aus Polypenkolonien. Sie können spiralig eingezogen werden und sind dicht mit Nesselzellen bewehrt. Diese sind charakteristisch in knopf- oder bohnenförmige Gruppen zusammengefasst und so zu Nesselbatterien gebündelt. Fische, die in diesen tödlichen Schleier geraten, werden vom Gift augenblicklich gelähmt und anschließend zu den Fresspolypen transportiert.
Die Portugiesische Galeere ist eine Hochseeform der Tropen und Subtropen und wird an Riffen eher selten gesichtet. Winde und Strömungen können sie jedoch an Küsten verfrachten und in großen Mengen an den Strand spülen.
P. physalia hat ihre Verbreitung insbesondere in tropischen und subtropischen Bereichen des Atlantiks, kann jedoch bis ins Mittelmeer getrieben werden. Es ist das gefährlichste Nesseltier im Atlantik und dessen Nebenmeeren. Die pazifische Form *(P. utriculus)* ist etwas kleiner und hat im Gegensatz zur atlantischen Art neben mehreren kurzen nur einen langen Fangtentakel. Beim Kontakt mit ausgestreckten Tentakeln entstehen striemenartige, bei

kontrahierten Fangarmen charakteristisch perlschnurartige Nesselmuster auf der Haut.
Beim Gift handelt es sich um ein Gemisch verschiedener, jedoch nicht genau charakterisierter Proteintoxine, darunter das Physaliatoxin. Es erhöht die Durchlässigkeit von Muskelzellmembranen und ruft am Herzmuskel Rhythmus- und Reizleitungsstörungen hervor. Durch Zerstörung der Zellmembran (*Cytolyse*) setzt es aus so genannten Mastzellen, die im Bindegewebe über den ganzen Körper verteilt vorkommen, sehr wirkungsvoll Histamin frei. Dies verursacht u. a. eine Erweiterung der Blutgefäße und ist für allergische Reaktionen verantwortlich.
Der Kontakt mit Nesselzellen verursacht augenblicklich einen sehr starken, bei großflächiger Vernesselung extremen Schmerz, der sich oft rasch ausbreitet. Bei schwerer Vernesselung kommt es anschließend zu Hautnekrosen (Absterben von Hautzellen), Blasenbildung und juckenden Hautquaddeln (Nesselfieber, Urtikaria). Weiterhin können als allgemeine Symptome Schock, Erbrechen sowie Atem- und Kreislaufbeschwerden auftreten. Die wenigen bekannten Todesfälle sind auf Herz-Kreislaufversagen zurückzuführen.

Verletzungsumstände und Vorbeugung
Gefährdet sind vor allem Schwimmer, da die kleinen, bläulichen Gasblasen an der Wasseroberfläche leicht übersehen werden. Panikartige Bewegungen bei der augenblicklich äußerst schmerzhaften Vergiftung führen fast zwangsläufig zum Kontakt mit weiteren Nesselkapseln und damit zu großflächigen Vernesselungen. Doch auch Sporttaucher, die beispielsweise beim Ab- oder Auftauchen in die teils extrem langen Tentakel gerieten, erlitten schon schwere Vernesselungen. Von der Kolonie losgerissene, jedoch noch aktive Tentakel können im Wasser treiben und sind kaum zu erkennen. Auch an Strände gespülte Physalia stellen noch eine Gefahr dar. Die Nesselzellen sind sehr stabil und überstehen das Eintrocknen am Strand. Angespülte und eingetrocknete *Physalia* sollten daher nicht angefasst werden.
Tauchanzüge, auch so genannte »stinger suits« (sehr dünne Kunstfaseroveralls), bieten einen guten Schutz. Doch bleiben Hände und Gesicht frei und sind somit ungeschützt. Am Strand angeschwemmte Tiere sollten ein Alarmzeichen sein: in solchen Gebieten nicht schwimmen oder baden! Als Taucher von gesichteten Physalia Abstand halten.

Erste Hilfe
Das Wasser sofort verlassen – es besteht die Gefahr einer plötzlich eintretenden Bewusstlosigkeit mit der Gefahr des Ertrinkens. Beruhigend auf den Betroffen einwirken, der meist unter Schock steht und aufgrund starker Schmerzen irrational reagiert. Bewegungen vermeiden, sie verstärken den Schmerz. Noch auf der Haut klebende Tentakelreste vorsichtig abziehen, dabei Pinzette oder Handschuhe benutzen. Als Behelf kann auch Sand aufgetragen und, wenn er vollgesaugt ist, abgeschabt werden.
Bloß nicht: Kein Übergießen mit See- oder Süßwasser, kein Auftragen von Haushaltsessig, wie früher empfohlen. Diese Mittel scheinen das Entladen der Physalia-Nesselkapseln eher zu stimulieren.
Therapie: Eine spezifische Therapie, etwa ein Antiserum, gibt es für Physalia-Verletzungen nicht. Ärztliche Behandlungen müssen sich daher an den Symptomen orientieren. Auf Herz-Kreislauf-Probleme und plötzlichen Atemstillstand muss man vorbereitet sein.

16.3.5 Leuchtqualle
(engl.: mauve stinger,
lat.: Pelagia noctiluca)

Die Leuchtqualle ist ein Vertreter der Schirmquallen und weltweit in warmen und tropischen Gewässern verbreitet. Obwohl ein Hochseebewohner, tritt sie regelmäßig in Küstennähe auf, teils als Einzelexemplar, teils in großen Schwärmen. Vor einigen Jahren erregte sie Aufsehen durch Massenansammlungen in verschiedenen Gebieten des Mittelmeeres. Hier wird sie nicht selten auch von Tauchern beobachtet.
Leuchtquallen sind vergleichsweise leicht zu identifizieren und unverwechselbar. Ihr na-

hezu halbkugeliger Schirm hat einen Durchmesser von etwa 10 cm und ist etwas breiter als hoch. Die Außenseite des Schirms ebenso wie die Mundarme tragen rotbraune bis violette, längliche Nesselwarzen. Zentral hängen vier lappige Mundarme herab, der Schirmrand trägt acht fadenförmige, meist relativ kurze, mit Nesselkapseln bewehrte Tentakel. Die Färbung des Tieres ist etwas variabel und reicht von bläulich bis violett, teils auch mit Rosatönen. Der Name **noctiluca** bedeutet »nachts leuchtend« und bezieht sich auf die Eigenschaft, dass die Tiere bei Berührung ein allerdings nur im Dunkeln sichtbares Licht erzeugen.
Ein Kontakt mit den Nesselkapseln bewirkt einen sofortigen, stechenden Schmerz. Das Gift ist von Proteinnatur, ist jedoch nicht näher charakterisiert. Auf den betroffenen Hautpartien können sich Quaddeln und Bläschen bilden. Bei großflächigem Kontakt sind als allgemeine Symptome Übelkeit, Erbrechen, Kopfschmerzen und Kreislaufbeschwerden beschrieben worden. Auftretende Hautverletzungen heilen teilweise nur langsam. Intensivere Vernesselungen können durch Narbenbildung und Pigmenteinlagerung bleibende Spuren hinterlassen.

Verletzungsumstände und Vorbeugung

Durch ihr regelmäßiges Auftreten an Küsten und ihre weite Verbreitung sowohl im Atlantik als auch im Pazifik kommt es vergleichsweise häufig zu Vernesselungen. Betroffen sind vor allem Schwimmer und Badende. Als Taucher sollte man auf ausreichenden Abstand achten.

Erste Hilfe

Wasser verlassen, anhaftende Tentakelreste mit reichlich Meerwasser abspülen, ggf. vorsichtig mechanisch (Pinzette oder Messerrücken) entfernen. Bei ernsthafterer Vernesselung einen Arzt aufsuchen.
Unter den Schirmquallen befindet sich eine Reihe weiterer Vertreter mit ähnlich starker Nesselkraft wie die der Leuchtqualle. Es sind beispielsweise die Kompassqualle (compass jellyfish oder sea nettle, *Chrysaora hysoscella*), welche in europäischen Gewässern vorkommt oder die Haarqualle (hairy stinger oder lion's mane jellyfish, *Cyanea capillata*), welche in der Nord- und Ostsee sowie in kühleren Gebieten des Atlantiks und des Pazifiks anzutreffen ist.

16.3.6 Würfelqualle
(engl.: box jellyfish,
lat.: Chironex fleckeri)

Die verschiedenen Arten von Würfelquallen zeigen allgemein eine sehr heftige Nesselwirkung. Die bekannteste, weil gefürchtetste Art ist *Chironex fleckeri.* Sie ist das sicherlich gefährlichste Nesseltier und gehört zu den giftigsten marinen Tieren. Diese Art ist für zahlreiche schwerwiegende Vergiftungen, auch mit tödlichem Ausgang, verantwortlich. In Australien geht schätzungsweise jedes Jahr durchschnittlich ein Todesfall auf das Konto dieser Art. Ihr Vorkommen erstreckt sich von Queensland in Ostaustralien über Nordaustralien bis in den Westpazifik und soll bis zu den Philippinen und Malaysia reichen.
Die Würfelquallen zählen zu den kleineren Quallenarten. Die Höhe des kubischen, bläulich-transparenten Schirms kann bei *Ch. fleckeri* als relativ großem Vertreter der Würfelquallen jedoch bis etwa 15 cm erreichen. Er ist frei von Nesselzellen. Der untere Schirmrand trägt vier kurze Fortsätze mit jeweils bis zu 15 stark kontrahierbaren Tentakeln. Diese können über 2 m lang sein und sind dicht mit Nesselzellen besetzt. Chironex-Arten sind erstaunlich schnelle und geschickte Schwimmer, die abrupt die Richtung ändern können. Bei Berührung kontrahieren sich die Tentakel, was zu weiterem Kontakt mit zahlreichen Nesselzellen und massiven Entladungen führt.
Das Gift ist ein Gemisch aus verschiedenen Proteintoxinen, die noch nicht genauer charakterisiert sind. Neben hämolytischen (die roten Blutkörperchen schädigenden) Komponenten sind insbesondere die Herzmuskulatur angreifende Substanzen von Bedeutung. Ihre Wirkung scheint in einer starken Veränderung der Membrandurchlässigkeit zu liegen.

Eine Vergiftung geht mit einem unmittelbar auftretenden, sehr starken, brennenden Schmerz einher, der sich zunächst noch steigert. Lokale Symptome umfassen eine starke Hautrötung, striemen- oder leiterartige Nesselmuster, eine intensive Rötung der Haut, Schwellungen (Ödeme) sowie Blasenbildung und können bis etwa 14 Tage anhalten. Entstehende Hautschädigungen (Nekrosen) verheilen nur langsam. Irrationale, panische Reaktionen sind nicht selten. Je nach Umfang der Vernesselung kann es innerhalb von Minuten oder gar Sekunden zur Bewusstlosigkeit kommen. Schwere Vergiftungen können Schocksymptome, schwere Herz-Kreislaufstörungen sowie Tod durch Atemstillstand und Herzversagen verursachen.

Verletzungsumstände und Vorbeugung

Chironex wird innerhalb ihres Verbreitungsgebietes in küstennahen Gewässern gefunden. Hier tritt sie bereits im seichten Wasser an Sandstränden und geschützten Buchten auf. Auch Ästuare, Bereiche in denen sich Meerwasser mit Süßwasserzuflüssen mischen, gehören zu ihrem Lebensraum. In den meist trüben Küstengewässern dieser Regionen sind die transparenten Quallen praktisch nicht zu sehen. Es kommt immer wieder zu Massenauftreten an Australiens Stränden. Zu solchen Zeiten sind die Strände wegen »jellyfish alert« (Quallenalarm) gesperrt. Gefährdet sind in solchen Gebieten im Wasser Watende, Schwimmer sowie im Wasser spielende Kinder – in Australien die größte Risikogruppe. In den vor Australiens Küste liegenden Korallenriffen scheint *Chironex* nicht vorzukommen. Tauchanzüge und »stinger suits« schützen zwar, jedoch bleiben Gesicht und Hände unbedeckt und sind somit gefährdet. Bei Quallenalarm oder angespülten Quallen am Strand ist Schwimmen und auch schon jedes Waten im Flachwasser zu unterlassen.

Erste Hilfe

Wasser umgehend verlassen bzw. den Verletzten bergen (Gefahr des Ertrinkens durch plötzlich eintretende Bewusstlosigkeit). Umgehend die noch anhaftenden Nesselkapseln mit Haushalts-Weinessig bzw. 5%iger Essigsäure inaktivieren (steht in Australien an vielen Stränden bereit). Damit die betroffenen Stellen reichlich übergießen und Tentakel einweichen. Falls kein Essig zur Verfügung steht, die betroffenen Hautregionen mit reichlich Meerwasser übergießen. Auch Coca-Cola ist im Notfall geeignet: Es verhindert das Entladen weiterer Nesselkapseln, wenn auch nicht so effektiv wie Essig. Nach dem Spülen vorsichtig die Tentakelreste mechanisch entfernen (z. B. mit Pinzette oder Messerrücken). Beruhigend auf den unter extremen Schmerzen leidenden und entsprechend irrational reagierenden Verletzten einwirken. Bewegungen verstärken den Schmerz und sind zu vermeiden. Atem- und Kreislauffunktionen überwachen, ggf. Herz-Lungen-Wiederbelebung durchführen. Verletzungen sind in aller Regel sehr ernsthaft, daher umgehend Transport zur nächsten Klinik veranlassen. Für Vergiftungen durch *Chironex fleckeri* steht ein Antiserum zur Verfügung.

***Weitere Würfelquallen** (Cubomedusen)*

Die Würfelqualle *Chironex fleckeri* ist die gefährlichste Vertreterin ihrer Familie. Doch sind sämtliche Arten der Cubomedusen für ihr heftiges Nesselvermögen bekannt und teilweise für sehr ernsthafte Vernesselungen verantwortlich.

16.3.7 Blumentiere
(engl.: Anthozoa)

Zu den Blumentieren zählen u. a. Seeanemonen sowie Stein-, Weich- und Hornkorallen. Allgemein reicht deren Nesselkraft bei weitem nicht an die der gefährlichen Hydrozoen und Quallen heran und viele Arten sind für den Menschen völlig harmlos. Einige Seeanemonen (so Triactis-Arten) vermögen jedoch ähnlich den Seefarnen empfindlich zu nesseln. Auch die Wachsrose *(Anemonia sulcata)* kann an empfindlichen Hautregionen schmerzhaft nesseln. Berührungen, insbesondere unbekannter Arten, sollten daher vermieden werden.

16.4 Kegelschnecken
(engl.: cone shells, lat.: Conidae)

Unter den etwa 500 Arten Kegelschnecken (**Conus**) sind einige, die beim Menschen ernsthafte, auch tödliche Vergiftungen verursachen können. Die genaue Zahl der Conus-Arten ist unbestimmt. Innerhalb einer Art können Unterschiede in der Schalenform und im Farbmuster auftreten, was in der Vergangenheit dazu führte, dass die selbe Art oft mit mehreren Namen belegt wurde. Sämtliche für den Menschen gefährliche Arten bewohnen tropische und subtropische Meere des Indischen und Pazifischen Ozeans.

Alle Kegelschnecken leben räuberisch. Bezüglich ihrer Beute lassen sie sich in drei Gruppen einteilen: Eine stellt ausschließlich anderen Schnecken nach, eine zweite ernährt sich von verschiedenen Würmern und die dritte macht Jagd auf Fische. Die Überwältigung der Beute geschieht bei allen Arten nach dem gleichen Grundmuster: Mittels eines kleinen Pfeils am Ende des Schlundrohres harpunieren sie ihre Beute, wobei das Gift injiziert wird. Kegelschnecken verfügen über einen hoch entwickelten, komplizierten Giftapparat, der aus Giftdrüse, Giftblase und Radulasack mit Giftzähnchen besteht. Das vordere Ende der langen, schlauchförmigen Giftdrüse mündet in das Schlundrohr. Das hintere Ende des Drüsenschlauches erweitert sich zur muskulösen Giftblase, die als Pumpe dient und durch Kontraktion das Gift aus dem Schlauch zur

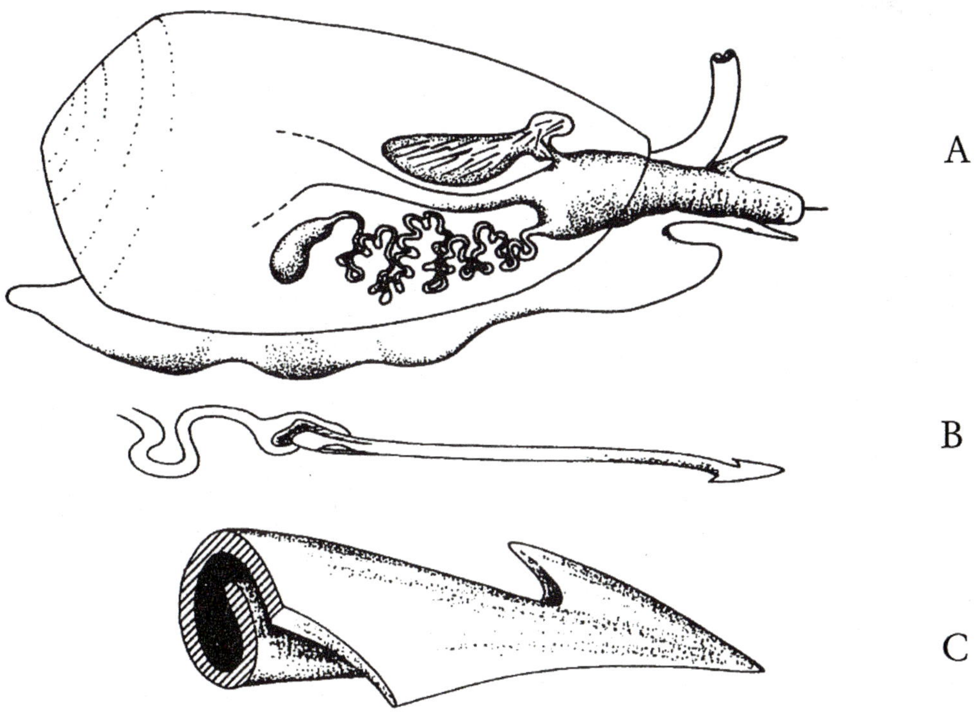

Abb. 16-2: Giftapparat einer Kegelschnecke. (A) Das in der schlauchförmigen Giftdrüse gebildete Toxingemisch wird in der Giftblase gespeichert und durch Kontraktion der Blase zum Schlund gedrückt. Hier liegt auch die Öffnung des Radulasackes, in dem die harpunenartigen Zähnchen gebildet und wie in einem Köcher aufbewahrt werden. Bei Bedarf wird eines zum Schlund transportiert, mit Gift geladen, bis zur Mitte des rüsselförmigen Schlundfortsatzes befördert und von dort in das Beutetier geschossen. Die hohlen, mit Widerhaken versehenen Giftzähnchen (B, C) werden von eingerollten Chitinplättchen gebildet.

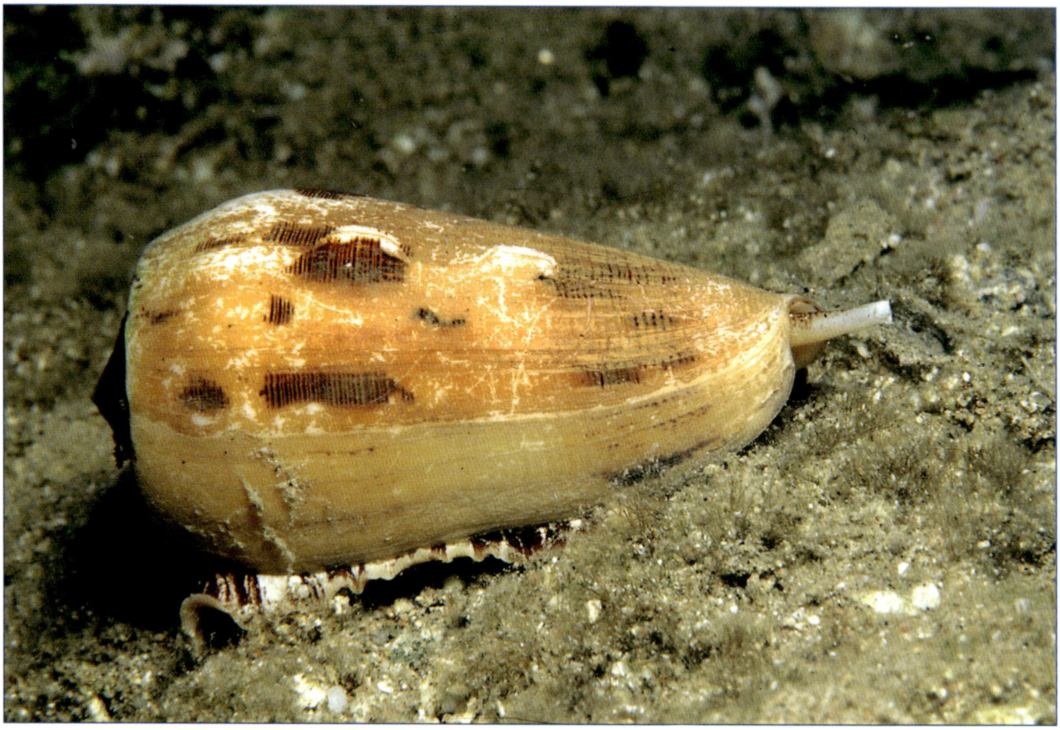

Abb. 16-2A: Kegelschnecke

vorderen Öffnung drückt. In deren Nähe liegt auch die Öffnung des Radulasacks, in dem die mehrere Millimeter langen Zähnchen gebildet und bis zum Gebrauch aufbewahrt werden. Über 50 dieser hohlen, harpunenartig geformten Chitinzähnchen können hier gelagert sein. Bei Bedarf wird einer dieser Pfeile mit Gift geladen und über den Schlund bis zur Spitze des rüsselartigen Schlundfortsatzes befördert. Von hier aus wird er mit hoher Geschwindigkeit in das Beutetier geschossen. Durch das injizierte Gift wird das Opfer rasch gelähmt und im Ganzen verschlungen. Jeder Zahn kann nur einmal genutzt werden.

Das Gift von Conus-Schnecken enthält eine Vielzahl pharmakologisch hochaktiver Verbindungen. Sie gehören zu den wirksamsten Toxinen überhaupt. Die einzelnen Gifte können sich aus über 50 Komponenten zusammensetzen. In der Hauptsache handelt es sich hierbei um kleine, nur 10 bis 30 Aminosäuren lange Eiweißverbindungen (Peptide). Jede Conus-Art scheint ein spezifisches Spektrum an Peptiden zu nutzen. Insbesondere unter den fischjagenden Kegelschnecken (etwa 50 Arten) befinden sich solche, deren Gift auch für den Menschen gefährlich ist. Bekannt in dieser Hinsicht sind beispielsweise *C. striatus, C. radiatus, C. magus* und insbesondere *C. geographus.* Letztere gilt als besonders gefährlich und ist für mehr tödlich verlaufende Vergiftungen verantwortlich als alle anderen Conus-Arten. Aber auch *C. textile* und *C. marmoreus,* Kegelschnecken, welche andere Schnecken jagen, haben schon tödliche Vergiftungen verursacht.

Die toxischen Peptide der fischjagenden Arten wie *C. geographus* sind besonders gut untersucht. Sie werden in drei Klassen eingeteilt und wirken jeweils hochspezifisch. Alpha-Conotoxine blockieren die Bindungsstellen des Neurotransmitters Acetylcholin an Nervenendplatten und unterbrechen so die Erregungsübertragung auf die Muskeln.

Die my-Conotoxine blockieren die Natrium-Kanäle der Muskelmembranen und hemmen dadurch an diesen die Bildung einer Erregung. Die omega-Conotoxine blockieren präsynaptische Calcium-Kanäle und verhindern damit die Freisetzung des Acetylcholin. So wird die neuromuskuläre Erregung gleich an mehreren Stellen gestört. Neben diesen bekannten Peptiden enthalten Conus-Gifte eine Reihe weiterer aktiver, an der Vergiftung beteiligter Peptide, deren Wirkungsmechanismus vielfach noch ungeklärt ist.
Durch die rasche Wirkung des Giftes werden Beutetiere innerhalb von Sekunden gelähmt. Beim Menschen kann ein Stich zunächst einen starken Schmerz im Bereich der punktförmigen Wunde auslösen, er kann jedoch auch unbemerkt bleiben. Nach kurzer Zeit stellt sich ein Taubheitsgefühl rund um die Einstichstelle ein, welches sich bald über die gesamte Extremität und eventuell darüber hinaus ausbreitet. Bei schweren Vergiftungen treten Lähmungen der Muskulatur auf: Es kommt zu Sehstörungen, Schwierigkeiten beim Sprechen, Bewusstlosigkeit und schließlich Tod durch Lähmung der Atemmuskulatur.

Verletzungsumstände und Vorbeugung

Eine Gefährdung von Menschen ist beim Hantieren mit den Schnecken und beim Sammeln gegeben. Aufgrund ihrer attraktiven, teils sehr feinen Zeichnung sind Conus-Schnecken beliebte Objekte bei Muschelsammlern sowie Souvenirkäufern. Die Schnecken sind überwiegend nachtaktiv, können aber auch tagsüber im Riff entdeckt werden. Sie halten sich zwischen Korallen, unter Felsblöcken sowie auf sandigen Böden auf, in die sie sich teilweise eingraben. Jedes Hantieren mit den oft nicht leicht zu unterscheidenden Arten sollte schon aus Gründen des Naturschutzes unterlassen werden. Achtung: Die Schnecken können sich so weit in ihr Gehäuse zurückziehen, dass es leer erscheinen mag! Kegelschnecken sind erstaunlich agil, sie können ihren Körper weit aus dem Gehäuse strecken und mit dem sehr beweglichen Schlundfortsatz auch den hinteren Teil des Gehäuses erreichen.

Erste Hilfe

Beruhigen des Betroffenen und rascher Transport zum Arzt. Bei Atemstillstand sofort künstliche Beatmung durchführen. Wenn möglich, Schnecke zur späteren Identifizierung mitnehmen. Aber Vorsicht: Sie kann weiterhin stechen – am besten in geschlossener Box transportieren.
Bloß nicht: Kein Ein- oder Ausschneiden der Einstichstelle, kein Abbinden der Extremität.
Therapie: Eine spezifische Therapie in Form eines Antiserums gibt es nicht. Die Behandlung richtet sich daher nach den Symptomen. Zu erwarten sind Atembeschwerden, Lähmungen und eventuell allergische Reaktionen. Auch bei leichten Vergiftungen ist der Patient über 24 Stunden kontinuierlich zu überwachen.

16.5 Kopffüßer
(engl.: cephalopods)

Zu den Kopffüßern zählen die bei Tauchern ebenso bekannten wie beliebten Kraken und Sepien. Sie bewohnen kühlere, gemäßigte und tropische Gebiete sowohl im Atlantik als auch im Pazifik. Regelmäßig kann man bei Tauchgängen im Mittelmeer den Gemeinen Kraken *(Octopus vulgaris)* und die Gemeine Sepia *(Sepia officinalis)* beobachten. Aber auch an tropischen Riffen, in der Karibik wie im Indopazifik, sind verschiedene Kraken- und Sepien-Arten anzutreffen. Mit ihren saugnapfbewehrten Fangarmen können sie ihre Beute ergreifen und festhalten. Insbesondere über riesige Kraken wurden früher Schauergeschichten verbreitet und auch heute werden gelegentlich in abenteuerlichen Erzählungen große Kraken wegen ihrer Fangarme und dem papageischnabelartigen Kiefer als bedrohlich dargestellt. Solche Berichte gehören in den Bereich der Märchen; selbst eindrucksvoll große Exemplare des Gemeinen Kraken greifen keinen Menschen an und sind völlig harmlos.
Es gibt jedoch Vertreter einer Gattung, die als Blauring-Kraken bezeichnet werden und über

ein ausgesprochen starkes Gift verfügen. Ihr Biss kann tödlich sein.

16.5.1 Blauring-Kraken

(engl.: blue-ringed octopus, lat.: Hapalochlaena-Arten)

Es existieren mindestens zehn Arten, die meisten sind wissenschaftlich noch nicht benannt. Erst in den 1950er-Jahren entdeckte man die Gefährlichkeit einiger besonders kleiner, recht attraktiver Oktopoden, den Blauring-Kraken. Ihr Körper ist meist nur bis 5 cm lang, die Armlänge beträgt bis zu 10 cm. Ihr Vorkommen erstreckt sich auf Gebiete des asiatischen Raumes, des Westpazifiks und Australiens. Die Tiere sind eher nachtaktiv, werden aber nicht selten auch am Tage angetroffen.

Wie alle Kraken führen sie eine eher versteckte Lebensweise. Sie kommen bereits im Flachwasser vor, in Gezeitenzonen, wo man sie in wassergefüllten Vertiefungen finden kann, ebenso wie in Korallenriffen. Erst bei Beunruhigung oder Erregung zeigen die Tiere die charakteristische Färbung mit blauen Ringen, in Ruhe sind sie braun mit allenfalls angedeuteten Ringen.

Allgemein besitzen Kraken zwei Speicheldrüsen, über die beim Biss ein Sekret mit Verdauungsenzymen und Proteingiften in die Beute, insbesondere Krebstiere und Muscheln, gepresst wird. Nur das Sekret der beiden Blauring-Octopoden enthält jedoch ein für den Menschen hochwirksames Gift. Das darin enthaltene Toxin wurde bei seiner Entdeckung nach dem Artnamen als Maculotoxin bezeichnet. Später konnte gezeigt werden, dass es mit dem schon länger bekannten Tetrodotoxin identisch ist, einem der wirksamsten marinen Toxine. Es kommt in einer Reihe ganz unterschiedlicher Meerestiere vor, wie z. B. in Kugelfischen. Offenbar produziert keines dieser Tiere das Toxin selbst. Vielmehr

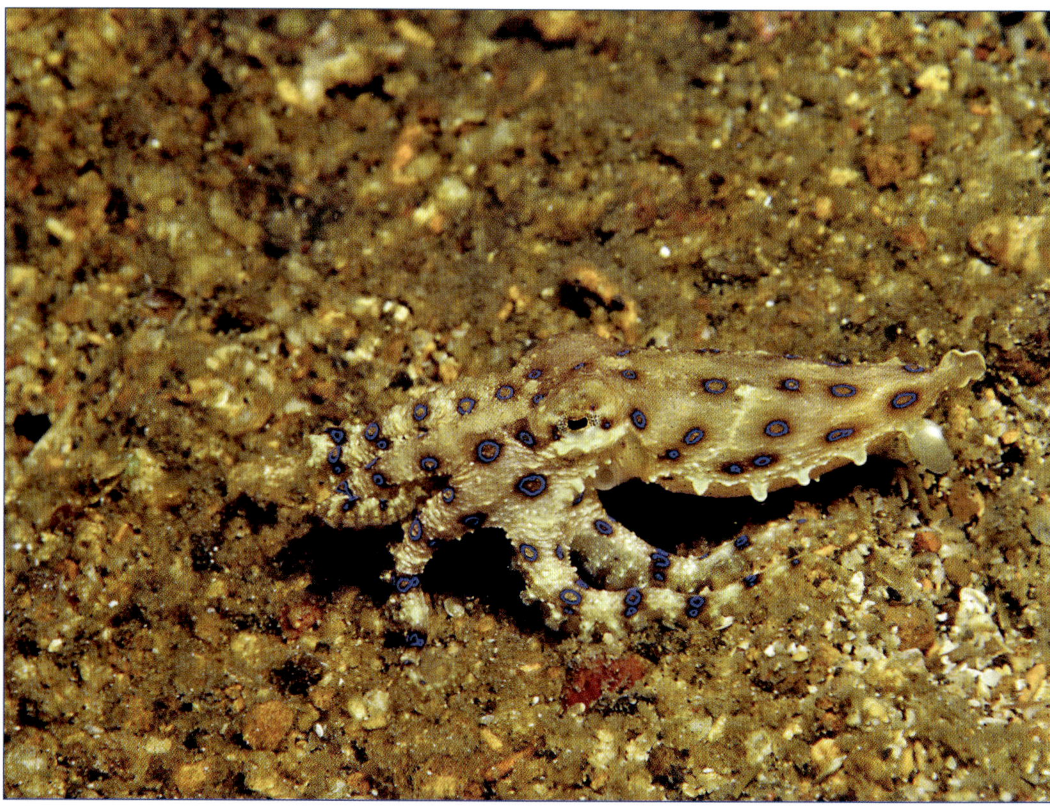

Abb. 16-2B: Blauringkrake

nehmen sie es über verschiedene Bakterien auf, welche das Tetrodotoxin herstellen. Es dient den tetrodotoxinhaltigen Tierarten meist wohl zum passiven Schutz vor Fressfeinden – mit Ausnahme der Blauring-Octopoden. Als einzige setzen sie das Gift aktiv über ihren Biss ein, wodurch ihre Beute rasch gelähmt wird. Der Angriffspunkt des Tetrodotoxin sind die Natrium-Kanäle erregbarer Nerven- und Muskelmembranen. Sie blockieren diese Kanäle, was die Erregbarkeit der betreffenden Membranen und damit letztendlich Muskelkontraktionen verhindert.
Die Symptome einer Vergiftung sind zunächst Schwächegefühl, Schwindel, ein leichtes Prickeln insbesondere in Zunge und Lippen. Die Empfindung geht bald in ein Taubheitsgefühl über, welches sich über die Extremitäten ausbreitet. Dazu tritt häufig Übelkeit auf. Es folgen Muskellähmungen, die sich zunächst in Schwierigkeiten bei der Motorik, beim Sprechen und Atmen bemerkbar machen. Hinzu kann ein plötzlicher Blutdruckabfall kommen. Eine vollständige Lähmung der Atemmuskulatur ist für Todesfälle verantwortlich.

Verletzungsumstände und Vorbeugung

Zu Vergiftungen kommt es beim Anfassen und Spielen mit den Tieren, die man beim Tauchen im Riff oder bei Niedrigwasser auch am Strand findet. Der Krake fühlt sich bedrängt, ist erregt und beißt zu. Meist wird der Biss gar nicht bemerkt. Artkenntnisse sind der beste Schutz. Vergiftungen geschehen meist aus Unwissenheit um die Giftigkeit. Nicht mit dem Tier spielen, weder unter noch über Wasser.

Erste Hilfe

Wasser verlassen, möglich schnell ärztliche Hilfe aufsuchen.
Bloß nicht: Wunde nicht ein- oder ausschneiden, auch nicht aussaugen.
Therapie: Lebensbedrohliche Vergiftung! Bei einsetzenden Atembeschwerden umgehend Intubieren und Beatmen. Bei Blutdruckabfall (kann plötzlich auftreten) Noradrenalin (i. v.) applizieren. Ein Gegengift gibt es nicht. Beatmung ist solange durchzuführen, bis Spontanatmung erfolgt, oft schon nach wenigen Stunden (Giftwirkung ist reversibel). Keine Spätschäden, es sei denn, es kam zu Atemstillstand (Hirnschäden durch Sauerstoffmangel).

16.6 Borstenwürmer *(engl.: bristleworms, lat.: Polychaeta)*

Borstenwürmer stellen eine sehr große, fast rein marine Klasse dar, von denen einige bei Berührung schmerzhafte Hautverletzungen hervorrufen können. Sie werden unter dem Populärnamen Feuerwürmer (fire worms) zusammengefasst. Hierzu zählen Vertreter der Gattungen *Hermodice, Eurythoe* und *Chloeia*. Besonders bekannt und weit verbreitet ist der Feuerwurm *Hermodice carunculata*. In der Karibik ist er nicht selten und im Mittelmeer kann man ihn teilweise recht zahlreich in den Felsgebieten antreffen. Feuerwürmer besitzen an jedem ihrer zahlreichen Körpersegmente jeweils ein Paar sehr kleiner, kaum sichtbarer Stummelfüßchen, die sich in einen oberen und einen unteren Ast verzweigen. Jeder dieser Äste trägt auffallende Borstenbündel, sodass entlang beider Körperseiten jeweils eine Doppelreihe dieser »Feuerborsten« verläuft. Die Borstenbüschel können durch Muskeln bewegt werden. Fühlt sich der Wurm bedroht, fährt er die Borsten ruckartig aus. Sie sind hohl, spitz, glashart, brüchig und bei einigen Arten mit Widerhaken versehen. Die Borsten dringen leicht in die Haut ein, brechen ab und verursachen einen brennenden Schmerz. Die betroffenen Stellen sind gerötet und leicht geschwollen. Hierbei handelt es sich jedoch nicht um eine Vergiftung, sondern um eine Fremdkörper-Reaktion wie nach dem Kontakt mit Glaswolle.

Verletzungsumstände und Vorbeugung

Verletzungen können sich beim unbedachten Abstützen am Felsgestein, beim Umdrehen von Korallenschutt oder Geröll sowie beim Hantieren mit den Tieren ereignen. Keine

Borstenwürmer, gleich welcher Art, anfassen. Vorsicht beim Abstützen an Felsen, insbesondere beim Umdrehen von Steinen.

Erste Hilfe

Man sollte versuchen, in der Haut steckengebliebene Borsten zu entfernen. Dazu empfiehlt sich das behutsame Auflegen und anschließende Abziehen eines Klebebandes. Die betroffenen Stellen danach mit Alkohol (über 40%ig) desinfizieren.

16.7 Dornenkronenseestern *(engl.: crown-of-thorns starfish, lat.: Acanthaster planci)*

Seesterne gehören im Allgemeinen nicht zu den Meeresbewohnern, denen besondere Aufmerksamkeit gezollt wird. Der Dornenkronenseestern macht da eine Ausnahme. Er hat sogar regelrechte Berühmtheit erlangt und wird intensiv untersucht. Es ist sein gelegentliches Massenauftreten, verbunden mit seiner Fähigkeit, Steinkorallen zu fressen, weshalb ihm sowohl Wissenschaftler als auch die Medien besorgte Aufmerksamkeit schenken.

Doch dieser bemerkenswerte Stachelhäuter verdient in zweifacher Hinsicht Beachtung. Als einziger Seestern verfügt er über kräftige, sehr lange Stacheln, die von giftigem Drüsengewebe überzogen sind. Die Dornenkrone bewohnt Korallenriffe im gesamten Indopazifik und ist einer der größten Seesterne weltweit. Der Durchmesser beträgt durchschnittlich gut 30 cm, kann aber auch bis zu 60 cm erreichen. Die Zahl der Arme variiert und kann bis zu 23 betragen. Rücken und Arme sind dicht mit harten, spitzen, bis 5 cm langen Kalkstacheln bedeckt. Sie sind von einem drüsenreichen Gewebe überzogen, welches ein Proteingift enthält. Eine Verletzung an diesen Stacheln ist äußerst schmerzhaft. Dabei reißt die giftführende Gewebehülle auf, wodurch das Gift in den Körper gelangt. Teile des Drüsengewebes verbleiben in der Wunde, oft brechen auch die Stachelspitzen ab und bleiben ebenfalls in der Stichwunde zurück.

Die Verletzungen verursachen einen lokalen Schmerz, der in der Regel nach einigen Stunden wieder abklingt. Das Gewebe um die Einstichstelle herum schwillt an und ist gerötet. Insbesondere bei stärkerer Verletzung durch mehrere Stacheln sind die Schmerzen recht stark und es können Begleitsymptome wie Übelkeit und Kreislaufbeschwerden auftreten. In der Wunde verbliebene Stachelreste komplizieren den Heilungsprozess und können Gewebswucherungen (Fremdkörpergranulome) auslösen.

Verletzungsumstände und Vorbeugung

Dornenkronenseesterne sind gebietsweise regelmäßig anzutreffen. Vorsicht beim Waten im seichten Wasser und beim Springen vom Boot. Auch Schnorchler, die sich im flachen Wasser bewegen, laufen Gefahr, in die Dornen zu treten. Taucher sollten diese Tiere grundsätzlich nicht anfassen. Das Töten der Tiere als vermeintliche »Riffzerstörer« in unkoordinierten Einzelaktionen ist zum einen völlig sinnlos, zum anderen verletzt man sich dabei leicht. Die Stacheln durchdringen Handschuhe ebenso wie dünne Sohlen von Badeschuhen.

Erste Hilfe

Wasser verlassen, eventuell in der Haut steckende Stachelreste vorsichtig mit Pinzette entfernen (Achtung: zerkrümeln leicht). Betroffene Bereiche mit Alkohol desinfizieren.

Bloß nicht: Tief eingedrungene Stachelreste nicht selbst herausschneiden oder versuchen, sie durch Klopfen und Pressen zu zerkleinern. Solche Reste werden meist verkapselt und bilden Knoten unter der Haut.

Therapie: Einer besonderen Therapie bedarf es in den meisten Fällen nicht. Lokalanästhetika (z. B. Lidocain) können bei starken Schmerzen versucht werden, sind jedoch nur kurzzeitig wirksam. Stachelreste soweit wie möglich entfernen, u. U. empfiehlt sich eine röntgenologische Untersuchung. Stachelreste können granulomatöse Gewebswucherungen hervorrufen, die oft druckempfindlich sind und später chirurgisch entfernt werden müssen.

16.8 Seeigel

(engl.: sea urchins, lat.: Echinoidea)

Seeigel bewohnen alle Weltmeere und kommen vom Seichtwasser bis in die Tiefsee vor. Viele Arten tragen harte, spitze, mehr oder weniger lange Stacheln. Sie können leicht in die Haut eindringen und abbrechen. Verletzungen durch Stacheln sind meist schmerzhaft. Bruchstücke der Stacheln bleiben oft im Gewebe zurück. Derartige Verletzungen sind nicht gerade selten und im Allgemeinen zwar unangenehm, aber nicht bedrohlich. Besonders gefürchtet sind Diadema-Seeigel. Vertreter dieser Familie haben besonders lange, nadelspitze Stacheln. Sie sind hohl, können tief in das Gewebe eindringen und brechen sehr leicht ab. Die Schmerzen sind stärker, als man es von der mechanischen Stichverletzung erwarten würde. So wird eine Giftwirkung nicht ausgeschlossen. Die hohlen Stachel sind mit einer bläulichen Flüssigkeit gefüllt, die in der Stichwunde verbleibt und sie schwarzblau färbt. Die Schmerzen halten meist nur wenige Stunden an, die Einstich-

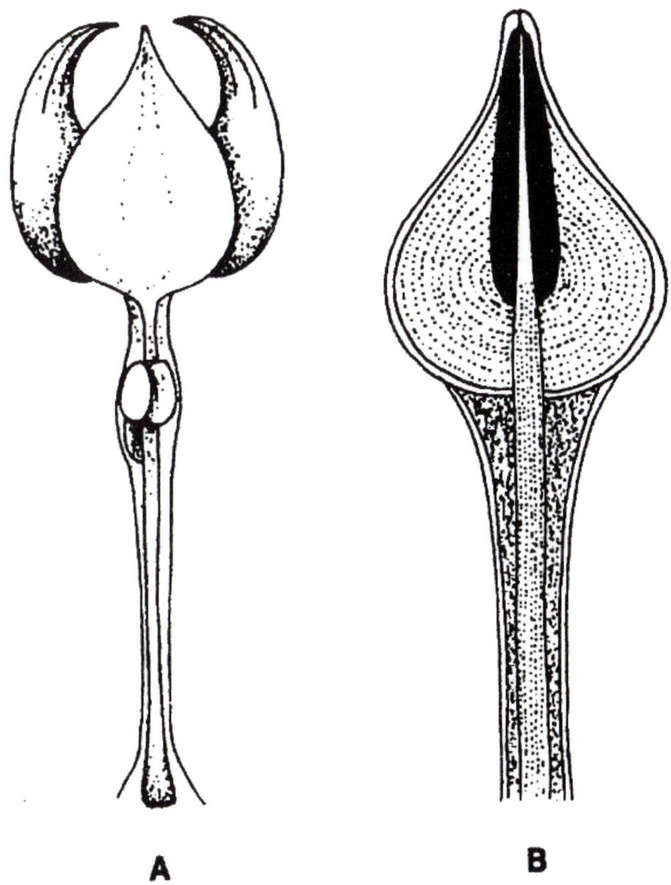

Abb. 16-3: Giftapparat von Seeigeln. Giftzangen-Seeigel besitzen klauenförmige Zangen (A), deren Inneres mit Giftdrüsen ausgekleidet ist. Beim Schließen der Zange wird das Gift in die Wunde gepresst. Beim Lederseeigel von einem Giftsäckchen umhüllt. Schon durch leichten Druck auf die Stachelspitze wird das Gift herausgedrückt und in das Gewebe des Opfers injiziert.

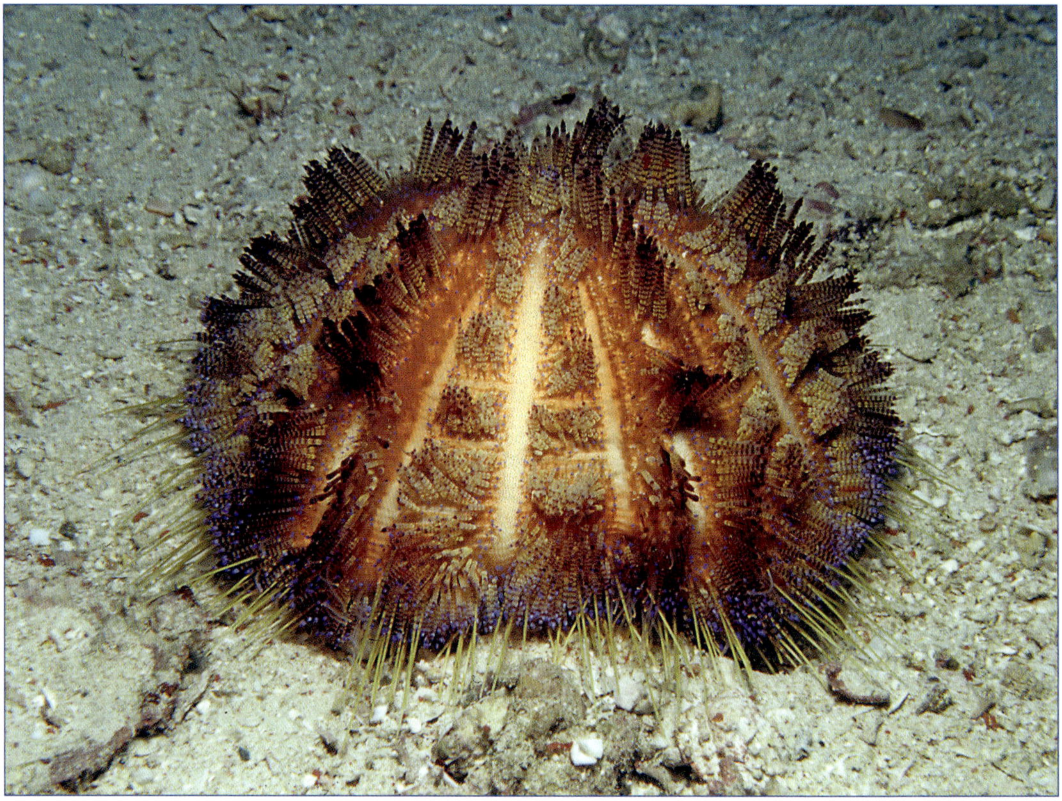

Abb. 16-3A: Seeigel

stellen können noch wochenlang verfärbt sein.
Einige Seeigel sind definitiv giftig und verfügen über einen speziellen Giftapparat. Hierzu gehören die Lederseeigel und die Giftzangen-Seeigel.

16.8.1 Lederseeigel

(engl.: leather urchin,
lat.: Asthenosoma varium
und andere Arten)

Die relativ kurzen Stacheln sind von einer dünnen Haut überzogen, welche sich kurz vor der Stachelspitze kugelig verdickt und Gift enthält. Sie geben diesen Seeigeln das Aussehen eines Nadelkissens. Schon ein leichter Druck auf die Stachelspitzen führt zur Entleerung der Giftsäckchen und damit zur Injektion in das Gewebe des Opfers. Die Zusammensetzung des Giftes ist unbekannt.

16.8.2 Giftzangen-Seeigel

(engl.: felt cap urchin,
lat.: Toxopneustes pileolus
und andere Arten)

Bei den Giftzangen-Seeigeln aus der Familie der Toxopneustiden sind die zangenförmigen Klauen, die Seeigeln als Greiforgane dienen, giftführend und vermögen die menschliche Haut zu durchdringen. Die Greifzangen sitzen auf kurzen, beweglichen Stielchen. Sie bestehen aus drei harten Krallen, die eine Klaue formen. Im Inneren sind sie mit giftführendem Drüsengewebe ausgekleidet. Beim Zugreifen und Schließen der Zange wird das Gift in die Wunde gepresst. Die drei Krallen einer Zange sind durch ein häutiges Gewebe miteinander verbunden und geben der Greifzange ein blütenartiges, in der Aufsicht dreieckiges bis rundliches Aussehen. Bei den Greifzangen-Giften handelt es sich um Proteine.

Verletzungen durch Leder- oder Giftzangen-Seeigel verursachen schnell einsetzende, brennende Schmerzen, die bei den Letzteren weiter ausstrahlen können. Die Schmerzen klingen in der Regel jedoch innerhalb einer Stunde vollständig ab. Kontakte mit Giftzangen-Seeigeln können außerdem Lähmungen der Gesichts- und Sprechmuskulatur sowie der Gliedmaßen hervorrufen.

Vorbeugung

An Felsenküsten im Mittelmeer ebenso wie an allen Korallenriffen treten Seeigel schon im Seichtwasser auf. Gefährdet sind daher auch Schwimmer, Badende sowie jeder, der im Flachwasser barfuß über Felsgestein oder Riffdächer wandert. Die Seeigel sind sehr leicht zu übersehen, da sie sich oft zwischen Spalten und in kleinen Mulden verstecken, aus denen jedoch die Stacheln herausragen. Badeschuhe oder Tauchfüßlinge mit fester Sohle sind ein recht guter Schutz, auch wenn die Stacheln einiger Arten selbst dicke Sohlen durchdringen können. Taucher machen ebenfalls vergleichsweise häufig Bekanntschaft mit Seeigelstacheln. Umsicht und gute Tarierung ist der beste Schutz. Vorsicht beim Ein- und Ausstieg ins Wasser an felsigen Küsten – man kann leicht stolpern und auf einen Seeigel fallen. Als Taucher Seeigel nicht anfassen, giftige Arten und solche mit langen, spitzen Stacheln auch nicht mit Handschuhen, da diese meist zu dünn sind, um sicher zu schützen. Verletzungen durch die genannten giftigen Arten geschehen meistens beim Hantieren mit den Tieren, z. B. um sie fotogen ins Bild zu rücken. Besondere Umsicht ist bei Nachttauchgängen gefordert: Seeigel sind gebietsweise (etwa an Mittelmeerküsten) oft auch tagsüber präsent, vorwiegend sind sie jedoch nachtaktiv und können dann in sehr großer Zahl den Boden bedecken.

Erste Hilfe

Nach Kontakt mit giftigen Arten sofort das Wasser verlassen. Bei rein mechanischen Verletzungen besteht dazu meist keine Notwendigkeit. Für alle Verletzungen: Versuchen, in der Haut steckende Stachel oder verhakte Greifzangen mit einer Pinzette zu entfernen. Wunden desinfizieren (Alkohol oder Jodtinktur). Bei tief eingedrungenen, nicht selbst herauslösbaren Stacheln ggf. Arzt aufsuchen.

16.9 Stachelrochen *(engl.: stingrays)*

Unter dem Begriff Stachel- oder Stechrochen werden verschiedene Familien innerhalb der Rochen zusammengefasst, deren Mitglieder am Schwanz einen oder mehrere Stachel tragen. Hierzu gehören: Peitschenschwanz-Stechrochen *(Dasyatidae)*, Rundrochen *(Urolophidae)*, Schmetterlingsrochen *(Gymnuridae)*, Adlerrochen *(Myliobatidae)* und Kuhnasenrochen *(Rhinopteridae)* als marine Rochen sowie eine mit verschiedenen Süßwasserarten vertretene Familie.

Die einzelnen Familien weisen starke Unterschiede in der Ausprägung des Stachelapparates am Schwanz als Verteidigungswaffe auf. So besitzen die Schmetterlingsrochen nur einen gering entwickelten Stachel nahe der Basis ihres kurzen Schwanzes. Adlerrochen haben einen langen, sehr dünnen Schwanz mit großem Stachel, der jedoch ebenfalls nahe der Schwanzbasis liegt. Dagegen verfügen die Peitschenschwanz-Stechrochen und die Rundrochen mit ihrem kräftigen Schwanz und dem mehr zu dessen Ende hin gelegenen, stark entwickelten Stachel über eine ausgesprochen effektive Waffe. Daher können insbesondere Vertreter dieser beiden Familien für den Menschen gefährlich sein, zumal sie auch in Flachwasserbereichen vorkommen und sich teilweise im Sand eingraben.

Stachelrochen setzen ihren Schwanzstachel ausschließlich zur Verteidigung ein. Bei Schlägen mit dem Schwanz wird der Stachel abgespreizt und kann tiefe Schnittwunden verursachen, die beim Zurückziehen des Stachels durch dessen Widerhaken weiter aufgerissen werden. Beim Eindringen ins Fleisch reißt die Gewebshülle des Stachels auf, wird zusammen mit giftführendem Drüsengewebe abgestreift

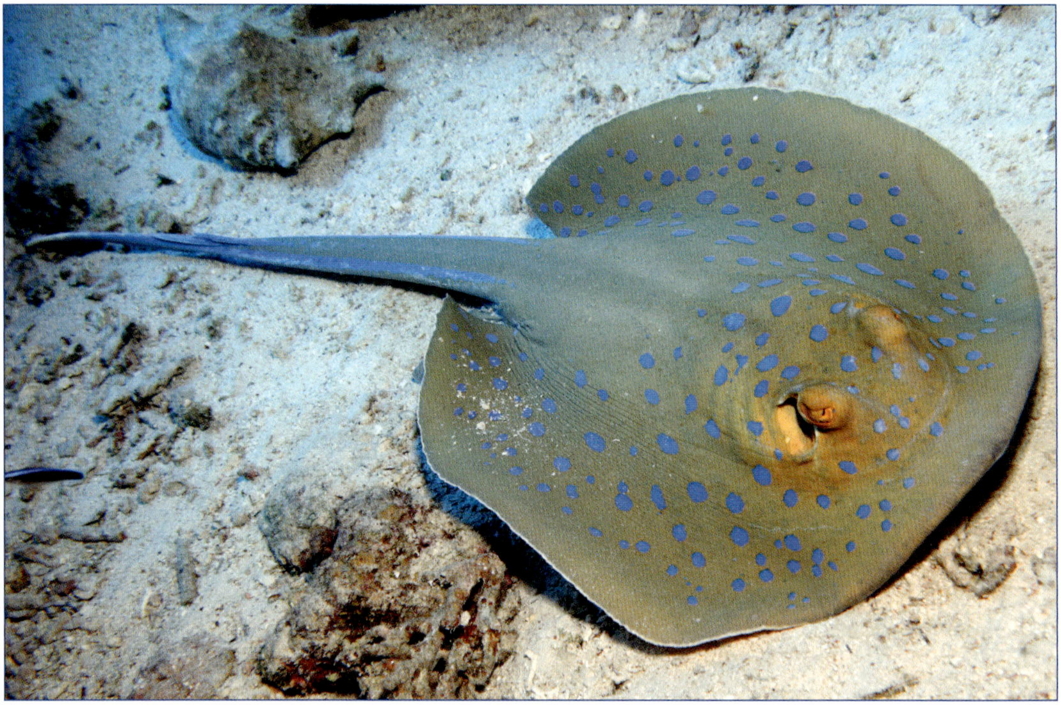

Abb. 16-4A: Stachelrochen, hier ein Blaupunktrochen

und verbleibt in der Wunde. Der Stachel kann außerdem ganz oder teilweise abbrechen und in Stücken in der Wunde steckenbleiben.
Die aus einem harten, knochenähnlichen Material aufgebauten Stachel sind abgeflacht, am Ende zugespitzt und an den Rändern sägeartig mit einer Reihe von Widerhaken versehen. Längs der Stachelunterseite verlaufen zwei Vertiefungen, welche ein schwammig-weiches, giftproduzierendes Drüsengewebe enthalten. Das Gift setzt sich vermutlich aus verschiedenen Proteinen zusammen und scheint insbesondere Herz-Kreislauf-Funktionen zu beeinträchtigen. Der unmittelbar einsetzende Schmerz bei einer Verletzung steigert sich zunächst und kann viele Stunden andauern. Die Wunde blutet meist, die Wundränder verfärben sich und die umliegenden Bereiche schwellen an. Insbesondere bei unbehandelten Schnittwunden können infolge von Sekundärinfektionen Gewebeschädigungen (Nekrosen) auftreten. Allgemeine Symptome wie Übelkeit, Kreislaufstörungen und Angstgefühle können auftreten.

Verletzungsumstände und Vorbeugung

Zu Vergiftungen kommt es, wenn Badende im seichten Wasser auf einen Stachelrochen treten und dieser zur Abwehr mit dem Schwanz um sich schlägt. Auch Taucher begeben sich in Gefahr, wenn sie einem auf dem Grund liegenden Stachelrochen zu nahe kommen und ihn in irgendeiner Weise bedrängen (z. B. Anfassen, beim Fotografieren zu dicht herangehen). Die Tiere schrecken auf und fliehen, wobei sie eine peitschenförmige Bewegung mit dem Schwanz vollziehen. Vorsicht bei der Annäherung an Stachelrochen, Fluchtdistanz nicht unterschreiten, die Tiere nicht anfassen. Immer einen Fluchtweg freilassen, den Rochen also auf keinen Fall umringen. Beim Hineintauchen in Höhlen mit aufgeschreckt herausschwimmenden Tieren rechnen. Vorsicht beim Schwimmen dicht über Sandgrund, da Stachelrochen häufig eingegraben im Sand liegen: 1 m Sicherheitsabstand vom Boden halten.

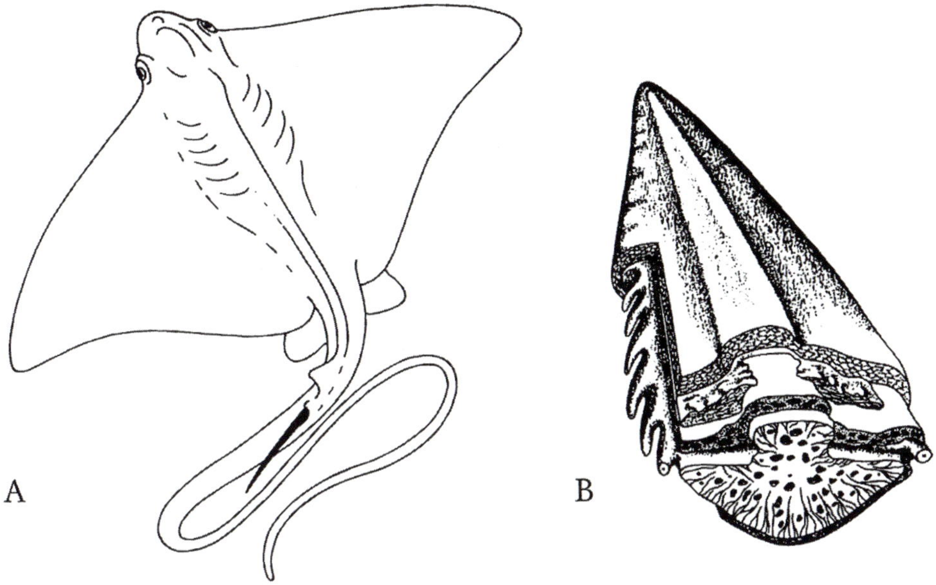

Abb. 16-4: Giftstachel von Stachelrochen. Stachelrochen sind durch den Besitz eines oder mehrerer Stachel auf der Rückseite des Schwanzes gekennzeichnet (A). Bei Schlägen mit dem Schwanz können die mit Widerhaken versehenen Stachel (B) tiefe Schnittwunden erzeugen, wobei das umhüllende, giftführende Drüsengewebe aufreißt und in der Wunde verbleibt.

Erste Hilfe

Wasser sofort verlassen bzw. den Verletzten bergen. Stachel beziehungsweise dessen Bruchstücke entfernen, jedoch nur, wenn er nicht zu tief in der Wunde steckt und leicht herauszuziehen ist. Wunde mit Meerwasser spülen. Arzt aufsuchen.

Bloß nicht: Keine Heißwasser-Methode, keine Staubinde anlegen, Wunde nicht einschneiden.

Therapie: Verletzungen sollten unbedingt ärztlich behandelt werden. Unter Umständen sind noch Reste eines abgebrochenen Stachels in der Wunde, die sich durch Röntgen leicht darstellen lassen und die chirurgisch entfernt werden sollten. Es besteht die Gefahr von Gefäßverletzungen, die zu starken Blutungen führen können. Die Wunde ist wie eine Stich-/Rissverletzung zu behandeln. Also unbedingt einen Arzt aufsuchen.

16.10 Petermännchen

(engl.: weeverfishes, lat.: Trachinidae)

Die mit vier Arten im gesamten Mittelmeerraum und den europäischen Atlantikküsten verbreiteten Petermännchen sind die giftigsten Fische unserer gemäßigten Breiten. Das Kleine Petermännchen *(Echiichthys vipera)* misst maximal 15 cm, während das Bunte Petermännchen *(Trachinus draco)* bis zu 45 cm und das Gefleckte *(T. araneus)* sowie das Große Petermännchen *(T. radiatus)* bis zu 50 cm Länge erreichen können. Alle Arten sind Räuber, die sich von kleinen Fischen und Krebsen ernähren. Sie leben auf Schlick- und Sandböden und graben sich häufig zur Tarnung ein, teilweise so tief, dass nur noch der obere Teil des Kopfes mit den hochliegenden Augen freiliegt.

Giftig sind die fünf bis sieben harten Strahlen der kurzen ersten Rückenflosse sowie der lange, nach hinten gerichtete Stachel auf dem Kiemendeckel. Die von einer dünnen Haut überzogenen Stachel weisen zwei Längsrinnen auf, in welchen das Drüsengewebe eingebettet ist.

Verletzt man sich an den Stacheln, reißt die Hautscheide auf und das Gift wird in die Wunde gedrückt. Es handelt sich hierbei um ein Gemisch verschiedener Proteine sowie niedermolekularer Verbindungen. Eine Stichverletzung führt augenblicklich zu starken lokalen Schmerzen, die sich in kurzer Zeit auf umliegende Körperbereiche ausdehnen und bis zu 24 Stunden anhalten können. Die Einstichstelle kann anfangs leicht bluten. Die betreffende Region schwillt meist rasch an, ein sich bildendes Ödem kann mehrere Tage bestehen bleiben. Es können daneben auch allgemeine Symptome wie erhöhte Temperatur und Schweißausbrüche auftreten. Nach Lite-

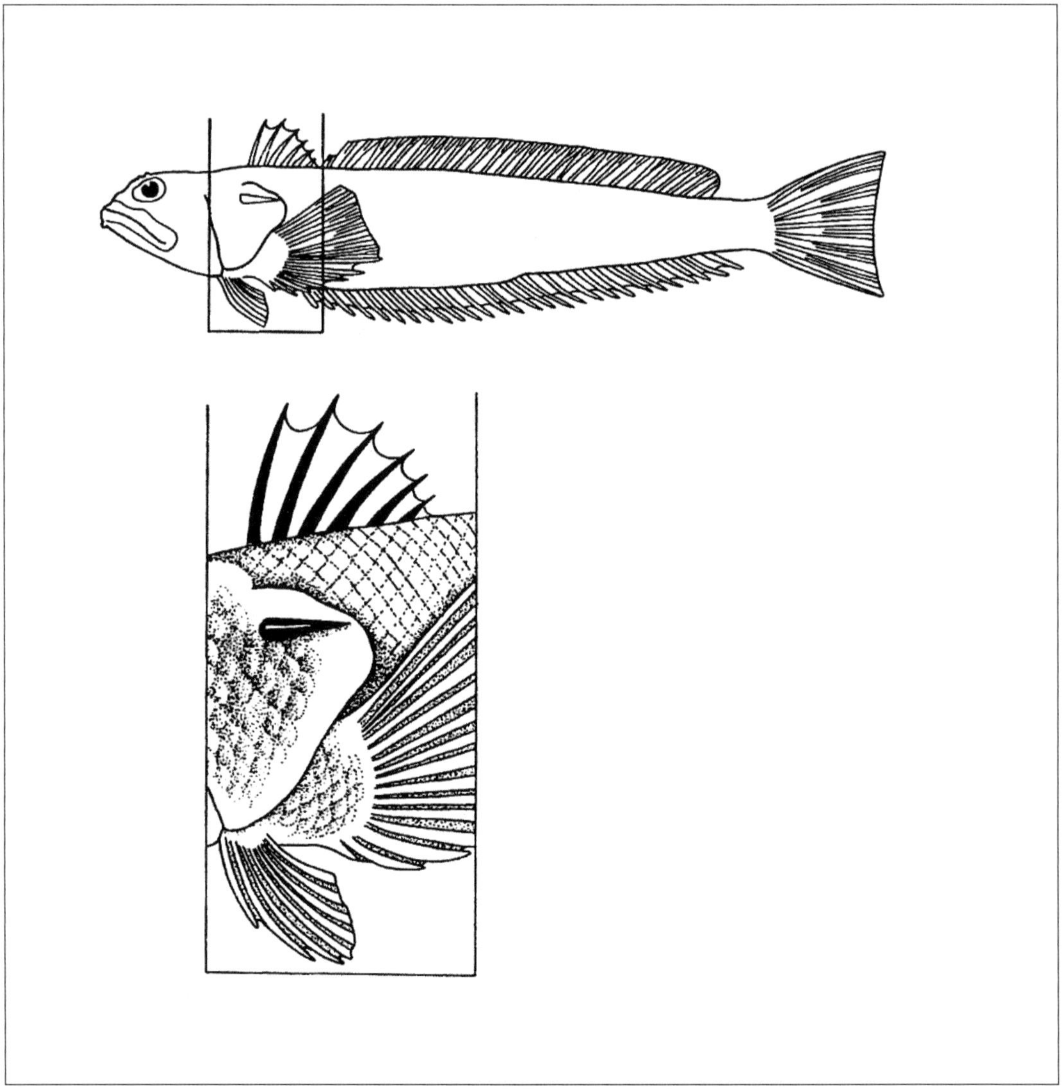

Abb. 16-5: Giftapparat von Petermännchen. Giftig sind die Stachelstrahlen der ersten Rückenflosse sowie der Stachel auf dem Kiemendeckel. Das giftführende Drüsengewebe ist in zwei Längsrinnen der Stachel eingebettet; verletzt man sich an den Stacheln, wird das Gift in die Wunde gedrückt.

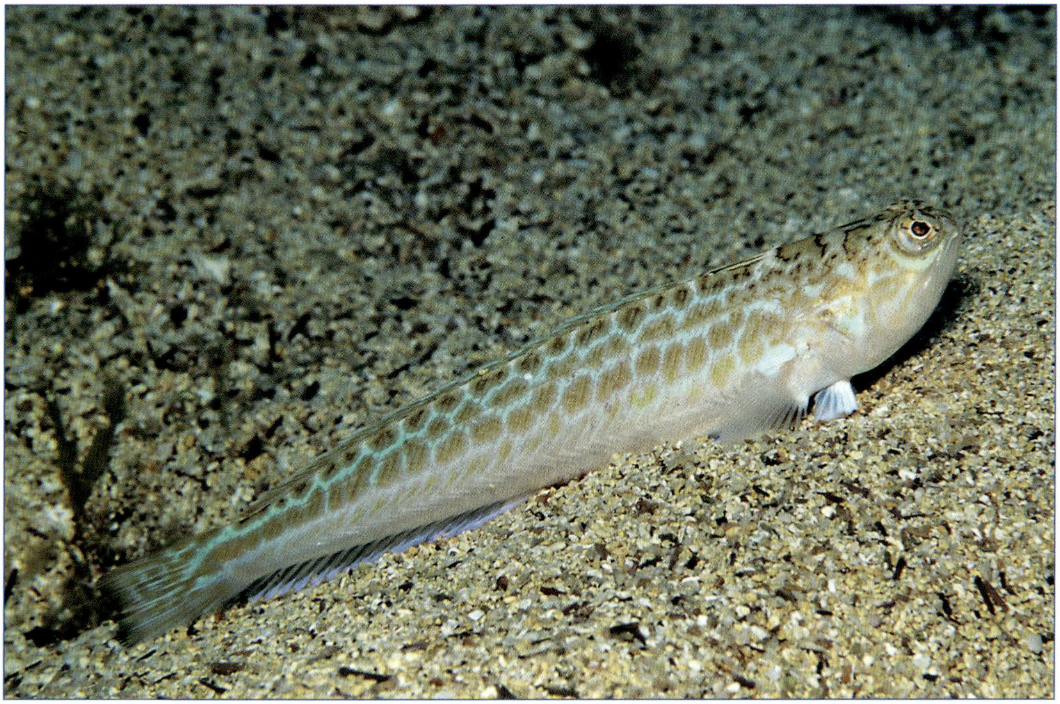

Abb. 16-5A: Petermännchen

raturangaben ist eine Vergiftung keineswegs lebensgefährlich und die in älterer Literatur erwähnten Todesfälle sind höchstwahrscheinlich auf schwere Sekundärinfektionen zurückzuführen.

Verletzungsumstände und Vorbeugung

Da Petermännchen in Sandbuchten bereits ab dem Flachwasser vorkommen, sind insbesondere Badende gefährdet. Die eingegrabenen Fische sind praktisch nicht zu sehen und schwimmen bei Annäherung auch nicht unbedingt davon, sodass man auf die drohend aufgerichtete erste Rückenflosse treten kann. Als beliebte und wohlschmeckende Speisefische werden Petermännchen ganzjährig mit Angeln und Netzen gefangen. Beim Loslösen können sich Angler und Fischer leicht an den Giftstacheln verletzen. Petermännchen lassen Taucher sehr nahe herankommen, bevor sie davonschießen. Bei solchen Annäherungen soll es jedoch auch schon zu Unfällen gekommen sein, wenn die Fische bei der Revierverteidigung den Eindringling aktiv anschwimmen und dabei mit aufgerichteten Stacheln verletzen. Als Taucher sollte man sich Petermännchen nur vorsichtig nähern und insbesondere bei offensichtlichem Revierverhalten genügend Abstand wahren. Beim Waten im Flachwasser sind Strandschuhe ein recht guter Schutz.

Erste Hilfe

Wasser verlassen, noch in der Wunde steckende Stacheln entfernen, Wunde desinfizieren, Arzt aufsuchen.

Bloß nicht: Wunde nicht einschneiden, keine Staubinde anlegen, kein Ausbrennen der Wunde, keine Heißwasser-Methode.

Therapie: Eine weitergehende Behandlung ist in der Regel nicht nötig, da es sich nicht um eine lebensbedrohliche Vergiftung handelt. Lidocain-Injektionen wirken nur kurzfristig, der Schmerz lässt sich weder mit Antihistaminika noch durch starke Schmerzmittel beeinflussen. Überreagierende Patienten mit Benzodiazepinen (Valium, Librium etc.) behandeln.

16.11 Feuerfische

(engl.: lion fishes)

Feuerfische werden aufgrund der vorherrschenden Färbung auch Rotfeuerfische oder wegen ihres Streifenmusters auch Zebrafische genannt. Wie die Drachenköpfe und Steinfische gehören sie zur großen Familie der Skorpionsfische. Im Gegensatz zu den meisten Vertretern dieser Familie sind Feuerfische auffällige Erscheinungen und passen ihre Färbung auch nicht der Umgebung an. Die bekanntesten und häufigsten Vertreter finden sich in der Gattung Pterois, wie der im gesamten Indopazifik verbreitete Indische Rotfeuerfisch *Pterois miles*. Tagsüber halten sich Feuerfische meist an geschützten Standorten auf, unter Korallenstöcken oder in Höhlungen, schweben teils aber auch gemächlich dicht über das Riff.

Giftführend sind jeweils die vorderen harten Strahlen (12–13) der Rückenflosse, die drei der Afterflosse sowie die zwei der Bauchflossen. Insbesondere die Stachelstrahlen der Rückenflosse sind sehr lang und allenfalls im unteren Bereich durch einen Flossensaum miteinander verbunden. Die Strahlen der extrem langen Brustflossen sind dagegen nicht giftführend. Die im Querschnitt etwa ankerförmigen Stachelstrahlen sind dünn, laufen sehr spitz zu und besitzen beidseitig eine durchgehende Längsfurche. Diese sind in den oberen zwei Dritteln mit giftproduzierendem Drüsengewebe ausgekleidet. Der Knochenstachel ist mitsamt dem Drüsengewebe von einer dünnen Hautmembran umhüllt, welche beim Eindringen des Stachels in das Opfer aufreißt. Dabei wird das durch den Druck auf die Drüsenzellen herausgepresste Gift in die

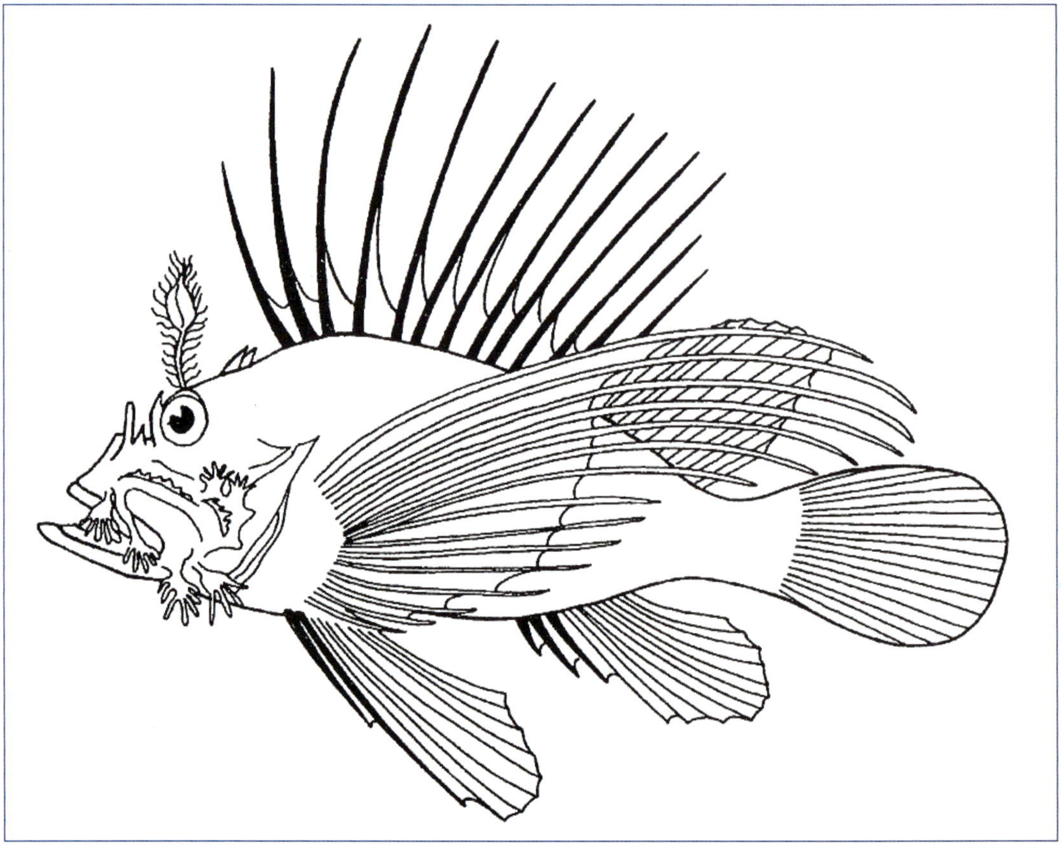

Abb. 16-6: Rotfeuerfisch. Giftführend sind die fett gezeichneten Stachelstrahlen der Rücken-, Bauch- und Afterflossen.

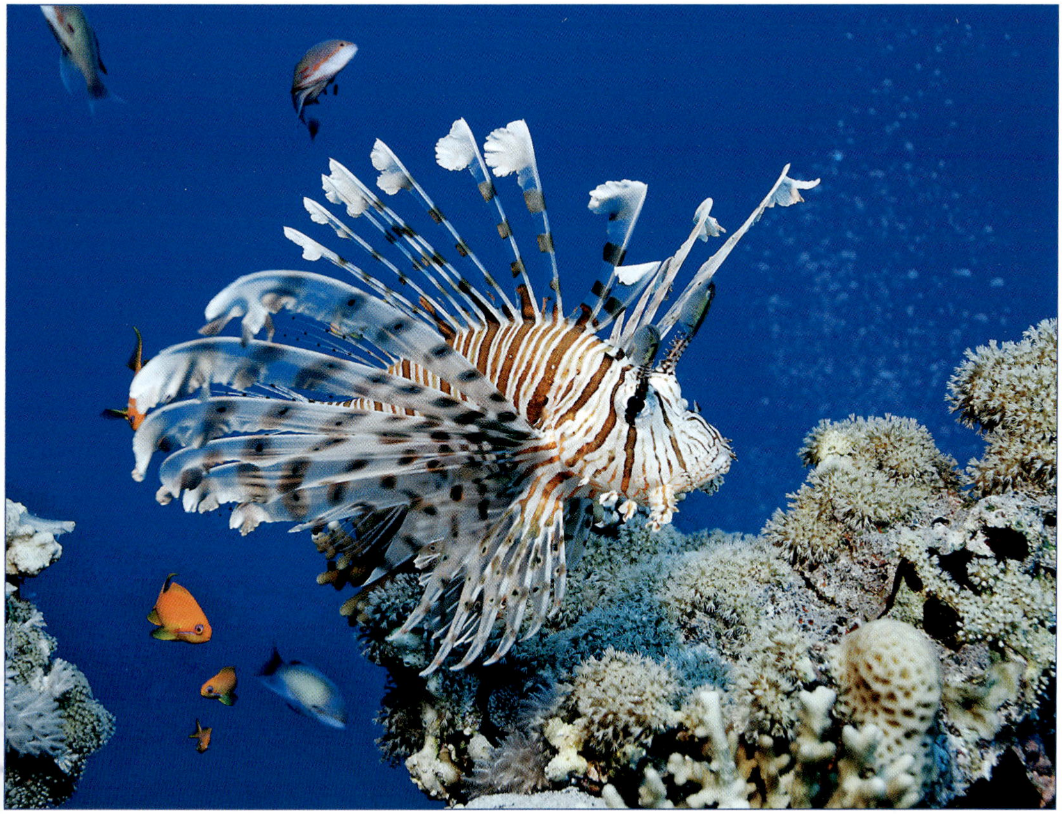

Abb. 16-6A: Rotfeuerfisch

Wunde injiziert. Es enthält in hohen Konzentrationen den Neurotransmitter Acetylcholin sowie ein Toxin, welches über die Freisetzung von Acetylcholin neuromuskuläre Erregungen hervorruft.
Eine Vergiftung macht sich durch unmittelbar einsetzenden, brennenden Schmerz bemerkbar. Dieser breitet sich schnell auf umliegende Gewebe aus. Der Bereich der Einstichstelle schwillt stark an. Die Schwellung (Ödem) kann über mehrere Tage andauern. Allgemeine Symptome wie Atemnot oder Erbrechen sind selten. Eine Vergiftung ist bei weitem nicht so gefährlich wie häufig angenommen, Todesfälle sind nicht bekannt. Sekundärinfektionen können eintreten, sind aber selten.

Verletzungsumstände und Vorbeugung

Die aktiven Jäger nutzen ihre giftigen Flossenstacheln wie alle Skorpionsfische ausschließlich zur Verteidigung, wobei sie sich jedoch nicht unbedingt so passiv verhalten wie ihre Verwandten. Oft bleiben die offenkundig recht selbstbewussten Fische von der Annäherung eines Tauchers völlig unbeeindruckt. Fühlen sie sich gestört, schwimmen sie allenfalls ein kleines Stück davon. Wenn sie sich bedrängt fühlen, können sie jedoch auch langsam oder ruckartig auf den vermeintlichen Angreifer zuschwimmen, wobei sie ihre giftigen Rückenflossenstrahlen nach vorn richten. Zu Vergiftungen bei Tauchern kann es kommen, wenn die Tiere in die Enge getrieben werden. Beim Versuch, Feuerfische anzufassen oder nah heranschwimmende Tiere durch hektische Handbewegungen zu verscheuchen, verletzt man sich leicht an den Flossenstrahlen. Der beste Schutz sind ein ausreichender Abstand und ruhig-umsichtige Bewegungen.

Erste Hilfe
Wasser verlassen, beruhigend auf den Verunfallten einwirken.
Bloß nicht: Keine Heißwasser-Methode, keine Staubinde anlegen, Wunde nicht einschneiden.
Therapie: Keine, allenfalls lokal Lidocain-Injektionen, hilft jedoch nur kurzzeitig.

16.12 Drachenköpfe

(engl.: scorpionfishes, sculpins)

Zu dieser Gruppe, die häufig auch mit dem Familiennamen Skorpionsfische bezeichnet wird, werden zahlreiche Arten aus einer Reihe unterschiedlicher Gattungen gerechnet. Ihre Verbreitung ist wesentlich größer als die der beiden übrigen Gruppen. Sie bewohnen außer den tropischen Gebieten auch die gemäßigten und kalten Meere. Bekannte Vertreter in unseren Breiten sind der Kleine und der Große Drachenkopf *(Scorpaena porcus* bzw. *S. scrofa)*, welche im gesamten Mittelmeer und an den europäischen Atlantikküsten bis hinauf zur Biskaya vorkommen. Aus dem Roten Meer ist Tauchern vor allem der prächtige, gut 20 cm Länge erreichende Bärtige Drachenkopf *(Scorpaenopsis barbatus)* bekannt. Sehr häufig mit Steinfischen verwechselt wird der im gesamten Indischen Ozean verbreitete Buckel-Drachenkopf *(Scor-*

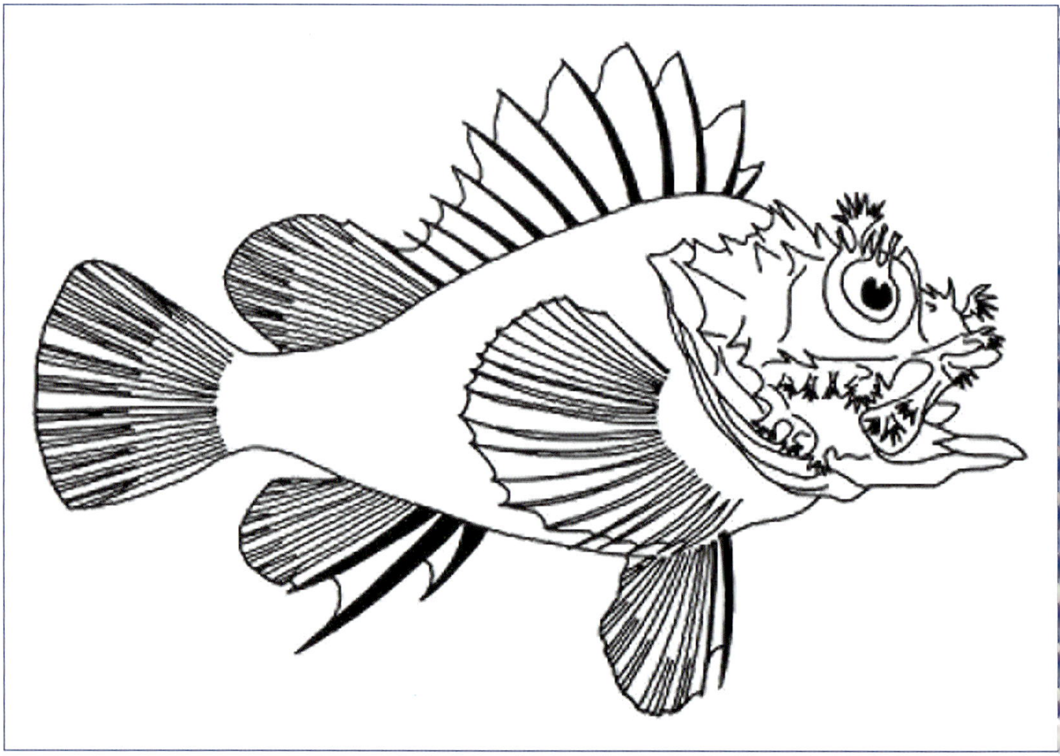

Abb. 16-7: Drachenkopf. Beim Drachenkopf tragen die fett gezeichneten Strahlen der Rücken-, Bauch- und Afterflosse Giftdrüsen.

paenopsis diabolus). Drachenköpfe sind typische Bodenbewohner mit reduzierter Schwimmblase, die äußerst ungern schwimmen. Bewegungslos und schon durch ihre Gestalt hervorragend getarnt, liegen sie auf dem Untergrund, wobei sie sich zudem in der Färbung der Umgebung anpassen.
Wie bei den Feuerfischen sind bei den Drachenköpfen die vorderen, harten Stachelstrahlen der Rückenflosse sowie die drei Stachelstrahlen der After- und die zwei der Bauchflossen giftführend. Die Stacheln sind ebenfalls spitz zulaufend und beidseitig mit einer Längsrinne versehen. Sie sind jedoch wesentlich kürzer als bei den Feuerfischen und etwas kräftiger. Eingebettet in der oberen Hälfte der Längsrinnen liegen die Giftdrüsen. Beim unbeabsichtigten Zupacken oder Darauftreten dringt der Stachel in das Fleisch des Opfers. Durch den erzeugten Druck reißt die den Stachel umspannende Haut ein und das Opfer drückt sich das Gift selber in die Wunde. Das Gift enthält verschiedene Proteine, deren genaue Wirkung unbekannt ist. Der sofort einsetzende Schmerz beim Eindringen der Giftstacheln kann sich in den folgenden Stunden massiv verstärken. Die stets auftretende Gewebsschwellung kann sich über die gesamte Extremität ausdehnen und mehrere Tage bestehen bleiben. Sekundärinfektionen sind möglich, aber selten. Ebenfalls selten sind allgemeine Vergiftungssymptome wie Übelkeit oder Herzklopfen. Todesfälle durch Drachenkopf-Vergiftungen sind nicht bekannt.

Verletzungsumstände und Vorbeugung
Anders als Feuerfische werden Drachenköpfe leicht übersehen. Die Giftstacheln werden nur passiv zur Verteidigung eingesetzt. Drachenköpfe vertrauen auf ihre Tarnung und schwimmen, wenn überhaupt, bei Annäherung eines Tauchers erst im letzten Moment ein kurzes Stück davon. Da sie manchmal aber einfach liegenbleiben und zur Verteidigung ihre Rückenstacheln aufrichten, kann es beim Waten im seichten Wasser zu Unfällen kommen, ebenso, wenn Taucher unbedacht irgendwo hinfassen bzw. auf den Grund sinken. Von derartigen Zwischenfällen wird jedoch nur äußerst selten berichtet. Die meisten Vergiftungen geschehen beim Hantieren mit den beliebten Speisefischen, wenn sie aus Netzen oder von der Angel genommen werden. Für den Schutz beim Tauchen gilt: Erst hinschauen, bevor man irgendwo hinfasst oder hinkniet. Nicht versuchen, die Tiere anzufassen.

Erste Hilfe
Wasser verlassen, bei auftretenden Allgemeinsymptomen oder stärkeren Beschwerden Arzt aufsuchen.

16.13 Steinfische
(engl.: stonefishes,
lat.: Synanceja-Arten)

Diese Gruppe aus der Familie der Skorpionsfische umfasst wenige, auf den tropischen Indopazifik beschränkte Arten. Die bekannteste ist der Echte Steinfisch *(Synanceia verrucosa)*, ein regelmäßiger Bewohner der Riffe im Roten Meer und Indopazifik. Die massigplumpe Gestalt dieses bis etwa 40 cm Länge erreichenden Tarnkünstlers ist jedoch auch mit Übung kaum von seiner Umgebung zu unterscheiden. Schon mit seiner Körperform macht der Steinfisch seinem Namen alle Ehre, zudem ist die dicke Haut unregelmäßig mit warzigen Erhebungen übersät. Die Fähigkeit zur Anpassung des Farbmusters an die Umgebung macht die Tarnung schließlich perfekt. So dürften Steinfische in den allermeisten Fällen unentdeckt bleiben, auch wenn sie unmittelbar im Gesichtsfeld von Tauchern liegen. Auf der anderen Seite werden häufig Drachenköpfe, wie der Buckel-Drachenkopf, von Tauchern mit Steinfischen verwechselt. Diese unterscheiden sich jedoch von Drachenköpfen durch ihre massige Gestalt, die riesigen fleischigen Brustflossen und insbesondere die senkrecht nach oben gerichtete Maulspalte. Steinfische sind Lauerjäger, die bewegungslos auf dem Grund liegen – zwischen Korallenblöcken, auf Geröllgrund, in Spalten aber auch auf exponierten Standorten oder freien Sandflächen, wo sie sich teilweise eingraben können. Fische, die den Fehler begehen, diesem Räuber zu nah zu kommen, werden durch plötzliches Aufreißen des riesigen Mauls eingesaugt.

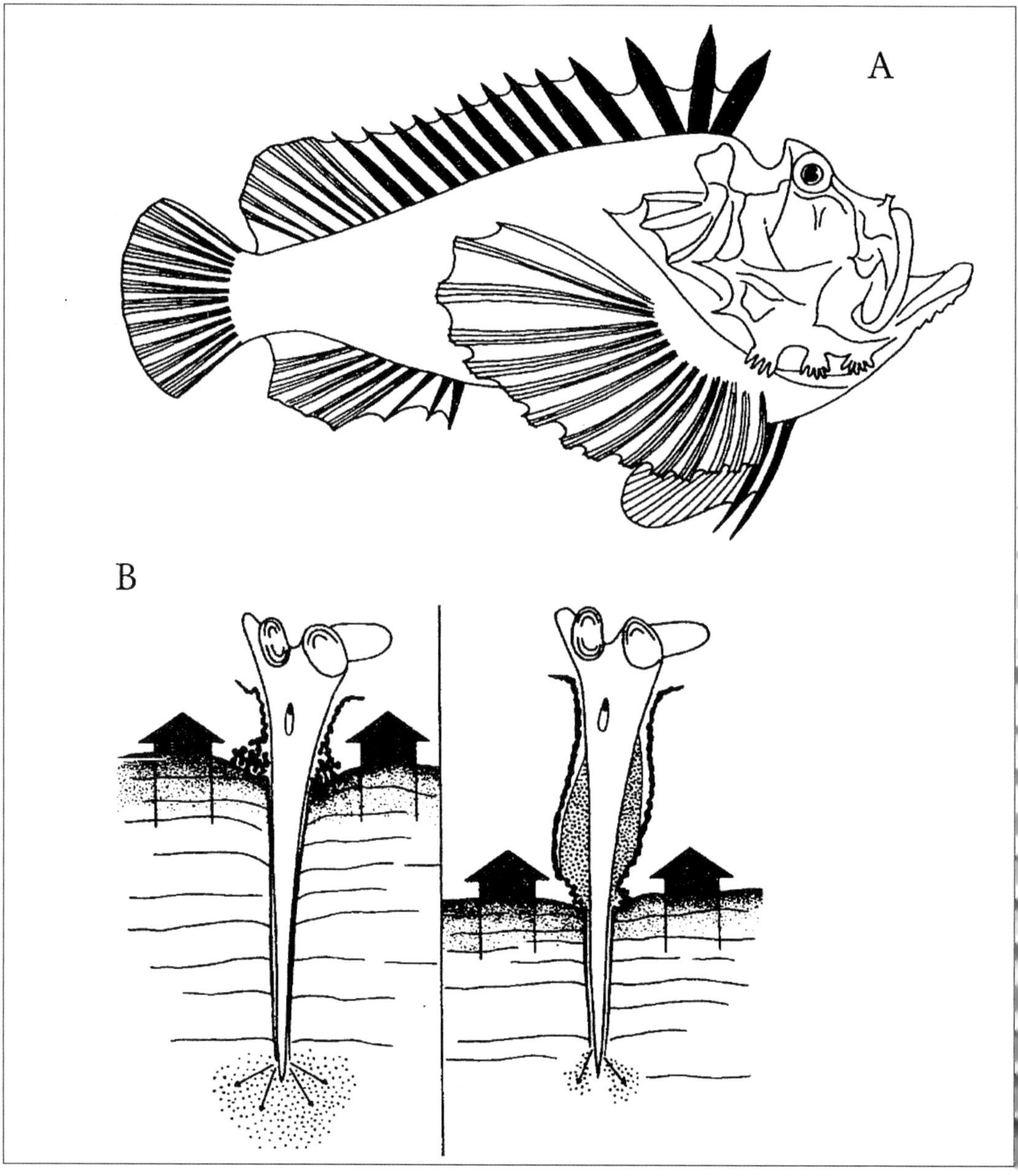

Abb. 16-8: Steinfisch. (A) Steinfische besitzen insbesondere in der Rückenflosse kräftige, giftführende Stachelstrahlen. Giftig sind auch die ersten zwei Strahlen der Bauch- und die ersten drei der Afterflosse.
Der Giftstachel (B) ist beiderseits von großen, länglichen Drüsenpaketen umgeben. Durch den Druck beim Eindringen des Stachels in das Gewebe des Opfers werden die Drüsen ausgequetscht und das Gift in die Wunde injiziert.

Giftführend sind die kurzen, besonders kräftig ausgebildeten Hartstrahlen der Rückenflosse (bei *S. verucosa* gewöhnlich 13, bei *S. nana* 14). Daneben sind noch die ersten drei Strahlen der After- und die ersten zwei der Bauchflossen giftig. Der Giftapparat bei Steinfischen ist im Vergleich zu den verwandten Feuerfischen und Drachenköpfen ausgesprochen gut entwickelt. Im unteren bis mittleren Bereich der mit zwei Längsfurchen versehenen Knochenstrahlen der Rückenflosse liegt beidseitig je ein großes, längliches Drüsenpaket. Der Stachel wird von einer dicken, warzigen Haut umhüllt. Dringt er in das Gewebe eines Opfers ein, wird die Hautscheide zurückgeschoben und die Drüsenpakete werden durch den entstehenden Druck ausgequetscht. Anders als bei den o. g. Verwandten münden die Giftdrüsen am oberen Ende in einen feinen, in den Längsrinnen gelegenen Ausführgang, durch welchen das Giftsekret zur Stachelspitze geleitet und damit in die Wunde injiziert wird.
Das Gift ist ein Proteingemisch, dessen genaue Zusammensetzung und Wirkungsweise nicht bekannt sind. Charakteristisch ist ein schon sehr kurz nach Verletzung durch Stacheln eintretender, extrem starker, brennender Schmerz. Er kann sich anfangs noch bis zur Unerträglichkeit steigern. Neben dem Stunden bis Tage anhaltenden Schmerz entwickelt sich ein Ödem, welches die gesamte Extremität erfassen kann. Im weiteren Verlauf können sich Hautblasen und kleine Nekrosen (Bereiche abgestorbenen Gewebes) bilden. Als allgemeine Symptome können auftreten: Schwächegefühl, Übelkeit, Erbrechen, Durchfall sowie Störungen der Herz-Kreislauffunktionen bis hin zum Kollaps. Es wurden Fälle beschrieben, bei denen eine Vergiftung innerhalb einer oder weniger Stunden zum Tode führten. Todesfälle sollen jedoch bei weitem nicht so häufig sein wie vielfach angenommen. So sind auch Fälle ohne schwerwiegende Allgemeinsymptome und mit problemloser Wundheilung innerhalb einiger Tage bekannt.

Verletzungsumstände und Vorbeugung

Auch beim Steinfisch dienen die Giftstacheln ausschließlich der passiven Verteidigung. Er ist jedoch nicht nur der wohl am perfektesten getarnte, sondern auch der giftigste Fisch überhaupt und kann somit durch unbeabsichtigten Kontakt eine ernsthafte Gefahr für Menschen darstellen. Zu Vergiftungen kann es beim Waten im seichten Wasser (auch die Sohlen von Strandschuhen können von den Stacheln durchdrungen werden), unbeabsichtigtem Gegenstoßen oder Zupacken beim Tauchen sowie leichtsinnigem Hantieren mit den Tieren kommen. Auf ihre Tarnung und Giftigkeit vertrauend, verweilen sie an ihrem Standort und richten lediglich die Rückenstacheln zur Abwehr auf. Auch hier gilt: Aufmerksam hinschauen, bevor man den Boden berührt oder etwas anfasst. Nicht mit den scheinbar trägen Tieren spielen oder sie provozieren.

Erste Hilfe

Wasser verlassen, bzw. Verletzten bergen. Umgehend Arzt aufsuchen.
Bloß nicht: Keine Staubinde anlegen, kein Ein- oder Ausschneiden und kein Ausbrennen der Wunde.
Therapie: Bei starken Schmerzen, was meist der Fall ist, kann eine Lidocain-Injektion zur lokalen Schmerzblockade versucht werden. Für Steinfisch-Vergiftungen gibt es ein Antiserum, das in Australien produziert wird. Außerhalb Australiens ist es jedoch nicht verfügbar und sein Einsatz in der Regel auch nicht nötig.

16.14 Seeschlangen
(engl.: sea snakes)

Seeschlangen wurden früher als eigenständige Familie, die *Hydrophiidae*, angesehen. Heute ordnet man sie in zwei Unterfamilien *(Hydrophiinae* und *Laticaudinae)* der Familie der Giftnattern *(Elapidae)* ein, zu der auch die Kobras gehören. Die insgesamt etwa 50 Arten zählenden Seeschlangen bewohnen tropische und subtropische Bereiche des Indopazifischen Ozeans. Im Atlantik sind sie nicht vertreten. Alle Arten zeigen weitgehende Anpassungen an das Leben im Meer. Sie haben einen seitlich abgeflachten, paddelförmigen Schwanz, verschließbare Nasenlöcher und die Fähigkeit, über eine Stunde unter Wasser verweilen zu können, auch wenn sie in der Regel etwa alle 30 Minuten zum Luftholen an die Oberfläche kommen. Die Mehrzahl der Seeschlangen ist lebendgebärend und verlässt das Wasser nie. Nur die Laticauda-Arten legen Eier und gehen dazu an Land. Die meisten Seeschlangen jagen kleinere Fische. Ihr Biss führt rasch zur Lähmung der Beute, die anschließend als Ganzes verschlungen wird.

Der Giftapparat von Seeschlangen besteht aus den im vorderen Oberkiefer gelegenen Giftzähnen und den dazugehörigen Giftdrüsen. Die Fangzähne sind wie bei den Land-Giftschlangen hohl und an ihrer Basis mit dem Ausführgang der Giftdrüsen verbunden. Über ein Loch an der Spitze wird dem Opfer das Gift beim Biss wie mit einer Injektionsnadel in die Wunde gespritzt. Der Biss selbst ist schmerzlos und bleibt oftmals unbemerkt. Das dem Kobragift ähnliche Gemisch ist reich an Neurotoxinen. Sie blockieren die Bindungsstellen des Neurotransmitters Acetylcholin an der postsynaptischen Membran und hemmen so die Erregungsweiterleitung von Nerv zu Muskel. Entsprechend treten innerhalb kurzer Zeit Lähmungserscheinungen auf. Auffallend sind Lähmungen der Gesichtsmuskulatur und Schwierigkeiten beim Sprechen. Bei schwerem Verlauf kann es zum Tod durch Lähmung der Atemmuskulatur kommen. Zumindest einige Gifte enthalten neben den Neurotoxinen das Enzym Phospholipase. Es greift die Muskulatur an und setzt dessen sauerstoffbindendes Protein, das Myoglobin, frei, wodurch der Urin eine dunkelbraune Farbe erhält. Nierenversagen ist in diesem Zusammenhang möglich. Durch

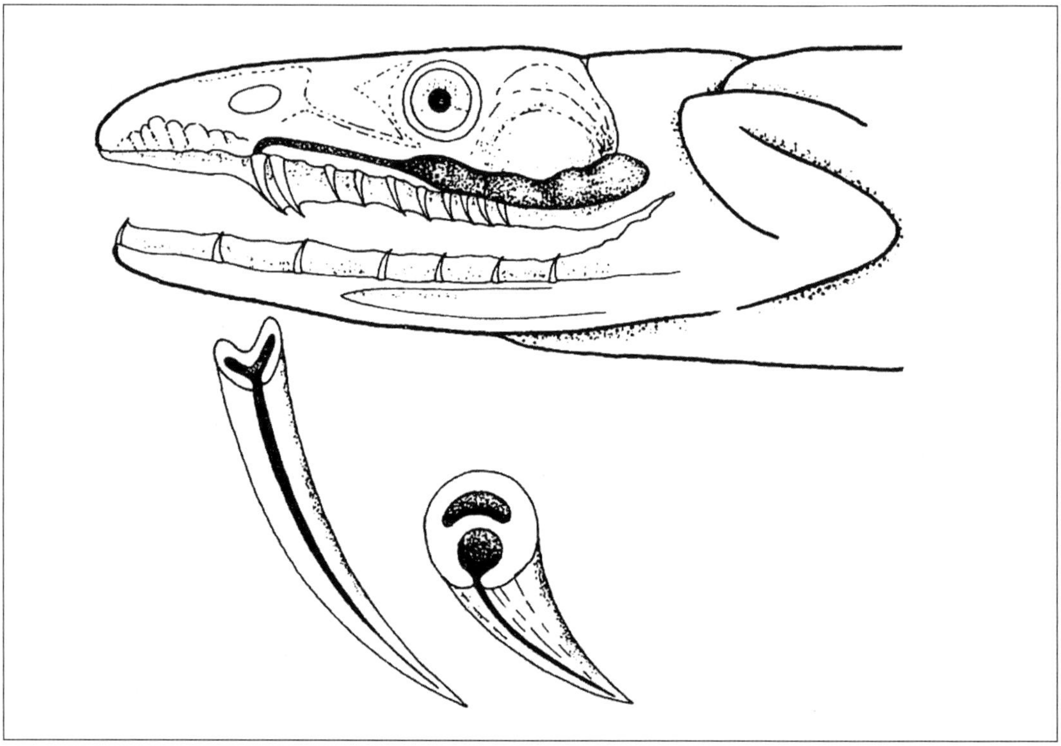

Abb. 16-9: Seeschlange. Der Giftapparat der Seeschlangen besteht aus einer länglichen Giftdrüse im Oberkiefer, die über einen Ausführgang mit dem hohlen Fangzahn verbunden ist. Beim Biss wird das Gift wie mit einer Injektionsnadel in die Wunde gespritzt.

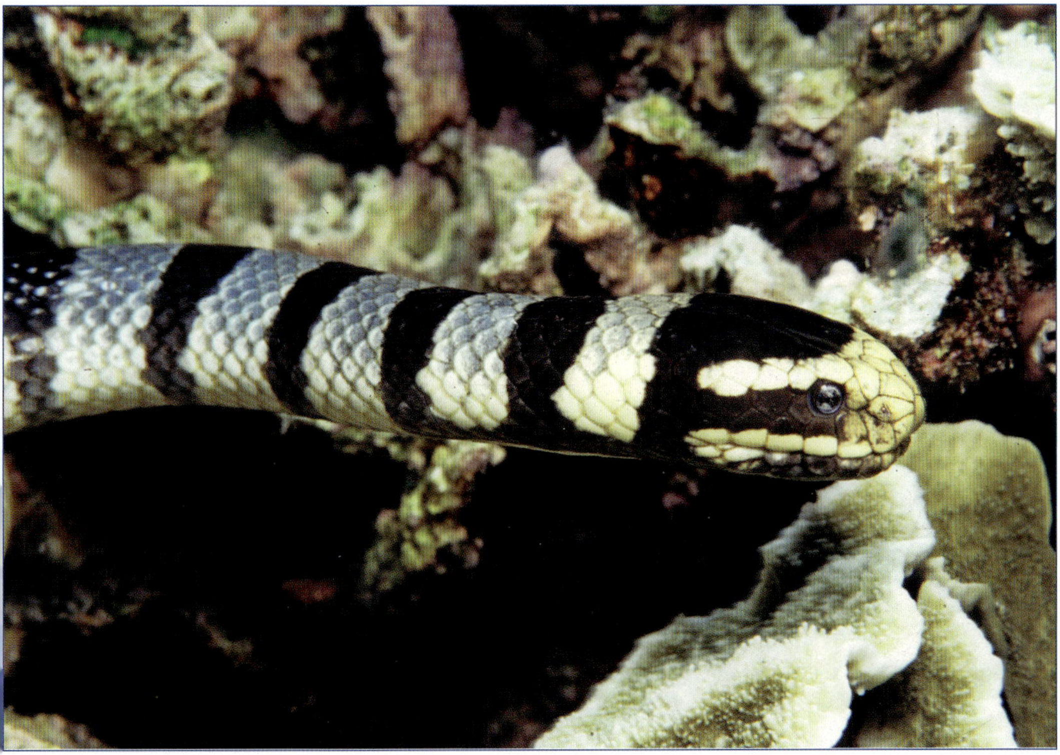

Abb. 16-9A: Seeschlange

die massive Freisetzung von Kalium können auch Herzrhythmusstörungen auftreten.

Verletzungsumstände und Vorbeugung

Seeschlangen besitzen zwar ein ausgesprochen starkes Gift und Vergiftungen sind potenziell lebensbedrohend, doch sind Taucher und Schnorchler kaum gefährdet. Seeschlangen sind überwiegend scheu, entfernen sich bei Annäherung von Tauchern oder nehmen von ihnen zumindest keine Notiz. Einige können sich jedoch recht neugierig zeigen, auf Taucher zuschwimmen und sich sogar um Arme und Beine ringeln, wie es von der Olivbraunen Seeschlange *(Aipysurus laevis)* berichtet wird. In solchen Fällen sollten hektische Bewegungen und grobe Versuche, die Schlange zu entfernen, unterlassen werden. Wird die Schlange behutsam abgelöst, verlaufen solche die Nerven erprobenden Begegnungen in aller Regel ohne Zwischenfälle. Allgemein scheinen Seeschlangen dem Menschen gegenüber nicht offensiv zu sein. Wenn sie nicht grob belästigt werden, kommt es nur höchst selten zu Bissverletzungen. Vom Spielen mit den Tieren, wie man es in Filmen manchmal sehen kann, sei wegen der doch stets vorhandenen Gefährdung allerdings abgeraten.

Während sich Seeschlangen unter Wasser allgemein recht gutmütig verhalten, werden sie wild und beißen um sich, wenn man sie aus dem Wasser holt. So kommt es bei Fischern immer wieder zu Vergiftungen beim Sortieren des Fangs, wenn sie als Beifang Seeschlangen in ihren Netzen haben.

Erste Hilfe

Wasser verlassen und umgehend einen Arzt aufsuchen. Für Schlangenvergiftungen steht ein Antiserum zur Verfügung, das jedoch nur in Australien verfügbar sein dürfte.

Auswahl weiterführender Literatur

Monographien / Übersichtswerke

Halstead, B. W. (1988): *Poisonous and venomous marine animals of the world.* Darwin Press Inc., Princeton.

Mebs, D. (1989): *Gifte im Riff: Toxikologie und Biochemie eines Lebensraumes.* Wissenschaftliche Verlagsgesellschaft, Stuttgart.

Mebs, D. (1992): *Gifttiere: ein Handbuch für Biologen, Toxikologen, Ärzte und Apotheker.* Wissenschaftliche Verlagsgesellschaft, Stuttgart.

Aufsätze in wissenschaftlichen Zeitschriften

Barss, P. (1984): *Wound necrosis caused by the venom of stingrays.* Medical Journal of Australia 141: 854–855.

Burnett, J.W. (1987): *Jellyfish envenomation syndromes updated.* Annals of Emergency Medicine 16: 1000–1005.

Burnett, J.W. and G.J. Calton. (1987): *Venomous pelagic coelenterates: chemistry, toxicology, immunology and treatment of their stings.* Toxicon 25: 581–602.

Burnett, J.W. and W.D. Gable. (1989): *A fatal jellyfish envenomation by the Portuguese man-o'war.* Toxicon 27: 823–824.

Carlson, R.W., Schaeffer, R.C., Whigham, H., Weil, M.H. and F.E. Russel. (1973): *Some pharmacological properties of the venom of the scorpionfish Scorpaena guttata – II.* Toxicon 11: 167–180.

Cohen, A.S. and AJ. Olek. (1989): *An extract of lionfish (Pterots volitans) spine tissue contains acetylcholine and a toxin that affects neuromuscular transmission.* Toxicon 27: 1367–1376.

Deakins, D.E. and P.R. Saunders. (1967): *Purification of the lethal fraction of the venom of the stonefish Synanceja horrida (Linnaeus).* Toxicon 4: 257–262.

Eckert, G.J. (1985.): *Absence of toxin-producing parapodial glands in amphinomid polychaetes (fireworms).* Toxicon 23: 350–353.

Fenner, P.J., Williamson, J.A., Burnett, J.W. and J. Rifkin. (1993): *First aid treatment of jellyfish stings in Australia, response to a newly differentiated species.* Medical Journal of Australia 158: 498–501.

Fohlman, J. and D. Eaker. (1977): *Isolation and characterization of a lethal myotoxic phospolipase A from the venom of the common sea snake Enhydrina schistosa causing myoglobinuria in mice.* Toxicon 15: 385–393.

Hartwick, R., Callanan, V. and J. Williamson. (1980): *Disarming the box-jellyfish. Nematocyst inhibition in Chironex fleckeri.* Medical Journal of Australia 1: 15–20.

Kimura, A. and H. Nakagawa. (1980): *Action of an extract from the sea urchin Toxopneustes pileolus on isolated smooth muscle.* Toxicon 18: 689–693.

Mebs, D. (1984): *A toxin from the sea urchin Tripneustes gratilla.* Toxicon 22: 306–307.

Olivera, B.M., Gray, W.R., Zeikus, R., McIntosh, J.M., Varga, J., Rivier, J., de Santos, V. and L.J. Cruz. (1985): *Peptide neurotoxins from fish-hunting cone snails.* Science 230: 1338–1343.

Olivera, B.M., Rivier, J., Clark, C., Ramilo, C.A., Corpuz, G.P., Abogadie, F.C., Mena, ET., Woodward, S.R., Hillyard, D.R. and L.J. Cruz. (1990): *Diversity of Conus neuropeptides.* Science 249: 257–263.

Olivera, B.M., Rivier, J., Scott, J. K., Hillyard, D.R. and L.J. Cruz. (1991): *Conotoxins.* Journal of Biological Chemistry 266: 22067–22070.

Perriere, C., Goudey-Perriere, F. and F. Petek. (1988): *Purification of a lethal fraction from the venom of the weever fish, Trachinus vipera C.V.* Toxicon 26: 1222–1227.

Shiomi, K., Yamamoto, S., Yamanaka, H. and T. Kiguchi. (1988): *Purification and characterization of a lethal factor in venom from the crown-of-thorns starfish (Acanthaster planci).* Toxicon 26: 1077–1083.

Saunders, P.R. (1959): *Venom of the stonefish* Synanceja verrucosa Science 129: 272–274.

Trethewie, E.R. (1965): *Pharmacological effects of the venom of the common octopus Hapalochlaena maculosa.* Toxicon 3: 55–59.

Walker, D.G. (1983): *Survival after severe envenomation by the blue-ringed octopus (Hapalochlaena maculosa)* Medical Journal of Australia 2: 663–665.

Wittle, L.W., E.D. and R.E. Middlebrook. (1974): *Stinging coral (Millepora tenera) toxin: a comparison of crude extracts with isolated nematocyst extracts.* Toxicon 12: 481

17 Infektionen beim Schwimmen und Tauchen

(von O. F. Ehm)

Infektionen durch einen Aufenthalt im Wasser sind relativ selten. Lange Zeit wurde das Meer als frei von pathogenen (krankmachenden) Keimen angesehen, jedenfalls waren ihre Konzentrationen gering. In den letzten 30 Jahren sind aber häufiger Infektionen besonders der Haut festgestellt worden, die offensichtlich im Wasser erworben wurden. Vorangegangen sind meist Verletzungen der Haut durch Kontakte mit Felsvorsprüngen, scharfen Korallen, Muscheln oder durch Stiche nicht giftiger Meerestiere. Eine weitere Ursache ist die Zunahme pathogener Keime durch Verschmutzung. Berüchtigt wurden die **Gehörgangsentzündungen** bei Tauchern auf den Malediven. Die Abwässer wurden auf den Touristeninseln anfangs direkt, ohne Kläranlagen, ins Meer geleitet.

Durch die inzwischen nachgewiesenen 35 verschiedenen pathogenen Keime im Meer können aber auch generell innere Erkrankungen hervorgerufen werden. An einer manifesten Infektion sind immer mehrere Umstände beteiligt, zum einen die Art und Menge der Erreger, zum anderen die Abwehrlage des Organismus, die von der allgemeinen Konstitution und der Infektabwehr durch das Immunsystem abhängt. Ein geschwächter Organismus, aus Ernährungsgründen oder Krankheit, ist anfälliger als ein gesunder.

Es sollen hier nur die im Wasser erworbenen Infektionen und Infektionskrankheiten besprochen werden. Schädigungen durch Gifttiere sind in Kapitel 16 beschrieben.

17.1 Äußere Infektionen

Der Aufenthalt im Meer und an der Sonne hat für viele Hautkrankheiten eine eher günstige als nachteilige Wirkung. Das gilt zum Beispiel für die **Schuppenflechte**, die **Neurodermitis**, die **Akne** und das **seborrhoische Ekzem**, andererseits ist bei ihnen bei Verletzungen die Infektionsgefahr größer. Eine im Wasser aufgeweichte Haut ist verständlicherweise für Verletzungen anfälliger. Ist der Heilungsvorgang einer Wunde noch nicht abgeschlossen, verzögert sich der Verlauf durch weiteren häufigen Wasserkontakt, das heißt eine Wunde heilt langsamer, wenn fortlaufend getaucht wird. Eine Sekundärinfektion wird dadurch begünstigt. Keime, die normalerweise die Haut besiedeln, finden einen guten Nährboden, ohne dass sie primär an der Verletzung der Haut beteiligt waren. Die Erreger sind meist Staphylokokken und Streptokokken.

Bei Verletzungen in und unter Wasser in verunreinigten Gewässern kann es auch zu Infektionen mit Enterobacter und Pseudomonas kommen.

Selbst an seltene und ausgefallene Infektionserreger muss unter Umständen gedacht werden. So sind im Gebiss des Weißen Haies Vibrionen, Staphylokokken, Citrobacter und aus Abstrichen von Haibisswunden eine Reihe anderer seltener Keime gezüchtet worden.

Verletzungen an Korallen verlaufen meist harmlos, oft dringen aber kleine Teile der Korallen in die Wunde und mit ihnen auch Fadenwürmer. Wenn kurze Zeit nach der Verletzung hochrote Flecken um die Wunde herum auftreten und Fieber hinzukommt, kann es sich um eine Erysipelinfektion handeln, die die als Wundrose bekannte Krankheit verursacht. Entzündungserscheinungen um die Wunde zeigen sich dann schon wenige Stunden nach der Verletzung. Wenn Verletzungen durch entsprechenden Neoprenschutz, Handschuhe und ein gutes Austariertsein nicht zu vermei-

den waren, sollte die Wunde zunächst gereinigt werden, unter Umständen mit einer weichen Bürste und wenn nötig mit lokaler oder allgemeiner Anästhesie. Nach Abnahme eines Wundabstrichs zur Anlegung einer Bakterienkultur kann ein Breitbandantibiotikum lokal oder allgemein nützlich und erforderlich sein.
Die bekannteste und verbreitetste Infektion beim Tauchen ist die **Gehörgangsentzündung** (s. Kap. 8.8). Sie tritt besonders in tropischen Gewässern auf, wie von den Malediven erwähnt, oder wird durch verunreinigte Gewässer, zum Beispiel in Hafennähe, begünstigt. Am häufigsten werden aus Abstrichen von Gehörgängen Pseudomonas, Proteus und Staphylokokken gezüchtet. Weiter kann es zusätzlich zu Pilzinfektionen kommen. Bei Sättigungstauchern in der feuchten und warmen **Druckkammer** ist die Gehörgangsentzündung die häufigste Erkrankung. Zur Behandlung ausgeprägter Entzündungen sind meist kortisonhaltige Tropfen oder Salben und externe Antibiotika erforderlich.

Die meisten umgebungsbedingten Infektionen bei Tauchern entstehen durch Sekundärinfektionen kleiner Verletzungen oder Abschürfungen, auch durch schlecht sitzende Flossen. In tropischen Tauchgebieten kommt es häufig zu Gehörgangsentzündungen.

Hautpilzerkrankungen besonders an den Füßen sind bei Schwimmern eine häufige Erscheinung. Sie werden meist durch Barfußgehen in Schwimmbädern übertragen. Die Erreger sind in der Regel Trichophytonarten. Bei Tauchern kann eine Übertragung durch fremde Neoprenfüßlinge erfolgen. Für die Ausheilung sind Ausdauer von Seiten des Arztes wie des Patienten notwendig. Auf gleiche Weise werden auch Warzen an den Füßen, so genannte **Dornwarzen**, übertragen. Diese Virusinfektionen werden am besten operativ entfernt, unter anderem durch Vereisung der Warzen mit flüssigem Stickstoff.
An den Füßen auftretende Papeln (knotige Veränderungen) oder Pusteln können durch die **Krätzemilbe** verursacht sein, besonders wenn sie gleichzeitig am Penis zu finden sind. Auch Eier von **Sandflöhen** *(Tunga penetrans)* unter der Fußsohle und den Zehennägeln machen schmerzhafte, warzenartige Veränderungen.
Ist der Fuß wie eine Landkarte entstellt, könnte es sich um eine *Larva migrans*, verursacht durch den **Hakenwurm**, handeln. Schwer heilende Wunden aus den Tropen sind fast immer superinfiziert und bedürfen antibiotischer Behandlung.
Eine schon bestehende *Pityriasis versicolor*, eine harmlose Pilzerkrankung der Haut, die leicht bräunliche, nicht juckende Flecken hervorruft, kann augenfälliger werden, wenn die kleinen Flecken durch Sonneneinwirkung nicht so bräunen wie die gesunde Haut.
Ein **Granulom**, im Englischen als swimming pool granuloma bezeichnet, entsteht durch Mycobakterien an Hautstellen, die stärker beansprucht werden und leicht abgeschürft sind, wie an Knien oder Ellenbogen. Der Erreger, das Mycobacterium marinum, ein säurefestes Stäbchen, sonst ein tierspezifischer Keim, lebt aber auch in Schwimmbädern. Beim Menschen kommt es an den erwähnten Hautstellen drei bis vier Wochen nach Eindringen der Keime zu einem Granulom, eine geschwulstartige Gewebeverdichtung mit einer Körnung (Granulierung) oder Wärzchen (granula) an der Oberfläche. Diese Granulome verhärten sich oder brechen geschwürig auf. Unter ihnen kann sich Eiter bilden. Der Krankheitsherd bleibt aber auf die Haut beschränkt und heilt nach ein bis zwei Jahren ab, wenn er nicht vorher antibiotisch behandelt wird.
Als **Bade- oder Schwimmerdermatitis** (im Englischen swimmer's itch) ist eine Hauterkrankung bekannt, die durch Zerkarien von Schistostoma-Arten hervorgerufen wird. Schistostoma sind Saugwürmer, die als artspezifische Zwischenwirte unter anderem Wasserschnecken haben. Ihre Schwanzlarven (= Zerkarien) schwärmen im Wasser aus und bohren sich bei Vögeln und bei Menschen in die Haut ein.
Dieses Eindringen in die Haut macht sich schnell schon im Wasser oder bald nach Ver-

lassen durch ein prickelndes Gefühl in der Haut bemerkbar. Meist einen Tag später treten dann stark juckende Hauterscheinungen mit rötlichen Papeln auf, die nach einer Woche wieder abklingen. Für die Zerkarien ist der Mensch ein ungeeigneter Wirt und sie sterben deshalb bald ab. Das Eiweiß der Zerkarien verursacht aber eine Antigen-Antikörper-Reaktion, die für das Jucken verantwortlich ist.
Im Gegensatz zu dieser im Grunde harmlosen Erkrankung ist für einen Verwandten, die Schistosomiasis intestinalis, der Mensch der eigentliche Wirt. Sie verursacht das schwere Krankheitsbild der *Bilharziose*, die besonders in Ägypten und in Asien zu Hause ist. Diese Erreger kommen nur in Flüssen vor und nicht im Meerwasser. Im Dickdarm des Menschen kommt es zu starker Wurmansiedelung, die Durchfälle hervorruft. Die Erkrankung kann auch auf die Leber und Milz übergreifen.

17.2 Infektionen der inneren Organe

In den Industrieländern wird heute die »Badequalität« nicht nur in Schwimmbädern und Flüssen, sondern auch an Badestränden seit längerem laufend überprüft. Als ein Indikator gilt die Anzahl von Colibakterien, den normalen Darmbewohner bei Menschen und Tieren, die ein bestimmtes Limit, 200 Colibakterien pro 100 ml Wasser nicht überschreiten soll. Größere Konzentrationen sprechen auch für die Anwesenheit von Krankheitserregern, wie Salmonellen und Shigellen und andere, aber sie sind kein Indikator für pathogene Viren. Verständlicherweise sind Wasserverschmutzungen in stehenden Gewässern oder solchen mit geringen Fließgeschwindigkeiten, wie in Häfen und Seen und wo Abwässer eingeleitet werden, höher. Der Grad der Verschmutzung für übliche Badestrände ist heute über die Medien leicht zu erfahren.
Über den Verdauungstrakt können in verunreinigten Gewässern Cholera-, Coli- und Salmonellenkeime eintreten, die als erstes Symptom im Allgemeinen Durchfälle hervorrufen. Auch Typhus und Paratyphus wurden schon durch infiziertes Meerwasser übertragen, nicht dagegen Hepatitis und Poliomyelitis (Kinderlähmung). Weiter können Vibrioarten, die zur natürlichen Besiedelung von Schalentieren gehören, über Hautverletzungen oder durch Salzwasseraspiration schwere Allgemeinerkrankungen hervorrufen. Bei schweren fieberhaften Infekten und Lungenentzündungen muss an eine solche Verursachung gedacht werden.
Ein Vertreter der Familie der Vibrionen, zu der auch das Vibrio cholerae gehört, der Erreger der **Cholera**, ist das bisher kaum bekannte Vibrio vulnificus, das in warmen Küstengewässern, in Schalentieren und Krabben vorkommt. Verletzungen im Meerwasser, die Fieber, Kopfschmerzen und Muskelbeschwerden nach sich ziehen oder blasenartige Hautveränderungen machen, sind verdächtig auf Infektionen mit Vibrio vulnificus, besonders wenn sich ein schweres Krankheitsbild mit Lungenentzündung, Magen- und Darmerscheinungen dazugesellt.
Als *Key West Scuba Divers Disease* ist in Amerika ein Syndrom beschrieben worden, das nach einem Tauchausbildungszentrum der amerikanischen Marine in Key West, Florida, benannt wurde. Es tritt 36 Stunden nach Gebrauch eines bestimmten Typs von Lungenautomaten auf, und zwar in jedem neuen Kurs bei mehreren Schülern. Allgemeines Unwohlsein, Kopfschmerzen, Appetitlosigkeit und Schmerzen unter dem Brustbein, dazu Fieber oft über 38 °C sind die Symptome – alle Untersuchungen nach der Ursache ergaben keine letztliche Klärung, auch wenn eine ganze Skalenreihe von Bakterien auf den Gummimembranen in den Atemreglern gefunden wurden und durch Desinfektion der Geräte die Krankheitserscheinungen zu verhüten waren.
Auch *Leptospiren*, die außer Fieber und schweren Allgemeinerscheinungen Gelbsucht und Nierenerkrankungen verursachen, können in verschmutzten Gewässern erworben werden.
Zu einer Hirnhaut- und Hirnentzündung (Meningoencephalitis) kann es durch Amöben der

Gattung Naegleria mit Eintrittspforte über die Nasenschleimhaut kommen.
Treten bei Gesunden vier bis 24 Stunden nach dem Tauchen Erscheinungen einer **Mittelohrentzündung** oder einer **Sinusitis** auf, besteht die Möglichkeit, dass die verursachenden Keime, meist Streptokokken, Staphylokokken oder Pneumokokken, in kontaminiertem Wasser aufgenommen wurden.
Fälle von **Bindehautentzündung** des Auges (Konjunktivitis) bei Schwimmern in bestimmten Seen durch Chlamydien wurden beobachtet. Auch andere Infektionen sind insbesondere bei Kontaktlinsenträgern möglich.
Berufstaucher, die oft in stark verschmutztem Wasser tauchen müssen, sind den geschilderten Infektionen in besonderem Maße ausgesetzt. Trockentauchanzüge und Vollgesichtsmasken sind für sie angezeigt.
In Unterwasserhäusern werden Ansteckungsmöglichkeiten einmal durch die feuchte Wärme und zum anderen durch das dichte Miteinanderleben besonders begünstigt.
Über Infektionsmöglichkeiten in therapeutischen Druckkammern gibt es bisher noch keine gültigen Aussagen. Einerseits wird das Wachstum von anaeroben Erregern gehemmt, andererseits steigt unter hyperbaren Bedingungen der Kortisonspiegel der Insassen der Kammer, der die Empfänglichkeit der Virus- und Bakterieninfektion erhöhen könnte.

18 Tauchunfälle, Statistiken, Ursachen, ungeklärte und seltene Tauchunfälle

(von O. F. Ehm)

18.1 Statistischer Überblick

Die Unfallhäufigkeit beim Tauchen ist im Vergleich mit anderen Sportarten und beispielsweise Verkehrsunfällen eher gering, und die absolute Zahl von Tauchunfällen ist sehr klein. Die Inzidenz von Unfällen einschließlich Tod lag 1991 für das Schwimmen mit 0,17% und für Wasserski mit 0,24% deutlich höher als die des Sporttauchens mit 0,07% (DAN-Report 1991).

Dies gilt wohl auch noch, wenn man berücksichtigt, dass sich selbst das zahlenmäßige Erfassen von tödlichen Tauchunfällen schwieriger gestaltet als das von Todesfällen über Wasser, sei es im Verkehr oder bei anderen Sportarten. So war in den Vereinigten Staaten von Amerika das National Underwater Accident Data Center (NUADC) an der Universität von Rhode Island zum Teil darauf angewiesen, aus Zeitungsnotizen Informationen über Tauchunfälle zu bekommen.

Seit 1970 wurden tödliche Tauchunfälle von diesem Zentrum in den US Underwater Diving Fatality Statistics veröffentlicht. Seit 1989 recherchiert **Divers Alert Network (DAN)** alle Tauchunfälle, die in einem jährlichen Bericht zusammengefasst und analysiert werden. Einen Überblick über die tödlichen Tauchunfälle bei Sporttauchern zeigt die Abb. 18-1.

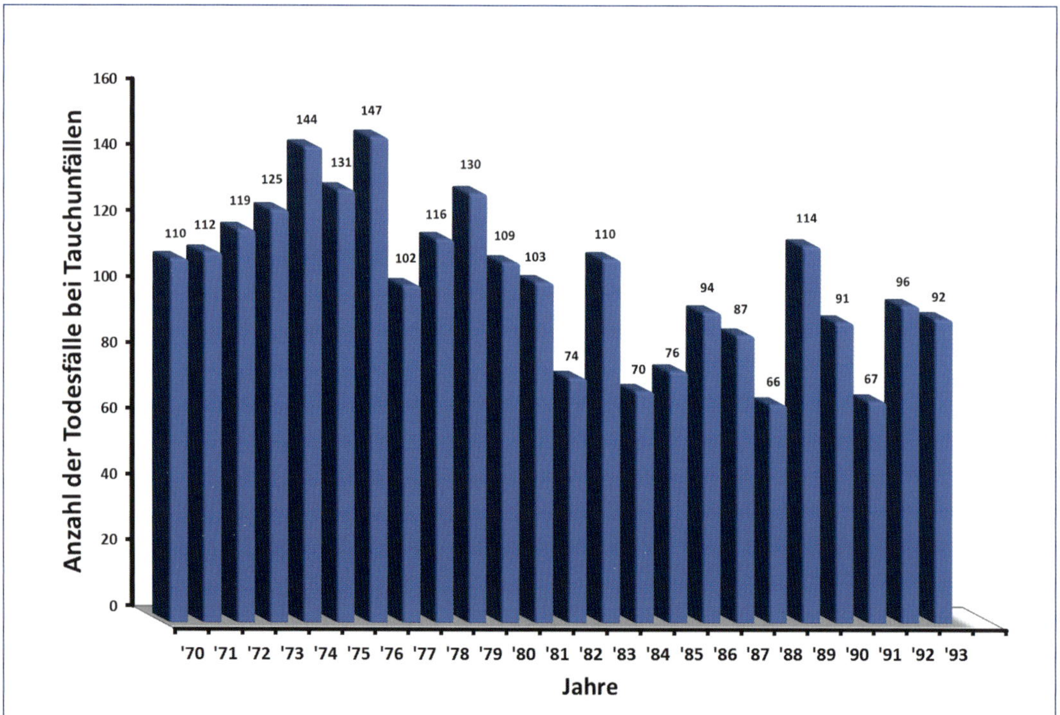

Abb. 18-1: Todesfälle von Sporttauchern in den USA (DAN 1993).

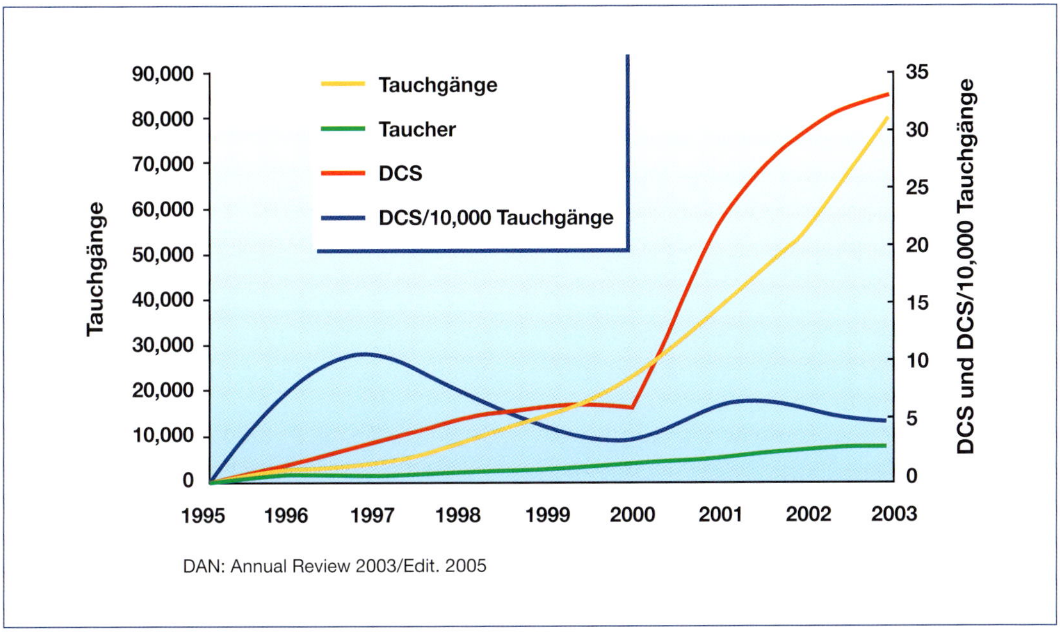

Abb. 18-2: Entwicklung der Dekompressionsstatistik nach DAN.

Seit 1995 ist diese Erfassung aus wissenschaftlicher Notwendigkeit erweitert worden durch ein Programm, das als »Project Dive Exploration« (PDE) bezeichnet wird. Es basiert einmal auf Daten eines speziellen Tauchcomputers, auf den demographischen und medizinischen Daten des Tauchers sowie auf medizinischen Feststellungen 48 Stunden nach der druckbedingten Schädigung. Durchgeführt wird dieses Projekt mit freiwilligen Freizeittauchern, die ein Brevet haben. Das Ziel ist eine genauere, differenziertere Datenbeschaffung über die komplexen physiologischen und hypothetischen Tauchbedingungen. Die Abb. 18-2 zeigt für die Jahre 1995 bis 2003 für eine Anzahl von mehr als 80.490 Tauchgängen von 6659 Tauchern 33 Fälle von DCI, was einem Prozentsatz von 0,04% der Tauchgänge entspräche. Für 2003 wurden 153 tödliche Tauchunfälle an DAN gemeldet, von denen 109 statistisch erfasst werden konnten. Unter den 44 nicht aufgeschlüsselten Fällen waren sieben Berufstaucher, 20 Fälle betrafen Apnoe- und Schnorcheltaucher sowie Taucher, die ihren Wohnsitz außerhalb der USA und Kanada hatten. Im Schnitt der letzten Jahre bleibt damit die Zahl der Todesfälle von Freizeittauchern in Nordamerika um 100 pro Jahr. Bezogen auf die Anzahl der Tauchgänge liegt die Häufigkeit mit ca. bei 0,03% niedriger als in den Vorjahren. Die prozentuale Beteiligung von Männern und Frauen an den Unfällen ist gleich.

Erstmals für 2003 wurde auch eine Rubrik über Tauchunfälle beim Apnoe-/Schnorcheltauchen geschaffen. Von 1994 bis 2004 wurden 172 Tauchunfälle aus 19 verschiedenen Ländern, darunter allerdings 75% aus den USA von DAN erfasst. Die Ursachen der Zwischen- oder auch Todesfälle wie Verfangen in Schlingpflanzen (Kelp), Schäden durch Motorbootschrauben oder Tieftauch-Rekordversuche sind so vielfältig, dass noch keine analytische Beurteilung gegeben werden konnte. Für Deutschland hat Max Hahn die Anzahl von Tauchunfällen zusammengestellt. Sie geben relativ genaue Zahlen für die Mitglieder des Verbandes Deutscher Sporttaucher (VDST), da mit der Mitgliedschaft eine Versicherung verbunden ist. Da die Anzahl der Tauchgänge von Sporttauchern mindestens 100-mal größer ist als die der Berufstaucher und für diese die Unfallrate vergleichsweise minimal ist, seien hier nur Statistiken über nicht professionelle Taucher angeführt.

Die Zahlen der Tauchunfälle für die Bundesrepublik Deutschland (BRD) sind aus der Tabelle von M. Hahn für die Jahre 1974 bis 1991 ersichtlich (Abb. 18-3).

Eine aktuellere Gesamtübersicht für Deutschland ist von Dr. M. Röschmann, Leiter von Aqua-med (*www.aqua-med.de*), einer tauchspezifischen Versicherung mit 25.000 Mitgliedern erarbeitet worden. Sie bezieht sich nicht nur auf die Unfallstatistik des VDST mit zur Zeit 80.000 Mitgliedern (s. Abb. 18-4), sondern verbandsübergreifend auf weitere Verbände wie PADI Europe, SSI, Barakuda, IDA, DLRG.

Die geschätzte Zahl ausgebildeter **Freizeittaucher** in Deutschland liegt bei 1,8 Mio., davon sind 35–40%, also ca. 700.000 aktive Sporttaucher. Davon tauchen ca. 200.000 auch in Deutschland, der Rest sind reine Urlaubstaucher. Pro Jahr gehen rund 250 Meldungen von Tauchunfällen bei Rettungsdiensten, Druckkammern und Notrufstationen ein, ca. 120–150 davon werden als Dekompressionskrankheit diagnostiziert mit ca. 50 Fällen, die als DCS I behandelt wurden. Die tatsächliche Zahl an DCS I-Fällen wird 3- bis 6-mal höher geschätzt, da die oft leichte Symptomatik zu einer abwartenden Haltung verleitet. 28% der Dekompressionsunfälle hatten über 30 m Tiefe getaucht.

Für 2003 gab es sieben Todesfälle bei deutschen Tauchern, davon zwei durch Herzinfarkte fast zu Beginn des Tauchgangs und einer durch eine schwere Herzschädigung (Kardiomyopathie).

Insgesamt hat auch in Deutschland die absolute Anzahl aller Tauchunfälle zugenommen, aber im Verhältnis zur Anzahl der Tauchgänge ist sie seit Jahren rückläufig.

Nach Röschmann ist die Häufigkeit von Barotraumen im HNO-Bereich erheblich höher als in Statistiken angegeben, für leichtere Formen des Mittelohrbarotraumas (TEED 2) wird eine ca. 12- bis 15-mal höhere Zahl an Zwischenfällen geschätzt.

18.2 Unfallursachen nach der Statistik

Obwohl – oder gerade weil – die Fülle zugänglicher Informationen über Tauchunfälle erheblich größer ist als in den ersten Jahren des Sporttauchens und seiner statistischen Erfassung, ist für Analysen der Unfallursachen eine stärkere Zurückhaltung zu beobachten. Je eingehender man sich mit einzelnen Unfäl-

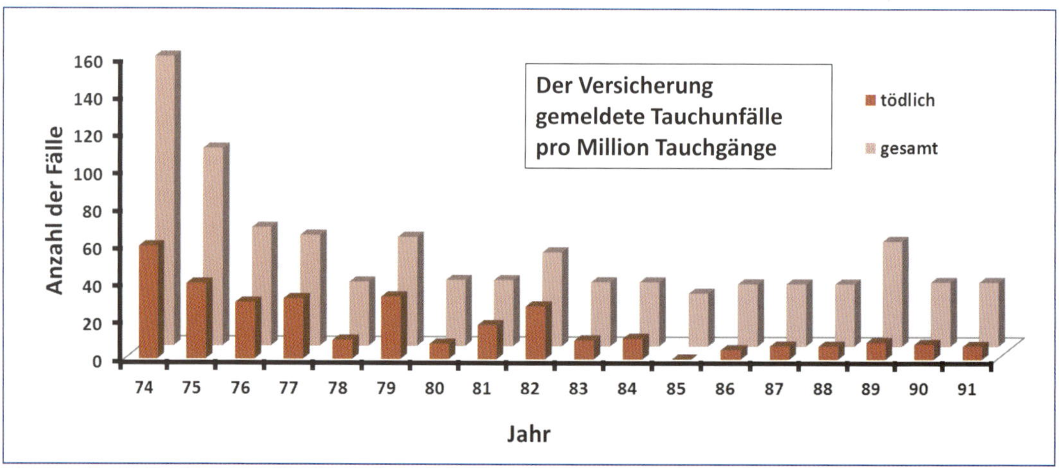

Abb. 18-3: Entwicklung der Häufigkeit von Tauchunfällen anhand von Versicherungsdaten des VDST zwischen 1974 und 1991 (M. Hahn).

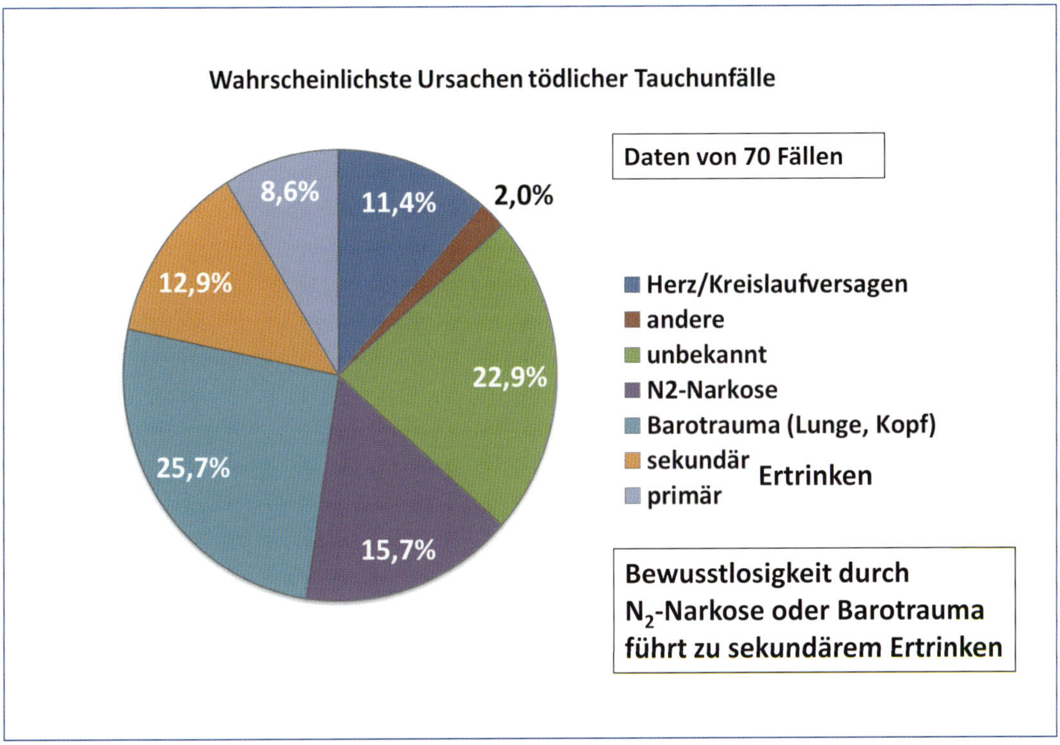

Abb. 18-4: Aufschlüsselung nach Todesursache von 70 der Versicherung des VDST gemeldeten Fälle (M. Hahn).

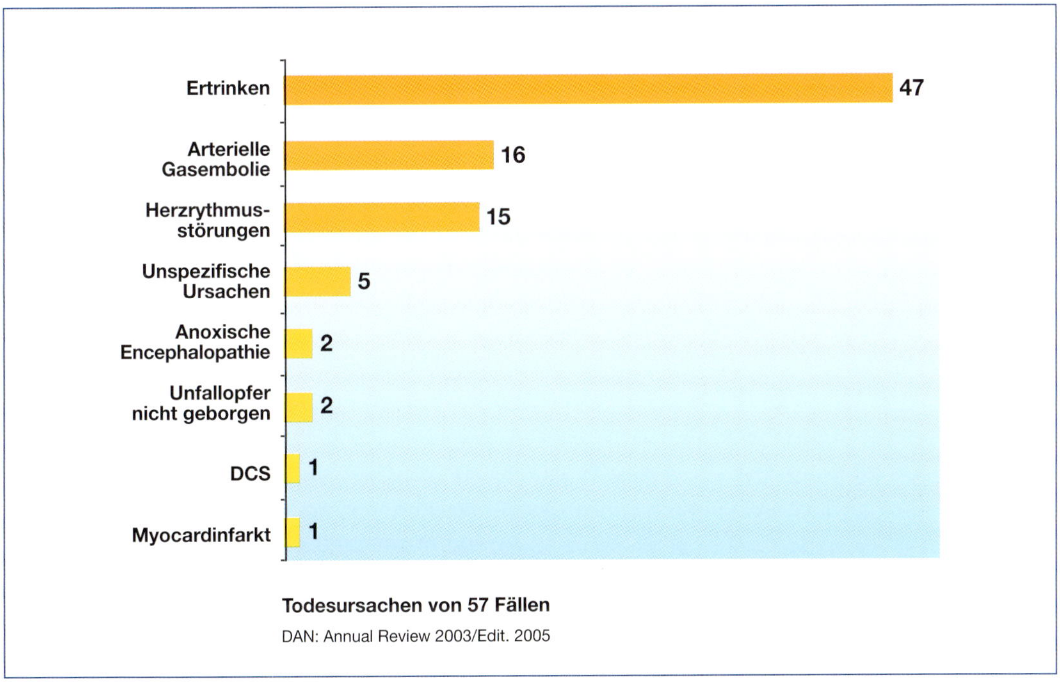

Abb. 18-5: Todesursache von 57 Tauchunfällen.

len befasst, umso deutlicher wird, dass die Ursachen vielfältig sind und jeder Unfall in seiner Art besonders liegt.
Feststellungen der Alters- und Geschlechtsverteilung oder der Örtlichkeiten von Unfällen sind von vorwiegend statistischem Interesse. Aufschlussreicher sind die Zahlen des DAN-Reports 1993, dass in 59% der tödlichen Unfälle Taucher in Ausbildung oder mit geringer Erfahrung im Freiwassertauchen betroffen waren. Die Tatsache, dass nur in wenigen Fällen der **Bleigürtel** von verunfallten Tauchern abgeworfen wurde, bestätigt die Angaben früherer Statistiken.
Eine Autopsie klärt zwar die letzte Todesursache, gibt aber über das Zustandekommen des Unfalls nicht ohne Weiteres Auskunft. Die Tabelle von M. Hahn über die wahrscheinlichste Todesursache von 70 Fällen des VDST deckt sich in etwa mit den Zahlen der amerikanischen Statistiken (Abb. 18-5).
Diese 57 Fälle waren von Pathologen, die von DAN ausgesucht waren, untersucht worden. 52% der Fälle wurden mit Tod durch Ertrinken erklärt. Dies sagt über die eigentliche Unfallursache wenig aus.
In einer Zusammenfassung kam der DAN-Report 1993 zu dem Schluss, dass die vielfältigen Ursachen, die zu Unfällen führen, im Verantwortungsbereich des Tauchers liegen. Mangelnde Ausbildung und Kenntnisse, unzureichende Kondition, Fehleinschätzung der äußeren Umstände und der eigenen Fähigkeiten sind die Hauptgründe. Für diese Faktoren und ihre Vereinbarkeit mit dem Tauchen muss der Taucher selbst die Verantwortung übernehmen.
Es ist die einhellige Meinung aller Kenner der Materie, dass, ähnlich wie bei Verkehrsunfällen, fast alle Unfälle beim Tauchen auf **menschlichem Fehlverhalten** und nicht auf einem Versagen der Technik beruhen.

Als sehr hilfreiche Einrichtungen haben sich die sogenannten Hotlines erwiesen, die jederzeit Auskünfte über die bestmögliche Verhaltensweise und Behandlungsmöglichkeiten geben. Sie existieren seit längerem bei DAN, (Tel. in Deutschland und Österreich +49(0)800/32 66 68 783) und seit 2000 auch beim VDST (Tel. +49(0)180/566 05 60). Eine weitere Hotline bietet Medical Helpline Worldwide GmbH, Bremen (www.aqua-med.de, Tel. +49(0)700/34 83 54 63).

Aqua-med erhielt 2005 996 Anrufe, von denen 20% echte Notfälle waren. Im Jahr 1999 hatten 180 Notrufe DAN Europe erreicht (nur 40% der Anrufer waren ständige Mitglieder dieser Organisation). In 92 Fällen handelte es sich um Dekompressionsunfälle. 54 davon waren nach Tauchgängen über 30 m Wassertiefe aufgetreten. In drei Fällen bestand eine arterielle Gasembolie.
37 Taucher waren Anfänger. Bei 46 Tauchern, darunter 18 Tauchlehrer oder Ausbilder, wurde eine DCI bestätigt. Nur drei der 180 Anrufer klagten über Fehler in der Ausrüstung. Immerhin wurden von den Dekompressionsunfällen 96% als geheilt oder wesentlich gebessert gemeldet.

18.3 Der »Faktor Mensch« als Unfallursache

Um detaillierte Aussagen zur Ursache tödlicher Tauchunfälle hat sich eine australische Statistik bemüht. Sie umfasst 100 tödlich verlaufene Tauchunfälle von Sporttauchern in Australien und Neuseeland zwischen 1980 und 1989, deren Begleitumstände besser erfasst werden konnten als in der alten amerikanischen Statistik. Die faktischen Feststellungen entsprechen im Wesentlichen denen der amerikanischen Aussagen.
Ähnlich wie in der US-Statistik traten 8% der Todesfälle beim ersten Tauchgang auf und in 36% bestand nur geringe Taucherfahrung. In 21% wurde allein getaucht. 45% der Taucher

waren »überbleit« und in 40% der Unfälle wurde der Bleigürtel nicht abgeworfen.
Die meisten Tauchunfälle (60%) traten in Tiefen bis zu 18 m auf. Der Anteil der **Lungenbarotraumen** betrug 13%, der der Herz-Kreislauferkrankungen 12%.
25% der Betroffenen waren ärztlich nicht untersucht und rückblickend nicht tauchtauglich. Die größte Quote umfasste Panik mit 39%.
Van Laak, der die australische Studie aufgeschlüsselt und kommentiert hat, kommt zu dem Schluss, dass der »Faktor Mensch« die wesentliche Unfallursache ist. Beherrschbare Tauchzwischenfälle, wie technische Schwierigkeiten oder Probleme mit der Umgebung, stoßen eine **Kettenreaktion** von Ereignissen an, die zur Überforderung der Betroffenen führen und in eine Panik münden. Bedingt ist dies meist durch Erfahrungs- und Ausbildungsmangel, durch Unsicherheit, mangelnde tauchspezifische Kenntnisse, aber auch durch Selbstüberschätzung. So wird oft geglaubt, eine gute sportliche Kondition genüge für eine Tauchtauglichkeit und könne spezifische Kenntnisse ersetzen.
Auch nach der Meinung des NUADC sind panikartige Reaktionen selten der Beginn der Unfallursache, aber sie sind das Endresultat eines stufenartig sich steigernden Prozesses, dessen Anfang lediglich ein Ereignis wie »Wasser in der Tauchmaske« sein kann.

18.4 Stress-Syndrom als Unfallursache

Stresssituationen sind beim Tauchen unvermeidlich. Die drittgrößte Gruppe bilden Todesfälle durch Herzversagen. Edmonds und Mitarbeiter vertreten die Ansicht, dass in vielen Fällen ein Stress-Syndrom zum Unfall führte, und zwar bei nicht erfahrenen Tauchern zwischen 15 und 25 Jahren über eine Panik und bei erfahrenen Tauchern zwischen 25 und 45 Jahren durch ein Herzversagen. Ein Stress-Syndrom (Syndrom = Gruppe von gleichzeitig auftretenden Symptomen) entsteht beim Tier, wenn es sich in seiner Existenz bedroht fühlt. Diese Bedrohung kann wirklicher oder nur vermeintlicher Natur sein. Meist entsteht dabei Angst und in jedem Fall kommt es zu einer Stressreaktion. Sie hat den Sinn, beim Tier alles zum Kampf oder zur Flucht bereitzustellen. Man spricht deshalb auch von einer **Notfallreaktion** oder einem **Adaptionssyndrom**.
Über die Aktivierung des vegetativen Nervensystems, das aus einem parasympathischen (Nervus vagus) und einem sympathischen Teil (Nervus sympathicus) besteht, kommt es einmal zu einer Kreislaufumstellung. Sie wird durch eine vermehrte Adrenalinausschüttung aus dem Nebennierenmark bewirkt. Der Kreislauf wird zentralisiert, das heißt lebenserhaltende Organe wie Gehirn, Herz und Atmung werden vermehrt mit Sauerstoff versorgt, andere dagegen in der Durchblutung gedrosselt. Gleichzeitig wird auf hormonalem Wege vermehrt Cortisol aus der Nebennierenrinde freigesetzt. Dadurch kann gespeicherte Energie wie Glykogen (Körperzucker) und Fett mobilisiert werden (s. Kap. 6.10). Diese Vorgänge laufen in der Funktion von Regelkreisen ab (s. Kap. 14.4), von denen es in unserem Organismus eine Unzahl gibt und die alle mehr oder weniger untereinander und miteinander in Verbindung stehen. Durch die Stressreaktion wird das Tier in den Zustand höchster physiologischer Erregung versetzt. Es ist zur Aktion bereit.
Der Mensch reagiert im Prinzip nach dem gleichen Schema. Die starke Aktivierung des vegetativen Systems kann aber auch, besonders am Herzen, zu **pathologischen Reflexabläufen** führen. Die Gefäßkontraktion in der Peripherie mit Steigerung des Blutdrucks führt von vorneherein zu einer Mehrbelastung des Herzens. Bei einem nicht mehr ganz gesunden Herzen, besonders bei verschlechterter Blutversorgung über die Kranzgefäße, kann dann die starke Aktivierung des Nervus sympathicus zu schnellen (tachykarden) Rhythmusstörungen führen, die bis zum Kammerflimmern und damit zum Tod gehen können. Über eine gesteigerte Vagusaktivität können langsame (bradykarde) Rhythmusstörungen mit Blockie-

rung der Überleitung ausgelöst werden (s. Kap. 19.6). Solche sogenannten depressorischen Reflexabläufe bilden wahrscheinlich die Ursache des Voodoo-Todes (s. Kap. 19.6). Hier ist offenbar die Angst der alleinige Stressor.

18.5 Schlussfolgerungen

Im Vergleich zur Zusammensetzung der Freizeittaucher in den 50er- bis 70er-Jahren des vorigen Jahrhunderts, die anfangs – besonders im Mittelmeerraum – aus Unterwasserjägern bestanden, aber auch aus meeresvertrauten Abenteurern, die die neu entdeckte Unterwasserwelt fotografisch festhalten wollten, stellen die heutigen Freizeittaucher einen Querschnitt durch die Normalbevölkerung eines Landes dar mit all ihren physischen, gesundheitlichen und psychologischen Grenzen. Zwischenzeitlich wurde aber das Tauchen auch zu einer neuen Sportart mit breitgefächerten Leistungswettbewerben.

Es hat nicht an wissenschaftlichen Untersuchungen und Tests gefehlt, das charakteristische Bild eines **»optimalen Tauchers«** zu erstellen. Die vielfältigen Untersuchungsergebnisse waren teils widersprüchlich und letztlich nicht sehr überzeugend. Jedenfalls wurden sie nicht der Realität gerecht, wie sie nun einmal durch die Vielzahl der Freitzeittaucher gegeben ist.

Bei einer Analyse der Statistiken, die hauptsächlich die Feststellungen der letzten Jahrzehnte des vergangenen Jahrhunderts wiedergeben, fallen in den jüngsten Erhebungen dennoch einige Punkte auf.

Einmal scheint die Anzahl der Taucher, die ohne Tauchtauglichkeitsuntersuchung unter Wasser gegangen sind, weniger geworden zu sein. Andererseits besteht der überwiegende Teil der Todesfälle aus Tauchern, die über 40 Jahre alt waren. Auch ist der Prozentsatz an **»Herzerkrankungen«** nach DAN- und VDST-Statistik relativ hoch. Die Notwendigkeit einer jährlichen Tauglichkeitsuntersuchung für Taucher über 40 Jahre sowie die gesundheitliche Anfälligkeit in der zweiten Lebenshälfte wird hier deutlich. Nach der DAN-Statistik für 2003 waren 17% der Todesfälle über 40 Jahre und älter, das Durchschnittsalter für Männer lag bei 47 Jahren, bei Frauen im Mittel bei 45 Jahren. Die große Zahl derer, die vermutlich an Erschöpfung ums Leben kamen, betont die Forderung nach einer guten Kondition, die nur durch ein regelmäßiges Training zu erhalten ist.

Weiter auffällig ist in der DAN-Statistik, dass 35% der tödlichen Unfälle – in der neueren Statistik für 2003 31% – Taucher mit einer über 10-jährigen **Taucherfahrung** waren und weiter, dass unter den 92 Dekompressionserkrankungen der Anrufe über die Hotline von DAN 18 Tauchlehrer oder Ausbilder waren. Hier kann man weder mangelnde Erfahrung, fehlende Kenntnisse oder eine schlechte Kondition als Ursache verantwortlich machen. Man kann davon ausgehen, dass gerade erfahrene und ambitionierte Taucher eher dazu neigen, Tauchgänge im Grenzbereich durchzuführen – also auch mit erhöhtem Dekompressionsrisiko, die der Anfänger meiden würde. Inwieweit hier auch die Grenze zur Leichtfertigkeit überschritten wurde, wird wohl nur im Einzelnen zu klären sein (s. Kap. 3, »Psychologie des Tauchens«).

18.6 Problematik der Beurteilung von Tauchunfällen

Zu der Komplexität von Tauchunfällen hat van Laak folgendes Beispiel konstruiert:

Ein Sporttaucher erreicht 50 m Tauchtiefe. Beeinträchtigt durch beginnende Stickstoffnarkose verbraucht er seine gesamte Atemluft einschließlich der Reserve. Wechselatmung scheitert, weil dabei versehentlich die Maske abgerissen wird. Der Taucher gerät in Panik. Er aktiviert seine Rettungsweste, wirft seine Bleigewichte aber nicht ab. Der Notaufstieg erfolgt unkontrolliert über die letzten 10 m. Mit Erreichen der Oberfläche wird der Taucher vom Beiboot gerammt und bewusstlos. Die Rettungsweste zerreißt dabei. Weil der Taucher überbleit ist, sinkt er und ertrinkt.

Die feststellbare Diagnose »Ertrinken« als Todesursache wird dem wirklichen Geschehen kaum gerecht.
Für die erforderliche Rekonstruktion eines Tauchunfalls sieht M. Hahn die größten Hindernisse durch das Medium Wasser gegeben. Die Sichtweiten beim Tauchen sind auch bei idealen Bedingungen nicht annähernd so gut wie bei Unfällen auf dem Land. Ein Foul beim Fußball wird nicht nur von den Zuschauern gesehen, sondern auch vom Fernsehen festgehalten und ist rekonstruierbar. Unter Wasser gibt es selten mehr als einen Zeugen und besonders bei tödlichen Unfällen fehlen meist direkte Zeugen.
Die Sicherstellung aller Ausrüstungsgegenstände ist durch die verständlichen Emotionen in einer Unfallsituation selten optimal. Schließlich sind nicht nur in fernen Tauchgebieten Ärzte und Gerichtsmediziner mit eingehender Sachkenntnis der Besonderheiten des Tauchens keine Selbstverständlichkeit.

18.7 Ungeklärte und seltene Tauchunfälle

In der angeführten Statistik der tödlichen Unfälle des Jahres 1979 verblieben 29 Fälle, in denen eine Ursache nicht geklärt werden konnte. 1989 waren es noch 20 Fälle (14%). Diese Höhe von 22% bzw. 14% ist sicher nicht repräsentativ für den Anteil ungeklärter Tauchunfälle in der Welt, sondern beruht in der US-Statistik eher auf fehlenden Informationen.
Es ist aber unbestritten, dass es immer wieder Tauchunfälle gab und auch gibt, die nicht erklärbar sind. Noch sind nicht alle Faktoren bekannt, die unter den Bedingungen des Tauchens auftreten können. Es sei hier an die Unfallmöglichkeiten erinnert, die erst in den letzten Jahren bekannt geworden sind und wie sie betreffs der **Laryngocelen** in Kap. 8.12 und des **Undine-Syndroms**, der Untererregbarkeit des Atemzentrums für Kohlendioxid, in Kap. 9.2.2 beschrieben wurden.
Eine wesentliche Erweiterung unserer Kenntnisse über unklare Dekompressionsunfälle haben die Untersuchungen von R. E. Moon und P. T. Wilmshurst über das **Foramen ovale** gebracht (s. Kap. 22.6.2). Die beiden Forscher untersuchten Taucher mit teils schweren Dekompressionserscheinungen in der Vorgeschichte mittels Echokardiographie, eine Art Ultraschalluntersuchung des Herzens (s. Kap. 22). Moon konnte bei 37% der Untersuchten und Wilmshurst bei 41% ein offenes Foramen ovale nachweisen. Besonders bei Dekompressionsunfällen mit neurologischen Ausfällen, die rasch nach dem Auftauchen (innerhalb von 30 min.) aufgetreten waren, ließ sich dieser Kurzschluss zwischen dem rechten und dem linken Herzen häufiger finden als bei Tauchern mit späteren oder keinen Erscheinungen.
Eine **Kältewirkung** bei bestimmten Tauchern mit vorübergehendem Lungenödem und Hochdruck wurde in Kap. 14.14 besprochen.
Barotraumen des Verdauungstraktes sind sehr selten. Erwähnenswert ist daher der Fall eines 22-jährigen Sporttauchers, bei dem es anlässlich eines Tauchgangs bis auf 40 m beim Aufstieg in 15 m Tiefe zu einer ballonartigen Luftauftreibung des Magens mit anschließendem **Magenwandriss** kam.
A. A. Bühlmann berichtet von einem Sporttaucher, der in 70 m Tiefe wegen Ventilvereisung bei Wechselatmung mit dem Partner offenbar vermehrt Luft geschluckt hatte. Nach einem Notaufstieg, ohne sonstige Folgen, kam es zu zwei Magenrissen, die durch eine Operation am gleichen Tag komplikationslos behoben wurden.
Weniger ungewöhnliche Unfälle können durch Verletzungen in starker Brandung beim Ein- und Aussteigen zum Tauchen auftreten. In starker Strömung kann der Taucher abgetrieben werden. Für einen Gerätetaucher ist es z. B. unmöglich, gegen eine **Strömung** von 1,5 Knoten/h zu schwimmen. Kopfsprünge in unvertrauten Gewässern oder rasches unvorsichtiges Auftauchen können zu Gehirnerschütterungen, Schädelbrüchen oder Verletzungen der Halswirbelsäule mit Lähmungen aller Extremitäten (Tetraplegie) führen, wenn mit dem Kopf gegen einen Widerstand wie

Untiefen, ein Boot oder eine Höhlendecke gestoßen wird. Gefürchtet sind auch die meist gefährlichen Verletzungen durch die Schrauben schnell fahrender Boote. Nach Edmonds werden in Australien jährlich mehr Taucher durch Harpunenunfälle verletzt und getötet als durch Haie.
Alle anderen Gefährdungen beim Tauchen wurden in den entsprechenden Kapiteln dieses Buches besprochen.

18.8 Zusammenfassung

Wenn man die vielfältigen Möglichkeiten berücksichtigt, die beim Tauchen zu Unfällen führen können, könnte man zu dem Schluss kommen, dass der Tauchsport einer körperlichen und psychischen Elite vorbehalten sein müsste. Der **ideale Taucher** müsste bei einer Tauglichkeitsuntersuchung einem gewissen Modell entsprechen. Nach N. C. Flemming ist es aber nicht möglich, ein solches Modell zu definieren, und medizinische, psychologische und Fitness-Tests haben gezeigt, dass Taucher, einschließlich Berufstaucher, sich nicht wesentlich vom Bevölkerungsdurchschnitt unterscheiden, wenn man von einer besseren Kondition einmal absieht.
In der Realität hat sich auch der Personenkreis der Sporttaucher in den letzten 25 Jahren stark erweitert. Waren es am Anfang größtenteils meereserfahrene Außenseiter mit Pioniercharakter, so tauchen heute bei den ausgedehnten Urlaubs- und Reisemöglichkeiten viele Touristen als Gelegenheitstaucher. Aber auch Menschen mit Behinderung, wie Doppelamputierte und Querschnittsgelähmte, sind in der Lage, normale Tauchprüfungen zu bestehen (N. C. Flemming und Y. Melamed).
Auch für die Luftfahrt ist ja heute nicht mehr der »biologisch perfekte« Mensch notwendig. Kleinere Gesundheitsmängel lassen sich durch Technik und Erfahrung ausgleichen. So gibt es auch für Piloten im zivilen Flugverkehr keine Altersgrenze mehr.

Man könnte zu dem Schluss kommen, dass das Tauchen ein potenziell sehr gefährlicher Sport sei. Nun trifft das in vielen Dingen ebenfalls für den Motorsport und das Autofahren ganz allgemein zu. Aber auch hier zeigt die Entwicklung der letzten Jahre im Straßenverkehr der Industrieländer, dass sich durch Verbesserung der Technik, unter Einbeziehung der Verkehrswege und Verkehrsführung (einschließlich gesetzlicher Regelungen!), und vor allem des Fahrverhaltens die Unfallquote dramatisch reduzieren lässt. Ähnlich wie im Straßenverkehr sind auch beim Tauchen die Neulinge und Unerfahrenen am meisten an Unfällen beteiligt. Durch Beschränkung des Gefahrenpotenzials – im Straßenverkehr durch den »Führerschein auf Probe« und die damit verbundenen Auflagen, beim Tauchen z. B. durch Beschränkung der Tauchtiefe, Wahl von Gewässereigenschaften und Tauchpartner – lässt sich das Unfallrisiko der Anfänger in Grenzen halten. Die Parallele zum Tauchen – Fortschritte in Gerätebau, Tauchtechnik und Tauchverhalten – ist offenkundig gegeben.

Weiterführende Literatur

Elliott D. H. und Bennett P. B. (1993): *Underwater accidents.* In: Bennett und Elliott siehe Übersichtswerke, Seite 238–252.
Edmonds et al. (2001): siehe Übersichtswerke
Hahn M. (1994): *Grundlagen der Unfallanalyse*
van Laak, U. (1994): *Der schwere Tauchunfall*
beide in Oehmichen, M., van Laak, U., Püschel, K., Birkholz, M. (1994): *Der Tauchunfall*, Verlag Lübeck: Schmidt-Römhild

19 Ertrinken, Beinah-Ertrinken und Badetod
(von O. F. Ehm)

Jeder Tod im Wasser wird im Allgemeinen als Ertrinkungstod angesehen. Vielfach ist die eigentliche Ursache aber nicht ein primäres Ertrinken, sondern, wie bei den meisten Tauchunfällen, eine Bewusstlosigkeit unter Wasser, der ein Ertrinken folgen kann. Um ein Ertrinken im eigentlichen Sinn bzw. ein primäres Ertrinken handelt es sich nur dann, wenn der Tod durch Eindringen von Wasser in die Lunge verursacht wird. Zum Tod im Wasser kommt es aber auch aus anderen Gründen, auf die hier näher eingegangen werden soll: Einmal durch den so genannten Badetod, einen Reflextod, der auch als Wasserschock bezeichnet wird; zum anderen durch Tod aus natürlicher Ursache, d. h. der Tod, der auch auf dem Land eingetreten wäre, ereignet sich im Wasser. Gerichtsmediziner sprechen vom »atypischen Ertrinken«.

Beim Tauchen ist ein primärer Ertrinkungstod selten. Eine Klärung der Todesursache ist aus gerichtlichen, aber auch aus versicherungsrechtlichen Gründen meist notwendig. Nach den Allgemeinen Unfallbedingungen liegt ein Unfall dann vor, »wenn der Versicherte durch ein plötzlich von außen auf seinen Körper wirkendes Ereignis unfreiwillig eine Gesundheitsschädigung erleidet«. Danach ist ein Dekompressionsunfall ein innerer Vorgang und fällt nicht unter die Allgemeinen Versicherungsbedingungen.

Weltweit wird die Zahl der Ertrinkungstoten auf 400.000 pro Jahr geschätzt. Für das Jahr 2000 betrug sie für Europa 37.500. Die Zahl der Todesfälle durch Ertrinken ist in der Bundesrepublik von jährlich über 2000 Toten für die Jahre 1951 bis 1961 um etwa die Hälfte zurückgegangen für den Zeitraum 1971 bis 1983. Ab 1984 bis 1991 lagen die Zahlen bei 500 Toten jährlich. Für 1992 und 1993, mit Einschluss der neuen Bundesländer, betrug sie 773 bzw. 665, nach DLRG-Angaben starben 2001 520 Menschen bei Badeunfällen, 71 davon waren Kinder unter 10 Jahren. Gegenüber den Jahren vor 1974 sind die Lebensrettungsmaßnahmen durch die DLRG stark erweitert worden. Nach einem DLRG-Symposium im Oktober 2003 wurden bis Ende August 2003 bereits 542 Ertrinkungsopfer in der Bundesrepublik gezählt. Eine genaue statistische Erfassung ist auch in Deutschland schwierig. Es gibt keine Meldepflicht und keine zentrale Erfassungsstelle. Auch die DLRG ist auf einen »Clipping-Service« angewiesen, auf Berichte der Tageszeitungen und sonstigen Medien.

In ca. 30% der Ertrinkungsunfälle spielt Alkohol eine wesentliche Rolle. In den USA sind es ca. 20–50% bei Jugendlichen und Erwachsenen. Nach einem alten englischen Sprichwort heißt es: Bacchus hat mehr Leute ertränkt als Neptun! Überwiegend ist das männliche Geschlecht an allen Unfällen beteiligt. Jedes primäre Ertrinken kommt in den meisten Fällen entweder durch mangelnde Schwimmkenntnisse oder durch Erschöpfung zustande.

Das deutsche Wort »Ertrinken« leitet seinen Ursprung deutlich vom »Trinken« ab. Noch bis in die jüngste Zeit war man verschiedentlich der Meinung, dass Ertrinken dadurch entstünde, dass zu viel Wasser geschluckt wird. Man werde dann zu schwer und gehe unter. Es ist auch richtig, dass beim Ertrinken oft viel Wasser geschluckt wird, manchmal in solchen Mengen, dass es zum Erbrechen kommt. Die eigentliche Todesursache ist aber ein Sauerstoffmangel, ob mit Eindringen von Wasser in die Lungen oder durch einen Glottisverschluss (s. Kap. 11.2.4) ohne Einatmen von Wasser. Die Sauerstoffaufnahme ist dadurch verschlechtert bzw. unterbrochen und es kommt, ähnlich wie beim Ersticken, zu einer Hypoxie, einem Sauerstoffmangel. Weiter wird aber

auch Ertrinkungsflüssigkeit durch die Lungen resorbiert, d. h. sie gelangt durch die Alveolen in die Blutbahn.
Da das Wort Ertrinken bereits den tödlichen Ausgang beinhaltet, ist man in den letzten Jahren einer Unterscheidung gefolgt, die sich im angloamerikanischen Sprachraum durchgesetzt hat. Es wird zwischen **Ertrinken** (drowning) und oder Fast- oder **Beinah-Ertrinken** (near-drowning) unterschieden. Dank der immer mehr verbreiteten Wiederbelebungskenntnisse durch die Atemspende und der Fortschritte der klinischen Reanimation wird die Rettung »Fast-Ertrunkener« häufiger.

19.1 Ertrinken im Meer und im Süßwasser

Nach Untersuchungen von Swann (1947) ist es ein wesentlicher Unterschied, ob Süßwasser oder Meerwasser in den Kreislauf gelangt. Beide entsprechen in ihrem Salzgehalt nicht den Salzkonzentrationen des Blutes. Süßwasser enthält praktisch kein Kochsalz (NaCl); im Blut dagegen entspricht die Salzkonzentration 0,9% Kochsalz. Im Vergleich zum Blut ist Süßwasser somit hypotonisch. Meerwasser hat dagegen einen Gesamtsalzgehalt von 3–4%, wobei NaCl den Hauptanteil stellt. Meerwasser ist also hypertonisch.
Gelangt hypotonische Lösung – Süßwasser – in die Lunge, so drängt die Flüssigkeit – bedingt durch ihren osmotischen Druck – mit großer Kraft in das Blut, verdünnt es und stört damit die Isotonie (die spezifische molare Konzentration des Blutplasmas). In Tierversuchen kommt es beim Ertrinken in Süßwasser zu folgenden Veränderungen: Das Blut wird verdünnt, sein Volumen nimmt zu (Hypervolämie). Diese Verdünnung kann bis zu einem Verhältnis 1 : 1 (Wasser : Blut) gehen, und das innerhalb von vier Minuten. Durch diese Volumenzunahme kommt es zu einer starken Mehrbelastung des rechten Herzens. Die Verdünnung macht das Blut zur hypotonischen Lösung; dadurch quellen die roten Blutkörperchen auf und platzen (Hämolyse). Die Hämolyse bedingt eine Blutarmut (Anämie) und weiter eine Hyperkaliämie, d. h. eine Vermehrung des Kaliums, das aus den zerfallenen Blutkörperchen ins Plasma übertritt. Die übrigen Mineralien des Blutes

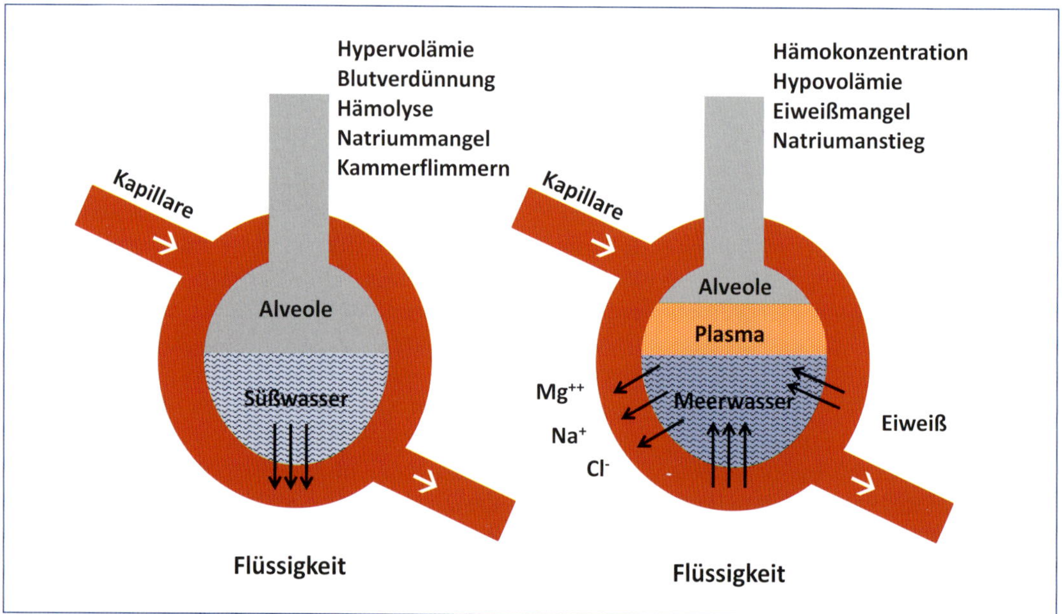

Abb. 19-1: Die Veränderungen im Blut. Die unterschiedlichen Folgen beim Ertrinken in Süßwasser (links) und im Meerwasser (rechts).

(Natrium, Chlor, Kalzium und Mangan) werden durch die Verdünnung ihrer Konzentration vermindert und damit wird das Elektrolytgleichgewicht gestört. Im Organismus führen diese Veränderungen zu einem Sauerstoffmangel, der rasch zunimmt, und zum Anstieg der Kohlensäure (Hyperkapnie). Der Sauerstoffmangel wird durch die Anämie als Folge der Hämolyse noch verstärkt. Die Blutvolumenvermehrung bedingt eine Blutdruckerhöhung im kleinen Kreislauf und dadurch eine Mehrbelastung des rechten Herzens. Die Hyperkaliämie begünstigt zusammen mit dem Sauerstoffmangel das Auftreten eines Kammerflimmerns des Herzens. Weiter kommt es zu einer Leukozytose, d. h. einer Vermehrung der weißen Blutkörperchen im Plasma.

Beim Ertrinken im Meerwasser (hypertonische Lösung) ist der Verlauf des Flüssigkeitsstromes in den Lungenbläschen umgekehrt; der osmotische Druck wirkt in entgegengesetzter Richtung: Blutflüssigkeit dringt in Lungenalveolen ein und es entwickelt sich ein Lungenödem. Die Lunge ist also mit Meerwasser und Plasma gefüllt. Gleichzeitig diffundiert das Salz des Meerwassers mit großer Geschwindigkeit in das Blut und die Konzentration der Elektrolyte steigt an. Durch beide Vorgänge wird das Blut eingedickt (Hämokonzentration) und sein Volumen nimmt ab (Hypovolämie). Zu einer Hämolyse kommt es jetzt nicht, aber die Hämokonzentration begünstigt ein Zusammenballen der Erythrozyten (Geldrollenbildung, s. Kap. 11.1.3). Ein Kammerflimmern trat im Experiment nie auf und die Überlebenschancen waren besser als beim Ertrinken im Süßwasser, in Tierversuchen sogar doppelt so lang.

Diese Ergebnisse fußen auf labormäßig durchgeführten Tierexperimenten, wobei die Lunge der Tiere mit Süß- bzw. Salzwasser gefüllt wurden. Neueren Untersuchungen nach sind aber beim Ertrinken die Lungen nicht völlig mit Wasser gefüllt und es bleiben reichlich luftgefüllte Räume. Die Tierexperimente sind daher nur bedingt auf den Ertrinkungstod beim Menschen übertragbar.

Für die erste Hilfe durch den Laien sind diese Vorgänge nicht entscheidend. Man muss aber wissen, dass beim Ertrinken nicht nur die Lunge betroffen ist, sondern auch erhebliche Veränderungen im Gesamtorganismus bestehen. Jeder Ertrinkungsunfall gehört deshalb nach einer Wiederbelebung wenigstens für 48 Stunden in klinische Behandlung, wo diese Veränderungen berücksichtigt werden können.

Die Unterscheidungen zwischen Ertrinken im Meer- und im Süßwasser sind nur noch von klinischem Interesse, d. h. für die Nachsorge beim »Beinah-Ertrinken«. Für die Erste-Hilfe-Maßnahmen sind sie völlig zu vernachlässigen.

19.2 Der Vorgang des Ertrinkens

Die geschilderten Folgen wirken sich nicht schlagartig aus. Es ist heute noch nicht entschieden, ob ein Sauerstoffmangel oder ein Herzkammerflimmern primär zum Tode führt. Der ganze Ertrinkungsvorgang spielt sich in drei bis fünf Minuten ab. Beim ersten Eintauchen wird zunächst reflektorisch der Atem angehalten. Über Vagusreflexe kommt es gleichzeitig zur Verlangsamung der Herzaktion und zum Blutdruckabfall. Es kann dabei schon Bewusstlosigkeit eintreten. Der so Geborgene ist meist blass oder von blauer Gesichtsfarbe. Nach mehreren Sekunden bis zu einer Minute – je nach Kondition und Umständen – löst der Anstieg der Kohlensäure im Blut (s. Kap. 7.5.6) einen Atemzwang aus, und mit der jetzt einsetzenden Atmung wird Wasser eingesogen. Danach folgt ein krampfhaftes Aushusten, wobei eventuell Schaumblasen aus dem Mund treten. Der Ertrinkende geht unter, kommt wieder hoch, ruft um Hilfe oder gurgelt nur noch unverständliche Laute. Nach ein bis zwei Minuten folgt das Krampfstadium, bei dem noch heftig und krampfhaft ausgehustet wird. Das Bewusstsein ist meist schon geschwunden. Der Ertrunkene taucht noch ein oder mehrmals auf und versinkt dann endgültig. Durch die schnell einsetzende Hypoxie, verstärkt durch die Folgen der vorangegangenen Hyperventilation in den ersten

Minuten setzt das Bewusstsein recht früh aus. Alles geht sehr schnell und es kommt wohl nicht, wie es für Außenstehende erscheint, zu einem »grauenvollen Überlebenskampf«. Bei Suizidkandidaten scheint sogar die Vorstellung eines angenehmen Todes zu bestehen. Als ein sicherer Beweis für einen Ertrinkungstod gilt ein feinblasiger Schaumpilz vor Mund und Nase, der mit einer Häufigkeit von 13,5–40% der Fälle angegeben wird.

In der ersten Phase ist eine Rettung verständlicherweise am aussichtsreichsten, besonders wenn es zu einem vorübergehenden Stimmritzenkrampf gekommen war, der ein Eindringen von Wasser verhindert hat. Wenn das den Umständen nach gegeben war, genügt oft ein kurzes Hochheben des Ertrunkenen am Becken, bei kleinen Kindern an den Füßen, und die Atmung setzt spontan wieder ein. Besser ist es, sofort mit der Wiederbelebung zu beginnen, deren Maßnahmen in Kap. 20 eingehend besprochen werden.

19.3 Nachweis des Ertrinkungstodes

Bei tödlichen Unfällen im Wasser kann der Beweis für ein Ertrinken sicher nur durch eine Sektion erbracht werden. Allerdings ist selbst dadurch, entgegen einer weit verbreiteten Meinung, der Tod durch Ertrinken oft sehr schwer nachzuweisen, weil bei längerem Aufenthalt im Wasser nach dem Tode Veränderungen an der Leiche auftreten können, die keinerlei Rückschlüsse mehr auf die Ursache des Todes zulassen. Selbst nach dem Tode kann noch Wasser in die Lunge und sogar bis ins Herz eindringen. Oft führen nur elektronenmikroskopische Untersuchungen des Lungengewebes in der Rechtsmedizin zu einer Klärung.

19.4 Das Beinah-Ertrinken

Wenn ein Mensch einen »Ertrinkungsunfall« überlebt, ist er, im gültigen Sinne des Wortes, nicht »ertrunken«.

Die Einführung des neuen Begriffs »Beinah-Ertrinken« hat nicht nur durch die sprachliche Klarstellung eine Berechtigung erfahren. Wenn diese Unterscheidung erst heute gemacht wird, dann wohl auch, weil erst in den letzten Jahrzehnten die Rettungs- und Wiederbelebungsmaßnahmen bei Ertrinkungsfällen zugenommen haben.

Die wissenschaftliche Medizin hat sich mehr und mehr mit ihrer Problematik beschäftigt. So ist man nicht mehr von den tierexperimentellen Laborergebnissen beim Ertrinken ausgegangen, sondern von Gegebenheiten beim Beinah-Ertrinken.

Immerhin sind einige Fälle bekannt geworden, nach denen Menschen, die 15 bis 45 Minuten unter Wasser waren, ohne nachträgliche neurologische Schäden wiederbelebt werden konnten. Ein Faktor, der ein Überleben beim Beinah-Ertrinken begünstigt, ist – so überraschend es klingt – die Unterkühlung. Sie bewirkt, dass alle Lebensvorgänge im Organismus auf äußerste Sparflamme reduziert und dadurch verlangsamt werden, auch die Abbau- und Zerfallsprozesse nach Eintritt des klinischen Todes. Inwieweit der Tauchreflex (s. Kap. 7.5.3.2) sich lebensverlängernd auswirkt, ist noch nicht ganz geklärt; solange jedoch Herz und Kreislauf noch intakt sind, geht die Sauerstoffaufnahme auch bei Bewusstlosen auf Sparflamme weiter, weil oft noch mehrere Liter Luft in den Lungen vorhanden sind.

Wenn auch eine erfolgreiche Wiederbelebung nach längerem Aufenthalt unter Wasser nicht die Regel ist, sollte doch mit den Wiederbelebungsmaßnahmen (s. Kap. 20) nicht zu früh aufgehört werden. Leider sterben aber viele Opfer nach Bewusstseinsverlust schon in wenigen Minuten.

Komplikationen beim Beinah-Ertrinken sind häufig und bestehen in Lungenaffektionen einschließlich einer Lungenentzündung, Hirn-

schäden je nach Länge der vorangegangenen Hypoxie, Herzaffektionen mit Rhythmusstörungen und gelegentlich mit Nierenschäden. In 10% der Fälle bleiben neurologische Dauerschäden zurück.
Alle Fälle von erfolgreicher Wiederbelebung gehören danach in eine klinische Behandlung, um die begleitenden Komplikationen fachgerecht zu behandeln.

19.4.1 Ertrinken und Beinah-Ertrinken bei Tauchern

74–82% der tödlichen Tauchunfälle sind mit Ertrinken verbunden, im Vergleich mit einem Anteil von jeweils 1% für die DCS oder Atemluftkontamination.
Edmonds hat eine Statistik von 100 Tauchunfällen aufgegliedert in tödliche Fälle und in Überlebende mit Beinah-Ertrinken. Als wesentliche Unterscheidungsmerkmale zwischen Überleben und Ertrinken stellt er folgende Faktoren heraus:

- Mangelhafte körperliche und gesundheitliche Fitness.
- Fehlende Taucherfahrung.
- Falsche Ausrüstung oder ihre fehlerhaft Benutzung.
- Risikobelastete Umgebungsverhältnisse.
- Unzureichende Atemluftversorgung.
- Unzureichender Kontakt zum Tauchpartner.
- Fehlerhafter Aufstieg durch Belassung der Bleigewichte.
- Ungeeignete oder verspätete Rettungs- und Wiederbelebungsmaßnahmen.

All diese Punkte sind für den Leser dieses Buches nicht überraschend, weil darauf Gewicht gelegt wurde, die Gefährdung beim Tauchen aufzuzeigen und sie vermeiden zu lernen.
Eine vertiefte Analyse dieser Statistik zeigt weiter, dass von 100 Tauchunfällen 89 Männer und 11 Frauen waren. Von 48 Überlebenden war 52% Männer und 48% Frauen.
Unter den tödlichen Unfällen hatten 38% eine ungenügende Tauchausbildung oder waren in mangelndem Trainingszustand. Bei den Überlebenden waren nur 4% ohne körperliche Kondition.
Panikverhalten bestand in 21% bei den Todesfällen und in 27% bei den Überlebenden. In 33% bei den Todesfällen und in 25% bei den Überlebenden wurde Bewusstlosigkeit registriert.
Überraschenderweise ereigneten sich über die Hälfte der tödlichen Unfälle in ruhigem Wasser und zwei Drittel der überlebenden Fälle traten in Wassertiefen bis zu 10 m auf.
Tatsächliche Ausrüstungsfehler waren selten, häufiger dagegen der fehlerhafte Umgang mit der Ausrüstung, insbesondere mit der Austarierung, einschließlich einer Überbleiung. In 66% der tödlichen Unfälle und 48% der Überlebenden wurden die Bleigewichte nicht abgeworfen.
In etwa 30% wurde angegeben, dass der Tauchgang vor dem Unfall der persönlich tiefste war, der von den meist Unerfahrenen und Anfängern unternommen wurde, wobei es sich gar nicht um unübliche Tiefen handelte, als vielmehr um die ungewohnte neue Situation.
In 21% der tödlichen Unfälle war der Taucher alleine getaucht und in 38% hatte er sich von seinem Tauchpartner getrennt. Die Forderung des »Tauche nie allein« muss aus diesen überzeugenden Gründen zur Sicherheit des Tauchers beibehalten werden, auch wenn erfahrene Einzelgänger es vorziehen, alleine zu tauchen, anstatt mit einem sie vielleicht belastenden und unbekannten Partner.

19.5 Salzwasseraspirationssyndrom

Von Edmonds, Australien (1970), wird über ein Krankheitsbild berichtet, das als Salzwasseraspirationssyndrom bezeichnet wird.
Etwa innerhalb der ersten zwei Stunden nach einem Tauchgang im Meerwasser, in seltenen Fällen auch bis zu 15 Stunden danach, treten eine Muskelstarre (Rigor), Frösteln, Appetitlosigkeit, Übelkeit oder Erbrechen, Atemnot, Husten mit oder ohne Auswurf, allgemeine Krankheitsgefühle und manchmal Schmerzen in den Extremitäten auf. Die Häufigkeitsver-

teilung dieser Symptome entspricht der aufgeführten Reihenfolge. Fast immer besteht Fieber über 38 °C, in der Hälfte der Fälle bis 40 °C. Das Krankheitsbild gleicht einer Lungenentzündung, jedoch sind die Erscheinungen am anderen Morgen meist völlig verschwunden. Anfänglich wurden sie mit Antibiotika behandelt, bis man merkte, dass die Beschwerden auch ohne Behandlung verschwanden.

In 90% der Fälle wurde von dem Betroffenen ein Inhalieren von versprühtem Salzwasser angegeben, entweder – meist bei Unerfahrenen – während einer Wechselatmung oder bei fehlerhaften Lungenautomaten.

Alle Untersuchungen, gerichtet auf eine Infektion mit Bakterien oder Viren, verliefen negativ. Auch sprach der Verlauf der Krankheit gegen eine infektiöse Natur. Freiwillige, die aufgefordert wurden Salzwasser zu aspirieren, zeigten ähnliche Symptome. Dieses Krankheitsbild ist aber nach unserer Kenntnis seit 1970 in der Literatur nicht bestätigt worden.

Neben dem Verdacht einer Lungenentzündung kann die Symptomatik an eine Dekompressionskrankheit und eventuell auch an einen Lungenüberdruckunfall denken lassen. Verschwinden vor allem Gliederschmerzen und ein Teil der anderen Symptome nach Atmen von reinem Sauerstoff, können solche Verdachtsdiagnosen fallengelassen werden. Die beste Behandlung des Salzwasseraspirationssyndroms ist ohnehin die Sauerstoffgabe und eine Beobachtung des Verlaufes in den nächsten 24 Stunden. Gewisse Ähnlichkeiten mit diesem Krankheitsbild hat das Key-West-Scuba-Tauchersyndrom, das sich allerdings erst nach 24–48 Stunden entwickelt und eine sehr viel schwierigere Behandlung erforderlich macht.

19.6 Der Badetod oder Wasserschock

Wie oben erwähnt, kommt es aber gar nicht so selten zum Tod im Wasser, ohne dass sich Zeichen von Ertrinken feststellen lassen.

B. Mueller, der als Gerichtsmediziner einmal nach einem heißen Sommertag in einer Großstadt sieben Ertrunkene zu untersuchen hatte, fand bei den Leichenöffnungen keine Zeichen eines Ertrinkungstodes und auch sonst keine befriedigende Erklärung für den plötzlichen Tod. Er bezeichnete diese Fälle als »Badetod«.

In Frankreich hat G. Lartigue den plötzlichen Tod im Wasser in Anlehnung an die »électrocution« – den schlagartigen Tod durch elektrischen Strom – als »hydrocution« bezeichnet. Teilweise wurde diese Bezeichnung im deutschen Schrifttum als Wasserschlag, Wasserschock oder Wassersynkope übernommen. Heute wird einfacher von »dry drowning« und »Badetod« oder »Reflextod im Wasser« gesprochen.

Es wird immer berichtet, dass selbst gute Schwimmer plötzlich ohne ersichtlichen Grund lautlos untersinken – die Franzosen sprechen von »couler à pic« (senkrecht untersinken). So wurde z. B. von Studenten berichtet, die auf dem Heimweg von der Kneipe frühmorgens in Alkoholstimmung in einen kalten Fluss sprangen und einen Wasserschock erlitten. Ein 19-Jähriger ging nach Genuss von fünf Glas Bier zum Schwimmen und sank ohne Hilferuf plötzlich unter. Zwei Geschwister (11 Jahre) badeten in der Ostsee und hielten sich dabei an der Hand. Der Junge verschwand plötzlich im Wasser. Seine Leiche wurde in 60 cm Wassertiefe gefunden.

Der Gerichtsmediziner S. Mißfeldt stellte die Diagnose »Badetod« in 15 von 217 untersuchten Ertrinkungsfällen (= 7%). Zahlreiche Ursachen wurden für das Zustandekommen eines Wasserschocks verantwortlich gemacht. Nach der Vielfalt der auslösenden Faktoren und der Art der Erscheinungen ist es aber am wahrscheinlichsten, dass es sich dabei um eine Reflexwirkung über den Nervus vagus handelt.

Auch außerhalb des Wassers kommt es bei plötzlicher starker Reizung des Nervus vagus – z. B. beim Boxen durch Tief- oder Halsschlag – über eine Verlangsamung des Herzschlags und ein Absinken des Blutdrucks zum Kollaps. Dieser vago-vasale Reflex kann unter besonders ungünstigen Voraussetzungen über den Kollaps hinaus zum schlagartig einsetzenden Tod führen und es scheint, dass es dazu im Wasser häufiger kommt. Begünstigt wird ein solcher Reflextod durch eine konstitutionelle oder eine erworbene, vorübergehende vegetative Labilität. Vorübergehend entsteht sie nach Infektionskrankheiten oder durch seelische Spannungen. Nach H. Weidinger kann eine Vagusreizung einen Herzstillstand nur bei einem vorgeschädigten Herzen auslösen. Folgende Momente, die zu einer plötzlichen intensiven Vaguserregung führen, können dann den Ausschlag für das Zustandekommen des Wasserschocks geben:

1. Der **Pressdruck**. Wie in Kap. 8.11 beschrieben, kann es bei vegetativ labilen Personen während des Pressens zu einem Blutdruckabfall bis unter 40 mmHg und zu einem Kreislaufkollaps kommen. Eine Pressatmung kann durch den Kältereiz des Wassers ausgelöst werden. Bekannt ist die in Kap. 14.14 beschriebene Reaktion der Atmung auf einen kalten Wasserstrahl in den Rücken. Weiter kann sie durch Angst ausgelöst werden.
2. Die **Angst**. Von exotischen Tieren ist bekannt, dass sie aus Angst sterben können, wenn sie in eine ausweglose Situation geraten, z. B. eine Gazelle in einem Fangnetz. Beim Menschen kann eine gleich ausweglose Situation reflektorisch zum Tod führen. Von einigen Delinquenten in den USA ist bekannt, dass sie auf dem elektrischen Stuhl starben, bevor der Strom eingeschaltet wurde. Diese Todesart ist gleichzusetzen mit dem »Voodoo-Tod« primitiver Völker. Bei den Ureinwohnern in Australien stirbt ein Mensch innerhalb einiger Tage, wenn der Medizinmann den Todesspruch über ihn gesprochen hat, ohne äußere Einwirkung. Von einer Batawufrau im Kongo wird berichtet, dass sie Früchte von einem Feld gestohlen hatte, das tabu war. Erst nachträglich, nachdem sie die verbotenen Früchte gegessen hatte, wurde ihr der »Tabubruch« bewusst. Sie fühlte sich daraufhin von den Dämonen und Göttern bedroht und sah sich in einer ausweglosen Lage. Sie starb noch am selben Tag. Sicher wird beim Wasserschock die Angst nicht direkt zum Tode führen wie in den geschilderten Fällen. Bei entsprechender psychischer Disposition und vegetativen Störungen kann es aber über eine Pressatmung zu einem vago-vasalen Reflex mit Zusammenbruch des Kreislaufs kommen. Die Auswirkung einer Panik beim Zustandekommen des Stimmritzenkrampfes wurden ja im Abschnitt des Lungenüberdruckunfalls besprochen.
3. Eine **Vagusreizung der Kehlkopfschleimhaut**. Die Schleimhaut des Kehlkopfes ist für Berührung sehr empfindlich. Hier endet ein sensibler Ast des Nervus vagus (R. internus des R. laryngeus superior). Ein eindringender Wassertropfen kann durch Reizung dieses Astes den ganzen Nervus vagus erregen. Dies kann dann zur Herzverlangsamung und zum Herzstillstand führen. Dabei laufen auch Impulse über den R. laryngeus recurrens zur Kehlkopfmuskulatur, die zum Stimmritzenkrampf führen. Wie im Abschnitt »Lungenüberdruckunfall« ausgeführt, kommt es aber dadurch nur bei bestimmten Kranken zum dauernden Stimmritzenkrampf. Meist wird durch den gleichzeitig ausgelösten Hustenreiz der Krampf unterbrochen. In ca. 10% der Ertrinkungsunfälle kommt es auf diese Weise zum so genannten »trockenen Ertrinken«, im Englischen »dry drowning«.

Wie durch zahlreiche Beobachtungen bestätigt, wird der Mechanismus des vago-vasalen Reflexgeschehens durch eine **Magenüberfüllung** begünstigt. Nach reichlichem Essen besteht eine Hyperämie in den Verdauungsorganen, d. h. ein größerer Teil des Blutes befindet sich in den Bauchorganen. Im Wasser wird vermehrt Blut in der Peripherie benötigt,

dies besonders beim Sprung in kaltes Wasser; das macht eine plötzliche Kreislaufumstellung erforderlich. Bei gegebener Disposition kann diese den vago-vasalen Reflex auslösen. Alkohol spielt beim Wasserschock wohl nur dann eine Rolle, wenn schon eine beginnende Trunkenheit besteht. Zu einer Reflexwirkung über den Nervus vagus, wie sie für den Tiefschlag beim Boxen erwähnt wurde, kann es auch beim Sprung ins kalte Wasser kommen, wenn man mit dem Bauch hart aufschlägt. Neben Muskelrissen in der Bauchmuskulatur kommt es durch Reizung des Sonnengeflechts (Plexus solaris) zum vago-vasalen Reiz.
Inwieweit die Kälte des Wassers für diese Geschehen verantwortlich ist, ist nicht geklärt. Nach G. Lartigue tritt ein Wasserschock nur bei Wassertemperaturen zwischen 15 und 18 °C ein. Es entstand so der Begriff des »Kälteschocks« (s. Kap. 14.14). Lange Sonnenbäder vor einem kühlen Bad können ebenfalls einen Kreislaufkollaps im Wasser begünstigen. Inwieweit der hydrostatische Druck mitspielt, ist ebenfalls noch unklar.
Wenn auch bisher keine Untersuchungen vorliegen, nach denen auf einen Reflextod beim Tauchen geschlossen werden konnte, so ist es doch durchaus denkbar, dass einige völlig unklare und unerklärliche tödliche Unfälle unter Wasser über einen derartigen vago-vasalen Reflexmechanismus zustande kamen. Auch beim eigentlichen Ertrinken kommt es zu sehr komplexen Störungen im Kreislaufsystem, die noch nicht in allen Einzelheiten geklärt sind. Entscheidend bei einem reflexbedingten Herzstillstand ist die Dauer. Bei kurzer Dauer ist bei Wiedereinsetzen der Herztätigkeit der Atemantrieb noch vorhanden. Bei Bewusstlosigkeit im Wasser sind allerdings durch das Herausfallen des Lungenautomaten die Chancen zu einer derartigen Spontanerholung schlecht, sodass die Hypoxie des Herzens in einen Herztod durch Sauerstoffmangel nach Ertrinken übergeht.
Eine weitere Möglichkeit eines tödlichen Unfalls im Wasser, bei dem sich keine Ertrinkungszeichen finden lassen, sei noch erwähnt. Bei extremen Höchstleistungen kann es durch Aufbrauchen der Glykogenreserven und Absinken des Blutzuckers zum Erschöpfungskollaps kommen, wie es bei einem Schwimmer geschah, der von Irland nach Schottland zu schwimmen versuchte.

19.7 Vom Tod im Wasser

Wie überall, so ist auch Wasser ein plötzlicher Tod »aus natürlicher Ursache« möglich. In solchen Fällen lassen sich aber bei Sektionen organische Veränderungen feststellen. Das Baden oder Tauchen stellt dabei nur ein auslösendes oder zufälliges Moment dar. Der Tod wäre auch auf dem Lande bei irgendeiner alltäglichen Belastung eingetreten. An der Spitze solcher plötzlicher Todesfälle aus natürlicher Ursache stehen Herz- und Kreislauferkrankungen. Ein plötzlicher Verschluss der **Herzkranzgefäße** (Herzinfarkt) tritt nicht nur im mittleren und höheren Lebensalter auf. Auch bei jungen Männern wurden in den letzten Jahren häufiger Koronarsklerosen (Arteriosklerosen der Herzkranzgefäße) beobachtet, die nach inadäquaten Belastungen zum Sekundenherztod führten. Es handelte sich beinahe immer um Zigarettenraucher.
Allgemeine grippeähnliche und besonders **Viruserkrankungen** begünstigen den Koronarverschluss. Infekte, besonders Mandelentzündungen, können andererseits zu unerkannt gebliebenen Herzmuskelentzündungen führen. W. Doerr berichtet von einem 22-jährigen Sporttaucher, der durch ein Kammerflimmern bei einer Herzmuskelentzündung plötzlich zu Tode kam. Nach Infektionskrankheiten, aber auch bei latenten Infektionen (chronische Mandelentzündung oder Nasennebenhöhlenentzündungen) besteht ebenfalls eine besondere Neigung zum Kreislaufversagen, das sich unter Wasser fatal auswirken kann.
Anfallsleiden, bei denen es wie bei der **Epilepsie** zu Krampfanfällen mit Bewusstlosigkeit kommt oder starker Blutzuckerabfall bei einem Diabetiker nach Insulininjektionen können ebenfalls zum Tod im Wasser führen.

All diesen Gefahren ist man aber bis auf geringe Ausnahmen nicht schicksalhaft ausgeliefert. Wenn man die begünstigenden Faktoren kennt und entsprechend berücksichtigt, lässt sich die Gefahr eines plötzlichen Todes im Wasser weitgehend reduzieren. Vor allem sollte man bei bestehenden fieberhaften Infektionen, auch wenn sie noch so bedeutungslos erscheinen sollten, unbedingt auf Baden und Tauchen verzichten. Nach abgeklungenen Infekten ist eine ärztliche Untersuchung anzuraten. Nach reichlichen Mahlzeiten oder Alkoholgenuss darf nicht ins Wasser gegangen werden. Besteht irgendeine Beeinträchtigung des Wohlbefindens oder eine unbestimmbare Abneigung, so sollte niemand zum Baden und erst recht nicht zum Tauchen animiert oder überredet werden.

Plötzlichen Todesfällen an Land oder im Wasser gehen oft Infekte voraus, meist Viruserkrankungen, die »übergangen« wurden oder nicht ernst genommen wurden.

20 Taucherrettung, Erste Hilfe und Wiederbelebung

(von Peter HJ Müller)

20.1 Sinn und Notwendigkeit

Zur Hilfeleistung sind wir nicht nur gesetzlich, sondern auch moralisch bei allen Unfällen im täglichen Leben genauso wie bei Tauchunfällen verpflichtet. Beim Sporttauchen gilt als oberstes Gebot »Tauche nie allein!«, und ein meist alleine tauchender Berufstaucher ist ständig mit seinem Leinenführer zur Kommunikation verbunden und eine Helfer-Mannschaft samt Sicherungstaucher ist einsatzbereit. Daher sind bei jedem Tauchunfall immer die Tauchpartner, Sicherungstaucher und die Helfer-Mannschaft auch als Ersthelfer zur Stelle. Jedem Taucher sollte deshalb bereits vor einem Tauchgang bewusst sein, wie er sich bei Eintreten einer Notsituation verhält (s. Kap. 1, »Sicherheit beim Tauchen«). Er sollte einen Alarmplan parat haben. Ein schnelles und sicheres Handeln bei allen Notfällen erhöht immer die Wahrscheinlichkeit, dass eine verunglückte Person keine dauerhaften Gesundheitsschäden erleidet.

20.1.1 Notruf

Hierzu gehört, dass sich die Tauchpartner bereits in der Vorbereitungsphase eines jeden Tauchgangs über die örtlichen Gegebenheiten informiert haben, und festgelegt haben, wie sie die **»Rettungskette«** (s. Kap. 21, »Behandlung von Tauchunfällen«) im Notfall in Gang setzen können. Um einen Notruf von einer öffentlichen Telefonzelle absetzen zu können, benötigt man unter Umständen Kleingeld oder sogar eine Telefonkarte (besonders im Ausland wichtig!). Hier haben die Mobiltelefone mittlerweile eine herausragende Stellung erlangt, da sie den Weg zu einer oftmals weit entfernten Telefonzelle ersparen und der Verunglückte nicht mehr alleine gelassen werden muss. Allerdings muss hier daran gedacht werden, vor dem Tauchgang alle Tauchpartner über die Funktion der vorhandenen Mobiltelefone zu unterrichten.

Der Inhalt einer Notfallmeldung muss immer die fünf wichtigen **»W«** beinhalten: **WO** ist es passiert, **WAS** ist passiert, **WIE VIELE** Verletzte sind betroffen, **WELCHE** Arten von Verletzungen (hier: Tauchunfall!), **WARTEN** auf Rückfragen! Nur so kann man erreichen, dass ein verunglückter Taucher rasch in die beste Behandlung gelangt.

Die 5 »W« der Notfallmeldung:
- *WO*
- *WAS*
- *WIE VIELE*
- *WELCHE*
- *WARTEN*

Eine überragende Bedeutung nimmt hier die Integrität der Schaltzentrale unseres Organismus, des Gehirns, ein. Sauerstoffmangel wird von Nervenzellen am schlechtesten toleriert und führt daher bereits nach kurzer Zeit zur Bewusstlosigkeit. Werden die vegetativen Steuerungszentren des Gehirns von Sauerstoffmangel betroffen, folgt ein Herz-Kreislauf-Stillstand, auch ohne dass primär eine Herzverletzung vorliegt. Die Überlebenschancen werden durch den Herz-Kreislauf-Stillstand weiter verringert. Die Wahrscheinlichkeit einer Wiederbelebung beträgt bei Herz-Kreislauf-Stillstand nach vier Minuten nur noch 6%. Aus diesem Grund müssen alle Wiederbelebungsmaßnahmen sofort am Unfallort angewendet werden.

Für das Überleben der Zellen in unserem Organismus ist die ausreichende Versorgung mit Sauerstoff entscheidend. Unterbrechungen der Sauerstoffzufuhr führen zum Stillstand der Stoffwechselvorgänge in den Zellen und nach einer für die einzelnen Gewebe unterschiedlichen Latenzzeit zum Zelltod.

20.2 Rettung aus dem Wasser

Für eine erfolgreiche Rettung ist das Erkennen einer lebensbedrohlichen Situation beim Tauchen und die sofortige Einleitung von Hilfemaßnahmen durch die Tauchpartner entscheidend. Bei drohendem Bewusstseinsverlust mit anschließender **Gefahr des Ertrinkens** müssen die mittauchenden Partner rechtzeitig helfend eingreifen. Sie sollen den gefährdeten Taucher zum Auftauchen veranlassen und dabei Hilfestellung leisten. Ist die betroffene Person durch eine Gefahrensituation bereits in Panik geraten (s. Kap. 3, »Psychologie des Tauchens«), sollte man darauf achten, nicht selbst gefährdet zu werden. Nur wenn man selbst ruhig und besonnen bleibt, kann man auch seinem Partner Hilfe leisten.

20.2.1 Abbruch des Tauchgangs

Vordringlichster Schritt in allen Gefahrensituationen beim Tauchen ist immer das Verlassen des Wassers! Dabei darf auf keinen Fall panikartig schnellstmöglich zur Wasseroberfläche aufgestiegen werden, dies birgt die Gefahr des **Lungenüberdehnungsbarotraumas** durch unzureichendes Ausatmen während des Aufstiegs. Entsprechend dem Gesetz von Boyle-Mariotte (s. Kap. 5) sollte eine regressive Aufstiegsgeschwindigkeit eingehalten werden. Das bedeutet, dass aus größerer Wassertiefe ein schnellerer Aufstieg als 10 m pro Minute möglich ist, jedoch ab 15 m Wassertiefe wesentlich langsamer mit ca. 7 m pro Minute aufgetaucht werden soll.
Der zügige, aber vor allem während der letzten 10 m geschwindigkeitskontrollierte Aufstieg zur Oberfläche darf bei Vorliegen einer Bewusstlosigkeit nicht für Dekompressionsstopps unterbrochen werden. Der bewusstlose Taucher ist durch den **Sauerstoffmangel** infolge eines Atemstillstands akut lebensgefährdet, während die Tauchpartner ein Zeitintervall von zehn Minuten an der Oberfläche haben, um nötigenfalls eine Dekompression, am besten ebenfalls in einer Druckkammer (s. Kapitel 21.3, »Rekompressionstherapie«), nachzuholen.
Während des **gemeinsamen Aufstiegs** muss der Kopf des bewusstlosen Tauchers vom Tauchpartner in den Nacken überstreckt und dabei der Atemregler im Mund vor dem Herausfallen gesichert werden. Dazu soll der Bewusstlose ständig beobachtet werden, gleichzeitig muss der Bewusstlose vor dem Absinken oder zu schnellen Auftreiben bewahrt werden. Hierfür muss eine Hand des Retters für die Tarierung beider Taucher frei bleiben.
Falls einem bewusstlosen Taucher der Atemregler bereits aus dem Mund gefallen ist, bedeutet dies letztendlich, dass bereits ein Atemstillstand vorliegt. Ein Einatmen ist während des Aufstiegs aber ohnehin nicht erforderlich, vielmehr muss auf ein **ausreichendes Ausatmen** während des gesamten Aufstiegs geachtet werden (siehe oben!). Die Chance, dass der Bewusstlose während des Aufstiegs das Bewusstsein wiedererlangt und zu atmen beginnt, ist sehr gering.
Damit in dieser Situation eine Atmung des verunglückten Tauchers ohne Aspiration von Wasser geschehen kann, müsste der Lungenautomat vorsichtig wieder im Mund des Bewusstlosen platziert und die Luftdusche betätigt worden sein. Es ist sehr unwahrscheinlich, dass diese Manipulation ohne Eindringen von Wasser in die Atemwege eines Bewusstlosen gelingt, und insbesondere der dafür notwendige erhebliche **Zeitverlust** ist intolerabel.

20.2.2 Transport an der Wasseroberfläche

An der Wasseroberfläche wird der verunfallte Taucher in Rückenlage gebracht und die Auftriebsmittel beider Tauchpartner müssen soweit aktiviert werden, dass ein erneutes Absinken von jedem der beiden Tauchpartner sicher verhindert wird. Der Atemregler wird ggf. aus dem Mund genommen und die Tauchermaske des verunglückten Tauchers wird abgenommen. Ein **Gewichtsgürtel** oder **Gewichtspakete im Jacket** und alle sonstigen behindernden Ausrüstungsgegenstände sollen abgeworfen werden, wenn möglich kann man bereits hier einen engen Tauchanzug etwas öffnen. Dann sollten kurz die Vitalfunktionen kontrolliert werden (siehe unten).

Wichtig ist hier bereits ein **Notsignal**, zum Beispiel durch lautes Rufen, Winken mit den Armen und Schlagen mit den Armen auf die Wasseroberfläche, um Hilfe zur weiteren Rettung herbeizurufen. Bei Vorhandensein einer Taucherlampe kann diese auch am Tage durch rasches Schwenken über der Wasseroberfläche als Notsignal verwendet werden, da dieses Lichtsignal in der Seefahrt als Notsignal bekannt ist und auch bei hellem Sonnenlicht noch sehr weit gesehen werden kann.

Sollte **sehr starker Seegang** herrschen, wird empfohlen, während des Transportes an der Wasseroberfläche den Atemregler im Mund des Verunglückten zu belassen, damit eine Atmung ohne Aspiration von Wasser möglich ist. Selbst bei leerem Tauchgerät kann die Atmung durch die Nase bei abgenommener Tauchermaske erfolgen. Für den Fall, dass eine Beimischung toxischer Substanzen (z. B. Kohlenmonoxid, s. dazu Kap. 8, »Atemgase im Überdruck«) im Atemgas vermutet wird, sollte auf eine Luftreserve, beispielsweise aus dem zweiten Atemregler (Oktopus) des Tauchpartners, zurückgegriffen werden.

Der Transport zum Land oder ans Tauchboot sollte so schnell wie möglich geschehen. Sind größere Strecken zurückzulegen, müssen die Helfer sich ihre Kräfte allerdings einteilen! Der Kopf des Verunglückten wird während des Transports ständig in einer **überstreckten Position** oberhalb des Wassers gesichert.

In Gefahrensituationen:
- *Tauchgang abbrechen*
- *Rettung aus dem Wasser*
- *Transport zum Land oder Boot*

Eine **Atemspende** (siehe Abb. 20-5 »Ausführung der Atemspende«) während des Transportes schon im Wasser (sogenannte »NAUI-Rettung«) ist sehr problematisch und sollte nur bei sicherem Atemstillstand in Ausnahmesituationen (beispielsweise kaum Seegang und die Retter nahen bereits mit einem Boot) versucht werden. Die früher oft propagierte Atemspende während des Transports über einen Schnorchel wird von erfahrenen Tauchlehrern und Tauchmedizinern heute nicht mehr generell empfohlen, da sie umständlich und dadurch oft ineffektiv ist. Andere Möglichkeiten der Atemspende im Wasser sind Mund-zu-Mund, oder über eine vorhandene Taschenmaske (siehe Abb. 20-8 »Hilfsmittel zur Atemspende«). Alle diese Techniken erfordern ohnehin regelmäßiges Training und sind bei fehlender Übung eher hinderlich und verzögern allenfalls die Rettung.

20.2.3 Lagerung von verunglückten Tauchern

An Land oder im Boot angekommen, sollte der verunglückte Taucher von der restlichen Ausrüstung befreit und der Tauchanzug vollständig geöffnet werden. Der Verunglückte wird flach auf dem Rücken gelagert (je nach Uferbeschaffenheit lieber Kopf hoch) und es wird mit der **Erstversorgung** begonnen.

Die früher empfohlene Kopftief- und Linksseitenlage bei Tauchunfällen ist seit Jahren zugunsten einer **flachen Lagerung** verlassen worden. Eine wünschenswerte Steuerung der Richtung eines eventuellen Gasblasenflusses im Körper kann kurze Zeit nach dem Entstehen der Gasblasen ohnehin nicht mehr erreicht werden. Andererseits kann durch die Kopftieflage ein durch Gasblasen induziertes Hirnödem dramatisch verschlechtert werden.

Außerdem sollte jederzeit ein rundum **guter Zugang** zum Patienten möglich sein. Bewusstseinsklare Personen können dazu bequem auf dem Rücken oder halb-sitzend gelagert werden. Körperliche Aktivitäten sollen auf ein Minimum beschränkt werden, da sonst ein weiteres Entstehen von Gasblasen begünstigt wird. Unnötige direkte Sonneneinstrahlung sollte vermieden werden, aber unter allen Umständen ist eine Auskühlung des verunglückten Tauchers zu verhindern. Dem Schutz vor See- oder Fahrtwind auf Booten kommt hier eine besondere Bedeutung zu.

Lagerung:
- *Bei erhaltenem Bewusstsein Rückenlage, ggf. sitzend*
- *Bei Bewusstlosigkeit in stabiler Seitenlage (siehe unten)*

20.3 Basismaßnahmen der Erstversorgung

In der Vergangenheit wurden häufig durch verschiedene Organisationen unterschiedliche Techniken für die lebensrettenden Sofortmaßnahmen gelehrt. Von der Arbeitsgruppe »Basismaßnahmen zur Reanimation« des *European Resuscitation Council* (ERC) wurden 1991 erstmals Standards für die Basismaßnahmen erstellt und europaweit als einheitliche Ausbildungsrichtlinien formuliert. Zwischenzeitlich sind diese Empfehlungen mehrfach überarbeitet worden. Da jedoch die **Leitlinie des ERC** nicht für den Tauchunfall spezifisch ist, sind die in diesem Beitrag gemachten Ausführungen weitgehender als die eigentliche Leitlinie, auf der sie basieren.

In den letzten Jahren ist der Stellenwert der Basismaßnahmen zur Reanimation jedoch zugunsten von Defibrillation, Atemwegsmanagement und Medikamentengabe immer mehr geschmälert worden. Jüngere Untersuchungen zeigten aber wiederholt, dass das Ergebnis nach Basisreanimation immer noch schlecht ist, weil die Thoraxkompressionen zu häufig unterbrochen werden. Bisher überlebt nur etwa jeder zehnte Patient, bei dem präklinisch eine Herzdruckmasssage durchgeführt worden ist. Mit den neuen ERC-Leitlinien vom 18. Oktober 2010 wird versucht, diesem Trend entgegen zu wirken. Die **aktualisierten Leitlinien** enthalten daher wichtige und teilweise gravierende Änderungen für die Reanimation durch medizinische Laien und professionelle Helfer. Vorausgegangen war eine mehr als 2-jährige Entwicklungsphase, in der die AHA *(American Heart Association)*, das ERC und weitere Organisationen im Rahmen des ILCOR *(International Liaison Committee on Resuscitation)* alle neuen Erkenntnisse in einem aufwändigen evidenzbasierten Prozess gesichtet und bewertet hatten.

Die neuen Leitlinien folgen in vielen Punkten der vorherigen Version aus dem Jahr 2005. Die Unterschiede liegen im Detail. So lautete das Fazit der damaligen Leitlinien »Hauptsache Herzmassage«. Nur durch kontinuierliche und effektive Thoraxkompressionen (»drücke kräftig und schnell«) lässt sich eine ausreichende Durchblutung des Gehirns und Herzmuskels erzielen. Alle anderen therapeutischen Maßnahmen stehen daher hinter den Thoraxkompressionen zurück. Die neuen Leitlinien bestätigen diesen Grundsatz. »Drücke kräftig« fordert nun eine Eindrücktiefe von 5–6 cm (2005: 4–5 cm), »drücke schnell« eine Frequenz von 100 bis 120 pro Minute (2005: 100 pro Minute). Das Verhältnis von Kompressionen zu Beatmungen liegt beim nichtintubierten Patienten unverändert bei 30 : 2. Die Autoren der Leitlinie legen großen Wert darauf, dass Unterbrechungen der Thoraxkompressionen auf ein Minimum zu beschränken sind. Die konsequente Umsetzung der Vorgängerversion der Leitlinie führte in Studien zu einer messbaren Verbesserung des Überlebens nach Herz-Kreislauf-Stillstand. Dieser Weg wird weiter beschritten, der Tenor lautet nun: »Hauptsache heftige Herzmassage«.

Grundsätzlich empfiehlt sich ein **regelmäßiges Training** in diesen Basismaßnahmen. Aus diesem Grund werden auch entsprechende Ausbildungskurse von allen großen Tauchsportorganisationen für jeden Taucher angeboten. Der Begriff **Basismaßnahmen** beinhaltet das Freihalten der Atemwege sowie die Unterstützung der Atmung und des Kreislaufs ohne Hilfsmittel, außer einfachen wie Schutzfolien oder Beatmungsmasken. Die Überlebensrate ist am größten, wenn der Kreislaufstillstand beobachtet wurde, wie dies bei den meisten Tauchunfällen zu erwarten wäre, und ein Anwesender sofort mit den Reanimationsmaßnahmen beginnt.

20.3.1 Ablauf der Schritte für die Basismaßnahmen beim Erwachsenen

Im Folgenden wird der Ablauf der Maßnahmen dargestellt (Abb. 20-1). In diesem Zusammenhang gelten alle Personen ab dem Beginn der Pubertät als »Erwachsene«. Die im Text verwendete männliche Form impliziert auch die weibliche.

1. Auffinden einer leblosen Person

- Verschaffen Sie sich kurz einen Überblick über die Situation, z. B. über den Unfallhergang und die resultierenden Verletzungen.

Beim Tauchunfall sind insbesondere Umweltfaktoren (Wetterlage, Seegang, Uferbeschaffenheit, etc.) und erreichbare Rettungsmittel, z. B. auf einem Tauchboot, interessant.

2. Achten Sie auf die eigene Sicherheit und die des Patienten

- Vergewissern Sie sich, dass Patient und Anwesende nicht gefährdet sind.
- Infektionsprophylaxe, Elektrizität, Straßenverkehr, usw.

Dies geschieht noch im Wasser durch Abwerfen der Gewichtsgurte bzw. Gewichtspakete im Jacket und ausreichende Aktivierung der Auftriebsmittel beider Tauchpartner sofort nach Erreichen der Wasseroberfläche. Anschließend muss das Wasser schnellstmöglich verlassen werden.

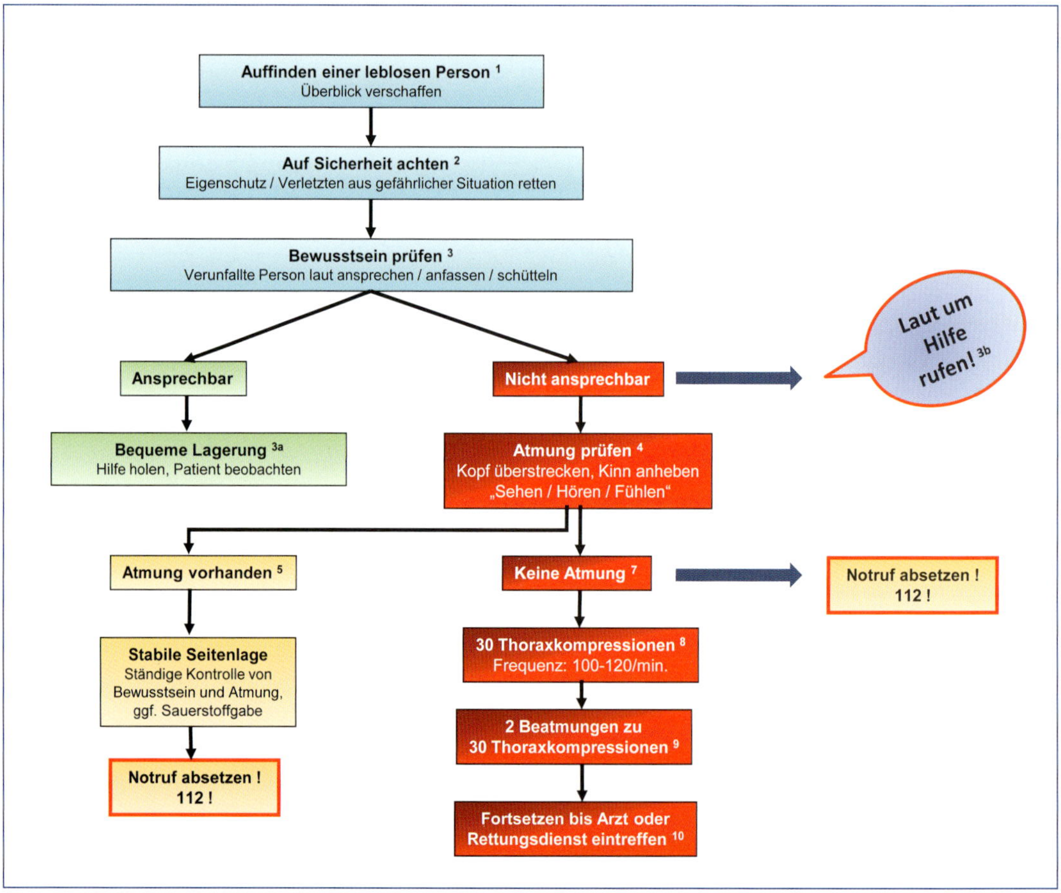

Abb. 20-1: Ablauf der Basismaßnahmen beim Erwachsenen nach ERC 2010.
1–10: Die Zahlenangaben in den Kästchen beziehen sich auf die im Text folgende Nummerierung.

3. Bewusstsein prüfen

- Schütteln Sie ihn leicht an der Schulter und fragen Sie laut: »Geht es Ihnen gut?«

a. Ist der Patient ansprechbar

- Entfernen Sie die Ausrüstung des Tauchers soweit wie notwendig.
- Öffnen Sie die Jacke des Tauchanzuges und nehmen Sie eventuell die Kopfhaube ab.
- Lassen Sie den Patienten in der Lage, in der Sie ihn aufgefunden haben, vorausgesetzt es besteht keine weitere Gefahr.
- Holen Sie Hilfe herbei und überprüfen Sie den Zustand des Patienten regelmäßig.

b. Ist der Patient nicht ansprechbar

- Versuchen Sie andere auf die Situation aufmerksam zu machen, indem Sie laut um Hilfe rufen.
- Entfernen Sie die Ausrüstung des Tauchers soweit wie notwendig.
- Öffnen Sie die Jacke des Tauchanzuges und nehmen Sie eventuell die Kopfhaube ab.

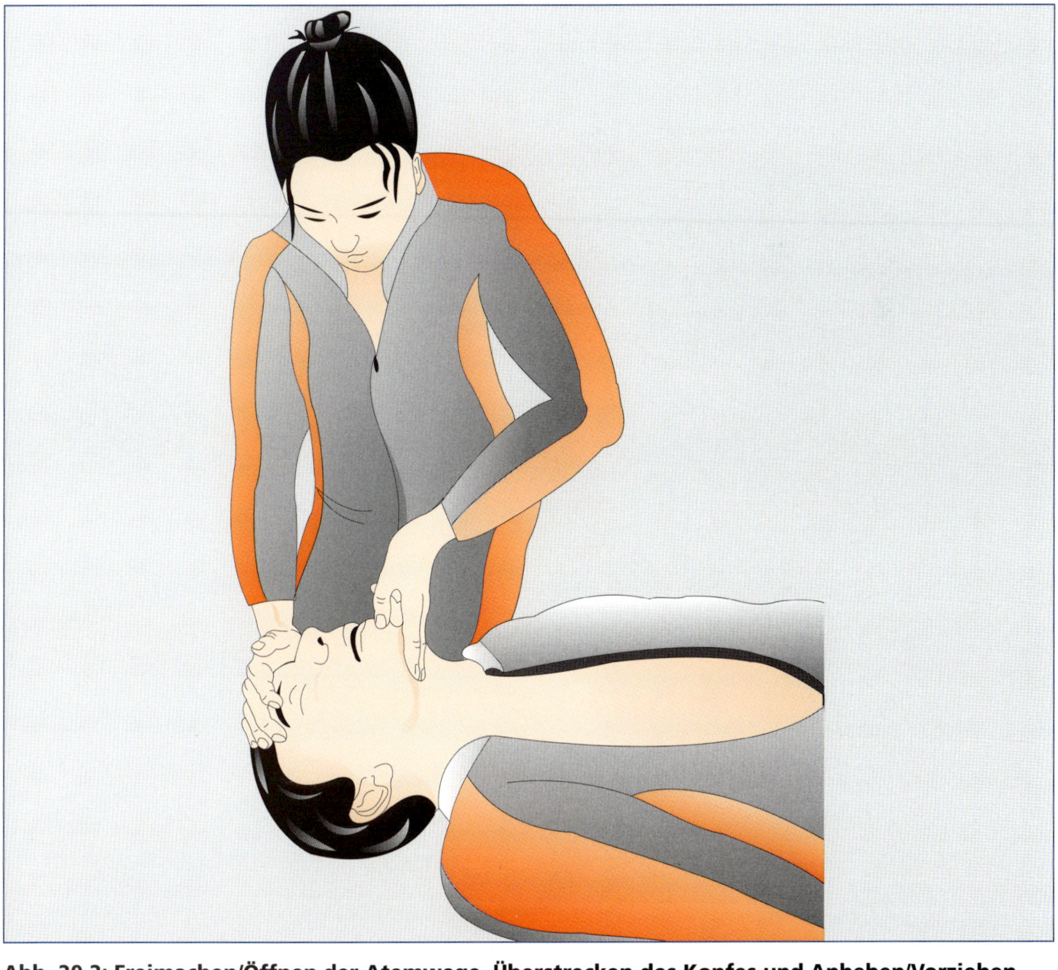

Abb. 20-2: Freimachen/Öffnen der Atemwege, Überstrecken des Kopfes und Anheben/Vorziehen des Kinns.

4. Atmung prüfen

- Drehen Sie den Patienten auf den Rücken.
- Überstrecken Sie den Kopf und heben das Kinn an.
- Nur sofort sichtbare und störende Fremdkörper dürfen entfernt werden (z. B. Gebissteile).
- Prüfen Sie die Atmung durch Sehen, Hören und Fühlen.
- Verwenden Sie dafür nicht länger als zehn Sekunden Zeit.

Wenn die Person nicht reagiert hat, müssen als erstes die Atemwege »freigemacht« bzw. »geöffnet« werden. Bei Bewusstlosen in Rückenlage sinkt der Unterkiefer mit der Zunge nach hinten und der Zungengrund verlegt dadurch teilweise oder vollständig die Atemwege im Rachenraum. Wird der Kopf aber in den Nacken gebeugt und der Unterkiefer nach vorne gezogen, werden die Atemwege wieder frei. In sehr vielen Fällen setzt allein dadurch die **Spontanatmung** bereits wieder ein. Dazu eine Hand auf die Stirn legen und mit der anderen unter das Kinn fassen. Mit beiden Händen den Kopf vorsichtig nackenwärts kippen und das Kinn nach oben ziehen.

Die Atmung lässt sich auch durch Auflegen der Hand auf den Brustkorb und Oberbauch leicht fühlen, die Atemgeräusche kann man über dem Mund oder der Nase hören und an der eigenen Wange fühlen und gleichzeitig beobachten, wie sich der Brustkorb hebt und senkt **(Sehen, Hören, Fühlen)**.

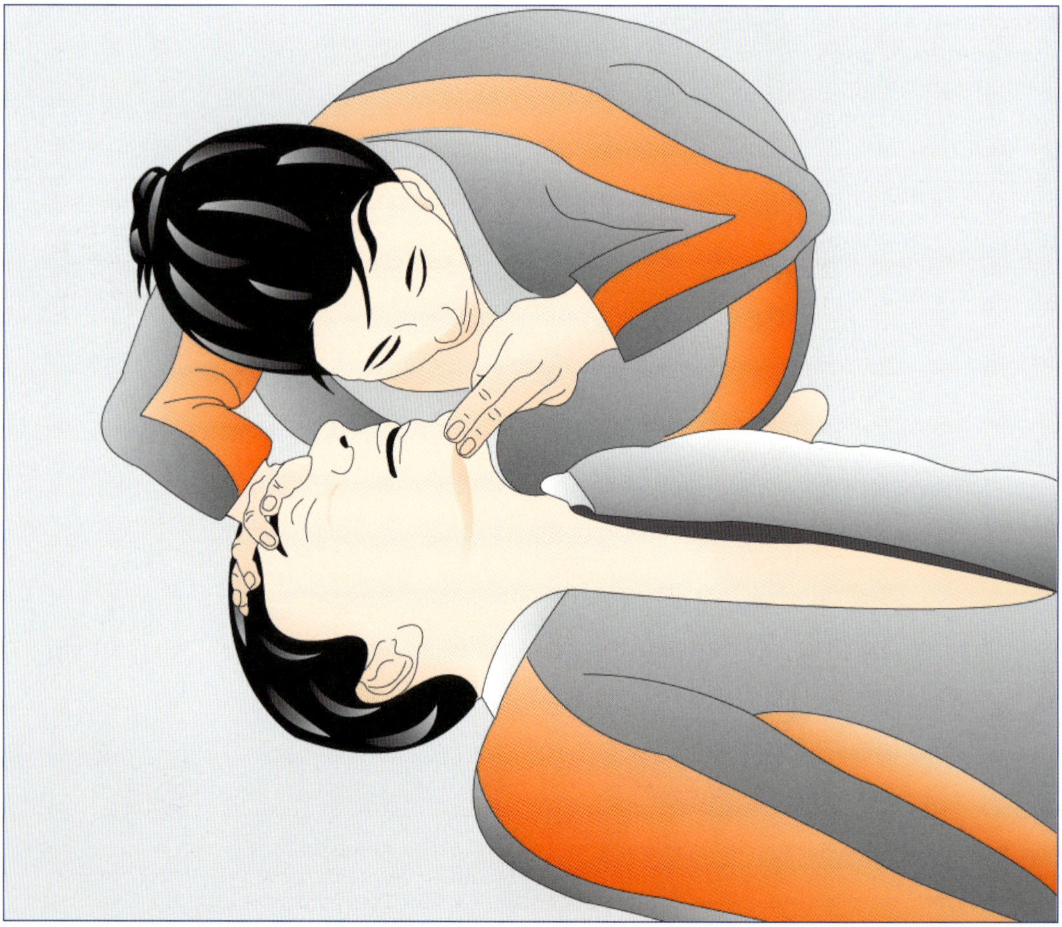

Abb. 20-3: Überprüfen der Spontanatmung (Sehen, Hören, Fühlen).

5. Atmung vorhanden

- Drehen Sie den Patienten in die stabile Seitenlage (s. Abb. 20-7).
- **Notruf absetzen (112)!** Wenn möglich schicken Sie jemanden, um Hilfe zu holen. Wenn Sie alleine sind, holen Sie selbst Hilfe.
- **Kontrollieren Sie die Atmung in regelmäßigen Abständen.**

6. Atmung nicht vorhanden

- **Notruf absetzen (112)!** Wenn möglich schicken Sie jemanden, um Hilfe zu holen. Wenn Sie alleine sind, verlassen Sie den Patient und holen selbst Hilfe. Kehren Sie zurück und beginnen, wie in Abb. 20-4 beschrieben, mit der Herzdruckmassage.
- Drehen Sie den Patienten auf den Rücken, wenn er nicht schon auf dem Rücken liegt.
- **Beginnen Sie unverzüglich mit 30 Thoraxkompressionen.**

Eine Schnappatmung soll unter gar keinen Umständen als normale Atmung fehlinterpretiert werden.

7. Kreislauf prüfen

- Geübte können den Puls an der Halsschlagader (Carotispuls) für zehn Sekunden tasten.
- Bei Pulslosigkeit einer Seite nach circa fünf Sekunden auch den Puls der anderen Seite prüfen.
- Bei unsicherem Befund ist von Pulslosigkeit auszugehen.

8. 30 Thoraxkompressionen

- Führen Sie bei Atemstillstand sofort **30 Thoraxkompressionen** aus.
- Knien Sie dazu seitlich am Patienten.
- Legen Sie den Ballen einer Hand auf die Mitte der Brust des Patienten.
- Legen Sie den Ballen Ihrer anderen Hand auf die erste Hand.
- Verschränken Sie die Finger Ihrer Hände und vergewissern Sie sich, dass der Druck nicht auf die Rippen des Patienten ausgeübt wird.
- Üben Sie keinerlei Druck auf den Oberbauch oder das untere Ende des Brustbeines aus.

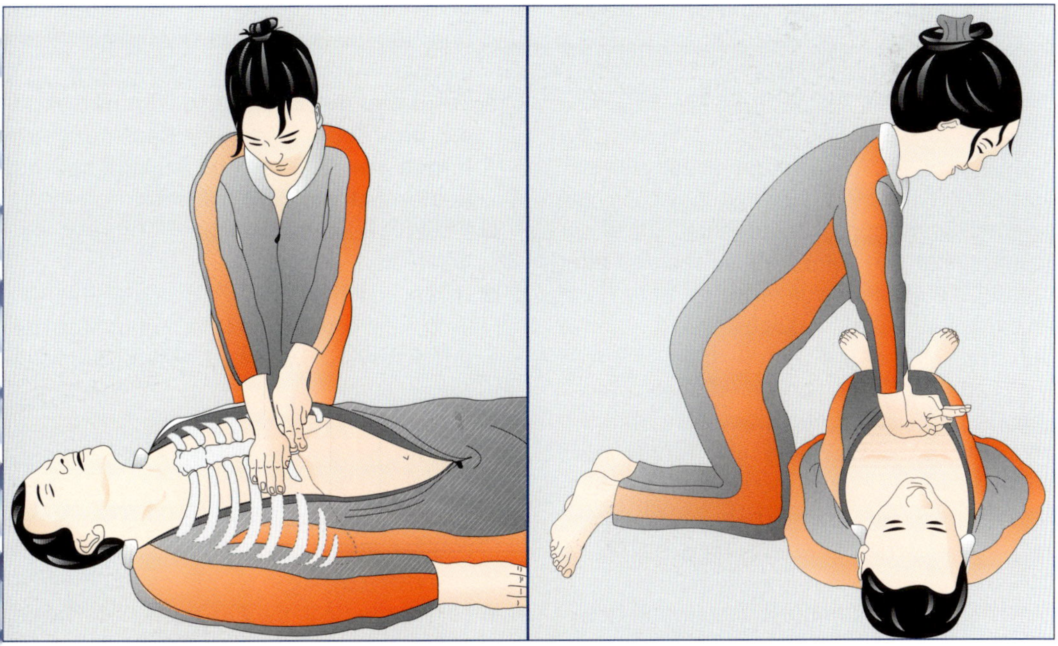

Abb. 20-4: Ausführen der Herzdruckmassage. 1: Legen Sie den Handballen der zweiten Hand auf die untere. Verschränken Sie die Finger beider Hände, um zu vermeiden, dass sie Druck auf die Rippen ausüben. Üben Sie keinerlei Druck auf Oberbauch oder Sternumspitze aus. 2: Bringen Sie Ihren Oberkörper senkrecht über den Brustkorb des Patienten und drücken Sie mit gestreckten Ellenbogen das Brustbein 5–6 cm herunter.

- Bringen Sie sich senkrecht über den Brustkorb des Patienten und drücken Sie mit gestreckten Ellenbogen das Brustbein **5 bis 6 cm** nach unten.
- Wiederholen Sie dies mit einer Frequenz von rund **100–120 mal pro Minute** (zwei Kompressionen pro Sekunde).
- Entlasten Sie nach jeder Kompression vollständig den Druck auf den Brustkorb ohne den Kontakt zwischen Ihren Händen und dem Brustkorb zu verlieren.
- Druck und Entlastung sollen gleich lang sein.

Da im Herzen der Blutstrom, durch Klappen gesteuert, nur in einer Richtung fließen kann (s. Kap. 6.6, »Herz und Kreislauf«), ist es möglich, von außen durch die Kompression des Herzens zwischen dem Brustbein und der Wirbelsäule einen Kreislauf künstlich zu erzeugen (so genannte **»externe Herzdruckmassage«**). Wichtig ist hierfür der korrekte Druckpunkt.

Der Verunglückte muss dabei mit dem Rücken flach auf einer harten, ebenen Unterlage liegen, damit ein ausreichender Gegendruck gewährleistet ist. Die Hilfsperson sollte seitlich dicht neben dem Oberkörper des Patienten knien, dazu kann der Arm des Patienten auf dieser Seite rechtwinklig im Schultergelenk ausgelagert und vom Helfer zwischen die eigenen Beine genommen werden. In dieser Position lässt sich von einem einzelnen Helfer sowohl die Atemspende, als auch eine Herzdruckmassage effektiv durchführen.

Der Druck auf den Brustkorb muss jederzeit fest, kontrolliert und vertikal erfolgen, abweichende und falsche Aktionen sind gefährlich und führen zu Frakturen von Rippen und Brustbein. Um eine bessere Füllung der Herzkammern mit Blut zu erreichen, können dazu, wie bei der Schocklage, die Beine hochgelagert werden.

Durch die Thoraxkompressionen während eines Herz-Kreislauf-Stillstandes kommt es nur ganz allmählich zu einer Erhöhung des Perfusionsdruckes und damit der Durchblutung des Gehirns und der Herzkranzgefäße, ohne die eine spontane Herzaktion nicht möglich wird. Der **Perfusionsdruck** fällt bei jeder Unterbrechung, z. B. für die Beatmung, schnell wieder ab und es bedarf mehrerer erneuter Kompressionen um das vorhergehende Niveau der Hirn- und Herzdurchblutung wieder zu erreichen. Aus diesem Grund wird das **Verhältnis von 30 Kompressionen zu zwei Beatmungen** empfohlen.

9. Zwei Beatmungen zu 30 Thoraxkompressionen

- **Kombinieren Sie die Herzdruckmassage mit künstlicher Beatmung.**
- Machen Sie nach 30 Thoraxkompressionen wieder den Atemweg durch Überstrecken des Kopfes und Anheben des Kinns frei.
- Verschließen Sie mit Daumen und Zeigefinger Ihrer auf der Stirn liegenden Hand die Nase.
- Erlauben Sie, dass der Mund sich öffnet, aber heben Sie weiterhin das Kinn an.
- Atmen Sie normal ein und legen Ihre Lippen um den Mund des Patienten, wobei auf eine gute Abdichtung zu achten ist.
- Blasen Sie gleichmäßig in den Mund, beobachten Sie dabei, dass der Brustkorb sich wie bei einer normalen Atmung hebt.
- **Zeitdauer der Beatmung ist eine Sekunde, dies führt zu einem Beatmungsvolumen von 500 bis 600 ml und soll auf keinen Fall mehr betragen.**
- Atmen Sie erneut normal ein und wiederholen die Beatmung.
- Legen Sie dann ohne Verzögerung Ihre Hände auf die korrekte Stelle auf dem Brustbein und führen Sie weitere 30 Thoraxkompressionen durch.
- Fahren Sie mit den Thoraxkompressionen und Beatmungen im **Verhältnis 30 : 2** fort.
- Unterbrechen Sie nur, um den Patienten erneut zu untersuchen, falls er wieder normal zu atmen beginnt, unterbrechen Sie ansonsten die Reanimation nicht.
- Es gibt nur noch die **Ein-Helfer-Methode**! Falls mehr als ein Helfer anwesend ist, sollte man sich in der Reanimation abwechseln, um Ermüdungen vorzubeugen. Stellen Sie sicher, dass es beim Wechseln nur zu minimalen Verzögerungen kommt.

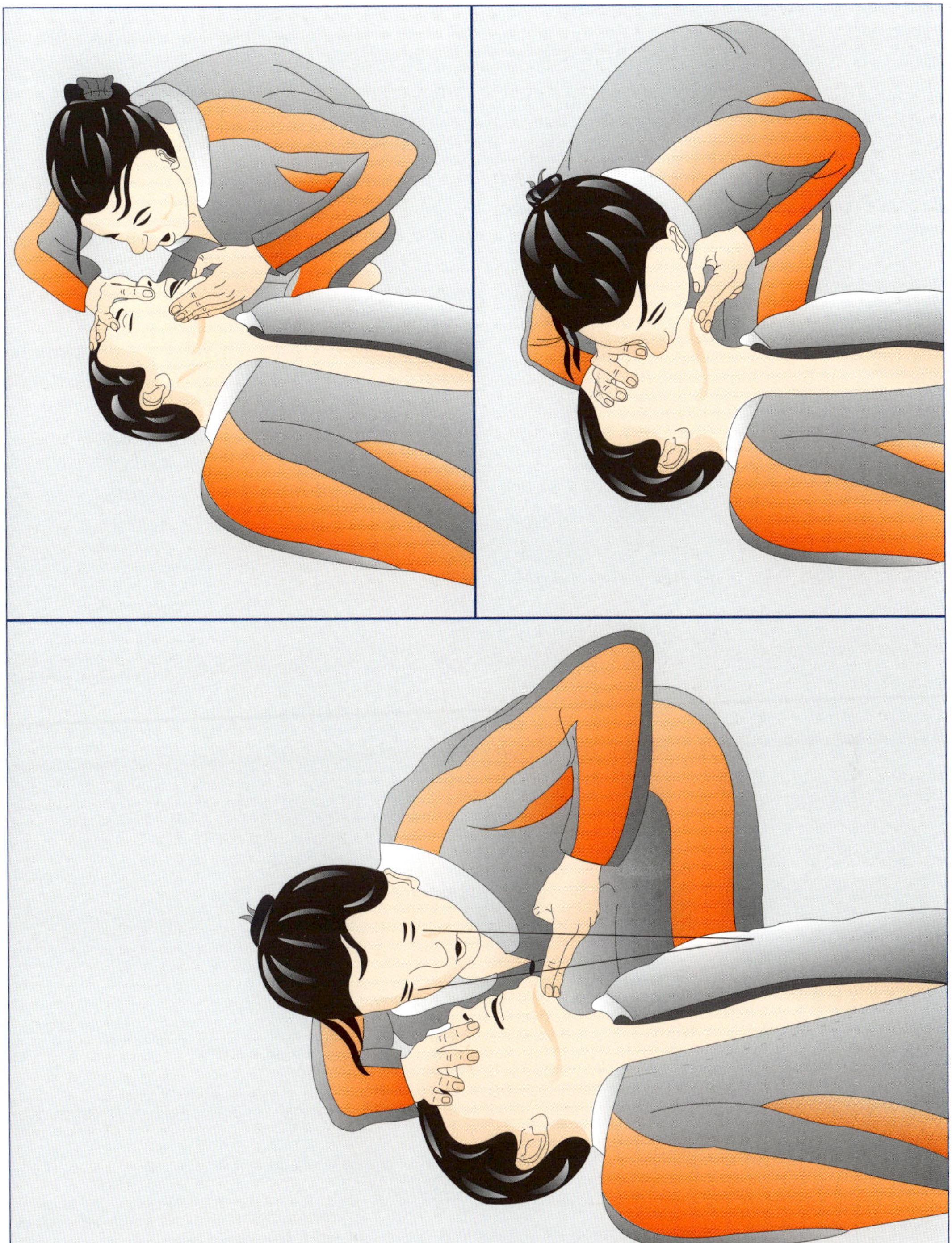

Abb. 20-5: Ausführen der Atemspende. 1: Öffnen Sie den Mund des Patienten, aber halten Sie das Kinn vorgezogen. 2: Blasen Sie gleichmäßig über 2 Sekunden in den Mund und beobachten Sie dabei den Brustkorb. 3: Halten Sie den Kopf überstreckt und das Kinn angehoben und geben Sie den Mund des Patienten frei, dann beobachten Sie das Senken des Brustkorbs während der Ausatmung.

Die Ausatmung erfolgt spontan durch die **Elastizität der Lungen** (s. Kap. 6.3, »Aufbau der Lunge und Mechanik der Atmung«), die am Ende der Beatmung mit positivem Druck gedehnt sind.

Falls sich bei der ersten Beatmung der Brustkorb nicht wie bei einer normalen Atmung hebt:

- Vergewissern Sie sich, dass der Kopf ausreichend überstreckt und das Kinn angehoben ist.
- Überprüfen Sie den Mund des Patienten und entfernen Sie mögliche Behinderungen.
- Führen Sie jedes Mal höchsten fünf Beatmungsversuche durch, bevor Sie wieder die Herzdruckmassage fortsetzen.
- Ist die Beatmung nicht durchführbar, so soll der Helfer keine Zeit verschwenden und nur Thoraxkompressionen durchführen.

10. Führen Sie die Reanimation fort, bis:
- qualifizierte Hilfe eintrifft und übernimmt, oder
- der Patient normal zu atmen beginnt, oder
- Sie erschöpft sind.

Die Frage, wie lange **Wiederbelebungsversuche** durchgeführt werden sollen, lässt sich für den Laien nur so beantworten: Entweder bis zum Erfolg, d. h. bis Atmung und Kreislauf

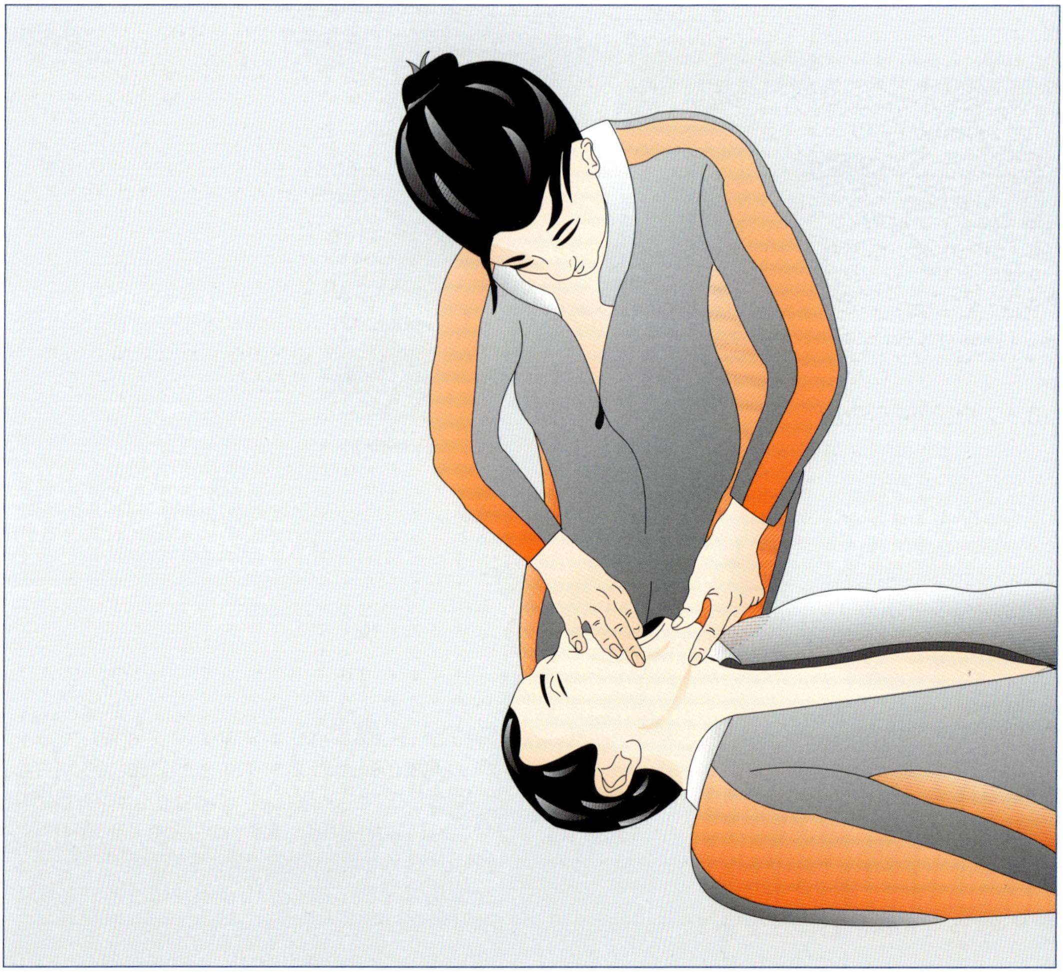

Abb. 20-6: Überprüfen der Mundhöhle und Entfernen von Fremdkörpern aus den Atemwegen.

wieder eingesetzt haben, oder bis zur Übernahme des Patienten und der Verantwortung durch einen Arzt oder den Rettungsdienst.
Es gilt, die Herz-Kreislauffunktion aufrechtzuerhalten bzw. innerhalb der für das Gehirn noch tolerablen Zeitgrenze für Sauerstoffmangel wiederherzustellen. Diese beträgt beim Erwachsenen normalerweise nur ungefähr drei bis vier Minuten. Insbesondere unterkühlte Personen (s. Kap. 15, »Wärmehaushalt«) haben aber eine wesentlich längere Toleranzgrenze für Sauerstoffmangel im Gehirn, so dass ganz allgemein für die Wiederbelebungsmaßnahmen keine zeitliche Beschränkung abgegeben werden kann. Vor Beendigung einer Reanimation muss deshalb speziell bei Vorliegen einer Unterkühlung ausreichend lange eine normale Körpertemperatur hergestellt worden sein.

Eckpunkte der Wiederbelebungsmaßnahmen:
- *Bewusstsein prüfen*
- *Atmung prüfen*
- *Kreislauf prüfen*
- *Notruf absetzen*
- *Thoraxkompressionen beginnen*
- *Nach jeweils 30 Thoraxkompressionen zwei Beatmungen durchführen*

20.3.2 Stabile Seitenlage

In der stabilen Seitenlage wird ein Zurückfallen der Zunge in den Rachen verhindert, gleichzeitig wird die Gefahr eines Erbrechens mit Aspiration des Mageninhaltes durch die **bewusstlose Person** minimiert.

1. Legen Sie den Ihnen zugewandten Arm abgewinkelt nach oben, holen Sie den entfernten Arm und legen Sie ihn flach auf die Ihnen zugewandte Schulter.
2. Nehmen Sie das entfernte Bein oberhalb des Knies und ziehen Sie es hoch, lassen Sie dabei den Fuß auf dem Boden. Mit der anderen Hand nehmen Sie die entfernte Schulter und rollen die Person zu Ihnen auf die Seite.
3. Knie und Hüfte des oben liegenden Beines rechtwinklig beugen, den Kopf in den Nacken überstrecken.
4. Den Kopf mit der Hand des oberen Arms vor dem Zurückrutschen sichern, regelmäßig die Atmung kontrollieren.

Es wird empfohlen, darauf zu achten, dass ein Patient, der länger in der stabilen Seitenlage liegen muss, nach 30 Minuten auf die Gegenseite gedreht wird. Es steht aber außer Frage, dass die stabilen Seitenlage, trotz aller möglichen Probleme in der Ausbildung und Praxis, für den atmenden bewusstlosen Patienten lebensrettend sein kann.
Wenn der verunglückte Taucher antwortet oder sich bewegt, soll dieser nach weiteren Verletzungen untersucht werden. Da eine Verschlechterung der Situation des Verunglückten jederzeit möglich ist, muss die Ansprechbarkeit regelmäßig erneut überprüft und falls nötig zusätzliche Hilfe herbeigeholt werden.
Solange der verunglückte Taucher bei Bewusstsein ist, sollte reichlich Flüssigkeit zu Trinken angeboten werden. Dadurch wird dem Flüssigkeitsverlust während des Tauchens Rechnung getragen und einer weiteren Entwicklung von Gasblasen vorgebeugt (s. Kap. 10, Dekompression). Man darf ausgehen, dass Ansprechbare eine ausreichende Spontanatmung und Herz-Kreislauf-Funktion haben. Dabei muss aber berücksichtigt werden, dass jederzeit eine Verschlechterung im Zustand des Verunglückten eintreten kann.

20.3.3 Reanimation mit zwei Helfern, Reanimation von Kindern

Es wird auch bei Vorhandensein mehrerer Helfer empfohlen, die Ein-Helfer-Methode anzuwenden. Dabei sollen sich die Helfer regelmäßig abwechseln um Ermüdungen zu verhindern.
Einzige Ausnahme ist die Reanimation von Kindern bis zum Beginn der Pubertät (etwa achtes Lebensjahr). Bei leblosen Kindern ohne normale Atmung wird zunächst mit fünf Beatmungen begonnen. Das weitere Vorgehen ist von der Anzahl der zur Verfügung stehenden Helfer abhängig. Wenn Sie allein sind, führen Sie eine Minute Reanimationsmaßnahmen durch, bevor Sie Hilfe holen. Muss die

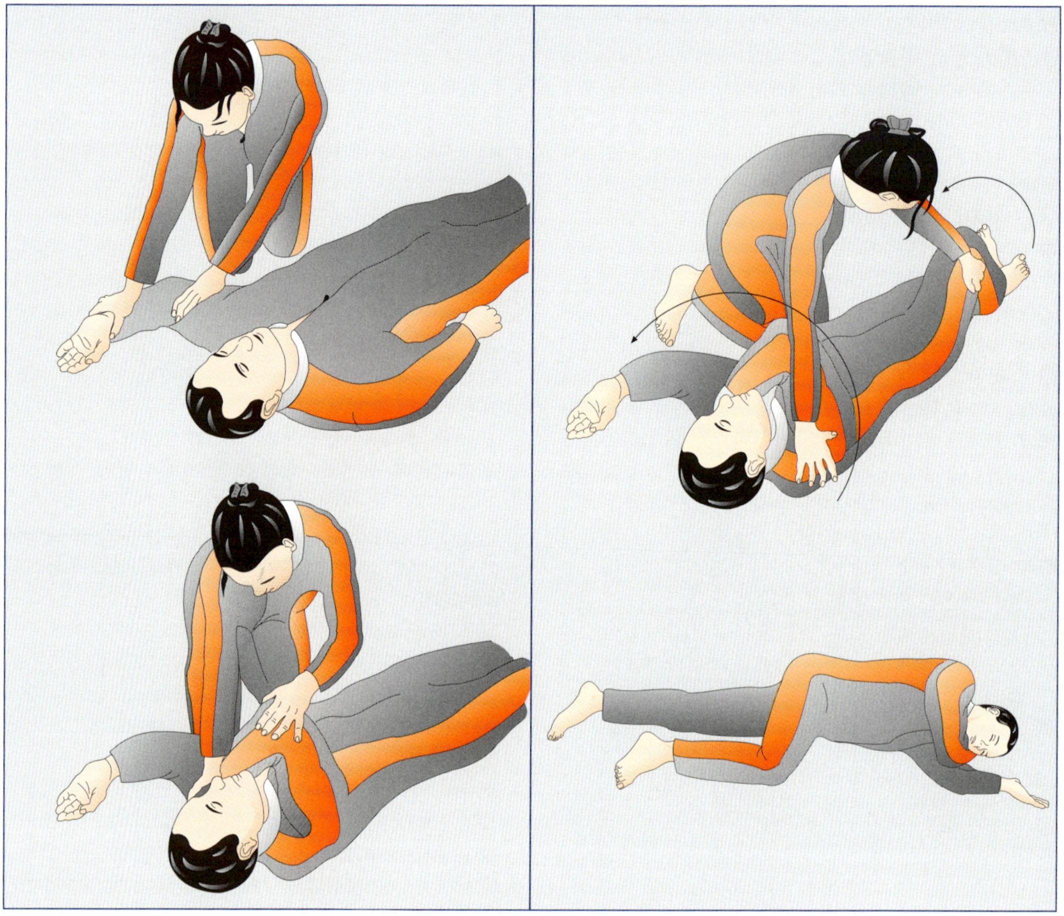

Abb. 20-7: Die stabile Seitenlage wird in diesen vier einfachen Schritten erreicht.

Ein-Helfer-Methode durchgeführt werden, so wird grundsätzlich der Erwachsenenrhythmus, das bedeutet 30 Thoraxkompressionen zu zwei Beatmungen, empfohlen. Sind zwei Helfer vorhanden, soll ein Rhythmus von 15 Thoraxkompressionen zu zwei Beatmungen eingehalten werden. Komprimieren Sie den Thorax um ungefähr ein Drittel, je nach Größe des Kindes mit zwei Fingern (Säugling), einer Hand oder beiden Händen.

20.3.4 Sonderfall Ersticken

Sind die Atemwege nur teilweise verlegt, kann der Patient den Fremdkörper in der Regel aushusten. Sind die Atemwege jedoch komplett verlegt, ist das oft nicht möglich. Häufig geschieht die Verlegung der Atemwege beim Essen oder wenn ein Kind etwas in den Mund gesteckt hat. Beim Tauchunfall kommen dazu in erster Linie Zahnprothesen oder Teile des Mundstücks vom Atemregler in Betracht.

Erkennbar ist die Situation durch Folgendes:

- Oft greift sich der vom Ersticken bedrohte Patient mit der Hand an den Hals.
- Bei einer teilweisen Verlegung der Atemwege ist der Patient unruhig und hustet. Es kann ein inspiratorischer Stridor zu hören sein (giemender Ton beim Versuch des Einatmens).

- Bei einer kompletten Verlegung der Atemwege kann der Patient weder sprechen noch atmen oder husten und verliert in der Folge das Bewusstsein.

Dieser Ablauf ist ebenfalls für Kinder über ein Jahr geeignet:
- Droht eine ansprechbare Person zu ersticken, so erhält sie bei tief gelagertem Oberkörper bis zu fünf Schläge zwischen die Schulterblätter.
- Prüfen Sie nach jedem Schlag, ob die Atemwegsverlegung beseitigt ist.
- Falls die Atemwegsverlegung mit fünf Rückenschlägen nicht beseitigt werden kann, geben Sie bis zu fünf abdominelle Kompressionen (»Heimlich-Handgriff«).
- Dazu stellen Sie sich hinter den Patienten, umfassen mit beiden Armen dessen Oberbauch, lehnen Sie sich nach vorne und legen Sie eine Faust zwischen Brustbeinende und Nabel.
- Greifen Sie diese Hand mit Ihrer anderen und ziehen Sie kräftig nach innen und oben.
- Wiederholen Sie dies bis zu fünf Mal.
- Falls die Verlegung immer noch nicht beseitigt ist, fahren Sie abwechselnd mit fünf Rückenschlägen und fünf abdominellen Kompressionen fort.

Falls der Patient irgendwann das Bewusstsein verliert, soll sofort mit der Reanimation entsprechend der Leitlinie begonnen werden, da man davon ausgeht, dass die Thoraxkompressionen einen Druck in der Lunge aufbauen, der den Fremdkörper hinausdrückt:
- Lassen Sie den Patienten vorsichtig zu Boden gleiten.
- Alarmieren Sie unverzüglich den Rettungsdienst.
- Beginnen Sie mit der Reanimation ab Punkt 8 im oben aufgeführten Ablauf.

Auch nach erfolgreicher Beseitigung einer Atemwegsverlegung sollen alle Patienten mit anhaltendem Husten oder Schluckbeschwerden sowie alle Patienten, bei denen abdominelle Kompressionen erforderlich waren, einem Arzt vorgestellt werden.

20.3.5. Wann soll Hilfe geholt werden?

Für die Helfer ist es wichtig, dass sie so schnell wie möglich **professionelle Hilfe** bekommen. Es ist daher ein alter Streitpunkt, wann insbesondere ein einzelner, auf sich gestellter Helfer seinen Patienten verlassen soll, um einen Notruf abzusetzen. In den Leitlinien wird dazu empfohlen:
- Ist mehr als ein Helfer anwesend, sollte einer mit der Reanimation beginnen, während der andere Hilfe holt, sobald feststeht, dass der Patient nicht atmet.
- Handelt es sich bei dem Patienten um einen Erwachsenen, kann ein einzelner Helfer normalerweise davon ausgehen, dass dieser ein Herzproblem hat, d. h. er soll sofort Hilfe holen, sobald feststeht, dass der Patient nicht atmet. Diese Entscheidung mag von der Verfügbarkeit des Rettungsdienstes beeinflusst werden.
- Ist die Ursache für die Bewusstlosigkeit jedoch aller Wahrscheinlichkeit nach ein Problem der Atmung, wie bei:
- Trauma (Verletzung),
- Ertrinken,
- Ersticken,
- Drogen- oder Alkohol-Intoxikation
- oder handelt es sich um einen Säugling oder ein Kind

soll der Helfer ungefähr eine Minute **Wiederbelebungsmaßnahmen** durchführen und dann Hilfe holen.

Durch die **Besonderheit bei einem Tauchunfall** (Ersthelfer ist der Tauchpartner und hat die Situation beobachtet) lässt sich nicht so leicht eine allgemeine Empfehlung für das Verhalten in dieser Situation abgeben. Das Abwägen zwischen dem erfolgreichen Durchführen sofortiger Reanimationsmaßnahmen und dem Holen von Hilfe wird dem Helfer überlassen bleiben und sicherlich durch die örtlichen Gegebenheiten stark beeinflusst werden.

20.3.6 Sicherheitsaspekte für die Helfer

Man sollte **keine Angst vor Infektionen** bei der Durchführung einer Reanimation haben. Es gibt bis heute keinen Beweis für die Übertragung des Aids-Virus (HIV) oder von Hepatitis-Viren (HBV und HCV) durch die Atemspende nach einem Unfall. Aufgrund eines theoretischen Risikos einer Übertragung von HBV, HCV oder HIV durch den Kontakt mit Blut oder Schleim wird jedoch die **Anwendung von einfachen Hilfsmitteln für die Atemspende** empfohlen. Die Verwendung dieser effektiven Schutzvorrichtungen (s. Abb. 20-8), die eine Mund-zu-Barrieren-Beatmung ermöglichen, wird auch nach Tauchunfällen angestrebt.

20.4 Sauerstoffgabe während der Ersten Hilfe

Bei Tauchunfällen ist grundsätzlich die Atmung von **hundertprozentigem Sauerstoff wichtigste Erste-Hilfe-Maßnahme** (s. Kap. 21, »Behandlung von Tauchunfällen«). Wann und wie während einer Reanimation Sauerstoff appliziert werden kann, lässt sich in keine allgemeine Empfehlung formulieren. Damit die Reanimation überhaupt erfolgreich durchführbar ist, sind die einzelnen Schritte möglichst einfach gestaltet. Der Versuch, zwischen den einzelnen Beatmungen beispielsweise aus einer vorhandenen Sauerstoffflasche zu atmen, um die Atemspende mit sauerstoffangereichertem Gas ausführen zu können, ist sicherlich sehr umständlich und würde nur die Zeitdauer der einzelnen Atemspenden verlängern. Das wiederum würde die für die Herzdruckmassage verbleibende Zeit verringern, was nach gesicherten Erkenntnissen zu einem schlechteren Ergebnis führt. Derartige Versuche sollten daher bei der Basisreanimation unterlassen werden.

Solange aber eine bewusstlose Person spontan atmet, oder auch eine ansprechbare Person, soll **hundertprozentiger Sauerstoff** über eine dicht sitzende Gesichtsmaske verabreicht werden. Dies kann entweder über ein Demand-Ventil, oder über ein Kreislauf-System mit Absorber für Kohlendioxid, oder wenn keine besseren Systeme zur Verfügung stehen ggf. über eine Konstantdosierung bei mindestens 15 l min^{-1}. Sauerstoff-Flow mit Reservoirbeutel und Rückschlagventilen (s. Abb. 20-8 »Hilfsmittel für die Atemspende«) erfolgen.

Die Sauerstoffatmung soll **ohne Pause** bis zum Erreichen der Behandlungsdruckkammer weitergeführt werden. Auch bei sehr begrenztem Sauerstoffvorrat soll der Sauerstoff immer in der höchstmöglichen Konzentration gegeben werden. Keinesfalls soll mit Zumischung von Raumluft oder bei Konstantdosierung mit weniger als 15 l min^{-1}. Sauerstoff-Flow oder durch Unterbrechungen der Sauerstoffgabe versucht werden, die Applikationszeit auszudehnen.

20.5 Automatische Externe Defibrillation

Die »Automatische Externe Defibrillation« (AED) wurde in den letzten Jahren propagiert, um den plötzlichen Herztod, von dem vor allem ältere Menschen jederzeit, auch in der Öffentlichkeit betroffen sein können, effektiv zu behandeln. Da diese unvorhergesehenen Herz-Kreislauf-Stillstände fast ausnahmslos durch **schwerste Herzrhythmusstörungen** hervorgerufen werden, ist die elektrische Kardioversion (sogenannte »Defibrillation«) die lebensrettende Sofortmaßnahme. Damit auch medizinische Laien, nach Absolvierung eines entsprechenden Lehrganges, diese Sofortmaßnahme ausüben können, wurden spezielle automatische Systeme entwickelt, die dem Laien die Diagnostik und Entscheidungsfindung zur Defibrillation abnehmen und in geeigneten Situationen automatisch die notwendigen Stromstöße abgeben.

Obwohl diese AED-Systeme durch Kampagnen der verschiedenen Hersteller und einiger Hilfsorganisationen trotz ihres hohen Preises eine gewisse Verbreitung, besonders an öffentlichen Plätzen (Behörden, Bahnhöfe,

Flughäfen etc.), gefunden haben, ist die Defibrillation nach wie vor nicht Bestandteil der Basismaßnahmen zur Ersten Hilfe geworden. Die AED gehört, wie z. B. auch die Gabe von Medikamenten, zu den erweiterten Maßnahmen der Reanimation und ist daher nicht Bestandteil dieses Beitrages. Außerdem sind Herzrhythmusstörungen, die ohne Defibrillation tödlich verlaufen würden, beim Tauchen eine absolute Seltenheit. Es wird in diesem Beitrag daher ganz bewusst auf die ausführliche Darstellung der AED verzichtet. Da man aber trotzdem jederzeit in die Situation kommen kann, einen plötzlichen Herztod bei einem Umstehenden, z. B. in der Wartehalle des Flughafens auf dem Weg zum Tauchurlaub, miterleben zu müssen, wird Interessierten die Teilnahme an einem **AED-Lehrgang** der einschlägigen Rettungs- und Hilfsorganisationen empfohlen.

20.6 Hilfsmittel für die Atemspende

Durch die Verwendung von Hilfsmitteln kommt bei der Atemspende überhaupt **kein Schleimhautkontakt** zwischen Unfallopfer und Helfer zustande. Als Hilfsmittel für die Atemspende sind mehrere Systeme von verschiedenen Herstellern im Handel erhältlich. Prinzipiell lassen sich drei Systeme durch ihre Bauweise unterscheiden.

Einfachste, aber platzsparende und billigste Lösung sind Plastikfolien zur Einmalverwendung, die als Schlüsselanhänger (1) vertrieben werden. Erheblich teurer, aber dafür nach Desinfektion wiederverwendbar, sind sogenannte »Taschenmasken« (2) mit einem Ventil. Durch eine Beatmung über einen Handbeatmungsbeutel mit Maske (3) wird sich der Helfer nicht so sehr selbst verausgaben wie durch eine Atemspende. Durch den Anschluss

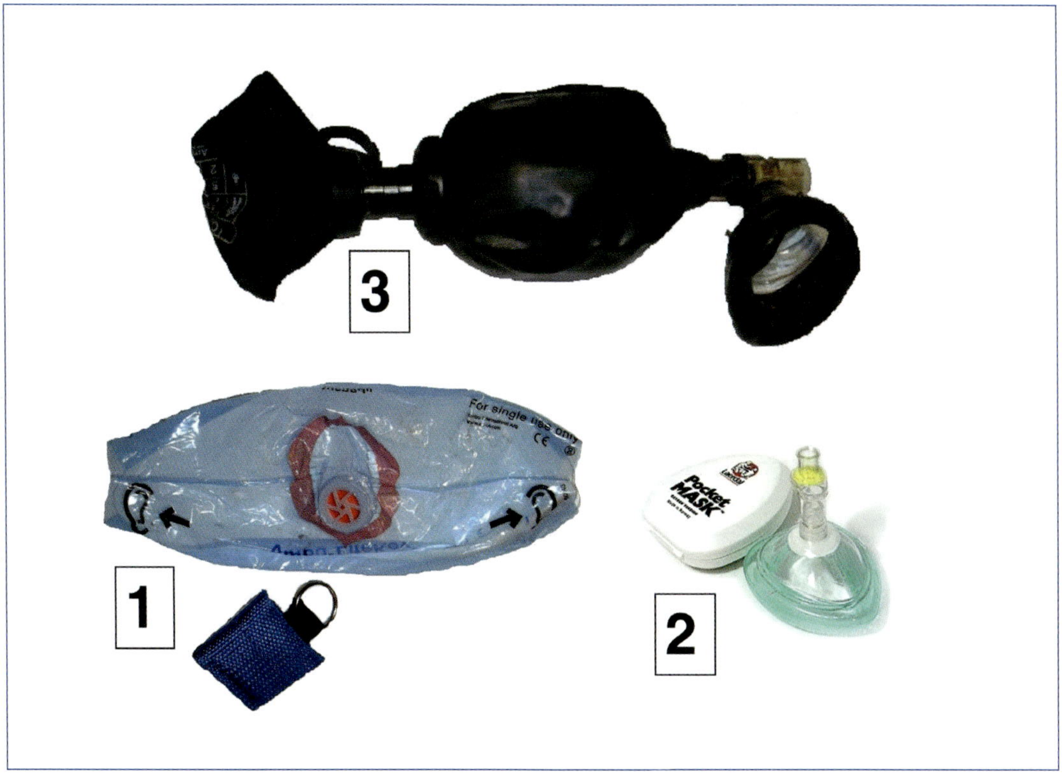

Abb. 20-8: Hilfsmittel für die Atemspende: Plastikfolie im Schlüsselanhänger (1), Taschenmaske (2), Beatmungsbeutel mit Maske und Reservoir (3).

von Sauerstoff und die Verwendung eines Reservoirbeutels lässt sich die inspiratorische Sauerstoffkonzentration auf nahezu 100% anheben. Allerdings sind diese Handbeatmungsbeutel relativ teuer und der Anwender muss im Umgang mit ihnen geübt sein. In einem Notfallkoffer für Tauchunfälle sollte diese Beatmungsmöglichkeit jedoch auf keinen Fall fehlen.
Weitere Methoden zur Sicherung der Atemwege sind die »Larynx-Maske« und der »Larynx-Tubus«. Die Larynx-Maske wird zur Sicherung des Atemweges ohne Schutz vor Aspiration bei nüchternen Patienten unter Narkose eingesetzt. Die Anwendung soll nur von in der Handhabung Geübten erfolgen. Ebenso ist der Larynx-Tubus, dessen Anwendung etwas einfacher sein soll, bei Notärzten und im Rettungsdienst umstritten, und kann nicht als Alternative zur Atemwegssicherung durch Unerfahrene empfohlen werden. Aus diesen Gründen wird hier nicht näher darauf eingegangen.

Zusätzliche Aspekte der Wiederbelebung:
- *Sauerstoffgabe*
- *Automatische Externe Defibrillation*
- *Hilfsmittel zur Beatmung*

20.7 Notfallkoffer für Taucher

Ein sinnvoller Notfallkoffer speziell für Tauchunfälle sollte als allgemeine Empfehlung den folgenden Inhalt umfassen:
1. Sauerstoff, mindestens eine 2-Liter-Flasche mit 200 bar, Masken und Zubehör.
2. Handbeatmungsmöglichkeit, Absaugung, Intubationsbesteck und Zubehör.
3. Flüssigkeit, Infusionsmaterial und Zubehör für venöse Zugänge.
4. Notfallmedikamente zur Reanimation und Medikamente zur Intubation.
5. Desinfektionsmittel, Kompressen und allgemeines Verbandsmaterial.
6. Informationsmaterial über: Kofferinhalt, Maßnahmen bei Tauchunfällen, Therapiezentren, erreichbare Taucherärzte, Transportwege, außerdem Dokumentationsmaterial.

In welchem Umfang und wie so ein Notfallkoffer für Tauchunfälle im einzelnen zusammengestellt wird, muss jeder für sich selbst entscheiden. Eine derartige Entscheidung hängt doch zuletzt in den meisten Fällen vom Anschaffungspreis ab.

20.8 Dokumentation von Tauchunfällen

Für die Information der weiterbehandelnden Ärzte, aber auch zur späteren Klärung von Haftungsansprüchen ist es erforderlich, über den Tauchunfall und die getroffenen Maßnahmen ein Protokoll anzufertigen. Hierfür eignen sich auch Formulare oder Vordrucke, auf denen nach allen wesentlichen Informationen gefragt wird und so nichts Wichtiges vergessen werden kann.
Ein **Tauchunfallprotokoll** sollte mindestens die folgenden Informationen enthalten: äußere Umstände (Datum, Uhrzeit, Ort, Gewässerart, Wetter, Temperatur von Luft und Wasser), Art des Tauchgangs (Ausbildung, Instruktion, Strömung, Höhlen, Wracks, etc.), Art des Tauchgeräts und benutzte Atemgase, Tauchgangsprofil und eventuelle Vorsättigung, Unfallhergang und Ablauf der Rettungsmaßnahmen, Zustand des Betroffenen (Vitalfunktionen: Bewusstseinslage, Atmung, Puls, Blutdruck), Neurologische Ausfälle und sonstige Beschwerden, getroffene Maßnahmen.
Außerdem muss die gesamte Tauchausrüstung für eine eventuelle spätere Untersuchung sichergestellt werden. Das Ventil des Tauchgeräts soll dazu verschlossen werden, dabei ist es wichtig, den am Finimeter abgelesenen Restdruck zu dokumentieren und die Anzahl der Umdrehungen am Flaschenventil bis zu dessen Verschluss zu notieren.

Zusammenfassung

- *Jeder Tauchgang beginnt mit einer sorgfältigen Tauchgangsplanung.*
- *Bei allen Unfällen ist die Rettung aus dem Wasser oberstes Gebot:*
  - *Den verunglückten Taucher schnellstmöglich zur Wasseroberfläche bringen.*
  - *An der Wasseroberfläche positive Auftriebskräfte für beide Taucher sicherstellen.*
  - *Notruf signalisieren, Hilfestellung für den Verunglückten nach Bedarf.*
- *Transport an Land oder zum Boot.*
- *An Land oder auf dem Boot angekommen eine orientierende Untersuchung vornehmen.*
  - *Bewusstseinslage und Atmung überprüfen, bei Bedarf Reanimation nach Richtlinien beginnen.*
  - *Andauernde Beobachtung des Verunglückten, Atmung überwachen.*
  - *Bei Bewusstlosen mit ausreichender Spontanatmung die stabile Seitenlage einnehmen.*
- *Professionelle Hilfe holen.*
- *Sauerstoffgabe wenn möglich.*
- *Den verunglückten Taucher ruhig halten und eine normale Körpertemperatur aufrecht halten.*
- *Dokumentation des Unfalls und der getroffenen Maßnahmen, Sicherstellen der Tauchausrüstung.*

Weiterführende Literatur

Adams HA, Flemming A, Friedrich L, Ruschulte H (2006): *Taschenatlas Notfallmedizin.* Stuttgart: Thieme

Bennett, PB & Moon, RE (Eds.) (1990): UHMS/NOAA/DAN *Workshop on Diver Accident Management,* Duke University, N. C.

Edmonds, C.; Lowry, C.; Pennefather J. & Walker, R. (2002): *Diving and Subaquatic* Medicine, 4th Edition, Butterworth-Heinemann Ltd., s. Übersichtswerke

European Resuscitation Council Guidelines for Resuscitation 2010. Resuscitation 2010; 81: 1219–1451 (im Internet: www.erc.edu)

Leitlinie »Tauchunfall« der GTÜM e.V., aktuelle Version im Internet: www.gtuem.org

Moon RE & Gorman, DF (2003): *Treatment of Decompression Disorders.* In: Bennett PB and Elliott DH: Physiology and Medicine of Diving, 5. Auflage. Editors: AO Brubakk and TS Neuman. Elsevier Science Ltd.

Richardson, D.: *Near-drowning and the unresponsive diver: Rescue training for recreational divers.* South Pacific Underwater Medicine Society Journal 32 (2002): 106–108

21 Behandlung von Tauchunfällen
(von G. Frey)

21.1 Erste Hilfe am Unfallort, normobarer Sauerstoff

Die Erste Hilfe am Unfallort folgt zunächst den allgemeinen Regeln der Notfallmedizin (s. Kap. 20) und hat, wie bei jedem anderen Notfallpatienten auch, vordringlich das Ziel, die gestörten, bedrohten oder ausgefallenen **Vitalfunktionen** zu sichern, aufrecht zu erhalten oder wiederherzustellen.
Neben den üblichen Sofortmaßnahmen zur Herstellung der Transportfähigkeit ist aber in der Erstbehandlung eines verunfallten Tauchers die frühzeitige Gabe von **Sauerstoff** auch unter **normobaren** Bedingungen für das spätere Therapieergebnis von entscheidender, nicht zu unterschätzender Bedeutung. Dabei dürfen wir uns auch nicht von scheinbar guten Sauerstoffsättigungs- oder gar Blutgaswerten irritieren lassen:

- Ziel der normobaren Sauerstoffgabe ist nicht nur die Beseitigung bestehender Sauerstoffmangelzustände,
- Ziel ist vor allem die frühzeitige Elimination des pathogenen Faktors »Stickstoff«, und dies kann nur gelingen, wenn wir dem Patienten ein stickstofffreies Atemgas, d. h. **reinen Sauerstoff** anbieten!

Idealerweise erfolgt dies über eine dicht sitzende Beatmungsmaske und eine Art »Lungenautomat« (demand ventil) oder ein halb-geschlossenes Sauerstoff-Kreisteil (z. B. WENOLL-System), beim tief bewusstlosen Patienten auch nach endotrachealer Intubation durch den Notarzt mit künstlicher Beatmung. Nur so ist es möglich, dem Patienten wirklich nahezu 100% Sauerstoff während der Einatmung anzubieten.
Den Stellenwert der normobaren Sauerstoffgabe nach Tauchunfall belegen eindrucksvoll umfangreiche Studien von Divers Alert Network (DAN) wie auch eigene Beobachtungen des Autors an über 900 verunfallten Tauchern mit DCS auf den Malediven: Nicht wenige dieser Patienten waren alleine schon durch die konsequente Gabe von Sauerstoff während des oft stundenlangen Transportes bis zur Ankunft an der Druckkammer nahezu beschwerdefrei, so dass sich dort oftmals die Frage stellte, ob denn eine Rekompressionstherapie überhaupt noch notwendig sei.
Diese normobare Sauerstofftherapie kann und sollte auch von medizinischen Laien (Tauchkameraden) durchgeführt, schon am Unfallort bzw. nach Erhebung der (Verdachts-)Diagnose begonnen und während der gesamten Transportzeit bis zur nächsten geeigneten Druckkammer (auch über Stunden) nahtlos fortgeführt werden.
Mit normobarem Sauerstoff kann man bei Verdacht auf Tauchunfall nur **einen Fehler** machen: dem verunfallten Taucher **keinen Sauerstoff** zu geben!

21.2 Rettungskette und Transport

Insbesondere über längere Transportstrecken bietet sich hierzulande auch für den verunfallten Taucher der Einsatz eines mit einem Notarzt besetzten **Rettungshubschraubers** (RTH) geradezu an. Die theoretische Befürchtung, durch den mit der Flughöhe verbundenen zusätzlichen Druckabfall könne es zu einer Verschlechterung bestehender Symptome kommen, ist in der Praxis bei einer hindernisfreien Flughöhe von 500 Fuß (= 150 m) über Grund bedeutungslos. Nicht zu unterschätzen ist dagegen der Zeitgewinn, der durch den Einsatz des RTH erzielt werden kann.

In Urlaubstauchgebieten wie den Malediven oder auf Tauchsafaris besteht für den Transport eines verunfallten Tauchers häufig nur die Wahl zwischen Speed Boat und Wasserflugzeug (Air Taxi). Auch hier ist – nicht nur wegen des deutlichen Zeitgewinnes, sondern vor allem auch wegen der relativen Erschütterungsfreiheit – dem Lufttransport eindeutig der Vorzug zu geben! Allerdings muss hier zwingend schon bei der Transport-Anforderung auf das Vorliegen eines Tauchunfalles hingewiesen und eine maximale Flughöhe von 1000 Fuß (ca. 300 m) dringend empfohlen werden.

Verzichten sollte man dagegen auf den Einsatz einer **Ein-Mann-Transport-Druckkammer.** Dies begründet sich wie folgt:

- Nach gültigen DIN-Vorschriften ist zumindest in Deutschland der Gebrauch von **Sauerstoff** in Transportkammern **verboten**! Damit würde dem Patienten das wichtigste **Medikament** in der Erstbehandlung des schweren Tauchunfalles, der Sauerstoff, vorenthalten.
- Zumindest beim Sporttauchen steht eine solche transportable Überdruckkammer wohl in den seltensten Fällen am Tauchort und damit am Unfallort direkt bereit. In der gleichen Zeit, die verstreicht, bis eine solche Transportkammer an den Unfallort herantransportiert wird, kann der Verunfallte schon längst mit dem Notarztwagen oder Rettungshubschrauber unter notärztlicher Betreuung in die nächste, geeignete Therapiekammer verlegt worden sein.
- Überdies entzieht die Transportkammer den Patienten jeglichem notärztlichen Zugriff: bei einer – trotz »frühzeitiger« Rekompression – akuten und bedrohlichen weiteren Verschlechterung der Vitalfunktionen noch während des Transportes wird die **Transport-Kammer** unweigerlich zum **»Transport-Sarg«!**

21.3 Rekompressionstherapie, Hyperbare Oxygenation

Gemeinsames pathophysiologisches Prinzip der Dekompressionserkrankung (DCS) wie der arteriellen Gasembolie (AGE) ist die durch intra- bzw. paravasale Gasblasen bedingte Unterbrechung der peripheren Durchblutung mit nachfolgender zellulärer Hypoxie (Sauerstoffmangel der Gewebe).

Beiden Krankheitsbildern gemeinsam ist daher auch als einzige kausale Therapieform die möglichst frühzeitige **Rekompression** in einer therapeutisch nutzbaren Überdruckkammer unter gleichzeitiger Anwendung von **hyperbarem Sauerstoff** bis zu einem inspiratorischen Sauerstoffpartialdruck von 3 bar (s. Kap. 23).

Die Ziele dieser Therapie sind:

- Die Gasblasen sollen in ihrem Volumen und damit in ihrem Durchmesser verkleinert, die (arteriellen) intravasalen Blasen dadurch weiter in die Peripherie des Gefäßsystems geschwemmt und somit die Ausdehnung des wie bei einem Infarkt nicht oder nur mangelhaft durchbluteten Gebietes geringer gehalten werden. (*Boyle-Mariotte*)
- Der Gasinhalt der Blasen wird wieder in den Zustand einer physikalischen Lösung gezwungen, die Blasen somit aufgelöst, und der Stickstoff anschließend durch eine langsame, stufenweise Dekompression über den Kreislauf zur Lunge und von dort über die Atemwege aus dem Organismus eliminiert. (*Henry*)
- Durch frühzeitige Anwendung eines stickstoffarmen oder sogar stickstofffreien Atemgases wird der Stickstoffanteil aus den Gasblasen »ausgewaschen« und damit die Stickstoffelimination aus dem Körper deutlich beschleunigt. (*Dalton*)
- Durch hyperbare Oxygenation (s. Kap. 23) wird eine bessere Sauerstoffversorgung der hypoxischen (unter Sauerstoffmangel leidenden) Gewebe selbst bei mangelhafter Durchblutung sichergestellt. (*Fick*'sches Diffusionsprinzip)

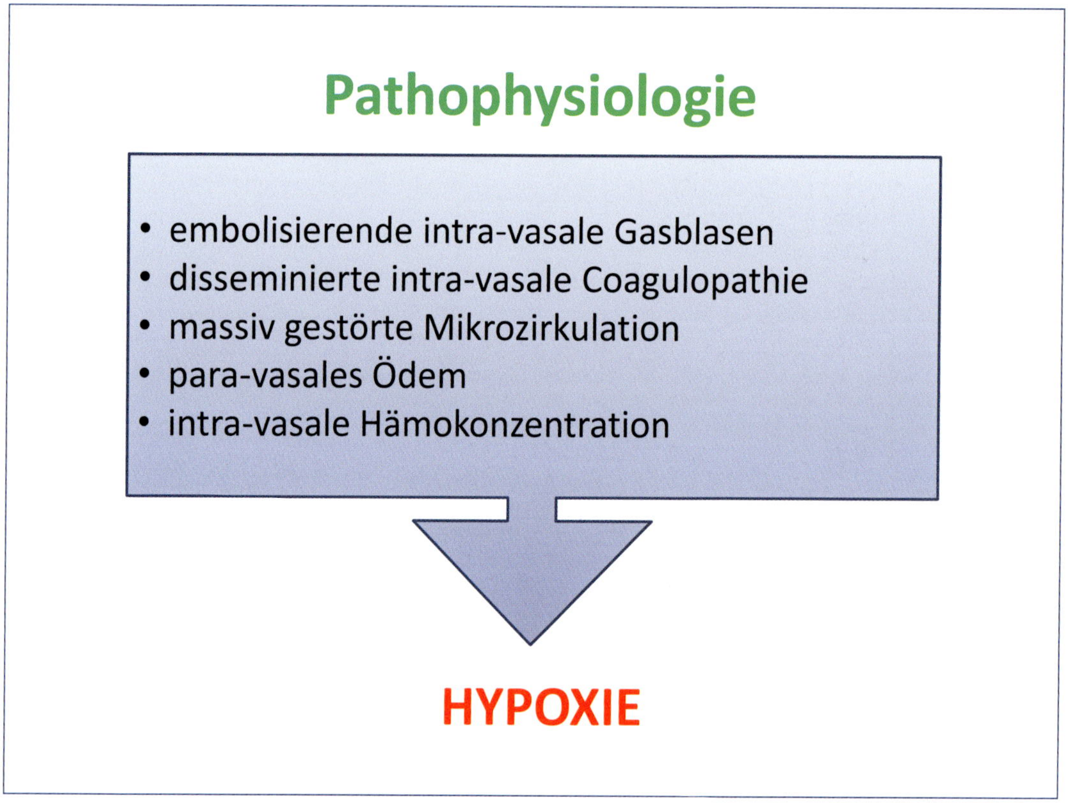

Abb. 21-1: Pathophysiologie des Tauchunfalles

Von den früher üblichen, aus der historischen Entwicklung der Tauchermedizin in verwirrender Vielfalt hervorgegangenen Tabellen z. B. der U.S. Navy zur Behandlung der Dekompressionserkrankung und der arteriellen Gasembolie benutzen wir heute, neben der USN-Tab. 5 für die Therapie leichterer Tauchunfälle (»bends only«) fast ausschließlich nur noch die **USN-Tab. 6** (s. Abb. 21-2), bei neurologischen Ausfällen ggfs. mit weiteren Sauerstoff-Phasen auf 18 m und 9 m (s. Abb. 21-3).

Bei **schweren neurologischen Defiziten** kommt dagegen möglicherweise auch noch eine **USN-Tab. 6A** zur Anwendung; dies jedoch nur unter drei Bedingungen:

- Die Diagnose einer arteriellen Gasembolie (AGE) muss zweifelsfrei feststehen!
- Der Patient muss innerhalb eines Zeitraumes von maximal 3–4 Stunden nach dem Unfallereignis in einer intensivmedizinisch ausgestatteten Druckkammer sein!
- Für die Behandlung auf der 50-Meter-Stufe steht zur frühzeitigen Verringerung des Stickstoffgehaltes und gleichzeitig zur Erhöhung des Sauerstoffpartialdruckes ein Gasgemisch aus 50% O_2 und 50% N_2 (Nitrox 50/50) als Atemgas zur Verfügung.

Ist nur **eine** dieser drei Bedingungen nicht erfüllt, insbesondere wenn uns Nitrox 50/50 (oder ein anderes sauerstoffangereichertes Atemgas mit einem möglichst geringen Stickstoffanteil und einem Sauerstoffanteil von nicht mehr als 50%, z. B. Nitrox 40/60) nicht zur Verfügung steht, so verzichten wir auf die 50-Meter-Stufe der USN-Tab 6A und beginnen auch hier sofort mit der **hyperbaren Oxygenation** (s. Kap. 23) gemäß der **USN-Tab. 6**, wiederum mit zusätzlichen Sauerstoff-Phasen auf der 18-Meter- und der 9-Meter-Stufe (Abb. 21-3).

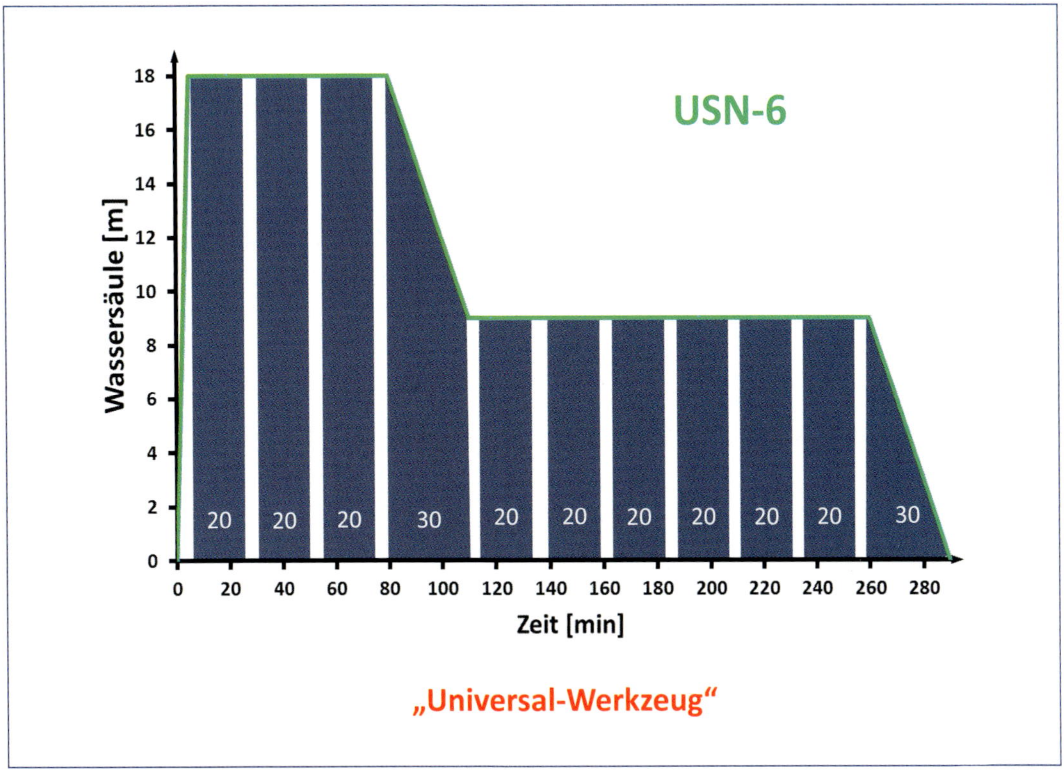

Abb. 21-2: Behandlungstabelle mod. nach USN-Tab. 6

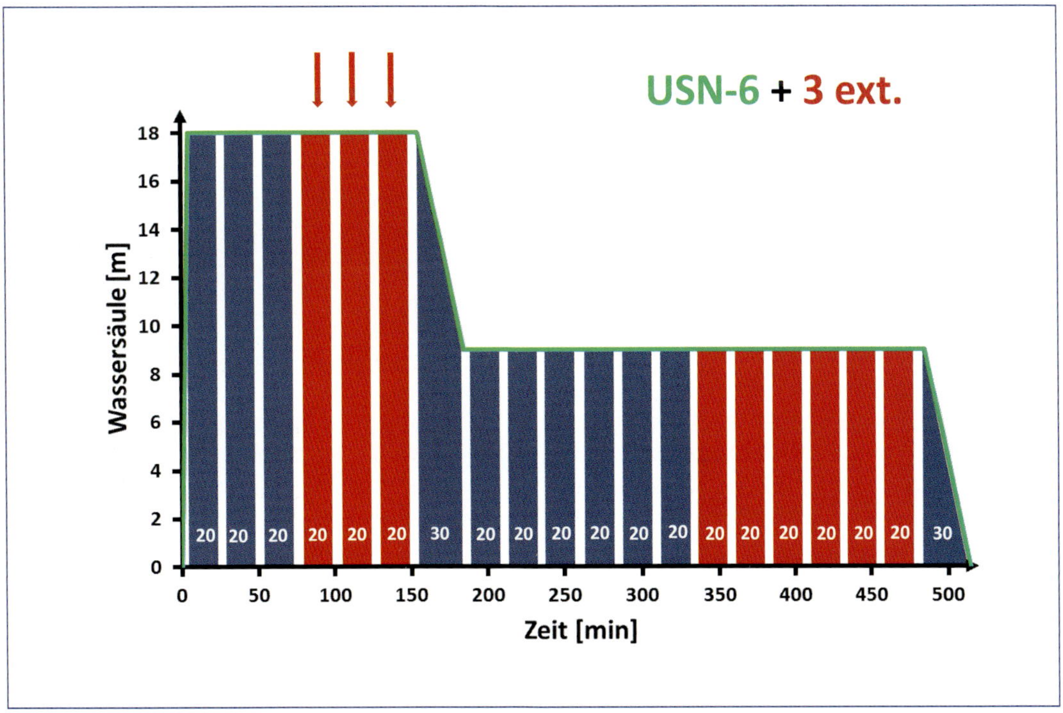

Abb. 21-3: Behandlungstabelle mod. nach USN-Tab. 6 mit weiteren O_2-Phasen auf 18 m und 9 m

Zur **Erklärung** hierfür:

- Lassen wir den Patienten bei 50 m (= 6 bar) **Luft** und damit ca. 80% Stickstoff atmen, so muss er sich dabei natürlich zunächst noch weiter mit zusätzlichem Stickstoff aufsättigen, bevor dann erst bei 18 m (= 2,8 bar) unter der Atmung von reinem **Sauerstoff** die Entsättigung und die Auswaschung des Stickstoffs beginnt.
- Der Erfolg der Wirkung des Gesetzes von *Boyle-Mariotte* auf die Gasblasen im Körper ist durchaus begrenzt: Zwar reduziert sich das **Volumen** einer Blase bei Kompression auf 6 bar auf ein Sechstel, der **Durchmesser** der (kugelförmigen) Blase allerdings noch nicht einmal ganz auf die Hälfte! Und Gasblasen im Kreislaufsystem, die dort ein Blutgefäß verstopfen, haben noch nicht einmal eine »ideale« Kugelgestalt, sondern eher eine in die Länge gestreckte Wurst- oder Torpedo-Form, die bei zunehmendem Umgebungsdruck ihr Volumen zunächst nur durch eine Verkürzung der Länge verkleinert, bevor (nach Erreichen der idealen Kugelform) dann auch der Durchmesser zu schrumpfen beginnt.
- Intravasal entstehende Gasblasen führen zunächst zwar »nur« zu einem embolischen Verschluss im Bereich der Mikrostrombahn und damit zu einer **lokalen Gewebshypoxie**. An der Grenzschicht zwischen Luftblase und Blut kommt es aber zu einer **intravasalen Gerinnung** und **Thrombozytenaggregation** (Verklebung der Blutplättchen und Bildung von Fibrin-Gerinnseln), so dass aus der embolisierenden Gasblase innerhalb von 4–6 Stunden ein thrombo-embolischer Verschluss erwächst. Aufgrund des stockenden Blutflusses bildet sich ein **Erythrozyten-Sludge** (»Geldrollenbildung« der roten Blutkörperchen) aus, die Erythrozyten verklumpen und stehen für den Sauerstofftransport nicht mehr zur Verfügung. Durch die durch den Sauerstoffmangel bedingte Kapillarwandschädigung kommt es außerdem zum Abstrom intravasaler Flüssigkeit in das Interstitium (den Zwischen-Zellraum), so dass daraus bald ein intravasaler **Volumenmangel** und eine **Hämokonzentration** (Bluteindickung) resultieren, die die Gewebsperfusion und -oxygenierung zusammen mit dem entstehenden interstitiellen **Ödem** (d. h. Verlängerung der Diffusionsstrecke für Sauerstoff aus dem Blutgefäß bis zur Gewebszelle!) weiter beeinträchtigen. Allmählich resultiert daraus also nicht nur eine lokalisierte, sondern auch eine generalisierte, den Gesamtorganismus beeinträchtigende **Gewebshypoxie**. (Abb. 21-1)

Aus all diesen Faktoren wird vielleicht klar, warum heute allgemein in der Therapie des Tauchunfalles **Sauerstoff**-Behandlungstabellen bevorzugt werden und im Zweifelsfall, wenn Nitrox (oder gar Heliox) nicht zur Verfügung steht, selbst bei einer AGE lieber auf eine 50-Meter-Luft-Tabelle (z. B. USN-Tab. 6A) verzichtet werden sollte.
Insofern hat sich aus der **USN-Tab. 6** (Abb. 21-2), gegebenenfalls mit bis zu drei zusätzlichen Sauerstoffphasen auf der 18-Meter-Stufe und einer davon doppelten Anzahl zusätzlicher Sauerstoffphasen auf der 9-Meter-Stufe (Abb. 21.3), ein flexibel und den aktuellen Bedürfnissen angepasst zu handhabendes »Universalwerkzeug« in der Therapie des Tauchunfalles entwickelt, dessen leicht merkbares Grundschema auch ohne »Fachbibliothek« im Handgepäck stets präsent sein kann.

21.4 Begleitende medikamentöse Therapie

In Ergänzung zu der Rekompressionsbehandlung in einer Überdruckkammer müssen beim schweren Taucherunfall oder der arteriellen Gasembolie alle modernen notfallmedizinischen und intensivtherapeutischen Maßnahmen zur Verhinderung bzw. Verminderung einer lokalisierten Gewebshypoxie schon im Rahmen der ersten ärztlichen Hilfe eingeleitet, auf dem Transport zur nächsten geeigneten Überdruckkammer weitergeführt und

Luftbehandlungstabellen

Sauerstoffatmung unmöglich

KEINE SAUERSTOFFATMUNG MÖGLICH		Zeile	mWS	50	42	36	30	24	18	15	12	09	06	03	Gesamtzeit zuzüglich Abstiegszeit
„Leichter Tauchunfall“	Auf 20 m Besserung	1a					30	12	30	30	30	60	60	120	6h 52 min
„nur Schmerz“ # Muskeln # Gelenke # Haut	Auf 20 m keine Besserung	2a		30	12	12	12	12	30	30	30	120	120	240	11h 43 min
„Schwerer“ Tauchunfall „Ausfälle“	nach 30 min auf 50 m Besserung	3		30	12	12	12	12	30	30	720	90	120	120	19h 43 min
# Atemgas-embolie # Deko-Krankheit # unklare Differential-diagnose	nach 30 min auf 50 m keine Besserung	4		30 bis max. 120	30	30	30	30	360	360	360	720	120	120	38h 55 min

„Nasse“ Rekompression??

Abb. 21-4: Luftbehandlungstabellen nach US-Navy.

während der Kammertherapie ohne Unterbrechung aufrechterhalten werden:

- Die Inhalation von **reinem Sauerstoff** über eine Maske – bei insuffizienter Spontanatmung die assistierende oder kontrollierte Beatmung über Maske oder Endotrachealtubus mit 100% O_2 – verbessert nicht nur das Sauerstoffangebot für den Organismus, sondern führt – über die gleichzeitige Absenkung des inspiratorischen N_2-Partialdruckes – vor allem zu einer rascheren Elimination des Stickstoffes aus Blut und Geweben.
- Die intravenöse Infusion von niedermolekularer Hydroxyäthylstärke-Lösung (HÄS, Dosierung 500–1500 ml) verbessert nicht nur die **Rheologie** (die Fließeigenschaften) des Blutes, sondern ist darüber hinaus vor allem auch in der Lage, ein perivaskuläres **Ödem** wieder nach intravasal zu mobilisieren, ein **Erythrozyten-Sludging** (»Geldrollenbildung« der roten Blutkörperchen) zu verhindern bzw. wieder aufzulösen, einer erhöhten **Thrombozytenadhäsivität** (»Klebrigkeit« der Blutplättchen) entgegenzuwirken und somit insgesamt die **Mikrozirkulation** zu normalisieren. Die weitere **Volumen- und Rehydratations-Therapie** erfolgt mit Elektrolyt-Lösungen (z. B. Ringer-Lösung), wobei der Flüssigkeitsbedarf durchaus **mehrere Liter** innerhalb der ersten Stunden betragen kann, und wie bei einem Verbrennungspatienten orientierend am Verhalten des zentral-venösen Druckes und der stündlichen Urinausscheidung bemessen wird. Bei bewusstseinsklaren Patienten ist natürlich auch eine orale Flüssigkeitsaufnahme möglich – aber keine alkohol- oder koffeinhaltigen Getränke!

- **Methyl-Prednisolon** (z. B. Urbason®, Solu-Decortin®) in hoher Dosierung (1000–2000 mg initial als Bolus i.v., gefolgt von 300–450 mg/Std. als Dauerinfusion über die ersten 24 Stunden) vermag möglicherweise einem perifokalen hypoxischen Hirn- oder Rückenmarksödem vorzubeugen. Die Frage nach der Wirksamkeit beim schweren Tauchunfall (DCS-II, AGE) kann derzeit noch nicht endgültig oder gar »evidence based« beantwortet werden; wir kennen aber bei vergleichbaren Bildern aus der Neuro-Traumatologie (bei der Contusio spinalis) mit diesem »NASCIS«-Schema durchaus gute spontane Rückbildungstendenzen der neurologischen Ausfälle.
- Fokale oder generalisierte Krämpfe als Ausdruck einer zerebralen Hypoxie oder eines erhöhten intrakraniellen Druckes durchbrechen wir mit kleinen fraktionierten Bolus-Gaben von **Thiopental** (Trapanal®) in einer sub-narkotischen Dosierung von 1,5–3 mg/kg KG. Sollte die Kreislaufdepression unter der Barbiturattherapie zu stark ausgeprägt sein, so muss die myokardiale Leistungsfähigkeit nötigenfalls durch den Einsatz von adrenergen Substanzen wie Adrenalin oder Noradrenalin, Dopamin und Dobutamin gestützt werden. Auch Benzodiazepine wie Valium® oder Dormicum® kommen zur Durchbrechung von Krampfanfällen in Frage, haben aber in der notwendigen hohen Dosierung ebenfalls atmungs- und kreislaufdepressive Nebenwirkungen.
- Zur Verringerung der Thrombozytenaggregation sowie als peripher angreifendes, nicht die neurologische Beurteilbarkeit beeinflussendes Analgetikum empfehlen wir **Acetylsalicylsäure** 0,5 g (als Tablette oder auch intravenös), insbesondere dann, wenn in entfernten Tauchgebieten (wie z. B. auf den Malediven) mit einer längeren Transportzeit von über 4–6 Stunden zu rechnen ist. Um jedoch einem weit verbreiteten Irrtum vorzubeugen, sei hier besonders betont, dass die Einnahme von Acetylsalicylsäure (ASS, z. B. Aspirin®) definitiv **keine (!) Prophylaxe** gegen das Auftreten einer DCS ist – im Gegenteil: Wer **vor** dem Tauchgang ASS eingenommen hat, geht das Risiko ein, dass – falls es zu einer DCS kommt – aus (ursprünglich nur) Mikroblutungen im Bereich des Rückenmarkes durch Einriss von Kapillaren dann auch größere Hämatome werden können (die ihrerseits das Rückenmark weiter schädigen!), weil durch die ASS die Gerinnungsfähigkeit der Thrombozyten schon **vor** dem Tauchunfall eingeschränkt war.
- Zur Unterbrechung einer disseminierten intravasalen Gerinnung, die durch die intravasalen Luftblasen ausgelöst werden kann, wird von einigen Tauchmedizinern **Heparin** in einer Dosierung von 100 IE/kg Körpergewicht intravenös empfohlen, später dann fortgeführt durch eine Low-dose-Heparinisierung. Eine Lungenruptur mit größerer intrathorakaler Blutung (Hämato-/Pneumothorax) sollte allerdings vorher ausgeschlossen sein.
- Bei bewusstseinsklaren Patienten mit Blasenentleerungsstörungen wie auch bei Bewusstlosen wird obligatorisch ein **Blasenkatheter** gelegt.
- Ein (Spannungs-)Pneumothorax mit seinen vital bedrohlichen Störungen der Atmungs- und Kreislauffunktion muss mit der Diagnosestellung, spätestens jedoch vor Beginn der Rekompressionstherapie, natürlich punktiert und mit einer **Thorax-Drainage** dauerhaft entlastet werden. Deshalb fordern wir, wenn irgend möglich, noch vor Beginn der Druckkammertherapie ein Röntgenbild der Lunge oder – besser noch – ein CT des Thorax: Rund 50% aller Pneumothoraces nach Lungenbarotrauma werden im Röntgenbild übersehen und erst im CT des Thorax erkannt!
- Die **Lagerung** des verunfallten Tauchers erfolgt wie bei einem Patienten mit Schädel-Hirn-Trauma und der Gefahr eines gesteigerten Hirndruckes mit leicht erhöhtem Oberkörper, beim bewusstlosen Taucher in stabiler Seitenlage. Die früher propagierte Links-Seiten-/Kopf-tief-Lagerung ist heute obsolet, da sie ein Aufsteigen von arteriellen Gasblasen in das Gehirn nicht (wie eigentlich erhofft) verhindern kann (außer vielleicht bei

Kreislaufstillstand), stattdessen jedoch die Neigung zum Hirnödem und damit die Gefahr lebensbedrohlicher Anstiege des Hirndruckes bei der durch intravasale Gasblasen oder Sauerstoffmangel gestörten Blut-Hirn-Schranke nur noch verstärkt.

21.5 Verzögerter Therapiebeginn

Auch bei zeitlich zum Teil erheblich verzögerter Diagnosestellung sollte ein Patient nach Dekompressionsunfall oder arterieller Gasembolie unbedingt immer noch einer Rekompressions- und hyperbaren Oxygenationstherapie zugeführt werden, da eine Spätbehandlung auch trotz eines therapiefreien Intervalls von einigen **Stunden** oder sogar **Tagen** noch überraschend gute Ergebnisse bis hin zur völligen Wiederherstellung mit sich bringen kann.

21.6 »Nasse Rekompression« (»In-water recompression«)

Gerade von Tauchern in Urlaubsländern mit geringer Druckkammerdichte und entsprechend langen Transportstrecken und -zeiten (Tauchsafaris!) wird immer wieder die Frage nach den Möglichkeiten einer »nassen« Rekompression aufgeworfen. Die Vorstellung dabei ist, durch erneutes Abtauchen eine Rekompressionstherapie im Wasser durchzuführen.

Entscheidendes Problem und limitierender Faktor dabei ist, dass für den Versuch einer Rekompression unter Wasser dort üblicherweise keine Sauerstoff-, sondern nur Luft-Behandlungstabellen zur Anwendung kommen können: Im Gegensatz zur hyperbaren Oxygenation in einer Überdruckkammer, wo Sauerstoffpartialdrücke von 2,8 bar über einen Zeitraum von etwa einer halben Stunde noch vom Menschen toleriert werden, ruft unter Wasser bereits ein PO_2 von größer als 1,8 bar (Atmung reinen Sauerstoffs bei 8 m Tauchtiefe) schon nach kurzer Zeit die Gefahr von zerebralen epilepsieartigen Krampfanfällen mit vorübergehendem Atemstillstand hervor, die dann bei Verlust des Lungenautomaten unweigerlich zum Tod durch Ertrinken führen! Die »flachste« bekannte Sauerstoff-Behandlungstabelle (COMEX Cx-12) erfordert aber bereits eine »Druck-Tiefe« von 12 m über einen Zeitraum von 120 Minuten!

Somit blieben also theoretisch nur die heute eher als »historisch« zu bezeichnenden Luft-Behandlungstabellen z. B. der US-Navy (Abb. 21-4), von denen aber alleine schon die zeitlich kürzeste Tabelle 1A (die nur bei leichten Tauchunfällen mit »bends only« zum Einsatz kommen kann) bereits eine Behandlungsdauer von **sieben (!) Stunden** bei einer initialen Tauchtiefe von 30 m in Anspruch nimmt – bei »schweren« Tauchunfällen mit neurologischen Ausfällen werden jedoch mit den Tabellen USN-3 und USN-4 eine initiale Tauchtiefe von 50 m und Behandlungszeiten von 20 bis 40 (!) Stunden und darüber hinaus erforderlich!

Abgesehen von den rein logistischen Problemen, einen Taucher unter Wasser über so lange Zeiten ununterbrochen und zuverlässig mit Luft zu versorgen, bringen diese Luft-Behandlungstabellen mit ihren extrem langen Behandlungszeiten und großen Tiefen (50 m – Tiefenrausch!) bei dem Versuch einer »nassen« Rekompression unter Wasser eine Reihe weiterer, **potentiell tödlicher Gefahren** mit sich:

- Muss aus irgendwelchen technischen oder Umwelt-bedingten Gründen (z. B. aufkommender Sturm) die »nasse« Rekompression vorzeitig abgebrochen werden, so stellt sie – nach dem vorangegangenen »Unfall-Tauchgang« – jetzt einen extremen Wiederholungstauchgang dar, der ohne Einhaltung der dann notwendigen stundenlangen Dekozeiten nur zu einem »Erfolg« führen kann: die **Symptomatik verschlimmert** sich!
- Durch die fehlende Nahrungs- und Flüssigkeitsaufnahme über 20 bis 40 Stunden kommt es zu einer massiven Hypoglykämie (Unterzuckerung) und zur Dehydratation (Austrocknung) des Körpers, die beide zur **Bewusstlosigkeit unter Wasser** und damit zum **Ertrinkungstod** führen.

- Trotz eines für »normale« Tauchgänge ausreichenden Kälteschutzes (Tauchanzug) kommt es bei diesen extremen Tauchzeiten von 20 bis 40 Stunden zu einer massiven **Hypothermie** (Unterkühlung), die unterhalb einer Körper-Temperatur von 32 °C zur **Bewusstlosigkeit** und unterhalb von 28 °C zum **Herzversagen** führt.

> ***Fazit:***
> *Der Versuch einer »nassen Rekompression« mit Atemluft führt also günstigstenfalls »nur« zu einer (dramatischen) Verschlechterung der Symptome, schlechtestenfalls aber direkt oder indirekt zum Tod!*

Dennoch bestand nach eingehender Diskussion auf der Jahrestagung 2011 der European Underwater and Baromedical Society (EUBS) weitgehende Übereinstimmung, dass unter bestimmten, eng definierten Voraussetzungen und unter sorgfältiger Nutzen-Risiko-Abwägung bei der Dekompressionserkrankung (DCS) – nicht jedoch bei der arteriellen Gasembolie (AGE)! – eine »in-water recompression« in entlegenen Tauchgebieten im Extremfall in Erwägung gezogen werden könnte. Diese eng definierten Voraussetzungen sind (in Anlehnung an die Vorschriften im U.S. Navy Diving Manual, 6. Aufl. vom April 2008) u. a.:

- eine **Transportzeit** bis zur nächsten Druckkammer von mehr als 24–48 Stunden,
- die Benutzung von **Sauerstoff** als Atemgas während der Rekompression,
- die Benutzung einer **Vollgesichtsmaske** oder eines (oberflächenversorgten) Taucherhelmes – niemals eines Mundstück-Lungenautomaten (!),
- eine ständige **Kommunikationsmöglichkeit** mit dem verunfallten Taucher,
- eine ständige **Überwachung** des verunfallten Tauchers durch einen (oder mehrere sich abwechselnde) Sicherungstaucher,
- ein genügender **Sauerstoffvorrat** für eine drei- bis dreieinhalbstündige Rekompressionszeit und eine anschließende dreistündige normobare Sauerstoffatmung.

Aus all diesen streng definierten Voraussetzungen wird deutlich, dass eine nasse Rekompression für den normalen Sporttaucher wohl nur im extremen Ausnahmefall in Frage kommen dürfte – zumal bei nur leichten Tauchunfällen (DCS Typ I) das potentiell tödliche Risiko den möglichen Nutzen einer frühzeitigen nassen Rekompression bei Weitem überwiegt, und andererseits bei wirklich schweren Tauchunfällen (DCS II mit schweren neurologischen Ausfällen oder gar Bewusstlosigkeit) diese sich wegen der eingeschränkten oder gar fehlenden Kooperationsfähigkeit des verunfallten Tauchers ohnehin verbietet. In beiden Fällen ist der Nutzen einer (auch verzögerten) Rekompressionstherapie in einer Überdruckkammer – und sei sie auch zeitlich noch so weit entfernt – unter kontinuierlicher **normobarer Sauerstoffatmung** dem Risiko einer »in-water recompression« offensichtlich überlegen!

21.7 Nachsorge/Rehabilitation

Nach einer initialen Rekompressions- und hyperbaren Oxygenationstherapie nach USN-Tab. 6 (oder ggf. – bei der AGE – einer USN-Tab. 6A mit Nitrox) evtl. noch weiterhin bestehende neurologische Restsymptome können sich unter täglich ein- bis zweimal durchzuführender HBO-Therapie (90 Minuten bei 2,4 bar) und einer begleitenden, intensiven krankengymnastischen Übungsbehandlung durchaus noch weiter zurückbilden. Als grobe Faustregel kann gelten, dass die HBO-Therapie solange fortgeführt werden sollte, wie eine neurologische Besserungstendenz anhält. Dies kann im Einzelfall bis zu 80 oder gar 100 HBO-Behandlungen erforderlich machen. Andererseits sollte die HBO-Therapie spätestens dann nicht länger fortgeführt werden, wenn – nach anfänglicher Besserung der Symptome – sich über drei bis fünf Tage unter täglicher HBO keine weitere Verbesserung mehr einstellt.

Der Wert der gleichzeitigen intensiven, umfassenden **Physiotherapie** für eine erfolgreiche

Rehabilitation kann dabei jedoch nicht genügend betont werden! Dies ist auch der Grund dafür, weshalb nach einem Tauchunfall im Urlaubsland spätestens nach sechs bis zehn Druckkammerbehandlungen (d. h. drei bis fünf Tagen) und dann immer noch bestehenden neurologischen Restsymptomen dringend an eine Repatriierung (Medical Evacuation) ins Heimatland bzw. in ein Druckkammerzentrum mit neurologisch-physiotherapeutischen Reha-Möglichkeiten gedacht werden sollte.

21.8 Sekundärtransport/ Repatriierung

Für den Sekundärtransport eines verunfallten Tauchers aus dem Urlaubs- in das Heimatland nach nur teilweise erfolgreicher primärer Rekompressions- und hyperbarer Oxygenationstherapie sollte – gerade im Mittel- und Langstreckenbereich – die Verlegung mit einem Ambulanzflugzeug in Betracht gezogen werden, das die Möglichkeit bietet, den Kabinendruck – unabhängig von der tatsächlichen Flughöhe – bei 1 bar (»sea level«) halten zu können.

Zwar gibt es keine gesicherten Daten für eine pauschale Forderung nach einem Transport unter 1-bar-Bedingungen, und international liegen auch keine einheitlichen Empfehlungen vor, nach welcher Zeit und nach wie vielen Druckkammerbehandlungen ein Patient nach Tauchunfall mit welchem Kabinendruck geflogen werden kann oder soll. Auf dem Internationalen Kongress für Hyperbarmedizin 2005 in Barcelona wurde allerdings aus den USA über eine nicht geringe – für mich sogar erschreckend hohe – Anzahl von Patienten berichtet, die nach einem Rückflug mit Linienflugzeug einen behandlungsbedürftigen Rückfall ihrer tauchunfallbedingten Symptome erlitten.

Hierzu muss man wissen, dass auch moderne Linienflugzeuge – trotz »Druckkabine« – aus technischen Gründen im Mittel- und Langstreckenbereich mit einem Kabinendruck entsprechend einer Höhe von 1600 bis 2400 m über Meereshöhe fliegen.

Allerdings ist auch die Empfehlung für einen Flug mit Kabinendruck »sea level« kein unumstößliches Dogma, sondern muss immer den Gegebenheiten des Einzelfalles angepasst werden. Ein Ambulanzflugzeug, das trotz großer Reiseflughöhe einen Kabinendruck »sea level« zu halten versucht, hat einen überproportional hohen Treibstoffverbrauch und muss entsprechend häufiger zwischenlanden und auftanken, was nicht nur Geld, sondern auch Zeit kostet. Und was nützt ein Kabinendruck »sea level«, wenn spätestens nach der Landung die Kabinentür geöffnet wird und der Zielflughafen (wie z. B. Stuttgart) bei 400 m über Normalnull liegt? Hier gilt es, in Absprache mit dem begleitenden Flugarzt und dem Piloten eine pragmatische Lösung zu finden.

Unabdingbar ist jedoch, gleichgültig ob mit Ambulanz- oder mit Linienflugzeug, die Forderung nach der Möglichkeit zur Atmung von **normobarem Sauerstoff** für den Patienten während der gesamten Transportzeit, einschließlich aller evtl. notwendiger Zwischenlandungen.

Internet-Adressen zum Thema

Gesellschaft für Tauch- und Überdruckmedizin (GTÜM) e. V.
www.gtuem.org

Divers Alert Network – Europe (DAN Europe)
www.daneurope.org

European Committee on Hyperbaric Medicine (ECHM)
www.echm.org

European Underwater and Baromedical Society (EUBS)
www.eubs.org

Underwater and Hyperbaric Medical Society (UHMS)
www.uhms.org

22 Tauchtauglichkeitsuntersuchung

(von O. F. Ehm und J. Wenzel)

22.1 Sinn und Notwendigkeit

Sowohl bei Ärzten als auch bei Tauchern ganz allgemein gilt heute die Auffassung, dass eine ärztliche Tauglichkeitsuntersuchung vor Beginn einer Ausbildung notwendig ist. Das war im Sporttaucherbereich nicht immer so. In den 1950er- und 1960er-Jahren tauchte, wer sich dazu in der Lage fühlte, anfangs meist in Apnoe, aber dann immer mehr mit Druckluftgeräten. Die Sporttauchmedizin selbst steckte noch in den Kinderschuhen. Man war der Meinung, dass Untersuchungen möglichst einfach an Deck eines Bootes oder am Strand durchführbar sein müssten.

In Japan und Korea tauchen seit über 1500 Jahren die Amas ohne ärztliche Untersuchung. Unfälle sind bei ihnen nicht bekannt geworden (s. Kap. 7.9). Aber die Amas tauchten und tauchen in Apnoe und innerhalb ihrer physiologischen Grenzen.

Als die Anzahl der Sporttaucher in den Industrienationen schnell zunahm und auch die Unfälle häufiger wurden, begann man nach ihren Ursachen zu suchen. Wie im Kap.18 aus den Tabellen Abb. 18-1 und 18-2 zu erkennen, ist die Zahl der tödlichen Tauchunfälle seit den 70er-Jahren deutlich zurückgegangen, obwohl sich die Anzahl der Taucher wahrscheinlich verdoppelt hat. Die Unfallzahlen vor 1970 sind nicht bekannt. Von 614 tödlichen Unfällen in den Jahren 1976 bis 1985, die von den US Underwater Diving Fatality Statistics erfasst wurden, starben 70,35% aus so genannten gesundheitlichen Gründen (medical causes), worunter Begriffe wie Erschöpfung, Embolie und Panik verstanden wurden. In einer früheren australischen Statistik über 100 tödliche Tauchunfälle waren 25% der Taucher vorher nicht ärztlich untersucht und somit wahrscheinlich nicht tauchtauglich.

Die meisten Sporttaucher benutzen zum Tauchen heute Atemgeräte. Sie bleiben auch nicht mehr innerhalb ihrer physiologischen Grenzen wie die Amas. Damit steigt das Risiko von Unfällen. Eine Voraussetzung für das Tauchen ist, wie anfangs erwähnt, ein funktionstüchtiger Organismus sowie eine psychische Ausgeglichenheit. Sinn und Notwendigkeit einer ärztlichen Tauchtauglichkeitsuntersuchung ergeben sich somit aus dem Dargelegten.

Eine schon einige Jahre zurückliegende Meinungsumfrage bei deutschen Tauchsportclubs (Kerll, 1982) hat ergeben, dass man sich für eine Erweiterung der früher einfachen Untersuchungen aussprach und ferner dafür, dass eine eingehende Tauglichkeitsuntersuchung für jeden Sporttaucher verpflichtend sein sollte.

Nicht nur alle tauchmedizinischen Experten, sondern auch das Gros der Freizeittaucher halten eine Tauchtauglichkeitsuntersuchung für sinnvoll und notwendig.

22.2 Grundsätzliches und die Besonderheiten

Die Feststellung der Tauglichkeit ist durch Besonderheiten gegeben, die mit anderen Untersuchungen, auch mit der für die Fliegertauglichkeit, nicht vergleichbar sind. Beim Tauchen wird der Mensch in eine Umwelt versetzt, die nicht mehr seinem normalen Lebensraum entspricht. Dadurch entstehen besondere Anforderungen an die körperlichen und psychischen Funktionen des Organismus. Unter Wasser können – wie aus den bisherigen Ausführungen immer wieder ersichtlich – geringe funktionelle Unzulänglichkeiten oder ein psychisches Fehlverhalten den Tod zur Folge haben. Zwischen dem Auftreten solcher Erscheinungen und den Folgen liegt kaum die Möglichkeit zur körperlichen Erholung oder einer Korrektur des Fehlverhaltens, wie das für Sport- oder Berufsarten, die über Wasser ausgeführt werden, meist der Fall ist. Wie bei anderen Tauglichkeitsuntersuchungen ist auch die Tauchtauglichkeit nicht zum Ausschluss von Krankheiten bestimmt, sondern darauf gerichtet, die körperliche Leistungs- und Anpassungsfähigkeit zu beurteilen. Dabei kann zwar eine Reihe medizinischer Fakten festgestellt und berücksichtigt werden, die für ein richtiges Verhalten unter Wasser eminent wichtigen psychischen Momente und Reaktionsweisen lassen sich aber bei einer einfachen Untersuchung schwer erfassen. Die neueren Richtlinien sind bemüht, diese Faktoren mit in die Beurteilung einzubeziehen.

Im Übrigen liegt der wesentliche Unterschied zwischen dem Tauchen und anderen Sportarten in den veränderten Druckverhältnissen unter Wasser. Diese wirken sich in erster Linie auf die luftgefüllten Körperhöhlen aus (s. Kap. 8) und auf die mitgeführten Atemgase (s. Kap. 9, 10 und 11). Ein besonderes Augenmerk der Untersuchung gilt daher der Lunge, den Nasennebenhöhlen, den Ohren und den Kreislauforganen. Für die übrigen Organe gelten weitgehend die gleichen Untersuchungsbedingungen wie für andere Sportarten. Nur für Wettkämpfe sind Maßstäbe des Leistungssportes anzulegen. Zwischen Schnorcheltauchen und Gerätetauchen, aber auch zwischen Freizeit- und Berufstauchen besteht für die Beurteilung der Tauchtauglichkeit kein grundsätzlicher Unterschied.

Auf die Altersbegrenzung wurde in Kap. 2.1 und 2.2 eingegangen. Bei einem Alter über 40 Jahren muss die Untersuchung mit besonderer Sorgfalt alle Krankheiten und Fehler ausschließen, die erfahrungsgemäß die zweite Lebenshälfte häufiger belasten. Über die Hälfte der tödlich verunfallten Taucher waren nach der DAN-Statistik für 2000 und 2003 über 40 Jahre.

Da mit der zweiten Lebenshälfte ab etwa 40 Jahren körperliche Gesundheitsstörungen zunehmen, sollte jährlich eine Tauchtauglichkeitsuntersuchung durchgeführt werden.

22.3 Rechtliche Lage

Für nicht berufliche Taucher besteht keine gesetzliche Pflicht einer Tauchtauglichkeitsuntersuchung, so wie es auch in allen demokratischen Ländern weder für das Tauchen noch für eine Tauchtauglichkeit eine gesetzliche Regelung gibt.

Für die Berufstaucher gibt es von den Berufsgenossenschaften ermächtigte Ärzte, die zu Tauchtauglichkeitsuntersuchungen berechtigt sind, bei der Marine sind dies besonders geschulte Ärzte. Die Grundlagen sind von den Berufsgenossenschaften im Grundsatz 31 »Überdruck« für Taucher und im Grundsatz 26 »Über den Umgang mit Atemschutzgeräten« festgelegt. Diese Untersuchungen sind rechtsverbindlich.

Da beim Tauchen keine Fremdgefährdung gegeben ist, wie für einen Flugzeugpiloten oder auch einen Busfahrer, besteht kein öffentliches Interesse an einer behördlichen Regelung. Jeder kann sich ein Tauchgerät frei kaufen und in eigener Verantwortung benutzen. Die Gesellschaft ist daher für den zahlenmäßig sehr viel größeren Kreis der Sporttaucher darauf angewiesen, sich selbst regelnde Maßnahmen zu geben, die dem Schutz des Einzelnen dienen sollen.

Im Laufe von über 40 Jahren der Sporttauchmedizin sind in allen Industrieländern Richtlinien für eine Tauchtauglichkeitsuntersuchung erstellt worden. In Deutschland wurde in den 1960er-Jahren für den VDST ein Tauglichkeitsuntersuchungsbogen vom Autor erstellt. 1986 hat die GTÜM Richtlinien über die Mindestanforderungen an die Tauchtauglichkeitsuntersuchung von Sporttauchern herausgegeben, die sich weitgehend an den »G 31« anlehnte. Diese Richtlinien wurden vom Ausschuss »Tauchtauglichkeit der GTÜM« unter dem Vorsitz des Autors neu erarbeitet und waren bis Ende 1992 in Kraft. Sie umfassten außer dem neu erarbeiteten Untersuchungsbogen eine detaillierte Liste aller absoluten und relativen Kontraindikationen, wie sie in dieser Form bisher nicht existierten.

Nach den Ergebnissen der »Conference on Medical Standards for Fitness to Dive« im März 1994 in Edinburgh mit 150 internationalen Teilnehmern besteht ein weitgehender Konsens dieser Richtlinien mit den Meinungen führender internationaler Tauchmediziner. Nach allgemeiner Ansicht gibt es auch für die Beurteilung der Tauchtauglichkeit keine grundlegenden Unterschiede zwischen Berufs- und Freizeittauchern.

Unter dem Vorsitz von J. Wendling, Biel, Schweiz, wurde im September 2001 das Manual Tauchtauglichkeit der Schweizerischen Gesellschaft für Unterwasser- und Hyperbarmedizin (SGUHM, 1. Aufl. 1995) in einer gemeinsamen Kommission der deutschsprachigen Tauchgesellschaften, der österreichischen ÖGTH, der deutschen GTÜM und der schweizerischen Gesellschaft neu erarbeitet. Dieses inzwischen vergriffene Buch ist sehr viel umfangreicher und detaillierter als die 1. Auflage und ersetzt gänzlich die von GTÜM 1992 erstellten Richtlinien. Auf den Webseiten der jeweiligen Gesellschaften finden sich weitere Angaben (z. B. Checkliste Tauchtauglichkeit). Ab Seite 427 in diesem Buch finden Sie die Untersuchungsbögen der GTÜM/ÖGTH, die ebenfalls auf den Webseiten der Gesellschaften zum Download bereitstehen.

Für gerichtliche Entscheidungen wird sich die Rechtsprechung auf die Richtlinien der GTÜM e. V. für die Tauglichkeitsuntersuchung von Sporttauchern in Deutschland und in der Schweiz auf das Manual der SGUHM beziehen.

Für die europäischen Berufstaucher sind 1984 vom European Diving Technology Committee (EDTC) in Luxemburg Richtlinien herausgegeben worden, die wenigstens für Europa das Berufstauchen harmonisieren sollen.

Alle Tauchtauglichkeitsuntersuchungen unterliegen der ärztlichen Schweigepflicht. Deshalb darf auch nur das Ergebnis der Untersuchung, mit dem Vermerk der Tauglichkeit bzw. Untauglichkeit, an andere Stellen weitergegeben werden. Dies geschieht auf einem gesonderten Formular. Man kann von einem Untersuchten nicht verlangen, dass er eine frühere Syphilis angibt, wenn der Untersuchungsbogen anschließend an nichtärztliche Stellen weitergegeben wird. Das Protokoll der Untersuchung kann dem Kandidaten übergeben werden. Dies ist sinnvoll, wenn der Betreffende sich später an anderer Stelle einer Nachuntersuchung unterzieht. Wenn der Kandidat damit einverstanden ist, verbleibt das Original beim Arzt.

Die ärztliche Tauglichkeitsuntersuchung für das Tauchen hat einen beratenden Charakter mit dem Ziel, dem Untersuchten sagen zu können, ob man ihm zum Tauchen raten kann oder abraten muss.

22.4 Wer soll Tauglichkeitsuntersuchungen durchführen?

Die Schweizerische Gesellschaft für Unterwasser- und Hyperbarmedizin vertritt die Auffassung, dass Untersuchungen der Tauchtauglichkeit vom Hausarzt durchgeführt werden können oder von einem Arzt, der einem Tauchverein nahe steht. Sie sollen keinesfalls so genannten Taucherärzten vorbehalten sein.

In Großbritannien wurden 1981 von einem einer EU-Institution angehörenden Unterausschuss drei Kategorien von Medizinern definiert, die sich mit Tauchern beschäftigen: 1. Arzt für Tauchuntersuchungen, 2. Taucherunfallarzt und 3. Taucherfacharzt. Richtlinien für die Durchführung einer Fort- bzw. Weiterbildung für diese Spezialisierungen wurden von einem tauchmedizinischen Komitee zur Ausfüllung eines EU-Rahmenprogrammes empfohlen.

In Deutschland ist schon vor Jahren von der GTÜM bei der Bundesärztekammer eine so genannte Zusatzbezeichnung »Tauch- und Überdruckmedizin« beantragt worden. Mit einer solchen Zusatzbezeichnung, wie sie es schon lange für die Sportmedizin und Flugmedizin gibt, sollen unter anderem Tauchuntersuchungen von hierfür geeigneten Ärzten durchgeführt werden. Als Grundlage für eine solche Ausbildung zum Taucherarzt wurden von der GTÜM Richtlinien erarbeitet, nach denen die Qualifikation »Taucherarzt GTÜM e. V.« erworben werden kann; eine Qualifikation »Tauch- und Überdruckmedizin GTÜM e. V.« soll darüber hinaus die Behandlung mit Druckluftkammern und Arbeiten auf Druckluftbaustellen regeln. Seit Anfang 1995 können diese Qualifikationen beim Ausschuss »Weiterbildung« der GTÜM beantragt und erworben werden. Das heißt nicht, dass nur Ärzte mit dieser Qualifikation Tauglichkeitsuntersuchungen durchführen dürfen. Noch ist es so, dass, wie in der Schweiz, diese von jedem Arzt durchgeführt werden können, der sich dazu in der Lage fühlt. In Zukunft werden aber wohl in Europa Tauchtauglichkeitsuntersuchungen nur Gültigkeit haben, wenn sie von einem Taucherarzt durchgeführt wurden.

Grundsätzlich ist jeder Arzt berechtigt, eine Tauchtauglichkeitsuntersuchung durchzuführen. Der Untersucher sollte aber zumindest mit den Besonderheiten der Tauchmedizin vertraut sein, besser noch anerkannter Taucherarzt sein.

22.5 Untersuchungsurteile, Nachuntersuchung, Selbstverantwortlichkeit

Das Urteil der Untersuchung lautet: **tauglich, tauglich mit Einschränkungen** oder **nicht tauglich**. Eine Beschränkung auf bestimmte Tauchtiefen gibt es nicht. Gerade innerhalb der Wassertiefen von 10 m kommt es wegen der relativ großen Druckdifferenz am ehesten zu Barotraumen.

Eine Tauglichkeit mit Einschränkung besteht bei: Jugendlichen unter 16 Jahren für das Tauchen mit Druckgasgeräten (s. Kap. 2.2) und bei Behinderten. Als Behinderte gelten Kandidaten mit körperlichen Fehlern, Mängeln und Funktionseinschränkungen sowie Krankheiten, für die eine relative Kontraindikation besteht, wie sie im »Manual Tauglichkeit« aufgeführt sind.

Der Passus »Tauglich mit Einschränkung« wurde geschaffen, um den tatsächlichen Gegebenheiten im Sporttauchbereich gerecht zu werden, die gezeigt haben, dass Menschen mit Behinderungen oder Amputationen, selbst Querschnittsgelähmte in der Lage sind, normale Tauchprüfungen abzulegen. Dazu zählen auch Krankheiten wie Bluthochdruck, Asthma oder Diabetes.

Bei der Beurteilung »Tauglich mit Einschränkungen« besteht eine Aufgabe des Untersuchers darin, den Untersuchten darauf hinzuweisen, dass ihm durch seine Behinderung auch beim Tauchen Grenzen gesetzt sind und dass er bei Zwischenfällen in erhöhtem Maße auf Begleitpersonen angewiesen ist. Dabei sollte ganz bewusst dem Taucher die Verantwortung für seine weiteren Entscheidungen überlassen bleiben. Sie besteht darin, den Tauchort und die Umstände sowie den Begleiter so auszuwählen, dass sie seinen Möglichkeiten entsprechen.

Der Arzt kann auch heute in Fragen der Tauchtauglichkeit nicht alle Entscheidungen für den Einzelnen treffen. Mit der zunehmenden Mündigkeit der Menschen und Patienten kann auch die Übernahme einer größeren Eigenverantwortlichkeit gefordert werden. Der Freizeittaucher selbst kann und muss entscheiden lernen, welchen Belastungen und Gefährdungen – wie Tauchen unter Eis, in undurchsichtigen Gewässern, starken Strömungen oder bei stürmischer See – er seinem Alter, seiner Kondition und seinen eventuellen Behinderungen nach gewachsen ist.

Die **Dauer der Tauchtauglichkeit** wird vom untersuchenden Arzt festgelegt. Bei Normalbefunden ist sie bis zum 40. Lebensjahr im Allgemeinen für drei Jahre vorgesehen. Für über 40-Jährige wurde eine Nachuntersuchung jährlich vorgeschlagen. Der Untersuchte sollte aber darauf hingewiesen werden, dass bei zwi-

schenzeitlichen Erkrankungen, besonders bei Infektionskrankheiten oder auch bei unklaren Beschwerden, vor Ablauf der Tauglichkeitsfrist eine Untersuchung angestrebt werden soll.
Vom British Sub Aqua Club wird bei Normalbefunden eine Tauchtauglichkeit für fünf Jahre attestiert.
Für Berufstaucher liegt die Altersgrenze nach dem G 31 zwischen dem 21. und 50. Lebensjahr, ab dem 19. Lebensjahr kann mit einer Tauchausbildung begonnen werden.

22.6 Die Untersuchung

Der Sinn und Zweck einer Tauglichkeitsuntersuchung ist es, dem Kandidaten sagen zu können, ob man ihm dazu raten kann zu tauchen oder ob man ihm davon abraten muss. Die Untersuchung ist also ein konsultativer Akt präventiven Charakters. Bei der Untersuchung von Freizeittauchern handelt der Arzt nicht als Gutachter im Auftrag eines Dritten, wie dies im militärischen oder administrativen Bereich meist der Fall ist. Sein Auftraggeber ist der zu Untersuchende, gleichzusetzen einem Patienten. Die Untersuchung und Beratung ist deshalb auch eine vom Patienten zu honorierende Angelegenheit und im Prinzip keine kassenärztliche Leistung. Das Ergebnis der ärztlichen Untersuchung soll mit dem Untersuchten besprochen werden.

22.6.1 Vorgeschichte

Der Teil A des Tauglichkeitsuntersuchungsbogens GTÜM 98 bildet einen Fragebogen zur Krankheitsvorgeschichte, der vom Kandidaten ausgefüllt und unterschrieben werden soll. Die Unterschrift des zu Untersuchenden soll einmal die Richtigkeit der Angaben bestätigen und einem bewussten oder unbewussten Verschweigen vorbeugen. Meist kommt ein Tauchkandidat zum Arzt, weil er tauglich sein will. Bedeutung und Tragweite eventueller Beschwerden oder früherer Krankheiten sind ihm oft nicht bewusst oder er hält sie für unwesentlich. Eine Epilepsie, aber auch eine Angina pectoris lassen sich ohne entsprechende Angaben bei einer üblichen Untersuchung nicht erkennen. Es liegt deshalb im Interesse des Kandidaten, die Fragen ehrlich zu beantworten.
Ergeben sich schon aus der Vorgeschichte Erkrankungen, die mit dem Tauchen nicht vereinbar sind, so erübrigt sich eine körperliche Untersuchung. Hierzu zählen u. a. Angaben über einen früher durchgemachten Spontanpneumothorax, alle Arten von Anfallsleiden wie Epilepsie, Narkolepsie und Anfälle unklarer Ursache ebenso wie ein chronischer Alkoholismus und andere Suchtneigungen und eventuell auch habituelle Luxationen.
Weitere Kontraindikationen sind aus dem Manual Tauchtauglichkeit zu entnehmen. Bei Lektüre dieser Punkte sollte in Zweifelsfällen über die eigene Tauchtauglichkeit mit einem Taucherarzt oder einem zuständigen Facharzt gesprochen werden.
Es sollen hier nur einige Erläuterungen zum offenen Foramen ovale gemacht werden, das ja nicht als Krankheit anzusehen ist, beim Tauchen aber eine große Rolle spielen kann.

Eine Tauglichkeit mit Einschränkungen soll behinderten Menschen und auch Kandidaten mit bestimmten Krankheiten das Tauchen ermöglichen. Das Urteil »Tauglich mit Einschränkungen« ist keine Herabsetzung des Tauchers, sie soll aber die besondere Aufmerksamkeit der Tauchpartner und -ausbilder erregen. Im Manual Tauchtauglichkeit sind absolute und relative Kontraindikationen aufgeführt.

22.6.2 Offenes Foramen ovale

Im Kap.18.7 über Tauchunfälle wurde über die Untersuchungen von R. I. Moon und P. T. Wilmshurst über den Zusammenhang unklarer Dekompressionsunfälle und eines offenen Foramen ovale (PFO, patent foramen ovale) berichtet.
Wie im Kap. 10 ausgeführt, entstehen beim Tauchen in der Aufstiegsphase kleine Gasblasen im venösen Schenkel des Kreislaufs. Sie passieren die Lunge bzw. werden gewöhnlich

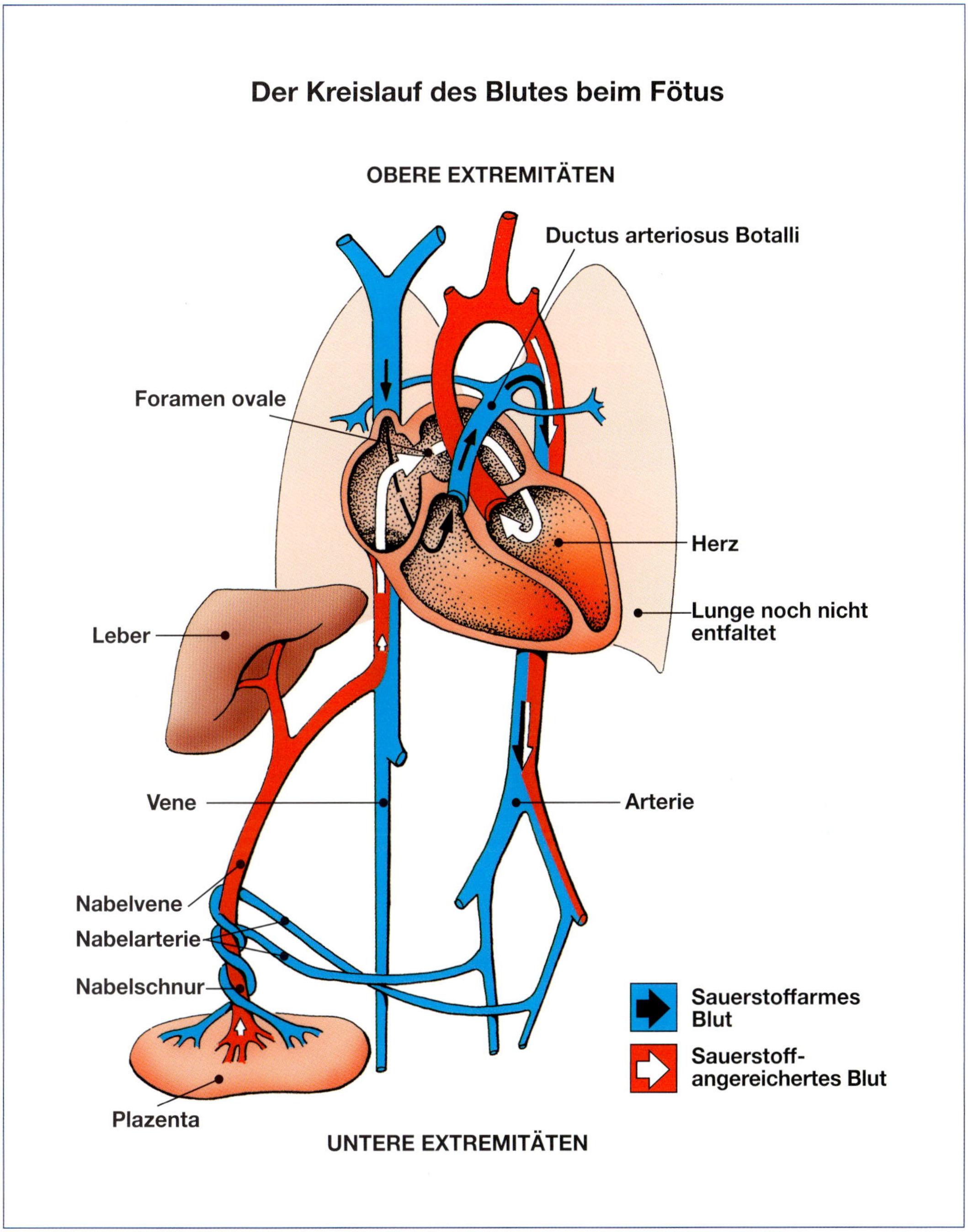

Abb. 22-1: Der Gasaustausch des Fötus findet nicht in seinen Lungen statt, sondern in der Plazenta (Mutterkuchen). Von hier aus fließt sauerstoffreiches Blut der Mutter über die Nabelvene in den rechten Herzvorhof. Danach fließt es nicht wie nach der Geburt in die rechte Kammer, sondern durch das Foramen ovale in den linken Vorhof (weiße Pfeile), weiter in die linke Kammer und von dort in den großen Kreislauf. Das Blut aus den oberen Extremitäten (schwarze Pfeile) fließt über einen weiteren Kurzschlussweg (Ductus arteriosus Botalli) direkt in die Aorta und versorgt zur Ernährung nebenbei die Lungen. Nach der Geburt schließen sich die Kurzschlussstrecken.

dort abgefangen und eliminiert, sodass es zu keiner Gasembolie kommt. Besteht aber zwischen dem kleinen Kreislauf und dem Körperkreislauf eine Verbindung (ein Shunt = Kurzschluss), wie bei einem offenen Foramen ovale (Foramen = Loch), so können venöse Gasblasen in den arteriellen Schenkel gelangen und damit zur Embolie führen. Begünstigt wird ein Übertritt von Gasblasen durch Valsalva-Manöver. Von Autopsien her ist bekannt, dass bei 15–30% der Bevölkerung, auch bei Herzgesunden, ein offenes Foramen ovale vorliegt. Dadurch entstehen normalerweise keinerlei Beeinträchtigungen, weil der Druck im linken Vorhof etwas höher liegt als im rechten und es damit nicht zum Übertritt von venösem Blut in den arteriellen Schenkel kommt. Schon beim Eintauchen in kaltes Wasser steigt aber der Druck im rechten Vorhof um 12 mmHg.

Die Abbildung 22-1 zeigt die Verhältnisse des Kreislaufes bei einem menschlichen Kind im Mutterleib. Da die Lunge zum Atmen noch nicht benötigt wird, ist sie am Kreislauf noch nicht beteiligt. Der Sauerstoffbedarf des Em-

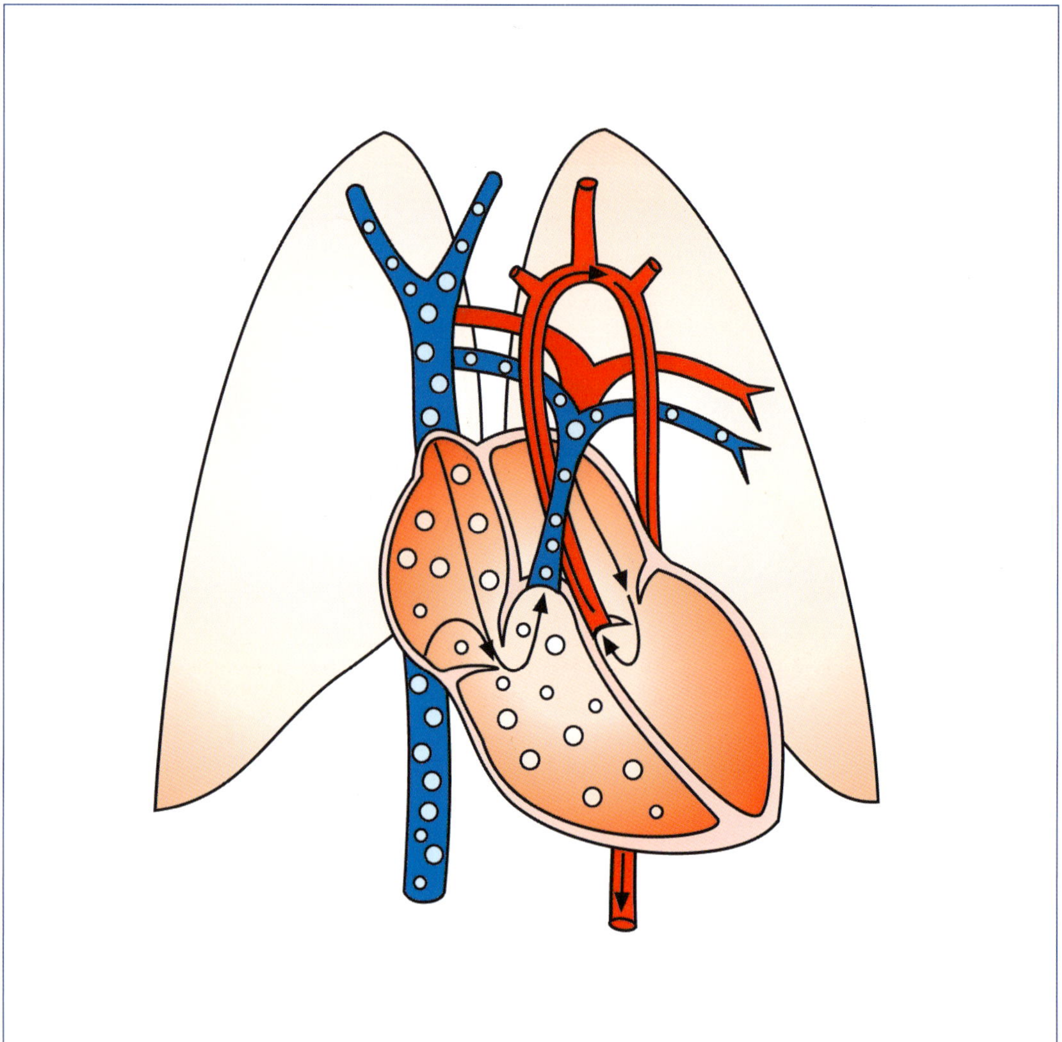

Abb. 22-2: In einem gesunden Herzen sind die venöse (blau) und die arterielle (rot) Blutzirkulation voneinander getrennt. Treten Gasblasen im venösen Blut in der Aufstiegsphase beim Taucher auf, so gelangen sie über das rechte Herz in die Lungen, wo sie abgeatmet werden können.

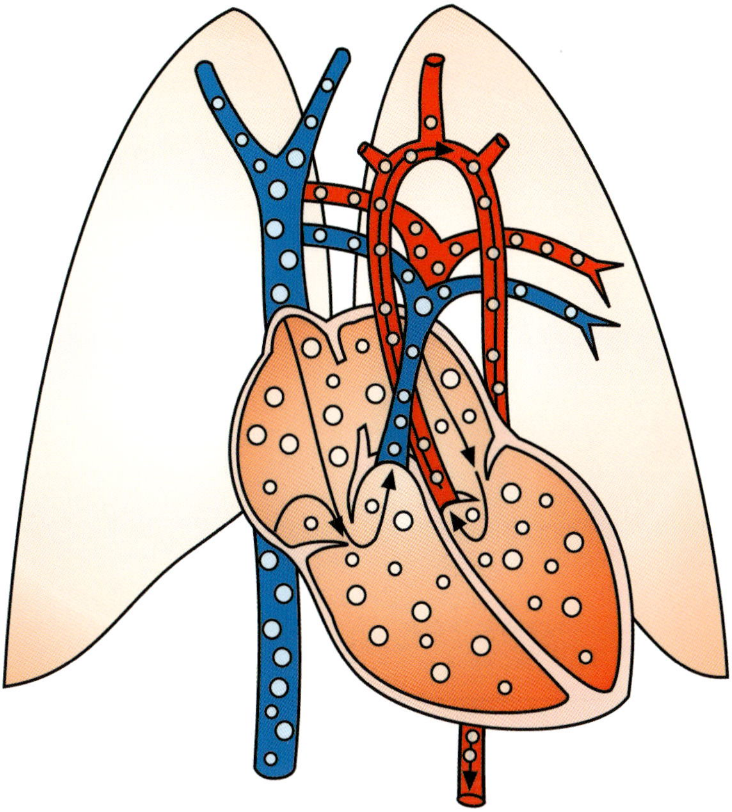

Abb. 22-3: Bei einem offenen Foramen ovale können diese Gasblasen in den arteriellen Kreislauf gelangen und zur Dekompressionserkrankung führen.

bryos wird von der Mutter über das Nabelschnurblut gedeckt. Bei der Geburt und mit der Durchtrennung der Nabelschnur ändern sich die Druckverhältnisse im Herzen und segelähnliche Klappen um das Foramen ovale schließen sich und verwachsen langsam. Auch der Ductus arteriosus Botalli schließt sich.

Dieser Verschluss der Membransegel für das Foramen ovale ist aber nicht bei allen Menschen vollständig. Ein großes Loch bleibt dabei selten. Aber mehr oder weniger kleine Undichtigkeiten führen so bei 15–30% aller Menschen zu einem mehr oder weniger großen offenen Foramen ovale. Die Abbildung 22-2 zeigt die Verhältnisse beim Erwachsenen; Abbildung 22-3 bei einem Shunt zwischen rechtem und linkem Vorhof.

Als vorbeugende Maßnahmen bei bestehendem offenem Foramen ovale empfiehlt das Manual Tauchtauglichkeit, um das Risiko einer Dekompressionskrankheit zu reduzieren, zusammengefasst Folgendes:

- Ein bewusstes »Nichtausnutzen« der Nullzeit.
- Tauchen mit sauerstoffangereicherter Luft (Nitrox).
- Reduzieren der Aufstiegsgeschwindigkeit (ca. 5 m pro Minute).
- Vermeiden von Freiwasseraufstiegen ohne Seil.
- Vermeiden von Tauchtiefen über 25 m.
- Vermeiden von unregelmäßigen Tauchprofilen, sog. »Jo-Jo-Tauchen«.
- Sicherheitsstopp auf halber Tauchtiefe.
- Vermeiden von zusätzlichem Deko-Stress nach Auftauchen, wie Fliegen vor völliger Entsättigung.
- Vermeiden allgemeiner Risikofaktoren wie **Dehydratation** und größeren Anstrengungen beim und nach Dekomprimieren.
- Vermeiden von Pressatmung, kein »skip breathing« (Atemanhalten) beim Tauchen.
- Vermeiden von Anstrengungen und Heben großer Gewichte (Tauchgerät) bis zwei Stunden nach dem Tauchgang.
- Vermeiden des Valsalva-Manövers, wenn möglich.

Wilmshurst fand aber auch, dass sich dieses offene Foramen ovale manchmal bei ein und derselben Person nachweisen ließ und dann wieder nicht und er fand es auch bei Tauchern, die trotz langer Tauchpraxis nie einen Dekompressionsunfall hatten.

Der Nachweis eines offenen Foramen ovale hängt oft mit der Größe des »Loches« zusammen. So ist nach Wilmshurst dieser Kurzschluss wohl nur ein Faktor bei der Entstehung von Dekompressionserkrankungen mit regulärer Auftauchzeit (s. Kap. 15.2).

Es wird deshalb bislang nach Meinung aller Experten keine zwingende Notwendigkeit gesehen, bei jeder Erstuntersuchung zur Tauchtauglichkeit ein offenes Foramen ovale auszuschließen, zumal die Untersuchung nur von Kardiologen, die mit der Echokardiographie vertraut sind, durchgeführt werden kann und auch kostenaufwändig ist.

Daher und wegen der geringen Zahl an Dekompressionsunfällen insgesamt (ca. 10–1000 auf eine Million Tauchgänge, je nach Tauchverhalten) ist aus statistischen Gründen der Nachweis eines Zusammenhangs zwischen PFO und Dekompressionssymptomen äußerst schwierig; die Angaben schwanken bei einer zwei- bis fünffachen Risikoerhöhung für PFO-Träger. Wenn bei genügend vielen Tauchern das Vorhandensein oder auch Nicht-Vorhandensein eines PFO bekannt wäre, könnte man durch Verfolgen ihrer »Taucherkarriere« bei genügend großen Zahlen zu einer stichhaltigen Bewertung kommen (prospektives Verfahren). Dieser Weg wird zurzeit von DAN Europe beschritten: Mit dem »PFO-Project« (http://www.daneurope.org/web/guest/our-projects) sollen mehrere tausend Taucher auf das Vorliegen eines PFO untersucht werden und dann das Auftreten von Dekompressionsproblemen über mehrere Jahre verfolgt werden. Zum Nachweis des PFO kommt eine einfache Doppleruntersuchung der Halsschlagader nach Gasbläscheninjektion zum Tragen; hiermit soll die Untersuchung so vereinfacht werden, dass sie auch außerhalb der kardiologischen Diagnostik zu geringen Kosten möglich ist. Außerdem können hiermit auch andere Rechts-Links-Shunts als das PFO erfasst werden.

Bei unklaren Dekompressionsunfällen, die auch bei Tauchgängen innerhalb der Nullzeit oder bei strikter Beachtung der Dekompressionszeit aufgetreten sind, sollte an die Möglichkeit eines offenen Foramen ovale gedacht und eine entsprechende Untersuchung veranlasst werden.

Wenn ein Taucher sein offenes Foramen ovale bei künftigem Tauchen einzukalkulieren weiß, dekompressionspflichtige Tauchgänge meidet und die Aufstiegsgeschwindigkeit und -stufen verlängert, kann ihm erlaubt werden, weiter zu tauchen unter der Bedingung, dass keine akute neurologische oder pulmonale Dekompressionserkrankung vorausgegangen war.

Ein offenes Foramen ovale gibt es nicht nur beim Menschen. Aus der embryonalen Entwicklung heraus wird verständlich, dass es bei allen lebendgebärenden Tieren ein Foramen ovale geben muss, das dann nach der Geburt, wenn seine Sauerstoffversorgung über die At-

mung gegeben ist, überflüssig wird. Und auch bei tauchenden Säugetieren (s. Kap. 7.10), die durch ihr Tauchen mit einem offenen Foramen ovale gefährdet wären, existiert es.
Knauth (Heidelberg) und Mitarbeiter haben dies mit der Ultraschallmethode an 12 Seehundbabys (Erignathus barbatus) nachgewiesen. Nach der Geburt ist bei allen Seehundsäuglingen das Foramen ovale noch offen. Es schließt sich erst innerhalb von zwei Wochen nach der Geburt. Dabei tauchen sie zunächst in geringeren Tiefen, dann aber auch 60 bis 80 m tief, alleine schon, um sich von ihrer Eisscholle vor räuberischen Eisbären in Sicherheit zu bringen.
Würden wir mit diesem offenen Loch in der Herzscheidewand bis zu diesen Tiefen tauchen, wäre eine Dekompressionskrankheit vorprogrammiert. Die jungen Seehunde tauchen aber ausgeatmet, praktisch mit leeren Lungen, und nehmen damit weniger Stickstoff mit. Möglich ist auch, dass sich das anatomisch offene Foramen ovale unter Wasser etwas schließt, d. h. funktionell nicht mehr ganz offen ist. Interessant ist, dass sich dieses offene Foramen ovale bei den Seehunden endgültig schneller schließt als bei Landtieren.
Aus der Heidelberger Gruppe um Knauth ist eine weitere interessante Studie zum Zusammenhang zwischen Rechts-Links-Shunts und DCS-Symptomen hervorgegangen. Der HNO-Arzt Klingmann hat bei sieben Tauchern mit Hör- oder Gleichgewichtsstörungen, die im Zusammenhang mit Tauchgängen aufgetreten waren, keine Anzeichen für ein **Innenohr-Barotrauma** feststellen können, wohl primär aufgrund ihrer Tauchgangsanamnese. Gleichzeitig konnte mithilfe der transkraniellen Dopplermethode ein ausgeprägter Rechts-Links-Shunt festgestellt werden. Klingmann schließt daraus, dass es sich hier um eine Gasembolie ins Innenohr handeln müsse, die primär in der Druckkammer zu behandeln sei. Gleichzeitig folgert er daraus, dass die Diagnose Innenohr-DCS zu selten gestellt werde, weil sie nach gängiger Lehrmeinung beim Drucklufttauchen eher eine Rarität ist (im Gegensatz zu Mischgastauchgängen; s. Kap. 8 u.13) und überdies nur schwer gegen das Barotrauma des Innenohrs abzugrenzen ist. Er folgert daraus, dass jede unklare Innenohrsymptomatik nach Tauchgang in der Druckkammer zu behandeln sei; um weitere Schäden bei Vorliegen eines Innenohr-Barotraumas zu vermeiden, sollte vorher eine Paracentese, d. h. Stichinzision des Trommelfells erfolgen.
Die gleichzeitig durchgeführte Magnetresonanz-Tomographie des Hirns zeigte allerdings nur in einem Fall die in Kap. 15 beschriebenen charakteristischen Hirn-Läsionen, die bei Vorliegen eines Shunts häufig beobachtet werden.

Obwohl bei ca. einem Drittel aller Menschen ein offenes Foramen ovale vorliegt, wird bis heute der Ausschluss dieser Möglichkeit nicht für eine Tauchtauglichkeit gefordert.

22.7 Tauchen mit Einschränkungen

Wie im Kap. 18.7 über Tauchunfälle ausgeführt, gibt es kein Modell eines idealen Tauchers. Sporttauchen ist heute keine gefährliche Außenseitersportart mehr. Es verlangt nur eine hohe Selbstverantwortlichkeit. Werden die Voraussetzungen respektiert und die erforderlichen Grundregeln beachtet, ist das Risiko geringer als bei anderen Sportarten, insbesondere aber als Bergsteigen, Drachenfliegen etc.
Für die psychischen und physischen Belastungen gibt es zwischen Freizeit- und Berufstauchern im Wesentlichen keine Unterschiede. Die Stressbelastung wird vorwiegend durch die Art des jeweiligen Tauchganges bestimmt. Der Freizeittaucher hat hier die freie Wahl zwischen dem Tauchen unter günstigen oder schwierigen Bedingungen. Daher ist das Freizeittauchen grundsätzlich auch mit körperlichen Einschränkungen möglich, sofern der Taucher bereit und in der Lage ist, seine Behinderung und die Umstände des vorgesehenen Tauchgangs zu berücksichtigen. Oft werden

aber gerade bei Freizeittauchern aus verschiedenen Gründen riskante Tauchgänge gewagt oder nicht verweigert, um sich in den Augen der anderen Taucher nicht zu blamieren.
Für **Berufstaucher** werden heute auch geringere gesundheitliche Mängel als mit dem Tauchen vereinbar angesehen. Eine Einschränkung im Sinne des Manual Tauchtauglichkeit, wie für Freizeittaucher, ist aber nicht üblich. Bei grundsätzlichen Bedenken gegen ein Tauchen soll keine Tauchtauglichkeit ausgesprochen werden, da sonst die Fürsorgepflicht im arbeitsrechtlichen Sinne gegenüber dem Beschäftigten verletzt wird. Außerdem können Berufstaucher sich Ort, Zeit und Umgebungsbedingungen unter Wasser nicht aussuchen. Sie stehen auch indirekt unter dem Druck, ihren Arbeitsplatz zu verlieren. Da die Sicherheitsmaßnahmen beim Berufstaucher wesentlich strenger und besser sind, gibt es bei ihnen auch wenige akute Schäden oder Todesfälle.
Für das Freizeittauchen dagegen gibt es inzwischen in einigen Sporttaucherverbänden auch Ausbildungs- und Trainingsprogramme für Menschen mit Behinderung, wobei das Tauchen auch als ein therapeutisches Mittel angesehen wird. Für stärker behinderte Menschen gibt es spezielle Ausbildungsorganisationen, die eigene Ausbildungsprogramme entwickelt haben, so – in Zusammenarbeit mit PADI und Naui – ein Programm, das sich nach unterschiedlichen Behinderungsgraden richtet. Brevets können in drei verschiedenen Klassen erworben werden, je nachdem, inwieweit der behinderte Taucher von der Hilfe durch Begleitpersonen abhängig ist. Diese Brevets werden von fast allen Verbänden anerkannt. Die Anschriften der Hauptorganisationen sind wie folgt:

Handicapped Scuba Association
1104 El Prado, San Clement, CA 92672, USA.
Kontakt in Deutschland: HSA Germany c/o Tanja Bayer, Karl-Hermann-Flach-Str. 15b, 61440 Oberursel
www.hsa-germany.de

International Association for Handicapped Divers
Postbus 171, NL-7940 AD Meppel, Niederlande
www.iahd.org

Gehörlosensportverein Kassel e. V.
c/o Manfred Schäfer, Tauchsportabteilungsleiter, Agathofstraße 48, D-34123 Kassel, Schreibtel. 0561/56500
deafdivingclubkassel.jimdo.com

Süddeutscher Tauchclub (Gehörlose)
c/o Herrn Joachim Blage, Untere Parkstr. 40 a, 85540 Haar, Schreibtel. 089/463594

Weiterführende Literatur

Edmonds, C. (2001) 4. Auflage, siehe Übersichtswerke

Elliott, D. (Hrsg.;1994): *Medical Assessment of Fitness to dive,* Biomedical Seminars Surrey, England

Lydersen C., K.M. Kovacs, S. Ries, M. Knauth: *Prococial diving and patent foramen ovale in bearded seal (Erignathus barbatus) pups.*
J. of Comp. Physiol. B (2002)172: 713-717

Mebane, G. Y. und McIver, N.K.I.: *Fitness to dive* (1993) In: Bennett Peter B. und Elliott David H., S. 5376, siehe Übersichtswerke, 4. Auflage

Parker J. (1994): *The sports diving medical.* J.L. Publications, Melbourne

http://www.gtuem.org/76/Tauchtauglichkeit.html

23 Hyperbare Oxygenation

(von G. Frey)

23.1 Definition

»Hyperbare Oxygenation« (HBO) wird auch als Hyperbare Sauerstofftherapie oder Sauerstoff-Überdruckbehandlung bezeichnet, auf Englisch als »hyperbaric oxygen therapy«. Sie ist definiert als eine ärztliche Behandlungsform, bei der ein Patient in einer Druckkammer bei einem höheren Umgebungsdruck als dem Luftdruck auf Meereshöhe reinen Sauerstoff atmet. Der Druck liegt dabei in aller Regel nicht niedriger als 2 bar, die Zeitdauer der Sauerstoffatmung nicht unter 60 Minuten. Die Atmung von Sauerstoff bei nur atmosphärischem Luftdruck oder die lokale, äußerliche Anwendung von Sauerstoff nur auf einzelne Körperteile (ohne den Gebrauch einer Druckkammer, die den Patienten gänzlich umschließt) erfüllen diese Definition daher nicht. Hyperbare Oxygenation ist damit, vereinfacht ausgedrückt, eine intermittierende kurzzeitige Sauerstoff-Inhalationstherapie in einer dabei gleichzeitig wesentlich höheren Dosierung, als sie unter normal-atmosphärischen Bedingungen erreicht werden kann.

23.2 Kurzer Abriss zur Geschichte der HBO

Die Anfänge der heutigen hyperbaren Oxygenationstherapie datieren in die Jahre nach 1930 und in den Zweiten Weltkrieg, als die (britische) Royal Navy und die U.S. Navy Versuche mit dem Ziel durchführten, zur Verlängerung der nutzbaren Tauchzeiten und zur schnelleren Dekompression von Marinetauchern Sauerstoff anzuwenden. Den Überlegungen, hier Sauerstoff unter Überdruck prophylaktisch bzw. therapeutisch einzusetzen, lagen zwei physikalische Gesetzmäßigkeiten zu Grunde:

1. die enorme Erhöhung des Sauerstoffpartialdruckes bei gleichzeitiger Erniedrigung des Partialdruckes für Stickstoff, und
2. die druckbedingte Volumenabnahme von im Körper eingeschlossenen Gasblasen.

Die hierbei gewonnenen Erkenntnisse über die Wirkungen, aber auch die Nebenwirkungen von Sauerstoff unter hyperbaren Bedingungen bildeten die Grundlage für die spätere klinische Anwendung dieses Therapieprinzips. 1960 präsentierten dann die Amsterdamer Chirurgen Boerema und Brummelkamp ihre ersten Veröffentlichungen über den Einsatz von hyperbarem Sauerstoff in der Intensivtherapie: Ihre unter dem Titel »Life Without Blood« publizierten Studien über die Möglichkeit, mit Hilfe von physikalisch im Plasma gelöstem Sauerstoff einen (Tier-)Organismus auch ohne den roten Blutfarbstoff Hämoglobin am Leben zu erhalten, und ihre Erkenntnisse über die Anwendung von hyperbarem Sauerstoff in der Behandlung anaerober Infektionen (Gasbrand) begründeten die Vorrangstellung der beiden Autoren in der Geschichte der hyperbaren Oxygenation.

Im gleichen Jahr behandelten Smith und Sharp in Glasgow zum ersten Mal eine Kohlenmonoxidvergiftung am Menschen mit Sauerstoff unter Überdruck.

Seither hat die hyperbare Oxygenationstherapie eine zunehmende Verbreitung in der klinischen Medizin auch bei solchen Krankheitsbildern gefunden, die mit der Tauchmedizin keinerlei Gemeinsamkeiten haben. Leider haben aber auch zahlreiche unkritische, wissenschaftlich nicht erwiesene Anwendungsformen dazu beigetragen, der HBO-Therapie bis heute eine vollwertige Anerkennung in der Schulmedizin zu verwehren und ihr den Ruch der Scharlatanerie anhaften zu lassen.

23.3 Physikalische Grundlagen

Wie die Tauchmedizin, aus der sie entstanden ist, unterliegt auch die Therapie mit Sauerstoff unter Überdruck einer Reihe von **physikalischen Gesetzen**. Die wesentlichen sind hier zum besseren Verständnis der besonderen Bedingungen bei der HBO-Therapie nochmals kurz angeführt:

1. Gesetz von *Boyle-Mariotte*:
Bei gleichbleibender Temperatur ist das Produkt aus Druck und Volumen einer definierten Gasmenge (Molekülzahl) konstant:

$$P \times V = k$$

Dies bedeutet, dass bei einer Erhöhung des Druckes sich das Volumen in reziprokem Verhältnis verringert und die Dichte in gleichem Maß zunimmt. Umgekehrt kommt es bei abnehmendem Druck zu einer entsprechenden Vergrößerung des Volumens und zu einer Verminderung der Gas- (= Molekül-) Dichte.

2. Gesetz von *Dalton*:
Am Gesamtdruck eines Gasgemisches sind die Einzelgase entsprechend ihrem jeweiligen Volumenanteil beteiligt. Die Summe der Teildrucke ergibt den Gesamtdruck:

$$P_1 + P_2 + \dots P_n = P$$

Der Teildruck eines (trockenen) Gases X wird daher durch Multiplikation seines Volumenanteils (F) mit dem herrschenden Gesamtdruck berechnet:

$$P_X = F_X \times P$$

Daraus ergibt sich, dass der Partialdruck eines Gases sowohl durch Erhöhung seines Volumenanteiles, durch Erhöhung des Gesamtdruckes wie auch durch eine Kombination aus beidem vergrößert werden kann.

3. Gesetz von *Henry*:
Die Konzentration (C) eines in Flüssigkeit gelösten Gases X ist bei konstanter Temperatur dem herrschenden Teildruck (p) des Gases über der Flüssigkeit und seinem spezifischen Löslichkeitskoeffizienten (k) für diese Flüssigkeit proportional:

$$C_X = k_X \times P_X$$

Dies besagt, dass Gase das Bestreben haben, sich in Flüssigkeit entsprechend ihrem Partialdruck physikalisch zu lösen. Dabei ist das Lösungsvermögen nicht nur abhängig vom Lösungskoeffizienten, sondern auch von der herrschenden Temperatur in der Flüssigkeit: Je tiefer die Temperatur, umso mehr Gas geht in physikalische Lösung; mit steigender Temperatur nimmt die Löslichkeit eines Gases in einer Flüssigkeit ab. Setzt man eine Flüssigkeit mit einem Gasgemisch unter Druck, so stellt sich nach einer gewissen Zeit ein Gleichgewicht zwischen der gasförmigen und der in Lösung befindlichen Gasmenge ein. Die Lösung ist dann mit dem entsprechenden Gas gesättigt.

23.4 Physiologische Grundlagen

Der Sauerstofftransport im Blut erfolgt auf zwei grundsätzlich unterschiedlichen Wegen:

a) **chemisch gebunden** an das Hämoglobin,
b) **physikalisch gelöst** im Blutplasma.

Unter physiologischen Bedingungen wird der weitaus größte Anteil des Sauerstoffs im arteriellen Blut an das Hämoglobin gebunden transportiert: Etwa 20 ml O_2 pro 100 ml Blut. Die physikalisch im Plasma gelöste Sauerstoffmenge beträgt bei Luftatmung und normalem Umgebungsdruck lediglich 0,3 ml O_2 pro dl Blut. Während der Gewebspassage diffundiert der Sauerstoff auf Grund der Partialdruckdifferenz aus dem Plasma über Membranen und Interstitium in die Zellen, wobei die chemisch gebundene Sauerstoffmenge über die physikalisch gelöste Form an das Gewebe weitergegeben wird. Die arterio-venöse Sauerstoffdifferenz (avDO_2) liegt dabei unter normalen (Ruhe-)Bedingungen, über den Gesamtorganismus gemittelt, in einer Größe von 4–6 ml O_2 pro dl Blut.
Eines der Hauptziele der hyperbaren Oxygenation ist es, die im Blut transportierte Sauerstoffmenge über eine Zunahme des **physikalisch** gelösten Anteils zu erhöhen. Dabei nimmt die physikalisch gelöste Sauerstoffmenge linear zum Anstieg des alveolären Sauerstoffpartialdruckes zu. Die Atmung

von reinem Sauerstoff bei normalem Umgebungsdruck (1 bar) erhöht den im arteriellen Blut physikalisch gelösten Sauerstoffanteil auf 2,1 ml dl^{-1}, bei einem Umgebungsdruck von 2 bar auf 4,4 ml dl^{-1} und bei einem Umgebungsdruck von 3 bar auf 6,8 ml O_2 (dl Blut)$^{-1}$. Diese Menge entspricht der arterio-venösen Sauerstoffdifferenz eines Menschen unter Grundumsatzbedingungen und genügt im Tierversuch, um auch ohne Anwesenheit von Hämoglobin alle Gewebe des Organismus mit Sauerstoff zu versorgen.

Der chemisch an das Hämoglobin gebundene Sauerstoffanteil lässt sich hingegen durch Erhöhung des alveolären Sauerstoffpartialdruckes nicht mehr wesentlich steigern. Bereits bei einem Sauerstoffpartialdruck von 150 mmHg (ca. 0,2 bar) ist das Hämoglobin zu 99–100% mit O_2 gesättigt. Darüber hinaus kann zusätzlicher Sauerstoff dann nicht mehr chemisch gebunden werden, völlig unabhängig von einer weiteren Steigerung des Sauerstoffpartialdruckes.

Abb. 23-1 verdeutlicht diese Verhältnisse: Sie gibt den arteriellen Sauerstoffpartialdruck in mmHg (linke Ordinate), der zum alveolären Sauerstoffpartialdruck (Abszisse) direkt proportional verläuft, sowie den entsprechenden Sauerstoffgehalt des Blutes in ml/dl (rechte Ordinate) wieder. Je nach arterio-venöser

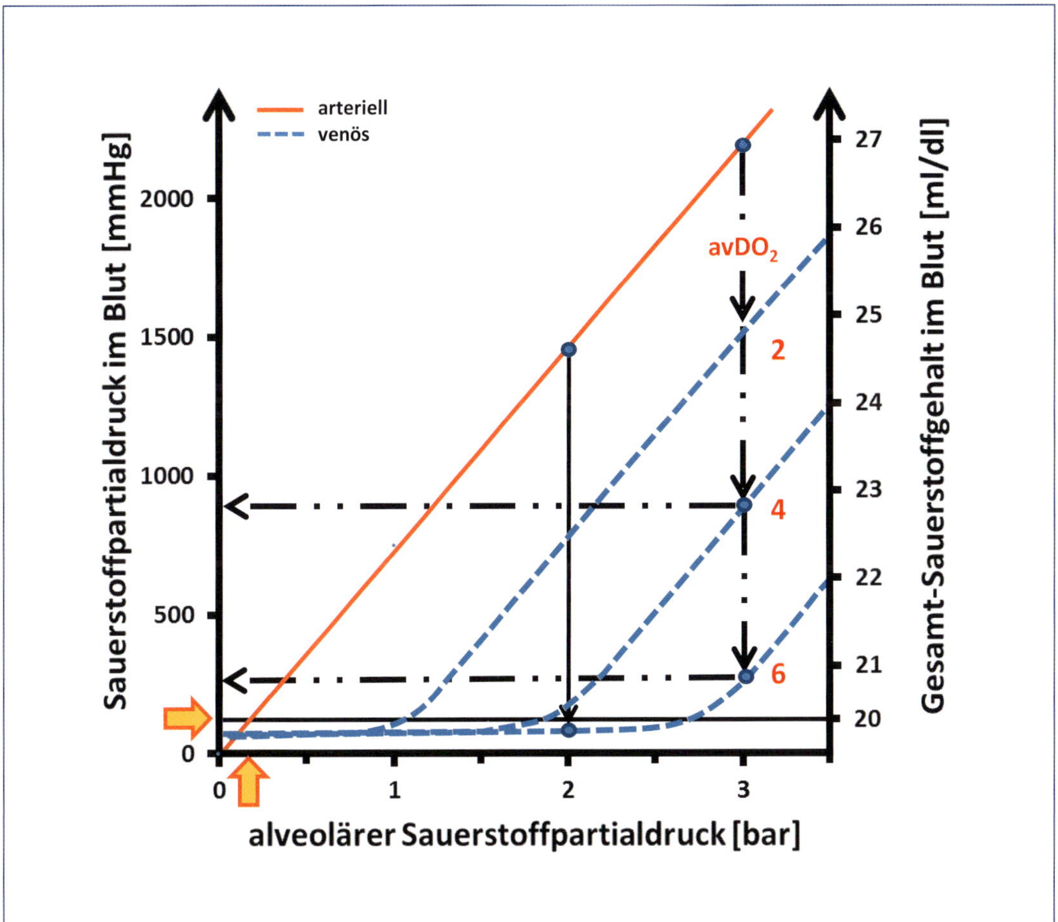

Abb. 23-1: Der Einfluss unterschiedlich hoher alveolärer O_2-Drücke auf den arteriellen Sauerstoffpartialdruck bzw. Sauerstoffgehalt und das Verhalten des venösen PO_2 in Abhängigkeit von der arterio-venösen Sauerstoffdifferenz $avDO_2$ (modifiziert nach Lanphier).

Sauerstoffdifferenz verläuft der venöse Sauerstoffpartialdruck (gestrichelte Linie) zum arteriellen solange parallel, wie die aus dem Blut extrahierte Menge O_2 dem physikalisch gelösten Anteil entstammt. Bei 3 bar alveolärem Sauerstoffdruck findet man im arteriellen Blut einen PO_2 von 2200 mmHg und einen O_2-Gehalt von ca. 27 ml O_2 (dl Blut)$^{-1}$. Bei einer arterio-venösen Sauerstoffdifferenz von 4 ml dl^{-1} zeigt das Diagramm noch einen venösen Sauerstoffpartialdruck von 900 mmHg, bei einer arterio-venösen Sauerstoffdifferenz von 6 ml dl^{-1} einen venösen Sauerstoffdruck von 300 mmHg.

Anders ist die Situation, wenn die $avDO_2$ größer ist, als es der Zunahme des physikalisch gelösten Sauerstoffs entspricht: Bei 2 bar alveolärem O_2-Druck findet man einen arteriellen PO_2 von 1450 mmHg und einen O_2-Gehalt von 24,5 (dl Blut)$^{-1}$. Ist die arterio-venöse Differenz nur wenig größer als 4 ml O_2 (dl Blut)$^{-1}$, so muss zur Deckung des Sauerstoffbedarfs die an das Hämoglobin gebundene Sauerstoffmenge mit herangezogen werden – der venöse Sauerstoffpartialdruck liegt jetzt bei etwa 80 mmHg. Der physiologische Bereich der Sauerstoffbindungskurve, d. h. für Raumluftatmung unter normalen Druckverhältnissen, verschwindet bei dieser Darstellung in dem kleinen Bereich links unten zwischen den beiden Pfeilen (modifiziert nach Lanphier).

Die Zunahme des physikalisch gelösten Sauerstoffanteils stellt jedoch nur einen Aspekt des Wirkprinzips der hyperbaren Oxygenation dar. Wie aus der Fick'schen Diffusionsgleichung

$$ds/dt = K \cdot A \cdot \frac{c_1 - c_2}{d}$$

(ds/dt = Diffusionsrate; K = Diffusionskonstante; A = Austauschfläche; $c_1 - c_2$ = Konzentrationsdifferenz; d = Schichtdicke) hervorgeht, wird durch Erhöhung der O_2-Konzentrationsdifferenz zwischen Blut (c_1) und Gewebe (c_2) bei ansonsten konstanten Bedingungen sich einerseits der Quotient ds/dt, also die pro Zeiteinheit diffundierende Sauerstoffmenge linear vergrößern, andererseits kann eine verlängerte Diffusionsstrecke (d) durch eine Zunahme des Konzentrationsgefälles ($c_1 - c_2$) kompensiert werden.

Dies bedeutet für die klinische Praxis, dass unter hyperbarer Sauerstofftherapie eine normale Sauerstoffversorgung der Zellen auch in mangelhaft durchbluteten Gebieten oder bei einer Steigerung des Diffusionswiderstandes durch Gewebsödeme zumindest aufrecht erhalten werden kann. Die Notwendigkeit einer noch vorhandenen, wenn auch möglicherweise eingeschränkten Mikrozirkulation muss an dieser Stelle besonders betont werden: Eine Versorgung mit Sauerstoff nur per diffusionem ohne kapilläre Perfusion ist bei stoffwechselaktiven Geweben sicher nicht möglich! Dagegen findet unter physiologischen Perfusions- und Diffusionsverhältnissen geradezu eine »Überschwemmung« aller Körperzellen (auch der »letzten Wiesen«) mit Sauerstoff statt.

Die Atmung von Sauerstoff unter Überdruck hat eine Reihe **physiologischer Veränderungen** zur Folge, von denen die wichtigsten hier kurz erwähnt werden:

1. Unter physiologischen Verhältnissen ist der größte Teile des vom Gewebe abgegebenen CO_2 im Plasma als Bikarbonat gebunden. Während der Kapillarpassage wird gleichzeitig die stärkere Säure Oxyhämoglobin in reduziertes Hämoglobin umgewandelt, das dabei alkalischer wird und somit mehr H^+-Ionen der dissoziierenden Kohlensäure neutralisieren kann. Wird jedoch unter hyperbarer Oxygenation der Sauerstoffbedarf des Gewebes weitgehend aus dem physikalisch im Plasma gelösten Sauerstoffanteil abgedeckt, so findet eine Reduktion des Hämoglobins nicht oder nur in begrenztem Umfang statt, und ein größerer Anteil des anfallenden Kohlendioxids muss nun in physikalisch gelöstem Zustand aus dem Gewebe abtransportiert werden. Damit kommt es zu einer Erhöhung des PCO_2 im Gewebe und im venösen Blut, die ihrerseits zu einer vermehrten Stimulation des Atemzentrums mit entsprechender Hyperventilation führt, wodurch der arterielle PCO_2 unter den Normalbereich gesenkt

wird. Diese arterielle Hypokapnie bewirkt eine zerebrale Vasokonstriktion mit einer Zunahme des intrakraniellen Gefäßwiderstandes und einer Abnahme der Hirndurchblutung bei dennoch gesicherter, weit über den physiologischen Erfordernissen liegender Sauerstoffversorgung des Gehirns.

2. Das Kreislaufsystem reagiert unter hyperbarer Oxygenation im Sinne eines erhöhten Vagotonus mit relativer Bradykardie und einer Verringerung des Herz-Minuten-Volumens. Durch den vasokonstriktorischen Effekt der Hyperventilation und eine gleichsinnige, möglicherweise direkte lokale Wirkung auf die Gefäße wird jedoch der periphere Gefäßwiderstand erhöht, so dass bei angehobenem diastolischem Blutdruck der systolische Druck annähernd konstant bleibt.
3. Durch die unter Überdruck vermehrte Dichte des Atemgases erhöht sich der Strömungswiderstand im Bronchialsystem, die Turbulenz der Strömung in den Atemwegen wird gesteigert: Atemwiderstand und Atemarbeit nehmen zu.

23.5 Risiken und Nebenwirkungen

Die mit der hyperbaren Sauerstofftherapie verbundenen Nebenwirkungen und Gefahren lassen sich nach dem Zeitpunkt ihres Auftretens während des Aufenthaltes in der Druckkammer gliedern.

1. Die **Kompressionsphase** (Phase der Drucksteigerung in der Kammer) ist, wie auch das Abtauchen unter Wasser, gekennzeichnet durch die Gefahr von **Barotraumen** insbesondere der Nasennebenhöhlen und des Mittelohres. Ein Druckausgleich zur Paukenhöhle über die Eustachische Röhre lässt sich beim Geübten gelegentlich allein durch Gähn-, Kau- und Schluckbewegungen durchführen, beim Unerfahrenen und bei schneller Druckzunahme erfordert sie jedoch ein häufiges Valsalva-Manöver. Bei unkooperativen, bewusstseinsgetrübten oder bewusstlosen Patienten, die hierzu nicht in der Lage sind, führen wir prinzipiell zur Vermeidung einer Trommelfellruptur eine beidseitige Parazentese noch vor Beginn der ersten Kammerbehandlung durch.
2. Charakteristisch für die **Isopressionsphase** (Phase des gleichbleibenden Behandlungsdruckes) ist eine pathologische Wirkung der mit unphysiologisch hohen Partialdrucken einwirkenden Atemgase. Von herausragender praktischer Bedeutung ist hier die potentielle **Toxizität von hyperbarem Sauerstoff**, die sich klinisch vor allem an zwei Organsystemen manifestiert: Gehirn und Lunge.
   Pulmonal-toxische Wirkungen des Sauerstoffs, die sich mit Symptomen wie Hustenreiz, Dyspnoe und retrosternalen Schmerzen bemerkbar machen und mit messbaren Einschränkungen der Vitalkapazität einhergehen, können zwar schon bei inspiratorischen Sauerstoffpartialdrücken von mehr als 0,5 bar auftreten, erfordern jedoch eine kontinuierliche Dauerexposition über mehrere Stunden bis Tage. Diese mehr chronische Form einer Sauerstoffintoxikation hat daher für Patienten, die einer hyperbaren Oxygenation unterzogen werden, nur begrenzte Bedeutung.
   Von erheblicher praktischer Relevanz dagegen ist die Sauerstofftoxizität auf das zentrale Nervensystem. Ein inspiratorischer PO_2 von 3 bar führt innerhalb von zwei bis drei Stunden bei den meisten Patienten zu schwersten Vergiftungserscheinungen. Häufig, aber nicht zwingend kündigt sich eine solche Intoxikation durch uncharakteristische Früh- und Warnsymptome wie Gesichtsblässe, Schweißausbruch, Bradykardie oder Tachykardie, Schwindelgefühl, Übelkeit, Erbrechen, Sehstörungen, Benommenheit und Verwirrtheitszustände, Euphorie oder akustische und optische Halluzinationen sowie durch Zuckungen der mimischen Muskulatur an. Wird jetzt nicht akut die weitere Zufuhr von reinem Sauerstoff unterbrochen, drohen innerhalb kürzester Frist generalisierte tonisch-klonische

epileptiforme Krämpfe mit Bewusstseinsverlust bis hin zum Atemstillstand, die zu bleibenden neurologischen Schäden oder gar zum Tod des Patienten führen können. Die Toleranz bzw. Empfindlichkeit gegenüber den Auswirkungen der Sauerstofftoxizität ist individuell sehr unterschiedlich ausgeprägt und wird darüber hinaus durch eine Reihe von Faktoren beeinflusst. Katecholamine, Corticosteroide, Insulin, Schilddrüsenhormone, CO_2-Inhalation, Hyperthermie und körperliche Aktivität können das Auftreten zentralnervöser Symptome beschleunigen und die Schwere der Erscheinungen drastisch verstärken. Ganglienblocker, Anästhetika und Sedativa, Disulfiram, Allopurinol, Superoxiddismutase und Vitamin E sollen dagegen unterschiedlich ausgeprägte Schutzwirkungen haben.
Die vermutlich sicherste Methode, einer Sauerstoffintoxikation vorzubeugen bzw. ihr Auftreten zeitlich hinauszuzögern, besteht in der intermittierenden Anwendung von hyperbarem Sauerstoff für jeweils 20 Minuten mit zwischengeschalteten 5-minütigen Pausen normaler Luftatmung (vgl. die US-Navy-Tabellen zur Behandlung von Dekompressionskrankheit und Luftembolie) sowie in einer Begrenzung des inspiratorischen O_2-Partialdruckes auf maximal 3 bar. Bei nicht vital-bedrohlichen Krankheitsbildern beschränkt man sich daher allgemein auf Drücke bis zu 2,5 bar und Expositionszeiten bis zu 120 Minuten.
Tiefenrausch oder **Stickstoffnarkose** bedeuten eine potentielle Gefahr für das begleitende Kammerpersonal in begehbaren Druckkammern, wenn in der Kammer bei einem Druck von mehr als 4 bar gearbeitet werden muss (tiefer als 30 m »getaucht« wird). Es handelt sich hierbei um eine durch den hohen Partialdruck hervorgerufene depressorische Wirkung von Stickstoff und anderen Inertgasen auf das zentrale Nervensystem, die mit Euphorie oder Halluzinationen beginnen und in Bewusstlosigkeit übergehen kann.

3. In der **Dekompressionsphase** (Phase nachlassenden Kammerdruckes) sind ebenfalls wieder, wie schon in der Kompressionsphase, **Barotraumen** der luftgefüllten Hohlräume im Organismus zu befürchten, insbesondere wenn während des »Abtauchens« ein Druckausgleich erzwungen worden ist. Der durch die vermehrte Dichte der Atemgase unter hyperbaren Bedingungen erhöhte Strömungswiderstand und die Zunahme der turbulenten Strömung in den tieferen Atemwegen können hier eine sonst nur partielle Verlegung oder Stenose zu einem funktionell kompletten Verschluss machen. Die unter Druck stehende Luft in solchen Lungenabschnitten kann sich während der Dekompressionsphase dann nicht, dem Gesetz von Boyle-Mariotte entsprechend, wieder ausdehnen und gerät daher unter zunehmenden Überdruck. Dieser führt zur Ruptur von Alveolarmembranen mit der Gefahr eines Spannungspneumothorax einerseits und einer arteriellen Luftembolie andererseits. Bei obstruktiven Lungenerkrankungen (z. B. Asthma, Zustand nach Lungenoperationen) sind daher eine strengste Indikationsstellung und während der Druckentlastung entsprechende Vorsichtsmaßnahmen (langsamer Druckabbau, die Atmung von reinem Sauerstoff auch während der Dekompression, ständige klinische Beobachtung des Patienten) zu fordern.
Das medizinische Begleitpersonal, das in einer begehbaren Überdruckkammer Luft normaler Zusammensetzung atmet, ist während des »Auftauchens«, nach Überschreiten der Nullzeiten und bei gleichzeitig nicht korrekt durchgeführten Dekompressionspausen zusätzlich der Gefahr einer akuten **Dekompressionskrankheit** ausgesetzt. Der Patient, der während der gesamten Behandlungszeit Sauerstoff atmet und damit keinen Stickstoff angereichert hat, ist dieser Gefährdung dagegen nicht unterworfen und kann daher bei zusätzlichen Komplikationen jederzeit und direkt aus der Kammer ausgeschleust werden.

23.6 Anwendungsgebiete/ Indikationen

Nach Jahren sorgfältiger Forschungsarbeiten über die Anwendung bei speziell ausgewählten Krankheitsbildern und unter genau definierten Bedingungen ist die hyperbare Sauerstofftherapie in zahlreichen Ländern dabei, zu einem allgemein anerkannten therapeutischen Verfahren in der Klinik heranzuwachsen. Leider hat aber ihr Einsatz auch bei solchen Erkrankungen stark zugenommen, für die es diesbezüglich keinerlei wissenschaftliche Grundlage gibt oder bei denen die Forschungsergebnisse keinen oder nur einen geringfügigen Nutzeffekt gezeigt haben.

Grundsätzlich handelt es sich bei den Indikationen zur hyperbaren Oxygenation um

- Krankheitsbilder, deren pathophysiologische Grundlage das Auftreten von Gasblasen in verschiedenen Körpergeweben oder der Blutbahn ist, d. h. von Stickstoffblasen wie bei der klassischen Dekompressionserkrankung bzw. Luftblasen als Folge einer tauchunfallbedingten oder iatrogenen Luft- oder Gasembolie;
- Krankheitsbilder, für die ein hoher Sauerstoffpartialdruck im Organismus einen spezifischen Therapieeffekt ergibt, z. B. die kompetitive Bindung an das Hämoglobin bei der Kohlenmonoxidintoxikation oder die direkt bakterizide Wirkung bei Anaerobierinfektionen.
- Krankheitsbilder, die durch eine lokale oder generalisierte Gewebshypoxie gekennzeichnet sind.

Der 1976 gegründete interdisziplinäre Fachausschuß für Hyperbare Oxygenation der »Undersea and Hyperbaric Medical Society« (UHMS), einer internationalen Fachgesellschaft für Tauch- und Überdruckmedizin mit Sitz in den USA, veröffentlicht regelmäßig eine Zusammenstellung von Krankheitsbildern, für die sich die hyperbare Oxygenation einwandfrei als nützlich erwiesen hat. In der Beurteilung stützt sich das Hyperbaric Oxygen Committee dabei auf überzeugende physiologische Grundlagen, in-vitro- und in-vivo-Studien mit klarem Effektivitätsnachweis, tierexperimentelle Untersuchungen, kontrollierte prospektive Studien am Menschen sowie ausgedehnte klinische Erfahrungen einer Vielzahl anerkannter hyperbarer Therapiezentren. Dabei muss der experimentelle und klinische Nachweis für die Wirksamkeit der hyperbaren Oxygenation mindestens ebenso stichhaltig sein wie für alle anderen geläufigen Behandlungsformen bei diesen Krankheitsbildern.

Das zuletzt veröffentlichte Verzeichnis aus dem Jahr 2008 listet zu den nach diesen Kri-

- Luft- oder Gasembolie
- Kohlenmonoxidvergiftung und Rauchgasinhalation
- Clostridiale Myonekrose (Gasbrand)
- Quetschungsverletzungen, Kompartment-Syndrom und andere akute traumatische Ischämien
- Dekompressionserkrankung
- Ausgewählte »Problem«-Wunden (»non-healing wounds«)
- Außergewöhnlicher, nicht ersetzbarer Blutverlust (Anämie)
- Intra-cranielle Abszesse
- Nekrotisierende Weichteilinfektionen
- Osteomyelitis (therapie-refraktär)
- Bestrahlungsschäden (Osteoradionekrose)
- Gefährdete Haut- und Weichteiltransplantate
- Verbrennungen

Abb. 23-2: Bewiesene Anwendungsgebiete für die HBO (nach *Undersea and Hyperbaric Medical Society*, 2008)

terien »bewiesenen Anwendungsgebieten« einen Katalog von 13 Krankheitsbildern oder Gruppen von Krankheiten auf, die in Abb. 23-2 wiedergegeben sind.

Aber auch im zusammenwachsenden Europa suchte man nach gemeinsamen, einheitlichen Richtlinien für die Anwendung und Durchführung der hyperbaren Oxygenation. Zu diesem Zweck fand im September 1994 in Lille (Frankreich) unter der Leitung des »European Commitee for Hyperbaric Medicine« eine erste europäische Konsensus-Konferenz statt, deren Ergebnisse und Empfehlungen in Abb. 23-3 zusammengefasst sind, und die auf der siebten Konsensus-Konferenz 2004 in Lille im Wesentlichen bestätigt wurden.

Es kann jedoch nicht Ziel und Aufgabe eines tauchmedizinischen Lehrbuches wie des »Ehm« sein, auf alle Einzelheiten der HBO-Therapie bei den verschiedenen, nicht tauchmedizinisch begründeten Indikationen eingehen zu wollen. Der an der angeschnittenen Thematik besonders interessierte Leser sei daher auf die unten genannte Übersichts- bzw. weiterführende Literatur zu diesem Thema verwiesen.

1. Hyperbare Oxygenation nachdrücklich empfohlen (»strongly recommended«)

- Dekompressionskrankheit
- arterielle Gasembolie
- CO-Vergiftung (Bewusstlosigkeit, neurologisch-psychiatrische Auffälligkeiten, in der Schwangerschaft)
- Verbrennungskrankheit mit CO-Vergiftung
- nekrotisierende Weichteilinfektionen, auch Gasbrand
- Zahnextraktion in bestrahltem Gebiet

Abb. 23-3: Nachdrücklich empfohlene HBO-Indikationen (European Consensus Conference on Hyperbaric Medicine, Lille, 1994). Von der ursprünglich vorgesehenen Bezeichnung »mandatory« (zwingend) wurde wegen der nicht überall ausreichenden Anzahl an Druckkammern, ggf. mit integrierten intensivmedizinischen Behandlungsmöglichkeiten, aus medico-legalen Argumenten Abstand genommen.

2. Hyperbare Oxygenation empfohlen (»recommended«)

- CO-Vergiftung (CO-Hb initial > 20%)
- akuter Hörsturz
- diabetische Wunde wenn $tcpO_2$ bei 2,5 bar wundnah > 200 mmHg oder RR im Zehenbereich > 40 mmHg
- AVK Stadium IV wenn $tcpO_2$ bei 2,5 bar wundnah > 100 mmHg oder RR im Fesselbereich > 75 mmHg
- Osteoradionekrose
- Weichteilradionekrose (nicht Strahlen-Enteritis oder -Myelitis)
- chronisch therapie-refraktäre Osteomyelitis
- Osteomyelitis an Schädel und Sternum
- Crush-Verletzung (sekundär)

Abb. 23-4: Empfohlene HBO-Indikationen (European Consensus Conference on Hyperbaric Medicine, Lille, 1994).

3. Hyperbare Oxygenation wünschenswert (»optional«)

- CO-Vergiftung (CO-Hb initial > 10%)
- Weichteilradionekrose (Enteritis, Myelitis)
- Crush-Verletzung (akut)
- Kompartmentsyndrom (akut)
- Verbrennungskrankheit (> 20% KOF 2, akut)
- akute Augenerkrankungen (z. B. Retinalarterieninfarkt)

Abb. 23-5: Wünschenswerte HBO-Indikationen (European Consensus Conference on Hyperbaric Medicine, Lille, 1994).

4. Hyperbare Oxygenation denkbar (»investigational«)

- Hirnabszess (anaerob/aerob)
- zerebrovaskulärer Insult (akut, thrombotisch/embolisch)
- Schädel-Hirn-Trauma
- Contusio Spinalis
- Meningitis
- Multiple Sklerose
- Frakturheilung
- Knochen- und Spongiosa-Transplantation
- Sepsis
- abdominelle Abszesse
- pseudomembranöse Colitis
- Pyoderma Gangränosum
- therapieresistente Mykosen: Mukormykose, invasive Aspergillose, Aktinomykose
- akuter Herzinfarkt

Abb. 23-6: Denkbare HBO-Indikationen, die noch untersucht werden bzw. noch nicht abschließend wissenschaftlich bestätigt wurden (European Consensus Conference on Hyperbaric Medicine, Lille, 1994).

Darüber hinaus führen die dort genannten Fachgesellschaften

- European Committee on Hyperbaric Medicine (ECHM)
- European Underwater and Baromedical Society (EUBS)
- Gesellschaft für Tauch- und Überdruck-Medizin (GTÜM)
- Undersea and Hyperbaric Medical Society (UHMS)

regelmäßig wissenschaftliche Jahrestagungen mit internationaler Beteiligung durch, deren Abstracts, Vorträge und Ergebnisse in separaten Kongressbänden publiziert werden und über das Sekretariat der Gesellschaften bezogen werden können.

23.7 Hyperbare Oxygenation beim Tauchunfall

Wie in Kap. 11 »Pathologie der Dekompression« und in Kap. 21 »Behandlung von Tauchunfällen« ausführlicher dargelegt wird, weisen sowohl die Dekompressionserkrankung (oder besser vielleicht: der Dekompressionsunfall) wie auch die arterielle Gasembolie mehrere gleichartige pathophysiologische Veränderungen auf, die gemeinsam letztlich eines bewirken: einen ausgeprägten **Sauerstoffmangel** (Hypoxie) in einzelnen Organen oder dem ganzen Organismus, der funktions- oder gar lebensbedrohend sein kann (siehe auch Abb. 21-1).

Es ist daher nicht verwunderlich, wenn in der Therapie des Tauchunfalles heute fast nur noch Behandlungstabellen in Gebrauch sind, bei denen im Rahmen der Rekompressionstherapie Sauerstoff unter Überdruck zum frühestmöglichen Zeitpunkt mit einem möglichst hohen, noch nicht toxischen Partialdruck (2,8 bar) eingesetzt wird, wie dies z. B. in den US-Navy-Tabellen 5 und 6 der Fall ist. Diese Behandlungstabellen stellen somit, auch wenn dies nicht sofort für alle erkennbar ist, eine »Urform« der modernen hyperbaren Oxygenation dar, die heute eine aktuellere Bedeutung hat als je zuvor.

Weiterführende Literatur

Camporesi E.M., A.C. Barker (eds.): *Hyperbaric Oxygen Therapy – a Critical Review.* Undersea and Hyperbaric Medical Society, Bethesda MD (1991)

European Commitee for Hyperbaric Medicine: 1st European Consensus Conference on Hyperbaric Medicine (Lille, September 19 – 21, 1994) Recommendations of the Jury. European Underwater and Baromedical Society (1994)

European Commitee for Hyperbaric Medicine: 7th European Consensus Conference on Hyperbaric Medicine. (Lille, December 03 -04, 2004) Proceedings and Recommendations of the Jury. European Underwater and Baromedical Society (2004)

Kindwall E.P., H. Whelan (eds.): *Hyperbaric Medicine Practice* (3rd ed.). Flagstaff AZ: Best Publishing (2007)

Lampl L., G. Frey, D. Fischer: *Hyperbare Oxygenation.* In: H. Van Aken, K. Reinhart, M. Zimpfer, T. Welte (Hrsg.): Intensivmedizin (2. Aufl.) (Anästhesiologie, Intensivmedizin, Notfallmedizin, Schmerztherapie – Band 2) Stuttgart – New York: Thieme, 2007

Mathieu D. (ed.): *Handbook on Hyperbaric Medicine,* 291–304. Dordrecht (The Netherlands): Springer, 2006

Undersea and Hyperbaric Medical Society: *Hyperbaric Oxygen – a Committee Report.* Undersea and Hyperbaric Medical Society, Bethesda MD (2008)

Deutsche und internationale Fachgesellschaften

Gesellschaft für Tauch- und Überdruck-Medizin (GTÜM) e.V.
www.gtuem.org

European Underwater and Baromedical Society (EUBS)
www.eubs.org

European Committee for Hyperbaric Medicine (ECHM)
www.echm.org

Undersea and Hyperbaric Medical Society (UHMS)
www.uhms.org

Glossar

Alle medizinischen und tauchspezifischen Fachausdrücke und Begriffe sind im Text an entsprechender Stelle hinreichend erklärt. Um bei der Lektüre ein schnelleres Wiedererkennen der Fremdworte zu erleichtern, finden Sie hier eine Zusammenstellung mit deutscher Wiedergabe von häufiger verwendeten Begriffen und Abkürzungen.

Absorption	Aufnahme von Gasen in Flüssigkeiten oder festen Körpern
Adaptation	Anpassung
Adrenalin	Hormon des Nebennierenmarks; erregt den →Sympathikus
aerob	Stoffwechselvorgänge, die nur in Anwesenheit von Sauerstoff ablaufen
Akklimatisation	Anpassung an Höhe und Klimabedingungen
AIDA	Association Internationale pour le Développement de l'Apnée, www.aidainternational.org
Aladin Pro	Tauchcomputer der Fa. UWATEC, Hallwil, Schweiz
Alveole	Lungenbläschen
anaerob	Stoffwechselvorgänge, die ohne Beteiligung von Sauerstoff ablaufen
Anämie	Blutarmut
Anästhesie	Unempfindlichkeit gegenüber Schmerz, Temperaturreizen
Anastomose	Querverbindungen zwischen Arterien und Venen
Angiospasmus	Gefäßkrampf
Antagonismus	funktionell gegensinnige Wechselwirkung z. B. bei Muskelgruppen
Antitoxin	Gegengift
Apnoetauchen	Tauchen in Apnoe, d. h. ohne Atemgerät
aqua med	Telefonhotline zur Reise- und Tauchmedizin, www.aqua-med.de
Arrhythmie	unregelmäßige Schlagfolge des Herzens
Arterie	Schlagader, Blutgefäß vom Herzen wegleitend
Arthralgie	Gelenkschmerz
Arthrose	degenerative Gelenkserkrankung
Aspiration	Einatmen oder Ansaugen von Fremdstoffen in die Lunge
Atelektase	nicht mit Luft gefüllter Lungenabschnitt (Zusammenfallen der Lungenbläschen)
autonom	selbstständig
Biostatistik	Verfahren zur Untersuchung der Schwankungsbreite von Lebensprozessen
Bradykardie	niedrige Herzfrequenz
BSAC	British Sub Aqua Club, London

CMAS — Confédération Mondiale des Activités Subaquatiques – World Underwater Federation – Weltverband der (Sport-)Tauchaktivitäten, www.cmas.org

COMEX — Französische Tauchfirma, Marseille

Cortison — Hormon der Nebennierenrinde

DAN — Divers Alert Network; Tauchrettungsorganisation in den USA und weltweit. www.daneurope.org

DCIEM — Defence and Civil Institute of Environmental Medicine, Toronto, Kanada

Dehydratation — relative Austrocknung

Diastole — Zeit des Herzzyklus, in der sich die Herzkammern mit Blut füllen

Diffusion — Stofftransport auf Grund von Konzentrationsunterschieden

Dioptrie — Maßeinheit für die lichtbrechende Kraft optischer Systeme

Doppler-Effekt — Frequenzverschiebung durch bewegte Schallquelle (z. B. Gasblasen im Blut)

Dystonie, vegetative — fehlerhafter Spannungszustand des vegetativen Nervensystems

Elektrolyte — chemische Verbindungen, die in wässriger Lösung in Ionen zerfallen

Embolie — Verschleppung eines Blutgerinnsels oder von Fremdstoffen durch den Blutstrom und Einkeilung in ein Blutgefäß

Endolymphe — Flüssigkeit im häutigen Labyrinth des Ohrs

Enzyme — Fermente, die als Katalysatoren chemische Reaktionen im Organismus beschleunigen

Epidermis — äußerste Schicht der Haut

Ergometer — Gerät zur Messung der Leistung bzw. Arbeit

Erythem — entzündliche Rötung der Haut

Euphorie — gehobene Stimmung, gegebenenfalls mit Realitätsverlust

ECHM — European Committee for Hyperbaric Medicine mit Sitz in Frankreich: www.echm.org

EUBS — European Underwater and Baromedical Society mit Sitz in Großbritannien, www.eubs.org

Exostose — höckeriger, von der Knochenoberfläche ausgehender Knochenvorsprung

Exsudat — durch Entzündung bedingter Austritt von Gewebsflüssigkeit

Fließgleichgewicht — Gleichgewicht zwischen Zufluss und Abfluss →steady state

Fötus — Leibesfrucht bei Menschen und Säugetieren vom Abschluss der Embryonalperiode (beim Menschen 85.Tag) bis zur Geburt

Foramen ovale — ovales Loch in der Vorhofscheidewand des Herzens vor der Geburt

GTÜM — Gesellschaft für Tauch- und Überdruckmedizin e. V., Prof. Küntscherstr. 8, D-82418 Murnau, www.gtuem.org

Glaukom — grüner Star

Glomerulus — Gefäßknäuel, zusammen mit einer Kapsel, bildet den harnproduzierenden Apparat in der Niere

Glottis — Stimmritze

Glykogen — tierische Stärke

Glykolyse — Abbau von →Glykogen

Hämagglutination — Zusammenballung von roten Blutkörperchen

Hämoglobin — roter Blutfarbstoff

Hämolyse — Zerfall von roten Blutkörperchen mit Freisetzung von →Hämoglobin

HBO — Hyperbare Oxydation; medizinische Sauerstoffbehandlung unter Überdruck

HPNS — High pressure nervous syndrome – Nervensyndrom bei hohem Überdruck

Hyperkapnie — Erhöhung des CO_2-Drucks im arteriellen Blut

Hyperkoagulabilität — Erhöhte Gerinnbarkeit des Bluts

Hyperoxie — Erhöhung des Sauerstoffteildrucks in Atemluft und Körpergeweben

Hypertonie — Bluthochdruck

Hyperventilation — Steigerung der Atmung über den physiologischen Bedarf hinaus

Hypokapnie — Erniedrigung des CO_2-Drucks im arteriellen Blut

Hypothermie — Unterkühlung

Hypoxie — Herabsetzung des Sauerstoffpartialdrucks im Organismus

Immersion — Eintauchen

inert — chemisch nicht aktiv

Insulin — blutzuckersenkendes und →Glykogen aufbauendes Hormon

intravasal — innerhalb der Blutgefäße

Ionen — geladene Teilchen, die in einem elektrischen Gleichspannungsfeld wandern

Isthmus — Engpass, verengte Stelle

Kapillare — Haargefäß; feinste Verzweigung der Blutgefäße

Katalysator — Stoff, der eine chemische Reaktion beeinflusst, ohne selbst an der Reaktion beteiligt zu sein

Kinetik — Zeitablauf

Kinetose — Reisekrankheit

Klaustrophobie — krankhafte Angst vor Aufenthalt in geschlossenen Räumen

Kollaps — Zusammenbruch, z. B. durch Versagen des Kreislaufs

Kompartiment — Modellgewebe

Kontraindikation — Gegenanzeige

Labyrinth — Innenohr, bestehend aus dem knöchernen und häutigen Labyrinth mit Vorhof, Bogengängen und Schnecke (Hör- und Gleichgewichtsorgan)

Laktase — milchzuckerspaltendes →Enzym

laktazid — unter Bildung von Milchzucker

Laryngospasmus — Stimmritzenkrampf

Laryngozele — lufthaltige Ausbuchtung der Kehlkopfwandung

Metabolismus	Stoffwechsel
Methylalkohol	Methanol, Holzgeist, giftiges Lösungs- und Vergällungsmittel
Migräne	anfallsweiser, häufig halbseitig heftiger Kopfschmerz
Molekül	aus zwei oder mehreren Atomen bestehender kleinster selbstständiger Teil einer chemisch einheitlichen Substanz
Myoglobin	dem →Hämoglobin ähnlicher roter Farbstoff im Muskel
NDC	National Diving Center, Niederlande
Nekrose	örtlicher Gewebstod
Nervus sympathicus	Teilsystem des vegetativen Nervensystems, auch leistungssteigerndes System genannt
Nervus vagus	Versorgt die unwillkürlich ablaufenden Organfunktionen wie Atmung, Verdauung etc.; Teilsystem des vegetativen Nervensystems, das vor allem in der Erholungsphase aktiviert wird
neurotoxisch	nervenschädigend
Nitrox	Stickstoff-Sauerstoffgemisch
Ödem	krankhafte Ansammlung von Flüssigkeiten im Gewebe
Osteonekrose	Absterben von Knochengewebe
Oxidation	Verbindung eines chemischen Stoffs mit Sauerstoff, Verbrennung
Parästhesie	Krankhaft abnorme Empfindung, z. B. Kribbeln, Taubsein
Paraplegie	beidseitige Lähmung, z. B. der Arme oder der Beine
Partialdruck	Teildruck
Pathophysiologie	Lehre krankhafter physiologischer Vorgänge
Perilymphe	Flüssigkeit zwischen dem häutigen und knöchernen Labyrinth
Pleura	Brust- oder Rippenfell
Pneumothorax	Luftansammlung im Pleuraraum
Pressorezeptoren	(Baro-)Rezeptoren in den Arterienwänden, die auf Blutdruckschwankungen reagieren
Psychopharmaka	zusammenfassende Bezeichnung für Arzneimittel, die auf psychische Abläufe wirken
Radikal	chemisch stark reaktionsfähige Atomgruppen; freie Radikale können nur kurzzeitig existieren
Refraktion	Brechung von Lichtwellen
Rekompression	erneut unter Druck setzen (bei Dekompressionserkrankung)
Residualluft	Restluft in der Lunge nach maximaler Ausatmung
Retina	Netzhaut des Auges
Rhinitis vasomotorica	nerval bedingte Nasenschleimhautentzündung
Ruptur	Zerreißung von Geweben oder Gefäßen
Sinusitis	Entzündung der Nasennebenhöhle

Skip-breathing	Willentlich verlängerter Atemrhythmus, bei dem nach Entatmung versucht wird, die Luft länger anzuhalten
Steady state	→Fließgleichgewicht
Sympathikus	→Nervus sympathicus
Synapse	Umschaltestelle in der Erregungsübertragung in den Nerven
Synkope	anfallsartige, kurzdauernde Bewusstlosigkeit (Ohnmacht)
Systole	Kontraktionsphase des Herzzyklus, Austreibung des Blutes in die Schlagadern
Tachykardie	stark beschleunigte Herztätigkeit
Technical Diving	Sporttauchen mit besonderen Mitteln
Tetanie	Zustand neuromuskulärer Übererregbarkeit
Tetraplegie	gleichzeitige Lähmung aller vier Gliedmaßen
Thorax	Brustkorb
Thrombozyten	Blutplättchen
Tinnitus	Ohrgeräusch
Tonus	Spannungszustand der Gewebe, bes. der Muskeln
Torr	alte Maßeinheit des Luftdrucks = mmHg (Quecksilber)
Toxizität	Giftigkeit einer Substanz
Trachea	Luftröhre
Transmitter	Überträgerstoff
Tympanoplastik	operative Wiederherstellung des Trommelfells
UHMS	Undersea and Hyperbaric Medical Society, Bethesda, USA
vagovasale Synkope	durch zentrale Vaguswirkung ausgelöste Synkope
Variabilität	Schwankungsbreite
Vasodilatation	Gefäßerweiterung
Vasokonstriktion	Gefäßverengung
VDST	Verband Deutscher Sporttaucher e. V., Berliner Str. 312, D-63067 Offenbach, www.vdst.de
Vena cava	große Hohlvene
Vene	Blutgefäß, zum Herzen hinführend
Ventrikel	Herzkammer
Viskosität	Zähflüssigkeit
zerebral	zum Gehirn gehörend
Zilien	Flimmerhaare, z. B. in den Bronchien
Zyste	mit Flüssigkeit gefüllter Hohlraum im Gewebe

Autoren

Prof. Dr. Jürgen Wenzel
DLR-Institut für Luft- und Raumfahrtmedizin
Linderhöhe
D-51147 Köln
E-Mail: juergen.wenzel@dlr.de

Dr. Uwe Hoffmann
Deutsche Sporthochschule Köln
Institut für Physiologie und Anatomie
Am Sportpark Müngersdorf 6
D-50933 Köln
E-Mail: u.hoffmann@dshs-koeln.de

Co-Autoren

Dr. Matthias Bergbauer
Chefredakteur Silent World
Holsteinische Str. 20
D-12191 Berlin
E-Mail: bergbauer@marinelife.de

Dr. Günther Frey
Oberfeldarzt
Bundeswehrkrankenhaus
D-89070 Ulm
E-Mail: HBO.frey@t-online.de

Dr. med. Peter HJ Müller
OP-Manager
Universitätsspital Basel
Spitalstrasse 21
CH-4031 Basel
E-Mail: p.mueller@gtuem.org

Michael Pavlović
Psychoanalytiker und Taucherarzt
Altenbergerstr. 31
D-70180 Stuttgart
E-Mail: pavlovic@psychcon.de

Übersichtswerke

Alnor, P. C., Herget, R. u. Seusing, J. (1964): *Druckluftkrankungen.* J. Ambr. Barth, München

Bartmann, H.: Taucher-Handbuch digital. Als Buch-Stick mit Online-Update-Funktion. *www.taucher-handbuch.de*

Bennett, P. B., Elliott D. H. (1975): *The physiology and medicine of diving.* 2nd edn., Baillère&Tindall, London

Bennett, P. B., Elliott D. H. (2003): *Bennett and Elliott's physiology and medicine of diving.* Ed. by A. Brubakk, T. Neuman, 5th edn., Saunders, London

Bühlmann, A. A. (1983): *Dekompression – Dekompressionskrankheit.* Springer, Berlin, Heidelberg, New York, Tokio u. 4. Aufl. (1995)

Bühlmann, A. A., Völlm, E. B., Nussberger, P. (2002): *Tauchmedizin.* 5. Aufl., Springer, Berlin

Caisson: Jahrg. 1–21 (1986–2011). *Mitteilungen der Gesellschaft für Tauch- und Überdruckmedizin e. V.,* Mainz

Davis, J. C. (ed) (1986): *Medical examination of sport scuba divers.* Medical Seminars/Best Publ CO San Pedro/CA 90732

De Marées, H. (2003): *Sportphysiologie*. Nachdr. der 9. Auflage. Sportverlag Strauß, Köln

Edmonds, C., Lowry, C., Pennefather, J. (2002): *Diving and subaquatic medicine.* 4th edn. Buttworth-Heinemann Ltd. Linacre House, Jordan Hill, Oxford, OX280P

Edmonds, C., Lowry, C., Pennefather, J. u. Walker, R. (2002): *Diving and Subaquatic Medicine.* 4. Aufl., Arnold, London, New York, New Delhi

Ehm, O. F. (1994): *Sicher unter Wasser.* Müller Rüschlikon Verlag, Cham, Schweiz

Ehm, O. F., Gerstenbrand F., Lorenzoni E., Urban R. (Hrsg.) (1993): *Tauchmedizin*. 5. Auflage, ecomed, Landsberg/Lech

Fife, W. (ed) (1987): *Women in diving.* 35th Undersea and hyperbaric medical society (UHMS) workshop, Bethesda/Md. UHMS PublNo. 71

Gerstenbrand, F., Lorenzoni, E., Seemann, K. (Hrsg.) (1980, 1983, 1986, 1989): *Tauchmedizin.* 1.–4. Aufl., Schlüter, Hannover

Graf, C. (Hrsg.) (2011): *Lehrbuch Sportmedizin.* Deutscher Ärzte-Verlag, Köln

Undersea & Hyperbaric Medicine. Vol. 1–26, 1974–2006. Undersea & Hyperbaric Med. Soc., Kensington USA

US Navy Diving Manual. Newsea 0994-LP-001-9010-Dee 1975, distributed by: Best-Bookbinders, 23005 1/2 South Avalon Boulevard, Carson, California, 90745

Vorosmarti, J. jr. (1987): *Fitness to dive.* 34th Undersea and hyperbaric medical society (UHMS) workshop, Bethesda/Md. UHMS Publ. No. 70

Detaillierte Literatur auf Anforderung an die Verfasser.

Bildnachweis

2-1	Mod. nach Hollmann, W. (1963) *Höchst- und Dauerleistungsfähigkeit des Sportlers.* Barth, München
3-1, 3-2, 3-2	M. Pavlović
4-1	Scheyer, W.: Lungenautomat Bd. 1, 2. Aufl., Naglschmid-Verl. S. 21
4-2	Mod. nach DIVEMASTER 2/92, S. 22. Grafik: J. Koschate
4-3	Mod. nach M. Hahn. Grafik: U. Hoffmann/J. Koschate
4-4	Submatix GmbH & Co. KG
5-1, 5-2, 5-3, 5-4	U. Hoffmann
5-5	U. Hoffmann, Grafik: J. Koschate
5-6, 5-7, 5-8, 5-9, 5-10	U. Hoffmann
5-11, 5-12	S. Ehrenberger
6-1	Mod. nach Rein, H. und M. Schneider (1955): *Einführung in die Physiologie des Menschen.* 11. Aufl., Springer-Verlag, Berlin. Grafik: J. Koschate
6-2	S. Ehrenberger
6-3	Mod. nach Silbernagl, S. und A. Despopoulos (1991): *Taschenatlas der Physiologie.* 4. Aufl., S. 83. G. Thieme Verlag, Stuttgart
6-4	Mod. nach Silbernagl, S.: a. a. O. S. 85. Grafik: S. Ehrenberger
6-5	Mod. nach Comroe, J. H., Forster, R. E., Dubois, A. R., Briscoe, W. A. und Carlsen, E. (1964): *Die Lunge.* Schattauer Verlag, Stuttgart. Grafik: S. Ehrenberger
6-6	Mod. nach Silbernagl, S.: a. a. O. S. 93. Grafik: S. Ehrenberger
6-7	U. Hoffmann
6-8	Mod. nach Lerris, O. (1965): *Teori for Sportsdykkere.* C. Lerris Forlag, Nordborg. Grafik: S. Ehrenberger
6-9	S. Ehrenberger
6-10	U. Hoffmann
7-1	U. Hoffmann/J. Koschate
7-2	Mod. nach Muth, C.-M. und Rademacher, P. (2006): *Kompendium der Tauchmedizin.* Deutscher Ärzteverlag, Köln. Grafik: S. Ehrenberger
7-3	Nach Laroche, B. in Ehm, O.F., Seemann, K (1965): *Sicher Tauchen.* Albert Müller Verlag, Rüschlikon-Zürich, Stuttgart, Wien. Grafik: J. Koschate
7-4	U. Hoffmann/J. Koschate
7-5	Nach Laroche, B. in Ehm, O.F., Seemann, K (1965): *Sicher Tauchen.* Albert Müller Verlag, Rüschlikon-Zürich, Stuttgart, Wien. Grafik: J. Koschate
7-6	Mod. nach Strømme, S. B., D. Kerem and R. Elsner: *Diving bradycardia during rest and exercise and its relation to physical fitness.* J. Appl. Physiol. 28, 1970, S. 614–621. Grafik: J. Koschate
7-7	U. Hoffmann nach Daten von Ferrigno u. Mitarb., 1991
7-8	Mod. nach S. K. Hong et al: *Diving pattern, lung volumes, and alveolar gas of the Korean diving woman (ama).* J. Appl. Physiol. 18, 1963, S. 547-565. Grafik: S. Ehrenberger

7-9, 7-10	U. Hoffmann
7-11	Mod. nach Ehm, O.F. (1974): *Tauchen – Noch sicherer!* S. 83, Albert Müller Verlag, Rüschlikon-Zürich, Stuttgart, Berlin. Grafik: J. Koschate
7-12	S. Ehrenberger
7-13	Mod. nach Schleck, F. (1949): *Grundriss der Augenheilkunde.* Springer Verlag, Berlin. Grafik: J. Koschate
7-14	Mod. nach Keidel, W. D. (1967): *Kurzgefasstes Lehrbuch der Physiologie.* G. Thieme Verlag, Stuttgart. Grafik: J. Koschate
8-1	Mod. nach Oser, H. (1971): *Tauchmedizin, ein neuer Forschungszweig mit Zukunft und weltweitem Interesse.* Mat. Med. Nordmark 23, S. 196. Grafik: S. Ehrenberger
8-2	Mod. nach Flottes, L., Riu, R., LeDen, R. (1961): *Les accidents de la plongée.* Maroc. Médical, 433, S. 575. Grafik: J. Koschate
8-3	Mod. nach Moslener, C. D. (1962): *Tauchen mit Verstand.* Antäus, Lübeck. Grafik: J. Koschate
8-4	Mod. nach v. Mauntz aus Alnor, P. C., Herget, R. und Seusing. J. (1964): *Drucklufterkrankungen.* J. Ambr. Barth Verlag, München
8-5	J. Koschate
8-6	Mod. nach Flottes, L., Riu, R., LeDen, R. (1961): *Les accidents de la plongée.* Maroc. Médical, 433, S. 575. Grafik: J. Koschate
8-7	J. Koschate
8-8	S. Naglschmid/MTi-Press aus Fachmagazin DIVEMASTER
8-9	Mod. nach Fowler, E. P. (1947): *Loose-Leaf Medicine of the Ear.* Thos. Nelson and Sons, New York. Grafik: J. Koschate
8-10	Mod. nach Fowler, E. P.: a. a. O. Grafik: J. Koschate
8-11	Mod. nach Bühlmann, A. A.(1990): *Tauchmedizin.* 2. Auflage, Springer, Heidelberg, Berlin. Grafik: J. Koschate
8-12	Mod. nach Delonca, G. (1971): *Considérations sur les manoeuvres dites d'équilibration de l'oreille chez le plongeur.* Gaz. des hôpitaux, 143, 35, S.124. Grafik: J. Koschate
8-13	Nach Laroche, B. in Ehm, O.F., Seemann, K (1965): *Sicher Tauchen.* Albert Müller Verlag, Rüschlikon-Zürich, Stuttgart, Wien. Grafik: J. Koschate
8-14	Mod. nach Frenzel, H.: *Nasen-Rachen-Druckversuch zur Sprengung des Tubenverschlusses.* Luftfahrtmed. Abhd. 2, 1938, S.203. Grafik: J. Koschate
8-15	J. Koschate
8-16	Mod. nach Taylor, G. D. (1959): *Laryngoscope.* St. Louis, 69, S.809. Grafik: J. Koschate
9-1	Mod. nach U.S. Navy Diving Manual Vol. II, Navy Department, Washington, USA. Grafik: J. Koschate
9-2	Mod. nach Wood, J. D. (1969) in *The Physiology and Medicine of Diving and Compressed Air Work,* edited by Bennett, P. B. and D. H. Elliot. Baillière Tindall and Cassell, London, S. 113. Grafik: J. Koschate
9-3	Mod. nach U.S. Navy Diving Manual. Navy Dep., Washington, 1970. Grafik: S. Ehrenberger
9-4	Mod. nach Rein, H. und Schneider, M. (1955): *Einführung in die Physiologie des Menschen.* 11. Aufl., Springer Verlag, Berlin. Grafik: U. Hoffmann
10-1	Mod. nach W. J. Moore (1972): *Physical Chemistry.* Prentice Hall. Grafik: J. Koschate
10-2, 10-3	U. Hoffmann

10-4	Mod. nach Bühlmann, A. A.: *Dekompression – Dekompressionskrankheit.* Springer Verlag, Heidelberg, S. 18. Grafik: J. Koschate
10-5	Verband Deutscher Sporttaucher e.V.
10-6	Mod. nach M. Hahn. Grafik: J. Koschate
10-7	Mod. nach Padelt, H. (1968): *Physiologische und pathophysiologische Fragen bei Arbeiten unter erhöhtem barometrischem Druck und beim Tauchen.* Ztschr. f. Militärmed., Berlin, 2, S. 100
11-1	Mod. nach Ehm, O.F. (1974): *Tauchen – Noch sicherer!* Albert Müller Verlag, Rüschlikon-Zürich, Stuttgart, Berlin. Grafik: J. Koschate
11-2	Mod. nach Ricci, G. C. et Fructus, X. (1968): *Nouvelles conceptions physliopathogéniques et approche de nouvelles possibilités thérapeutiques concernant la maladie de la décompression à l'air. Rapport préliminaire.* Commission médicale et de prévention de la CMAS. Grafik: J. Koschate
11-3	Mod. nach Ehm, O.F. (1974): *Tauchen – Noch sicherer!* Albert Müller Verlag, Rüschlikon-Zürich, Stuttgart, Berlin. Grafik: J. Koschate
11-4	Mod. nach Corriol, H. (1967): *Physiologie et Pathophysiologie de la Plongée en Apnée.* Masson et Cle., Paris.Grafik: J. Koschate
11-5	Mod. nach Edmonds C., Lowry C., Pennefather J. (1981): *Diving and subaquatic medicine.* 3nd edn. Buttworth-Heinemann Ltd., Oxford. Grafik: S. Ehrenberger
11-6	Mod. nach A. A. Bühlmann: *Dekompression – Dekompressionskrankheit.* Springer Verlag, Heidelberg. Grafik: S. Ehrenberger
11-7	S. Naglschmid/MTi-Press aus Fachmagazin DIVEMASTER
11-8	Mod. nach M. Hahn. Grafik: J. Koschate
11-9	Mod. nach Pilmanis, A. A. (1986): *Hyperbaric Oxygen Therapy for Decompression Accidents – Potential Applications to Space Operation.* SAE-Paper 860927, Society of Automotive Engineers. Grafik: J. Koschate
12-1	Verband Deutscher Sporttaucher e.V.
12-2	U. Hoffmann
12-3	Verband Deutscher Sporttaucher e.V.
13-1	Chouteau, J., J.-Y. Cousteau, J. Alinat (1968): *Zukünftige Entwicklung und Möglichkeiten des Tieftauchens (Précontinent-Programm). Überleben auf See.* 11. Marine med.-wiss. Sympos. in Kiel, S. 55
13-2	Chouteau, J., J.-Y. Cousteau, J. Alinat (1968): *Zukünftige Entwicklung und Möglichkeiten des Tieftauchens (Précontinent-Programm). Überleben auf See.* 11. Marine med.-wiss. Sympos. in Kiel, S. 56
13-3	Mod. nach DLR Institut für Flugmedizin, Köln. Grafik: J. Koschate
13-4	Mod. nach Reisemedizin. Kap. 6, No 3 (S. 10 u. 11) (1994). Grafik: J. Koschate
13-5	Mod. nach Hydra 10. Grafik: J. Koschate
13-6	*The Professional Divers' Handbook.* Ed. Daniel Sisman, Submex William Clowes, Ltd., Beceles and London
14-1	Mod. nach: Aschoff, J. und Wever, R. (1958): *Kern und Schale im Wärmehaushalt des Menschen.* Die Naturwissenschaften, 45, S. 477. Grafik: U. Hoffmann
14-2	Mod. nach Steinbuch in Keidel, W. W.: *Kurzgefasstes Lehrbuch der Physiologie.* G. Thieme Verlag, Stuttgart, 1967. Grafik: J. Koschate

14-3	Mod. nach Ehm, O.F. (1974): *Tauchen – Noch sicherer!* Albert Müller Verlag, Rüschlikon-Zürich, Stuttgart, Berlin. Grafik: J. Koschate
14-4	Mod. nach Corriol, H. (1967): *Physiologie et Pathophysiologie de la Plongée en Apnée.* Masson et Cie, Paris. Grafik: U. Hoffmann
16-1	Mebs, D. (1989): *Gifte im Riff. Toxikologie und Biochemie eines Lebensraumes.* Wissenschaftliche Verlagsgesellschaft, Stuttgart.
16-2	Mebs, D. (1992): *Gifttiere: ein Handbuch für Biologen, Toxikologen, Ärzte und Apotheker.* Wissenschaftliche Verlagsgesellschaft, Stuttgart. [nach Halstead, B. W, (1988): *Poisonous and Venomous Marine Animals of the World.* 2nd rev. ed., Darwin Press, Princeton, sowie nach Sutherland, S. K. (1983). *Australian animal toxins.* Oxford Univ. Press, Melbourne]
16-2A	M. Kirschner
16-2B	M. Bergbauer
16-3	Mebs, D. (1992): *Gifttiere: ein Handbuch für Biologen, Toxikologen, Ärzte und Apotheker.* Wissenschaftliche Verlagsgesellschaft, Stuttgart.
16-3A, 16-4	M. Bergbauer
16-4A	M. Kirschner
16-5, 16-5A, 16-6	M. Bergbauer
16-6A	M. Kirschner
16-7, 16-8	M. Bergbauer
16-9	Mebs, D. (1989). *Gifte im Riff. Toxikologie und Biochemie eines Lebensraumes.* Wissenschaftliche Verlagsgesellschaft, Stuttgart.
16-9A	M. Kirschner
18-1	DAN-Report 1993
18-2	M. Hahn
18-3	DAN-Report 1993
18-4	M. Hahn
18-5	DAN, Annual Review
19-1	Mod. nach Servettaz, P. und J. Tailleur: La noyade en surface et en plongée. Lab. fraysée. Nanterre.
20-1	P. H. J. Müller
20-2 bis 20-7	Bartmann, H. (2011): Tauchlehrgang Stufe 2, www.fwdv8.de
20-8	P. H. J. Müller
21-1	G. Frey
21-2	Mod. nach U.S. Navy-Tabelle 6. Grafik: J. Koschate
21-3	Mod. nach U.S. Navy-Tabelle 6A. Grafik: J. Koschate
21-4	Mod. nach U.S. Navy-Tabelle 6A. Grafik: J. Koschate
22-1	S. Ehrenberger
22-2, 22-3	Mod. nach Moon, R. E., Vann, D. R. u. Bennett, P.- B.: Die Physiologie der Dekompressionskrankheit. Spektrum der Wissenschaft. 10/95. Verl. Heidelberg. Grafik: S. Ehrenberger
23-1	Mod. nach Lanphier. Grafik: J. Koschate

A

ABC-Ausrüstung 257
abdominelle Kompressionen 371
Absorption 96
Acetylcholin 327
aerobe Ausdauer 252
Agnosie 229
AIDS 32
Air-Trapping 26, 107, 234
Akkomodation 149
Akne 336
Alkalose 141
Alkohol 29, 349
Altersdiabetes 21
Altersgrenzen für das Tauchen: Kinder und Senioren 19
Alterssichtigkeit 21, 148
Alterungsprozess 21
Alveolarluft 127
Alveolen 102, 117, 137, 155
Amas 19, 23, 135, 149, 281, 386
anaerobe Phase 113
Analgetika 26
anaphylaktischer Schock 308
Anfallsleiden 390
Angina pectoris 390
Angiospasmus 289
Angst 47
Anoxie 122
Antidepressiva 26
Antiemetika 26
Antihistaminika 26
Apnoe 127, 230, 254
Apnoetauchen 23, 149
Apnoewettkämpfe 250
Apraxie 229
arterielle Gasembolie 220, 233
Arterien 111
Arteriosklerose 21, 111
Arthrose 21
aseptische Knochennekrose 228, 298
Asthma 27, 28
Atavismus 53
Atelektase 184, 187
Atemgemische 262
Atemminutenvolumen 273, 281
Atemnot 143
Atemspende 360
Atemstillstand 112, 359
Atemzentrum 126
Atemzugvolumen 104
äußere Atmung 101
äußeres Blaukommen 160
Austauchstufen 16
Austauchzeiten 16
Autogenes Training 60
Automatische Externe Defibrillation 372
Azidose 189, 190, 192

B

Badetod 349, 354
Ballast 67
bar 80
Bar-Liter 75
Barotrauma 158, 175, 342
Barotrauma der Augen 64
Barotrauma der Lunge 126, 160
Barotrauma des Mittelohrs 165
Barrakuda 306
Basismaßnahmen 361
Beatmung 368
Bends 222, 226, 298
Bergkrankheit 123
Bewusstlosigkeit 112, 358, 361
Bilharziose 338
Blauring-Krake 316
Blei 67
Bleigürtel 344
Blumentiere 312
Blutdruck 111, 151
Bluthochdruck 27
Blutumverlagerung 121
Borstenwürmer 317
Boyle-Mariottesches Gesetz s. Gesetz von Boyle-Mariotte
Bradykardie 132, 134, 401
Brechkraft 145
Breitensport 246
Bronchien 150
Bronchiolen 150
Bronchitis 29
Brustbein 150
Brustimplantate 22
Brustkorb 103
Buddyline 17

C

Caissonkrankheit 30
Carotis-Sinusknoten 111
Chokes 221, 228
Cholera 34, 338

Cholesterin 27
chronisch obstruktive Atemwegserkrankung 30
CO_2-Abgabe 117
Colibakterien 338
Comex-Tabelle 266
Conus-Schnecken 314
Cortisol 345
Cyanose 182
Cytolyse 310
Cytolysine 306

D

Dehydratation 25, 223
Dekompression 216, 265
Dekompressionsberechnung 268
Dekompressionscomputer 216
Dekompressionserkrankung 34, 346
Dekompressionshabitat 269
Dekompressionskrankheit 24, 124, 154, 159, 199, 220, 342
Dekompressionsphase 158
Dekompressionsunfall 156, 225
Dekompressionszeiten 16
Depressivität 22
Diabetes 24, 27
Diastole 111
Diffusion 91, 100
Dioptrie 146
Divers Alert Network 340
Diving Response 131
Dornenkronenseestern 318
Drachenkopf 328
Drogenmissbrauch 26
Druck 80
Druckänderungen 82
Druckausgleich 20, 160, 176
Druckkammer 242
Druckluftgrenze 262
Drucklufttauchgeräte 16
Druckwirkungen 158
Ductus arteriosus Botalli 393
Durchfallerkrankung 33
dysbare Osteonekrose 298

E

elektrische Kardioversion 372
Emphysemblasen 234
Energie 113, 279
Entsättigung 203
Epilepsie 356, 390
Equivalent Air Depth-Methode 264
Erfrierungen 289
erhöhter Blutdruck 27
Erkältungskrankheiten 290
Ertrinkungstod 349
Essoufflement 53, 142
Eustachische Röhre 174
Exostosen 173
externe Herzdruckmassage 366

F

Fettembolien 222
Feuerfische 326
Feuerkorallen 308
Fibrose 30
Fieber 284
Finimeter 77
Fin-Swimming 247
Fliegen 34, 215
Flüssigkeitsverlust 25, 122
Foramen ovale 296, 347, 390
Fötus 23
Fruchtschädigung 23

G

Gänsehaut 281
Gasaustausch 124
Gasblasenbildung 219
Gauer-Henry-Reflex 121
Gefäßkrampf 289
Gehirn 295
Gehörgangsentzündungen 173, 336
Gelbfieber 34
Geldrollenbildung 224
Geschmackssinn 24
Gesetz von Amonton 87
Gesetz von Archimedes 94, 95
Gesetz von Boyle-Mariotte 85, 130, 150, 180, 238, 380, 398,
Gesetz von Dalton 88, 398
Gesetz von Gay-Lussac 87
Gesetz von Henry 90, 92, 117, 199, 398
Gewebesättigungen 216
Gewebshypoxie 380
Gewebstod 289
Gifttiere 302
Giftzangen-Seeigel 319, 320
Glaukom 148
Granulom 337

Grundumsatz 22, 280
Grundzeit 213

H

H2-Blocker 26
Haarqualle 311
Haie 303
Hämoglobin 107, 108, 140, 398
Hämolyse 350
Handbeatmungsbeutel 373
Hautemphysem 233
Hautkrankheiten 336
Hautpilzerkrankungen 337
HBO-Therapie 384
Heißwasseranzüge 270
Heliox 271
Helium 125, 195
Heliumtremor 272
Henry'sches Gesetz s. Gesetz von Henry
Hepatitis 33
Hering-Breuer-Reflex 142
Herzinfarkt 111, 356
Herzrhythmusstörungen 294, 372
High Pressure Neurological Syndrome 116
Hilfeleistung 358
Hirnödem 123
Histamin 310
Hitzschlag 285
Hörknöchelchen 149
Hornhaut 145
HPNS 272
Hydrozoen 309
hyperbare Hyperoxie 189
hyperbare Oxygenation 377, 397
Hyperkaliämie 350
Hyperkapnie 127, 190, 351
Hyperkoagulabilität 223
Hyperoxie 122, 186
Hypertonie 294
Hypertrophie 30
Hyperventilation 134, 137, 140
Hypnotika 26
hypobare Hyperoxie 189
Hypoglykämie 114
Hypokapnie 140
Hypovolämie 224
Hypoxie 73, 122, 125, 134, 174, 181, 182

I

Immersion 25, 118
Impfungen 33
Inertgas 72, 194, 199, 264, 290
Inertgasnarkose 75, 124, 192, 266
Inertgasnarkosewirkung 193
Inertgastheorie 264
Infektionen 336
innere Atmung 101
inneres Blaukommen 126, 161
inspiratorischer Stridor 370
Insulin 114
Interstitium 380, 398
isobare Gegendiffusion 244
Isopressionsphase 158, 401

J

Jetlag 35
Joule-Thomson-Effekt 92, 271
Juckreiz 226

K

Kalkpatrone 267
Kälteagglutininkrankheiten 293
Kälteblödsinn 288
Kälteschock 293
Kältewirkung 347
Kammerflimmern 345
Kapillarnetz 111
Kernspintomographie 295
Key West Scuba Divers Disease 338
Kinetosen 31
Knallgas 275
Knochennekrose 209
Kohlendioxid 189
Kohlenmonoxid 108, 197
Kölner Disziplinen 255
Körperkreislauf 109
körperliche Leistung 24
körperliches Training 18
Körpertemperatur 54
Kompartimente 207
Kompassqualle 311
Kompressionsphase 158, 182, 401
Kompressionsprofil 272
Kondition 18
Konduktion 280
Kontaktlinsen 148
Kontraindikationen 26
Konvektion 66, 92, 93, 280

Kopffüßer 315
Kraken 315
Krampfanfälle 185
Kreislaufgeräte 185
Kreislaufzentralisation 112
Kritikfähigkeit 30
Kurzatmigkeit 21
Kurzsichtigkeit 145

L

Laktat 252
Laryngocelen 180, 347
Laryngospasmus 236
Lederseeigel 320
Leuchtqualle 310
Lipoidtheorie 194
lokale Gewebshypoxie 380
Lorrain-Smith-Effekt 183
Luftdruck 116
luftgefüllte Körperhöhlen 34
Luftröhre 102
Lungen 101
Lungenalveolen 201
Lungenatmer 116
Lungenbarotrauma 231
Lungenbläschen 102, 155
Lungenembolie 222
Lungenkreislauf 109
Lungenödem 107, 121, 123
Lungenruptur 235
Lungenüberdruckunfall 28, 103, 158, 220, 241

M

Maculotoxin 316
Magenrupturen 180
Magnetresonanztomographie 295
Malaria 32
Maximaltiefe 267
Mediastinal-Emphysem 233
Meeresschildkröten 155
Meerwasser 350
Melanom 286
Ménière'sche Krankheit 171
Menstruation 22
Milchsäure 134, 252
Milz 153
Mindestalter 19
Mischgaskreislaufgerät 267
Mittelohrbarotrauma 342
Mittelohrentzündung 167
Monoflossen 78
Muränen 305
Muskelmasse 22
Myoglobin 156

N

Narkolepsie 390
nasse Rekompression 242, 382
Nasstauchanzug 279, 291
Nebenhöhlenentzündungen 165
Nei-Kuan-Punkt 31
Neopren 66, 93
Nervensystem 227
Nervus vagus 354
Nesseltiere 306
Nesselverletzungen 307
Netzhautablösung 148
Neurodermitis 336
Neuroleptika 26
Neurotoxine 306
Neurotransmitter 327
Nitrogen 264
Nitrox 71, 264
Nitroxtauchen 244
normobare Hyperoxie 189
normobare Sauerstofftherapie 376
Notaufstiege 237
Notfallkoffer 373, 374
Notruf 358
Notsignal 360

O

Oberflächendekompressionen 299
offenes Foramen ovale 172, 222
Ohrenstöpsel 179
Oktopus 360
Orientierungstauchen 247
Osteonekrosen 222
Oxidation 113
Oxygen 264

P

Panik 47, 345
Paracentese 172, 395
Paraplegie 228
Partialdruck 91
Pascal 80
pathogene Keime 293
Perfusionsdruck 366

Perilymph-Fistel 171
Persönlichkeit 38
Petermännchen 325
PFO 296
Physalia 310
Pigmentepithelveränderungen 297
Pinguine 155
Pleura 102
Pleurapunktion 241
Pneumothorax 103, 233, 382
Polypen 165
Portugiesische Galeere 309
Progressive Muskelentspannung 60
Psychopharmaka 26
pulmonale Hypertonie 222

R

Radiowellen 295
Rauchen 30
Reanimationsmaßnahmen 361, 368
Reflextod im Wasser 354
Regelkreis 282
Reisediarrhöe 33
Reisekrankheiten 31
Rekompression 238, 243, 377
Rekompressionsbehandlung 24, 226
Repatriierung 384
Residualluft 105
Residualvolumen 129
Rhythmusstörungen 345
Richtungshören 149
Rippenfell 102
Robben 155
Rückenmarksschädigungen 297

S

Salzwasseraspirationssyndrom 353
Sättigung 201
Sättigungstauchen 268
Sauerstoff 182, 264, 376
Sauerstoffaufnahme 21, 101, 281, 282
Sauerstoffdekompression 266
Sauerstoffgeräte 16
Sauerstoffintoxikation 107
Sauerstoffkrampf 265
Sauerstoffkreislaufgerät 267
Sauerstoffmangel 233, 358, 359
Sauerstoffpartialdruck 262
Sauerstoffschuld 113
Sauerstofftoxizität 267, 402
Sauerstofftransport 91, 398
Sauerstoffverbrauch 254
Sauerstoffvergiftung 14, 145, 154, 187
Schädigungen am Nervensystem 298
Schallausbreitung 98
Schlaganfall 111
Schnorchel 63
Schnorcheltauchen 15
Schockzustand 113
Schuppenflechte 336
Schwangerschaft 23
Schwimmbad-Blackout 138
SCUBA 68
seborrhoisches Ekzem 336
Seeanemonen 312
Seeelefanten 155
Seefarne 309
Seekrankheit 31
Seeschlangen 154, 331
Seesterne 318
Sepien 315
Shunt 296, 390
Sinusitis 165
Skorpionsfische 328
Sonnenbrand 286
Sonnenerythem 286
Sonnenstich 285
Spannungspneumothorax 233
Spontanpneumothorax 390
sportliche Leistungsfähigkeit der Frau 21
Sprachverzerrung 270
Sprungschichten 293
Squeeze 161
stabile Seitenlage 369
Stachelrochen 321
Staphylokokken 336
Stechrochen 321
Steinfisch 329
Steinkorallen 318
Stichverletzung 319
Stickstoff 152, 264
Stickstoffanreichung 156
Stickstoffaufnahme 201
Stickstoffembolie 154
Stickstoffpartialdruck 264
Stimmritze 102, 236
Stimmritzenkrampf 352
Stoffwechsel 108, 113, 156
Stoffwechselumsatz 281

Streptokokken 336
Stress 47, 115
Stressbeantwortung 22
Stress-Syndrom 345
Strömung 54
Süßwasser 350
Sympathicusnerven 112
Sympathikus 154
Systole 111

T

Tarierhilfen 67
Tauchcomputer 16, 77, 265
Taucherflöhe 226
Taucherglocke 276
Tauchprofil 77
Tauchprüfungen 20
Tauchreflex 131, 153, 156
Tauchtauglichkeitsbescheinigung 20
Tauchtauglichkeitsuntersuchung 21, 386
Tauchunfall 59, 340
Technical Diving 72, 219, 262
Tetanie 141
Tetraplegie 228
Tetrodotoxin 316
Thorax-Drainage 382
Thoraxkompressionen 365
Thrombozytenaggregation 380
Tiefengrenze 130
Tiefenrausch 14, 30, 145, 154, 192
Tieftauchen 116
Toträume 152
Touristikkrankheiten 31, 32
Trachea 102
Tranquilizer 26
Tribonucleation 219
Trimix 72
Trockentauchanzug 66, 292
Trommelfellriss 168
Tubenverschluss 176
Typhus 34

U

Übergewichtigkeit 24
Umbilical 270, 276
Umgebungsdruck 82
Undine-Syndrom 347
Unterkühlung 284, 288
Unterwasser-Hockey 247
Unterwasser-Rugby 78, 247

V

vagovasaler Reflex 293
Valsalva-Manöver 169, 177, 180, 392
Van-der-Waals'sche Kräfte 85, 217
Vasodilatation 285
Vasokonstriktion 134, 153, 294
Vena cava 150, 154
Venen 111
Verbrauchskoagulopathie 223, 244
Verdauung 25
Vergiftung 317
Verlegung der Atemwege 370
Vernesselung 310, 312
Vestibularorgan 171
Vitalkapazität 21
Vitaminmangel 25
Volumenmangel 380

W

Wahrnehmungsstörungen 229
Wale 155
Warmblüter 279
Wärmehaushalt 279
Wärmeleitung 280
Wärmeregulierung 281
Wärmestrahlung 280
Wasserdruck 82
Wasserschock 354
Wasserstoff 195, 275
Weitsichtige 146
Wettkampfsport 19
Wettschwimmen 78
Wiederbelebungsmaßnahmen 369
Wundernetze 151
Würfelquallen 308, 311

Z

Zeichensprache 16
zentraler Lungenriss 232
Zentralisierung des Blutkreislaufes 54
zerebrale Vasokonstriktion 401
Zwerchfell 102
Zwischenhirn 283
Zyanose 221

MEDIZ. VORSORGEUNTERSUCHUNG VON SPORTTAUCHERN

nach den Empfehlungen der Gesellschaft für Tauch- und Überdruckmedizin e.V. (GTÜM) und der Österreichischen Gesellschaft für Tauch- und Hyperbarmedizin (ÖGTH). Weitere Informationen finden Sie auf den Websites der Gesellschaften unter www.gtuem.org und www.oegth.at. Hinweise zu relativen und absoluten Kontraindikationen finden Sie in der „Checkliste Tauchtauglichkeit", ISBN 978-3-87247-681-4, Gentner-Verlag.

ÖSTERREICHISCHE GESELLSCHAFT FÜR TAUCH- UND HYPERBARMEDIZIN

Untersuchender Arzt
Adresse / Stempel: ______________________

PERSONALIEN

Name, Vorname: ______________________ Geb.-Datum: ______________

Adresse (PLZ, Stadt, Strasse, Nr.): ______________________

Telefon, Fax (dienstl./privat): ______________________

Hausarzt: ______________________ Beruf: ______________

SPORTLICHE BETÄTIGUNG

Hatten Sie jemals einen **Tauchzwischenfall** oder **Tauchunfall?** (was/wann):

____

(z. B. Dekompressionsunfall, Luftembolie, Barotrauma, Trommelfellriß, Schwindel oder häufiger Kopfschmerz beim Tauchen)

Bisherige **Tauchgänge** (Anzahl): ______________________

Tauchverfahren (Art/Häufigkeit):

____

(z. B. Rebreather- oder Mischgastauchen, Höhlen- und Wracktauchgänge, Tätigkeit als Tauchausbilder)

Sonstige **Sportarten** (was/wie oft): ______________________

Teil A ______________________

KRANKHEITSVORGESCHICHTE

O **GESAMTE** Vorgeschichte

oder

O **ERGÄNZUNGEN** seit letzter Untersuchung vom: ______________

(nur möglich, wenn Untersuchungsbogen der letzten Untersuchung dem Arzt vorliegt)

Krankenhaus- oder **Heilstättenbehandlungen, Operationen,** schwere **Verletzungen** oder **Unfälle?** (was/wann):

____

____

____

Beschwerden oder Erkrankungen folgender Organe oder Körperfunktionen? (was/wann):

- Kopf, Gehirn, Nervensystem:

___

(Schädelhirnverletzung, incl. Gehirnerschütterung, Drehschwindel, Gleichgewichtsstörungen, häufiger Kopfschmerz, Migräne, Anfall mit Bewußtlosigkeit, epileptische Anfälle, Seekrankheit, Lumbago, irgendwelche sonstigen neurologischen Erkrankungen)

- Psyche:

___

(Neigung zu Angstreaktion, Beklemmung in engen Räumen oder auf freien Plätzen, Panikattacke, Depression oder depressive Phasen, sonstige psychische Erkrankungen)

- Augen:

___

(Herabsetzung des Sehvermögens, Brillenträger, Kontaktlinsen)

- Nase, Nasennebenhöhlen:

___

(häufige Katarrhe, Heuschnupfen, häufig Nasenbluten nach dem Tauchen, Stirn- oder Kieferhöhlenentzündungen)

- Ohren:

___

(Mittelohrentzündung, Gehörgangsentzündung, Trommelfellriß, Ohrensausen, Schwindel, Hörstörung)

- Atmungsorgane:

___

(Tuberkulose, Lungenentzündung, Rippenfellentzündung, Asthma, länger dauernde Bronchitis, Spontanpneumothorax, Atemnot durch leichte Anstrengung oder kalte Luft)

- Herz-Kreislauf-System:

___

(Herzfehler, Herzmuskelentzündung, Engegefühl / Schmerz im Brustkorb, Herzrhythmusstörung, erhöhter Blutdruck, Venenentzündung, Durchblutungsstörungen)

- Verdauungsorgane:

___

(Aufstoßen oder Sodbrennen, Magen- und Zwölffingerdarmgeschwüre, Koliken, Leistenbrüche)

- Nieren, Harnwege, Geschlechtsorgane:

___

(Nierenentzündungen, Nierenbecken- oder Blasenentzündung, Nierensteine)

- Haut, Knochen, Gelenke:

___

(Allergien, Gelenkrheumatismus, Hexenschuß, Bandscheibenschäden, häufige Gelenkluxationen)

- Stoffwechsel::

___

(Über- oder Unterfunktion der Schilddrüse, Tetanie, Gicht, Zuckerkrankheit, Fettstoffwechselstörungen)

- bei Frauen: **Schwangerschaft ?** ___

Hatten Sie **fieberhafte Erkrankungen** in den letzten Monaten? (was/wann):

___

Hatten oder haben Sie sonstige **Krankheiten, Fehler** oder **Beschwerden**, nach denen nicht ausdrücklich gefragt ist? (was/wann):

___

Wieviel **Alkohol** trinken Sie? (Art/Menge) ___ **Rauchen** Sie? (Art/Menge): ___

Welche **Medikamente** nehmen Sie?: ___

___

Letzte **Röntgenaufnahme** d. **Lunge** (wann/wo): ___

Letztes **Ruhe-** oder **Belastungs-Ekg** (wann/wo): ___

Datum: ___ Unterschriften, Proband: ___ Arzt: ___

- Seite 2 -

Teil B ____

KÖRPERLICHE UNTERSUCHUNG

Beurteilungskriterien:

Alter: ______ Jahre, **Größe**: ________ cm, **Gewicht**: _______ Kg

Allgemeinzustand:

____
(Ernährungszustand, Ödeme, Mißbildungen, Amputationen)

Haut:

____
(Dermatosen, allergische Erscheinungen)

Kopf: **- Augen**:

____
(Pupillenreaktionen, Sehschärfe r / l, bei Brillenträgern Dioptriezahl)

- Nase, NNH:

____
(unbehinderte Nasenatmung? Anhalt für purulente oder allergische Rhinitis / Sinusitis?)

- Ohren:

____
(Gehörgänge, Trommelfellbefund: Perforation? Atrophische Narbe - Belastbarkeit während Valsalva-Manöver? - Tubendurchgängigkeit? - Hörvermögen r / l ?)

- Mundhöhle/Tonsillen/Rachenraum:

____
(Barotraumagefahr bei massiver Karies u. schlechten Zahnfüllungen , chron. Tonsillitis? Pharyngitis?)

Hals :

____
(Struma, Lymphknotenvergrößerung, Geräusche über der Carotis - Carotisstenose?)

Thorax:

____
(symmetrische Atemexkursion?)

Lunge:

____
(Perkussion und Auskultation)

Herz/Kreislauf:

____
(Perkussion und Auskultation, RR / Puls)

Abdomen:

____
(Leber- oder Milzvergrößerung? pathologische Resistenzen? Hernien?)

Urogenitaltrakt:

____
(Nierenlager-Klopfschmerz?)

Bewegungsapparat:

____
(Skoliose? Wirbelsäulenblockierung - HWS, LWS? Klopfschmerz der Wirbelsäule, Blockierung von Extremitätengelenken)

ZNS/peripheres Nervensystem:

____
(Optomotorik incl. Pupillomotorik, Gesichts- und Schluckmotorik, Extremitätenmotorik - Atrophien, Paresen, Reflexstatus, path. Reflexe - Koordination der Motorik, Fingertremor, Romberg, Sensibilität - halbseitiger, radikulärer, peripherer Ausfall, frontale Zeichen)

Psyche:

____
(Angstreaktionen, Klaustro- oder Agoraphobie. Paniksyndrom, psychotische Zeichen, Suchtkrankheit - incl. Alkohol, paranoide Reaktionen, Halluzinationen, Stimmungslage - gehoben, depressiv, Antriebsminderung, Reaktionsverlangsamung, sonstige Verhaltensstörungen, posttraumat. Stress-Syndrom)

SPEZIELLE UNTERSUCHUNGEN

Rö-Thorax (fakultativ, nur wenn klinisch angezeigt)

Beurteilung: ______________________________

Lungenfunktion (obligat)

		Istwert	Sollwert	% der Norm
Ruhe-Vitalkapazität	VC			
Forcierte Vitalkapazität	FVC			
Expirator. Sek. Kapazität	FEV 1			
Quotient FEV 1/ VC	[%]			

Beurteilung: ______________________________
(obstruktive oder restriktive Ventilationsstörung? Ggf. Bodyplethysmographie)

Ruhe-Ekg (obligat)

Beurteilung: ______________________________
(Rhythmus, Frequenz, Lagetyp, Blockbilder, Rhythmusstörungen, Präexcitationssyndrom)

Labor (fakultativ)

BB: Hb :________ g/dl **SERUM**: BZ nü. :________ g/dl **URIN:** Mehrfach-Stäbchentest:

Erys :________ /fl unauffällig / auffällig

Leukos :________ /nl **BSG** : _____/_____ mm n.W. (ggf. weitere Untersuchungen)

Ergometrie mit Ausbelastung (fakultativ, ab 40. Lebensjahr obligat)

Belastungsart: ______________________________
(Fahrradergometrie sitzend oder liegend / Laufband)

Leistungsbewertung: ______________________________
(Abbruchkriterien, Leistungsfähigkeit, Pulserholung nach Belastungsende, Trainingsempfehlung)

Beurteilung des Blutdruckverhaltens: ______________________________

Belastungs-Ekg

Beurteilung: ______________________________
(Rhythmusstörungen?, Ischämiezeichen?)

ZUSAMMENFASSUNG

Medizinische Vorsorgeuntersuchung von Sporttauchern nach den Empfehlungen der Gesellschaft für Tauch- und Überdruckmedizin e.V. (GTÜM) und der Österreichischen Gesellschaft für Tauch- und Hyperbarmedizin (ÖGTH). Weitere Informationen finden Sie auf den Websites der Gesellschaften unter www.gtuem.org und www.oegth.at. Hinweise zu relativen und absoluten Kontraindikationen finden Sie in der „Checkliste Tauchtauglichkeit", ISBN 978-3-87247-681-4, Gentner-Verlag.

Risikofaktoren: ______________________________

____

Bemerkungen: ______________________________

____

Beurteilung: ______________________________

____

- Seite 4 -